Wang Ju-Yi / Jason Robertson

Die Anwendung der chinesischen Meridianlehre in der Praxis

Wang Ju-Yis Vorlesungen über die Leitbahntherapie

Englische Ausgabe

Published by Eastland Press, Inc.,
P.O. Box 99749, Seattle,
WA 98139,
USA
www.eastlandpress.com
Edited by CT Holman, Dan Bensky, John O'Connor, Todd Gonzales
ISBN: 978-0-939616-62-6
Cover illustration by Arne Bendik Sjur
Cover design by Patricia O'Connor

Deutsche Lizenzausgabe

ins Deutsche übersetzt von Dr. med. David Koppensteiner

4521 Schiedlberg/Austria, Waidern 42
E-Mail: verlag@bacopa.at, office@bacopa.at
www.bacopa.at

Printed in the European Union

ISBN 9783902735072
2. Auflage, 2022

Wang Ju-Yi / Jason Robertson

Die Anwendung der chinesischen Meridianlehre in der Praxis

Wang Ju-Yis Vorlesungen über die Leitbahntherapie

Ins Deutsche übersetzt von Dr. med. David Koppensteiner

BACOPA VERLAG

Inhalt - kurze Übersicht

Inhalt - detailliert

Die Qi-Dynamik der klassischen Physiologie als Verbindung von Zàng Fǔ-theorie und Meridiantheorie

Kapitel 4

Kapitel 5

Kapitel 6

Kapitel 10

Kapitel 11

Die Technik der Meridianpalpation

Kapitel 12

Kapitel 19

Punktpaare

Kapitel 20

Nachwort

Anhänge

Anhang 1

Anhang 2

Anhang 3

Anhang 4

Anhang 5

Anhang 6

Indices

Vorwort

Dieses Buch entstand nach Praxis und Studium der Traditionellen Akupunktur und Meridiantheorie über mehrere Jahrzehnte. Das Wissen dazu entstammt einem jahrzehntelangen Prozess. Während der 30 Jahre, als ich Patienten in Beijing behandelte, hatte ich stets versucht, mir die klassischen Texte vor Augen zu halten. Sie sind die Quellen der Grundlagen unserer Medizin. Meine Patienten hatten großen Einfluss auf mein Verständnis der Klassiker, und ich kehrte immer wieder zu diesen Klassischen Werken zurück.

Man mag sich die Frage stellen, warum dieses Buch nicht den Titel „Die Anwendung der chinesischen Akupunktur“, sondern den Titel „Die Anwendung der chinesischen Meridianlehre“ trägt. Aus meiner Sicht muss man tief in die Lehre der Meridiane eintauchen, um sein theoretisches Verständnis auf jeglichem Gebiet der Chinesischen Medizin zu verbessern, denn sie ist ein Grundpfeiler der Chinesischen Medizin und das Herzstück der Akupunktur.

Es fällt auf, dass in der langen Medizintradition Chinas immer jene Ärzte mit dem tiefsten Verständnis der Meridianlehre auch die nachhaltigsten und klinisch wertvollsten Beiträge lieferten. In der modernen Akupunkturliteratur werden jedoch die tieferen Prinzipien aus dem „Klassiker des Gelben Kaisers zur Inneren Medizin“ (*Nèi Jīng*), dem „Klassiker der Schwierigkeiten“ (*Nán Jīng*) und dem „Systematischen Klassiker der Nadel- und Moxatherapie“ (*Jiă Yĭ Jīng*) nicht erörtert und nur oberflächlich erwähnt. Der Großteil der modernen Lehrbücher befasst sich mit „empirischen Punkten“: Welcher Punkt hilft bei welcher Beschwerde? Als Folge daraus wurde das komplexe, systematische Theoriemodell der klassischen Akupunktur auf eine „Schattenmedizin“ reduziert, in der es nur um die Suche nach Punkten für spezifische Krankheiten oder Symptome geht. Dies hat nicht nur die Entwicklung der Chinesischen Medizin dramatisch abgebremst; es schmälerte auch das Indikationsspektrum für Akupunktur in vielen modernen Kliniken.

Nachdem ich diesen Trend bemerkt hatte, suchte ich in Gesprächen mit Kollegen nach Lösungen. Gleichzeitig bemühte ich mich, mein Wissen an Studenten in China und im Ausland weiterzugeben. Jason Robertson arbeitete seit unserem ersten Treffen in Beijing im Jahre 1997 intensiv mit mir zusammen, um schließlich ein Jahr lang nach Beijing zu kommen. Während dieser Zeit hörte und übersetzte er viele meiner Vorträge für chinesische und westliche Studenten. Er nahm sich auch die Zeit, über meine

Ideen nachzudenken, stellte zu schwierigen Konzepten Fragen, sammelte Material und übersetzte es in dieses – hoffentlich lesefreundliche und interessante – Buch. Möge es ein Samen der klassischen Meridiantheorie sein.

Für Sie, liebe Leserin, lieber Leser, hoffe ich von Herzen, dass Sie sich nicht von oberflächlicher Akupunkturtherapie einfangen lassen und ausschließlich empirische Punkte von Ihren Lehrern und Kollegen erlernen. Erwecken Sie die Chinesische Medizin zum Leben, indem Sie die Meridianlehre anwenden und deren Anwendung innovativ erweitern – jedoch immer auf Basis eines stabilen Fundamentes!

Um die modernen Krankheiten unserer Zeit behandeln zu können, muss sich die Akupunktur weiter entwickeln, aber dabei fest in den klassischen Grundlagen verankert bleiben.

Wang Ju-Yi

Danksagung

Ich möchte meinen Studenten und Freunden danken, die mich bei diesem und anderen Projekten unterstützten: *Nyssa Tang, L.Ac., Yefim Gamgoneishvilli, L.Ac., CT Holman, L. Ac., Amos Ziv, L.Ac.* und *Sandra Chiu, L. Ac.* und vielen anderen: Danke an Euch alle.

– *Wang Ju-Yi*

Ich möchte einigen Menschen danken, ohne die dieses Projekt nie Erfolg gehabt hätte: An erster Stelle danke ich Dr. Wang für seine Großzügigkeit, die uns eine Begegnung über Kultur- und Generationsgrenzen hinweg ermöglichte. Ohne seine Geduld und Entschlossenheit, mir ein echtes Verständnis zu ermöglichen, wäre dieses Buch nur eine Übersetzung, nicht aber eine Übertragung geworden. Mein Dank gilt auch C.T. Holman für seine Kritik und akribische Durchsicht des gesamten Manuskriptes. Seine wertvollen Einsichten rühren auch von seinen Studienzeiten bei Dr. Wang her.

Ihm verdankt dieses Buch einen Großteil seiner Struktur, angesichts der Materialfülle keine Kleinigkeit. Ich möchte auch Stephen Brown und Yefim Gamgoneishvili für das Lesen der ersten Versionen danken – danke für Rat und Unterstützung in der Anfangsphase dieses Projektes. Dank auch an Dan Bensky und John O'Conner, die Herausgeber von Eastland Press und an die Graphiker: Sie alle hatten in diesem Langzeitprojekt Nerven aus Stahl und großartige Augen für Details. Ebenso danke ich Dave und Annie Sullivan und dem Alliance Digital Team, meinen „Sponsoren" in Beijing.

Zu guter Letzt möchte ich meinen tiefsten Dank meiner Frau Tracy für ihre Geduld, Unterstützung und Liebe aussprechen. Nur ein paar Wochen nach unserer Hochzeit verhalfst Du mir nach Beijing, und in all den Jahren gab es in Deinem Vertrauen an mich kein Schwanken. Dieses Buch ist für Dich.

– *Jason D. Robertson*

Vorwort zur deutschen Übersetzung

Ich hatte das Vergnügen, mit Jason Robertson während des gesamten Übersetzungsprozesses in Kontakt zu stehen. Ihm lag sehr daran, dass die deutsche Übersetzung „ein eigenes Gesicht" erhält und sich gut liest. Wer Dr. Wang kennt, weiß, dass er für chinesische Verhältnisse sehr informell und „locker" ist. Ich machte mir Gedanken, wie man eine Übersetzung schreiben konnte, die ich auch selber dem Original vorziehen würde. Zu diesem Zweck versuchte ich, bei vieldeutigen Begriffen die Sichtweisen Jason Robertsons und Dr. Wangs so gut als möglich im Deutschen zu konkretisieren. Das half mir, gewisse Konzepte tiefer zu begreifen, als es durch das reine Lesen des Originaltextes möglich war. Es ist unglaublich, wie viele Bedeutungsfacetten alleine die Übersetzung vom Englischen ins Deutsche hervorheben (oder beiseitelassen) kann. Bei Übersetzungsunklarheiten griffen Jason und ich auf die chinesischen Originalbegriffe Dr. Wangs zurück.

Die chinesische Sprache ist oft sehr vage und unklar, das Englische etwas klarer und Deutsch noch weitaus klarer. In vielen Fällen war es Jason aber wichtig, eine gewisse „Schwammigkeit und Vieldeutigkeit" des chinesischen Originals auch im Deutschen beizubehalten. Seltsame und selten verwendete Ausdrücke wie z.B. „Anbindung" (*Jie*/junction) sollen genau diesem Zweck dienen.

Anmerkung zur Übersetzung englischer und chinesischer Fachbegriffe

In der deutschsprachigen Literatur ist es weit üblicher als in der angloamerikanischen Literatur, chinesische Originalbegriffe in der *Pin Yin*-Umschrift zu belassen. In folgenden Fällen behielt ich daher die *Pin Yin* Umschrift bei:

- ***Yíng-Qi* und *Wèi-Qi*** statt „Das Nährende" und „Das Schützende" (für „nutritive-protective").
- **Punktkategorien:** *Luo-*, *Xi-*, Rücken-*Shu-*, antike *Shu-*, *Jĭng*-Brunnen-, *Yíng*-Quellpunkte, etc.
- in der Beschreibung der 5 „Seelen" ***(Yi, Po, Zhi, Hun, Shen)***.
- ***Líng Shū*** statt „Spirituelle Achse"
- ***Sù Wèn*** statt „Einfache Fragen"
- ***Nèi Jīng*** statt „Der gelbe Kaiser"
- ***Nán Jīng*** statt „Schwierige Fragen"

Nadeltechniken: Auf dem Gebiet der Nadeltechniken herrscht eine gewisse terminologische Uneinigkeit. Die im Original vorkommenden Begriffe „tonification", „draining" und „even" übersetzte ich wie folgt:

„Tonification“ *(Bu Fa)* = **„tonisierend“**
„Draining“ *(Xie Fa)* = **„ableitend“**: der im deutschen weit verbreitete Begriff „sedierend“ hat sprachlich betrachtet eine andere Bedeutung. „Ableiten“ bezeichnet ein tatsächliches Ableiten von etwas, „sedieren“ hingegen ein „Niederdrücken, Schwächer machen“.
„Even“ *(Huan Fa)*= **„harmonisierend“**: Den Begriff „neutral“ vermied ich, da keine Akupunkturintervention wirklich „neutral“ ist; auch die „harmonisierende“ Technik besitzt eine klare Wirkung.

Als sehr schwierig erachtete ich die Übersetzung der Fünf Bewusstseinsaspekte (Fünf „Seelen“) (五志, *wŭ zhi*)

- **Intent** (意, *Yì*) übersetzte ich mit „Denken“, an einigen Stellen auch mit „Intellekt“
- **Corporal Soul** (魄, *Pò*): übersetzte ich mit „Körperseele“ oder „Körperbewusstsein“ oder wählte *„Pò“* in der *Pin Yin* Umschrift, da dieser Begriff in der deutschsprachigen Literatur sehr geläufig ist.
- **Will** (志, *Zhì*) übersetzte ich mit „Willenskraft“.
- **Ethereal soul** (魂, *Hún*) übersetzte ich mit „Wanderseele“ oder „Wanderbewusstsein“ oder wählte *„Hún“* in der *Pin Yin* Umschrift, da dieser Begriff in der deutschsprachigen Literatur sehr geläufig ist.
- **Spirit** (神, *Shén*): Diesen Begriff beließ ich in der *Pin Yin* Umschrift, da keiner der deutschen Begriffe „Geist, Bewusstsein, Seele“ das gesamte Bedeutungsspektrum von *„shen“* auch nur annähernd wiedergeben kann.

Noch eine Bemerkung zum Begriff der „Seele“: Es ist wichtig, das chinesische Verständnis der „Seelen“ (Wanderseele, Körperseele) klar vom christlich geprägten Seelenbegriff zu trennen.

Der Anhang 6 ist im Originaltext nicht enthalten, soll aber die praktische Umsetzung erleichtern und wurde in enger Absprache mit Jason Robertson erstellt.

Zusammenfassend kann ich sagen, dass die 18 monatige Übersetzungsarbeit mein Verständnis der Akupunktur stark vertiefen konnte. Ich hoffe, dass das Studium dieses Textes Ihnen ebenso hilfreich ist. Jede Übersetzung ist eine sehr persönliche Arbeit und unvermeidlich auch eine gewisse Interpretation. Ich hoffe, diese Arbeit für Sie als Leser zufriedenstellend erledigt zu haben.

Besonders bedanken möchte ich mich bei Sigrid Huber, die mir in kürzester Zeit dazu verhalf, meine Übersetzungstechnik wesentlich zu verbessern, bei Judith Courian für ihre Unterstützungsbereitschaft in der Anfangsphase sowie bei Johanna Moser und meinem Vater, die einige der Kapitel gekonnt kritisch lektorierten.

Hall in Tirol, im Jahr des Drachen 2012

Einleitung

今夫五藏之有疾也．譬猶刺也．猶污也．猶結也．猶閉也．刺雖久．猶可拔也．污雖久．猶可雪也．結雖久．猶可解也．閉雖久．猶可決也．或言久疾之不可取者．非其說也．夫善用鍼者．取其疾也．猶拔刺也．猶雪污也．猶解結也．猶決閉也．疾雖久．猶可畢也．言不可治者．未得其術也．

Wenn die fünf Yin- und sechs Yang-Organe erkranken, ist das wie ein Dorn, ein Stück Schmutz, ein Knoten oder eine Blockade. Auch wenn ein Dorn schon lange drinnen steckt, kann er entfernt werden. Auch wenn Schmutz lange besteht, kann er weggewischt werden. Auch wenn ein Knoten lange besteht, kann er gelöst werden. Auch wenn eine Blockade schon lange besteht, kann sie geöffnet werden. [Diejenigen, die] sagen, dass eine alte Krankheit nicht geheilt werden könne, liegen falsch. Wer Nadeln gebraucht, sollte nach den Krankheitsursachen suchen. Dann kann der Dorn entfernt, der Schmutz weggewischt, der Knoten gelöst und die Blockade geöffnet werden und auch eine lange bestehende Krankheit ein Ende finden. Wer sagt, [diese Krankheiten] könnten nicht behandelt werden, hat seine Fähigkeiten noch nicht ausreichend entwickelt.

– *Líng Shū,* Kapitel 1

Meridianlehre und Chinesische Medizin

Die Meridianlehre bildet die Basis der Chinesischen Medizin. Der erste umfassende Text zu diesem Thema und ein wichtiger Meilenstein der Chinesischen Medizin war der *Klassiker des Gelben Kaisers zur Inneren Medizin* (*Huáng Dì Nèi Jīng*)[1] [in der Folge mit „*Nèi Jīng*" abgekürzt, Anm. d. Ü.]. In diesem Buch, das vermutlich von mehreren Gelehrten zwischen 100 v. Chr. und 400 n. Chr. zusammengetragen, überarbeitet und kommentiert wurde, wird ein komplettes Physiologiesystem beschrieben. Vor Erscheinen des *Nèi Jīng* wurde in China, ähnlich wie in vielen alten Kulturen, Krankheit mit dem Eindringen von Dämonen in den Körper erklärt. Krankheit wurde als Dorn in der Haut betrachtet, und die Behandlung konzentrierte sich primär auf das Entfernen dieses Dornes.

Im ersten Jahrtausend vor unserer Zeitrechnung entwickelte sich die Chinesische Medizin in eine neue Richtung. Im *Nèi Jīng* wurde die revolutionäre Idee geäußert, Krankheit, Körper und Therapeut als Triumvirat zu betrachten und im Heilungsprozess zu berücksichtigen. Man war nicht länger damit zufrieden, „den Dorn einfach zu entfernen", sondern versuchte zu verstehen, wie Krankheiten die Organe beeinflussen und wie man einen gesunden Grundzustand wieder herstellen kann.

Einen Schlüssel in diesem neuen Ansatz bildete das Konzept eines den Körper einenden Meridiansystems. Diesem Konzept zufolge verlaufen die Meridiane in eigenständigen Bahnen, verbinden die Organe miteinander und bilden auch die Grundlage für die Interaktion zwischen Körper und Umwelt.

Die „Ganzheitlichkeit" der Chinesischen Medizin beruht auf diesem Prinzip, dass die Meridiane als ein integratives Netzwerk Organe, Umwelt, Krankheit und Behandlung umfassen. Jede Betrachtungsweise des Körpers, die dieses Meridiansystem missachtet, gliche einer Landwirtschaft, welche die Bedeutung der Bewässerung leugnet!

Die Chinesische Medizin versuchte von Anfang an, die Bedeutung der Beziehungen zwischen Mikrokosmos (Mensch) und Makrokosmos (Natur) zu erforschen. Im Zuge der Weiterentwicklung der Chinesischen Medizin wurde die Beziehung zwischen den Meridianen und der Umwelt zu einem therapeutisch entscheidenden Punkt weiterentwickelt.

Leider verabsäumen es viele moderne Schulen der Chinesischen Medizin, die Physiologie der Chinesischen Medizin in ihrer Gesamtheit zu beschreiben, da nur die *Zàng Fŭ* und diverse Therapieansätze betont werden. Krankheiten werden dabei ohne die zugrunde liegenden physiologischen Prinzipien beschrieben. Man hört von Diagnosen wie „Gestörte Kommunikation zwischen Herz und Niere" oder den „Fünf Wandlungsphasen", ohne dass diese Konzepte als Teile eines geschlossenen, funktionellen Ganzen dargestellt werden (Abbildung 1).

1 Der älteste erhaltene Text stammt aus dem Jahr 23 n. Chr., die heute verwendeten *Nèi Jīng*-Versionen basieren aber auf späteren, überarbeiteten Versionen. Das heute verwendete *Nèi Jīng* besteht aus den zwei Teilen *Sù Wèn* (素問, „Einfache Fragen") und *Líng Shū* (靈樞, „Spirituelle Achse").

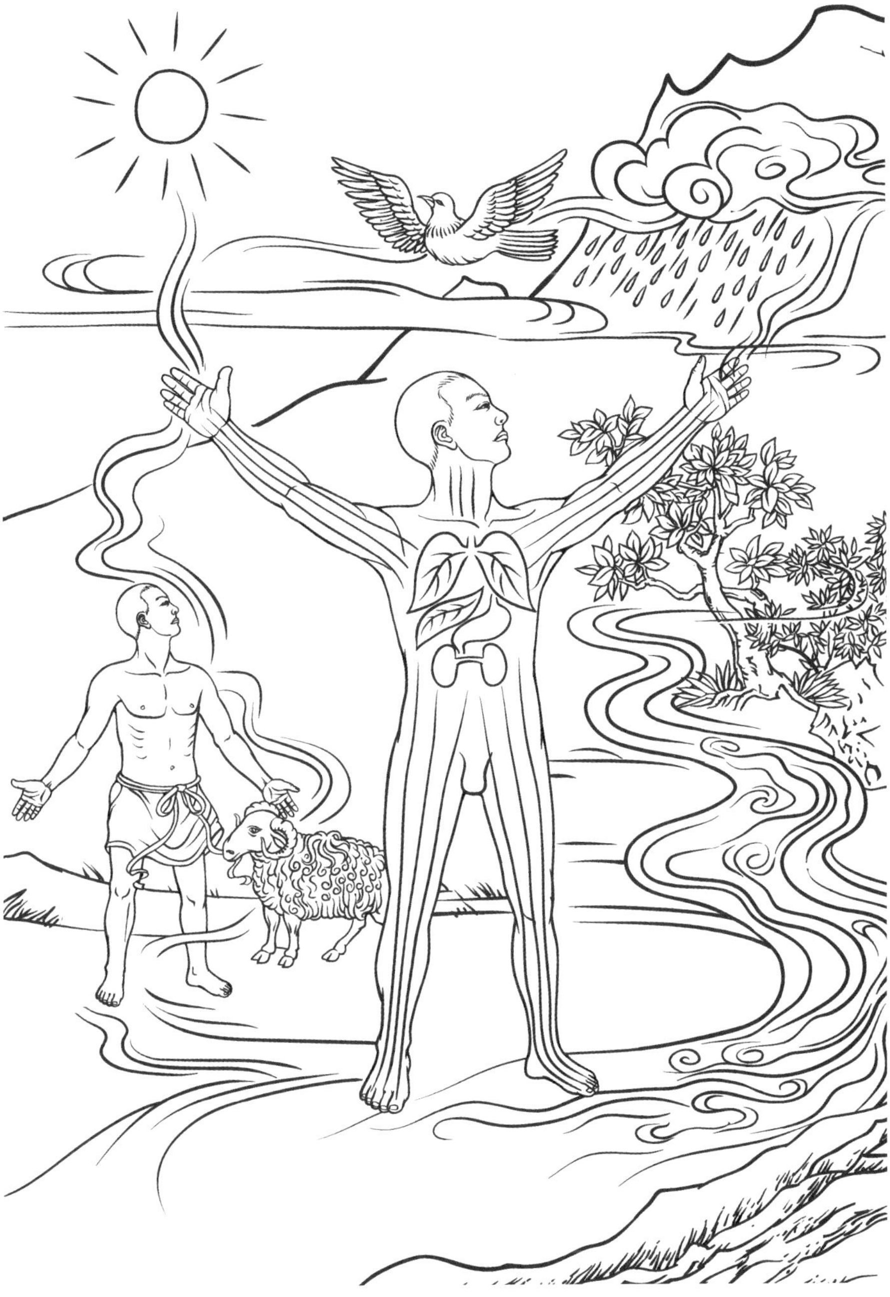

Abbildung 1
Die Meridiane bilden ein Netz, das Organe, Umwelt, Krankheiten und Therapie vereint.

Im vorliegenden Buch umfasst der Begriff „Meridiansystem“ mehr als die Linien in den modernen Lehrbüchern oder auf Lehrtafeln. „Meridian“ bezieht sich hier auf alle physiologische Prozesse. Sowie man die Meridiane versteht, kommt man dem klassischen Verständnis der einzelnen Körperfunktionen näher und kann so die diagnostischen Fähigkeiten verfeinern. Die Diagnose umfasst weit mehr als die bekannten Techniken „Fragen, Betrachten, Puls und Zunge“, nämlich auch die Fähigkeit, die Meridiane zu fühlen. Dank ihrer Lage an der Körperoberfläche können die Meridiane ertastet werden. Es geht dabei aber nicht um etwas Mysteriöses, Feines wie das Erspüren der „Bewegung des Qi“. Die von Dr. Wang gelehrten Techniken sind einfach zu verstehen und unverzüglich von jedermann anzuwenden. Sobald man Knoten, Spannung, Weichheit oder andere Auffälligkeiten ertasten kann, muss man als nächstes diese Befunde einordnen und so die Behandlung verfeinern. Die Gliederung des Buches folgt diesem Ziel.

Wang Ju-Yi

Dieses Buch wurde von und über Dr. Wang Ju-Yi geschrieben und handelt neben seiner Arbeit auch von seinem Lebensweg. Gemessen am modernen chinesischen Standard hatte er ein sehr erfolgreiches Leben. Er war Professor für Chinesische Medizin an der „Chinesischen Akademie für Traditionelle Chinesische Medizin“ in Beijing und Gastdozent an anderen Schulen in China und im Ausland sowie Präsident eines der größten Krankenhäuser Beijings und Herausgeber eines internationalen Journals für Chinesische Medizin. Trotz der „Fallen“ solcher Errungenschaften beschreibt er sich auch heute noch als „Kliniker“. Dies liegt einerseits an seiner natürlichen Bescheidenheit, aber auch an der Tatsache, dass die klinische Arbeit seine wahre Stärke ist. Am glücklichsten sei er immer „im Chaos einer betriebsamen Klinik“.

Dr. Wang liebt seine Arbeit, was auch der Grund für seine Gründlichkeit sein mag. Wie ein Talkmaster „interviewt“ er seine Patienten, während er mit den Händen sorgfältig ihre Meridiane palpiert.

Bei Dr. Wang treffen Fleiß, geistige Offenheit und Glück zusammen. Schon in der Grundschule interessierte er sich für chinesische Philosophie, und seinen scharfen Geist erkennt man in seiner diagnostischen Präzision. Zusätzlich hatte er das Glück, seine Ausbildung in Chinesischer Medizin bei berühmten Lehrern zu erhalten.

In den späten 50-er Jahren war die Universität von Beijing als eine von fünf eben gegründeten offiziellen Universitäten für Chinesische Medizin ein Magnet für die besten Altärzte Chinas. Dr. Wang lernte als Mitglied der ersten Abschlussklasse von international berühmten Lehrern wie *Qin Bo-Wei*, *Wang Le-Ting* und anderen, außerhalb Chinas weniger bekannten Lehrern. Während vierzig Jahren klinischer Erfahrung entwickelt er sein eigenes, einzigartiges Verständnis der Chinesischen Medizin, wobei er darin das Wissen vergangener Generationen einbaute.

Die Rolle des Schülers

In der Geschichte der Chinesischen Medizin hatte schon seit jeher das Lehrer-Schüler Verhältnis zwischen Ärzten und ihren Schülern eine große Rolle gespielt. Meist war der Schüler ein Familienmitglied oder wurde vom Lehrer auserwählt. Im Gegensatz dazu verfolgt die moderne Chinesische Medizin wie auch die Medizin im Westen eine andere Prämisse. Im Unterschied zu traditionellen Systemen, in denen ein einzelner Lehrer sein Wissen einem Schüler direkt übermittelt hatte, sucht man in der modernen TCM nach Standardanwendungen. Jede der beiden Methoden besitzt ihre Stärken.

Im vorliegenden Buch versuchen wir, die traditionelle Lehrmethode zu vermitteln, ebenso aber die Wichtigkeit des modernen Ansatzes anzuerkennen. Zu diesem Zweck haben wir Dialoge zwischen Schüler und Lehrer in die theoretischen und praxisnahen Textteile eingebettet, um ein etwas anderes Lehrbuch zu erschaffen. Als Ergebnis ergibt das nicht nur das Bild eines lebendigen Meisters der Akupunktur, sondern man erhält als Leser auch Einsicht in jene Denkprozesse und Erfahrungen Dr. Wangs, die zu seinen Theorien geführt hatten. Es geht dabei aber nicht nur um seine Art, zu *denken*, sondern auch um seine Art, zu *sehen*. Diese wurde wie bei allen Menschen von seinem Lebensrhythmus und Lebensraum geprägt.

In der Vorbereitung zu diesem Buch verbrachte ich (Jason Robertson) 14 Monate bei Dr. Wang in Beijing und konnte den Rhythmus seines Lebens und der Stadt erfahren. Die Arbeitszeiten in der Klinik, unsere Aufenthalte in Teehäusern, unsere Fahrten durch die chaotische Stadt, die Pausen zwischen Patienten, meine Übersetzungsarbeit für andere Schüler und unsere Mahlzeiten in den überfüllten Restaurants lieferten das Rohmaterial für die Dialoge und Erzählungen.

Im Anschluss an diese 14 Monate wurde dieses Buch innerhalb von drei Jahren in intensivem Austausch mit Dr. Wang – und vielen neuerlichen Aufenthalten in Beijing – niedergeschrieben. Die Chinesische Medizin als eine der ältesten Medizintraditionen der Welt wird schon seit Anbeginn durch derartige persönliche Transmissionen überliefert.

Wirklich lebendig ist die Chinesische Medizin im Geist und Herzen derer, die sie praktizieren – nicht in Büchern. Für eine echte Übertragung muss „das Wissen im Geist des Schülers zum Leben erwachen".

Dieses Buch ist also kein weiteres dickes Grundlagenwerk über Chinesische Medizin, denn es werden nicht nur die Grundlagen der klassischen Chinesischen Medizin ergründet, sondern es werden nach chinesischer Tradition alte Konzepte in einem neuen Licht neu evaluiert. Es ist das Resultat aus 40 Jahren klinischer Erfahrung, in denen Dr. Wang den enormen Reichtum der Chinesischen Medizin durchstreifte. Theorien können keine Wirklichkeit erschaffen, sondern nur versuchen, sie zu erklären, und auch die verehrtesten Theorien der Chinesischen Medizin müssen nach ihrer Wirksamkeit beurteilt werden. Wenn sie uns nicht zu einem besseren Verständnis unserer Patienten verhelfen, sollte man sie besser Historikern überlassen.

Das Vermitteln von Dr. Wangs Theorien wurde zusätzlich durch die Übersetzung erschwert. Wann möglich, entstammen die Theorien in diesem Buch einer direkten Übersetzung von Dr. Wangs Chinesisch ins Englische. Dr. Wang wählte für dieses Projekt ganz bewusst einen Schüler mit Englisch als Muttersprache, es war sein Wunsch, dass ein Buch in gut leserlichem Englisch entstehen würde. *Pinyin* Begriffe oder chinesische Schriftzeichen wurden, wenn relevant, zusätzlich angegeben. Manchmal wurden historische oder theoretische Zusammenhänge ergänzt und die Chinesische Sprache als solche thematisiert. Es werden aber nur solche Theorien präsentiert, bei denen etwaige Übersetzungsschwierigkeiten in vielen Diskussionen und bei viel Tee geklärt werden konnten.

Die Kapitel

Viele Therapeuten und Patienten schätzen an der Chinesischen Medizin, dass sie versucht, Zusammenhänge zu erfassen (z.B. durch Fragen zu Lebensbedingungen). Analog dazu ist in der Chinesischen Medizin, wie auch in jeder anderen traditionellen asiatischen Schulung, die Herkunft (der „Zusammenhang“) von Informationen/einer Lehre wichtig.

Bis zum heutigen Tag ist in China die Ausübung der Chinesischen Medizin eine Berufung und ein Lebensweg. Der Chinesische Arzt nimmt seinen „Arztkittel“ nie ab. Er findet die Theorien der Chinesischen Medizin im Alltag, in den Rhythmen der Natur oder sogar in Städtekonstruktionen wieder, und um dieses Leben eines Arztes im modernen China besser zu vermitteln, wurden drei Erzählformen gewählt: Dialog, Erzählung und Fallbesprechung.

Dialoge

Im Gegensatz zu den meisten heutigen Übersetzungen chinesischer Quellen ist dieses Buch eine *mündliche Überlieferung*, wobei das Rohmaterial dazu digital aufgezeichnet wurde. Die Essenz dieser Gespräche ist in diesem Buch in Dialogen zu finden, die weniger formell als die geschriebene Sprache sind. Wann immer möglich, wurde dieser informelle, mündliche Aspekt bewahrt.

Die meisten Kapitel ähneln der Vorlesungsstruktur von Dr. Wang: In seinen Vorlesungen oder im Klinikalltag kamen viele Fragen auf, welche dazu führten, dass Dr. Wang seinen Standpunkt aus einem anderen Blickwinkel oder mit Metaphern darlegte. Um einen Teil dieser Spontaneität zu bewahren, folgt dem Haupttext in vielen Kapiteln eine Frage des Co-Autors (Jason Robertson) oder eines anderen Schülers. Diese Fragen sind repräsentative Fragen fortgeschrittener Studenten. Dr. Wang kommt zwar aus derselben intellektuellen Ecke wie die „Standard-TCM“, ist aber keineswegs ein strenger Anhänger aller Behauptungen der modernen TCM-Bücher.

Mal widerspricht er konventionellen Sichtweisen, mal spielen sich seine Erklärungen schlichtweg auf einem komplexeren Niveau ab.

Seit dem in Dialogform geschriebenen *Nèi Jīng* spielt der fragende Schüler eine bedeutende Rolle in der Tradition der Chinesischen Medizin, doch auch schon lange vor den ersten klassischen Texten hatte es Heiler und deren Schüler gegeben. Durch die Dialogform dieses Buches soll ein Teil dieses alten Geistes vermittelt werden.

Die Erzählungen

Neben Dr. Wangs Theorien soll auch sein Leben beschrieben werden. Analog zu seinem Unterrichtsstil folgt in vielen Kapiteln auf die Theorie eine Erzählung mit Bezug zu den erörterten Themen: während des Unterrichts legte er nach schwierigen Themen oft eine Pause ein, um eine Geschichte zu erzählen. Diese scheinbaren Abschweifungen endeten oft in tiefergehenden Erklärungen.

Dieser Ansatz half nicht nur, uns Studenten wach zu halten, sondern Dr. Wang konnte dadurch auch alltägliche Einsatzmöglichkeiten für seine Konzepte aufzeigen. Erzählungen können auch die wichtige Rolle der chinesischen Kultur in der Chinesischen Medizin unterstreichen. Nicht-Chinesen ermöglichen sie einen Einblick in die heutige Praxis der Chinesischen Medizin im modernen China. Dr. Wangs Ansichten zu den Entwicklungen der Medizin und des Alltagsleben in China sind dank seiner mehr als 40 jährigen Erfahrung sehr aufschlussreich.

Fallbeschreibungen

In vielen Lehrbüchern der Chinesischen und auch der Westlichen Medizin dienen Fallbeispiele dazu, die praxisnahe Anwendung zu untermauern. Einige Fallbeispiele in diesem Buch sind kurz gehalten, um prägnante Informationen zu liefern. Andere sind ausführlicher, um einen tieferen Einblick in die diagnostischen Gedankengänge eines erfahrenen Arztes zu liefern oder um aufzuzeigen, wie sich Behandlungen über einen längeren Zeitraum entwickeln können.

Dr. Wangs Wunsch

Dr. Wang bittet seine Studenten stets, das Gelernte mit nach Hause zu nehmen und in der eigenen Arbeit wachsen zu lassen. Den Abschlusstag einer Fortbildung beendet er meist mit Worten wie: „Meine Arbeit ist noch nicht fertig und viel bleibt noch unverstanden. Haltet das Interesse an dieser Medizin durch Überdenken der Grundkonzepte aufrecht!“ Seiner Ansicht nach entwickeln sich diese grundlegenden Konzepte mit zunehmender Erfahrung immer weiter.

Außerdem betont er oft die Bedeutung von Respekt und Fokussierung und vergleicht dabei das Meridiansystem mit einem „fein gestimmten Musikinstrument".

Als Abschluss äußert er dann immer die Hoffnung, dass die Kursteilnehmer gleich nach ihrer Rückkehr mit der Meridianpalpation beginnen und neue Einsichten rückmelden mögen, und auch Sie als Leser dieses Buches sollten dasselbe beherzigen. Die Meridianpalpation hat seiner Meinung nach den Vorteil einer guten Lehr- und Kommunizierbarkeit.

Erzählung: Die alte Stadt

Ein Student begutachtet ein neues Zuhause

Wenn man jemanden über seine Eindrücke nach einem Jahr im Norden Chinas befragt, lautet die Antwort oft: Ach das Wetter, die Verschmutzung, der Nebel!

Beijing ist eine faszinierende Stadt, wenn man sie zu Fuß erlebt, da das Stadtzentrum eine Mischung aus altem Ruhm und dem Kontrast zwischen Dritte Welt-Existenzen und Erste Welt-Ambitionen darstellt. Weite Teile der alten Stadt und ihrer berühmten verzweigten schmalen Gässchen, der *Hu Tongs* (衚衕, *Hu Tong* – kommt aus dem Mongolischen „hottog", was Brunnen bedeutet), verschwinden unter einer Welle unaufhaltsamer Bautätigkeit. Der „Fortschritt" fordert weiterhin seine Opfer. Zurzeit werden alle sechs Monate neue Stadtpläne erstellt, damit die Menschen des „modernen" Chinas nicht hoffnungslos in ihrer Hauptstadt verloren gehen, aber die meisten Chinesen beschweren sich nicht. Als Tourist würde man wahrscheinlich den Verlust der Architektur beklagen, aber die Bewohner Beijings loben lieber das neue Angebot an fließendem Wasser in jedem Appartement und den Anblick der Wolkenkratzer.

Es gibt aber auch Stimmen, die sagen, dass der Mensch nahe dem Erdboden wohnen solle, um den Atem der Erde (地氣, *dì qì*) zu fühlen. Der Verlust der berühmten schmalen Gassen wiegt schwerer als der Verlust der Häuser, denn es ist der Verlust einer ganzen Lebensweise. Bereits jetzt, in der Anfangsphase der Modernisierung, wurden Teile des alten Beijing wieder aufgebaut. Vergnügungsparks in unmittelbarer Nähe zu diesen alten Gässchen hinterlassen einen ironischen Eindruck, so wie Kinder in Nike-Schuhen, die Wachsfiguren alter Nudelverkäufer betasten, während ihre Großeltern nur eine Meile entfernt wie seit Jahrhunderten leben.

Meine Wohnung lag im Herzen Beijings, zu Fuß nur zehn Minuten von den kaiserlichen Seen und Spielwiesen entfernt. Auf meinen morgendlichen Spaziergängen (mit Sonnenbrille und Rucksack) durch eine kleine Gasse aus der Ming-Dynastie zum Bus (mit digitalem Fahrkartenautomat) war ich Teil dieses Kontrastes. Man nahm mich wahr, aber ohne mich anzustarren.

Eines Tages blieb ich bei einer Bungee-Jumping Plattform mitten im Zentrum des großen Freilufteinkaufszentrums *Wáng Fǔ Jǐng* (王府井) stehen. Die Haut in den Gesichtern der Bungee-Jumper war von der Erdanziehungskraft verzerrt, während sie direkt vor den Fenstern der Bekleidungsgeschäfte auf- und abschnellten. Hier, in einem zwölfgeschossigen Gebäude gleich neben der modernen Glasfassade des „Beijing Hyatt", liegt die „Cui Yue-Li Ping Xin Tang Klinik für TCM". Diese Klinik, gegründet von Cui Yue-Li, ist eine einzigartige Mischung aus traditioneller Chinesischer Medizin und modernem Management. Der mittlerweile verstorbene Herr Cui war in den sechziger und siebziger Jahren als Direktor des Gesundheitsministeriums ein ranghohes Mitglied der chinesischen Regierung gewesen. Älteren Ärzten ist er noch wegen seiner großen Anstrengungen, die Traditionelle Medizin vor Chaos und „Reform" zu bewahren, bekannt. Während sich andere der in Moskau westlich ausgebildeten Regierungsbeamte Maos für die Abschaffung des medizinischen „Aberglaubens" einsetzten, hatte Herr Cui in seiner ruhigen Art stets auf das Funktionieren der traditionellen Methoden verwiesen. Noch vor seiner Berufung zum Gesundheitsminister war er an der Organisation der ersten offiziellen Schulen für TCM in Beijing, Nanjing, Guangzhou, Shanghai und Chengdu beteiligt gewesen.

Sein Sohn nützte den bekannten Namen seines Vaters, konnte so einige der besten Ärzte des Landes gewinnen und führt das Krankenhaus als profitable Privatklink. In der Ping Xin Tang Klinik arbeiten zurzeit dreißig erfahrene, teils schon teilpensionierte Ärzte. Obschon eine moderne Klinik, ist sie dennoch mit Nachbauten antiker chinesischer Möbel ausgestattet. Andererseits dient ein Plasmaflachbildschirm mit amerikanischen Cartoons als Unterhaltung für die Kinder. Die Ärzte der Klinik bewegen sich mit jener graziösen Eleganz, die man gelegentlich bei der älteren Generation Beijings antrifft. Viele von ihnen wuchsen in der Stadt auf und haben auf die eine oder andere Weise die Entwicklung Chinas vom rückschrittlichen Kaiserreich zum Kriegsschauplatz, weiter zu einem kommunistischen Staat und jetzt zu wieder etwas Anderem mitgetragen.

Angesichts so vieler Veränderungen und Widersprüchlichkeiten ist schwer zu sagen, was aus China geworden ist. Die Ärzte der Ping Xin Tang Klinik genießen auf jeden Fall jenen Status, welcher in der chinesischen Geschichte stets den erfahrenen Ärzten zuteil geworden war. In der Chinesischen Medizin muss die Erfahrung über einen Zeitraum von vierzig Jahren oder mehr heranreifen. In klassischen Medizintexten wird daher oft darauf hingewiesen, dass ein Arzt erst nach dem 60. Lebensjahr der alten Literatursammlung etwas Sinnvolles hinzufügen kann.

Während meiner Zeit in Beijing arbeitete Dr. Wang im größten Behandlungsraum der Ping Xin Tang Klinik, da er als einziger Akupunkteur unter Kräutermedizinern mehr Platz für seine vier Behandlungsliegen brauchte. Im Gegensatz zu uns im Westen ist eine Akupunkturbehandlung in China ein Gesellschaftserlebnis. Es ist nicht ungewöhnlich, dass Patienten während der Behandlung miteinander über ihren Krankheitsverlauf oder die Neuigkeiten des Tages plaudern, denn zwischen den Behandlungsliegen gibt es nur dünne Vorhänge. Wie auch sonst im modernen China muss sich auch in der Medizin der Einzelne den Anforderungen der riesigen Bevölkerungszahl unterordnen.

Dr. Wangs Raum war stets sehr sauber, mit Papiertüchern für jeden Patienten und es wurden Einwegnadeln benutzt. In dieser Privatklinik zahlte man damals auch $ 15,–, in den öffentlichen Krankenhäusern aufgrund staatlicher Unterstützung hingegen nur 50 Cent!

Zwei Jahre zuvor hatte ich in der „Chengdu Universität für Chinesische Medizin" assistiert, wo in riesigen Behandlungssälen mit zwanzig Therapieliegen behandelt wurde und die Nadeln vom häufigen Sterilisieren rostig waren. Das war „Akupunktur an vorderster Front". Auch Dr. Wang hatte mehr als dreißig Jahre lang in einer ähnlichen Umgebung gearbeitet. Im Vergleich dazu war die *Ping Xin Tang* Klinik ein Fünfsterne-Hotel, und die Arbeitsgeschwindigkeit glich dort der Bewegung eines Gletschers. Dr. Wangs Meridiantheorie und Meridianpalpation entstand aber in jenen Tagen, als er jeden Vormittag ganz alleine fünfzig Patienten zu behandeln hatte.

Nun zum Geist und zur Denkweise Dr. Wangs: Als Schüler eines chinesischen Arztes muss man dessen Denkweise verstehen lernen. Das klingt vielleicht selbstverständlich, aber die meisten von uns gehen nach China, um Kräuter- und Akupunkturrezepturen für einzelne Krankheiten zu erlernen. Klar braucht es auch Rezepturen, aber Auswendiglernen kann einen nur bis zu einem gewissen Punkt bringen. Die meisten guten Therapeuten außerhalb Chinas haben begriffen, dass man für die Weiterentwicklung der klinischen Fähigkeiten lernen muss, Patienten durch eine vollkommen andere kulturelle und theoretische Brille zu betrachten. Der Schlüssel zur Chinesischen Medizin liegt im Verständnis der kulturellen und historischen Zusammenhänge der klassischen chinesischen Wissenschaften.

Um verstehen zu können, wie ein traditioneller chinesischer Arzt arbeitet, muss man begreifen, wie er die Patienten ab dem Betreten der Praxis sieht und wahrnimmt. Bei der Entwicklung seiner Therapiestrategien zieht dieser seine Rückschlüsse nicht nur dank seiner klinischen Erfahrung, sondern er berücksichtigt auch Kultur und Sprache. Diesen Aspekt der Chinesischen Medizin tatsächlich zu verstehen, ist für Nicht-Chinesen schwierig, aber nicht unmöglich.

Dieses Buch soll die Anpassung der Chinesischen Medizin an unterschiedliche kulturelle Umgebungen fördern und Antworten auf folgende übergeordnete Frage liefern: Wie können Meridianlehre und klassische chinesische Physiologie die klinischen Resultate im modernen, westlichen Umfeld bereichern?

Dazu muss man beobachten, wie die Chinesen selbst ihre Heilkunst praktizieren. Erst danach kann man die Chinesische Medizin an westliche kulturelle Gegebenheiten anpassen. Ansonsten vergeudet man viel Zeit damit, Konzepte zu „entdecken", die es eigentlich schon lange gibt.

Ein zentraler Punkt davon ist die Kunst der Diagnose. Jeder mit jahrelanger Erfahrung weiß, dass die größte Herausforderung in der Chinesischen Medizin in der Verfeinerung dieser fundamentalen Fähigkeiten liegt. Auch die elegantesten Kräuterrezepturen führen nicht zum Erfolg, wenn sie an eine nebelige Diagnose gebunden sind. Selbst der Begriff „Diagnose" zeigt die tiefen Unterschiede zwischen Chinesischer und Westlicher Medizin. In der Chinesischen Medizin wird großer Wert darauf gelegt, die Struktur der Muster richtig zu interpretieren (徵候結構, *zhēng hòu jié gòu*). Im Gegensatz zur Westlichen Medizin mit ihrem Fokus auf passende diagnostische Tests legt die Chinesische Medizin die Diagnose in die Hände und mentalen Fähigkeiten des Arztes. In der Chinesischen Medizin ist die Diagnose oft sehr komplex, die Behandlung hingegen vergleichsweise einfach. Der Großteil unserer westlichen Literatur über die Meridianlehre konzentriert sich auf die Therapie als offensichtliches Ziel jeder medizinischen Praxis. Zuvor muss man jedoch das eigene Verständnis der integralen Rolle der Meridianlehre für die Diagnose erweitern.

Dr. Wang zufolge ist die Meridianlehre das Verbindungsnetz zwischen den Acht Prinzipien *(Ba Gang)* und der Organlehre *(Zàng Fŭ)*. Das ist das Herzstück seiner „Vision": Die Meridiane hauchen der Organlehre Leben ein. Dr. Wangs Theorien sind genau genommen nicht seine eigenen, sondern seine Interpretation der Klassiker, entstanden nach jahrzehntelangem Textstudium. Diese Herangehensweise, klassische Schriften sorgsam zu prüfen und sie danach klinisch anzuwenden und zu modifizieren, ist das Herz der Chinesischen Medizin. Auf Basis persönlicher Erfahrungen, persönlicher Lehrer und gelesener Texte entwickelt jeder, der Chinesische Medizin praktiziert, seine eigene einzigartige Sichtweise. Die Aufgabe des Schülers ist es, diese Sichtweisen des Lehrers so genau wie möglich zu integrieren und dann durch lebenslanges sorgfältiges Studium und klinische Beobachtung fortzuführen. Um diesen Erfahrungsschatz für die nächste Generation zu bewahren, muss man als Schüler versuchen, in die geistige Welt des Lehrers einzutreten.

Bei der Arbeit und im Unterricht trug Dr. Wang meistens eine weiße Baumwollkappe, das typische Statussymbol älterer Ärzte in China. Mit einer Größe von über 1,80 m ist er für chinesische Verhältnisse sehr groß und daher meistens einer der größten Menschen im Raum.

Er erzählt oft Witze und lacht; sobald er jedoch mit der Anamnese beginnt, wird seine Stimmung sehr ernsthaft. Ich begriff schnell, dass man ihn während der Anamnese nicht unterbrechen sollte.

Die Behandlungen begannen meist mit einem Gespräch an seinem großen Holztisch: Er saß dabei in einem komfortablen Holzstuhl, ich auf einem Metallstuhl auf der Seite und der Patient zwischen uns.

Nach fünf Minuten Anamnese ergriff Dr. Wang üblicherweise die Hand des Patienten, fixierte sie mit seiner rechten Hand und begann mit seiner linken entlang der Armmeridiane zu palpieren, einen Meridian nach dem anderen. Während dieser Prozedur blieb er an gewissen Stellen stehen, um Fragen zu stellen oder nachzudenken. Nach der Untersuchung beider Arme ging er mit dem

Patienten zur Behandlungsliege, um dort die Palpation an den Beinmeridianen fortzusetzen, wenn nötig, mit weiteren Fragen. Nach ungefähr 20 Minuten legte er eine lange Pause ein, um sein Therapieprinzip zu durchdenken. Dann begann er mit der Akupunkturbehandlung, manchmal gefolgt von einem Kräuterrezept.

Welche Schritte kennzeichnen nun den Denkprozess von Dr. Wang? Um das zu verstehen, muss man die Zusammenhänge und Grundlagen der Chinesischen Medizin erforschen.

– Im 1. Kapitel des vorliegenden Buches wird das Konzept der Meridiantheorie bis zu den Wurzeln der Chinesischen Medizin zurückverfolgt. Das Konzept der Meridiane (經, *jīng*) geht aus den Naturbeobachtungen der Verfasser des *Nèi Jīng* hervor, und wurde spätere im *Nán Jīng* erweitert. Das nun folgende Kapitel beginnt mit einer kurzen Durchsicht der Konzepte von Yin und Yang, der Fünf Wandlungsphasen und der Trigramme. Danach werden die Physiologie des Menschen und die Lehre der Sechs Schichten beleuchtet, der zufolge jede Schicht eines der „Sechs Äußeren Qi" zu verarbeiten hat, sobald dieses mit dem inneren Körpermilieu interagiert. Jede dieser Schichten regiert eine der folgenden Bewegungsrichtungen:
  – Nach außen öffnend
  – Um eine Achse wirbelnd
  – Nach innen schließend
– Thema der Kapitel 4–11 ist Dr. Wangs persönliches Verständnis der Physiologie des Menschen.
– Die letzten Kapitel des Buches sind der Therapie aus Sicht eines heutigen Arztes der Chinesischen Medizin gewidmet.

Aber zuerst zu den „Säulen" dieser Medizin…

Kapitel 1

Die Meridianlehre und die Säulen der Chinesischen Medizin

Über die Frühgeschichte der Chinesischen Medizin ist nach wie vor einiges unklar. Während der letzten Jahre der „Streitenden Reiche" bis zur Zeit der frühen Han-Dynastie (200 v. Chr. – 220 n. Chr.) kam es zu einer allmählichen Synthese verschiedener Theorien. Ein wichtiger Aspekt dieser neuen Synthese war, dass den Meridianen als Verbindung zwischen Körper und Umwelt eine größere Bedeutung beigemessen wurde. Naturphilosophen, Ärzte und Politiker waren bemüht, eine Weltsicht zu entwickeln, die den Menschen und seine sozialen Strukturen in einen Zusammenhang mit der Natur und dem Universum stellt.

Dadurch wurde eine Brücke zwischen der sogenannten „politischen Philosophie" und der „Naturphilosophie" geschlagen mit dem Ziel, eine Regierung zu bilden, die im Einklang mit den Bewegungen des Himmels und der Erde steht. Eine wichtige Triebkraft hinter diesen Bemühungen war der Wunsch der aufkommenden Han-Dynastie nach einer Legitimation ihrer Macht. Die frühen chinesischen Kaiser waren der Ansicht gewesen, dass sie ihre Macht durch Einteilen und Standardisieren der ererbten Kultur legitimieren könnten. Das insbesondere für Studenten der Chinesischen Medizin bedeutendste Ergebnis dieser Bemühungen ist das *Nèi Jīng,* das eine Weisheitssammlung vergangener Zeiten darstellt.

In den Jahrhunderten, in denen das *Nèi Jīng* zusammengestellt wurde, kam es zu vielen Innovationen. So wird im *Nèi Jīng* ein Netzwerk beschrieben, in dem Qi und Blut ähnlich wie in einem Kanalsystem zirkulieren, und welches die Organe mit der Umwelt verbindet. Die Theorie für dieses physiologisch sehr bedeutsame „Kanalsystem" wurde in einer Sprache beschrieben, welche sich von allen lebenden Sprachen der heutigen Zeit, auch vom modernen Chinesisch, deutlich unterscheidet. „Zusammenhänge" spielten im frühen China interessanterweise eine sehr große Rolle. Das Individuum wurde immer im Kontext des Ganzen betrachtet, denn das gesamte Denken war eher kontextbezogen als linear. Für das Verständnis der Meridiantheorie ist es folglich besonders wichtig, wie sich diese Theorie ins Gesamtbild der klassischen Chinesischen Medizin einfügt.

Drei Grundkonzepte [2]

Im *Nèi Jīng* werden drei Grundkonzepte als Basis der Chinesischen Medizin beschrieben. Diese Konzepte waren vermutlich nicht neu, wurden aber wahrscheinlich erst während der Han-Dynastie zu einem Gesamtsystem vereint. Sie bilden die grundlegenden Organisationsprinzipien der Chinesischen Medizin:

- die Theorie von Yin und Yang und die Theorie der Fünf Wandlungsphasen (Elemente), (陰陽五行理論, *yin yáng wu xíng li lùn*).
  Die *Theorien von Yin und Yang und der Fünf Wandlungsphasen* sind die Basissprache, um Körperteile, Krankheiten und grundlegende Behandlungsprinzipien genauer zu unterteilen.
- Die Theorie der *Zàng Fŭ*-Organe (臟腑理論, *zàng fŭ lĭ lún*).
  Die Organtheorie dient zur Beschreibung der Physiologie, Pathologie und und insbesondere der Therapie.
- die Meridiantheorie (經絡理論, *Jīng luò lĭ lún*).

Die Meridiantheorie der Chinesischen Medizin beschreibt das Netzwerk, das die beiden anderen Theorien erst lebendig macht. Sie dient der Integration der Organe und der Verbindung des Körpers mit der Außenwelt (Tab. 1.1).

I.	II.	III.
Yin und Yang und die Fünf Wandlungsphasen bilden die Sprache.	Die *Zàng Fŭ* (臟腑)-Theorie dient dazu, Physiologie und Pathologie zu ordnen.	Die Meridiantheorie ist der Prozess in seiner ganzen Lebendigkeit.

Tabelle 1.1 Die drei Säulen der Chinesischen Medizin

Das Hauptaugenmerk im heutigen Studium der TCM liegt auf der *Zàng Fŭ*-Lehre. Yin und Yang und den Fünf Wandlungsphasen wird weit weniger Zeit gewidmet. Andererseits liegt der Schwerpunkt in der zeitgenössischen „Akupunktur der Fünf Elemente“ auf den Fünf Elementen, und man lernt in der Ausbildung in der Regel nur wenig über die *Zàng Fŭ*-Organe und deren zentrale Rolle, insbesondere in der chinesischen Kräutermedizin. Die Meridiantheorie spielt bei diesen beiden dominierenden Stilen der modernen „fernöstlichen“ Medizin oft nur eine untergeordnete Rolle. Eine Ausnahme dazu ist die „Japanische Meridiantherapie“.[3]

2 Wortwörtlich sagte Dr. Wang: „Innerhalb der Theorie der Chinesischen Medizin gibt es drei grundlegende Aspekte“ (中醫理論裡面有三個主要內容, *Zhōng yī lĭ lùn lĭ miàn yŏu sān gè zhŭ yào nèi róng*).

3 Was die beste Übersetzung für *jīng luò* (經絡) ist, ist umstritten. Das Wort „Meridian“ bezieht sich auf die Längen- und Breitengrade der Erde und ist insofern hilfreich, als es unsichtbare, miteinander verbundene Linien beschreibt. Es kann aber nicht das gesamte Bedeutungsspektrum von *jīng luò* wiedergeben. Eine andere (im Englischen gebräuchliche) Übersetzung ist „warp and woof“ (Schuss und Kette) als Referenz auf das verwobene Netz eines Webstuhls, was recht gut wiedergibt, dass es miteinander verwobene größere (*Jīng*)

Diese drei oben angeführten Grundkonzepte der Chinesischen Medizin sind jeweils voneinander abhängig, was typisch für das chinesische Denken ist: jedes der drei Konzepte unterstützt und beeinflusst die anderen beiden. Das trifft besonders auf die Theorien von Yin und Yang und der Fünf Wandlungsphasen zu, die die Wissenschaftssprache der Han-Dynastie und auch danach prägten.

Die erste Säule: Yin–Yang und die Fünf Wandlungsphasen

Unter dem großen Einfluss des *Nèi Jīng* entwickelten sich die Konzepte von Yin und Yang und der Fünf Wandlungsphasen zur grundlegenden Sprache der Medizin im alten China. Um das *Nèi Jīng* und andere klassische Texte zu verstehen und um die Wirklichkeit mittels dieser Konzepte zu erklären, kann man deren Rollen im klassischen chinesischen Wissenschaftsdenken heranziehen. Sowohl Yin und Yang als auch die Fünf Wandlungsphasen dienen dazu, das Qi begrifflich zu fassen. „Qi" wird im *Nèi Jīng* als die kleinste funktionelle Einheit von Lebewesen oder auch Organen definiert. Qi ist die treibende Kraft des Lebens und aller Bewegungen im Universum. Aber Qi ist auch eine Substanz, genau genommen das Veränderungspotential physischer Substanzen. Yin und Yang und die Fünf Wandlungsphasen sind Mittel und Wege, sich dem schwer zu fassenden Begriff des „Qi" zu nähern. Yin und Yang befassen sich dabei mit der Analyse verschiedener Aspekte einer Substanz oder eines Zustands. Die Theorie der Fünf Wandlungsphasen hingegen befasst sich mit der Unterteilung und der Vereinigung innerhalb des Ganzen[4] (Tab. 1.2).

<table>
<tr><td colspan="2">Qi (氣)
Ist die kleinste funktionelle Einheit jedes Milieus und aller Lebewesen oder Organe.</td></tr>
<tr><td>Yin und Yang und die Fünf Wandlungsphasen dienen dazu, „Qi" begrifflich zu fassen</td><td>Yin und Yang analysieren die verschiedenen Aspekte des Qi
Die Fünf Wandlungsphasen dienen der Unterteilung und ordnen allem seinen Platz zu</td></tr>
</table>

Tabelle 1.2 Klassische Konzepte über das Qi.

und kleinere (*Luò*) Pfade gibt. Die beste gebräuchliche Übersetzung dürfte aber „Kanäle" sein, da dieses Wort die Komplexität und Veränderlichkeit eines Systems an Wasserwegen impliziert. Ein Nachteil dieser Übersetzung ist aber, dass es eigentlich „Kanäle-Kollaterale" heißen müsste, was sich allerdings nicht flüssig liest. Ein zusätzlicher Nachteil dieser Variante ist, dass „Kanäle" im modernen Sprachgebrauch auch an Fernsehkanäle erinnern kann, die ein schmaleres Bedeutungsspektrum als dynamische Wasserkanäle hätten. (In der deutschen Übersetzung habe ich mich der Leserlichkeit wegen für „Meridiane" entschieden. Eine kritische Analyse des Begriffs „Kanäle" finden Sie im Vorwort zur Deutschen Übersetzung Anm. d. dt. Ü.).

4 Die chinesischen Begriffe dafür sind: 分析, *fēn xi* (Analyse), 分類, *fēn lèi* (Unterteilung) und 聯繫, *lián xì* (Vereinigung).

Mittels Yin und Yang lässt sich die grundlegende Beschaffenheit jedes Gegenstandes analysieren: Etwas, das expandiert, sich öffnet, bewegt, wächst oder warm ist, wird als *Yang* bezeichnet, während etwas, das kontrahiert, sich schließt, das nährt, kleiner wird oder kühl ist, als *Yin* betrachtet wird. Die Theorie von Yin und Yang nimmt auch Rücksicht auf die Veränderungstendenz der Dinge. Das Wesen der

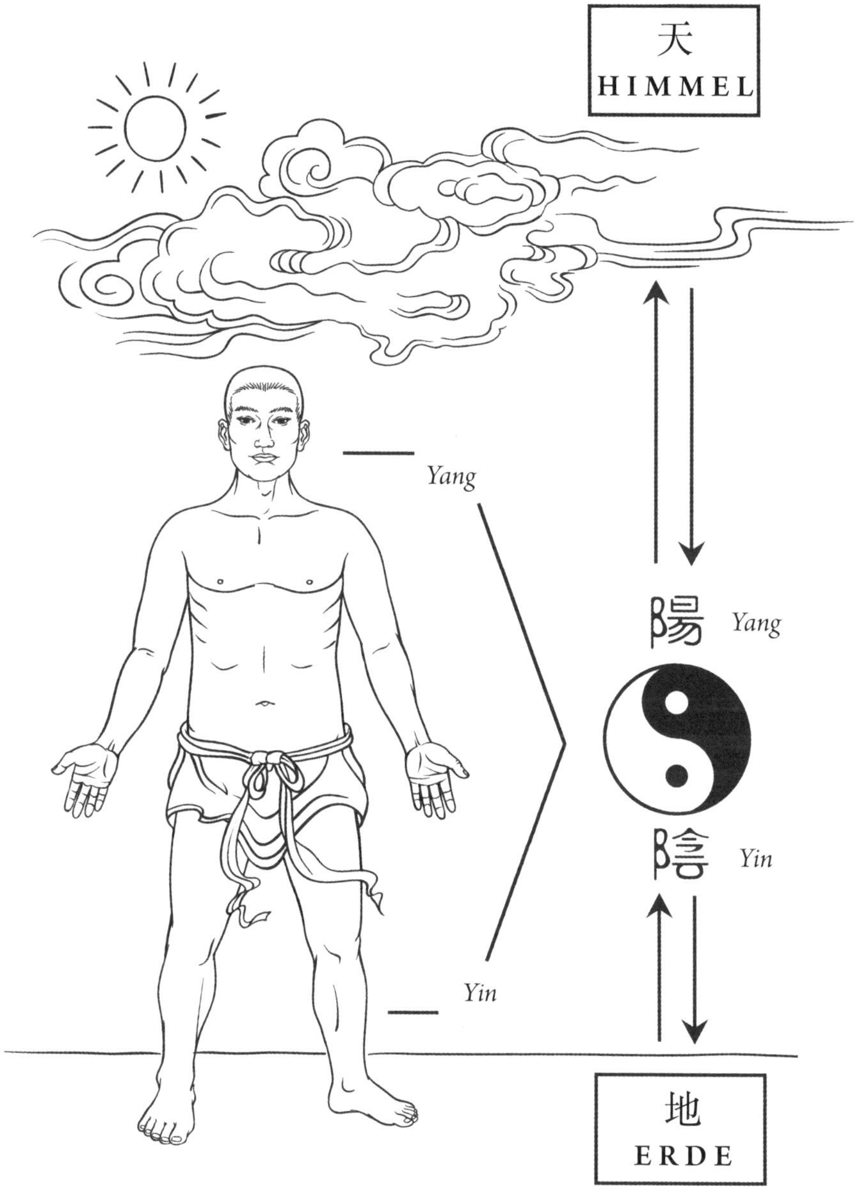

Abbildung 1.1
Die Theorie von Yin und Yang analysiert die Charakteristik jedes Gegenstands unter Berücksichtigung der ständig vorhandenen Veränderungstendenz.

Veränderungen kann mit Hilfe folgender Konzepte erfasst werden: Gegenseitige Balance (制約, *zhì yuē*), gegenseitige Abhängigkeit (相互依存, *xiāng hù yī cún*), gegenseitige Austauschbarkeit (相互轉化, *xiāng hù zhuǎn huà*) und Zunahme–Abnahme (消長, *xiāo zhǎng*). Unter Berücksichtigung dieser Leitprinzipien lässt sich in jedem Augenblick die Tendenz aller Phänomene nach Veränderung verstehen, egal, ob es sich um einen Gegenstand, ein Ereignis oder eine Krankheit handelt. Das Beobachten durch die Yin–Yang-Brille ist weniger eine Unterteilung als vielmehr eine relative Quantifizierung. Alle Dinge besitzen sowohl Yin- als auch Yang-Aspekte. Der Schlüssel liegt darin, festzustellen, wo sich ein bestimmter Gegenstand in diesem Kontinuum zwischen absolutem Yin und absolutem Yang befindet, und welche Faktoren ihn beeinflussen könnten. Da das chinesische Denken Teile als Aspekte eines Ganzen sieht (Holismus), hängt die relative Yin- oder Yang-Eigenschaft eines Gegenstands davon ab, womit er verglichen wird. Beispielsweise ist der Scheitel verglichen mit den Füßen relativ Yang, verglichen mit dem Himmel (absolutes Yang) ist jedoch der ganze Körper eindeutig Yin. Auf der anderen Seite ist der gesamte menschliche Körper Yang im Vergleich zur Erde (absolutes Yin) (Abb. 1.1).

Die Theorie der Fünf Wandlungsphasen ist ein Unterteilungssystem, um allem seinen Platz im Ganzen zuzuordnen. Diese Unterteilung nach den Fünf Wandlungsphasen unterscheidet sich dabei von der Klassifizierung der meisten westlichen Wissenschaften. Die Chinesische Medizin versucht ein Verständnis für die wechselseitigen Beziehungen zu wahren, die jeder Teil des Ganzen zu den anderen hat. „Unterteilung" in diesem Sinne bedeutet also gleichzeitig „Einigung". Im Gegensatz dazu unterteilt die westliche Wissenschaft einen Gegenstand, indem sie ihn sorgfältig in seine Einzelteile zerlegt. Aus Sicht der Fünf Wandlungsphasen ist immer die Interaktion jeder einzelnen Wandlungsphase mit den anderen von großer Bedeutung; „Holz" und Leber beispielsweise können nicht für sich allein betrachtet werden. Jede der Fünf Wandlungsphasen kann nur dank ihrer Beziehung zu den vier anderen definiert werden. Das gleiche gilt für die fünf Farben, die fünf Klänge, die fünf Geschmäcker und alles, was die chinesische Philosophie mit Hilfe dieses Systems klassifiziert.

Der vereinende Aspekt der Fünf-Wandlungsphasentheorien beinhaltet, dass jede Wandlungsphase eine andere Wandlungsphase nährt und gleichzeitig eine dritte kontrolliert und beschränkt. Somit bedarf jede Wandlungsphase der Unterstützung einer anderen. Das Kontrollieren und Einschränken (Kontrollzyklus) ähnelt einer Verkehrspolizei, die die absolute Freiheit einschränkt, ohne die Menschen jedoch tatsächlich einzusperren.

Das gesamte System Mensch befindet sich stets in einem dynamischen Gleichgewicht, analog zu einem Ökosystem. Entfernt man dort eine bestimmte Spezies A aus einer komplexen Biosphäre, hat das Auswirkungen auf andere Spezies, sowohl auf die in der Nahrungsbeschaffung von ihr abhängigen Spezies (Fütterungszyklus) als auch auf jene, die vom Appetit der Spezies A beschränkt wurden (Kontrollzyklus). Auch die Organe funktionieren in einer eigenen, komplexen Biosphäre. Jedes Organ stärkt und unterstützt die Funktionen eines anderen, wird aber gleichzeitig von einem dritten Organ kontrolliert (Abb. 1.2).

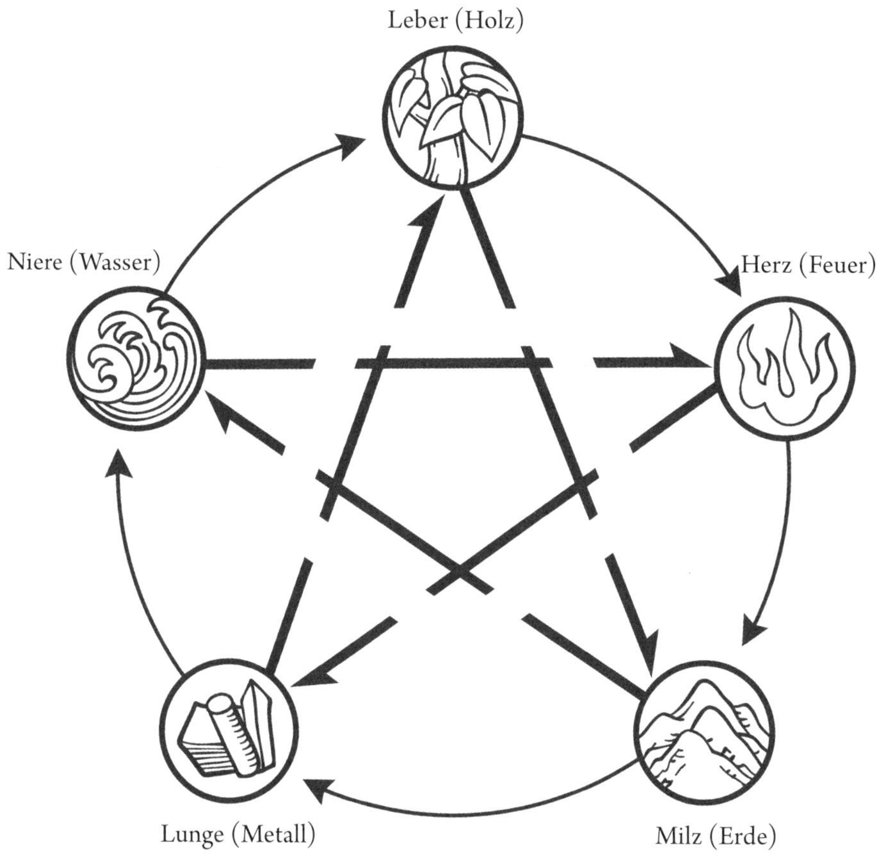

Abbildung 1.2
Die Theorie der Fünf Wandlungsphasen unterteilt in Kategorien, und hält gleichzeitig das Ganze mit seinen Wechselbeziehungen zusammen.

Als Beispiel soll die Milz aus Sicht der der klassischen Physiologie dienen: Ihre Funktion ist die Produktion von Nahrung und die Umwandlung von Flüssigkeiten. Sie „füttert" die Lunge (Metall), denn die Aufwärtsbewegung des Milz-Qi wirkt ausbalancierend und aktivierend auf die Abwärtsbewegung der Lunge. Gleichzeitig wird die Milz von der Leber (Holz) kontrolliert, da jene mittels Durchkämmen und Drainieren den Milzstoffwechsel reguliert, indem sie je nach Bedarf verlangsamt oder beschleunigt (Abb. 1.3).

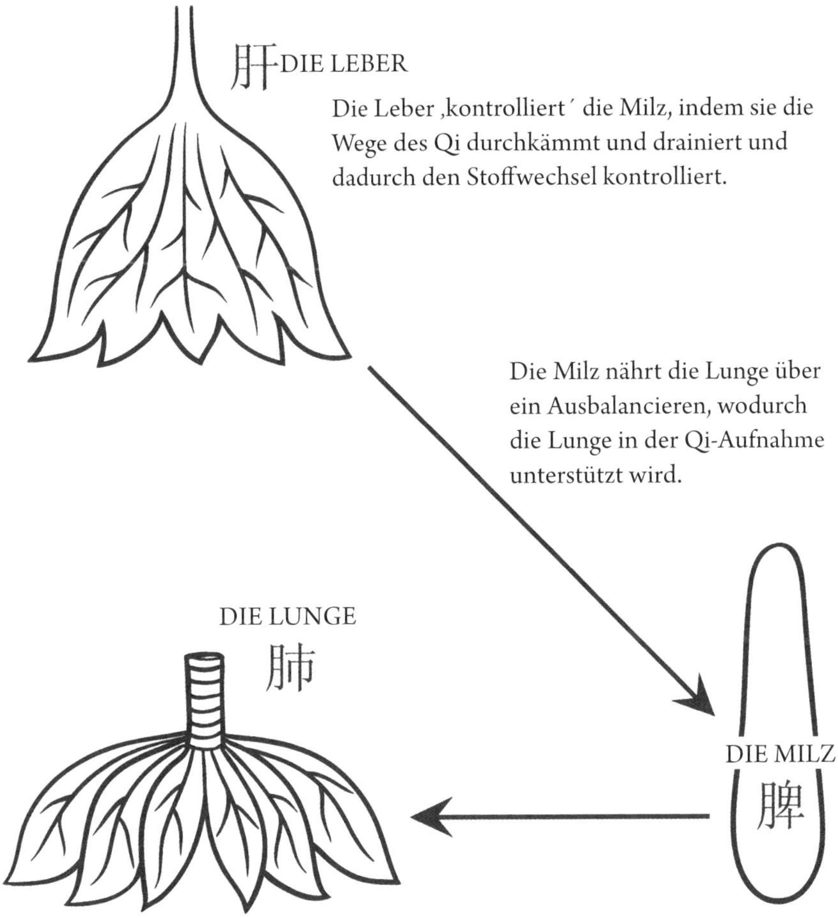

Abbildung 1.3
Die Beziehungen der Milz im Fütterungs- und Kontrollzyklus erleichtern es, ihre Stoffwechselfunktionen im Gesamtsystem einzuordnen.

Mittels der Theorie der Fünf Wandlungsphasen versuchten die klassischen Philosophen das unergründliche Ganze (ein etwas allgemeineres Konzept für „Qi")erklären. Historisch betrachtet wurde in der Chinesischen Wissenschaft jedoch oft der Fehler gemacht, Dinge starr in eine Fünf Wandlungsphaseneinteilung zu zwängen. Es gab eine Zeit, da hatten ganze Armeen vor dem Kampf noch schnell die Farbe ihrer Schilder geändert, um die Kontroll-Wandlungsphase zu den Farben des Gegners zu tragen. In der Chinesischen Medizin dienen die Fünf Wandlungsphasen dazu, Körper und Natur in Kategorien einzuteilen, die in Wechselbeziehungen zueinander stehen.

Zusammenfassung: Yin und Yang und die Fünf Wandlungsphasen hatten in der Han-Dynastie sowohl in der Medizin, wie auch für politische und philosophische Diskussionen eine große Bedeutung. Die Theorie von Yin und Yang dient der Analyse der Eigenschaften eines Gegenstandes/einer Situation, die Theorie der Fünf Wandlungsphasen hingegen dient dazu, Konzepte innerhalb des Ganzen zu ordnen. Im Gegensatz zu den exakten Definitionen der modernen Wissenschaft sind diese beiden Konzepte der Chinesischen Medizin dehnbar und können deshalb in den verschiedensten Bereichen Anwendung finden. Zuordnungen zu Yin und Yang können sich beispielsweise je nach Kontext ändern, je nachdem, was als „geeintes Ganzes" betrachtet wird. Fische sind im Vergleich zu Vögeln (stärker Feuer) Wasser, einige Fische können jedoch in Bezug zu anderen eine relative Feuerqualität besitzen. Es gibt zahlreiche Diskussionen über die Unterteilung nach den Fünf Wandlungsphasen, die den Rahmen dieses Buches sprengen würden. Für klinische Zwecke genügt es, im Auge zu behalten, dass diese Theorien einen Rahmen bilden, um die feinen Bewegungen des Qi besser zu verstehen.

Mittels der Theorien von Yin und Yang und der Fünf Wandlungsphasen lässt sich auch die Meridiantheorie besser strukturieren. Jedem der zwölf Meridiane ist bekanntlich eine Qualität (Yin oder Yang) und eine Zuordnung (Wandlungsphase) zugeordnet, die seine Physiologie und seinen therapeutischen Nutzen bestimmen. An späterer Stelle dieses Buches wird im Detail erörtert, wie diese Einteilungen die klassische Physiologie widerspiegeln.

Die zweite Säule: Die Lehre von den *Zàng Fŭ*-Organen

Yin und Yang und die Fünf Wandlungsphasen bilden die „Sprache" des klassischen medizinischen Diskurses, in dessen Zentrum jedoch die *Zàng Fŭ*-Organe stehen. In der Chinesischen Medizin wurden Gesundheit und Krankheit fast immer im Zusammenhang mit den Hauptorganen gesehen, welche Reize und Substanzen aus der Außenwelt aufnehmen. Auch unsere Körpersubstanzen entstehen mit Hilfe der Organe als Hauptprotagonisten der Physiologie. Heutigen Studenten der Chinesischen Medizin ist die *Zàng Fŭ*-Theorie und die Rolle der *Zàng Fŭ* in der modernen chinesischen Kräutermedizin und Akupunktur vertraut, und auch im physiologischen System dieses Buches sind sie von zentraler Bedeutung. Unser Ziel war jedoch, diesem allgemein bekannten Verständnis das Meridiansystem in der Funktion eines Interaktionsnetzwerkes hinzuzufügen.

Die dritte Säule: Die Meridianlehre

Diese dritte Säule ist Hauptthema des vorliegenden Buches und das „lebendige Netz", aus dem die Konzepte der beiden anderen Säulen gewoben sind. Die Meridiantheorie ist die Struktur für die Ganzheitlichkeit der Chinesischen Medizin. Yin und Yang und die Fünf Wandlungsphasen nehmen im Körper als Meridiane und Organe Gestalt an, wobei die Meridiane die Organe untereinander und den Körper mit dem Qi der Außenwelt verbinden. Im Grunde jedoch sind die Meridiane in der klassischen Chinesischen Medizin ein integraler Bestandteil der *Zàng Fŭ*-Organe! So betrachtet sind *Zàng Fŭ*-Theorie und Meridiantheorie nicht voneinander zu trennen. Die Meridiane sind keine hohlen Transportwege für Substanzen, sondern aktive Akteure der Physiologie. Dieses sehr komplexe Konzept ist Thema der folgenden Kapitel (Abb. 1.4).

Die Theorie eines im Körper existierenden „Kanalsystems" ist eines der ältesten Konzepte der Chinesischen Medizin. Die große Bedeutung dieses Meridiansystems für die Physiologie wird heutzutage jedoch unterbewertet. Die Gründe dafür sind komplex, vermutlich wurzelt diese Entwicklung in der wachsenden Bedeutung der *Zàng Fŭ*-Lehre unter den kaiserlichen Hofärzten späterer Dynastien. Nichtsdestotrotz gab es bis ins 20. Jahrhundert in ganz China eine lebendige Tradition einer

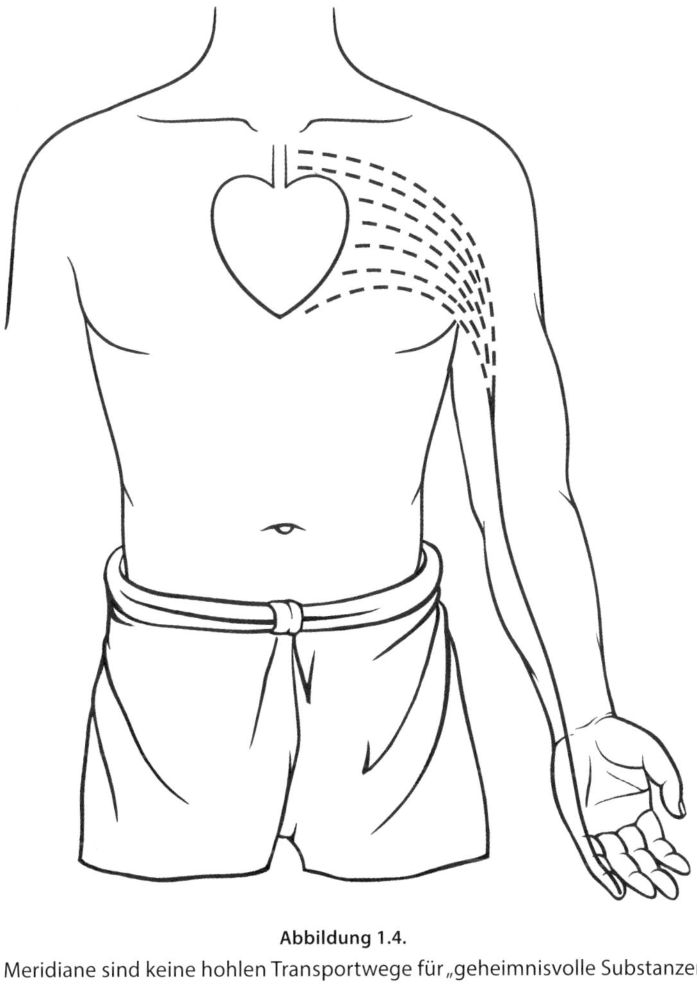

Abbildung 1.4.
Die Meridiane sind keine hohlen Transportwege für „geheimnisvolle Substanzen", sondern nehmen aktiv an der Physiologie teil. Das Herz (Organ und Meridian) beispielsweise ist ein Teil eines funktionellen Ganzen.

Physiologie und Therapie auf Basis der Meridiane. Erst nach 1950 nahm die Bedeutung der Meridiantheorie tatsächlich ab, vermutlich, weil die Akupunktur in einen sehr engen Zusammenhang mit der *Zàng Fŭ*-Theorie der modernen Kräutermedizin gestellt wurde.

Die „Wirkungen" der Akupunkturpunkte in den meisten modernen Lehrbüchern erinnern auffallend an die Wirkungen chinesischer Kräuter. Während der Standardisierung der TCM in China zwischen 1940 und 1970 versuchte man nämlich, die Terminologien und Theorien der verschiedenen Zweige der chinesischen Heilkunst zu vereinheitlichen. Der theoretische Rahmen der klassischen Akupunktur wurde dabei stark vernachlässigt. Durch dieses vereinfachte Verständnis der klassischen Wirkungsweisen büßte die Akupunktur in China während der letzten Jahrzehnte einiges an Effizienz ein. In vielen chinesischen Spitälern werden heutzutage viel weniger Erkrankungen mit Akupunktur behandelt als eigentlich möglich. Außerhalb Chinas ist das große Einsatzspektrum der Akupunktur besser bekannt und auch in China gibt es noch viele Ärzte mit großer klinischer Erfahrung. Tendenziell scheint das Interesse an den klassischen Wurzeln der Akupunktur wieder zuzunehmen.[5]

Es ist nicht so, dass die Meridiantheorie nur zur Akupunktur oder die *Zàng Fŭ*-Theorie nur zur Kräutertherapie gehören würde, denn beide sind miteinander verwoben. Akupunktur und Kräutertherapie könnten viel von einer vollständigen Physiologie (aus Meridian- und *Zàng Fŭ*-Theorie) profitieren. Die klassische Meridiantheorie soll uns nicht in ein prämodernes medizinisches System zurückversetzen, auch heutzutage kann man durch ein tieferes Verständnis der klassischen Konzepte in vielerlei Hinsicht profitieren. Diese zweitausendjährige Erfahrung der Chinesen mit dem menschlichen Organismus sollte nicht leichtfertig zur Seite geschoben werden, ohne den Kern dieser Erfahrungen gründlich verstanden zu haben.

Die Chinesen hatten über Jahrtausende sehr akribische Aufzeichnungen geführt. Die klinische Erfahrung vieler Generationen wurde immer wieder analysiert, kritisiert und modifiziert, ein Prozess, der sich bis heute fortsetzt. Eine Innovation in der Chinesischen Medizin war und ist immer nur auf einem tiefen Verständnis ihrer theoretischen Grundlagen möglich. Zurzeit werden in der Chinesischen Medizin, aus

5 Dieser und der vorherige Abschnitt stellen Dr. Wangs Sicht zur weit verbreiteten Meinung dar, dass die Meridiantherapie unter einer Zwangsangleichung an die *Zàng Fŭ*-Theorie gelitten habe. Seiner Meinung nach war das kein bewusster, politisch-motivierter Prozess, sondern es entstand durch eine allmähliche Missachtung der Meridiantheorie, als man die Chinesische Medizin im 20. Jahrhundert „wissenschaftlicher" machen wollte. Dr. Wang hatte als Student, Therapeut und als Lehrer aus erster Hand erlebt, wie die Chinesische Medizin der ersten Hälfte des 20. Jahrhunderts zur TCM wurde. Niemals hat er mir von einer „ideologischen Hexenverfolgung" zur Ausrottung der Meridiantheorie erzählt. Wie viele andere ältere Ärzte seiner Generation auch, stellt er oft seinen eigenen Zugang zur Chinesische Medizin der sogenannten „Lehrbuch-TCM" gegenüber, die die meistenwestlichen Therapeuten für die „Standard-Medizin in China" halten. Eine Abhandlung über den Prozess der Veränderung der Chinesischen Medizin im letzten Jahrhundert findet man in *Chinese Medicine in Contemporary China: Plurality and Synthesis* (Durham, NC: Duke University Press, 2002) oder *Currents of Tradition in Chinese Medicine 1626–2006* (Seattle: Eastland Press, 2007), beides von Volker Scheid, einem Medizinanthropologen und Therapeuten der Chinesischen Medizin.

Unkenntnis der Klassiker, permanent „neue Konzepte" erfunden, die eigentlich schon immer vor der Nase lagen. Wenn man allerdings diese alten Werke mit dem Wissensstand des 21. Jahrhunderts sehr genau studiert, kann das immer noch zu interessanten echten Innovationen führen. Indem man die drei oben erwähnten „Säulen" durch ein besseres Verständnis der Meridiantheorie vereint, kann man zu den Wurzeln dieser tiefen Wechselbeziehungen zurückfinden, nicht nur in der Chinesischen Medizin, sondern in der Medizin allgemein.

Frage *Für mich ist nachvollziehbar, dass die Meridiantheorie ein Kernkonzept in der Chinesischen Medizin darstellt, und es gibt noch viel über die genaue Funktion der Meridiane zu lernen. Vorerst bin ich aber an Ihrer persönlichen Meinung interessiert, woher dieses Konzept der Meridiantheorie kam?*

Dr. Wang

Wie man sich vorstellen kann, habe auch ich über diese Frage viel nachgedacht. Für mich gibt es für die klassische Meridiantheorie fünf Quellen:

- Autopsie im alten China,
- Chirurgie und kaiserliche Strafen im alten China,
- *Qì Gōng*,
- Klinische Erfahrungen,
- Klassische chinesische Philosophie.

Autopsie im alten China Wie in vielen traditionellen Medizinsystemen wurden auch im alten China menschliche Körper nach dem Tode untersucht. In der gesamten chinesischen Geschichte haben Ärzte und Medizinstudenten die inneren Organen an Leichen untersucht, wenn auch weniger detailliert als heute. Trotzdem entwickelten die Chinesen durch sorgfältiges Beobachten ein grundlegendes Anatomieverständnis. Unter anderem im *Nán Jīng* (難經, „Klassiker der schwierigen Fragen") und im *Zhen Jiu Jia Yi Jing* (針灸甲乙經, „Systematischer Klassiker der Nadel- und Moxatherapie") finden sich viele Hinweise auf Lokalisierung, physiologische Verbindungen und Durchschnittsgewicht der wichtigsten Organe (siehe *Nán Jīng*, Kapitel 45). Die Detailgenauigkeit vieler dieser Texte hat mich beeindruckt. Natürlich hat sich seitdem das anatomische Wissen erweitert, aber es ist schon damals in die richtige Richtung gedacht worden.

Chirurgie und kaiserliche Strafen im alten China Als letzte Option führten auch die Ärzte im alten China einfache Operationen durch. Hua Tuo, der berühmte Arzt der Han-Dynastie, soll eine einfache Operation in der Bauchhöhle durchgeführt haben. Obwohl solche Techniken selten waren und häufig zu Infektionen führten, brachten sie doch wertvolle Erkenntnisse. Ein grausames Beispiel für damalige

Untersuchungen am lebendigen Menschen war die Beobachtung kaiserlicher Strafen, wo der Verurteilte gelegentlich langsam zerstückelt wurde. Hofärzten war es erlaubt, den Exekutionen beizuwohnen. Auf diese Weise konnten sie die Veränderungen beim Sterben aus erster Hand beobachten. Spätere Generationen verdankten diesen armen Gefangenen ein Wissen, das wahrscheinlich viele Leben retten konnte.

Qì Gōng *Qì Gōng* (氣功, Arbeit mit dem Qi) hat in China eine lange Tradition. In prähistorischen schamanischen Techniken verwurzelt, ist *Qì Gōng* über Jahrtausende zu einem eigenen wissenschaftlichen Gebiet geworden. Strenge Übungsprogramme können die Selbstheilungskräfte des Körpers beträchtlich verbessern. In der Geschichte des *Qì Gōng* gab es auch Praktizierende, die nach jahrelangem Üben oder auf Grund einer besonderen Gabe Qi-Bewegungen deutlich spüren konnten, teils an ihren Händen, teils konnten sie das Qi tatsächlich „sehen". Einige der ältesten Abbildungen der Meridiane enthalten auch Hinweise auf *Qì Gōng*-Atemtechniken. Obwohl man als Arzt auch Wissenschafter ist, sollte man unbegreifliche Phänomene nicht dogmatisch ablehnen. *Qì Gōng* wurde in der chinesischen Geschichte ernst genommen, weil Patienten direkt davon profitieren konnten. Ob Menschen früher oder heute tatsächlich „Qi sehen" konnten und können, lässt sich schwer beurteilen.

Klinische Erfahrungen Das Beobachten tatsächlicher Wirkungen nahm in der Chinesischen Medizin immer einen sehr wichtigen Platz ein. Auch sehr esoterische oder ungewöhnliche Methoden wurden letztendlich nicht mehr angewandt, wenn sie keine guten klinischen Resultate erbringen konnten. Für mich ist die klinische Erfahrung die wichtigste Quelle der Meridiantheorie. Da der Gebrauch von Nadeln über die Jahrhunderte zunehmend an Bedeutung gewann, konnten die Ärzte die Reaktionen der Patienten genau beobachten. Das Verständnis der Meridianverläufe verbesserte sich sicherlich auch durch jene Patienten mit sehr deutlichen, distalen Empfindungen. Bei sensiblen Menschen können Nadeln im Fuß oder im Bein Empfindungen im Gesicht hervorrufen. Genaue historische Aufzeichnungen über Akupunkturpunkte bei speziellen inneren und äußeren Krankheiten stellen einen Schatz dar, aus dem sich die Meridiantheorie entwickeln konnte.

Klassische chinesische Philosophie Die Meridiantheorie entwickelte sich nicht nur aus der Philosophie im engeren Sinn, sondern auch aus der chinesischen Lebensart. Den meisten Studenten der Chinesischen Medizin ist die Theorie von Yin und Yang und den Fünf Wandlungsphasen vertraut. Mittels dieser ursprünglich philosophischen Begriffe lässt sich auch der menschliche Körper beschreiben. In diesem Sinn haben alle philosophischen Strömungen des Taoismus, Konfuzianismus, Buddhismus und Mohismus zum Meridianverständnis beigetragen.

Frage *Könnten Sie den Begriff Meridian (Jīng Lùo, 經絡) näher definieren? Welche Körperstrukturen umfasst er?*

Dr. Wang

Auf diese Frage gibt es zwei Antworten. Eng gefasst könnte man die Meridiane als Räume (間隙 *Jiàn Xì*) im Körper auffassen. Nach dieser Definition sind sie Pfade und können als Räume im faserigen Bindegewebe des Körpers verstanden werden.

In einem weiteren Sinn umfasst das Meridiankonzept nicht nur die Räume, sondern auch alles darin enthaltene, also auch die vom Bindegewebe zusammengehaltenen Strukturen und darin enthaltenen Flüssigkeiten. Ein Meridian ist demnach wie ein Fluss mitsamt seinem Ufer und allem Leben in seinem Wasser.

Im Körper entsprechen die Meridiane dem Bindegewebe, das Blutgefäße, Knochen, Lymphgefäße, Nerven, andere Gewebe und die interstitiellen Flüssigkeiten umfasst. Dies ist ein guter Ausgangspunkt für ein tieferes Verständnis. Die Schwierigkeit liegt nun darin, diese anatomischen Konzepte mit dem klassischen Verständnis der Qi-Transformation (氣化, *qì huà*) in Einklang zu bringen. Was passiert aus Sicht der Chinesischen Medizin tatsächlich in diesen Geweben? Die Antwort auf diese Frage benötigt einiges an Erklärung…[6]

6 Der Artikel „Relationship of Acupuncture Points and Meridians to Connective Tissue Planes" von Helene M. Langevin und Jason A. Yandow in *The Anatomical Record* 269, 2002, S. 257–265, zeigt große Ähnlichkeiten zu Dr. Wangs Konzept der Meridiane als Pfade im Bindegewebe. Langevin und Yandow stellten mittels Ultraschallbilder des interstitiellen Bindegewebes zur Diskussion, dass die Meridiane ein Äquivalent zu Bindegewebsschichten sind. Auf diesen Artikel angesprochen, zeigte sich Dr. Wang erstaunt, dass diese beiden Autoren aus einer derart anderen Richtung zu so ähnlichen Schlussfolgerungen kamen wie er: sie durch Sonographie, er durch jahrzehntelange Palpation.

Kapitel 2

Grundlagen der Meridianlehre

Thema des ersten Kapitels war die Rolle der Meridianlehre in der Chinesischen Medizin, nämlich, dass die Meridiane die Organe wie ein Netz verbinden. Dieses Kapitel befasst sich nun mit der Struktur der klassischen Meridiantheorie. Die Meridiane sind eine Art „missing link" der faszinierenden und manchmal rätselhaften klassischen Chinesischen Medizin. Einige zeitgenössische Ärzte halten das Meridiansystem für ein vorwissenschaftliches Modell der Nerven, der Blut- und/oder der Lymphgefäße. Gewiss berücksichtigten die Begründer der Meridiantheorie auch grundlegende anatomische Strukturen, es ging ihnen im Grunde aber um ein umfassenderes, holistisches Konzept, das sowohl die Physiologie als auch Pathogenese und Behandlung von Krankheiten umfasst. Innerhalb der Meridiantheorie gibt es drei wichtige Grundkonzepte.

Die drei Grundkonzepte der Meridianlehre

1. Die Meridiane sind ein verwobenes Netzwerk (網絡, *wǎng lùo*)

Zuallererst sollte man zwischen Meridian*system* und Meridian*netz* unterscheiden: Das Meridian*system* verbindet die inneren Organe miteinander, mit der Körperoberfläche und mit der Umwelt. Das Meridian*netz* vereint außerdem die übrigen Körpersysteme, u.a. Verdauungs-, Lymph-, Nerven- und Fortpflanzungssystem zu einem zusammenhängenden und handlungsfähigen Ganzen. Über dieses Netzwerk kann sich der Mensch an Umweltveränderungen anpassen. Der Meridiantheorie zufolge ist der menschliche Körper mit seiner Umwelt untrennbar verbunden und in das größere Netzwerk der Biosphäre eingebettet. In der klassischen Chinesischen Medizin ist dieses Netzwerk ein integraler Bestandteil der Physiologie, genauso lebendig wie Herz oder Lungen.

2. Die Meridiane sind „Pfade“[7] (通道, *tōng dáo*)

Das Meridiannetzwerk ist ein Pfadsystem für Lebensenergie und Nährstoffe, wobei die Meridiane Leitungen sind, die aus Nerven, Blut- und Lymphgefäßen bestehen. Sie verbinden oder integrieren die mit den *Zàng Fŭ* assoziierten anatomischen Strukturen. Substanzen wie z.B. interstitielle Flüssigkeiten fließen in diesen Pfaden nicht nur um die anatomischen Strukturen herum, sondern auch innerhalb dieser Strukturen. Zum Lungenmeridian gehören beispielsweise bestimmte Muskeln, Nerven, Arterien und Lymphgefäße des Unterarms; die Zirkulation in diesen Strukturen und um sie herum fällt daher in den Zuständigkeitsbereich des Lungenmeridians.

Wie zu erwarten, transportieren diese Pfade nicht nur physiologische, sondern auch pathologische Substanzen. Da die Meridiane außerhalb der tiefer innen liegenden Yin- und Yang-Organe verlaufen, sind sie auch Pfade für äußere Krankheiten; Krankheitserreger nehmen häufig zuerst den Weg durch die Meridiane. Krankheiten können von den Meridianen mal schneller, mal langsamer zu den inneren Organen vordringen. Über ihre Vernetzungsfunktion sind die Meridiane auch an Organfehlfunktionen oder emotionalen Störungen beteiligt. Sie sind also sowohl in äußere als auch innere Krankheiten involviert. Beide Krankheitskategorien können zu tastbaren Veränderungen entlang der Meridianverläufe an der Körperoberfläche führen, weil die Meridiane als Pfade für lebenswichtige Substanzen und auch Krankheiten fungieren. In den folgenden Kapiteln wird auf spezifische Veränderungen einzelner Meridiane näher eingegangen.

3. Die Meridiane sind ein Kommunikationssystem (途徑, *tú jìng*)

Das Konzept der „Pfade“ ist nur ein Aspekt des Meridiannetzwerks, da es genauso auch ein Kommunikationssystem ist: Die Meridiane sind dafür zuständig, Informationen über die Umwelt an die inneren Organe weiterzuleiten sowie Informationen der inneren Organe untereinander auszutauschen. Damit verbunden ist das Konzept des *„Qi“*. Die *Pfadfunktion* der Meridiane bezieht sich eher auf den Transport von materiellen Substanzen, während sich die *Systemfunktion* eher auf den Fluss von Qi bezieht. Beide Funktionen sind miteinander verbunden und manchmal schwer voneinander zu trennen. Aus den relativ immateriellen Qi-Fluss-Veränderungen können sich bei Fortschreiten einer Krankheit beispielsweise materielle Veränderungen ergeben.

---

7 Im englischen Originaltext werden in diesem Zusammenhang die Begriffe „channels“ und „pathways“ verwendet. „Channels“ bezieht sich auf das Hauptthema des Buches (siehe Titel „Channel Palpation“): die Meridianphysiologie und -pathologie.
„Pathways“ wird eher als Bezeichnung für die anatomisch fassbaren Verläufe verwendet. Als Übersetzung für „pathway“ wählte ich „Pfad“ oder, wenn für den Lesefluss angenehmer, „Verlauf“ – z.B. „Meridianverlauf“ anstatt „Meridianpfad“ (Anm. d. dt. Ü.).

Die Systemfunktion der Meridiane ähnelt dem „Nervensystem“ der modernen Wissenschaft. Das Meridiannetzwerk stellt eine Art Körperintelligenz dar, das Informationen über die Organe durch das Bindegewebe weiterleiten kann.

Sobald das Meridiansystem nicht mehr adäquat auf Veränderungen des inneren Milieus (z.B. Änderungen des Organstoffwechsels) und der äußeren Umgebung (z.B. Luftdruck- oder Temperaturänderungen oder auch soziale Umstände) reagiert, können Krankheiten entstehen.

Bei gestörten Organfunktionen hilft das Meridiansystem bei der Wiederherstellung eines normalen Stoffwechsels. In einem gesunden Körper können dadurch Fehlfunktionen einzelner Organe recht schnell behoben werden. Dieses sehr wichtige Konzept wird heutzutage in der Ausbildung der Chinesischen Medizin manchmal völlig außer Acht gelassen (Abb. 2.1).

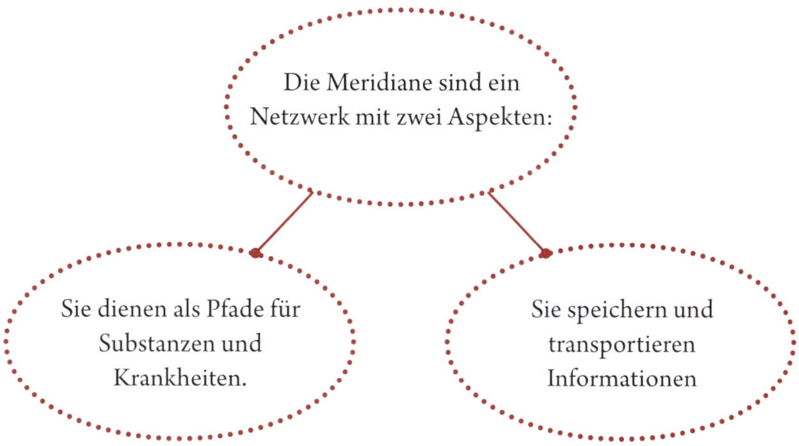

Abbildung 2.1
Die drei Grundprinzipien des Meridiansystems

Die Meridianbezeichnungen

Nach welchem System wurden die Meridiane im alten China bezeichnet? Die Namen sollten helfen, die verschiedenen Teile des Meridiannetzwerks einzuteilen. Jeder Meridian steht mit
- einem Körperbereich
- einem inneren Organ
- einer Körperschicht

im Zusammenhang, weshalb auch die klassischen Namen jedes Hauptmeridians aus drei Teilen bestehen (Tab. 2.1).

Meridianverlauf	Meridianqualität	zugeordnetes Organ
Arm	*Tài Yáng*	Dünndarm
Bein		Blase
Arm	*Shào Yáng*	*San Jiao*
Bein		Gallenblase
Arm	*Yàng Mìng*	Dickdarm
Bein		Magen
Arm	*Tài Yīn*	Lunge
Bein		Milz
Arm	*Shào Yīn*	Herz
Bein		Niere
Arm	*Jué Yīn*	Perikard
Bein		Leber

Tabelle 2.1

Die zwölf Hauptmeridiane

Der äußere Meridianverlauf an Arm oder Bein

Im Chinesischen ist der erste Teil der Meridianbezeichnungen das Zeichen für Arm *(shǒu)* oder Bein *(zú)*: jede der Sechs Schichten hat einen Arm- und einen Beinanteil. So ist der *Tài Yīn*-Meridian des Armes der Lungen-Meridian, der des Beines der Milz-Meridian. Von der Lage des assoziierten Yin-Organs (臟, *Zàng*) hängt ab, wo ein Meridian verläuft (Abb. 2.2): Herz, Perikard und die Lunge liegen – wie auch ihre Meridiane – im oberen Körperbereich. Da Milz, Leber und Nieren im unteren Teil des Rumpfes liegen, verlaufen ihre Meridiane am Bein.

Die sechs Yang-Meridiane folgen den gekoppelten Yin-Meridianen: der Dickdarmmeridian verläuft neben dem Lungenmeridian usw. (Abb. 2.3.a & 2.3.b). Mehr zur Bedeutung der Yin- und Yang-Meridianpaarungen im hinteren Teil dieses Kapitels.

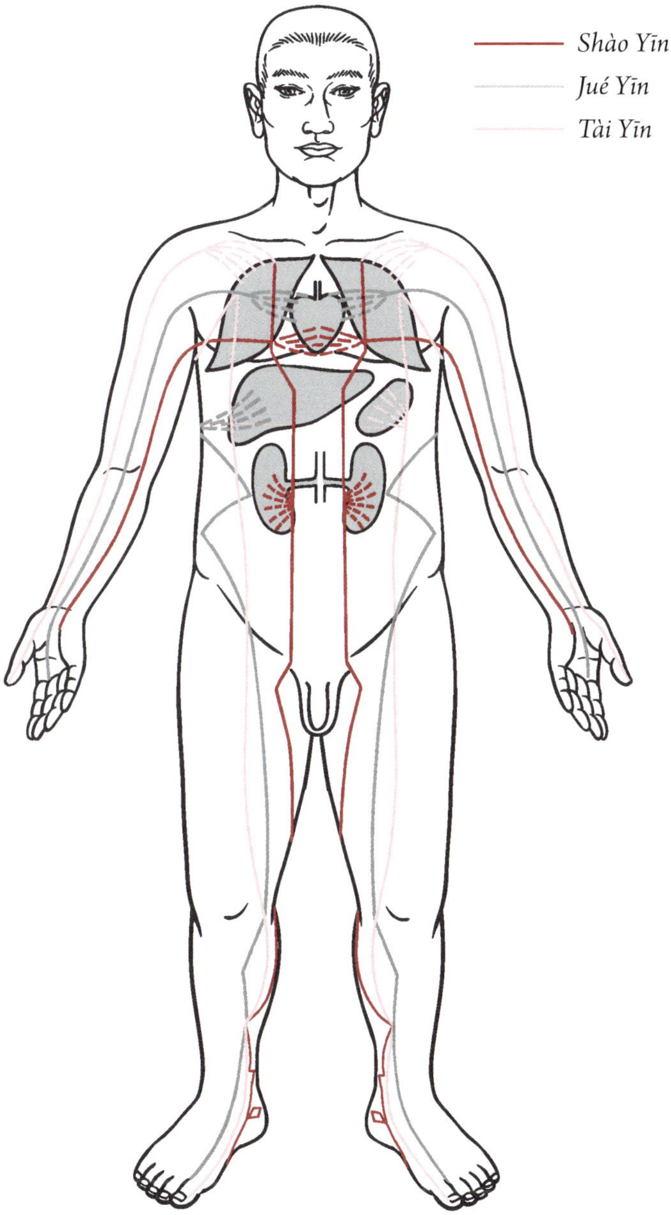

Abbildung 2.2
Die Yin-Meridiane verlaufen analog zu den Lokalisierungen der Yin-Organe

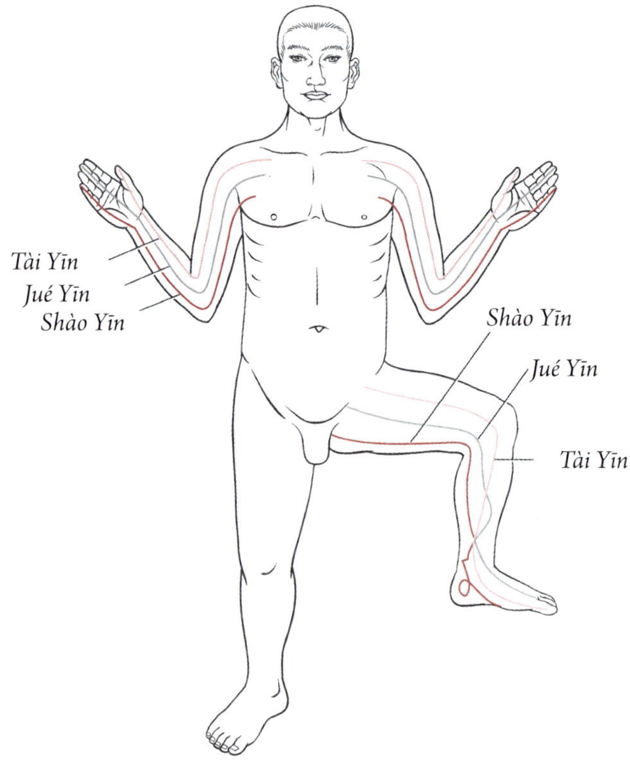

Abbildung 2.3.a
Die Yin-Meridiane

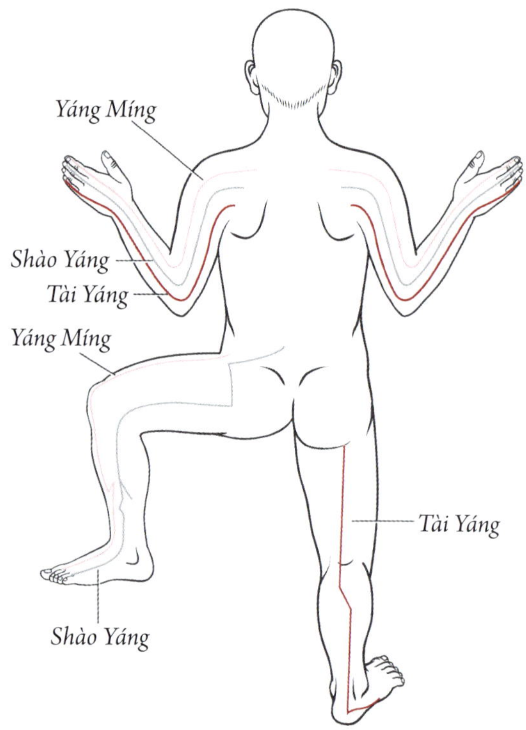

Abbildung 2.3b
Die Yang-Meridiane

Die Lage der Meridiane an der Körperoberfläche spiegelt auch ihre Tiefe innerhalb des Meridiansystems wider. Der Lungenmeridian liegt beispielsweise lateral von Perikard- und Herzmeridian. Weil die lateralen Teile des Armes weiter außen liegen und daher mehr Yang sind, sagt dies auch etwas über die Physiologie der Lungen aus. Ähnliche Rückschlüsse kann man auch aus der Lage der Yang-Meridiane untereinander ziehen (Abb. 2.4).

		Arm	**Bein**
	Shào Yīn	Herz	Niere
	Jué Yīn	Perikard	Leber
	Tài Yīn	Lunge	Milz

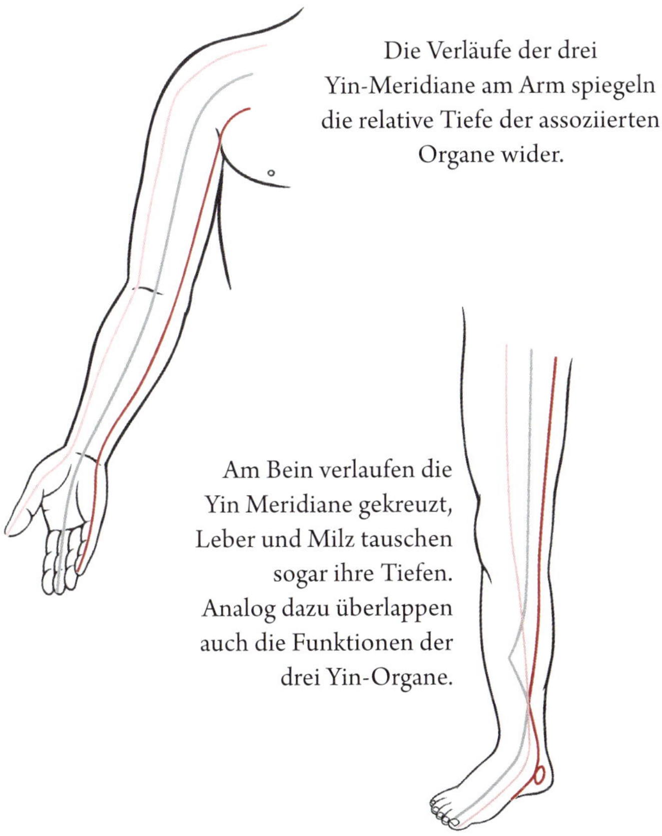

Abbildung 2.4
Die Lage der Yin-Meridiane spiegelt sowohl ihre physische Lage als auch ihre energetische Tiefe wider.

Man kann die Yin- oder Yang-Qualität eines bestimmten Meridians oder einer Körpergegend leicht anhand eines Menschen mit ausgebreiteten Händen, nach außen gerichteten Daumen und Blick nach Norden bestimmen: Das Sonnenlicht bestrahlt dabei die Yang- Bereiche, die Yin-Qualität nimmt mit zunehmendem Schatten zu (die zentrale Linie am Bauch ist folglich am meisten Yin) (Abb. 2.5 und 2.6).

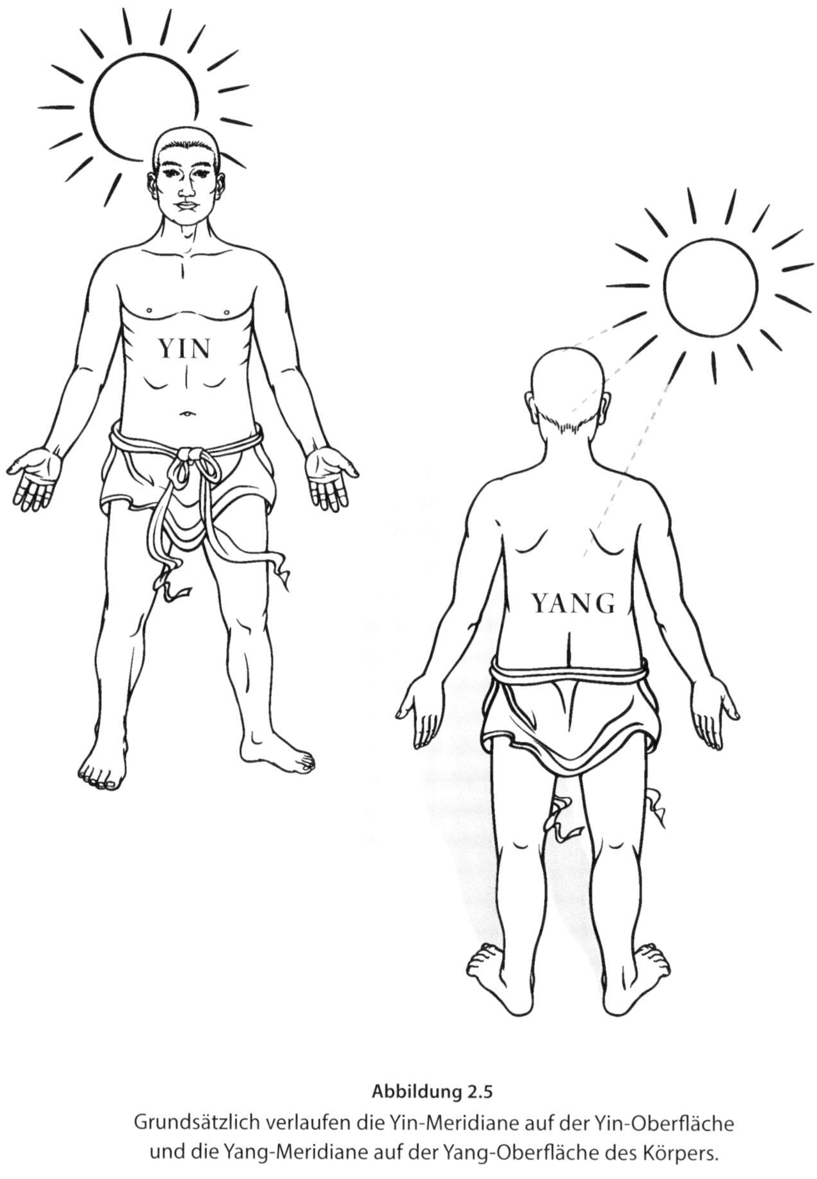

Abbildung 2.5
Grundsätzlich verlaufen die Yin-Meridiane auf der Yin-Oberfläche und die Yang-Meridiane auf der Yang-Oberfläche des Körpers.

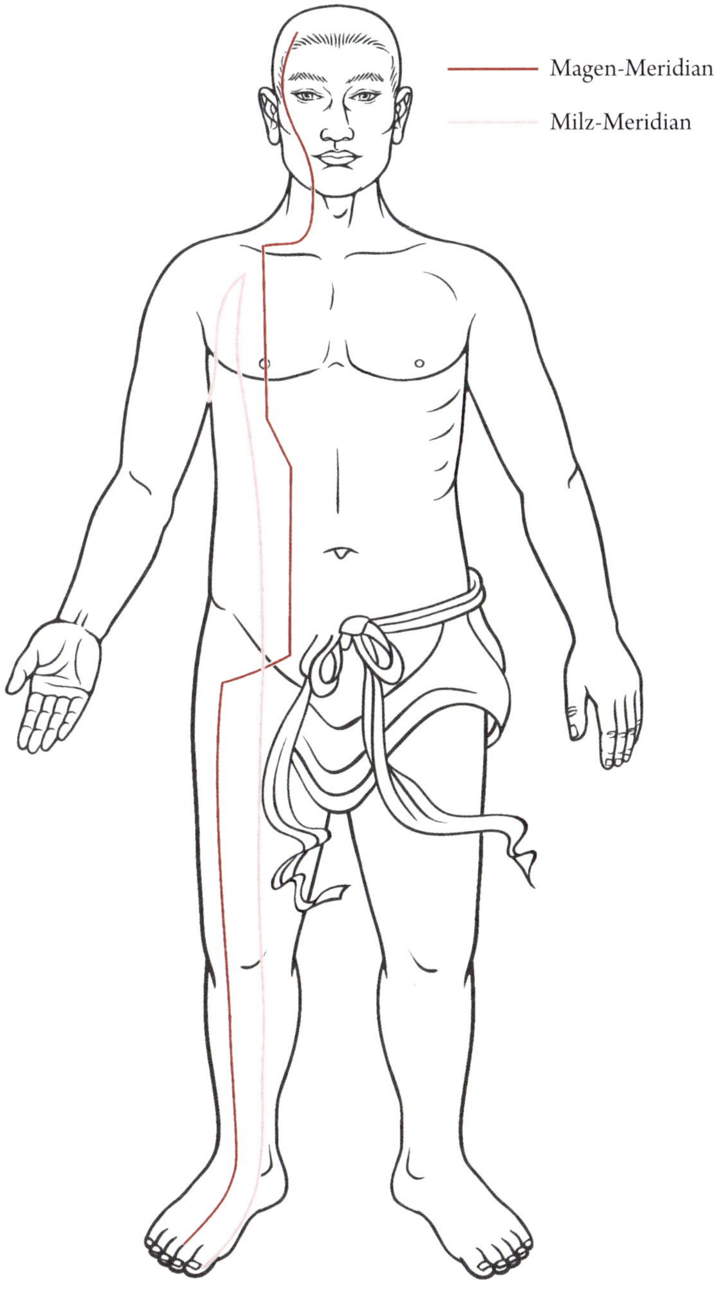

Abbildung 2.6
Die einzige Ausnahme bildet der Magenmeridian: er kreuzt den Milzmeridian und verläuft am Bauch (Yin), was den verwobenen, untrennbar verbundenen Funktionen von Milz und Magen entspricht.

Die Verbindung mit den Organen

Den zweiten Teil des chinesischen Namens bildet jenes Organ, mit dem der Meridian die engste physiologische Verbindung aufweist. Die Meridiane sind jedoch auch selbst aktive Teile dieser Physiologie; sie verbinden demnach die Organe miteinander und sind gleichzeitig ein Teil ihrer Funktion.

Das Meridiansystem ist ein Netzwerk, in dem jedes Organ seinen Platz und seine energetische Tiefe im Ganzen besitzt. Dieser Platz wird durch den dritten Namensteil beschrieben.

Die Meridianqualität

Der dritte Namensteil beschreibt die Lage der Meridiane innerhalb des gesamten Netzwerks mittels einer Yin- und Yang-Zuordnung. Da die Theorie von Yin und Yang Bestandteil der damaligen Wissenschaftssprache war, wurde eben diese Terminologie zur Beschreibung der Qualität der zwölf Meridiane gewählt. Mit Yin und Yang kann man bekanntlich die relative Lage eines Gegenstandes definieren. Des weiteren werden die 12 Hauptmeridiane je nach Yin–Yang-Verhältnis zueinander in sechs Subtypen zusammengefasst. Diese Subtypen stellen aber keine Kategorien für sich dar, sondern liefern zusätzliche Hinweise zur Meridianfunktion (Tab. 2.2).

Tài Yáng
Shào Yáng
Yáng Míng
Tài Yīn
Shào Yīn
Jué Yīn

Die Sechs Schichten umfassen das weite Spektrum zwischen Bewegung und Expansion nach außen…

… und Ruhe und Kontraktion nach innen.

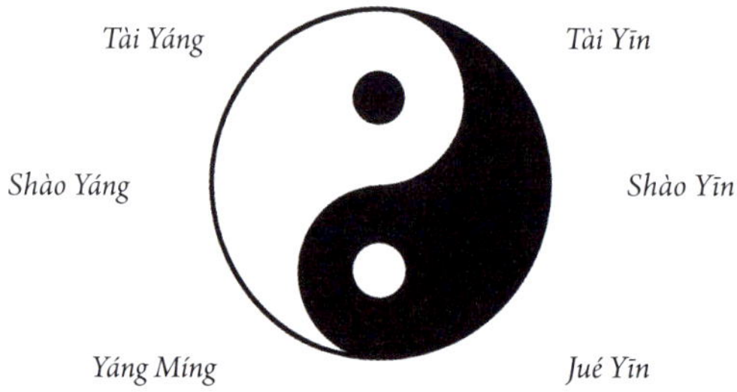

In diesem lebendigen und veränderlichen System sind alle Meridianbeziehungen zueinander relativ.

Tabelle 2.2
Die Sechs Schichten

Durch die jeweilige Dreiteilung von Yin und Yang entstehen Sechs Schichten. Sie sind die Grundbausteine der Meridiantheorie. Am Ende dieses Kapitels (unter „Frage und Antwort") folgt eine Erklärung dafür, weshalb es gerade *sechs* große Subtypen gibt – vom absoluten Yang bis zum absoluten Yin. Diese Sechs Schichten sind

- 太陽, *Tài Yáng* (das noch größere Yang),
- 少陽, *Shào Yáng* (das kleinere Yang),
- 陽明, *Yáng Míng* (das strahlende Yang),
- 太陰, *Tài Yīn* (das noch größere Yin),
- 少陰, *Shào Yin* (das kleinere Yin),
- 厥陰, *Jué Yīn* (das schließende/zurückkehrende Yin).

Tài Yáng liegt am weitesten außen an der Körperoberfläche, *Jué Yīn* am anderen Ende des Spektrums tief im Blut im Körperinneren.

Die klassische Sichtweise der Sechs Schichten

Das Konzept der Sechs Schichten beschreibt die Beziehung des Körperinneren zur Außenwelt. Dieser Prozess ist fließend und betont die aktive, lebendige Natur der Meridiane und Organe. Diese „Schichten" sind nicht die Sprossen einer Leiter, sondern sechs gleichzeitig stattfindende physiologische Prozesse, die jeweils zwei Organe betreffen. Diese Organe sind allerdings keine getrennten, eigenständigen Systeme, sondern stehen in einem ständigen Austausch und sind einer ständigen Veränderung unterworfen.

Jede Schicht und ihre zwei Organe haben grundsätzlich zwei Aufgaben:

- sie interagieren mit den anderen Organen,
- sie „regieren" ein Äußeres Qi (einen Umweltaspekt).

Im Nachfolgenden werden zuerst die Wechselbeziehungen der Meridiane untereinander und dann deren Beziehung zur Außenwelt über die sogenannten Sechs Qi erörtert.

Bereits im *Líng Shū* (靈樞) wurde die Bedeutung dieser Sechs Schichten betont. Das Kapitel 5 („Wurzeln und Knotenpunkte",[8] 根結, *gēn jié*) handelt über die klinische Relevanz der Meridiane. Der erste Teil davon beginnt mit einem Monolog des Hofarztes Qi Bo, der Fragen stellt und diese selbst beantwortet. In zwei dieser Fragen geht es um die Betrachtung von Krankheiten gemäß den Jahreszeiten.

Im Laufe der Passage wird das Konzept des Meridianzusammenspiels erörtert.

Inhalt der ersten Frage ist, wie man die Behandlungen an den Frühling, wenn weniger Yin-Qi und mehr Yang-Qi vorhanden sind, anpassen kann.

---

8 Wolfgang A. Schmidt übersetzt *gēn jié* mit „Grundlagen(punkte) und Ergebnisse (oder Ergebnispunkte) der Meridiane".

Die Antwort Qi Bos beginnt folgendermaßen: „Zuerst betrachte man die relativen Zustände von Yin und Yang". Es leuchtet ein, dass man zuerst klären muss, ob in einem Krankheitsmuster Yin dominiert oder Yang. Die zweite Frage lautet dann: „Und was ist im Herbst, wenn weniger Yang-Qi vorhanden ist und Yin-Qi dominiert? Wie soll man dann tonisieren oder sedieren?" Wie hat man also die Behandlungsstrategie im Herbst abzuändern?

Die Antwort auf diese zweite Frage ist durch einen Begeisterungsanflug recht ausführlich und öffnet ein Fenster zur Denkweise der Han-Dynastie:

> „Um Tonisieren oder Ableiten abzuwägen, muss man das relative Verhältnis von Yin und Yang in der jeweiligen Situation beachten. Wenn Pathogenes Qi in die Meridiane gelangt und man den *Zàng Fŭ*-Organen nicht helfen kann [d.h. die Krankheit nicht heilen kann], dann liegt das am eigenen Unverständnis der „Wurzeln und Knotenpunkte"[9] *(gēn jié)*! Man versteht weder die Yin- und Yang-Organe noch das Öffnen, Schließen und Drehen. Bei einer Störung von Yin und Yang wüsste man nicht, wo man anzufangen hat!"

Dieser Ausspruch Qi Bos dreht sich um zwei Grundprinzipien der Meridiantheorie.
- Das Konzept der Meridiane und Punkte: Um die Komplexität des Körpers zu erfassen, muss man verstehen, wie die Meridiane den Körper zusammenbinden und von den Akupunkturpunkten unterbrochen werden.
- Das Öffnen, Schließen und Drehen (開,闔,樞, *Kāi, Hé, Shū*) der *Zàng Fŭ:* Wie genau bewegen sich die Sechs Schichten und ihre Meridiane? Jede der Schichten tut dies innerhalb des geeinten Ganzen auf ihre eigene Art.

Die Yang-Schichten bestehen aus drei Teilen:
- einer öffnet sich nach Außen,
- einer dreht sich als Achse,
- einer schließt und verbindet nach Innen.

Auch die drei Yin-Schichten verfügen über eine ähnliche Dynamik.[10]

---

9 Mit „Wurzeln" sind hier die Meridiane gemeint, mit „Knotenpunkten" die Akupunkturpunkte. Jason Robertson verwendet im englischen Original die Begriffe „roots *(gēn)* and junctions *(jié)*". Ihm ist wichtig, die blumige Vieldeutigkeit des klassischen Chinesisch so gut wie möglich zu bewahren: *jié* beispielsweise hat mehrere Bedeutungen, u.a.: „knotige Verdickungen eines Bambusrohres", „ruhige Stellen in der Strömung eines kleinen Flusses" oder „Knotenpunkt auf einer Zeitachse".

10 Das Konzept des „Öffnens, Drehens und Schließens" wurde erstmals im *Líng Shū* in Kapitel 5 und im *Sù Wèn* in Kapitel 6 erwähnt und wurde später ebenfalls im *Lei Jīng,* 類經 *(Klassiker der Klassifizierungen, 1624) von Zhang Jie-Bin* (張介賓) erörtert. In Kapitel 29 auf der neunten Schriftrolle (卷, juăn) schreibt Zhang über die Bedeutung von *Sù Wèn,* Kapitel 6: „Der Öffner regiert das Austreten, der Schließer das Eintreten und der Angelpunkt die Räume zwischen Austreten und Eintreten (開者主出.闔者主入.樞者主出入之 間, *Kāi zhě zhŭ chū, hé zhě zhŭ rù, shū zhě zhŭ chū rù zhī jiān*). Dr. Wangs Verständnis dazu wurde auch durch das *Zhong Xi Hui Tong Yi JingJing Yi,* 中西匯通醫經精義 (Die essentielle Bedeutung der medizinischen Klassiker durch Zusammenführen von chinesischem und westlichem Wissen) von *Tang Zong-Hai,* 唐宗海(1847–1897) geprägt.

Die *Zàng Fŭ*-Funktionen sind also ein dynamischer Balanceakt: Jede Schicht verbindet zwei Organe zu einem Stoffwechselduett; jedes dieser Paare erfüllt einen wichtigen Aspekt der klassischen Physiologie. Diese Meridianeigenschaften wurden bereits im *Nèi Jīng* zusammengefasst (Tab. 2.3).

Tài Yáng	Größeres Yang	kontrolliert die Öffnung nach Außen (開, *Kāi*)
Shào Yáng	Kleineres Yang	kontrolliert die Yang-Achse (樞, *Shū*)
Yáng Míng	Strahlendes Yang	kontrolliert die Verbindung nach innen (闔, *Hé*)
Tài Yīn	Größeres Yin	kontrolliert die Öffnung nach Außen (開, *Kāi*)
Shào Yīn	Kleineres Yin	kontrolliert die Yin-Achse (樞, *Shū*)
Jué Yīn	Schließendes Yin, Zurückkehrendes Yin	kontrolliert die Verbindung nach innen (闔, *Hé*)

Tabelle 2.3
Die Aufgaben der Sechs Meridiane

Das Modell der Sechs Schichten entstand durch Beobachtung des menschlichen Körpers und der Umwelt. Prozesse in der Natur wie Anfang, Wachstum, Verfall oder die Jahreszeiten wurden in Beziehung zu Lebensprozessen wie Krankheit oder Heilung gestellt. Die Phänomene und Rhythmen der Natur spiegeln sich so in den menschlichen Meridianen wider. Die Sechs Schichten sind Beschreibungen des ständigen Wechselspiels von Energie und Materie, des Transformationsprozesses vom expansiven Yang hin zum schließenden, ruhenden Yin, und umgekehrt.

In der klassischen Chinesischen Medizin wird dieser Prozess in sechs Stadien aufgeschlüsselt:

- Der Yang-Aspekt umfasst die Entwicklung vom absoluten, nach Außen gerichteten und strahlenden *Tài Yáng* über die Achse des Wandels *(Shào Yáng) bis* zum Schließen der Yang-Schichten durch *Yáng Míng*.
- Innerhalb des Yin-Aspektes wird das Strahlen der nährenden Yin-Substanz *(Tài Yīn)* durch die Grundachse, die Urkraft des Lebens *(Shào Yīn)* angeregt. *Jué Yīn* schließt nach innen für Ruhe und Speicherung.

Im Detail wird dieser permanente, kontinuierliche, zyklische Prozess im hinteren Teil des vorliegenden Buches erörtert. Die Wirkung der Sechs Schichten lässt sich auch anhand einer Analogie aus der chinesischen Küche darstellen: dem chinesischen Bambusdämpfer für Teigtaschen *(Dim Sum)*. Das Prinzip ist einfach:

- kochendes Wasser in einem Kochtopf unterhalb eines mit Teigtaschen gefüllten Bambusbehälters steigt als Dampf nach oben,
- die Teigtaschen werden im Dampf gegart, während der Dampf durch den geflochtenen Bambusdeckel nach oben entweichen kann.

Der Bambusbehälter steht in dieser Analogie für die Yang-Schichten, der Kochtopf für die Yin-Schichten (Abb. 2.8).

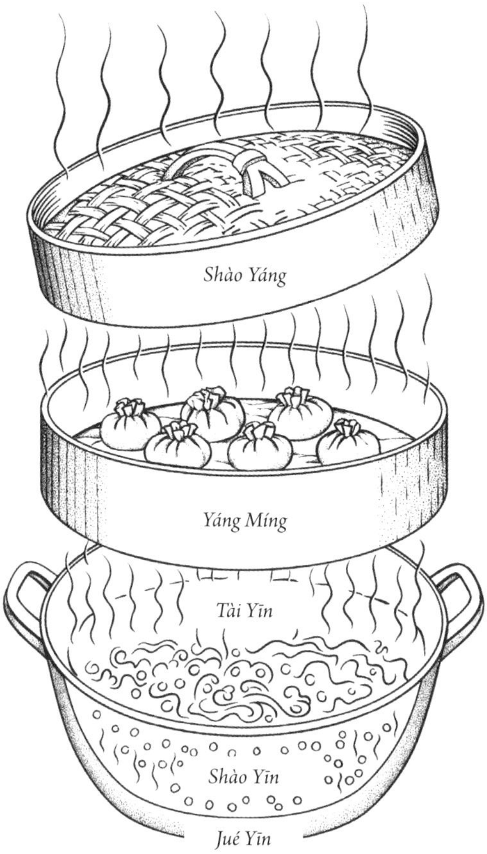

Abbildung 2.7
Die Funktionsweise des Bambusdämpfers kann man in 6 Teilprozesse gliedern.

- Dampf bewegt sich analog zu *Tài Yáng* nach außen,
- der Bambusdeckel sorgt für ein langsames Entweichen des Dampfes, ähnelt *Shào Yáng* und liegt zwischen Außen und Innen,
- der warme Dampf und die Teigtaschen ähneln *Yáng Míng*. *Yáng Míng* nimmt auf, wärmt, schließt nach innen und interagiert gleichzeitig mit den Yin-Schichten.

Die drei Yin-Schichten besitzen gänzlich andere Eigenschaften.

- *Tài Yīn* öffnet sich wie der Dampf, der aufsteigt und sich mit *Yáng Míng* vermischt zum „Außen des inneren Milieus“ [11]. Hier trifft Innen auf Außen, Wasser (Yin) dringt als Dampf (Yang) nach außen.

11 Der Begriff „Außen des inneren Milieus“ wurde ebenfalls im *Lei Jing (Klassiker der Klassifizierungen)* von Zhang Jie-Bin beschrieben, wo es heißt: „*Tài Yīn* öffnet, es befindet sich im äußeren Aspekt des Yin“ *(Tài Yīn wéi kāi, jū yīn fēn zhī biāo yě,* 太陰為開.居陰分之表也).

- *Shào Yīn* entspricht den Luftbläschen im kochenden Wasser, die sich ständig von der festen Yin-Substanz (Kochtopf) nach oben außen bewegen.
- *Jué Yīn* ist der solide Eisentopf (Yin), von dem Hitze (Yang) ausstrahlt.

Diese Metapher deutet natürlich nur einen Teil der Beziehungen innerhalb der Sechs Schichten an und kann die komplexen Interaktionen nicht vollständig erklären; besonders die Yin-Schichten sind viel komplexer. Trotzdem ist die Metapher hilfreich, weil sie den Prozesscharakter des Meridiansystems verdeutlicht. Aus didaktischen Überlegungen kann man diesen Prozess in verschiedene Teile unterteilen, in Wirklichkeit sind diese Aspekte jedoch niemals vom Ganzen zu trennen, da sich alle Schichten gegenseitig beeinflussen.

Das Feuer unter dem Topf wäre dabei das *Yuan*-Qi, das vom *Ming Men* der Niere ausstrahlt (mehr dazu später). Wenn bei *Yuan*-Qi-Mangel die Bläschen an Kraft verlieren, steigt auch der Dampf langsamer auf; das Innere des Bambusdämpfers verliert an Aktivität und der Bambusdeckel lässt keinen Dampf mehr ab. Ähnlich, aber viel komplexer ist auch der Stoffwechsel der inneren Organe vernetzt.

Seit zweitausend Jahren bedienen sich chinesische Ärzte dieser Konzepte aus dem *Nèi Jīng*, die im Lauf der Zeit immer weiter verfeinert wurden, was die klinischen Resultate verbesserte. Das Sechs-Schichten-Konzept und die Tatsache, dass es großen Einfluss auf die *Zàng Fŭ* hat, ist Grundlage vieler klassischer Therapiestrategien – auch der Kräutermedizin des *Shāng Hán Lùn* (傷寒論). Ohne dieses Modell der Meridianverbindungen könnte man nur empirische Behandlungen durchführen, welche bei bestimmten Beschwerden wirken mögen – aber ohne die Flexibilität eines lebendigen Systems. Dieses System zu verstehen ist also eine unverzichtbare Voraussetzung für eine größere Flexibilität in Diagnose und Behandlung.

Die Sechs Qi

In der Außenwelt finden ähnliche Prozesse wie im menschlichen Körper statt. Im alten China betrachtete man den Körper aller Lebewesen als Mikrokosmos, der mit dem großen Kosmos verbunden ist. Das Meridiansystem besitzt eine Verbindung sowohl zum Himmel (oben) als auch zur Erde (unten) – der Mensch steht als Achse zwischen diesen beiden.

Durch seine Position zwischen Himmel und Erde ist der Mensch ständigen Einflüssen von oben und unten ausgesetzt, die durch seinen Körper fließen. Diese Einflüsse wurden im Kapitel 66 des *Sù Wèn* als die Sechs Qi (六氣, *liù qì*) beschrieben. Damit wurde das Sechs-Schichten-Modell des *Líng Shū* um diese Umwelteinflüsse erweitert. Diese Sechs Qi sind: Wind, Feuer, Sommerhitze, Feuchtigkeit, Trockenheit und Kälte (風,火,暑,濕,燥,寒, *Fēng, Huŏ, Shŭ, Shī, Zào, Hán*). Durch ständige Interaktion gestalten sie Klima und Wetter. Sommerhitze tritt häufig in Verbindung mit Feuchtigkeit während des Sommers auf, Feuer ist eine seltene, exzessive, trockene Hitze im Frühling, Sommer oder sogar Herbst (Tab. 2.4).

風 *Fēng*	Wind
火 *Hán*	Kälte
暑 *Shŭ*	Sommerhitze
濕 *Shī*	Feuchtigkeit
燥 *Zào*	Trockenheit
寒 *Huŏ*	Feuer

Tabelle 2.4
Die Sechs Äußeren Qi

Jedes der Sechs Qi hat in normalen Wetterverläufen seinen Platz, wobei die Rhythmen der Natur von ihrer Regelmäßigkeit abhängen. Treten sie mit Regelmäßigkeit auf, kann sich ein gesunder Körper an Veränderung anpassen und eine Krankheit durch einen äußeren Faktor ist somit unwahrscheinlich. Wenn diese Sechs Qi aber plötzlich eine unerwartete Bewegung zeigen oder neue Muster ausbilden, an die man sich schwer anpassen kann, kann es zu Krankheiten kommen. Krankheiten durch die Sechs Qi werden als die Sechs Pathogenen Faktoren (六淫, *Liù Yín*) bezeichnet. Bei eingeschränkter Anpassungsfähigkeit an die Sechs Qi hingegen kann man sogar in einem normalen Klima erkranken. Diese Anpassungsfähigkeit wird durch bestehende Krankheiten, Ess- und Trinkgewohnheiten, emotionales Ungleichgewicht oder andere Lebensgewohnheiten beeinflusst.

Jedes der Sechs Umwelt-Qi interagiert mit der inneren Landschaft des Körpers über einen der Sechs Meridiane (Abb. 2.8). Das Ziel der Chinesischen Medizin ist die Aufrechterhaltung oder Wiederherstellung dieses Vernetzungssystems. Vernetzung findet dabei sowohl im Körper als auch zwischen Körper und Umgebung statt. Heutzutage kann der Mensch zwar seine Umwelt verändern, einige Menschen können sich aber kaum an nur kleine Wetteränderungen anpassen. Unser Lebensraum (Arbeit, Wohnbereich) ist recht stabil, die Gesundheit aber zunehmend instabiler. Das ist hauptsächlich auf die unregelmäßigen Ess- und Trinkgewohnheiten und die emotionale Komplexität des Lebens im 21. Jahrhundert zurückzuführen. Trotz dieser radikal veränderten äußeren Umstände bietet die klassische Meridiantheorie immer noch eine praktikable Methode für die Behandlung und Vorbeugung von Krankheiten. Der menschliche Körper mit seinen Mechanismen ist trotz des neuen Umfelds grundsätzlich immer noch derselbe geblieben.

Die Sechs Qi sind ein guter Ausgangspunkt für ein Verständnis der Stoffwechselprozesse. Jeder der Sechs Schichten ist ein Organpaar zugeordnet, das für die Verarbeitung eines Umwelt-Qi verantwortlich ist. Die folgende Tabelle zeigt die Verbindungen zwischen den Sechs Schichten, den Organen und den Sechs Umwelt-Qi (Tab. 2.5).

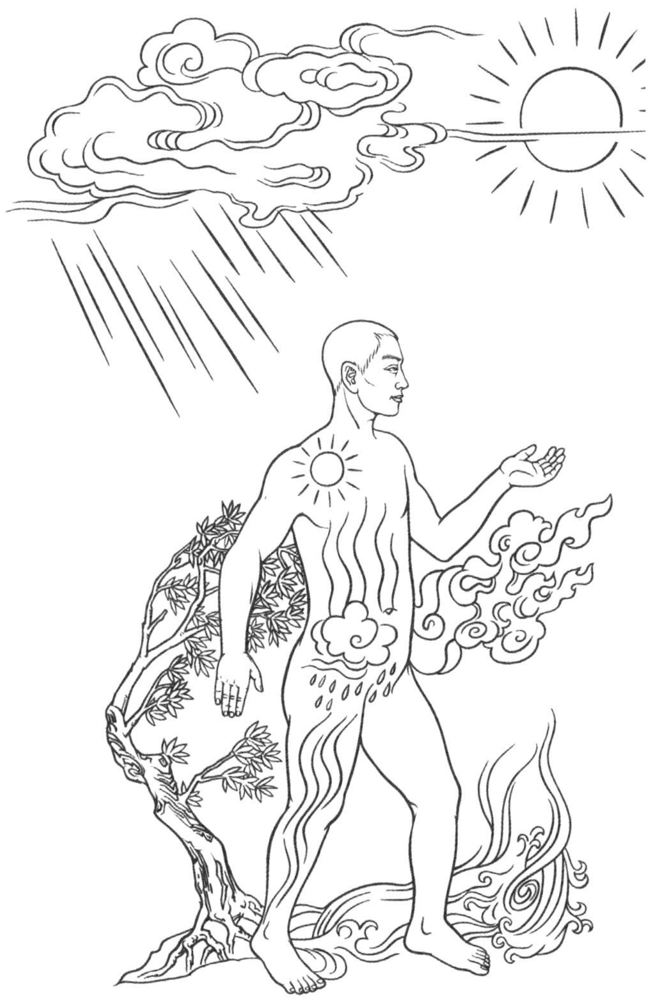

Abbildung 2.8
Die Sechs Äußeren Qi und das innere Milieu.

Tab. 2.5 zeigt die Interaktion des Meridiannetzes mit der äußeren Umwelt. Zusätzlich verfügt der Körper über spezielle Bahnen (die Meridiane), um jedes der Sechs Umwelt-Qi leiten zu können. Jene sind keine hohlen Kanäle, sondern funktionelle, physiologische Aspekte mit Bezug zu bestimmten Körpergebieten (den Meridianverläufen an der Hautoberfläche). Durch dieses Meridiansystem kann der Körper Umwelteinflüsse nutzen und gleichzeitig angemessen auf Fülle oder Leere eines bestimmten Umweltfaktors reagieren.

Schicht	Organ	Umwelt-Qi
Tài Yáng	Blase/Dünndarm	Kälte (寒, *Hán*)
Shào Yáng	*San Jiao*/Gallenblase	Sommerhitze (暑, *Shŭ*)
Yáng Míng	Magen/Dickdarm	Trockenheit (燥, *Zào*)
Tài Yin	Lunge/Milz	Feuchtigkeit (濕, *Shī*)
Shào Yīn	Herz/Niere	Feuer (火, *Huŏ*)
Jué Yīn	Perikard/Leber	Wind (風, *Fēng*)

Tabelle 2.5
Die Verbindungen zwischen den Sechs Schichten, den Organen und den Sechs Umwelt-Qi

Alle Meridiane, aber nicht alle Organe, interagieren mit der äußeren Umwelt. Die Yin-Organe tief im Inneren interagieren (mit Ausnahme der Lunge) nicht direkt mit der Außenwelt. Ihre Aufgabe ist es, im Körperinneren zu verfeinern, umzuwandeln und zu speichern. Die Lunge gilt aufgrund ihrer Verbindung mit dem Qi der Außenwelt (über Hals und Luftröhre) als empfindliches Organ.

Jedes Yang-Organ besitzt indessen eine direkte Öffnung zur Außenwelt:

- **Magen, Dickdarm, Dünndarm** und **Gallenblase** gehören zum Verdauungstrakt (die Nahrung stammt aus dieser Außenwelt).
- Der **San Jiao** ist in seinem gesamten Einflussgebiet (Drei Erwärmer und vier Extremitäten) mit der Außenwelt verbunden. (siehe Kapitel 9).
- Die **Blase** öffnet sich zur Außenwelt über den Urin, der aus dem Körper nach draußen fließt.

Die Bedeutung der Organpaarungen in den Sechs Schichten

Jede Schicht des Meridiansystems verfügt über zwei funktionell gekoppelte Organe, die unter anderem auch für die Umwandlung eines Umwelt-Qi zuständig sind. So sind die *Tài Yīn*-Organe Lunge und Milz sowohl für Äußere Feuchtigkeit als auch für den Stoffwechsel der inneren Flüssigkeiten zuständig; Milz und Lunge arbeiten dabei synergetisch zusammen. Auch bei den anderen fünf Schichten gibt es eine physiologische Verbindung der beiden Organe. Auch die Innen–Außen (Yin–Yang)-Paarungen sollen das physiologische Gleichgewicht gewährleisten, was Thema der folgenden Kapitel sein wird.

Bei den Organpaaren muss man die energetische Tiefe jeder Schicht beachten. Die drei Yin Meridiane liegen weiter innen, die drei Yang Meridiane sind nach außen offen. Diese Schichtung ist aber eine andere als die strukturellen Tiefenunterschiede bei beispielsweise Skelett und Haut. Die energetische Tiefe der Sechs Schichten bezieht sich auf ihre Funktionen und gleichzeitig stehen alle Schichten in ständiger Interaktion miteinander. Die *Tài Yīn*-Organe spielen beispielsweise eine bedeutende Rolle bei der Atmung und der Ernährung der Haut, obwohl Lunge und Milz als Yin-Organe im Inneren liegen. In ähnlicher Weise besitzt jede der Sechs Schichten Funktionen, welche durch eine strukturelle Tiefendefinition schwer einzuordnen sind.

Das Konzept der energetischen Tiefen gliedert den Körper in verschiedene Systeme, ähnlich der Einteilung der westlichen Medizin (Verdauungs-, Nerven-, endokrines System usw.). Der Systemansatz birgt aber da wie dort ein Risiko: die Vorstellung, der Körper wäre fein säuberlich in unabhängige, völlig separate Teile aufgeteilt. In der Chinesischen Medizin gibt es zwischen den verschiedenen Systemen viele Grauzonen, was die übergreifenden und einander beeinflussenden Funktionen unterstreichen soll. Die Sechs Schichten sind somit als Aspekte eines vernetzten Ganzen zu betrachten.

Frage *Warum gibt es gerade sechs und nicht vier oder acht Unterteilungen von Yin und Yang?*

Dr. Wang

Die Theorie von Yin und Yang hatte sich in die Frühgeschichte der chinesischen Philosophie aus den vielen dualen Aspekten des Lebens entwickelt: Mann und Frau, Tag und Nacht, Wachstum und Verfall, heiß und kalt usw. Auch in vielen anderen Kulturen wurden dem Universum zwei Wirkkräfte zugeordnet. Die Chinesen unterteilten diese primären Kräfte jedoch noch weiter und so geht auch die Meridiantheorie auf dieses scheinbar einfache Konzept zurück.

Das Yin–Yang-System besteht paradoxerweise sowohl aus zwei als auch drei Teilen, wobei Yin und Yang die Basis bilden: Sie sind die differenzierte Manifestation des „Erhabenen Höchsten" (太極, *Tài jí*), der undifferenzierten, unsichtbaren Quelle aller Existenz. Yin und Yang müssen für ihre Manifestation interagieren, und die Frucht dieser Interaktion ist Qi, das sich in der Folge ausbreitet, um das gesamte Universum zu bilden (Abb. 2.9).

Es gibt also sowohl das dualistische Prinzip zweier Primärkräfte (Yin und Yang) als auch die Vorstellung dreier Grundformen (Yin–Yang-Qi oder Erde–Himmel–Mensch). Diese drei Grundformen sind die Stadien von Geburt, Wachstum und Verfall, denen alle Tiere, Ereignisse und Nationen unterliegen. Die Sechs Schichten gehen auf die Unterteilung von Yin und Yang in je drei Schichten zurück:

Yin (und analog dazu Yang) kann weiter unterteilt werden: in Himmel (Yang im Yin), Mensch (Qi im Yin) und Erde (Yin im Yin).

Ein Großteil der chinesischen Kosmologie basiert auf diesem System eines doppelten Dreier-Bildes (Abb. 2.10).

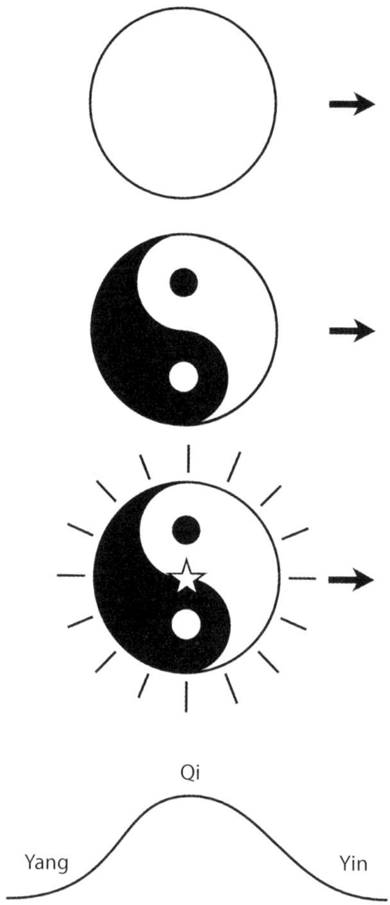

Tài Jí (太極), das undifferenzierte, nicht fassbare Ganze.

Yin und Yang als komplementäre, ausgleichende Kräfte erschaffen die Welt.

Durch die Interaktion von Yin und Yang entsteht Qi. Qi ist beides, *ein Prozess* und auch *das Bewegungspotenzial* innerhalb einer Substanz.

Viele Lebensprozesse folgen dem Muster von Anfang (Yang), Blüte (Qi) und Verfall (Yin).

Abbildung 2.9
Yin und Yang im Zyklus des Lebens

Die Trigramme des *Yi Jing* (易經, „Das Buch der Wandlung“) sind das älteste Beispiel für diese Einteilung. In ihnen ist das interessante Wechselspiel von Yin und Yang innerhalb von Dreierschichten zu erkennen: die unterbrochenen Linien repräsentieren Yin, die durchgezogenen Linien Yang.

Zu dieser Vorstellung einer Dreiteilung von Yin und Yang kam es durch Beobachtungen früherer chinesischer Heiler, die das mittlere Stadium zwischen Yin und Yang als Achse oder Punkt ansahen, an dem sich Yin und Yang treffen und miteinander verschmelzen. Durch die Aufspaltung von Yin und Yang in drei Teile entsteht Qi, wobei diese Achse zwischen Yin und Yang selbst wiederum ein Seinszustand ist (Abb. 2.11).

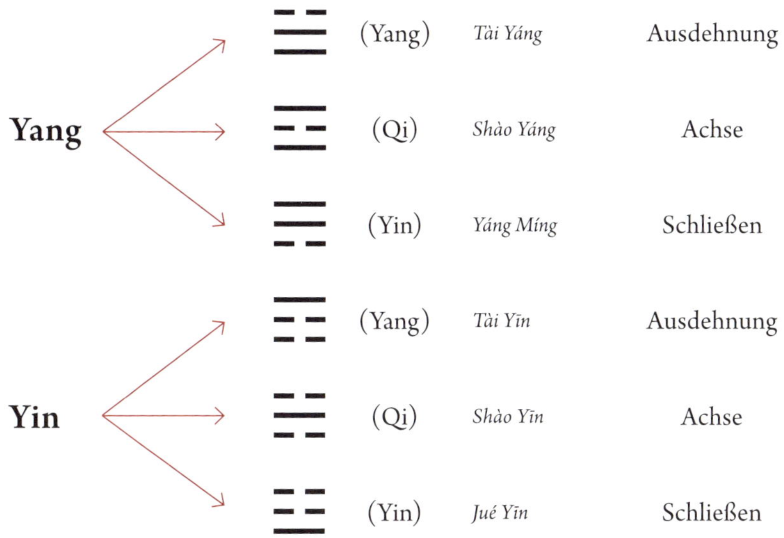

Abbildung 2.10
Die Bewegung an den Sechs Schichten

Diese Konzepte dominierten in einer Zeit großer Entwicklungen, der Zeit der streitenden Reiche bis zur Han-Dynastie (ca. 300 v. Chr. bis 200 n. Chr.) und waren daher auch für die Entwicklung der Meridiantheorie von großer Bedeutung. Im alten China wurden Natur, Meridiane und sogar Krankheitsprozesse in ein Kontinuum dreier Grenzpunkte eingereiht. In der Medizin bedeutet diese Dreiteilung, dass Wachstum und Niedergang eine Zeit lang nebeneinander existieren können, zum Beispiel am Höhepunkt des Lebens zwischen 30 und 60 Jahren: Das ist weder eine Zeit des absoluten Yang (Jugend) noch des absoluten Yin (Alter). Diese Analogie lässt sich wiederum auf viele Aspekte der menschlichen Physiologie wie beispielsweise Menstruation oder die Feedback-Zyklen des endokrinen Systems ausweiten.

Die genaue Herkunft dieser Konzepte lässt sich nicht ergründen. Trotz ihres Alters haben sie sich im Lauf der Jahrtausende als sehr hilfreich und klinisch effizient erwiesen, und das ist für mich, was zählt.

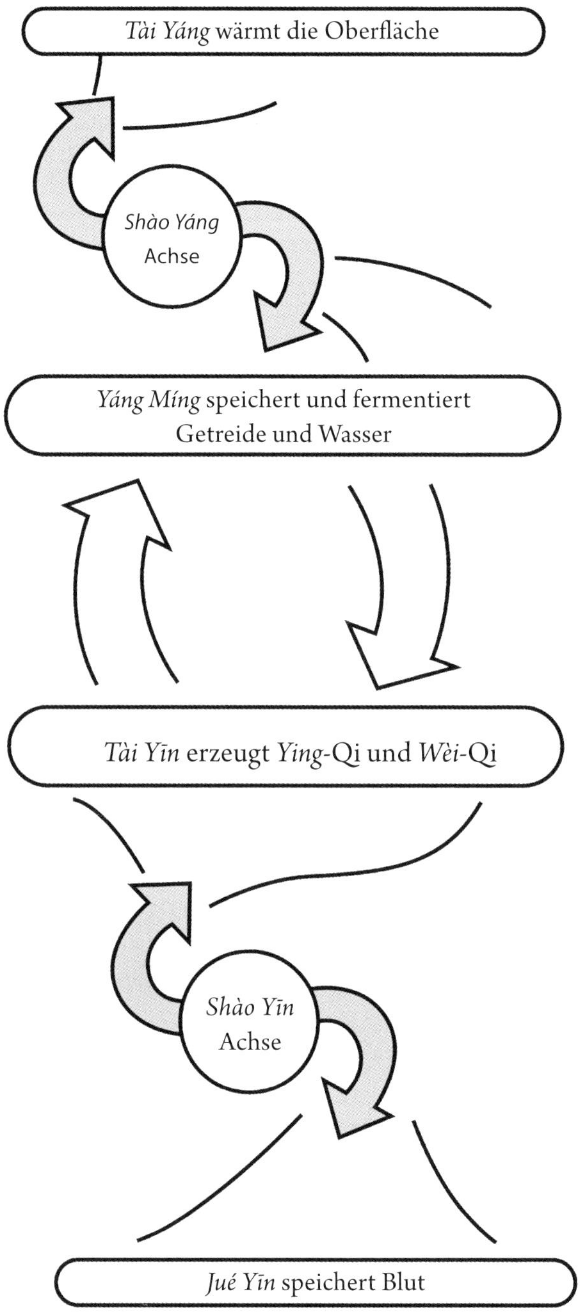

Abbildung 2.11
Die klassische Sicht von „öffnen, drehen und schließen" hilft, die umfassenden Aufgaben der Meridiane und Organe zu beschreiben.

Kapitel 3

Einführung in die Meridiandiagnose

Thema der ersten beiden Kapitel war das Konzept der Meridianlehre. Nun folgt ein Überblick, wie man diese klinisch diagnostisch nutzen kann, denn das geht über das Abtasten der traditionellen Meridianverläufe und Aufspüren reaktiver Behandlungspunkte hinaus. An der Körperoberfläche spiegeln sich die inneren physiologischen Prozesse wider. Das primäre Ziel der Palpation ist jedoch nicht, Therapiepunkte aufzufinden, sondern Rückschlüsse über die Funktion der inneren Organe zu erhalten. Die Palpation ist also zuallererst ein diagnostisches Werkzeug und erst in zweiter Linie ein Werkzeug zum Auffinden relevanter Punkte. Manchmal – aber nicht immer – nadelt man Punkte mit Druckschmerzhaftigkeit, Knötchen oder anderen Veränderungen. Meistens weisen aber viel zu viele Körperstellen Palpationsveränderungen auf, um alle behandeln zu können. Um diese Vielzahl einzugrenzen, läuft von der Palpation bis zum Nadeln daher ein klinischer Prozess ab (Abb. 3.1).

In diesem Buch werden die Organe auf eine andere Art und Weise als in den meisten „TCM"-Lehrbüchern besprochen.[12] Für die diagnostischen Grundlagen und die *Ba Gang*-Diagnose soll auf die gängige Literatur verwiesen sein. Inhalt dieses Buches hingegen ist die Beziehung zwischen Organen und Meridiansystem, und aus Sicht dieser Beziehung werden daher die bekannten Organfunktionen neu evaluiert. Abb. 3.1 zeigt eine zeitgemäße Anwendung der klassischen Meridiantheorie. Alle Konzepte in diesem Buch wurzeln in den Klassikern, weshalb es sinnvoll ist, zuallererst zu betrachten, was die klassischen Texte über die „Meridiandiagnose" zu sagen haben.

---

12 Es gibt eine rege Diskussion über Verwendung und Bedeutung des Begriffs „TCM" (Traditionelle Chinesische Medizin). Die „TCM" weist eine enge Beziehung zur im heutigen China offiziell befürworteten „*Ba Gang*-Diagnose" und zum „*Ba Gang*-Behandlungs-Stil" auf. Dieser TCM-Stil hatte auch großen Einfluss auf die Entwicklung der Chinesischen Medizin außerhalb Chinas. Man könnte „TCM" auch mit „Textbuch Chinesische Medizin" übersetzen, und ihr die in der klinischen Realität große Vielfalt an Theorie und Praxis gegenüberstellen. Interessanterweise wurde mittlerweile der Name der „Beijong University of Traditional Chinese Medicine" im Jahre 2003 auf „*Beijing* University of Chinese Medicine" abgeändert.

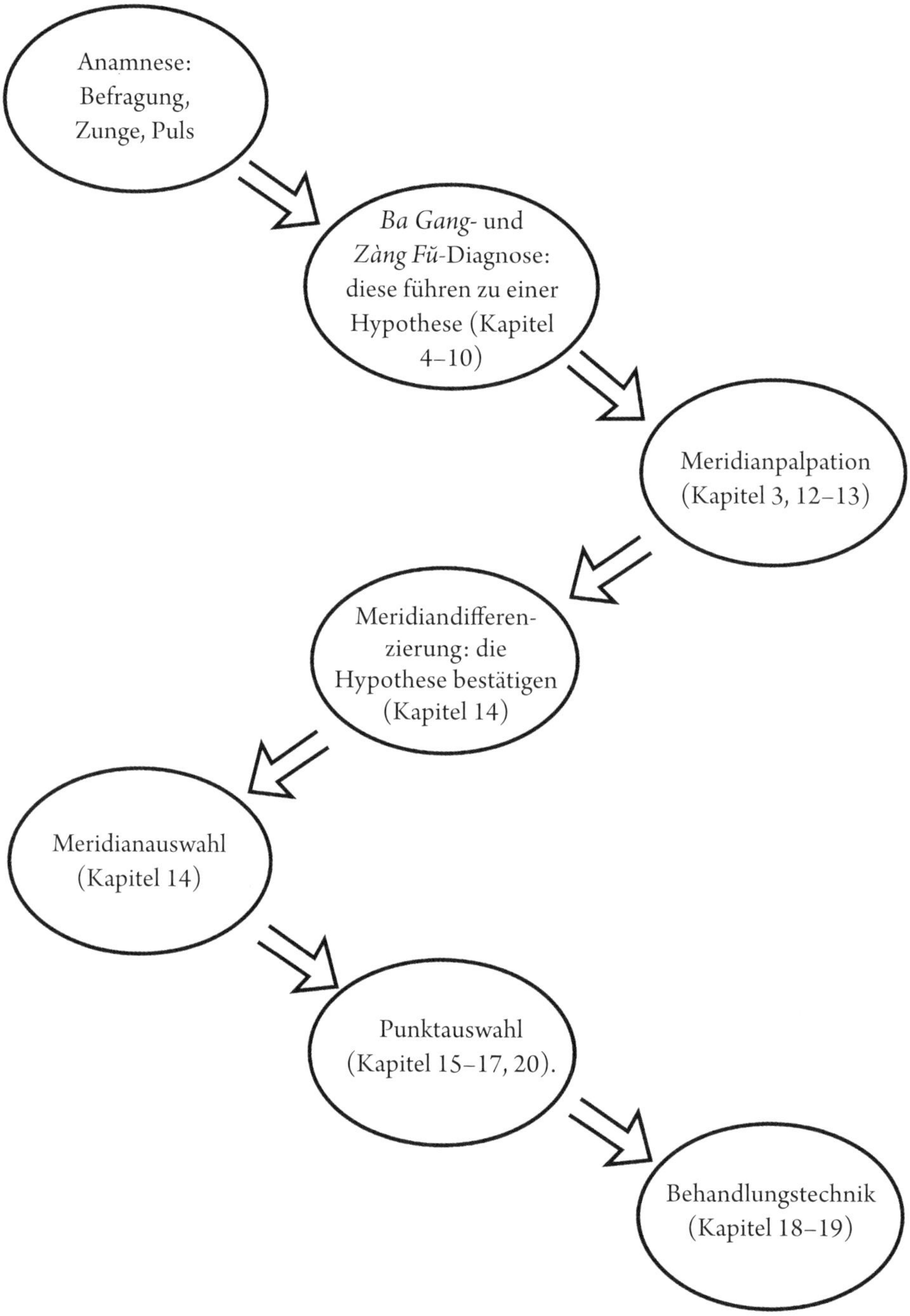

Abbildung 3.1
Der gesamte diagnostisch-therapeutische Prozess und die entsprechenden Kapitel

Klassische Meridiandiagnose

Was steht in den klassischen Werken darüber geschrieben, die Meridiane „zu fühlen" ? Im *Líng Shū,* (靈樞) Kapitel 73 u. 75, werden dazu zwei Begriffe vorgestellt:

- *Qiē* (切) in Kapitel 73 bedeutet „schneiden". In der modernen medizinischen Terminologie wird dieses Schriftzeichen mit „drücken", „das Fleisch mit den Fingerspitzen teilen" übersetzt, und bezieht sich auf die Untersuchung des Radialispulses.
- *Xún* (循) in Kapitel 75 bedeutet „entlang fahren" und beschreibt, wie man mit den Fingern einem Meridianverlauf folgt. Es ist somit ein für die Meridianpalpation besonders interessantes Schriftzeichen.

Qiē bezieht sich damit auf die Pulsdiagnose, *Xún* auf die Palpation eines gesamten Meridianverlaufes.

In den nun folgenden Kapiteln bezieht sich „Meridianpalpation" immer auf jene Technik, die Meridiane mit der medialen Daumenseite zu fühlen. Im *Nèi Jīng* scheint die Meridianpalpation der Pulsdiagnose gleichgestellt gewesen zu sein (Abb. 3.2).

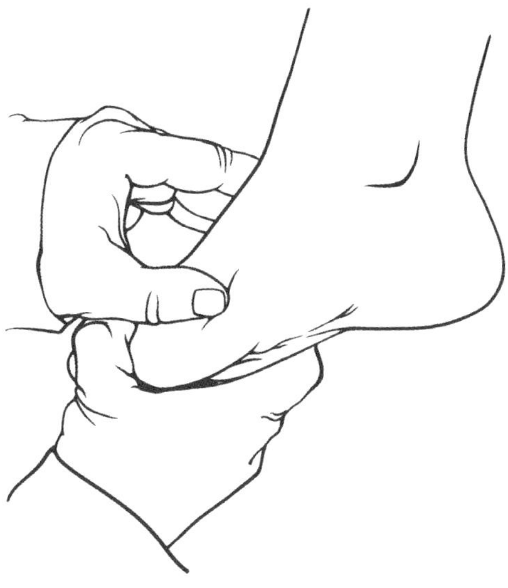

Abbildung 3.2
Im *Nèi Jīng* wird betont, wie wichtig das Palpieren ganzer Meridianverläufe ist.

In *Líng Shū,* Kapitel 75, wird auch noch eine andere Diagnosetechnik erwähnt:

> „Vor dem Nadeln muss man die Meridiane untersuchen, um Fülle oder Leere zu differenzieren. Man muss trennen *(qiē)* und palpieren *(xún),* drücken und zupfen. Vor weiteren Schritten sollte man die Reaktion des Meridians beobachten."

Dem *Nèi Jīng* zufolge sollte man daher nicht nur den Puls fühlen und die Meridiane palpieren, sondern die Meridiane auch „drücken und zupfen". Des Weiteren sollte man vor dem Auswählen des Therapiemeridians auf die „Reaktion des Meridians" achten. Das Zeichen für „drücken" (按, *àn*) bezieht sich auf ein „Drücken, um Schmerzhaftigkeit an ausgewählten Punkten festzustellen". „Zupfen" (彈, *tán*) als eine Art Zwicken, dient dazu, die Hautelastizität zu testen (Tab. 3.1).

切	*qiē*	den Radialispuls „trennen"
循	*xún*	den Meridianverlauf „entlanggehen"
按	*àn*	Suche nach druckschmerzhaften Stellen
彈	*tán*	„zupfen" zum Bestimmen der Hautelastizität

Tabelle 3.1
Im *Nèi Jīng* werden diese vier manuellen Techniken beschrieben.

In *Sù Wèn* (素問), Kapitel 20, findet man einen weiteren Hinweis auf die Meridianpalpation:

> „In der Behandlung muss man zuerst fragen, wie die Krankheit begonnen hat und wie sie sich jetzt zeigt. Danach soll man die Meridiane drücken und palpieren, um festzustellen, ob die Meridiane und *Luo*-Gefäße oberflächlich oder tief liegen (浮 – *fú*, 沉 – *chèn*)."

Auch in dieser Passage werden die Techniken „Drücken" (den Puls nehmen) und „Palpieren" (die Meridiane entlang gehen) erwähnt. Weiters sollte man dem *Sù Wèn* zufolge festzustellen, ob die Meridiane und *Luo*-Gefäße „oberflächlich oder tief" liegen. Oberflächlich und tief hat hier eine breitere Bedeutung als beim Radialispuls. „Oberflächlich" könnte eine tastbare Schwammigkeit oder ein Fülle-Gefühl im Verlauf ganzer Meridianabschnitte bezeichnen (der Meridian kommt nach oben), „tief" eine Schwäche oder Weichheit (der Meridian geht tiefer).

Weiter hinten in diesem *Sù Wèn* Kapitel 20 wird erklärt, dass bei „Fülle oben und Leere unten" Knoten (結, *jié*) an den *Luo*-Gefäßen auftreten können und dass man in einem solchen Fall blutig stechen könne, um eine normale Bewegung wiederherzustellen. Ähnliche Theorien, wie man durch Meridianpalpation Unregelmäßigkeiten aufspüren kann (anhand von Schwammigkeit, Schwäche, Knoten oder Knötchen), findet man im *Nèi Jīng* auch noch an anderen Stellen.

Im *Nán Jīng* wird die Meridianpalpation in Kapitel 13 anhand einer Untersuchungstechnik des Unterarms erläutert. Es wird im Detail erwähnt, wie sich der Unterarm bei diversen Organstörungen anfühlt. Jegliche Meridianveränderungen im gesamten Körper könnten sich als tastbare Veränderungen am Unterarm zeigen:

> „Ist ein Meridian beschleunigt, wird auch die Haut des Unterarms ein beschleunigtes Gefühl aufweisen. Zeigt ein Meridian Eile, wird auch die Haut des Unterarms Eile zeigen. Ist ein Meridian entspannt, wird die Haut des Unterarms ebenso sein. Ist der Meridian rau, wird sie rau sein. Herrscht in einem Meridian ein weicher Fluss, wird auch die Haut des Unterarms ebenso sein."

Mitten in den Kapiteln über radiale Pulsdiagnose wird hier im *Nán Jīng* also gezielt eine weitere Diagnosetechnik erwähnt. Am Ende des 13. Kapitels wird darauf hingewiesen, wie wichtig die Zusammenschau aller diagnostischer Methoden ist:

> „Der niedere Arzt kennt nur einen [Diagnosezugang], der mittelmäßige zwei, der überlegene Arzt aber kann alle drei einsetzen".

Diese „drei Diagnosetechniken" beziehen sich auf:
- die radiale Pulsdiagnose,
- die Beobachtung der Hautfarbe (vor allem des Gesichts),
- die Palpation des Unterarms.

Die Integration aller drei Methoden hat großen Einfluss auf die Behandlung:

> „Der überlegene Arzt heilt neun von zehn Krankheiten, der mittelmäßige acht von zehn, während der niedere nur sechs von zehn heilt."

Klassische Konzepte aus heutiger Sicht

Diese historischen Beschreibungen der Meridianpalpation sind deshalb auch heute noch relevant, weil diese Techniken die klinischen Resultate verbessern können. Aus Sicht der klassischen Chinesischen Medizin sind die Meridianverläufe an der Körperoberfläche ein Spiegelbild des inneren Stoffwechsels. In den Kapiteln über *Shào Yáng* (Kapitel 9) und über die Fünf Antiken *Shu*-Punkte (Kapitel 16) soll diese Sichtweise der klassischen Ärzte im Detail erörtert werden:
- Im Kapitel 9 über *Shào Yáng* werden die Rolle der Flüssigkeiten in den Zwischenräumen der Nerven, Muskeln und anderen Geweben sowie das Verhältnis des *Shào Yáng* zum *Yuan*-Qi erläutert. Der *San Jiao* als einzigartiges, „formloses" Organ, wird im Detail erörtert.
- Das Kapitel 15 über die Fünf *Shu*-Punkte handelt darüber, wie sich das „Meridian-Qi" von den Fingern hin zum Körperstamm entwickelt und dabei Nährstoffe aus den Flüssigkeiten des „12-Meridiane-Kreislaufs" erhält.

Um diese beiden ziemlich komplexen klassischen Konzepte ganz zu verstehen, gilt es, diese immer wieder neu zu überdenken. Die Gebiete unterhalb von Knie und Ellenbogen erfüllen ganz einzigartige Aufgaben, und der Stoffwechsel der inneren Organe

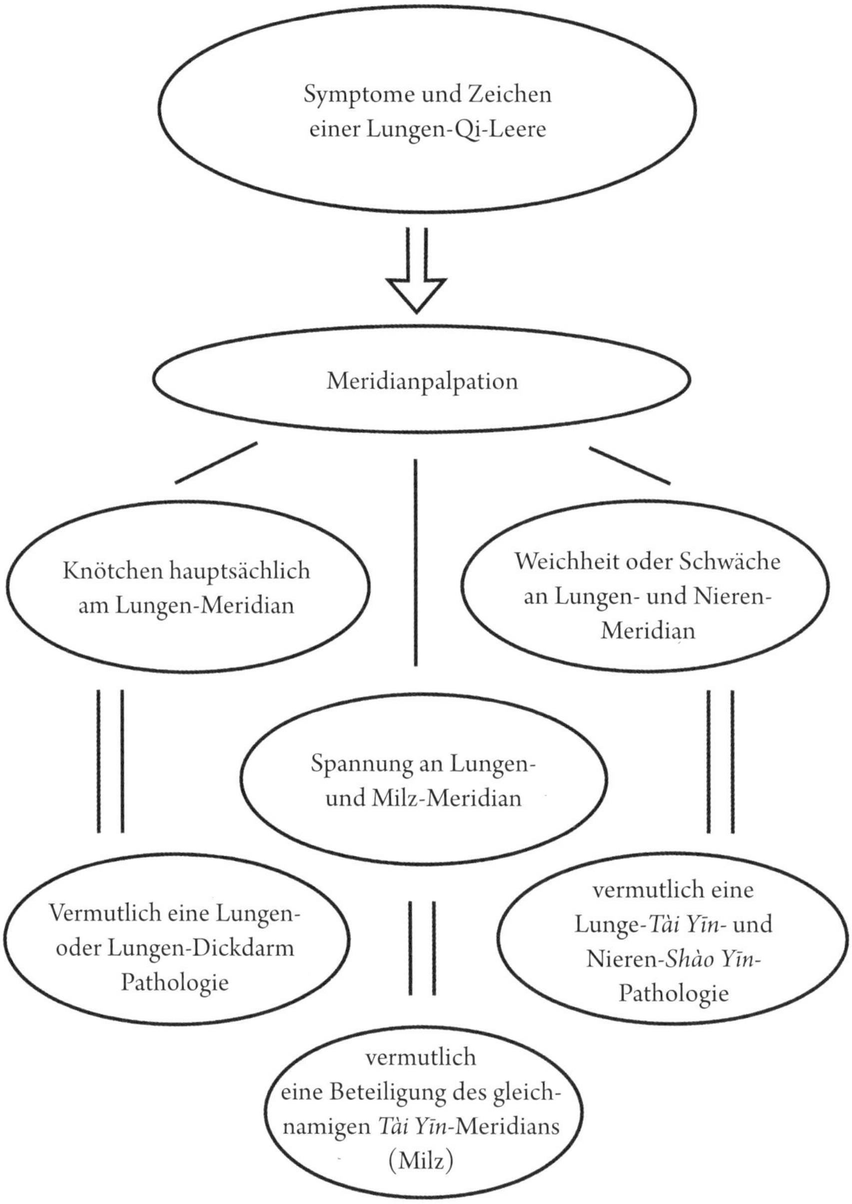

Abbildung 3.3
Meridianpalpation bei chronischem Husten

spiegelt sich in der Flüssigkeitszirkulation in der Körperperipherie (den Meridianen) wider. Eine Änderung dieser Flüssigkeitszirkulation führt zu tastbaren Veränderungen, und die Beobachtung und Palpation dieser Veränderungen kann (zusammen mit anderen objektiven und subjektiven Symptomen) diagnostisch sehr hilfreiche Hinweise liefern.

Die Meridianpalpation liefert aber nicht nur Einsichten in die Krankheitsentwicklung, sondern auch in den Genesungsprozess, der sich durch Palpieren und Notieren der Meridianveränderungen dokumentieren lässt – und das ist nicht kompliziert. Alles, was erforderlich ist, ist das Palpieren der Meridiane: wahrnehmen, was sich normal bzw. abnormal anfühlt.

Dieser Diagnoseprozess kann auch die bekannte *Zàng Fŭ*-Diagnose mit einbeziehen (Abb. 3.3). Dazu ein Beispiel:

Ein Patient hat chronischen Husten, Asthma, Müdigkeit, Auswurf von klarem Schleim, ein blasses Gesicht und trockene Haut. Aus Sicht der *Zàng Fŭ*-Diagnose weist diese Anamnese auf eine Lungen-Qi-Leere hin.

Aus Sicht der Meridian-Theorie wäre eine Beteiligung des Dickdarm-Meridians (Innen–Außen-Paarung) oder des Milz-Meridians (*Tài Yīn*-Paarung) zu vermuten. Ebenso könnte man auch die Diagnose „*Shao Yīn*-Niere kann das Qi nicht greifen" oder andere Muster in Erwägung ziehen.

Wie ließe sich die Ursprungshypothese „Lungen-Qi-Leere" überprüfen?

In einem ersten Schritt sicherlich durch die Pulsdiagnose: Ein dünner Puls an der *cun*-Position wäre ein Hinweis auf eine Lungen-Qi Leere.

Wie aber ließe sich eine mögliche Beteiligung anderer Organe feststellen? Gewiss gibt es Therapeuten, die mit ihrer geschickten Pulsdiagnose das gesamte Muster allein aus dem Radialispuls ablesen können. Die meisten Therapeuten werden jedoch weitere diagnostische Werkzeuge benötigen. Mit der Meridianpalpation ließe sich die diagnostische Präzision erhöhen.

Zurück zum obigen Patientenbeispiel: Würde die Palpation Druckschmerzhaftigkeit oder sogar Leere an den Meridianen Lunge und Niere zeigen, könnte man die Diagnose auf ein *Tài Yīn*-(Lungen) und *Shào Yīn*-Muster (Nieren) verfeinern. Ein reines *Tài Yīn*-Muster (Lunge–Milz) oder ein Muster der Innen–Außen-Meridianpaarung (*Tài Yīn-Yáng Míng)* würde zu anderen Palpationsbefunden führen.

Zu dieser Differenzierung käme man auch ohne klare Nieren-Symptome wie Rücken- oder Knieschmerz, denn Meridiane können Störungen noch vor Auftreten von Symptomen anzeigen (Abb. 3.3).

Die relative Stärke der Meridianveränderungen zueinander (Dicke, Härte, Schwäche, kleine Knötchen usw.) kann, analog zur Pulsdiagnose, Informationen über den Zustand der inneren Organe vermitteln. Manchmal übertreiben Patienten die Schwere ihrer Symptome, manchmal untertreiben sie. Die Meridianpalpation kann objektive Informationen liefern und schlussendlich als Maßstab für den Behandlungsfortschritt dienen: Bessern sich die Beschwerden, werden sich auch die Meridiane verändern; Dicke und Härte werden weicher werden, Schwäche wird mehr Festigkeit bekommen und Knötchen können verschwinden (Tab. 3.2).

In den späteren Kapiteln wird unter anderem erörtert, wie man diese Veränderungen als Behandlungsleitlinien nutzen kann. Zuvor gilt es aber, die Zusammenhänge zwischen Meridian- und Organ-Physiologie zu erforschen. Um so viel Information wie möglich aus den Meridianen zu beziehen, muss man ihre Aufgaben aus klassischer Sicht verstehen.

Die Meridianpalpation liefert:
▸ Informationen über den Stoffwechsel
▸ Ein objektives Diagnosewerkzeug
▸ Ein Messinstrument für den Behandlungserfolg

Tabelle 3.2
Die Meridianpalpation

Frage *Warum wird dieser diagnostische Zugang so selten gelehrt?*

Dr. Wang

Dazu muss man einige der wichtigen „Trends" der chinesischen Kultur berücksichtigen. Die Bedeutung der Meridianpalpation als diagnostische Technik wurde von zwei dieser Trendrichtungen grundlegend beeinflusst, die beide mit dem Leben am kaiserlichen Hof in Zusammenhang standen:

1. der Entwicklung des medizinischen Berufsstandes und
2. der zunehmend konservativen Entwicklung der chinesischen Gesellschaft.

Medizinische Bücher wurden im alten China großteils von gebildeten und angesehenen „Gelehrten-Ärzten" geschrieben, welche auch meist die Oberschicht der Gesellschaft behandelten. Über die Jahrhunderte war die chinesische Gesellschaft immer konservativer geworden, der Körperkontakt war dadurch sehr streng reguliert und eine ausführliche körperliche Untersuchung für diese angesehenen Ärzte damit unmöglich. Als Folge davon gewann die Diagnose durch Befragung mehr und mehr an Bedeutung, bis sich schließlich bei den meisten Ärzten der körperliche Kontakt auf das Messen des Radialispulses reduzierte. Dadurch verlor die Meridianpalpation in jener Bücher schreibenden Ärzteschaft an Bedeutung. Vielleicht wurde sie von einfacheren Ärzten weiterhin praktiziert, aber dazu gibt es keine schriftlichen Aufzeichnungen.

Ich möchte nicht die Bedeutung der Pulsdiagnose oder der Differenzialdiagnose durch Fragen anfechten, denke jedoch, dass daneben noch eine andere wichtige Tradition existiert hatte: die Palpation der Meridiane vor allem unterhalb von Knie und Ellenbogen. Nach dem *Nán Jīng*, Kapitel 13, sollte man für das Verständnis der Organzusammenhänge so viele diagnostische Fertigkeiten wie möglich einsetzen.

Heutzutage arbeiten Akupunkteure in- und außerhalb Chinas anders als im *Líng Shū* oder *Nán Jīng* beschrieben. Wie oft wird nach der Hauptbeschwerde oder der westlichen Diagnose gefragt, um anschließend sofort die passende Punkte zu suchen. Puls und Zunge werden vielleicht kurz beachtet, aber ich habe den Verdacht, dass schon während dessen eine Liste an „Erfahrungspunkten" durchdacht wird. Selbst wenn dieser Akupunkturstil manchmal brauchbare Ergebnisse liefert, ist das keine klassische Akupunktur.

Viel bessere Ergebnisse erreicht man, wenn man die Pathodynamik (病機, *bìng jī*) bedenkt und auf die betroffenen Meridiane achtet, noch bevor man an Punkte denkt. Das erleichtert das Auffinden effektiver Punkte.

1960, am Anfang meiner Arbeit, stand ich vor dem selben Problem. Sah ich zum Beispiel einen Patienten mit dem klaren Muster „Leber- und Nieren-Yin-Leere mit aufsteigendem Leber-Yang", verschrieb ich eine Abwandlung von *Qi Ju Di Huang Wan* (Pille aus Fructus Lycii, Chrysanthemenblüten und Rhemannia). Bei der Akupunktur fand ich es jedoch schwerer, aus der *Zàng Fŭ*-Diagnose eine wirksame Behandlung abzuleiten. Man sagt zwar einigen Punkten Wirkungen wie „Nieren-Yin tonisierend" oder „Leber-Yang beruhigend und absenkend" nach – meist aber verwendete ich symptomatische Punkte. Durch mein Grundverständnis der Klassiker wusste ich, dass Akupunktur keine rein symptomatische Behandlung ist; damals begann mein langer Weg hin zu meinem heutigen Verständnis der Meridiantheorie.

In Klassikern wie dem *Jia Yi Jing* (Systematischer Klassiker der Akupunktur und Moxatherapie, von *Huang Fu Mi)* fand ich bei der Besprechung der Krankheiten, dass noch vor dem Aufzählen der Punktevorschläge die betroffenen Meridiane erörtert wurden. Bei meinen Nachforschungen entdeckte ich viele Abhandlungen zur Meridian-Diagnose, viele davon aus der Zeit vor der *Ming*-Dynastie. Ich habe meine Zweifel, dass sich der Großteil der heutigen Akupunkteure im Praxisalltag viele Gedanken über die Meridian-Qi-Transformation (氣化, *qì huà*) macht.

Vielleicht hatte die Meridian-Diagnose auch unter der wachsenden Bedeutung der *Zàng Fŭ*-Diagnose in der chinesischen Kräutermedizin gelitten. Diese ist zwar auch für ein Grundverständnis der Akupunkturpunkte hilfreich, für ein tiefes Verständnis der klassischen Physiologie muss man sie aber mit der Meridian-Theorie verbinden. Unter meinen Studenten hier in Beijing sind auch Kräutermediziner, die Meridianpalpation und klassische Physiologie studieren, um ihr Verständnis der Kräutermedizin zu verbessern. Vielleicht hatte es einmal eine Zeit gegeben, in der die Meridianpalpation nicht nur in der Akupunktur, sondern auch in der Kräutermedizin einen großen Stellenwert hatte. Mir persönlich hilft die Palpation, meine Kräuter-Rezepturen zu verbessern. Durch die Kombination aller diagnostischen Zugänge erhält man das beste dreidimensionale Bild des Krankheitsmusters (徵候結構, *zhēng hòu jié gòu*).

信 Kapitel 4

Sù Wèn, Kapitel 8

In den ersten drei Kapiteln wurden die Grundprinzipien der Meridianlehre vorgestellt:

- Kapitel 1: Welchen Platz nehmen die Meridiane im System der Chinesischen Medizin ein?
- Kapitel 2: Nähere Erläuterungen zu den Grundprinzipien der Meridiantheorie.
- Kapitel 3: Eine Einführung in die Meridianpalpation als diagnostisches Werkzeug.

Dieses 4. Kapitel ist der Physiologie gewidmet. Neben dem Stoffwechsel ist diese aus klassischer Sichtweise für die Interpretation der Palpationsbefunde von großer Bedeutung. Nur wenn man die Funktionen der Meridiane innerhalb der Qi-Transformation kennt, kann man die Bedeutung von Knoten, Dicke, Schwäche, Schmerzhaftigkeit oder anderer Veränderungen verstehen. In den folgenden acht Kapiteln wird daher das Zusammenspiel zwischen Meridian- und Organ-Lehre erörtert. Aufbauend auf diesem Verständnis wird dann in Kapitel 12 die Meridian-Diagnose im Detail beleuchtet.

Die Anfänge der *Zàng Fŭ*-Theorie liegen im *Sù Wèn*, in dem man in Kapitel 8[13] eine prägnante Organdefinition findet. Dieses Kapitel ist gleichzeitig ein Tor zur Denkweise des *Nèi Jīng*, da die Organe nicht in Begriffen von Yin und Yang oder den Fünf Wandlungsphasen, sondern mittels Metaphern zu den Beamten am kaiserlichen Hof erläutert werden. In Kapitel 1 des vorliegenden Buches wurde bereits der philosophische Trend in der Han-Dynastie erwähnt, die Verbindung alle Dinge miteinander zu betonen. Die Zivilisation, in der das *Nèi Jīng* entstand, suchte nach den universellen Kräften in der Natur, der Gesellschaft und auch im menschlichen Körper.

Die noch junge Han-Dynastie versuchte damals, durch Einhaltung einer harmonischen Beziehung mit dem Universum die eigene Stabilität zu garantieren und die eigene Herrschaft zu legitimieren. Durch Beobachtung der Natur und des menschlichen Körpers kam es in dieser Zeit, aufbauend auf der gesammelten Weisheit der

13 Der Titel des 8. Kapitels *Líng lán mì diăn* (靈蘭秘典), „Geheime Abhandlungen über die göttliche Orchidee", ist nach Dr. Wang ein Hinweis darauf, dass etwas sehr Wichtiges gesagt wird. Bekanntlich macht ein „Geheimnis" sehr neugierig.

vorangegangenen Jahrhunderte, zu großen Erkenntnissen über diverse Wechselbeziehungen und Zusammenhänge. Die Autoren des *Nèi Jīng* versuchten den Platz der Medizin in diesem größeren, vernetzten System zu definieren. Für die Denker dieser frühen Han-Dynastie war es daher nicht ungewöhnlich, aus einem Staatssystem Rückschlüsse auf die menschliche Physiologie zu ziehen.

Sù Wèn, Kapitel 8, beginnt mit folgender Frage des Gelben Kaisers an Qi Bo: *„Können Sie mir sagen, wie man die Funktionen und Beziehungen der 12 Organe unterscheiden kann?"* Die Antwort weist auf die enorme Tiefe der Frage hin: *„Ihre Frage ist sehr umfassend!"*

Qi Bo vergleicht in der Folge die inneren Organe mit den verschiedenen Aspekten eines politischen Systems. Für jedes Organ erwähnt er zwei Metaphern: Eine, um das jeweilige Organ mit einem Regierungsbeamten oder einem Regierungsaspekt zu vergleichen, eine weitere, um die Organ-Funktion zu beschreiben. Jede dieser Metaphern liefert uns einen Hinweis, wie die damaligen Ärzte den menschlichen Körper sahen, und das kann uns heutzutage das Denken der Autoren des *Nei Jīng* näher bringen:

- Das Herz ist der Kaiser und ist verantwortlich für die Klarheit des Geistes.[14]
  (心者·君主之官也·神明出焉, *Xīn zhě, jūn zhŭ zhī guān yě, shén míng chū yān*)

- Die Lunge ist der Premierminister und ist zuständig für Management und Regulation.
  (肺者·相傅之官·治節出焉, *Fèi zhě, xiàng fù zhī guān, zhì jié chū yān*)

- Die Leber ist der General; von ihr gehen Strategie und Planung aus.
  (肝者·將軍之官·謀慮出焉, *Gān zhě, jiāng j ūn zhī guān, mó lü chū yān*)

- Die Gallenblase ist der „Entscheider"; von ihr gehen Entscheidungen aus.[15]
  (膽者·中正之官·決斷出焉, *Dăn zhě, zhōng zhèng zhī guān, jué duàn chū yān*)

- Das Perikard ist der Regierungsabgesandte; von ihm geht das Glücklichsein aus.[16]
  (膻中者·臣使之官·喜樂出焉, *Tán zhōng zhě, chén shĭ zhī guān, xĭ lè chū yān*)

14 Für die Übersetzung dieser bürokratischen Begriffe war „A Dictionary of Official Titles in Imperial China" von Charles O. Hucker (Stanford: Stanford University Press, 1985) eine große Hilfe.

15 Im alten China waren diese „Entscheider" Würdenträger, die alle männlichen Bürger nach ihrer Eignung für den Beamtenstand reihten.

16 Mit „Perikard" wird in dieser Passage der Begriff *tán zhōng* (膻中, wörtlich „Brustzentrum") übersetzt. *Tán zhōng* ist auch der Name von Ren17, dem Mu-Punkt des Perikards. Das Zeichen 樂(*Lè*, „Glücklichsein") könnte ebenso als *yuè* („Musik") oder *yào* („Vergnügen finden an") gelesen werden. Ein berühmter Ausspruch von Konfuzius lautet: (仁者樂山.知者樂水, *Rén zhě lè shān, zhī zhě lè shuĭ* – „Die guten Menschen finden Vergnügen an den Bergen, die Weisen finden Vergnügen am Wasser"). In der Übersetzung wurde der Begriff „Glücklichsein" gewählt, weil „Musik" oder „Vergnügen" ebenfalls auf Glück hindeuten.

- Milz und Magen sind die Proviantmeister;
  von ihnen gehen die fünf Geschmäcker aus.
  (脾胃者.倉廩之官.五味出焉, *Pí wèi zhě, cháng lǐn zhī guān*)

- Der Dickdarm ist der Transportmeister;
  von ihm gehen Veränderung und Transformation aus.
  (大腸者.傳道之官.變化出焉, *Dà cháng zhě, chuán dào zhī guān, biàn huà chū yān)*

- Der Dünndarm ist für Überfluss (= den angefüllten Behälter) zuständig;
  von ihm geht die Transformation der Substanzen aus.
  (小腸者.受盛之官.化物出焉, *xiǎo cháng zhě, shòu chéng zhī guān, huà wù chū yān*)

- Die Nieren haben den Posten für kraftvolle Leistungen inne;
  von ihnen gehen wundersame Fähigkeiten aus.
  (腎者.作強之官.伎巧出焉, *Shèn zhě, zuò qiáng zhī gu ān, jì qiǎo chū yān*)

- Der *San Jiao* ist das Bewässerungssystem; von ihm gehen die Wasserwege aus.
  (三焦者.决瀆之官.水道出焉, *sān jiāo zhě, jué dú zhī guān, shuǐ dào chū yān*)

- Die Blase ist das Magistrat eines Grenzbezirks; sie speichert die Flüssigkeiten (*Jin Ye*), welche sie dank der Qi-Transformation ausscheiden kann.
  (膀胱者.州都之官.津液藏焉.氣化則能出矣, *páng guāng zhě, zhōu dū zhī guān, jīn cáng yān, qì huà zé néng chū yǐ*)

Einige Zeilen dieses 8. Kapitels erscheinen auf den ersten Blick unnötig, allgemein und vage; nicht der Stoff, von dem man als Therapeut heutzutage profitieren könnte. Diese kurzen Aussagen sind Metaphern und Merkhilfen; bewusst prägnant gehalten, vermitteln sie dennoch den Kern der Organfunktionen. Eine wichtige Eigenschaft des klassischen Chinesisch ist es, mehrdeutige Informationen durch Bild und Form der Schriftzeichen vermitteln zu können. Will man einen Satz verstehen, muss man als Leser in den Assoziationen der klassischen Texte versiert sein. Statt langer, wortreicher Abhandlungen findet man im klassischen Chinesisch kurze metaphorische Kommentare. Eine wörtliche Übersetzung ist unmöglich, weshalb Übersetzungen immer stark differieren. Als Übersetzer filtert man diese Bilder durch den eigenen Geist, auch wenn man versucht, alle Bedeutungsfacetten zu vermitteln. Damit entfernt man sich als Übersetzer immer einen Schritt vom Original.

Nun taucht eine weitere Frage auf: Wie kann man heute – bei der Kürze dieser Sprache – ohne Chinesischkenntnisse diese klassischen Texte verstehen? Dazu muss man die Rolle des Lehrers in der Vermittlung dieser „Medizinkunst“ kennen.

In der Geschichte der Chinesischen Medizin wurden geschriebene Texte meistens von Lehrern erklärt und interpretiert. Viele dieser Erklärungen wurden als „Kommentare" aufgezeichnet; trotzdem braucht es immer zusätzlich die Erklärung eines erfahrenen Klinikers. Ein Buch wie das *Nèi Jīng* lässt sich ohne zeitgenössische Einsichten klinisch kaum anwenden. Das Lernen in der Chinesischen Medizin ähnelt einem Dreieck zwischen

- Lehrer,
- Buch,
- Student.

Für ein tieferes Verständnis müssen diese drei Aspekte im richtigen Verhältnis zueinander stehen. In den nachfolgenden Kapiteln des vorliegenden Buches werden die 12 Organe anhand kurzer Beschreibungen aus dem *Sù Wèn*, Kapitel 8, dargestellt (Abb. 4.1).

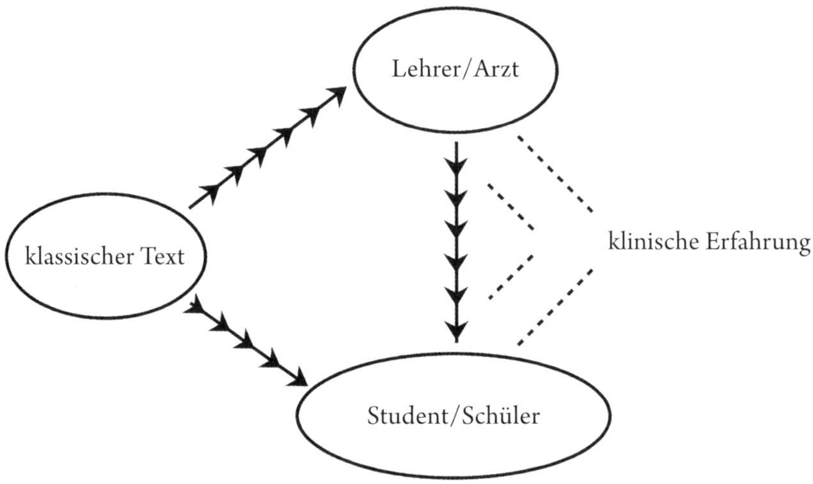

Abbildung 4.1
Lernen kann man als Dreiecks-Beziehung zwischen Lehrer, Buch und Student betrachten.

Die Metaphern des *Nèi Jīng* dienen dabei als Ausgangspunkte für ausführliche Darstellungen aller Organe. Aber auch nichtklassische Konzepte können für die Integration dieses alten Wissens hilfreich sein, weshalb in den kommenden Kapiteln ebenso Vergleiche zwischen den klassischen Zitaten und der modernen Wissenschaft erwähnt werden. Damit sollen die auf den ersten Blick sehr vagen – politisch angehauchten – Zitate mit der menschlichen Physiologie verknüpft werden.

Die Bedeutung der Metapher in Abhandlungen über die *Zàng Fŭ*-Organe

Die chinesische Sprache ist reich an Metaphern, und auch in der chinesischen Kultur gibt es bis heute die Tendenz, das Unbekannte durch Hinweise auf das Bekannte zu erklären. Bei der Begegnung mit etwas Neuem braucht jede Kultur einen Startpunkt, und bei den Autoren im alten China waren Metaphern als rhetorisches Mittel besonders beliebt. Angesichts einer neuen Theorie wandelte man lieber einen alten Begriff um, als einen vollständig neuen zu erschaffen. Dies entspricht der geschriebenen chinesischen Sprache, in der ein Schriftzeichen immer mehrere Bedeutungen umfassen kann.

Die Schriftzeichen setzen sich aus den „Radikalen" zusammen, welche Betonung, Bedeutung oder beides vermitteln. Zwei Schriftzeichen mit dem gleichen Radikal haben entweder einen ähnlichen Klang oder eine ähnliche Bedeutung. Der Rest der Schriftzeichen wird als „Phonem" bezeichnet, und auch dieses kann Hinweise auf die Aussprache liefern. Indem Radikal und Phonem ungleiche, jedoch verwandte Konzepte miteinander verknüpfen, entsteht eine verblüffende Vielfalt an Schriftzeichen (Abb. 4.2).

人	*rén*	menschliches Wesen
言	*yán*	Sprache oder geschriebene Sprache
信	*xìn*	Vertrauen

肉	*ròu*	Fleisch
田	*tián*	Acker, Feld
胃	*wèi*	Magen

Abbildung 4.2.
Radikale sind die Grundbausteine der chinesischen Schriftzeichen

Anders als Worte bei anderen Sprachen existieren die chinesischen Schriftzeichen nicht eigenständig und getrennt voneinander. Sie können einzigartige, fast familiäre Beziehungen zueinander aufweisen. Selbst im modernen Chinesisch weisen sie stets eine Verbindung zu ihren „Geschwister-, Eltern- und Verwandtenschriftzeichen" mit dem gleichen Radikal auf. Manchmal sind Schriftzeichen mit gleichen Radikalen kaum voneinander zu unterscheiden. Auf der anderen Seite können zwei Schriftzeichen mit dem gleichen Phonem ident ausgesprochen werden und trotzdem eine völlig unterschiedliche Bedeutung haben. So ergeben sich zwischen den Schriftzeichen Verwandtschaftsbeziehungen wie in einer Großfamilie (Abb. 4.3).

Welche Bedeutung hat das für das Studium der Chinesischen Medizin? Eine Antwort auf diese Frage liefert *Sù Wèn*, Kapitel 8. Das Radikal „Fleisch" (肉 or 月) ist Bestandteil für neun Organ-Schriftzeichen, es fehlt jedoch bei Herz, Perikard und *San Jiao*. Die Schriftzeichen für die *Zàng* 臟 (Yin-Organe) und *Fŭ* 腑 (Yang-Organe) enthalten ebenfalls das Radikal für „Fleisch". Anhand dieser chinesischen Bezeichnungen erkennt man augenblicklich Verwandtschaftsbeziehungen. Schriftzeichen mit dem Radikal „Fleisch" haben etwas mit einem lebendigen Organismus zu tun. Andere Schriftzeichen mit diesem Fleisch-Radikal bezeichnen – bei Mensch oder Tier – verschiedene Körperteile.

昜	*Yáng*	„hell"
陽	*Yáng*	„hell" neben einem Hügel: Yang aus dem „Yin & Yang"
揚	*Yáng*	„hell" neben einer Hand: befürworten, anheben
煬	*Yáng*	„hell" neben Feuer: Metall schmelzen
楊	*Yáng*	„hell" neben Holz: die Pappel
瘍	*Yáng*	„hell" unterhalb von Krankheit: Geschwür
禓	*Yáng*	„hell" neben einer Vorführung: Dämonen austreiben

Abbildung 4.3
Schriftzeichen mit dem gleichen Radikal haben eine beinahe familiäre Beziehung. Sie haben die gleiche Aussprache und meistens eine ähnliche Bedeutung.

Die Tatsache, dass Herz, *San Jiao* und Perikard dieses Radikal nicht enthalten, ist ein Hinweis auf ihre grundsätzlich andere Natur. Das Schriftzeichen für Herz (心, *xīn*) könnte aus dem Zeichen für Feuer (火, *huŏ*) hervorgegangen sein. Außerdem nimmt das Herz als Kaiser eine einzigartige und übergeordnete Position ein.

Perikard (心包, *xīn bāo*) und *San Jiao* (三焦) besitzen eine andere physische Präsenz als die mit freiem Auge sichtbaren Organe, da sie „keine Form" haben (Abb. 4.4).

Die einzigartige Charakteristik des *San Jiao* wird im vorliegenden Buch ausführlich im Kapitel 9 erörtert.

Organ	chinesischer Name	Politische Metapher im *Nèi Jīng*
Yin-Organe	臟, *zàng*	**Schöpfungs-Organe**
Lunge	肺, *fèi*	Premierminister
Milz	脾, *pĭ*	Proviantmeister
Herz	心, *xīn*	Kaiser
Niere	腎, *shèn*	Posten für kraftvolle Leistungen
Perikard	心包, *xīn bāo*	Regierungsgesandte
Leber	肝, *gān*	General
Yang-Organe	腑, *fŭ*	**Bewegungs-Organe**
Dickdarm	大腸, *dà cháng*	Transportmeister
Magen	胃, *wèi*	Kornkammer
Dünndarm	小腸, *xioă cháng*	Amt für Überfluss
Blase	膀胱, *páng guāng*	Magistrat des Grenzbezirks
San Jiao	三焦, *sān jiāo*	Bewässerungsamt
Gallenblase	膽, *dăn*	Entscheider

Abbildung 4.4
Das Radikal für Fleisch (肉) ist in neun Organbezeichnungen sowie in den Begriffen *Zàng* und *Fŭ* enthalten. Die Tatsache, dass es in den Zeichen für Herz, Perikard und *San Jiao* fehlt, ist ein Hinweis auf die ganz besondere Natur dieser drei Organe.

Im *Sù Wèn* (Kapitel 8) kommt noch ein weiteres Schriftzeichen gehäuft vor: 官, *guān*. Ohne entsprechenden Zusammenhang kann es „Zivilverwalter" oder „Körperorgan" heißen, und im *Nèi Jīng* wurde bewusst dieser zweideutige Begriff anstatt der spezifischen Begriffe *Zàng* und *Fŭ* verwendet. Auch heutzutage ist dieses Radikal in den Schriftzeichen „Sinnesorgan“ und „Regierungsminister“ enthalten!

Dieser doppeldeutige Begriff (Sinnesorgan und Regierungsminister) wird im *Nèi Jīng* nicht verwendet, um die Medizin dem politischen System unterzuordnen, sondern um eine Verbindung zwischen dem menschlichen Körper und der politischen Struktur herzustellen – eine wahre „Körper-Politik“. Etwas weiter hinten in diesem 8. *Sù Wèn*-Kapitel wird das Gleichgewicht der Körper-Organe mit dem Gleichgewicht verglichen, das ein Herrscher in der Gesellschaft aufrechterhalten sollte. Ohne Verständnis für die Wechselbeziehungen zwischen allen Aspekten der Gesellschaft und der Physiologie „geraten die zwölf Beamten/Organe in Gefahr, die Kommunikationswege werden blockiert und großer Schaden wird folgen“. Fehlt es dem Herz (oder dem Kaiser) an Klarheit, entsteht im Körper oder dem Land ein Chaos. Unklar ist, ob die Autoren des *Nèi Jīng* medizinische Metaphern herangezogen haben, um die Politik zu erklären, oder umgekehrt. Fakt ist, dass das *Nèi Jīng* ein klinisch nützlicher Text ist, seine Weisheit aber genauso in der Politik angewendet werden kann.

Durch diese Mehrdeutigkeiten kann das klassische Chinesisch mit sehr wenigen Schriftzeichen viele subtile Informationen vermitteln. Auch bei vielen anderen medizinischen Schriftzeichen lässt sich deren Bedeutung am besten anhand der Verwandtschaftsbeziehungen der Radikale erfassen. Wenn es für das Verständnis hilfreich ist, werden in dem vorliegenden Buch diese Verwandtschaftsbeziehungen erwähnt. Das sollen keine unnötigen Abzweigungen in die Etymologie sein, sondern es soll Ihnen als Leser das Denken der damaligen Zeit erschließen. Allein die Existenz dieser Verwandtschaftsbeziehungen anzuerkennen, bringt einen Nicht-Chinesen den Klassikern einen Schritt näher.

Zusammenfassung

Im *Su Wen* werden in Kapitel 8 die Organe und ihre Funktion mit dem damaligen politischen System verglichen. Nach damaligem Denken stehen sowohl der menschliche Körper als auch ein politisches System mit den Bewegungen und Kräften der Natur in Resonanz: Politik, Gesundheit und Natur sind untrennbar. Das Verständnis der damaligen Ärzte ging aber weit über diesen Vergleich im 8. Kapitel des *Sù Wèn* hinaus, wie man an den komplexen physiologischen Modellen des *Nèi Jīng* erkennen kann.

Nach dieser Beschäftigung mit der Sprache nun zu detaillierteren Abhandlungen über die physiologische Bedeutung der Organe und Meridiane.

Kapitel 5

太陰

Tài Yīn – das noch grössere Yin

Charakteristik und Funktion von *Tài Yīn*

Die Yin-Organe bilden die Basis der klassischen chinesischen Physiologie, denn der Kreislauf der Sechs Meridiane beginnt mit dem äußersten der drei Yin-Meridiane, nämlich *Tài Yīn* (noch größeres Yin). Auch wenn die insgesamt äußerste Schicht aller Meridiane *Tài Yáng* ist (eine Yang-Schicht), beginnt die körperliche Form in den Yin-Schichten. In den sechs Yin-Organen entstehen Fleisch, Blut und Körperflüssigkeiten. Im Gegensatz dazu sind die Yang-Organe Kanäle oder Rohre für Substanzen der Yin-Organe oder für die Yin-Organe selbst.

Yin-Organe
- Im *Nèi Jīng* werden sie als „angefüllt [mit Essenz], aber nicht voller [Rohsubstanzen]" beschrieben.
- Bei den Yin-Schichten ist es *Tài Yīn,* die sich nach außen öffnet (*kāi,* 開).
- *Tài Yīn* öffnet sich somit nach außen in die „innere Welt"; von hier ausgehend nährt das „Nachhimmlische Qi" (= das Endprodukt der Yin-Organ-Physiologie) den Körper.

Yang-Organe
- Im *Nèi Jīng* werden sie als „angefüllt [mit Rohsubstanzen], aber nicht voller [Essenz] beschrieben".[17]
- Bei den Yang Schichten ist es *Tài Yáng,* die sich nach außen öffnet (*kāi,* 開).
- *Tài Yáng* öffnet sich zur „Außenwelt", um Wärme abzustrahlen und die Oberfläche zu schützen.

---

17 *Sù Wèn,* Kapitel 11. Die heutige Interpretation dieser Aussage fußt u.a. auf den Kommentaren von Wang Bing (710 – 805 n. Chr.), der vermutlich als erster darauf hingewiesen hatte, dass sich im *Nèi Jīng* „angefüllt *(mǎn)*" auf „Fülle der Essenz" bezieht. Hier bezieht sich „Essenz" auf die *vorhimmlische* Essenz in den Nieren und die in den Yin-Organen gebildete *nachhimmlische* Essenz. Er verwies auch darauf, dass „die Yang-Organe normalerweise voll (*shí*) sind", sich nicht auf Essenz, sondern auf die weniger destillierte Nahrung und das Getreide bezieht.

Tài Yīn setzt sich aus den Organen und Meridianen von Lunge und Milz zusammen und ist, genau betrachtet, *ein* Meridian mit *zwei* Funktionen (Milz und Lunge).

Die Organpaare aller Sechs Schichten zeigen eine enge physiologische Beziehung zueinander. Im Falle von *Tài Yīn* zeigt sich zusätzlich ein enger Bezug zu den gepaarten Yang-Organen: *Tài Yīn* und *Yáng Míng* regulieren gemeinsam den Flüssigkeits- und Nahrungsstoffwechsel.

Die Verbindung von *Tài Yīn* zu Feuchtigkeit wird durch die Trockenheit des *Yáng Míng* ausgeglichen. Somit halten *Tài Yīn* und *Yáng Míng* das empfindliche Gleichgewicht zwischen Feuchtigkeit und Trockenheit im Verdauungssystem und im ganzen Körper aufrecht. Bei jedem Gedanken an *Tài Yīn* sollte man demnach auch *Yáng Míng* beachten.

Yáng Míng ist die innerste der drei Yang-Schichten, *Tài Yīn* die äußerste der drei Yin-Schichten. Das ist ein weiterer Hinweis auf ihre enge Verbindung. *Tài Yīn* öffnet sich zur inneren Welt des Körpers, um ihn mit „nahrhaftem Blut" (營血, *yíng xuè*) und klaren Flüssigkeiten zu ernähren, während *Yáng Míng* Nahrung und rohe Flüssigkeiten von der äußeren Welt nach innen transportiert. Hierbei trifft das Innere (Yin) auf das Äußere (Yang).

Betrachten Sie das ganze anhand der bereits bekannten Metapher des Kochtopfes und der gedämpften Teigtaschen: *Tài Yīn* ist jener Teil des Dampfes, der das kochende Wasser verlässt, aber noch nicht die Bambusdampfschalen erreicht hat. Es ist eine andere Wärme als jene der *Tài Yáng* Schicht, die Haut und Haare wärmt. Im *Tài Yīn* herrscht ein Dampfmilieu, das die inneren Organe und jede Zelle nährt, ein „Zellbad" aus dem Nähraspekt des Blutes, der das Endresultat der *Tài Yīn* Qi-Transformation ist.

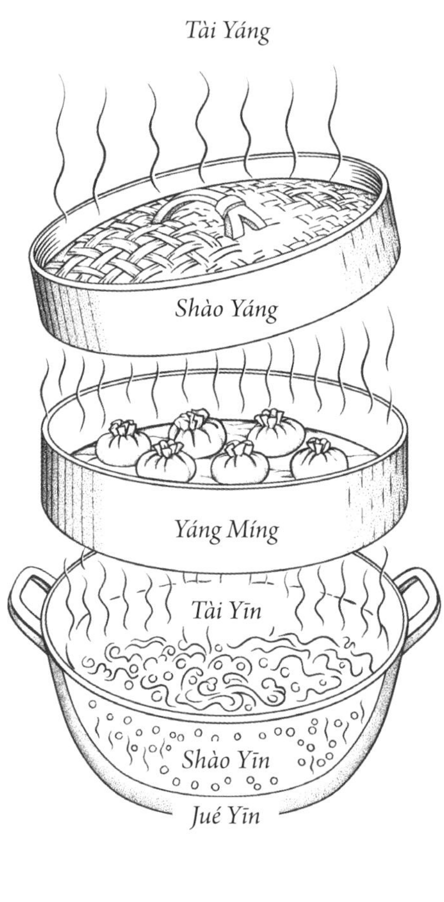

Der *Tài Yīn*-Stoffwechsel weist zwei Grundfunktionen auf:

– Feuchtigkeitsregulation,
– Nährstoffverteilung.

Didaktisch kann es hilfreich sein, diese beiden Funktionen gedanklich zu trennen; tatsächlich sind sie aber eng miteinander verbunden. Ein Hinweis auf diese enge Verbundenheit ist die Tatsache, dass der Körper durch ein feuchtes Medium (*xuè*) genährt wird.

Der *Tài Yīn*-Stoffwechsel umfasst:

- **Feuchtigkeit**: „Feuchtigkeit" bezieht sich sowohl auf die Integration Äußerer Feuchtigkeit (Anpassung an die Umgebungsfeuchtigkeit), als auch die Transformation von im Inneren entstandener Feuchtigkeit und die Fähigkeit, gesunde Körperflüssigkeiten zu produzieren. Die Beziehung der Milz zu Feuchtigkeit ist allgemein bekannt, aber auch die Lunge hat einen ebenso wichtigen Stellenwert in der Flüssigkeitsphysiologie. Ihre Bewegung ist Grundlage für die Zirkulationsfähigkeit der Milz.
- **Ernährung**: Neben der Aufgabe, die Trockenheit des *Yáng Míng* auszugleichen, ist *Tài Yīn* auch die Quelle des nährenden Nachhimmlischen Qi. Die Milz transformiert Nahrung und Flüssigkeiten und sorgt so für die Nährstoffe des Blutes. Die Lunge wiederum verteilt diesen nährenden Anteil gemeinsam mit dem Herzen durch den ganzen Körper und nach außen zur Haut.
  Die Lunge sorgt dabei dank ihrer Funktion als „Kommandant des Qi" für die notwendige Bewegung und Verteilung (Abb. 5.1).

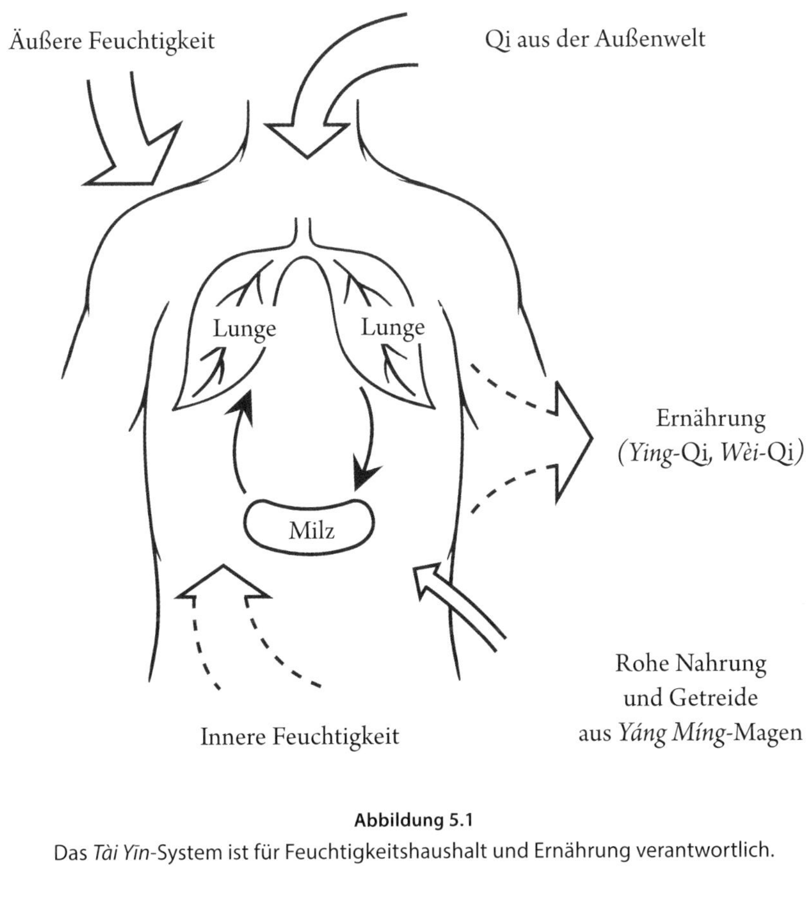

Abbildung 5.1
Das *Tài Yīn*-System ist für Feuchtigkeitshaushalt und Ernährung verantwortlich.

Lunge und Milz arbeiten demnach im Flüssigkeitsstoffwechsel und bei der Ernährung des Körpers zusammen. Die Qi-Aufnahme aus der Außenwelt durch die Lunge ist der treibende Motor für die Milz. Eine Feuchtigkeitspathologie kann daher durch eine Fehlfunktion eines oder beider *Tài Yīn*-Organe bedingt sein: den Feuchtigkeitsstoffwechsel der Milz und/oder die Qi-bewegende Funktion der Lunge.

Ein *Feuchtigkeitsüberschuss* führt zumeist zu Milz-Qi-Leere-Symptomen (Müdigkeit, Appetitverlust, Ödeme): Es handelt sich im Wesentlichen um ein Fülle-Muster (Feuchtigkeitsakkumulation), welches sich als Leere zeigt. *Ein Mangel an Feuchtigkeit und Flüssigkeiten* bewirkt tendenziell eher Lungensymptome: Trockener Husten oder Atrophie/Wei-Syndorm (痿症, *wěi zhèng*) mit Schwäche und Muskelatrophie.

Tài Yīn hat unter den drei Yin Systemen die direkteste Verbindung zur Außenwelt, da die Lunge mit der Außenwelt über Luftröhre, Nase und ihre Beziehung zur Haut verbunden ist, die Milz durch Magen und Mund.

Die Milz

„Milz und Magen sind die Proviantmeister, von ihnen gehen die fünf Geschmäcker aus" (脾胃者·倉廩之官·五味出焉, *Pí wèi zhě, cāng lǐn zhī guān, wǔ wèi chū yān.).*

Sù Wèn, Kapitel 8

Das ist die erste der zwölf kurzen Metaphern zur Beschreibung der zwölf Organe. Diese erste Passage ist leicht verständlich und allgemein bekannt. Milz und Magen werden in *Sù Wèn,* Kapitel 8, als einziges Organpaar gemeinsam beschrieben, die anderen Organe hingegen in jeweils eigenen Zeilen.

Das deutet auf die einzigartig enge funktionelle Beziehung von Milz und Magen hin. Neben der Balance zwischen Feuchtigkeit und Trockenheit im *Tài Yīn–Yáng Míng* System zeigt sich diese enge Beziehung auch an der Lage des *Yáng Míng*-Magen-Meridians: er verläuft auf der Yin Seite des Bauches innerhalb des *Tài Yīn*-Milz-Meridians. Damit durchläuft der Magen-Meridian das Speichergebiet von Nahrung und Flüssigkeiten, während die anderen Yang-Meridiane eher auf der Yang-Seite verlaufen (siehe Kapitel 2, Abb. 2.6).

Der zweite Teil der oben zitierten Passage lautet *„von ihnen gehen die fünf Geschmäcker aus (wǔ wèi, 五味)"*. Die Bedeutung dieses Abschnittes ist etwas unklar. Das Schriftzeichen für *wèi* (Geschmack, 味) ist dasselbe wie jenes für den Geschmack von Kräutern. Hier im *Sù Wèn* hat das Zeichen jedoch eine andere Bedeutung: „fünf Geschmäcker" bezieht sich auf den nährenden Aspekt der Nahrung; es bedeutet, dass letztendlich jegliche Ernährung von diesen beiden Organen ausgeht.

In den Klassikern wird die Lokalisation der Milz als *„unterhalb von Lunge und Herz*

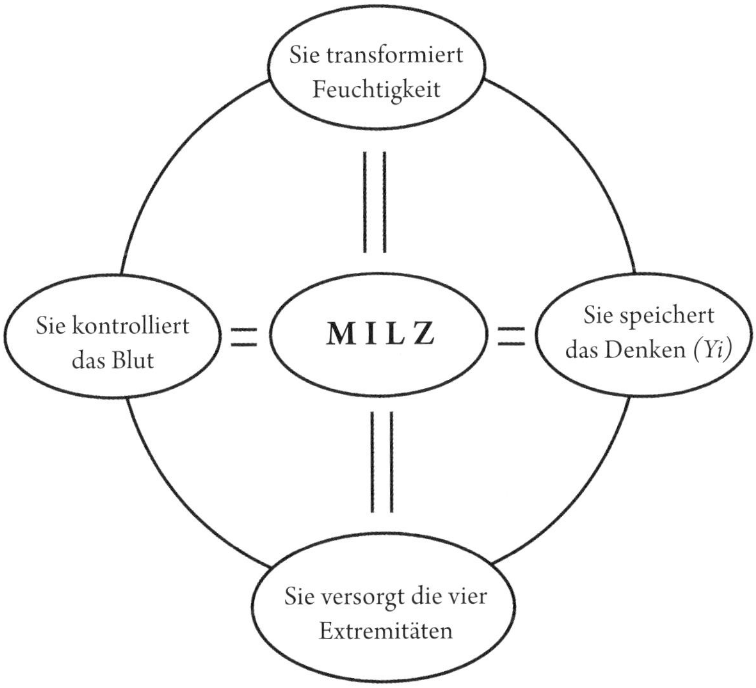

Abbildung 5.2
Die Funktionen der Milz.

und oberhalb von Niere und Leber" beschrieben.[18] Diese Lage im Zentrum der fünf Yin-Organe erleichtert die Verteilung von Nährstoffen. Es heißt, dass die Milz um den elften Brustwirbel angeordnet ist, und der dortige *Du Mai*-Punkt (Du6) trägt passenderweise den Namen „Wirbelsäulenzentrum" (脊中, *ji zhong*). Dies ist ein weiterer Hinweis auf den zentralen Platz der Milz innerhalb des Organsystems.

In diesem Zusammenhang ist es wichtig zu bedenken, dass in der chinesischen Physiologie die Organe sowohl anatomische als auch funktionelle Aspekte umfassen. Jedes Organ hat zusätzlich zu seiner physischen Struktur damit im Zusammenhang stehende physiologische Aufgaben. Physiologische Prozesse werden in der Chinesischen Medizin in die Kategorie der Yin- und Yang-Organe (*Zàng Fŭ*) eingeteilt. Der Milz wird beispielsweise zugeordnet, *„Feuchtigkeit zu transformieren, Qi zu bewegen, die Extremitäten zu beherrschen und Yi (Denken) zu speichern"* (Abb. 5.2).

Der ganze Körper besteht aus miteinander interagierenden funktionellen Organgruppen, und die chinesische Physiologie kann somit als Netz funktioneller Schich-

18 Diese Organlokalisationen sind Dr. Wangs persönliche Zusammenstellung aus verschiedenen prä-modernen Büchern.

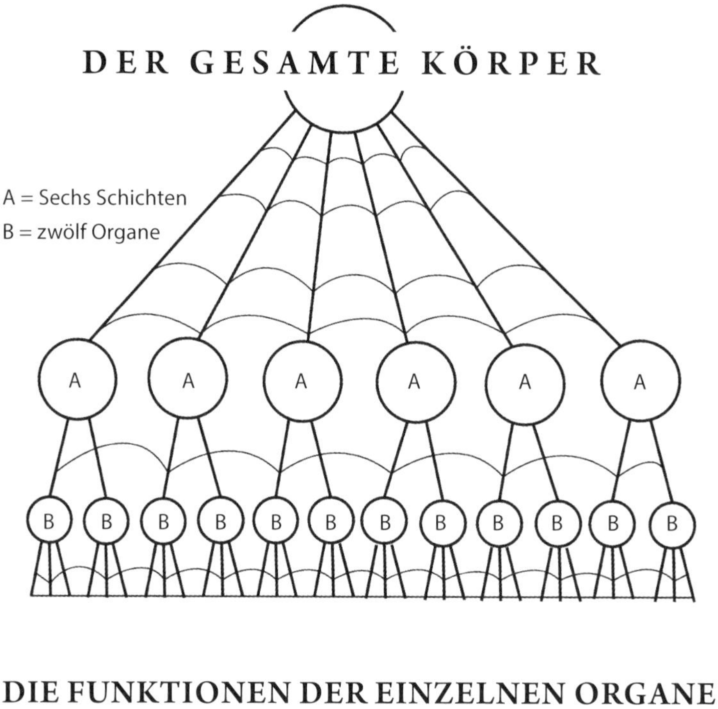

Abbildung 5.3
Das Meridiansystem ist ein Netz: es verbindet, integriert und kommuniziert zwischen den verschiedenen Aspekten der Physiologie.

ten *(Tài Yīn, Shào Yīn, Jué Yīn, etc.)* verstanden werden. Jede Schicht ist durch eine eigene, definierte Beziehung zu den anderen Schichten sowie einen Platz innerhalb des Ganzen gekennzeichnet.

Diese Beziehungen werden auf verschiedene Weise beschrieben, unter anderem über die bekannten Muster der Organtheorie *(Zàng Fŭ)* oder die Fünf Wandlungsphasen. Auch das Meridiansystem ist eine Beschreibung der Organ-Interaktion und zugleich ein Überbau, der die anderen Sichtweisen in das Netzwerk integriert.

Das ist eine sehr kurze Beschreibung des Meridiansystems. Die größte Kategorie dieses Netzwerkes sind die Sechs Schichten[19], die kleinste die individuellen Organe (Abb. 5.3).

19 „*Jīng*" kann mit „Schicht" oder „Meridian" übersetzt werden. In diesem Buch wird es bei den zwölf Meridianen als „Meridian" (z.B. Lungen-Meridian), bei den Sechs Meridianen aber zumeist als „Schicht" (z.B. *Jué Yīn*-Schicht) übersetzt.

Die Funktionen der Milz

1. Die Milz regiert das Blut

Die Beziehung zwischen Milz und Blut hängt mit ihrer Rolle für die Ernährung zusammen, da Blut das Transportmedium für das *Ying*-Qi ist. Vielen modernen Lehrbüchern zufolge ist die Milz für *Transformation* und *Transport* (化運, *huà yūn*) verantwortlich: Transformation der Nahrung, welche im Magen gespeichert und mit seiner trockenen Wärme fermentiert wurde, sowie Transport der Nährstoffe ins Blut.

Die Aufgaben der unterschiedlichen Yin-Organe in der Blutphysiologie lassen sich wie folgt zusammenfassen:

- das Herz *bewegt* (行, *xíng*) das Blut und schickt es durch den Körper,
- die Leber *speichert* das Blut (藏, *cáng*) in den tiefsten Schichten,
- die Milz *regiert* das nährende Blut im Gebiet der kleinen Kapillaren um die Zellen herum.

„Regieren" als Übersetzung des chinesischen Begriffes *tǒng* (統) beinhaltet aber nicht das gesamte Bedeutungsspektrum. Nigel Wiseman übersetzt *tǒng* mit „managen", ein sehr hilfreiches, aber ebenfalls nicht ausreichend breites Bild. *Tǒng* bezieht sich auf einen Vereinigungsprozess. Die Milz sammelt einerseits die notwendigen Bausteine, um den nährenden Aspekt des Blutes zu bilden. Andererseits sammelt sie das Blut über die Mikrozirkulation, um es wieder in die Gefäße zurück zu bringen (Abb. 5, Punkt 4). Beim Aufsammeln des Blutes zurück in die Gefäße muss man die Rollen von Milz und Leber klar voneinander unterscheiden: Das Blut in den großen Gefäßen zu halten ist eine Funktion der Leber. Die Milz auf der anderen Seite ist für die Wiederaufnahme des Blutes im Bereich der kleinen Gefäßzirkulation zuständig. Dies ähnelt dem Zusammentreffen der arteriellen und venösen Kapillaren, wo es zu einem Nahrungsaustausch mit der interstitiellen Flüssigkeit kommt.

Die Ernährungsfunktion der Milz umfasst somit zwei getrennte Bereiche:

- Transformation von Nahrung und Flüssigkeiten im Verdauungsprozess,
- Zellernährung an jenen Stellen, wo das Blut die kleinen Gefäße verlässt.

Darin zeigt sich die enge Beziehung zwischen *Tai Yīn* und der Qualität der Körperflüssigkeiten. Sobald es den Flüssigkeiten um die Zellen herum an nährender Qualität mangelt, entsteht Feuchtigkeit als eine Ansammlung nutzloser Flüssigkeiten.

Aus moderner Sicht ist die Milz somit auch für die Wiederaufnahme der Flüssigkeiten in die Kapillaren verantwortlich. Das erklärt das Milzsymptom „Neigung zu blauen Flecken": Durch die Unfähigkeit der Milz, das Blut zu kontrollieren, kommt es dabei zu ungenügender Wiederaufnahme des Blutes auf Kapillarebene. Bei dieser Neigung zu blauen Flecken ist die äußerste Schicht des inneren Körpermilieus (Yin) nicht in Ordnung.

Zusätzlich kann die Milz auch andere Hautbeschwerden wie Ekzeme und Psoriasis verursachen, wenn die Aufrechterhaltung des Zellmilieus gestört ist. Ebenso kann sie an gynäkologischen Blutungen beteiligt sein (für eine Erläuterung dazu siehe Kapitel 7).

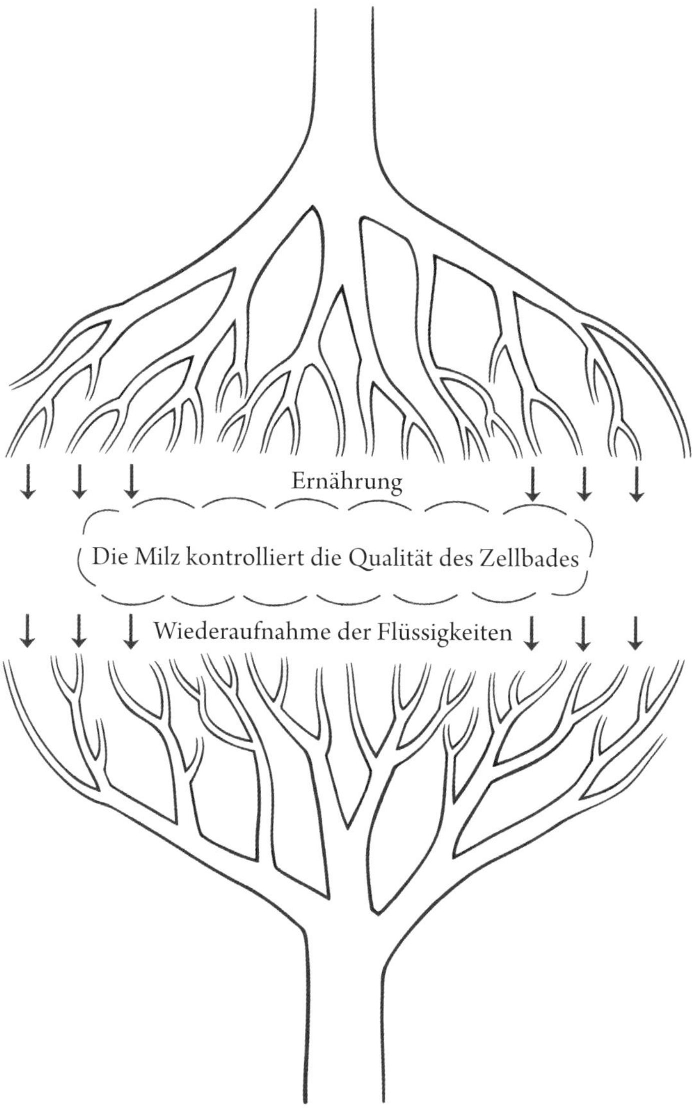

Abbildung 5.4
Die Milz sorgt für die Nährstoffqualität sämtlicher die Körperzellen umgebenden Flüssigkeiten.

Frage *Sie haben die Beziehung der Milz zum nährenden Aspekt des Blutes erwähnt. Was gibt es über die Beziehung zwischen Ernährung und Schutz (yíng und wèi) zu sagen?*

Dr. Wang

Ernährung und Schutz sind wichtige Aspekte der *Tài Yīn*-Physiologie. *Ernährung* (*Yíng*-Qi) bezieht sich auf den nährenden Aspekt des Blutes, der durch die Milz bereitgestellt wird; der *Schutz* (*Wèi*-Qi) hängt vom Lungen-Qi ab. Das *Wèi*-Qi bewegt das *Yíng*-Qi, das wiederum das *Wèi*-Qi nährt. Beide entstammen der gleichen Quelle: dem Produkt aus der Nahrungsessenz (Milz) und dem durch die Lunge aufgenommenen Luft-Qi. Es handelt sich nicht um zwei unterschiedliche Dinge, sondern um zwei Aspekte der *Tài Yīn*-Qi-Transformation.

Yíng-Qi und *Wèi*-Qi werden im *Nán Jīng* in Kapitel 30 wir folgt abgehandelt: Nahrung und Wasser werden nach der Aufnahme durch den Magen zur Quelle von *Yíng*- und *Wèi*-Qi; „das Klare" (清, *qīng*) wird zu *Yíng*-Qi und „das Trübe" (濁, *zhuó*) zu *Wèi*-Qi.

Die Begriffe „klar" und „trüb" besitzen in diesem Zusammenhang eine andere Bedeutung als bei der „Trennung von klar und trüb" durch den Dünndarm.

- *Klar* bezieht sich auf die rhythmische und sanfte Bewegung des *Yíng*-Qi. Das Blut *(Yíng)* bewegt sich innerhalb der Gefäße mit einer konstanten, rhythmischen Bewegung zu allen Körperteilen hin.
- *Trüb* bezieht sich auf die chaotische, aktive Grundnatur des *Wèi*-Qi, dessen Natur im *Nèi Jīng (Sù Wèn, Kapitel 43 und Líng Shū, Kapitel 71) als wild* (悍, *hàn)* bezeichnet wird, weshalb es sich „schnell ansammeln und eine Invasion von Äußerem Qi abwehren" kann. Dabei eilt es wie ein Rettungsdienst schnell dorthin, wo es gebraucht wird. Es bewegt sich in seiner Abwehrfunktion in den oberflächlicheren Schichten außerhalb der Gefäße und wird dabei materiell durch den nährenden Aspekt des Blutes unterstützt.

Wie in einem Staat gewährleistet das *Yíng*-Qi die Versorgung des Landes, wohingegen die Landesverteidigung *(Wèi-Qi)* rasant dorthin eilt, wo sie gerade gebraucht wird. Dabei stehen die beiden immer in gegenseitiger Abhängigkeit zueinander (Abb. 5.5).

Eine Disharmonie zwischen *Yíng*-Qi und *Wèi*-Qi ist somit eine *Tài Yīn*-Störung und wird mit Kräutern wie Paeoniae alba *(Bái sháo)* und Ram. Cinnamomi *(Guì Zhi)* behandelt. *Bái Sháo* nährt das Blut und hat eine Beziehung zur Milz, *Guì zhī* auf der anderen Seite bewegt und belebt das Qi im Lungen-Meridian. Diese Kräuterkombination hat eine spezifische Wirkung auf die *Tài Yīn*-Qi-Transformation. Die Rezeptur *Gui Zhi Tang* (Zimtzweigedekokt) hat im *Shang Han Lun* folglich ein sehr breites Einsatzspektrum.

Dank ihrer Wirkung auf Ernährung und Yang an der Körperoberfläche kann

ANGRIFF DURCH EINEN ÄUSSEREN PATHOGENEN FAKTOR

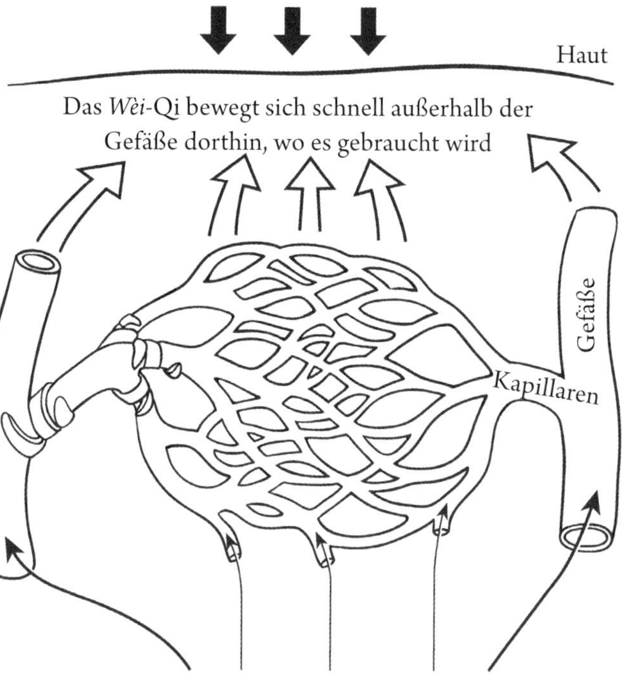

Abbildung 5.5
Die Bewegung von *Yíng*-Qi und *Wèi*-Qi.

Gui Zhi Tang auch bei Schmerzen und manchen Allergien und Haut- oder Nasenbeschwerden hilfreich sein. Es reguliert dabei die *Tài Yīn*-Qi-Transformation bei gestörter Interaktion von *Yíng*-Qi und *Wèi*-Qi.

2. Die Milz bewegt Qi und transformiert Feuchtigkeit

Tài Yīn ist im gesamten inneren Milieu für die Transformation von Nahrung und Feuchtigkeit verantwortlich. Dass die Milz „das Qi bewegt“ (行氣, *xíng qì*), kommt daher, dass die Spritzigkeit des Nachgeburtlichen Qi von der Ernährung durch die Milz abhängt. Ernährung und Qi-Bewegung stehen in gegenseitiger Abhängigkeit; ein wichtiger, manchmal unterschätzter Aspekt der Milz. Durch die Kombination der Nährstoffe mit dem Umwelt-Qi bewegen Milz und Lunge gemeinsam das Qi.

Die Beziehung zwischen Milz und Feuchtigkeit ist komplexer, als in den Lehrbüchern dargestellt: Die Milz verachtet (惡 濕, *wù shi*) und transformiert (化濕, *huà shi*) Feuchtigkeit, benötigt jedoch auch eine gewisse Menge an gesunden Flüssigkeiten (= Milz-Yin).

Das *Milz-Qi* reguliert dabei die Transformation und den Abtransport von pathologischer Feuchtigkeit.

Das *Milz-Yin* stellt die nährenden Flüssigkeiten (津液, *jīn yè*) und den *Ying*-Aspekt des Blutes bereit.

Trotz gewisser Ähnlichkeiten zwischen Feuchtigkeit, Flüssigkeiten und dem nährenden Blut gibt es einen bedeutenden Unterschied: Feuchtigkeit ist pathologisch, die anderen beiden sind physiologisch. Feuchtigkeit und gesunde Körperflüssigkeiten sind *nicht* von gleicher Natur und können sich nicht in einander umwandeln! Es gibt auch kein Therapieprinzip, um pathologische Feuchtigkeit in Flüssigkeiten oder Blut umzuwandeln. Pathologische Feuchtigkeit zu „transformieren" bedeutet im Wesentlichen, sie zu entfernen (Tab. 5.1).

Feuchtigkeit (濕, *shī*)	Eine pathologische Substanz, die durch das Milz-Qi ausgeleitet wird.
Flüssigkeiten (津液, *jīn yè*)	Physiologische, durch das Milz-Yin zur Verfügung gestellte Flüssigkeiten.

Tabelle 5.1
Sowohl Feuchtigkeit als auch Flüssigkeiten stehen beide in enger Beziehung zur Milz.

Milz-Qi stützende Kräuter wie *Bái zhú* (Rhizoma Atractylodis macrocephalae) und *Cāng zhú* (Rhizoma Atractylodis) sind scharf und trocknend. Zu den Milz-Yin unterstützenden Kräutern zählen unter anderem *Shān yào* (R. Dioscoreae), *Shēng dì huáng* (Radix Rehmanniae) und *Yì yǐ rén* (Semen Coicis). Die Rezeptur *Bu zhong yi qi tang* stützt das Milz-Qi (Ödeme, Durchfall, oder Müdigkeit), Teile der Rezeptur *Liu wei di huang wan* das Milz-Yin, das auch (genauso wie die Lunge) ein Faktor des Atrophiesyndromes sein kann.

Eine Feuchtigkeitspathologie entsteht oft nicht durch Milz-Qi-Leere oder Milz-Yin-Leere, sondern durch Gegenläufiges Qi, das zu einer gestörten Qi-Transformation führt. In diesem Fall können Kräuter wie *Fú líng* (Poria Cocos) und *Zhū líng* (Polyporus) die Milzfunktion regulieren.

Es gibt drei wichtige Punktpaare für *Tài Yīn*-Pathologien:

- Lu5 *(Chǐ Zé)* – Mi9 *(Yīn Líng Quán)*: Diese beiden wirken ähnlich Milz-regulierend wie *Fú líng* oder *Zhū líng*.
- Lu5 *(Chǐ Zé)* – Ni7 *(Fù Liū)*: Dieses Paar ist besser geeignet, das Yin zu nähren.

– Lu9 *(Tài Yuān)* – Mi3 *(Taì Bái)*: Diese Kombination kann das *Tài Yīn*-Qi stärken. Spezifische Punktkombinationen für die Qi-Transformation sind ein wichtiges Thema dieses Buches, speziell von Kapitel 20. Sie wurden weniger auf Grund individueller Punktfunktionen, sondern eher aufgrund ihrer Meridianeffekte zusammengestellt. Durch die Kombination ihrer Meridianeffekte lässt sich eine synergistische Wirkung auf die Qi-Transformation erzielen.

Lu5 – Mi9 regulieren aufgrund ihrer Zuordnung zu den *Hé*-Meerpunkten die Qi-Transformation des *Tài Yīn*-Systems. Tabelle 5.2 zeigt, wie sich mittels der Sprache der Qi-Transformation Kräutermedizin und Akupunktur verbinden lassen.

Punktpaar	Kräuter	Wirkung auf die Qi-Transformation
Lu9 *(Tài Yuān)* – Mi3 *(Taì Bái)*	*Bái zhú* (Rhizoma Atractylodis macrocephalae), *Cāng zhú* (Rhizoma Atractylodis)	Stärken die Milz und deren Fähigkeit, Feuchtigkeit zu transformieren
Lu5 *(Chǐ Zé)* – Ni7 *(Fù Liū)*	*Shān yào* (R. Dioscoreae), *Shēng dì huáng* (Radix Rehmanniae), *Yì yǐ rén* (Semen Coicis), *Bái zhú* und *Cāng zhú*	Nähren die Flüssigkeiten und unterstützen das Milz-Yin
Lu5 *(Chǐ Zé)* – Mi9 *(Yīn Líng Quán)*	*Fú líng* (Poria Cocos), *Zhū líng* (Polyporus)	Regulieren die *Tài Yīn*-Qi-Dynamik

Tabelle 5.2

Akupunktur und Kräutermedizin aus Sicht der Qi-Transformation.

Eine weitere Funktion der Milz ist es, das „Qi zu bewegen". In modernen Büchern wird oft erwähnt, dass die Milz die „fünf Yin-Organe wärmt" (溫五臟, *wēn wŭ zàng*). Dieses „Wärmen" geschieht durch die Qi-Bewegung. Die Milz nährt demnach den Körper durch ihre Nahrungstransformation und wärmt so die Organe. Dieses Wärmen bringt Qi in Bewegung, was sich von der Funktion der Lunge unterscheidet, die Qi-Bewegungen zu „befehligen".

Die Zellatmung beinhaltet die Aufnahme von Nährstoffen und die Abgabe von Wärme, wodurch die Organe gewärmt werden. Die Milz liefert dazu das nachhimmlische Rohmaterial. Die „Milz" aus Sicht der Chinesischen Medizin erstreckt sich auf den ganzen Körper, weit über die Grenzen des Verdauungssystems hinaus.

Derartige Vergleiche zwischen Chinesischer und Westlicher Medizin sind als Verständnisstützen gedacht, *nicht* als direkte Verbindung zwischen Biologie und klassischer Chinesischer Medizin. Sie dienen dazu, einen gemeinsamen Boden der verschiedenen wissenschaftlichen Traditionen zu schaffen. Das Verständnis der alten Chinesen zur menschlichen Physiologie ist ein komplett anderes als jenes der modernen Wissenschaft. Beide Systeme erforschten jedoch den (gleichen) menschlichen Körper, um eine Basis für Diagnose sowie Behandlung zu schaffen.

3. Die Milz ist verantwortlich für die Muskeln und die vier Extremitäten

Die Fähigkeit der Milz, die Muskeln ausreichend zu ernähren, hängt davon ab, wie gut sie Wasser und Getreide transformieren sowie das Qi bewegen kann. Bei unzureichender Ernährung durch die Milz werden die Muskeln schwach, wobei es sich dabei aber nicht immer um „Milz-Qi-Leere“ handelt.

Die Milzfunktion kann auf verschiedene Art und Weise (Fülle oder Leere) eingeschränkt werden. Ansammlung von Feuchtigkeit in der Milz oder dem Milz-Meridian kann ebenfalls zu Muskelschwäche und Atrophie führen. Bei Muskelatrophie werden oft andere Differenzialdiagnosen übersehen, um in der Eile die „Milz zu stärken“. Manchmal ist es jedoch besser, zu klären als zu stärken, denn Feuchtigkeit kann nicht nur in den Organen, sondern auch in den Meridianen sitzen.

Die Palpation kann bei der Unterscheidung von Fülle und Leere helfen:

- Bei *Milz-Qi-Leere* ist das Muskelgewebe im Verlauf der *Tài Yīn*-Meridians weich.
- Bei *Feuchtigkeit* findet man meist Spannung, Schmerzhaftigkeit und eventuell Knötchen.

Lang bestehende Feuchtigkeitsansammlung führt bekanntlich leicht zu Schleim und es bilden sich oft tastbare Knötchen.

Die häufigste klinische Situation ist die Kombination von Fülle und Leere: Dann sollte man zuerst die Meridianfunktion regulieren und erst danach tonisieren.

4. Die Milz speichert das Denken Yi (藏意, *cáng yì*)[20]

Yi wird durch die Milz reguliert und ist einer der Fünf Bewusstseinsaspekte (五志, *wŭ zhi*). Es wird oft als „logisches Denken, Konzentration, Merkvermögen, Intellekt oder Absicht“ übersetzt. Sowohl das Denken als auch die Verdauung brauchen Gelassenheit, die wiederum vom Rhythmus (節律, *jié lü*) der Milz abhängig ist. „Rhythmus“ bezieht sich dabei auf den langsamen, strukturierten Prozess, zufällige Ideen langsam in organisiertes Denken zu formen, was eben dem gleichmäßigen Tempo der Verdauung ähnelt. Auch unser *Yi* (Denken) braucht diesen gleichmäßigen Rhythmus. Eine zu starke Konzentration (Gedankenkreisen) kann zu Besessenheit, ein unkonzentriertes Denken hingegen zu zerstreuten, unorganisierten Gedanken führen.

20 Bei der Bezeichnung der Fünf Bewusstseinsaspekte behielt ich die *Pin Yin*-Umschrift (*shen, yi, po, zhi, hun*) anstelle einer deutschen Übersetzung bei (Anm. d. dt. Ü.).

Natürlich fördert eine gesunde Gelassenheit die Funktion der Milz, „Nährstoffe bereitzustellen“. „Übermäßiges Denken“ wiederum schädigt die Milz, indem es Rhythmus und Gelassenheit des Unbewusstseins unterbricht. Übermäßiges Denken führt zu Bewegungsmangel und vermehrt sitzenden Tätigkeiten. Damit die Milz die Nährstoffe bis in die fernsten Winkel des Körpers verteilen kann, braucht es aber ausreichende Bewegung.

Die Ruhe und Gelassenheit von rhythmischen Bewegungen sind deshalb eine wichtige Basis für ein gesundes Denken (Abb. 5.6).

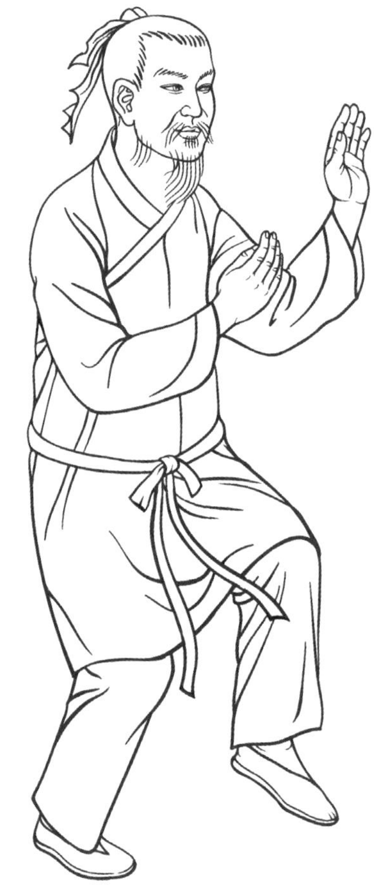

Abbildung 5.6
Sowohl die Verdauung als auch unser Denken benötigen einen gesunden Rhythmus. Eine Beispiel dafür sind die langsamen Bewegungen des *Tai Ji Quan.*

Es besteht ein Unterschied zwischen den Fünf Bewusstseinsaspekten und den Sieben Emotionen (七情, *qī qíng*). Bei der Milz ist der zugordnete Bewusstseinsaspekt *Yì*, (logisches Denken, Intellekt etc.) und die Emotion Gedankenkreisen/Grübeln (思, *sī*). Beide hängen miteinander zusammen. Ersteres ist ein grundlegender Aspekt des Unterbewussten, letzteres eine Antwort auf äußere Reize: *Yì* ist eine Kapazität, Gedankenkreisen *(sī)* eine Aktivität.

Die Fünf Bewusstseinsaspekte sind stärker mit unseren vorhimmlischen (*tiefsitzenden*) Persönlichkeitsaspekten verbunden und sind bereits ab der Geburt Teil des Menschen. Man sagt, dass sie in den Organen sitzen.[21] Die Sieben Emotionen sind unsere nachhimmlischen Interaktionen mit der Welt. Ebenso, wie sich die Organe über die Zeit verändern können, verhält es sich auch mit den Fünf Bewusstseinsaspekten, die bei Krankheit genauso betroffen sein können wie auch die Sieben Emotionen.

„Gedankenkreisen“ ist ein Beispiel für die Integration der Fünf Bewusstseinsaspekte mit den Sieben Emotionen. Ein Mensch mit einer starken Milz verfügt über eine fokussierte Aufmerksamkeit (*Yì*, Bewusstseinsaspekt) und ist weniger anfällig für „Gedankenkreisen“ (*sī*, Emotion). *Yì* kann

21 Im *Nán Jīng*, Kapitel 13, werden Gewicht und Größe der Organe beschrieben, wobei dort die fünf Bewusstseinsaspekte sehr konkreten strukturellen Beobachtungen gegenüber gestellt werden.

aber durch eine übermäßige Milz-Emotion (Gedankenkreisen, *sī*) in Mitleidenschaft gezogen werden. Die Beziehung zwischen Bewusstseinsaspekt und Emotionen ist bei jedem Organ einzigartig, sodass es ratsam ist, bei emotionalen Störungen auch die körperlichen Symptome zu beachten. (Tab. 5.3 A.B).

Perlen klinischer Weisheit

Die wichtigen Rhythmen der Milz werden durch die rhythmische Atmungsaktivität der Lunge unterstützt, weshalb es sich oft empfiehlt, beide Organe gemeinsam zu regulieren. Wenn Lunge oder Milz in die Pathologie involviert sind, beginnt Dr. Wang seine Behandlungen sehr häufig mit Lu5 *(Chǐ Zé)* und Mi9 *(Yīn Líng Quán)*. Diese beiden Punkte wirken ähnlich allgemein regulierend wie die Vier Tore Di4 *(Hé Gŭ)* und Le3 *(Taì Chōng)* (Weitere Erläuterungen dazu in Kapitel 20).

Die Lunge

„*Die Lunge ist der Premierminister* und zuständig für Management und Regulation".
(肺者.相傅之官.治節出焉, *Fèi zhě, xiàng fù zhī guān, zhì jié chū yān*)
Sù Wèn, Kap. 8

Emotion	Wirkung auf die Qi-Transformation	Häufig betroffenes Organe
Freude, Zufriedenheit (喜, *xǐ*)	Verlangsamt das Qi; bremst überflüssige Emotionen	Herz
Wut (怒, *nù*)	Hebt das Qi; bewegt in Richtung Kopf; Das Blut folgt dem Gegenläufigem Qi	Leber
Gedankenkreisen, Grübeln, konkretes Denken (思, *sī*)	Verknüpft und verknotet das Qi; die Qi-Dynamik verliert an Bewegung	Herz, Milz, Magen
Kummer (悲, *bēi*)	Zerstreut das Qi; bedrückt die Lunge und behindert so den freien Fluss im Oberen Erwärmer	Herz, Lunge
Melancholie, Sorge (憂, *yōu*)	Keine Auswirkungen im *Nèi Jīng* beschrieben; oft kombiniert mit Kummer	Lunge, Milz
Angst, Furcht (恐, *kŏng*)	Senkt das Qi ab; Niere kann Urin, Stuhl oder Essenz nicht halten	Niere
Schrecken (驚, *jīng*)	Bewirkt eine Unordnung des Qi; beeinflusst die Klarheit des Herzens; „Unfähigkeit, zu denken"	Herz

Tabelle 5.3a
Die Sieben Emotionen beschreiben Interaktionen mit der Außenwelt.

Geist / Bewusstsein	Organ	Charakterzug
Körperseele (魄, pò)	Lunge	Verlässlichkeit, körperliche Ausdauer
Besinnung, Intellekt, Absicht (意, yì)	Milz	„Gut organisiertes Denken, logisch denkend“[22]
Bewusstsein (神, shén)	Herz	Intelligenzfunken, Wiedererkennen
Essenz (精, jīng) Willen (志, zhì)	Niere	Die Fähigkeit, geplante Aktionen durchzuziehen
Wanderseele (魂, hún)	Leber	Adäquater Mut

Tabelle 5.3b
Die Fünf Bewusstseinsaspekte beschreiben angeborene Charakterzüge.

Diese Passage aus dem *Sù Wèn* ist schwieriger zu verstehen als die vorher zitierte über Milz und Magen: Die Lunge ist der „Premierminister“ des „Herz-Kaisers“ und versucht, Befehle des Kaisers politisch umzusetzen. Die Lunge bringt das „Wahre Qi“ *(真氣, zhēn qì)* in den Körper, das für die Aktivierung des Herzblutes notwendig ist, indem sie das Potenzial des Blutes aktiviert. Damit sind Herz und Lunge die Quellen der Qi- und Blut-Bewegung. Sie arbeiten zusammen: Die Lunge befehligt das Qi (主氣 *zhǔ qì*), das Herz bewegt das Blut (行血, *xíng xuè*).

Der zweite Textteil „ist zuständig für Management und Regulation“, das klingt sehr bürokratisch. Die Schriftzeichen 出焉 *(chū yān)* können mit „Bearbeiter, Herausgeber“ („issuer of“, Anm. d. dt. Ü.) übersetzt werden. Dass die Lunge der „Herausgeber der Administration“ ist, bezieht sich darauf, dass die Administration „von hier aus geht“, „von hier startet“. In der zweideutigen Sprache des klassischen Chinesisch heißt das, dass die Administration des Qi hier beginnt, nicht aber hier endet!

Wann immer der Begriff „geht aus von…“ *(chū yān)* verwendet wird, bedeutet das, dass eine Substanz von einem Organ „ausgeht und sich dann im gesamten Körper weiterentwickelt und differenziert“. Die Administration oder Regulation des Qi beginnt eben mit der Bewegung des Lungen-Qi. Das erklärt die Rolle der Lunge als „Kommandant des Qi“: Es ist ein Hinweis darauf, dass *jede* Qi-Bewegung mit dem Atemrhythmus der Lungen beginnt!

Die Milz braucht diesen Rhythmus, um Feuchtigkeit zu transformieren oder einen klaren Denkfokus aufrecht zu halten. Zur selben Zeit wird diese klärende und absenkende Funktion (肅降, *sù jiàn*) der Lunge durch jene Milz-Funktion, klares Yang nach oben zu schicken, unterstützt (Abb. 5.7).

Es heißt, dass die Lunge „am dritten Brustwirbel hänge“. Palpationsveränderungen in diesem Areal können neben einer Lungen-Pathologie auch Verdauungsbeschwerden durch eine fehlende rhythmische Lungenbewegung anzeigen.

22 Klaus Dieter Platsch beschreibt *„yì“* als „Denken vor dem konkreten Gedanken“ (der wiederum zur Emotion *sī* zuzuordnen wäre (Anm. d. dt. Ü.).

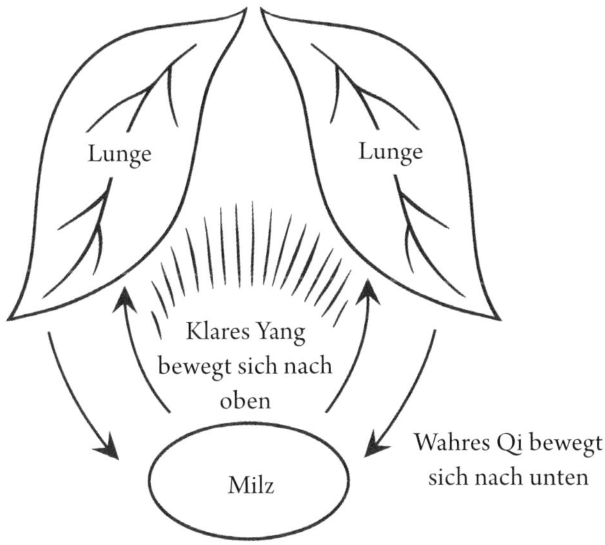

Abbildung 5.7
Die aufsteigende und absenkende Bewegung in der *Tài Yīn*-Qi-Transformation

Die Funktionen der Lunge

1. Die Lunge ist verantwortlich für die Atmung

„Atmung" sollte hier in einem breiteren Sinn verstanden werden, denn die Lunge ist unter anderem auch verantwortlich dafür, dass Qi den ganzen Körper durchfließt.

In vielen Büchern heißt es, dass die Lunge „die 100 Gefäße regiere" (主百脈, *zŭ băi mài*). Man findet sie daher überall im Körper, wo es Gefäße gibt. *Tài Yīn*-Lunge hat mit der „Trennung von Klarem und Trüben aus der Außenwelt" zu tun – auf zellulärer Ebene oder in der Lunge selbst: Die Einatmung bringt klares Qi aus der Umgebung in den Körper, die Ausatmung sendet trübes Qi nach außen.

Auf zellulärer Ebene ähnelt das dem Transfer von „klar" und „trübe" (Austausch von Sauerstoff und CO^2) über die extrazellulären Flüssigkeiten. Eine wichtige Funktion des *Tài Yīn* ist somit das Aufrechterhalten der Qualität der Körperflüssigkeiten. Die Milz tut dies durch Nähren des Blutes, die Lunge als Ur-Quelle des Qi.

In diesen Flüssigkeiten fließen demnach Nährendes Qi (*Ying*-Qi) und Wahres Qi (*Zhen*-Qi) (Abb. 5.8).

Die Wirkrichtung der Lunge wird durch die nach oben gerichtete Bewegung der Milz ausgeglichen, aber auch sie selbst besitzt sowohl eine Aufwärts- als auch Abwärtsbewegung (宣 發, *xuān fā*): Nach oben gerichtet verteilt sie und breitet aus, genauso aber klärt sie und senkt ab.

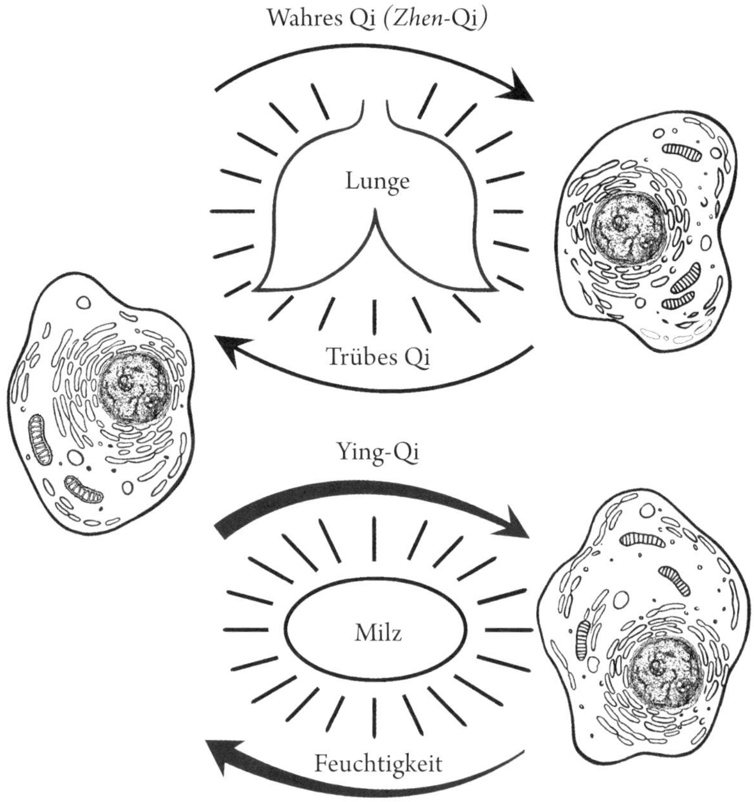

Abbildung 5.8
Die Transformationsfunktionen von Milz und Lunge auf Ebene der interstitiellen Flüssigkeiten.

- Die verteilende Wirkung sendet Qi und Flüssigkeiten nach oben/außen zur Haut.
- Die absenkende Wirkung unterstützt die Einatmung, wirkt ausgleichend auf den Mittleren Erwärmer (Milz) und erleichtert die Dickdarmbewegung. Bei Störungen der Atmung sind diese nach oben und nach unten gerichteten Bewegungen gestört oder aus der Balance geraten.

Sowohl Kräutertherapie als auch Akupunktur folgen verschiedenen Behandlungsprinzipien, je nachdem, wo diese Qi-Dynamik (氣機, *qì jī*) beeinträchtigt ist. Die Behandlungsprinzipien für die Lunge lassen sich in folgende vier Kategorien einteilen:
- Verteilen (宣, *xuān*),
- Absenken (降, *jiàng*),
- Befeuchten (潤, *rùn*),
- Zusammenziehen (收, *shōu*).

Insbesondere in der Kräutermedizin muss man bei Lungenpathologien einen oder mehrere dieser Aspekte behandeln. (Abb. 5.9).

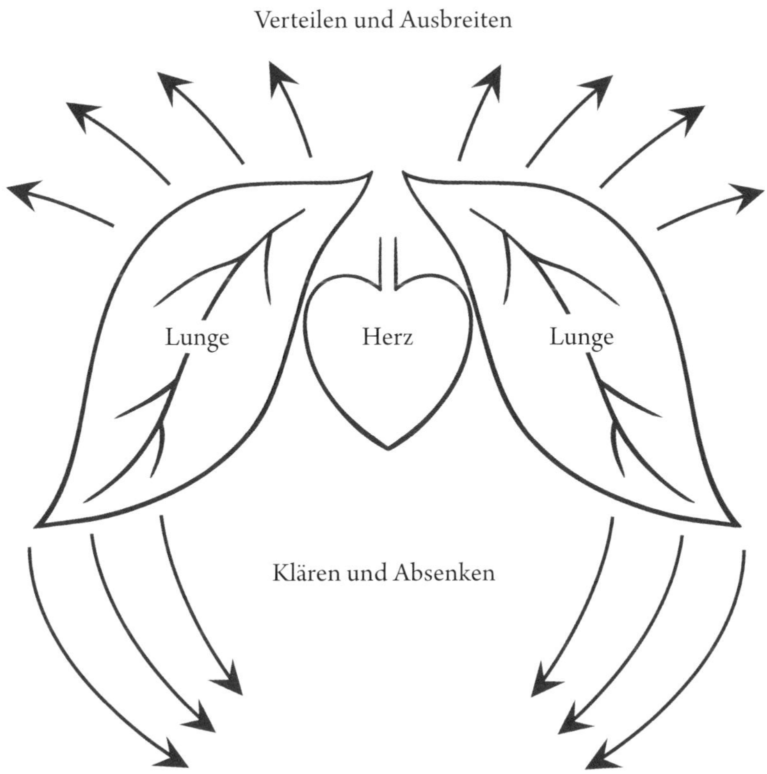

Abbildung 5.9
Die Atmung der Lunge hat zwei Bewegungen: nach außen gerichtet – sich ausbreitend, und nach unten gerichtet – klärend. Beide Bewegungen können von Störungen betroffen sein. Der Rhythmus dieser beiden Bewegungen kontrolliert den Herzschlag.

2. Die Lunge ist verantwortlich für Haut und Körperhaare

Diese zweite Funktion steht in Bezug zur Zuständigkeit der Lunge für die Atmung, da die Ernährung von Haut und Körperbehaarung von der nach außen verteilenden Wirkung abhängig ist. Die Lunge ist für die Qi-Atmung des ganzen Körpers verantwortlich und damit auch für die Hautatmung; daher lässt sich ihre Gesundheit in der Qualität der Haut erkennen. Vielen Lehrbüchern zufolge ist die Elastizität der Haut ein Hinweis auf eine gesunde Fülle (充, *chōng*) der Lunge: Ist sie „voll", kann sie Qi nach oben/außen ausbreiten. Eine Lungen-Qi-Leere zeigt sich daher sehr häufig in einer trockenen und stumpfen Haut.

3. Die Lunge handelt als Premierminister

Die Lunge ist der Premierminister des Herzens und unterstützt dieses bei der Regulation der Physiologie. Das Herz ist dabei für den Blutfluss verantwortlich, die Lunge für das Anstoßen der Qi-Bewegung. Zusammen regulieren sie die Stoffwechselgeschwindigkeit aller Organe, wobei der Premierminister den Rhythmus vorgibt. Einmal mehr kann man hier die Bedeutung von Rhythmus für die *Tài Yīn*-Physiologie erkennen.

4. Die Lunge beherbergt die Körperseele (魄, *Pò*)

Pò zeigt sich in der physischen Stärke des Körpers, „jede Unternehmung zu Ende bringen zu können" sowie im Vertrauen, das man in anderen Menschen wecken kann. Seine Natur ist relativ gesehen „Yin" und strahlt mit Hilfe des Lungen-Qi (Yang) nach oben und außen. *Pò* lässt sich nicht direkt beobachten, aber kann als „Kraft" durch andere Menschen wahrgenommen werden.

Frage *Ich finde, es ist manchmal schwer zu verstehen, warum ein spezieller Bewusstseinsaspekt mit dem oder jenem Organ assoziiert wird. Warum ist die Lunge ausgerechnet mit Pò assoziiert?*

Dr. Wang Das liegt in den Organfunktionen selbst. Die Aktivität jedes Organs beeinflusst die emotionalen und psychischen Aspekte der zugehörigen Seele und wird selbst durch diese beeinflusst.

Zusätzlich wurzeln die Bewusstseinsaspekte in der Physiologie der Organe. Im *Nèi Jīng* wird das Verhältnis von Essenz und Geist zu *Pò* und *Hùn* wie folgt beschrieben: „Was mit *Shén* kommt und geht, ist *Hùn*. Was wie die Essenz ein- und austritt, wird *Pò* genannt."[23]

Dieser *Nèi Jīng*-Passage zufolge gibt es eine Beziehung zwischen Essenz (Niere) und *Pò* (Lunge) auf der einen, und Geist-*Shén* (Herz) und *Hùn* (Leber) auf der anderen Seite. Dieses Konzept wurde von *Zhang Jie-Bin* (張介賓) in der *Ming*-Dynastie in seinem Werk *Lei Jing* (類經, 1624) beschrieben. Ich verstehe das so, dass sowohl Essenz als auch *Pò* „relativ Yin" sind, wohingegen *Shén* und *Hún* „relativ Yang" sind.

23 Die Übersetzung für *Pò als „Körperseele"* unterstreicht seine Beziehung zur Erde und zur menschlichen Form, die Übersetzung *„Wanderseele"* für *hún* weist auf den Himmel und die Welt hin.

Auch diese zwei Kategorien kann man nun weiter unterteilen: Essenz ist „Yin im Yin", die Körperseele *Pò* „Yang im Yin". Analog ist *Shén* „Yang im Yang" und *Hún* Yin im Yang" (Tab. 5.4).

		Bewusstsein/ Seele	**Organ**	**Beziehung**
Yang	Yang im Yang	*shén*	Herz	Die Wanderseele *hùn* wird aufgrund ihrer Yang-Natur durch die Yin-Blut-Natur der Leber angezogen
	Yin im Yang	*hún*	Leber	Wie der Herzschlag das Blut bewegt, so wird auch *Hún* durch das *Shén bewegt.*
Yin	Yang im Yin	*pò*	Lunge	Das aktive Qi der Lunge *(Yang)* wirkt anziehend auf die Yin-Natur von *Pò*
	Yin im Yin	*jīng* (Essenz)	Niere	Die Bewegung von *Pò* wiederum stimuliert die Essenz *(jīng):* Qi stimuliert das Vorgeburtliche

Tabelle 5.4
Die Beziehung zwischen den verschiedenen Seelen nach *Líng Shū,* Kap.8

Dies führt mich wieder zu meiner ursprünglichen Behauptung zurück, dass man nämlich die Organfunktionen berücksichtigen sollte, um die Bedeutung der Fünf Seelen zu erfassen.

Ich erwähnte gerade, dass *Jīng*, relativ zum Yang-Aspekt des *Shén* gesehen, Yin-Charakter besitzt. Ebenso ist auch *Pò* Yin im Vergleich zu *Hún*. So betrachtet, lässt sich die Beziehung dieser vier Organe zueinander leichter verstehen: Die Körperseele *Pò* (Yin) wird vom aktiven Qi der Lunge (Yang) angezogen, da sie diesen Rhythmus des Lungen-Qi braucht, um sich im Körper bewegen zu können.

Pò tritt wie die Essenz *(Jīng)* ein und aus: *Jīng* ist die Körpersubstanz mit dem stärksten Yin-Charakter, sie ist tatsächlich reines Yin und braucht für ihr Wirken Bewegung. Die notwendige Bewegung des *Jīng* wird durch *Pò* erleichtert, was sich auch im Verhältnis von Nieren und Lungen widerspiegelt. Die vorhimmlische Essenz braucht demnach das aufsteigende Qi der Lunge. Das ist die klassisch chinesische Version davon, dass Gene einen Stimulus der Außenwelt brauchen, um Form anzunehmen, und auch ein Samen braucht Sonnenschein zum Sprossen. Das ist das Verhältnis von Essenz/*Jīng* und Körperseele/*Pò*, von Lunge und Niere.

Was von diesen klassischen Beschreibungen ist klinisch nützlich?

Im chinesischen Alltagsgebrauch sagt man jemandem ein starkes *Pò* (魄力, *pò lì*) nach, wenn er bei einer Sache mit Ausdauer bleiben kann. Aber warum ist speziell diese Qualität mit der Lunge verbunden?

Die Beziehung zwischen Lungen-Qi und Nieren-Essenz hat zur Folge, dass ein starkes Lungen-Qi der Nierenessenz hilft, einen starken Körper zu manifestieren (stark für körperliche Anforderungen). Ein Mensch mit einem starken Körper muss starke Lungen haben. Die WURZEL dieses starken Körpers ist aber Nierenessenz (*Jīng*), nicht die Lunge. Ohne das Lungen-Qi jedoch kann diese Essenz nicht wurzeln und zu materieller Stärke werden. Klinisch erkennt man *Pò* an der Körperkraft, speziell der körperlichen Ausdauer. Das wird „starkes *Pò*" genannt.

Interessanterweise benötigt man zum Singen ebenfalls die Lunge, was ein weiterer Hinweis auf die Beziehung von Rhythmus und *Tài Yīn* ist. Die von den Ahnen ererbte Essenz zieht es zu den Lungen, wodurch ein Gesang entsteht. Singen ist also eine weitere Manifestation der durch das Lungen-Qi geweckten Essenz.

In der Praxis sollte man den Einfluss der Fünf Seelen bei allen Patienten einschätzen, was keine einfache Aufgabe ist. Der Schlüssel dazu liegt in klinischer Erfahrung und in der Fähigkeit, das Unbewusste des Patienten wahrnehmen zu können. Der Bezug der Fünf Seelen zum Unterbewusstsein ist auch in den Schriftzeichen erkennbar.

Wie erwähnt, lässt sich die Qualität eines starken *Pò* oft schwer definieren. Das chinesische Schriftzeichen für *Pò* 魄 besteht aus zwei Anteilen:

- links das Zeichen für „weiß": (白),
- rechts das Zeichen für „Geist": (鬼)

Ein Geist kann die meiste Zeit weder gesehen noch gefühlt werden; er ändert seine Form und kann nicht vollständig verstanden werden. Ähnlich ist *Pò* nicht klar zu definieren, aber es zeigt sich in eben dieser körperlichen Qualität eines „starken *Pò*".

Da in der Literatur wenig über die Fünf Seelen geschrieben steht, liegt der Fokus der folgenden Seiten darauf und weniger auf den Sieben Emotionen. Wie aber interagieren die Sieben Emotionen und die Fünf Seelen? Die Lunge ist mit der Emotion Trauer (*悲, bēi*) verknüpft. Das Schriftzeichen 悲 kann auch Pessimismus bedeuten, denn es besteht aus den Zeichen „Negativ" sowie „Herz/Geist". Bei einer gesunden Lunge ist *Pò* meist ebenso gesund und der Mensch optimistisch. Dieser Optimismus hängt demnach von der körperlichen Stärke, dem starken *Pò*, ab.

Andererseits kann Trauer die Qi-Transformation der Lunge beeinträchtigen und damit die Fähigkeit des *Pò*, sich als starker Körper zu manifestieren.

Im *Nèi Jīng* (Sù Wèn, Kap. 39) wird der Effekt von Trauer auf *Tài Yīn* wie folgt beschrieben:

> „Trauer/Kummer erregt die *Luo*-Gefäße des Herzens und stört die Lungenflügel. Die offene Bewegung des Oberen Erwärmers wird eingeschränkt und Ying-Qi und Wèi-Qi können sie nicht verteilen, wodurch Hitze in der Mitte entsteht."

Dies ist eine Beschreibung eines „Rückstaus" im *Tài Yīn*-System. Kummer „zerstreut das Qi", und durch eine Zerstreuung des Qi im Oberen Erwärmer wird die auf- und absteigende Bewegung von Lunge und Milz beeinträchtigt. Durch die fehlende Bewegung entsteht Hitze in der Milz. Es kommt zu einem Teufelskreis: Trauer beeinträchtigt die Produktion von Nachhimmlischem Qi, was wiederum zu einem schwächeren *Pò* führt.

Menschen mit einer angeborener *Pò*-Schwäche tendieren zu Traurigkeit, denn die Gesundheit der Fünf Seelen zeigt sich in der Tendenz zu gewissen Emotionsüberschüssen. Auch die Neigung zu einem zum Auslöser nicht adäquaten Kummer kann ein Schlüssel zu einer Lungen-Organ-Dysfunktion sein. Ernsthafte Ereignisse im Leben können natürlich zu schwerer Trauer führen und auch die gesündeste Lunge schädigen.

Die Beziehung zwischen Kummer, *Pò* und der Lunge zeigt also viele Facetten:
- Schwache Lungen oder schwaches *Pò* machen anfällig für Kummer.
- Übermäßiger Kummer kann auch die stärksten Lungen schädigen.

Eine der wichtigsten Funktion der Lunge ist es, das Qi im ganzen Körper zu regieren. Darum finden sich bei vielen Störungen anderer Organe oder Meridiane Auffälligkeiten am Lungen-Meridian, und *Tài Yīn*-Punkte können bei vielen Qi-Transformationsstörungen verwendet werden und sind keineswegs auf Milz und Lunge beschränkt. Das Konzept der Qi-Transformation wird von Akupunkteuren oft unterschätzt.

Perlen klinischer Weisheit

Miktionsprobleme können einen Bezug zur Lunge aufweisen, z.B.:
- Dunkler Urin durch eingeschlossene Hitze kann entstehen, wenn die Lunge nicht ordnungsgemäß nach oben verteilen kann,
- Inkontinenz untertags kann damit zusammenhängen, dass die Lunge das Qi nicht genügend anheben kann.

Miktionsstörungen, die untertags auftreten, werden daher oft über *Tài Yīn*-Punkt-Paare behandelt (siehe Erzählung am Ende dieses Kapitels).

Frage *Worauf bezieht sich das große Luo-Gefäß der Milz (脾大絡, pì dà luò)?*

Dr. Wang

Das große *Luo*-Gefäß der Milz ist schon seit langer Zeit ein Diskussionsthema in der Chinesischen Medizin. Am Anfang meiner Karriere hatte ich keine Ahnung, was es wirklich ist. Es hieß, dass es „Schmerzen im ganzen Körper" (一身之痛, *yī shēng zhī tòng*) oder „Weichheit und Schwäche" (鬆軟無力, *sōng ruăn wú lì*) behandeln könne, und die meisten Ärzte belassen es damit.

Anfangs verwendete ich Mi21 *(Dà Bāo)* bei Arthritis, also „Schmerzen im ganzen Körper", aber die Ergebnisse waren nicht gut. Einmal behandelte ich eine ältere, extrem dünne Frau mit starken Schmerzen in der Rippenregion und im Oberkörper. Wegen der Schmerzlokalisation (Rippen) dachte ich an Mi21 und der Punkt war sehr effektiv. Später kam mir dann die Idee, dass dieses Gebiet vielleicht deshalb ein eigenes *Luo*-Gefäß enthält, um die Interkostalmuskeln zu versorgen, die nie zur Ruhe kommen, da die Atmung ebenfalls nie ruht. Schwäche dieser Muskeln und des umliegenden Fettgewebes kann zu Schmerzen führen.

Hier jedoch endet mein Verständnis dieses „großen *Luo*-Gefäßes der Milz". Vermutlich ist dieser Punkt aber auch für andere Arten von Schmerzen und Störungen der Qi-Bewegung hilfreich, dazu braucht es allerdings noch weitere klinische Bestätigungen.

Zu guter Letzt ist das *Tài Yīn*-System bekanntlich für die Ernährung der Muskulatur und die Lunge zuständig.

Frage *Viele Patienten außerhalb Chinas weisen eine Kombination aus Milz-Qi-Leere mit Magen-Hitze auf: Sie sind müde, übergewichtig mit einer geschwollenen Zunge und anderen Feuchtigkeitssymptomen; gleichzeitig aber haben sie einen extrem starken Appetit mit Mundgeruch. Was können Sie dazu sagen?*

Dr. Wang

Als erstes kommen mir dazu die verschiedenen Rezepturen zum Klären des Epigastriums (瀉心, *xiè xīn*) in den Sinn, vor allem *Ban Xia Xie Xin Tang* (Pinellia-Dekokt, um das Epigastrium zu klären). Solche Rezepturen stärken die Milz und klären gleichzeitig Magen-Hitze. Bei den Meridianen wäre das Therapieprinzip: „*Tài Yīn* stärken und gleichzeitig *Yáng Míng* klären". Hierzu kann man den *Yuan*-Punkt Mi3 *(Taì Bái)* mit Ren12 *(Zhōng Wǎn)* und Ma44 *(Nèi Tíng)* kombinieren; bei ausgeprägter Feuchtigkeit und Hitze könnte das Punktpaar Mi4 *(Gōng Sūn)* – Ma45 *(Lì Duì)* noch wirkungsvoller sein: Der *Luo*-Punkt (Mi4) kann die Qi-Transformation zwischen Milz und Magen wieder herstellen, Ma45 als *Jǐng*-Brunnenpunkt kann Hitze aus *Tài Yīn* und *Yáng Míng* klären.

Frage *In vielen komplexen Fällen scheinen Sie in der Behandlung die Tài Yīn-Meridiane zu bevorzugen. Warum?*

Dr. Wang

Die meisten heutigen Krankheiten beruhen auf Störungen der Qi-Transformation (funktionelle Beschwerden, Immunsystem, Stoffwechsel), weniger auf strukturellen oder organischen Problemen. Das heißt jedoch nicht, dass derartige funktionelle Beschwerden nicht ernsthaft und schwerwiegend sein könnten.

Die westliche Medizin kann funktionelle Beschwerden schlecht behandeln; jene reagieren aber sehr gut auf Chinesische Medizin, wobei hier oft *Tài Yīn* hilfreich ist. Schwierige Fälle gleichen dem Lösen eines Knotens: Manchmal muss man zuerst die „Luft reinigen“ (= Qi-Dynamik regulieren), bevor man das Knotenzentrum freilegen kann. Ich verwende *Tài Yīn* also oft zu Regulierungszwecken, um dann, sobald die Wurzelproblematik klarer ist, zu anderen Leitbahnen überzugehen.

Fallbesprechungen

Hauterkrankungen, bei denen die nährende und reinigende Funktion der umgebenden Gewebe gestört ist (also nicht solche durch primär Hitze oder Blut-Leere), sprechen gut auf eine *Tài Yīn*-Behandlung an, häufig Lu5 *(Chǐ Zé)* und Mi9 *(Yīn Líng Quán)*. Durch diese Punkte kann die *Tài Yīn*-Qi-Transformation den Flüssigkeitsstoffwechsel wieder herstellen, um die Haut zu nähren.

Lu5 und Mi9 werden aber auch sehr häufig bei anderen Beschwerden verwendet, denn dank ihrer regulierenden Eigenschaften als *Hé*-Meerpunkte können sie Feuchtigkeit und Gegenläufiges Qi behandeln. Dieses Gegenläufige Qi entsteht meist aus einer funktionellen Disharmonie auf der Qi-Ebene, weshalb das Therapieprinzip „Qi regulieren“ ist.

ANMERKUNG: Funktionelle Disharmonien betreffen den Qi-Metabolismus der Organe, strukturelle Schäden an Organen oder Meridianen hingegen weisen meist Schleim- oder Blut-Stagnation auf.

Neben Hauterkrankungen kann dieses Punktpaar gut bei Husten, Asthma oder Ödemen durch *Tài Yīn* Gegenläufigkeit eingesetzt werden. Die Fälle 1–3 sind Beispiele für die Regulation der *Tài Yīn*-Qi-Transformation.

Fall Nr. 1

Frau, 44 Jahre

HAUPTBESCHWERDE: Allergische Dermatitis

ANAMNESE: Die Patientin leidet seit sieben oder acht Jahren unter trockenen, roten, etwas erhabenen und gruppierten Papeln im Bereich von Handgelenk, Handrücken, Knöchel und Fußrücken (großteils *Yáng Míng*). Diese sind juckend und schuppig, jedoch ohne Blutungsneigung oder Entzündung. Ursprünglich verschlechterte sich der Zustand im Herbst, blieb im Winter und besserte sich im Frühjahr; über die letzten Jahre hin aber hatten sich die Ausbrüche verstärkt. Waschmittel, Seife oder warmes Wasser reizen die Haut so stark, dass sie Händewaschen und Baden drastisch einschränken muss.

Die Monatsblutung ist unregelmäßig und beginnt mit schwachem Blutfluss für zwei bis drei Tage; vor der Regel verschlechtern sich Juckreiz und Rötung etwas.

Appetit und Schlaf: normal.

Stuhl: Verstopfung – tendenziell trocken und manchmal nur alle zwei bis drei Tage.

Des Weiteren leidet die Patientin an rezidivierendem Nasenbluten.

Nach der Erstdiagnose „allergische Dermatitis" war sie mit mittelstarken lokalen Kortikosteroiden behandelt worden. Nach kurzer Erleichterung kehrten die Beschwerden nach Absetzen der Salben jedoch stets wieder. Ein chinesischer Arzt verschrieb *Xiāo Yáo Sǎn* (Pulver des umherstreifenden Wanderers); dies hatte zwar keinen Effekt auf die Hautprobleme, besserte aber die Verstopfung.

Zunge: geschwollen/vergrößert und etwas purpurfarben mit einem Mittelriss von der Mitte nach hinten. Der Belag ist klebrig, schlüpfrig und weiß.

Puls: schlüpfrig.

MERIDIANPALPATION:

- Die Areale um Lu6 *(Kǒng Zuì)*, Mi6 *(Sān Yīn Jiāo)*, Mi9 *(Yīn Líng Quán)* sowie Le3 *(Tài Chōng)*: schmerzhafte Schwellung und tastbare Veränderungen.
- Bei He3 *(Shào Hǎi)*, He6 *(Yīn Xī)* und an Ma40 *(Fēng Lóng)*: ebenfalls tastbare Veränderungen.

Die Knötchen an den *Tài Yīn*-Meridianen liegen tiefer als jene auf Herz-, Leber- oder Magen-Meridian.

DIAGNOSE: *Tài Yīn-Disharmonie und gestörte Flüssigkeitszirkulation.*

Die Hautprobleme verschlechtern sich im Herbst und bei Trockenheit (was beides mit Lunge-*Tài Yīn* verbunden ist) und sind vor allem an den *Yáng Míng*-Arealen an Arm und Bein lokalisiert. Eine Yin-Meridian-Disharmonie zeigt sich also an den gepaarten Yang-Meridianen: eine *Tài Yīn*-Störung am *Yáng Míng*-Meridian.

Bei derartigen Störungen sind Yin-Meridian-Punkte zur Behandlung der Yang-Meridian-Beschwerden sehr hilfreich. Traditionell bezeichnet man das als „Wähle Yin, um Yang-Krankheiten zu behandeln" (陽病取陰, *yáng bìng qǔ yīn*). Die chronische Natur der Beschwerde und die unregelmäßige Menstruation weisen auch auf eine Blut-Leere als sekundären Aspekt hin.

Der Fokus der Behandlung liegt auf der Regulation von *Tài Yīn*. Da die Patientin noch nie Akupunktur erhalten hat, werden bei der ersten Sitzung nur vier Punkte verwendet: Lu5 und Mi9 beidseits mit 1 cun-Nadeln und einer zart ausstrahlenden Nadelsensation. Zusätzlich zu diesen Punkten werden in den weiteren Behandlungen Di5 *(Yáng Xī)* und Ma41 *(Jiě Xī)* genadelt, da die roten und juckenden Areale nur etwas distal dieser beiden *Jing*-Flusspunkte (Feuerpunkte) liegen (siehe auch Abschnitt über die Fünf *Shu*-Punkte in Kapitel 16).

ERGEBNIS: Schon nach der ersten Behandlung kommt es zu einer sofortigen

Besserung des Juckreizes, und innerhalb der folgenden Wochen kommt es zu einer weiteren, kontinuierlichen Verbesserung. Die gesamte Behandlung umfasst acht wöchentliche Akupunktursitzungen.

Am schnellsten sprechen die Beinläsionen (Rötung und Schuppung) an, später die oberen Extremitäten. Zwei Monate nach Beginn der Therapie heilt als letztes das Gebiet um Di4 *(Hé Gŭ)* ab. Zu diesem Zeitpunkt ist die Hautkrankheit an der *Yáng Míng*-Oberfläche auf Armen und Beinen komplett abgeheilt und es bleibt nur ein letztes kleines Areal auf der dorsalen Handfläche im Bereich des *San Jiao/Shào Yáng.*

Anhang: Im Zuge der Behandlung kommt es zu häufigerem Nasenbluten. Die Abklärung mittels Palpation zeigt Druckempfindlichkeit bei Lu3 *(Tiān Fŭ)*, ein Punkt, der bei Problemen der Nasenvenen oft Auffälligkeiten zeigt. Bei den folgenden Therapien wird nun beidseits Lu3 hinzugefügt, worauf sich das Nasenbluten bessert.

Analyse: Im vorliegenden Fall wurde eine Störung der Yang Meridiane über die gekoppelten Yin Meridiane reguliert, indem das Yang über ein Stärken des Yin genährt wurde. Dafür wurde die *Tài Yīn*-Qi-Transformation über die *Hé*-Meerpunkte Lu5 und Mi9 reguliert. Bei einer eindeutigen Yin-Meridian-Leere würde man andere, stärker tonisierende Punkte wie zum Beispiel die *Yuan*-Punkte wählen. Da es in diesem Fall aber wenig Leere-Hinweise gab, erschien eine Regulation des *Tài Yīn* passender.

Dazu konnte man an den *Yáng Míng*-Meridianen Hinweise auf Trockenheit finden:
- die Hauterkrankung lag entlang der *Yáng Míng*-Meridiane,
- der Stuhl der Frau war trocken,
- auch ihre Haut war generell sehr trocken.

Grundsätzlich sind es die Yin-Meridiane und Yin-Organe, die für Ernährung zuständig sind, weshalb man sie bei einer Leere der Yang-Meridiane oder Yang-Organe oft hinzu zieht.

Ein Aspekt der Ursprungsdiagnose war auch „Blut-Trockenheit durch eine *Tài Yīn*-Störung", denn auch im Menstruationszyklus gab es Hinweise auf Trockenheit und Blutmangel (unregelmäßige und spärliche Blutung).

Sowohl die *Tài Yīn* Flüssigkeiten als auch ein reichliches Blut haben die Aufgabe, die Haut zu nähren und sind schwer voneinander zu trennen. Die *Yáng Míng*-Meridiane sind bekanntlich „voll an Qi und Blut", aber diese Fülle ist von den gekoppelten *Tài Yīn*-Meridianen abhängig: sie muss über das Ying-Qi (des Blutes) genährt werden.

Dies ist ein gutes Beispiel dafür, wie wichtig es ist, „Yin zu wählen, um Yang zu behandeln". (Für eine ausführliche Darstellung der Meridianauswahl siehe Kapitel 14).

In diesem vorliegenden Fall wurden nicht jene Meridiane mit den auffälligsten Veränderungen gewählt, was ein Grundprinzip der traditionellen Akupunktur ist: Es muss immer die Qi-Transformation im gesamten Meridiansystem berücksichtigt werden. Darüber hinaus kann die Punktauswahl erst nach Auswahl des Behandlungsmeridians getroffen werden.

Interessant ist auch der diagnostische Gedankengang im vorliegenden Fall: Lu5 und Lu9 als *Hé*-Meerpunkte behandeln Gegenläufiges Qi, indem sie für eine ordnungsgemäße Bewegung im Meridian sorgen. Bei der Patientin war speziell die aufsteigende/absteigende Funktion der Lunge eingeschränkt, und durch diese „Gegenläufigkeit" im *Tài Yīn* System wurde der gekoppelte *Yáng Míng*-Meridian ungenügend ernährt.

In der Dermatologie werden in der modernen TCM-Akupunktur die Punkte analog zur Kräutermedizin nach ihrer Funktion gewählt: Di11 *(Qū Chí)*, Di4 *(Hé Gǔ)*, Gb31 *(Fēng Shì)*, Mi6 *(Sān Yīn Jiāo)* und Bl18 *(Gān Shū)* werden verwendet, um Wind zu klären und das Blut zu unterstützen.

Der oben beschriebene Ansatz von Dr. Wang zielt auf die Regulation der Meridian- und Organfunktionen ab und weniger darauf, Wind oder Blut-Hitze zu klären.

Kräuter können sehr effektiv klären, bewegen oder tonisieren, die Stärke der Akupunktur liegt hingegen im Regulieren. Sie kann dem Körper helfen, das *Zhèng*-Qi (正氣, normales Qi) selbst wieder herzustellen, das oft nicht durch Leere, sondern durch mangelnde Regulation der Qi- und Blutbewegung gestört ist. In diesen Fällen ist das Qi oft effektiver mit Akupunktur zu regulieren als mit Kräutern.

Fall Nr. 2

Frau, 47 Jahre

Hauptbeschwerde: Verstopfung seit fünf Jahren.

Anamnese zur Hauptbeschwerde: Die Verstopfung besteht seit fünf Jahren, hat sich aber über die letzten 6 Monate derart verschlechtert, dass die Patientin jetzt trotz Klysma (Mini-Einläufen) nur alle 4 bis 6 Tage Stuhlgang hat. Aktuell war der letzte Stuhlgang vor 5 Tagen.

Weitere Beschwerden sind chronische Bauchspannung, Appetitlosigkeit und kalte Hände und Füße.

Zunge: blass mit dickem, weißem Belag

Puls: drahtig

Meridianpalpation: Auffälligkeiten finden sich an den Meridianen *Tài Yīn* und *Yáng Míng.*

- *Tai Yin:* Druckempfindlichkeit und weiche, eher oberflächliche Knötchen unterhalb von Lu5.
- *Yáng Míng:* Ein ähnlich schmerzhafter Punkt liegt bei Di10 *(Shǒu Sān Lǐ).* Zusätzlich ist der Bereich oberhalb und rechts des Nabels schmerzhaft. Rechts des Nabels liegt auch eine eiförmige Masse (vermutlich Stuhl).

Diagnose: *Gegenläufigkeit der Tài Yīn Qi-Transformation führt zu übermäßiger Flüssigkeitsresorption im Dickdarm.*

Behandlung: Lu5 *(Chǐ Zé)*, Mi9 *(Yīn Líng Quán)*, Ma25 *(Tiān Shū)*, Ma40 *(Fēng Lóng)*

Manipulationstechnik:
- An allen Punkten werden 40mm Nadeln verwendet.
- An Lu5 wird ableitend bis zu einem ausstrahlenden Gefühl bis zum Daumen genadelt.
- An Mi9 wird die gleiche Technik mit einem ausstrahlenden Gefühl Richtung Fuß angewandt, was zur sofortigen Reaktion im Bauch führt.
- Auch an Ma25 und Ma40 wird ableitend genadelt.

Ergebnis: In der ersten Woche erfolgt die Behandlungen jeden zweiten Tag. Gleich nach der ersten Behandlung verspürt die Patientin eine Darmbewegung und schon am nächsten Tag kann sie ohne Klysma Stuhl absetzen. Danach hat sie jeden zweiten Tag Stuhlgang und auch ihr Appetit und die kalten Hände und Füße bessern sich.

Die nächsten acht Behandlungen erstrecken sich nun über zwei Monate, und am Ende dieser Zeit kann sie ohne weitere Akupunktur oder Klysma täglich oder jeden zweiten Tag Stuhl absetzen. Auch die anderen Symptome bleiben gebessert.

Analyse: Die *Zàng Fŭ*-Diagnose in diesem Fall lautet „Milz-Qi-Leere" (verringerter Appetit, Bauchspannung,…). Auch die Chronizität der Beschwerde ist ein Hinweis auf die Beteiligung eines Yin-Meridians. Bei Verstopfung könnte man versucht sein, nur *Yáng Míng* oder *Shào Yáng* zu verwenden, aber sowohl *Zàng Fŭ*-Diagnose als auch Meridianpalpation haben in diesem Fall eine Beteiligung von sowohl *Yáng Míng* und aus auch *Tài Yīn* ergeben.

Selbstverständlich gibt es auch Fälle, in denen Verstopfung allein auch durch reine *Yáng Míng*-Fülle bedingt ist. Eine allgemeine Regel besagt, in chronischen Fällen zuerst zu regulieren, und erst danach zu tonisieren. Vielleicht hätte man in diesem Fall auch mit stärker tonisierenden Punkten Erfolg gehabt, Verstopfung ist aber immer ein klarer Hinweis auf Stagnation, und bei Stagnation sollte man nicht tonisieren. Hätten sich die Beschwerden nicht vollkommen gebessert, hätte man später erwägen können, zu tonisieren.

Hé-Meerpunkte fördern die Bewegung und haben einen leicht ausleitenden, drainierenden Effekt. Daher spielte die ableitende Behandlungstechnik an Lu5 und Mi9 hier ebenfalls eine Rolle in der Heilung.

Fall Nr. 3

Frau, 28 Jahre

HAUPTBESCHWERDE: Leukorrhoe (Ausfluss)

ANAMNESE: Seit drei Wochen besteht ein starker, fauliger, gelblicher Ausfluss. Zusätzlich leidet die Patientin unter Verstopfung und einer trockenen Kehle.
ZUNGE: geschwollen
PULS: tief

MERIDIANPALPATION:
- Der gesamte *Tài Yīn*-Meridian (Lunge und Milz) ist allgemein druckempfindlich, Mi6 *(Sān Yīn Jiāo)* ist zusätzlich noch geschwollen.
- Ren12 *(Zhōng Wǎn):* Spannung unter der Haut .
- Ma40 *(Fēng Lóng):* verhärtete Muskulatur.

DIAGNOSE: *Tài Yīn-Qi-Leere – Yáng Míng Fülle.*

Durch den gestörten Flüssigkeitsstoffwechsel können die Körperflüssigkeiten den Körper nicht ausreichend ernähren (trockene Kehle und Verstopfung) und es kommt zu einer Ansammlung pathologischer Feuchtigkeit, die nach unten fließt (Leukorrhoe). Hinweise auf die *Yáng Míng*-Fülle sind die Verstopfung und die Muskelspannung bei Ma40. Eine *Yáng Míng*-Leere würde sich eher als Muskelschwäche im Bereich des *Yáng Míng* unterhalb der Knie zeigen.

BEHANDLUNG: Lu5, Mi9, Ren3 *(Zhōng Jí) und* Mi4 *(Gōng Sūn)* bilden die erste Behandlung. Danach werden Ren3 und Mi4 durch Ren12 und Ma40 ersetzt.

NADELMANIPULATION: An allen Punkten außer Ma40, der in den späteren Behandlungen ableitend genadelt wird, wird eine harmonisierende Technik angewendet.

ERGEBNIS: Schon nach der ersten Behandlung kommt es zu einer leichten Besserung. Die Punktkombination wird danach etwas modifiziert (siehe oben). Nach der zweiten Behandlung bessert sich die Leukorrhoe noch weiter, während die Verstopfung aber unverändert bleibt. Deshalb wird zusätzlich Ma25 genadelt, woraufhin sich die Verdauung nach zwei weiteren Behandlungswochen ebenfalls bessert.

ANALYSE: Beachtenswert ist in diesem Fall die Verwendung der *Luo*-Punkte von *Tài Yīn* und *Yáng Míng* (Ma40 und Mi4), die aber nicht in der gleichen Behandlung genadelt werden: der Milz *Luo*-Punkt in der ersten Behandlung, der Magen *Luo*-Punkt in den weiteren Behandlungen.

Die Diagnose ist eine „Leere der Qi-Transformation mit einer kombinierten Fülle im gepaarten Yang-Meridian": Zuerst werden die Yin-Meridiane reguliert, später erst der Yang-Meridian über Ma40 drainiert. Die *Luo*-Punkte sollen dabei die Qi-Zirkulation zwischen den Yin–Yang Meridian-Paaren öffnen und so den Flüssigkeitsstoffwechsel von *Tài Yīn und Yáng Míng* verbessern.

Fall Nr. 4

Frau, 32 Jahre

Hauptbeschwerde: Zwischenblutung (Schmierblutung, *lòu*, 漏)

Anamnese: Die Patientin hatte in den letzten Monaten sehr viel Arbeit und klagt nun auch über Müdigkeit, zusätzlich zu ihrer schon primär schwachen Konstitution. Weiters hat sie leichte Rückenschmerzen sowie eine Kälteabneigung und kalte Hände und Füße.

Zunge: blass; der Belag ist etwas zu dünn.

Puls: tief und dünn.

Meridianpalpation: Lu8 *(Jīng Qú)* und zwischen Mi9 *(Yīn Líng Quán)* und Mi10 *(Xuè Hăi):* kleine schnurförmige Knötchen.

Diagnose: *Tài Yīn Qi-Leere.*

Therapie: Lu9, Mi3 *(Taì Bái)* und Bl64 *(Jīng Gŭ): drei Yuan*-Punkte.

Nadelmanipulation: an allen Punkten tonisierend.

Ergebnis: Schon am Abend nach der ersten Behandlung kommt es zu starker Reduktion der Schmierblutung. Nach der zweiten Behandlung zwei Tage später sistiert die Schmierblutung vollständig. Zur Stützung der Konstitution wird danach eine Variation von *Ba Zhen Tang* (Acht Schätze Dekokt) verschrieben.

Analyse: Im Gegensatz zu den vorhergehenden zwei Fällen mit primär Qi-Stau oder Feuchtigkeit liegt hier primär eine Qi-Leere vor, weshalb drei *Yuan*-Punkte verwendet werden. Diese sollen *Yuan*-Qi vom *San Jiao* in die jeweiligen Meridiane ziehen (für weitere Ausführungen zu diesem Konzept siehe Kapitel 17).

Den Symptomen zufolge wären sowohl Milz- als auch Nieren-Leere in Frage gekommen, dank der Meridianpalpation konnte aber eine klare Unterscheidung zwischen *Tài Yīn und Shào Yīn* getroffen werden, denn zwischen Ni3 *(Taì Xī)* bis Ni6 *(Zhào Hăi)* gab es keine Auffälligkeiten.

Die Rückenschmerzen waren ein Hinweis auf eine Kälte-Stagnation im Blasen-Meridian, weshalb auch das Blasen-Qi tonisiert wurde.

Bemerkung: Bei gynäkologischen Beschwerden aufgrund einer *Tài Yīn*-Disharmonie findet man sehr häufig Veränderungen zwischen Mi9 und Mi10 (Tab. 5.5).

Punktpaar	Fall	Auswirkung auf die Qi-Transformation
Lu5 – Mi9	1	Reguliert *Tài Yīn* und verbessert dadurch die Feuchtigkeitsversorgung der Haut (harmonisierende Technik).
Lu5 – Mi9	2	Wirkt stark regulierend und ableitend, um die Beziehung zwischen *Tài Yīn* (Feuchtigkeit) *und Yáng Míng* (Trockenheit) wieder herzustellen (ableitende Technik).
Ma25 – Ma40	2	Diese Kombination aus *Luo*-Punkt und Lokalpunkt stellt die Flüssigkeitszirkulation im Dickdarm-Meridian wieder her.
Lu5 – Mi9; Mi4 – Ren3; Ma40 – Ren12	3	Lu5 – Mi9 wirkt regulierend und unterstützend auf Mi4 und Ma40 (harmonisierende Technik an allen Punkten bis auf Ma40, der ableitend genadelt wird)
Lu9 – Mi3	4	Diese beiden *Yuan*-Punkte werden bei einer primären Leere angewendet (tonisierende Technik)

Tabelle 5.5
Analyse der Punktpaarungen aus den Fallbesprechungen.

Erzählung

Bewegungsdrang

Der Nährstofftransport ist eine Funktion von *Tài Yīn*. Der Transport *hin zu den Nährstoffen* war hingegen immer die Aufgabe von Dr. Wangs kleinem Auto gewesen. Nach der Vormittagsarbeit ging es immer zum Mittagessen. Die Klinik lag zwar in einem geschäftigen Einkaufsbereich voller Restaurants, Dr. Wang bevorzugte aber die Restaurants in einem älteren Stadtteil. Beijing war erst kürzlich für den Verkehr von Fahrrädern, Bussen und schwarzen Limousinen umgestaltet worden und Dr. Wang war in diesem chaotischen Verkehr niemals in Eile. Wie schnell er jedoch seinen Zwei-Türer in diesem Verkehr bewegen konnte, schien einige Taxi- oder Audifahrer ziemlich zu frustrieren. Ohne ihre Proteste zu beachten, beschrieb er im Vorbeifahren die verschiedenen Plätze ganz enthusiastisch: „Hier in dieser Gasse lebte ich mit meinen Eltern nach meiner Geburt. Ich kann mich noch an den alten Mühlstein dort erinnern." Auf dem Autobahnring fur er dann fort: „Diese Autobahn wurde auf der ehemaligen Stadtmauer von Beijing errichtet, und ursprünglich lag hier ein Teich, in dem wir schwammen oder angelten". Manche Glaspaläste erinnerten ihn an eine Schule oder einen Markt, der sich an diesen Stellen befunden hatte, und gelegentlich verirrten wir uns, da manche Straßen sich so schnell änderten, dass sie nicht einmal im letztjährigen Stadtplan zu finden waren.

Am Ende fanden wir immer irgendwie eines seiner Lieblingsrestaurants. Im Norden Chinas gilt ein Essen ohne Nudeln als „nicht vollständig" und im Süden gilt dasselbe für Reis. Da Beijing in Nordchina liegt, aßen wir meistens Nudeln. Bei der Vielfalt an chinesischen Nudelspeisen ist das jedoch keinesfalls eintönig: Nudelsuppe, Nudeln mit Saucen, gebratene Nudeln, in Tontöpfen gebackene Nudeln, …Gewohnt an die beschränkten Speisekarten der Chinarestaurants im Westen sind Touristen oft von der großen Essensvielfalt der chinesischen Großstädte verblüfft.

An einem wolkigen Sommertag speisten wir in einem jener alten Restaurants, das die Stadterneuerung überlebt hatte. Seit 150 Jahren hatte man sich hier auf Zubereitungen im Tontopf spezialisiert und servierte immer noch traditionelle Eintöpfe und Fleischsuppen: An den Wänden hingen Malereien aus der Qing-Dynastie, die ähnliche Speisen wie jene auf unserem Tisch zeigten. Wie in jeder anderen Sprache braucht es auch im Chinesischen eine sorgfältige Wortwahl, um während des Essens nach dem WC zu fragen. Ich legte meine Essstäbchen zur Seite und fragte nach dem „Handwaschraum?" Dieser Begriff hat auf Chinesisch auch die Bedeutung „Badezimmer" und ist höflicher als der Begriff für „Toilette". Da es in Restaurants aber manchmal auch separate Waschgelegenheiten ohne Toiletten gibt, kann das leicht zu Missverständnissen führen. Dr. Wang fragte mich daher: „Möchtest du dir die nur die Hände waschen?" Auf meine Antwort, dass ich nach einer „Vollservice-Einrichtung" suchte, musste er lachen. Bei meiner Rückkehr schmunzelte er beim Gedanken an eine Geschichte aus alten Kliniktagen …

Dr. Wang

„Ich erinnere mich an eine junge Patientin Ende Zwanzig in den 80-er Jahren. Sie hatte ein Jahr zuvor ihr erstes Kind bekommen, litt seither unter Harninkontinenz und musste alle 20 Minuten auf die Toilette. Sie hatte viele

Ärzte, sowohl Westlicher als auch Chinesischer Medizin aufgesucht, aber nichts hatte geholfen. Es ist erstaunlich, wie stark manche Krankheiten das Leben der Patienten beeinflussen können und wie schwierig auch eine scheinbar einfache Beschwerde zu behandeln ist.

Diese Frau arbeitete in einer staatlichen Fabrik in einer Zeit noch vor der Privatisierungswelle der 90-er Jahre, als staatliche Fabriken einen kündigungssicheren Job boten. Oft jedoch war die dortige Arbeit ermüdend, vor allem jene langweiligen Jobs, welche eigentlich kaum Arbeit erforderten. Vor ihrer Schwangerschaft hatte sie eine der besseren Arbeitsstellen an einem Fließband inne gehabt, wo es zwar viel zu tun gab, man aber den ganzen Tag miteinander plaudern konnte.

Nach der Schwangerschaft musste sie nun viel öfters auf die Toilette, alle 30 oder 50 Minuten, manchmal sogar noch öfter. Da ihre Aufgabe die Kalibrierung einer der größeren Maschinen war, musste der ganze Arbeitsprozess bei jedem ihrer WC-Besuche unterbrochen werden.

Nachdem ihr Vorgesetzter diese Probleme bemerkt hatte, teilte er ihr einen weniger anspruchsvollen Aufgabenbereich in der Verpackung zu. Aber auch die Verpackungsabteilung hatte einen gewissen Rhythmus, und dieser wurde durch ihre Toilettenbesuche ebenfalls unterbrochen. Folglich musste sie die Arbeitsstelle erneut wechseln und bekam die Betreuung des Fabrikstelefons zugeteilt. Sobald jemand aus einem anderen Fabriksteil ein Gespräch wünschte, hatte sie einen Aufseher zu suchen.

Sie verpasste jedoch so viele Telefonanrufe, dass sie schließlich den Auftrag bekam, das WC-Papier zu verteilen. Sie hasste diesen Job, da sie jetzt ihre Freundinnen nur noch in den Pausen traf. In diesem sehr unglücklichen Zustand kam sie zu mir.

Ich sah mir die bisherigen Behandlungen an: Es war eine „Dislokation der Urethra" diagnostiziert worden, eine häufige Diagnose bei postpartaler Harninkontinenz. Durch diese Dislokation könne sie ihren Harndrang weniger kontrollieren, und durch die häufigen WC-Besuche verhindere sie ein Einnässen. Es gab keine Hinweise auf Harnwegsinfekte oder neurologische Störungen. Normalerweise löst sich eine derartige postpartale Harninkontinenz innerhalb weniger Monate von selbst – bei ihr aber offensichtlich nicht.

Die westlichen Medikamente hatten zwar ein wenig geholfen, sie hatte die Einnahme aber wegen der Nebenwirkungen (Mundtrockenheit und verschwommenes Sehen) beendet und sich der chinesischen Medizin zugewandt.

Der erste Arzt diagnostizierte eine „Nieren-Leere", da die Symptome nach der Schwangerschaft aufgetreten waren und von Rückenschmerzen begleitet wurden. Eine Kräutertherapie über mehrere Monate konnte den Harndrang allerdings nur wenig bessern. Daraufhin besuchte sie eine Akupunkturklinik, wo am *Ren Mai* im Bauchbereich starke Nadeltechniken mit starker Ausstrahlung zur Blase durchgeführt wurden. Man verwendete auch starkes, narbenbildendes Moxa am Unterbauch und bei Ni3 *(Taì Xī)*, um Qi und Yang der Niere zu stärken. Trotz dieser starken Behandlungen mit vielen Nadeln kam es zu keiner Besserung. Über die Anamnese kam auch ich zu keiner definitiven Diagnose, denn abgesehen von der Inkontinenz war sie ziemlich gesund.

Die Meridianpalpation zeigte kleine, schnurförmige Knötchen bei Lu7 *(Liè Quē)*, jedoch unauffällige *Shao-Yin*-Meridiane. Der Milz-Meridian war vor allem im Bereich zwischen Mi3 *(Taì Bái)* und Mi4 *(Gōng Sūn)* sowie im Bereich von Mi9 sehr druckempfindlich. In den vorhergehenden Behandlungen lag der Fokus immer auf einer Stärkung der Niere und deren Halte-Funktion; aus meiner Sicht lag die Ursache jedoch in einer *Tài Yīn*-Qi-Leere mit fehlender Flüssigkeitstransformation: „Die *Tài Yīn*-Qi-Leere hatte zu einem Verlust der Regulation und Zirkulation der Wasserwege geführt" (脾胃失調通水道, *pí wèi shī tiáo tōng shuǐ dào*).

Ich nadelte die *Yuan*-Punkte Lu9 und Mi3 mit einer sanft tonisierenden Technik. Mein Fokus lag dabei auf einer leichten Ausstrahlung von Lu9 zum Daumen und einer ausdehnende Ausstrahlung bei Mi3.

Am nächsten Tag kam die Frau ganz strahlend in die Klinik: Sie hat am Vortag das WC nur acht Mal aufsuchen müssen! Ich behandelte sie weitere drei Wochen zwei Mal wöchentlich mit diesen vier distalen Punkten. Sie hatte bessere und schlechtere Tage, aber es zeichnete sich generell ein Trend Richtung Besserung ab. Nach einem Monat und insgesamt sechs Behandlungen war sie komplett beschwerdefrei. Für sie war das eine enorme Erleichterung, weil sie nun an ihren ursprünglichen Arbeitsplatz und zu ihren Freundinnen zurückkehren konnte.

Ein Patientenbeispiel wie dieses liefert interessante Einsichten: Manche Miktionsprobleme können sehr effektiv über *Tài Yīn* behandelt werden. In diesem Fall verwendete ich jedoch weder Milz-Punkte am Bauch noch einen Punkt wie Mi9 *(Yīn Líng Quán)*, welcher traditionell für Miktionsschwierigkeiten indiziert ist. Wegen der klaren Diagnose „*Tài Yīn*-Qi-Leere mit Störung der Flüssigkeitstransformation" wählte ich die *Yuan*-Punkte.

Zu diesem Behandlungsprinzip konnte ich jedoch nur dank eines klaren Verständnisses der *Tài Yīn*-Qi-Dynamik kommen. Hätte ich nur die *Funktion* einzelner Punkte bedacht, hätte ich die Behandlungsstrategie der anderen Ärzte mit einem Fokus auf Niere, Blase und Unterbauch wiederholt. Jede effektive Akupunktur braucht aber die traditionellen Konzepte der Organphysiologie.

Bemerkenswert sind in diesem Fall auch die geringe Nadelanzahl und die sanfte Stimulation. Starke Stimulationen hatten über mehrere Monate keine Verbesserung gebracht und aus meiner Sicht sogar ihr Meridiansystem geschwächt. Manchmal erzielt man mit einer scheinbar einfachen und sanften Behandlung deutliche stärkere Effekte. Auch ich verwende bei manchen Patienten gelegentlich mehr Nadeln. Wichtig ist jedoch, jeden Patienten immer im Zusammenhang mit der Geschichte seiner Beschwerden zu sehen."

Zu diesem Zeitpunkt war das Essen schon lange beendet und wir beobachteten ganz gedankenverloren die anderen Restaurantbesucher. Ein paar Minuten später ließ mich Dr. Wang bei einer nahegelegenen U-Bahn-Station aussteigen, und während die alten U-Bahn-Wägen unter den geschäftigen Straßen durchfuhren, dachte ich an die kleinen Fabriken oberhalb von mir …

Kapitel 6

少陰
Shào Yīn – Das jüngere Yin

Charakteristik und Funktion von *Shào Yīn*

Shào Yīn ist für die Regulation des Feuers (火, *huǒ*) zuständig: Es kanalisiert und reguliert Hitze der Außenwelt und ist die Quelle von Feuer und Bewegung im inneren Milieu. *Shào Yīn* verbindet Herz und Nieren und ist einerseits das Zentrum des Yin und andererseits die Achse zwischen *Tài Yīn* (öffnen) und *Jué Yīn* (schließen). Angetrieben wird es durch den Herzschlag und die Bewegung des *Ming Men* (命門, *mìng mén*) zwischen den Nieren. Innerhalb der drei Yin-Systeme ist die Bewegung am größten in *Tài Yīn*, das die Nahrung nach außen bis zu den drei Yang-Meridianen verteilt. *Shào Yīn* hingegen reguliert das Vorgeburtliche Qi und die Blutbewegung, in *Jué Yīn* nimmt die Yang-Bewegung ab und es kommt zu einer kurzen „Bewegungslosigkeit/Stille".

Bei *Shào Yīn* ist es wichtig, klinisch zwischen Meridian und Organ zu unterscheiden:

- Über den *Shào Yīn*-**Meridian** kann man pathologisches Feuer ausleiten und das Herz klären (泄火清心, *xiè hǔo qīng xīn*) sowie die *Yin Luo*-Gefäße öffnen und drainieren (疏通陰絡, *shū tōng yīn luò*). Er kann Blut bewegen und Blut-Stase und Hitze transformieren.
- Die *Shào Yīn*-**Organe** sind die Quelle des physiologischen Feuers.

Shào Yīn als Achse ist dem Feuer und damit der Bewegung zugeordnet, wobei das *Shào Yīn*-Feuer zwei Feueraspekte beinhaltet:

- Das *Ming Men* (Tor des Lebens) (命門, *mìng mén*) der Niere.
- Das Herrscherfeuer des Herzens (君火, *jūn hǔo*).

Das *Shào Yīn*-Feuer reguliert die Verteilung von Flüssigkeiten und Nahrung nach außen (*Tài Yīn*) und das Speichern und Verteilen von Blut im Inneren (*Jué Yīn*). Auf den ersten Blick erscheint es widersinnig, dass Feuer, das von Natur aus Yang ist, aus einem Yin-Meridiansystem entspringt.

Der Schlüssel zum Verständnis dieses scheinbaren Widerspruches liegt im Konzept der Nierenessenz (精, *Jīng*). *Jīng* ist eine fundamentale Yin-Substanz, aus der das *Ming Men*-Feuer empor steigt (Abb. 6.1).

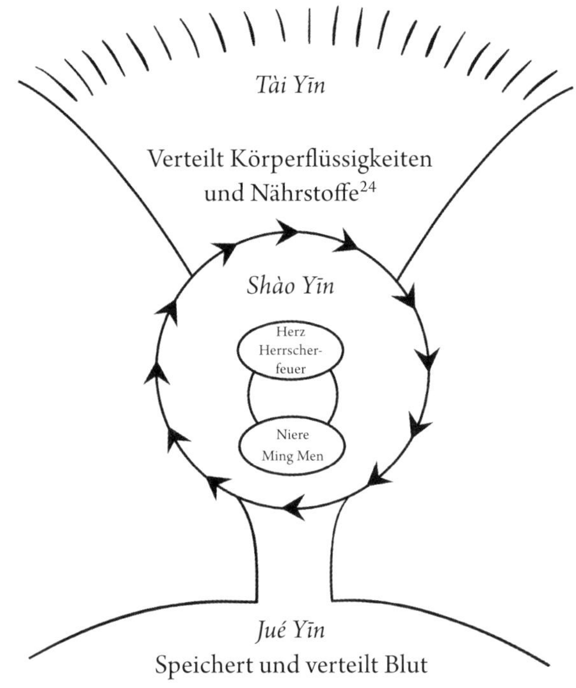

Abbildung 6.1
Das *Shào Yīn*-Feuer reguliert die Bewegung zwischen den Yin-Schichten.

Eine wichtige Aufgabe der *Shào Yīn*-Organe ist es, den Körper zu wärmen. Dies unterscheidet sich aber von jener Funktion der Milz, die Yin-Organe zu „wärmen". Das *Tài Yīn*-Erwärmen geschieht durch Ernährung, wohingegen *Shào Yīn* über die von *Ming Men* und Herrscherfeuer angetriebene Blutbewegung wärmt.

24 Robertson verwendet im Originaltext den Begriff „nourishment" als eine der zentralen *Tài Yīn*-Funktionen. Es gibt im Deutschen keinen dazu äquivalenten Begriff: „Nourishment" ist weiter gefasst als die Funktion des in der deutschsprachigen Literatur üblichen Begriffs „Nähr-Qi" und bedeutet auch „Nährstoffe" oder schlicht „Nahrung" (Anm. d. dt. Ü.).

Frage *Wenn Shào Yīn eng mit dem Herrscherfeuer und dem Ming Men verbunden ist, warum wird der Shào Yīn-Meridian dann klinisch hauptsächlich zum Klären von Hitze, Stase und Feuer verwendet? Warum wird er nicht verwendet, um bei einer Leere zu wärmen?*

Dr. Wang

Das liegt an der einzigartigen Natur des *Shào Yīn*. Jeder der Sechs Meridiane hat seine eigene Natur und ein einzigartiges physiologisches Aufgabengebiet. Im Gegensatz zur Synergie der *Tài Yīn*-Organe findet auf der *Shào Yīn*-Schicht eine funktionelle Balance zwischen Organen und Meridianen statt. Der schwierigste Punkt bei *Shào Yīn* ist die Bedeutung von „Feuer". *Shào Yīn* umfasst die **Meridiane** und **Organe** von Herz und Niere, wobei „Feuer" in jedem Organ und auch in den Meridianen eine unterschiedliche Bedeutung hat: Die Meridiane regulieren Feuer, die Organe hingegen sind die Quellen des physiologischen Feuers.

Es ist didaktisch sinnvoll, die Organe und Meridiane gedanklich zu trennen. Organ-Dysfunktionen können leicht zu Feuer führen, welches in der Folge im Meridiansystem eingesperrt wird.

Das Konzept der „Feuer-Stagnation in den Meridianen" lässt sich besonders gut auf Hitze-Stagnation in den Yin-*Luo*-Gefäßen anwenden, wobei das Bild einer Achse und einer Bewegung hilfreich ist. Eine eingeschränkte oder überschießende Bewegung in den Achsen (= Organen) kann Hitze und Feuer in den Meridianen auslösen, entweder Leere-Hitze oder Fülle-Hitze (Feuer). Liegt die Wurzel tatsächlich in *Shào Yīn*, dann handelt es sich immer um Leere. Auch wenn die Meridiansymptome wie eine Fülle-Pathologie aussehen, ist die zu Grunde liegende *Shào Yīn*-Organstörung eine Leere. Es gibt also zwei unterschiedliche Anwendungen für den *Shào Yīn*-Meridian:

1. Bei Hitze oder Feuer in den *Shao Yin*-Meridianen selbst: Seine zwei Hauptfunktionen sind folglich
   a) Feuer ausleiten und Hitze klären
   b) die Yin-*Luo*-Gefäße öffnen und freilegen.
2. Im anderen Fall werden die *Shào Yīn*-Meridiane eingesetzt, um die Qi-Dynamik der Organe Herz und Nieren zu regulieren. Das unterscheidet sich deutlich vom Ziel der Funktion 1, das „Herz zu klären" oder die „Yin-*Luo*-Gefäße zu öffnen".

Diese zweite Anwendung (Regulation der Qi-Dynamik) ist allgemein bekannt. So wird der Herz-*Shào Yīn*-Meridian bei Herz Qi-Leere oder der Nieren-*Shào Yīn* Meridian bei Nieren-Leere eingesetzt.

Im *Shào Yīn*-Meridiansystem herrscht eine sehr spezielle Beziehung zwischen den Meridianen und Organen. Punktauswahl oder Behandlungstechnik hängen davon ab, welche Effekte man in a) den Meridianen oder b) den Organen anstreben. Auch die beiden Meridiane selbst unterscheiden sich voneinander und sollten nicht nur einzeln, sondern auch als Teil des gesamten Meridiansystems gesehen werden. Das ist komplex und es ist wichtig, bei der klinischen Arbeit immer wieder darüber nachzudenken (Tab. 6.1).

Shào Yīn-Meridian	Kräftigt und transformiert, um Feuerstagnation zu klären
Shào Yīn-Organe	Quelle des Stoffwechselfeuers

Tabelle 6.1
Shào Yīn-Meridian und *Shào Yīn*-Organe im Vergleich

Es gibt noch ein weiteres Konzept, um das Verständnis von *Shào Yīn* zu vertiefen, nämlich die Rolle des Perikards als „Beschützer des Herzens".

Oft hat man den Eindruck, als wären Feuer oder Hitze im *Shào Yīn* eingeschlossen, tatsächlich sind sie es jedoch im *Jué Yīn*-Perikard. Bei pathologischem Feuer oder Hitze muss man daher immer auch *Jué Yīn* berücksichtigen. Das Perikard ist ebenfalls ein Feuer-Organ und steht in Verbindung zum Ministerfeuer (siehe Kapitel 7). Aber auch „Hitze oder Feuer im Herz-Meridian" wird häufig über den Perikard-Meridian behandelt. In der Frühgeschichte der Chinesischen Medizin wurde der Herz-Meridian nie genadelt, da das Herz die Wohnstätte des Geistes *Shén* und der Kaiser des Körpers ist, und Dysfunktionen des Herz-Meridians wurden stets über Perikard-Punkte behandelt.

Obwohl heutzutage *Shào Yīn*-Herz-Punkte häufig genadelt werden, zeigen sich Hitze-Störungen häufiger am Perikard- als am Herz-Meridian. Es besteht hierzu jedoch eine allgemeine Tendenz: Störungen des Herzmuskels und der Herzblutversorgung verursachen generell eher Palpationsveränderungen am Perikard-Meridian, Reizleitungsprobleme oder Arrhythmien hingegen eher am Herz-Meridian. Emotionale Störungen können sich auf beiden Meridianen manifestieren, häufiger jedoch am Perikard. Eine Ausnahme ist Ängstlichkeit, welche oft mit Befunden zwischen He5 (*Tōng Lǐ*) und He7 (*Shén Mén*) einhergeht. Wie üblich, muss man zur Differenzierung palpieren (Tab. 6.2).

Meridian	Zeigt üblicherweise Palpationsveränderungen bei…
Shào Yīn Herz	Herz-Qi-Pathologien (Reizleitungsstörungen, Herzrhythmusstörungen und emotionale Probleme)
Jué Yīn Perikard	Herz-Blut-Pathologien (Herzkranzgefäße und emotionale Probleme)

Tabelle 6.2
Mögliche Ursachen für Palpationsbefunde am Herz- und Perikard-Meridian

Die Fünf Wandlungsphasen-Beziehung von Herz und Nieren

Herz und Niere stehen in einer einzigartigen Beziehung zueinander. Im Gegensatz zur Synergie von Lunge und Milz bei *Tài Yīn*, ist *Shào Yīn* durch eine dynamische Spannung charakterisiert. Diese Unterschiede können anhand der Fünf-Wandlungsphasentheorie erklärt werden: Lunge und Milz stehen, wie auch die *Jué Yīn*-Organe Leber und Perikard, in einer Mutter–Kind-Beziehung zueinander, zwischen Herz und Niere besteht aber eine Kontroll-Beziehung (Wasser kontrolliert Feuer). Innerhalb der Yang-Schichten liegt eine ähnlich einzigartige Beziehung zwischen Blase und Dünndarm vor (Abb. 6.2).

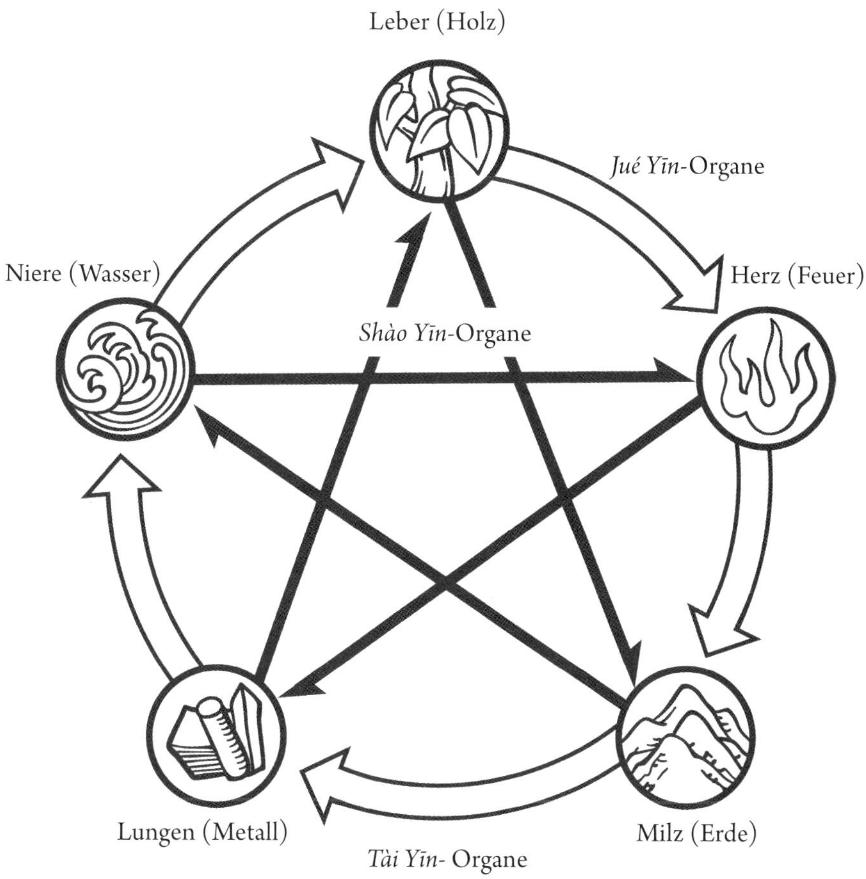

Abbildung 6.2
Die unter den Yin-Organen einzigartige Fünf Wandlungsphasenbeziehung von *Shào Yīn*

Diese Unterscheidung anhand der Fünf Wandlungsphasen hat auch eine klinische Bedeutung, denn *Shào Yīn* wird selten in derselben Weise wie die anderen Meridianpaare reguliert. Die Organe von Herz *Shào Yīn* und Niere *Shào Yīn* arbeiten nämlich nicht immer synergistisch, sondern balancieren sich gegenseitig aus. Sie bewegen die *Shào Yīn*-Achse wie zwei Magnete, von denen einer Wassernatur, der andere Feuernatur hat. Als Folge sind die Kommunikation und Interaktion zwischen Herz und Nieren generell störungsanfällig, was als „Disharmonie zwischen Herz und Niere" bezeichnet wird und Grundlage für eine Vielzahl von Symptomen (Schlaflosigkeit, Reizbarkeit, exzessives Träumen, Palpitationen, Samenausfluss etc.) ist (Abb. 6.3).

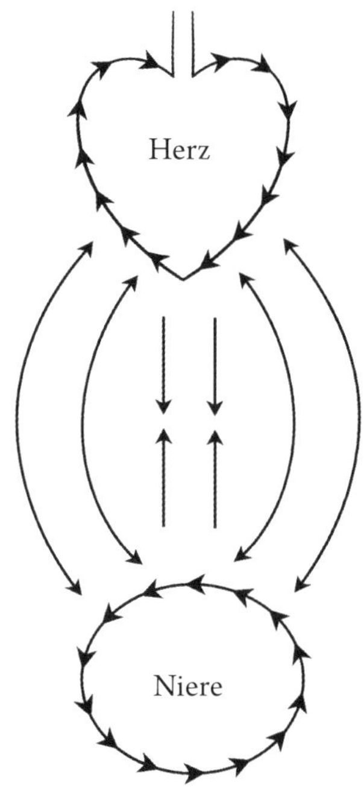

Abbildung 6.3
Herz und Niere wirken aufeinander ausgleichend, ähnlich zweier drehender Magneten, die eine Feuer–Wasser Paarung bilden.

Dennoch gibt es klinische Situationen, in denen die Kombination von Herz- und Nieren-Punkten ähnlich synergistisch wirkt wie Lunge-Milz-Kombinationen, vor allem, wenn man eine Bewegung erzielen will (siehe Fallstudien am Ende dieses Kapitels). Häufiger jedoch, speziell bei Leere-Pathologien, wird *Shào Yīn* mit anderen Meridianen kombiniert:

- Herz-Blut-Leere: Herz-Punkte mit *Tài Yīn*-Milz Punkten.
- Nieren-Yin-Leere: Nieren-Punkte mit *Jué Yīn*-Leber- oder auch *Tài Yīn*-Punkten (Milz und Lunge).

Spezifische Behandlungsstrategien dafür werden weiter unten erörtert.

Auch die schlüssigsten Theorien sind nur hilfreich, wenn sie die Therapie tatsächlich bereichern können. In Bezug auf die Lehre der Meridiane und der Fünf Wandlungsphasen heißt das, dass man bei der Entwicklung von Behandlungsstrategien nicht die Verbindungen zwischen den Yin- und Yang-Organen vergessen darf. Der schwierigste Teil bei der Erstellung von Behandlungsstrategien ist es, die Beziehungen zwischen Meridiansystem und Organen (*Zàng Fǔ*) differenziert zu begreifen. Dies ist ein langer Lernprozess und der beste Lehrer ist die klinische Erfahrung. Ziel dieses Buches ist es, für diesen Lernprozess einen Rahmen zu schaffen.

Das Konzept der „Disharmonie zwischen Herz und Niere“

An dieser Stelle sollen zuerst ein paar Anmerkungen über die Balance von Feuer und Wasser in den Funktionen von Herz und Nieren gemacht werden. Was ist die wirkliche Bedeutung des geläufigen Begriffes „Disharmonie zwischen Herz und Niere“ (心腎不交, *xīn shén bù jiāo*)? Um die Beziehung dieser beiden Organe zueinander vollständig zu begreifen, muss man die verschiedenen Ebenen der *Shào Yīn*-Physiologie beachten:

- der Beziehung von *Shào Yīn* zum gesamten Meridiansystem.
- die Beziehung zwischen Herz und Niere innerhalb von *Shào Yīn*.
- die Beziehung innerhalb der Niere auf Ebene des *Ming Men*.

Jede Beeinträchtigung dieser Beziehungen kann zu einer Disharmonie von Herz und Nieren führen. Es ist aber einfacher, zuerst die Niere getrennt zu betrachten, und dann zur Stellung von Herz und Niere innerhalb des ganzen Meridiansystems überzugehen (Abb. 6.4).

Es wurde schon erwähnt, dass das Feuer im *Ming Men* durch die Yin-Essenz erschaffen wird, denn paradoxerweise beherbergt die Niere als Yin-Organ (Wasser) einen „Feuer“-Prozess. Bei der Betrachtung der Feuer–Wasser-Natur der Niere sollte man nicht in entweder/oder Begriffen denken, sondern sich das Yin–Yang-Symbol (*tài jí*, 太極) vor Augen halten: Obwohl die Essenz eine Yin-Substanz ist, trägt sie in sich Samen des *Ming Men*-Feuers (Yang). Gleichzeitig wurzelt das *Ming Men*-Feuer trotz seiner eindeutigen Yang-Natur in dieser Essenz. Das *Tai Ji* symbolisiert, wie ein Wasser-Organ ein Feuer hervorbringen kann, das in weiterer Folge zum Zündfunken für die Qi-Transformation in allen anderen Organen wird.

Neben der Feuer–Wasser-Balance innerhalb der Niere gibt es noch eine weitere Feuer–Wasser-Balance zwischen Herz und Niere, in der die Niere das Wasser darstellt und das Herz das Feuer. Das ist als Beziehung zwischen Yin-Essenz (Niere) und Yang-Herrscherfeuer (Herz) bekannt. Diese Beziehung charakterisiert im weitesten Sinne das gesamte *Shào Yin*-System.

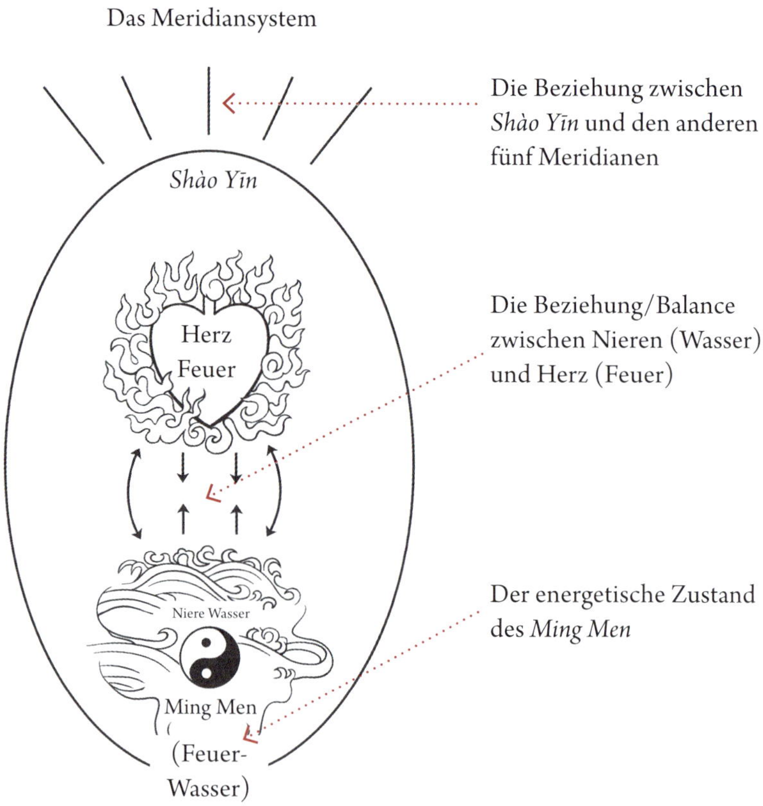

Abbildung 6.4
Drei Beziehungen, welche die Interaktion von Herz und Niere beeinflussen können

Gerät das Herrscherfeuer in Fülle oder Leere, wird es durch die Nieren-Essenz reguliert: Dies ist die Balance, welche weiter oben mit den rotierenden Magneten verglichen wurde. Wenn der Wassermagnet zu langsam rotiert, wird er durch Feuer beschleunigt, und wenn der Feuermagnet zu schnell rotiert, wird er durch Wasser gekühlt und gebremst. Sind die beiden in Balance, ist ihre Interaktion ebenmäßig und konstant. Sind diese beiden Magneten nicht in Balance, kann sich eine Disharmonie zwischen Herz und Niere entwickeln, was sich meist als Nieren-Yin-Leere mit sekundärer Leere-Hitze im Herzen zeigt. Die Behandlungsprinzipien und Wirkungen einzelner Kräuter der Rezeptur *Tian Wang Bu Xin Tang* (Pille des Himmelskaisers, um das Herzen zu kräftigen) illustrieren ein weit verbreitetes Vorgehen bei dieser *Shào Yīn*-Störung (Tab. 6.3).

Kräuter	Hauptfunktion	Effekt auf Qi-Dynamik
Semen Ziziphi spinosae (*Suān zăo rén*)	nährt das Herz-Yin beruhigt *Shén*	Diese Kräuter klären Herz-Feuer
Radix Asparagi (*Tiān mén dōng*)	klärt Hitze im Oberen Erwärmer und nährt das Lungen und Nieren Yin	
Radix Ophiopogonis (*Mài mén dōng*)	klärt Hitze aus dem oberen Erwärmer (nährt Yin von Lunge und Magen)	
Fructus Schisandrae (*Wŭ wèi zĭ*)	beruhigt das Herz (stabilisiert die Nieren)	
Semen Platycladi (*Băi zĭ rén*)	nährt Herz-Blut (beruhigt Shén)	
Radix Salviae miltiorrhizae (*Dān shēn*)	klärt Hitze und Rastlosigkeit (bewegt Blut)	Diese Kräuter öffnen die Zirkulation zwischen Oben und Unten und stimulieren den Qi-Prozess
Radix Platycodi (*Jié gĕng*)	öffnet das Lungen-Qi befreit das Herz	
Radix Ginseng (*Rén shēn*)	unterstützt das Qi	
Poria (*Fú líng*)	hilft dem Milz-Qi	
Radix Polygalae (*Yuăn zhì*)	beruhigt *Shén* und öffnet die Flüssigkeiten über den *San Jiao*	
Radix Angelicae Sinensis (*Dāng guī*)	nährt das Blut	Diese Kräuter bauen Blut auf
Longan Arillus (*Lóng yăn ròu*)	nährt das Blut	
Radix Scrophulariae (*Xuán shēn*)	nährt Nieren Yin	Diese Kräuter nähren Nieren-Wasser
Radix Rehmanniae (*Shēng dì huáng*)	nährt Nieren Yin	

Tabelle 6.3

Analyse der Rezeptur *Tian Wang Bu Xin Tang* (Pille des himmlischen Kaisers, die das Herzen kräftigt)

Neben diesen zwei Aspekten der Herz-Nieren-Beziehung innerhalb von *Shao Yin* wird bei der dritten Pathologie die Harmonie von Herz und Nieren durch das gesamte Meridiansystem gestört. Bei einer Disharmonie zwischen Herz und Niere ist es daher wichtig, das gesamte Meridiansystem zu untersuchen.

Die allgemein bekannteste Meridian-Beziehung ist die Innen–Außen-Beziehung. Bei *Shào Yīn* hat vor allem die Beziehung von Niere und Blase eine besondere Bedeutung. Die Blase, ein Yang-Organ, liegt in der äußersten der drei Yang-Schichten (*Tài Yáng*) und fungiert als Kanal nach außen, durch den die Niere Inneres Feuer und Hitze regulieren kann. Der Blasen-Meridian kann Hitze ausleiten, indem er diese über die Hautoberfläche (*Tài Yáng*) nach außen „entlüftet" (煦發, *xù fā*), auf der anderen Seite kann die Blase den Körper durch das Ausscheiden von Flüssigkeiten wärmen, denn zu viel Feuchtigkeit kann zu Kälte führen. Viel klarer Urin ist ein Zeichen dafür, dass der Körper Flüssigkeiten zu entfernen versucht, um im Endeffekt Wärme zu erzeugen. Derartiges Urinieren ist tatsächlich sehr häufig ein Zeichen von Kälte aufgrund von Nieren-Leere.

Auf der anderen Seite dient die Kräuterformel *Dao Chi San* (Pulver, um Röte auszuleiten) dazu, *Shào Yīn*-Hitze (insbesondere Herz-Feuer) über die Blase auszuleiten, wenn roter und spärlicher Urin auf Hitze hinweist. Durch vermehrte Urinausscheidung kann Feuer ausgeleitet werden. Diese Beispiele zeigen, wie die Innen–Außen-Beziehung von *Shào Yīn* und *Tài Yáng* die Balance zwischen Herz und Niere unterstützt (Abb. 6.5).

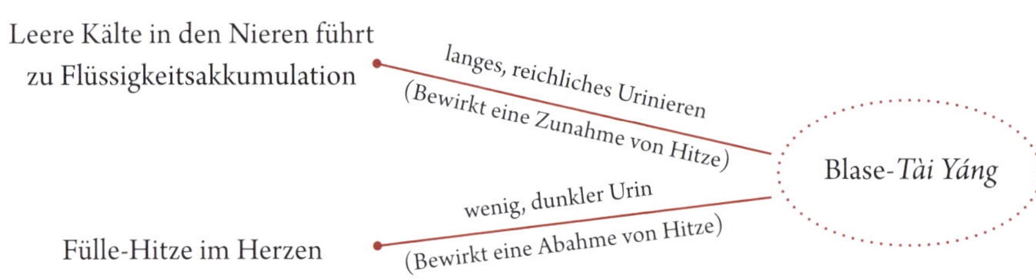

Abbildung 6.5
Shào Yīn-Störungen können durch *Tài Yáng* reguliert werden

Klarerweise haben auch andere Meridiane Auswirkungen auf die *Shào Yīn*-Physiologie, so steht zum Beispiel die Bewegung der *Shào Yīn*-Achse unter Einfluss des Blutes des *Jué Yīn*. Störungen der Blutqualität (vor allem Blut-Hitze) können daher die Beziehung von Herz und Nieren stören (siehe Kapitel 7).

Schließlich steht der Verbindungspfad zwischen Herz und Nieren auch in Verbindung mit der Flüssigkeitsbewegung in den Drei Erwärmern, und auch *Tài Yīn* kann die Kommunikation von Herz und Nieren beeinflussen. Feuchtigkeits- und Schleimansammlungen im Inneren verhindern nämlich eine harmonische Interaktion von Feuer und Wasser. Auch hierfür ist die Kräuterkombination in *Tian Wang Bu Xin Tang* (Pille des Himmelskaisers, um das Herzen zu kräftigen) ein gutes Beispiel.

Die Herz–Nieren-Beziehung kann also auf jeder der folgenden drei Ebenen beeinträchtigt werden

1. Das *Ming Men* entsteht in den Nieren auf Basis einer Feuer–Wasser-Beziehung, und letztendlich führt diese Interaktion von Essenz und Feuer innerhalb der Nieren zur Produktion des *Yuan*-Qi.
2. Innerhalb des *Shào Yīn* gibt es eine Balance zwischen Essenz (Nieren) und Herrscherfeuer (Herz).
3. Die Verbindung von Herz und Nieren wird durch Regulation des gesamten Meridiansystems aufrechterhalten, deutlich ersichtlich an den Innen–Außen Organpaarungen: Hitze kann in *Shào Yīn* dank des Kontakts des *Tài Yáng* zur äußeren Umgebung reguliert werden. Zusätzlich spielt klarerweise auch die Blut- und Flüssigkeitsphysiologie der anderen Organe eine wichtige Rolle für eine gute *Shào Yīn*-Funktion.

Das Kommunikationsnetzwerk für diese physiologischen Prozesse ist wiederum das Meridiansystem. Probleme auf jeder Schichte können die *Shào Yīn*-Physiologie beeinträchtigen und zur „Disharmonie von Herz und Nieren" führen. Für eine eindeutige *Shào Yīn*-Diagnose ist die Einschätzung des Wasser-Feuer-Status (Yin und Yang) von höchster Wichtigkeit. Wenn man diese Diagnose durch eine klare Lokalisierung noch weiter verfeinern kann (zum Beispiel: „innerhalb der Nieren" im Gegensatz zu „Nieren-Blase"), wird die Diagnose noch präziser. Dies führt wiederum zu klareren Behandlungsprinzipien und besseren klinischen Resultaten.

Klinische Überlegungen zu *Shào Yīn*

Wie oben erwähnt, zeigt die Meridian-Pathologie bei *Shào Yīn* entweder Fülle- oder Leere-Aspekte, die Wurzel liegt aber zumeist in einer Organ-Leere. Auf Basis einer Nieren-Leere kann es zu einer „Überfunktion" (亢進, *kàng jìn)* des Herzens kommen, einem der häufigsten Gründe für Herz-Feuer. Die Krankheitswurzel (eine Nieren-Organ-Leere) zeigt sich dabei klinisch als Fülle (Trockenheit, mentale Störungen wie Reizbarkeit/Rastlosigkeit, Palpitationen oder Herzrhythmusstörungen). Eine reine Leere beider *Shào Yīn*-Organe umfasst eine Schwäche des Herrscherfeuers im

Herzen und/oder eine Schwäche des *Ming Men* der Nieren. Die Symptome ähneln einer kongestiven Herzinsuffizienz mit ungenügender Flüssigkeitsbewegung: Schwellungen, kalte Extremitäten, Flüssigkeitsansammlung in den Lungen, Nieren-Ödeme oder Libidoverlust.

Interessanterweise zeigen sich Nieren-Ödeme generell im Gesicht (Oberer Erwärmer), Herz-Ödeme aber in den unteren Extremitäten (Unterer Erwärmer). Westliche und Chinesische Medizin stimmen hier – allerdings über unterschiedliche Erklärungen – überein. Im Fall von Nieren-Qi-Leere kann das Qi des Unteren Erwärmers das Gesicht nicht erreichen, bei Herz-Leere (Yang) kann das Yang nicht bis zu den unteren Extremitäten absteigen. Diese Pathologien sind jedoch nicht mit den Meridianen assoziiert, sondern stellen Organ-Dysfunktionen dar. Die Differenzierung von Organ-Symptomen versus Meridian-Symptomen mag trivial erscheinen, ist aber für die Auswahl von Akupunkturpunkten oder Kräutern sehr wichtig.

Zusammenfassung

Der *Shào Yīn*-**Meridian**: Dieser ist sowohl ein Teil der *Shào Yīn*-Organe, geht aber in seinem Einflussbereich auch über diese hinaus. Er klärt Innere und Äußere Hitze und spielt eine wichtige Rolle in der funktionellen Balance der *Shào Yīn*-Organe. Er leitet Feuer aus, klärt das Herz und öffnet die Yin-*Luo*-Gefäße.

Die *Shào Yīn*-**Organe**: Diese erwärmen den Körper.

Zusammen sind die *Shào Yīn*-Organe und -Meridiane für die Regulation der komplexen Feuersphysiologie zuständig. Einige der häufigsten Pathomechanismen für „eingeschlossene Hitze im *Shào Yīn*-Meridian" (ein *Shào Yīn*-Fülle-Hitze-Muster) sind:

- Eingeschlossene Hitzepathogene (熱邪內閉, *rè xié nèi bì*): Herz-Symptome wie Ängstlichkeit und Agitiertheit.
- Geschwüre oder Feuertoxine (瘡瘍火毒, *chuāng yáng huǒ dú*): Das betrifft manche Formen der Gürtelrose und Geschwüre.
- Stagnation in den *Luo*-Gefäßen in Herz und Gehirn (心腦絡瘀, *xīn nǎo luò yū*): Das betrifft die Mikrozirkulation in Herz oder Gehirn (Schlaganfälle, Gedächtnis- und Entwicklungsstörungen).

Das Herz

Das Herz ist der Kaiser und verantwortlich für die Klarheit des Geistes (Shén).

(心者.君主之官也.神明出焉, *Xīn zhě, jūn zhǔ zhī guān yě, shén míng chū yān)*
Sù Wèn, Kapitel 8

Mit dieser Passage beginnt das 8. Kapitel des *Sù Wèn*. Mit diesen zehn Schriftzeichen wird die Bühne für alle weiteren Organe eröffnet. Mit seinem Zuständigkeitsbereich „Klarheit des Geistes (*Shén*)" wird das Herz über alle anderen Organe gestellt. *Shén míng* (神明) sollte ziemlich wörtlich mit „Klarheit des Geistes" übersetzt werden, denn gerade bei diesem Begriff ist es wichtig, keine im Original nicht enthaltene Bedeutung hinzuzufügen. *Shén* (神, *shén)* im Zusammenhang der Chinesischen Medizin ist außerhalb Chinas mit gewissen Vorurteilen beladen. Um dieses Wort klar zu verstehen, muss man wissen, was die Autoren des *Nèi Jīng* damit gemeint haben könnten. *Shén* ist die Intelligenz der Existenz selbst, während „Klarheit des *Shén*" eine Manifestation dieser Intelligenz ist. *Shén* wird im Chinesischen immer verwendet, um etwas normalerweise nicht Sicht- oder Fühlbares zu bezeichnen und ist jene unsichtbare Intelligenz, welche Erkenntnis und Interaktion mit der Umwelt ermöglicht. „Erkennen" bezieht sich hier nicht auf einen bewussten Prozess, es ist jene (allen Organismen) angeborene Fähigkeit, die Umwelt wahrzunehmen und auf sie zu reagieren. Beim Menschen kann man drei Ebenen der Wahrnehmung unterscheiden:
- Wahrnehmung der Umwelt: die Sechs Qi.
- Wahrnehmung des inneren Milieus: die Bewegung der Qi-Dynamik.
- Wahrnehmung der sozialen Umwelt: Interaktion mit Menschen oder Tieren.

Durch seine Rolle als „Erkenner" besitzt das Herz eine Ausnahmestellung innerhalb der zwölf Organe und ist die Quelle der Lebensintelligenz (*Shén*).

Das Herz liegt oberhalb des Zwerchfells, unterhalb der Lungen auf der Höhe des 5. Brustwirbels (Du11 *(Shén Dào)*) und wurde traditionell als „Pfirsich oder Lotus mit Öffnungen an der Oberseite" beschrieben. Möglicherweise wussten die Anatomen in alten Zeiten von den uns heute bekannten Bindegewebsverbindungen zwischen dem Herzen und dem Bereich um den 7. Brustwirbel herum. Palpationsveränderungen im Bereich zwischen 5. und 7. Brustwirbel weisen folglich oft auf eine Herz-Dysfunktion hin.

Das Herz ist die Achse der Blutbewegung, zwischen Perikard und Leber *(Jué Yīn)* als Blutspeicher und Lunge und Milz *(Tài Yīn)*, die das Blut mittels Äußerem Qi ernähren, denn vom Herzen wird das Blut schließlich durch den gesamten Körper bewegt.

In Kapitel 5 wurde erörtert, wie das Wahre Qi (真氣, *zhēn qì*) durch die Lunge in den Körper dringt, die Milz „Nahrung und Getreide" transformiert und daraus die Essenz des Blutes (nährend = *Yíng*-Qi, schützend = *Wèi*-Qi) gebildet wird. Das Herz bewegt in Folge dieses Blut durch den Körper.

Die Funktionen des Herzens

1. Das Herz befehligt die Blutgefäße[25]

Dies bezieht sich auf die Funktion des Herzens, das Blut durch die Gefäße zu bewegen. Durch die verschiedenen Übersetzungen des Schriftzeichens 主 (*zhŭ*, befehligen) aus „Das Herz befehligt die Blutgefäße" (心主血脈, *xīn zhŭ xuè mài)* kann es allerdings zu Schwierigkeiten kommen. Manchmal wird beispielsweise behauptet, dass das Blut vom Herzen „erschaffen" wird.[26] Treffender aber wäre, dass das Blut vom Herzen „kommt", also das Blut durch den Herzschlag bewegt wird.

Eine Diskussion der Blutgefäße sollte auch das schon erwähnte Konzept der *Yin Luo*-Gefäße umfassen, jene kleinsten Gefäße der Yin-Meridiane, die man mit der Mikrozirkulation vergleichen kann. Der *Shào Yīn*-Meridian kann, wie erwähnt, sowohl verwendet werden, um Hitze auszuleiten als auch, um Stagnation in den *Yin Luo*-Gefäßen zu lösen. Eine Stase in diesen *Yin Luo*-Gefäßen kann jedoch sekundär ebenso zu Hitze führen: Durch eine Schwäche des Herzens kann das Blut auf Ebene der *Luo*-Zirkulation nicht ordnungsgemäß bewegt werden, was zu Blut-Stase und weiter zu Hitze führt. Diese Hitze kann schlussendlich Furunkel (瘡癤, *chuāng jiē*) und Geschwüre (皰瘡, *pào chuāng*) verursachen. Eine lang anhaltende Stagnation in den *Yin Luo*-Gefäßen kann auch zu mentalen Störungen, Gedächtnisproblemen, Sprachstörungen oder sogar Schlaganfällen führen. Im Allgemeinen sind Hitze und Stase aus den *Yin Luo*-Gefäßen (meistens Blut-Stagnation) schwieriger zu klären als aus den *Yang Luo*-Gefäßen (meistens Qi-Stagnation). Die *Yin Luo*-Gefäße kann man am effektivsten durch Verwendung des *Shào Yīn*-Meridians klären. Hitze in Yang *Luo*-Meridianen hingegen klärt man durch den betroffenen Yang-Meridian selbst. Bei beiden *Luo*-Gefäßen (Yin- und Yang) ist die „Mikrozirkulation" das wichtige Grundkonzept.

Frage *Sie haben die Aussage des Nèi Jīng erwähnt, dass das Herz „die Blutgefäße befehligt". Welche Beziehungen haben die anderen Yin-Organe zum Blut?*

Dr. Wang

Generell kann die Beziehung jedes Yin-Organs zum Blut mit einem einzelnen Schriftzeichen zusammengefasst werden: Die Leber „speichert Blut" (藏, *cáng)*, das Herz „bewegt Blut" (行, *xíng)* und die Milz „kontrolliert Blut" (統, *tŏng)*.

25 Diese Funktion und andere ähnliche Organassoziationen wurzeln in *Líng Shū*, Kapitel 44: „Die Lungen beherrschen Haut und Haare, das Herz die Gefäße, die Leber die Sehnen, die Milz die Muskeln und die Nieren Knochen und Mark".

26 Siehe zum Beispiel Giovanni Maciocia, „Foundations of Chinese Medicine", Churchill Livingston, 2005, S. 107), wo behauptet wird, dass Blut im Herzen „erschaffen wird". Diese Sichtweise ist mir aus keiner modernen chinesischen Quelle bekannt.

Organ	Zeichen	Bedeutung
Milz	統, *Tǒng*	*Kontrolliert* das Blut Die Milz sammelt das Blut und hält es (auf Kapillarebene) in den Gefäßen.
Herz	行, *Xíng*	*Bewegt* das Blut Das Herz pumpt das Blut und bewegt auch das Bewusstsein.
Leber	藏, *Cáng*	*Speichert* das Blut Tief im Inneren wird Blut zur Verjüngung gespeichert und von dort dahin gebracht, wo es augenblicklich gebraucht wird.

Tabelle 6.4
Die Yin-Organe und ihre Beziehungen zu Blut

Die Leber „speichert" das Blut": In klassischen Texten bezeichnet *cáng* das „Halten von Substanzen innerhalb der Yin-Organe"; es deutet an, dass etwas irgendwo tief und sicher verstaut wird.

Zwei grundlegenden Subkategorien dieser Leberfunktion sind:

- Sie hält das Blut für Speicherung und Erneuerung in der tiefsten Yin-Schicht.
- Sie verteilt das Blut sorgsam dorthin, wo es im Körper am meisten gebraucht wird.

Das Herz „bewegt" das Blut[27]: Auch diese Funktion beinhaltet zwei Aspekte:

- Das Herz bewegt das Blut und pumpt es durch den Körper, was der Sichtweise der westlichen Medizin ähnelt.
- Das Herz bewegt Bewusstsein: Vereinfacht ausgedrückt bedeutet das, dass der Geist eine adäquate Blutversorgung benötigt.

Die Milz schließlich „kontrolliert" das Blut: Sie ist dafür zuständig, es in seinen Grenzen zu halten, sie „sammelt" es auf Kapillarebene auf. Nachdem das Blut mit dem inneren Milieu interagiert hat, bringt sie es wieder in die Gefäße zurück.

27 Das Schriftzeichen 行 (*xíng)* bezeichnet eine „geregelte, normale Bewegung entlang eines Weges" und bezog sich ursprünglich auf die Stämme der Bäume entlang einer Hauptstraße. Die Bedeutung wurde später auf Gebäude mit „Säulen" übertragen (wie im Begriff für „Bank"-*Yin Hang*). Ein Dank für diese Einsichten ergeht an Dan Bensky.

2. Das Herz speichert *Shén*[28]

Der Begriff „*Shén*" (Geist) bezieht sich, allgemein gesehen, auf die Intelligenz der Existenz. Diese Intelligenz findet man in allen Lebewesen. In Pflanzen zeigt sich „*Shén*" in der Fähigkeit, sich den Jahreszeiten anzupassen oder sich der Sonne zuzuwenden (Heliotropismus), im Menschen im Verstehen und Erfassen, in der Fähigkeit, assoziativ von einem Konzept in ein anderes zu wechseln. So gesehen umfasst *Shén* auch die moderne Definition der „Intelligenz".

Shén besitzt eine Yang- und eine Yin-Natur. Die Essenz *(Jīng)* ist die Basis für das Körperliche und *Shén* die Präsenz des Übernatürlichen im Menschen. *Yi* (logisches Denken, assoziiert mit der Milz) beinhaltet das „Verdauen" von Information, aber nur *Shén* ist fähig zu Inspiration. Die Qualität des *Shén* jedes Individuums hat einen tiefgehenden Einfluss auf die Fünf Seelenaspekte, denn durch einen unklaren *Shén* kann es zu Verwirrung der anderen Seelen kommen. Auch dies unterstreicht die Position des Herzens als „Kaiser".

3. Das Herz öffnet sich in der Zunge

Die Beziehung zwischen Herz und Zunge ist vor allem im Zusammenhang mit Sprache und Kommunikation von Bedeutung. Probleme der Zungenbewegung oder der Fähigkeit, eigene Ideen auszudrücken, fußen höchstwahrscheinlich in einer Herz-Dysfunktion. Die Beziehung zwischen Herz und Zunge steht auch in Zusammenhang mit der Fähigkeit des Herzens, *Shén* zu beherbergen. Einer der oben beschriebenen Aspekte von *Shén* ist die Fähigkeit, „die Welt klar zu erkennen". Dies ist weiter gefasst als das moderne medizinische Konzept „bei Bewusstsein sein". Wer bei Bewusstsein ist, ist nicht notwendigerweise zu klarem Erkennen fähig. Patienten nach Schlaganfall können zum Beispiel bei Bewusstsein sein, aber gleichzeitig unfähig, die Welt rundherum klar wahrzunehmen. Hier ist die Qi-Transformation des *Shào Yīn* betroffen. Bei diesen Schlaganfallpatienten ist oft die Sprachfähigkeit beeinträchtigt, obwohl die Zungenbewegung relativ normal ist. Bei einer derartigen *Shén*-Beeinträchtigung sollte man das Konzept der Mikrozirkulation und der *Yin Luo*-Gefäße berücksichtigen.

Auch Niere, Milz und *Yin Qiao Mai* (Yin-Fersen-Gefäß) weisen eine Beziehung zur Zunge auf (für eine detaillierte Untersuchung der Zungenfunktion nach der Chinesischen Medizin siehe Anhang 2).

28 Die chinesischen Begriffe für die geistigen Aspekte *(Shén, Hún, Pò, Yi, Zhi)* beließ ich unübersetzt, da sie in der deutschsprachigen Literatur geläufig und so dem Lesefluss nicht hinderlich sind. Jede Übersetzung könnte immer nur einen kleinen Teil des Bedeutungsspektrums wiedergeben (Anm. d. dt. Ü.).

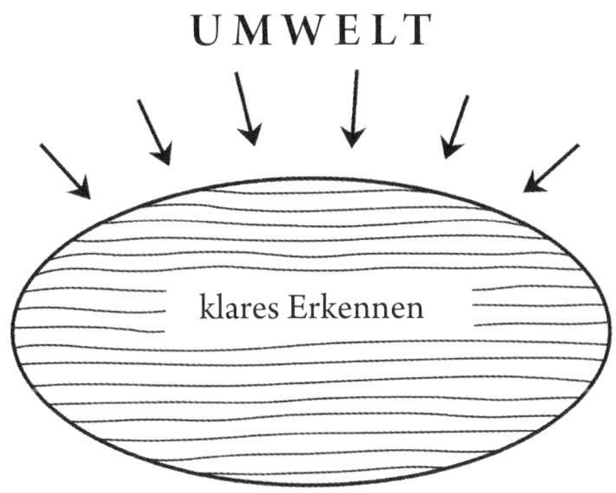

Nur wenn es ruhig und klar ist, kann das
Herz die Umwelt klar erkennen

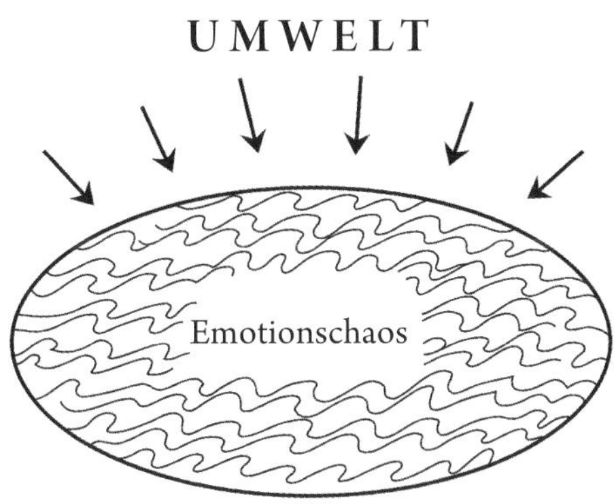

Wenn das Herz durch „die Winde der Sieben Emotionen"
bewölkt ist, wird die Realität verschleiert und verdunkelt.

Abbildung 6.6
Das Herz als Spiegel

Perlen klinischer Weisheit

- In vielen klassischen Werken werden juckende Hautläsionen, speziell im oberen Körperbereich oder im Gesicht, in Beziehung zum Herzen gestellt. Sie können auf Hitze-Toxine im Herz-Meridian hinweisen, was zum Beispiel häufig bei Akne oder Aphten der Fall ist. Zur Diagnose palpiert man den *Shào Yīn*-Meridian.
- Der Rückenbereich zwischen 5. und 7. Brustwirbel hat Verbindung zum Herzen und ist oft bei Wahrnehmungsstörungen (神志, *shén zhi*) beteiligt. Auch in der Behandlung kindlicher Entwicklungsstörungen (Störungen der Muskelkoordination, der Sprachkoordination, der Wahrnehmung o.a.), aber auch bei Demenz, Alzheimer und anderen kognitiven und emotionalen geriatrischen Störungen wird dieser Bereich zwischen 5. und 7. Brustwirbel therapeutisch genutzt. Bei emotionalen

Problemen sind er und die parallel dazu liegenden Blasen-Punkte oft schmerzhaft. Zur Stärkung des Gehirns wird oft das Punktpaar He5 (*Tōng Lǐ*) – Ni6 (*Zhào Hǎi*) hinzugefügt.

- Schlaflosigkeit, Ängstlichkeit oder Schreckhaftigkeit beinhalten oft einen Herz-Aspekt, häufig Yin-Blut-Leere.
- Schmerzen in den Genitalien können auch durch Hitzeansammlung im *Shào Yīn*-Meridian aufgrund einer darunterliegenden Nieren-Yang-Leere entstehen. Es zeigt sich also eine Fülle (Schmerz), die Wurzel ist jedoch eine Yang-Qi-Leere, welche die Zirkulation nicht aufrechterhalten kann.
- Harninkontinenz kann ebenfalls einen Bezug zu Herz *Shào Yīn* aufweisen. He7 mit Ni3 kann man gut bei nächtlichem Einnässen oder (speziell nächtlicher) Harninkontinenz anwenden.

Die Nieren

„Die Nieren haben den Posten für kraftvolle Leistungen inne;
von ihnen gehen wundersame Fähigkeiten aus."

(腎者·作強之官·伎巧出焉, Shèn zhě, zuò qiáng zhī gu ān, jì qiǎo chū yān)

Diese scheinbar mystische Aussage ist fest in der Realität verwurzelt und bezieht sich auf das Konzept der Nieren als Speicherort der Essenz, der wichtigsten materiellen Substanz. Eine wörtliche Übersetzung für den ersten Teil wäre *„ist ein Organ, das handelt und sich bemüht"*, was ein Hinweis auf die Wichtigkeit der Niere als materielle Wurzel des Körpers ist. Sie ist jene Wurzelkraft, welche man in Notsituationen benötigt, und auch die körperliche Gesundheit ist das Ergebnis einer gesunden Nierenessenz. Die Niere ist damit die Quelle für die *„wundersame Fähigkeit"* (= Fortpflanzungsfähigkeit) des Körpers. Der Begriff *„kraftvolle Leistungen"* steht in Bezug zur Willenskraft (志, *zhì*), jener Fähigkeit des Menschen, stetig zu handeln und es immer wieder zu versuchen. Das letztendliche biologische Ziel dieser Willenskraft ist die Fortpflanzung. Man sagt, dass sich die Niere auf der Höhe des zweiten Lendenwirbels, etwa auf Höhe des Nabels, sammelt.

Die Funktionen der Nieren

1. Die Nieren speichern Essenz (*Jīng*)

Essenz ist die Yin-Wurzel des *Ming Men* (Tor des Lebens), die treibende Kraft hinter allen Lebensprozessen. Sie ist die zentrale Manifestation unseres Erbgutes auf

Körperebene. Sie interagiert mit dem Qi aus Flüssigkeiten, Nahrung und Luft, um die Basis für die Alltagsaktivitäten zu bilden. Die Essenz ist der Bauplan für die Erschaffung des Körpers, der Funke für die Qi-Dynamik aller Organe, und von ihr kommt auch der Drang zum ersten Lebensatem. Die Essenz bewegt sich mit der Körperseele der Lunge *(Pò)*, die das Körper-Qi befehligt. Der Zündfunke am Beginn dieser Qi-Dynamik ist jedoch die Essenz, die auch der Yin-Aspekt zum Yang-Aspekt *Shén*[29] ist. Die Stärke des physischen Körpers (Yin = materiell) basiert letztendlich auf der Stärke der Essenz (Yin). Alle Wachstums- und Entwicklungsstadien sind Manifestationen der Essenz, und Altersschwäche folglich ein Hinweis darauf, dass sie abnimmt.

Im 5. Kapitel dieses Buches wird die Beziehung zwischen *Shén und Hún* erwähnt. Das „Kommen und Gehen" des *Shén* erfolgt mit dem *Hún* (Wanderseele), welches in der Leber und im Leber-Blut beheimatet ist. Die Beziehung zwischen *Shén* (Herz) und Essenz (Niere) unterscheidet sich jedoch von jener zwischen *Shén* (Herz) und *Hún* (Leber). Die Essenz verwurzelt *Shén* im Körper und macht so „geistige Einsichten" zu Realität (Balance von Feuer und Wasser). *Hún* verwurzelt *Shén* auf eine andere Art und Weise als die Essenz: Die Essenz ist die vorgeburtliche Wurzel, das Leber-Blut *(Hún)* die nachgeburtliche Wurzel, basierend auf der Fülle des Nachgeburtlichen Qi. Auf der anderen Seite bewegt das Herz das Blut und damit auch *Hún* (*Hún* wird in Kapitel 7 ausführlicher beschrieben).

2. Die Niere beherrscht die Knochen

Die Niere ist für Wachstum und Entwicklung der Knochen zuständig, speziell in der Kindheit, denn sie hat die Funktion, die Entwicklungsstadien zu lenken. Das Knochenwachstum in der Kindheit gilt als die am besten sichtbare Manifestation einer „Essenz-Fülle".

3. Die Niere speichert die Willenskraft *Zhì* (志)

Eine weitere Bedeutung für das Schriftzeichen 志 (*Zhì*) ist „Standhaftigkeit" (堅定, *jiān dìng*), also die Konsequenz und Fähigkeit, Pläne umzusetzen. Diese Willenskraft (oder auch Intention) ist eng mit unserer Essenz verbunden und von deren Qualität abhängig. Alle Essenz vergeudenden Aktivitäten beeinträchtigen daher früher oder später auch die Willenskraft.

In diesem Zusammenhang machte es Sinn, die Beziehung zwischen Herz und Niere im Zusammenhang mit den Fünf Seelenaspekten zu betrachten. Dem Herzen ist *Shén*, der Niere *Zhì* zugeordnet. *Shén* ist die Intelligenz der Existenz, die Fähigkeit,

29 Wie schon in den vorherigen Kapiteln habe ich mich entschieden, „spirit" nicht ins Deutsche zu übersetzen, sondern den chinesischen Originalbegriff „*Shén*" zu verwenden. Der deutsche Begriff „Geist" beinhaltet viele unpassende Assoziationen, und der Begriff *Shén* ist in der deutschen Literatur gängig und gebräuchlich (Anm. d. dt. Ü.).

die eigene Vision zu erkennen und auf die Außenwelt auszudehnen (Intuition). Auch die Wahrnehmung erfolgt durch *Shén*. Im Gegensatz zur Yang-Natur von *Shén* ist die Essenz im physischen Körper verwurzelt. Die Balance zwischen Essenz und *Shén* ist damit ein weiterer Aspekt der *Shào Yīn*-Physiologie. „Intelligenz" im westlichen Sinne, der neugierige, fragende und aktive Geist, ist auf Unterstützung durch eine körperliche Kraft angewiesen. Das ist der Kern der Beziehung zwischen *Shén* und Essenz (Abb. 6.7).

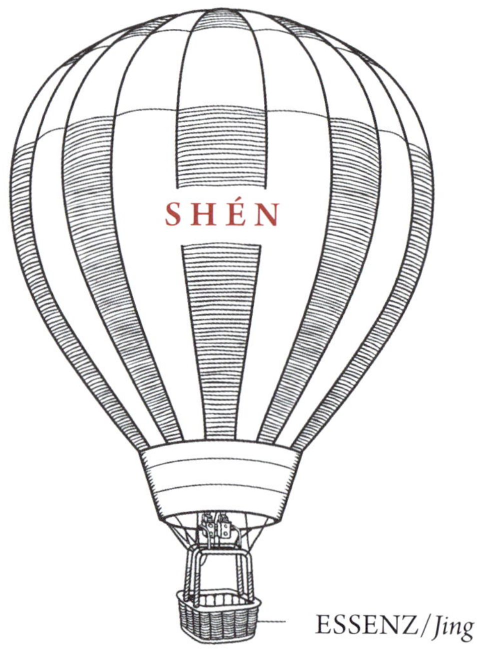

Abbildung 6.7
Die Essenz verwurzelt *Shén*, um damit Intuition zu ermöglichen.

Um realisiert zu werden, müssen Ideen mit konsequenter Willenskraft verfolgt werden; man „muss am Ball bleiben". Man kann noch so viele interessante Ideen haben – wenn Herz und Nieren nicht kommunizieren, kann man diese nicht in die Realität umsetzen. Essenz (*Jīng*) und Willenskraft (*Zhì*) sind folglich zwei Seiten derselben Münze. Um ein Vorhaben umzusetzen, ist die Standhaftigkeit einer guten vorgeburtlichen Essenz notwendig. Auf der anderen Seite kann das Lebenspotenzial der Essenz ohne die Intelligenz des *Shén* nicht seine beste Ausdrucksform finden. Nur mit einem ruhigen und klaren Spiegel des Herzens kann sich die Willenskraft auf realistische Ziele fokussieren. Der Wille zum Leben und der Wille, Herausforderungen anzunehmen, fußt in der physischen Form (Essenz). Ohne diese materielle Basis werden Antrieb und Entwicklungsdrang irgendwann verebben.

Ein Hinweis auf eine gute Ausstattung mit „Essenz" ist demnach auch, wenn man inmitten einer schweren Krankheit einen starken Willen behält.

4. Die Niere öffnet sich in die Ohren

Manche schließen aus der Beziehung zwischen Niere und Ohren, dass alle Ohrerkrankungen eine Verbindung zur Niere hätten. Das ist nicht richtig. „Niere" bezieht sich auf die kleinen Mittelohrknöchelchen, und bei Problemen dieser Knochen (z.B. eingeschränkte Flexibilität) ist eine Nierenbeteiligung wahrscheinlich (z.B. bei Altersschwerhörigkeit). Auch Störungen der Flexibilität oder der Ernährung des Trommelfells weisen auf eine Nierenbeteiligung hin. Bei Tinnitus oder allmählicher Taubheit durch eine Hörnerven-Pathologie könnten die Nieren auf der anderen Seite völlig unbeteiligt sein. Bei Tinnitus ist meisten die Qi-Dynamik von Leber und Gallenblase gestört, häufig aufgrund von Hitze. Wenn die Klarheit des Gehörs beeinträchtigt ist, könnte das durch Feuchtigkeitsakkumulation im Innenohr bedingt sein. Das wiederum ist meist über die Milz zu behandeln. Feuchtigkeitsbedingte Innenohrprobleme können aber auch, wie die unten stehende Fallstudie zeigt, auf eine fehlende Nieren-Qi-Transformation zurückgehen (siehe Anhang 2).

Perlen klinischer Weisheit

- Die Aussage im *Nèi Jīng*, dass „die Niere den Posten für kraftvolle Leistungen innehat", kann als Andeutung auf die Verbindung der Niere zu Adrenalin gesehen werden. Die Niere sorgt dafür, auch in extrem stressigen Situationen Leistung zu erbringen. Analog dazu schädigt übermäßiger Stress auf lange Sicht die Nieren.
- Allergien oder Autoimmunerkrankungen weisen oft einen Nieren-Bezug auf. Man kann sie als Überaktivität dieser „kraftvollen Leistungen" verstehen, dass die Niere also „mit unpassender Kraft" reagiert. In solchen Fällen muss man das Nieren-Yin stärken. Bei Heuschnupfen ist daher das Punktpaar Lu5 – Ni7 hilfreich, um die Lunge zu harmonisieren und das Nieren-Yin zu stärken. Ähnlich können bei chronischen Allergien, Sinusitis oder allergischem Asthma Rezepturen zur Stärkung des Nieren-Yin angewendet werden.
- Störungen des Hormonsystems haben häufig einen Bezug zur Nieren-Qi-Dynamik, weshalb Nieren-regulierende Akupunktur- und Kräuterbehandlungen oft bei Hormonungleichgewichten oder Hormonüber-/unterfunktionen angewendet werden.

Frage *Was unterscheidet den Flüssigkeitsstoffwechsel der Niere von dem der Milz?*

Dr. Wang

Tài Yīn „befehligt" (主, *zhŭ*) die Körperflüssigkeiten, die Niere „kontrolliert" (統, *tǒng*) den Wasserstoffwechsel. Hier ist das Bild eines Baumes hilfreich: Ein Baum absorbiert durch seine Wurzeln Flüssigkeiten, ist dabei aber von der Wärme und vom Qi des Erdbodens (地氣, *dì qì*) abhängig. Der Baum kann hier mit der Milz, der Erdboden mit dem *Ming Men* der Niere verglichen werden. Die Fähigkeit der Niere, das Wasser zu „kontrollieren", hängt grundlegend mit dem *Ming Men* zusammen, das wie das Qi des Erdbodens nach oben aufsteigt, um *Tài Yīn* zu stimulieren und zu wärmen. Es „kontrolliert" das Wasser, indem es Vorgeburtliches Qi für den Flüssigkeitsstoffwechsel zur Verfügung stellt. Die Wärme des *Ming Men* strahlt von den Nieren als treibende Kraft nicht nur in das *Tài Yīn* System, sondern in den ganzen Körper. Diese warme, schaffende Kraft des *Ming Men* im Meridiansystem wird als *Yuan*-Qi bezeichnet. Das *Yuan*-Qi stimuliert den Prozess des Flüssigkeitsstoffwechsels und sorgt damit dafür, dass die Milz die Transformation von Flüssigkeiten und Feuchtigkeit „befehligen" kann (Abb. 6.8).

Probleme des Flüssigkeitsstoffwechsels (z.B. Ödeme) können sowohl durch eine *Tài Yīn*- als auch durch eine *Shào Yīn*-Störung verursacht sein. Bei *Shào Yīn*-Ödemen liegt eine Yang-Leere in Herz oder Niere vor, bei *Tài Yīn*-Ödemen hingegen meist eine Milz-Qi-Leere oder eine übermäßige Feuchtigkeitsakkumulation. Bei *Shào Yīn*-Ödemen kommt es zu Grübchenbildung auf Druck, bei *Tài Yīn*-Ödemen zu einer Ansammlung im Bauch- und Hüftbereich.

Frage *Wir haben zwar noch nicht über Shào Yáng gesprochen, aber trotzdem würde ich gern wissen, wie Sie zwischen diesen beiden „Achsen" des Meridiansystems unterscheiden?*

Dr. Wang

Nun, *Shào Yáng* ist die Achse der drei Yang Meridiane und *Shào Yīn* jene der drei Yin Meridiane. Beide Achsen sind für eine Regulation zuständig. Wie schon erwähnt, ist mir die Bedeutung von *Shào Yīn* als Ort der Bewegung sehr wichtig: Das Herz schlägt und bewegt Blut, und der vorgeburtliche Stimulus der Nieren treibt den Stoffwechsel an. Bei dem Gedanken „Niere" bin ich mir auch des modernen Hormonkonzeptes bewusst. Die adrenergen Hormone spielen im traditionellen Konzept von Nieren-Qi und Nieren-Yang sicher eine Rolle, aber wie immer sind chinesische und moderne Konzepte nicht gleichzusetzen. Die Ähnlichkeiten können aber das Verständnis erleichtern.

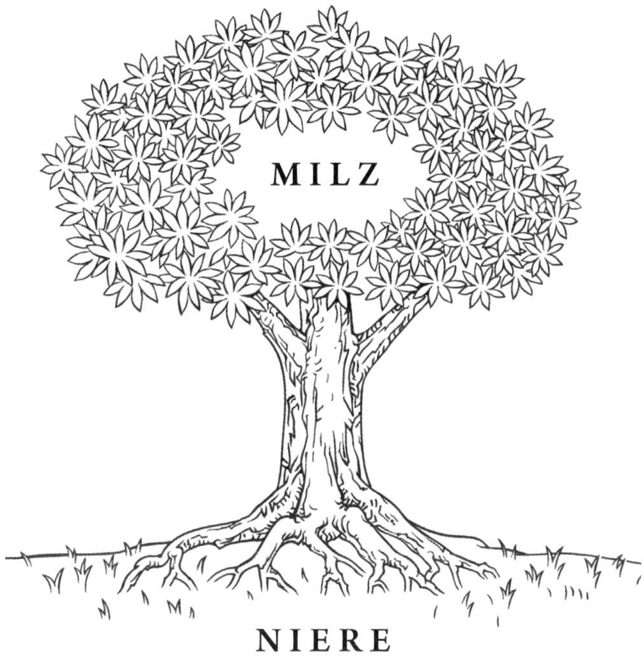

Abbildung 6.8
Die Niere als Wärmequelle und Zündfunken für die Transformation ist für die Milz ähnlich bedeutsam wie die Erde für einen Baum.

Man kann *Shào Yáng* und *Shào Yīn* auch noch von einem vollständig anderen Winkel aus differenzieren, indem man die zwei Kräuterformeln *Xiao Chai Hu Tang* (kleines Bupleurum Dekokt) und *Si Ni San* (Pulver für kalte Extremitäten) vergleicht. Vereinfacht gesagt reguliert *Xiao Chai Hu Tang* die Yang-Achse und *Si Ni San* die Yin-Achse. In *Xiao Chai Hu Tang* entsteht Bewegung zuerst durch Wärmen und Transformieren des Magens mittels *Bàn xià, Shēng jiāng, Rén shēn, Dà zăo* und *Gan Zao*. Diese Bewegung wird dann mittels *Huáng qín* und *Chái hú* nach oben und außen gebracht. Der Großteil der Bewegung durch *Xiao Chai Hu Tang* findet daher in den Yang-Organen und Yang-Meridianen statt.

Si Ni San besitzt durch *Bái sháo* einen anderen Fokus. Diese Rezeptur reguliert ebenfalls mittels *Chái hú*, diese Regulation betrifft aber vermehrt die Yin-Organe. Vor allem *Bái sháo* wirkt tief in der Blutschicht des *Jué Yīn* und bringt den Fokus der Formel in die Yin-Schichten.

Beide Formeln bewegen und sind daher von ihrer Natur her Yang, ihr Einfluss ist aber verschieden, denn sie beeinflussen verschiedene Achsen. Wenn man dieses

Grundprinzip berücksichtigt, bietet sich ein großes Feld an Modifikationsmöglichkeiten. Diese beiden Kräuterformeln liefern einen interessanten Gedankenansatz in Bezug auf die Unterschiede zwischen *Shào Yáng* und *Shào Yīn*.[30]

Die unterschiedlichen Feuer im menschlichen Körper

Frage *Ich bin über den Begriff „Feuer" in der Chinesischen Medizin etwas verwirrt. Die Meinungen dazu variieren in den verschiedenen Texten und verschiedenen historischen Perioden. Wie interpretieren Sie die unterschiedlichen „Feuer" im menschlichen Körper?*

Dr. Wang

In der Chinesischen Medizin sollte jede Diskussion über Feuer oder Wärme mit einem Blick auf *Shào Yīn* beginnen. *Shào Yīn*-Wärme lässt sich in zwei Grundkonzepte zusammenfassen:

1. das *Ming Men* in der Niere,
2. das Herrscherfeuer im Herzen.

Im Anschluss an die Erläuterungen dieser zwei Feueraspekte folgen noch Anmerkungen Dr. Wangs zu anderen Konzepten in der Chinesischen Medizin, die in Bezug zu Feuer und dem menschlichen Stoffwechsel stehen.

Das *Ming Men* (Tor des Lebens)

Die Funktion der Nieren ist grundsätzlich sowohl durch Feuer als auch durch Wasser gekennzeichnet. Der Wasseraspekt ist die Essenz (*Jīng*), das „primäre Yin" (元陰, *yuán yīn*). Der Feueraspekt ist das *Ming Men*, das „primäre Yang" (元陽, *yuán yáng*). Gemeinsam beleben beide Aspekte den Körper. Viele klassische Texte verwenden in der Beschreibung des *Ming Men* die Metapher eines Kochtopfes. Sind *Ming Men* (Feuer) und *Jing* (Wasser) in den Nieren ausgeglichen, wird der Kochtopf stark, aber nicht zu stark kochen. Übermäßiges *Ming Men*-Feuer kann aber die Essenz verkochen und zu Yin-Leere-Hitze führen.

30 Dr. Wang hat dieses Beispiel nicht weiter ausgearbeitet. Ich wollte es aber anführen, weil es charakteristisch ist für seine Art, physiologische Konzepte für Kräuterrezepturen anzuwenden. Indem man an Öffnen, Achse und Schließen der Sechs Schichten denkt, kann man ein Gefühl für Art und Lokalisation von Prozessen bekommen. Die Physiologie (z.B. die Meridiantheorie) dient hier als Bindeglied zwischen Akupunktur und Kräutermedizin.

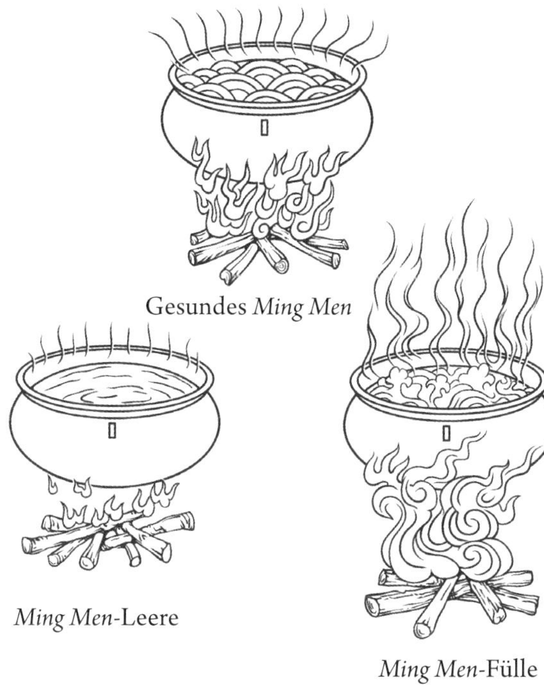

Abbildung 6.9
Die Balance zwischen Feuer und Wasser innerhalb des *Ming Men*.
Sowohl Fülle als auch Leere können einen Einfluss auf den Stoffwechsel haben.

Ein Mangel an *Ming Men*-Feuer reduziert das Kochen und damit auch den Stimulus für die Qi-Dynamik, was sich als allgemeine Yang-Leere zeigt. Man kann das *Ming Men* auch als den Feueraspekt des Vorgeburtlichen Qi, die Essenz *(Jīng)* den Wasseraspekt bezeichnen. Beide sind nicht voneinander zu trennen.

Zwischen dem *Ming Men*-Konzept der Chinesischen Medizin und dem Hormonsystem der westlichen Medizin gibt es einige interessante Parallelen: Beide Konzepte kontrollieren Wachstum, Entwicklung, Libido und den Stoffwechsel. Vor allem der systemische Einfluss der Hormone hat große Ähnlichkeit mit dem *Ming Men* der Chinesischen Medizin. Die moderne Forschung zeigt, dass viele traditionelle Kräuterrezepturen zur „Stärkung des *Ming Men*" oder „Unterstützen des Nieren-Yang" das Hormonsystem beeinflussen, aber die moderne Wissenschaft steckt diesbezüglich noch in den Kinderschuhen (Abb. 6.9).

Nun zu den anderen „Feuer"-Aspekten im Körper: Man sollte immer zwischen den gebräuchlichen Begriffen und Konzepten genau unterscheiden, zu denen zählen:
- Minister-Feuer (相火, *xiàng huǒ*),
- Herrscherfeuer (君火, *jūn huǒ*),
- Brust-Yang (胸陽, *xiōng yáng*),
- Sammel-Qi (宗氣, *zōng qì*).

Das Ministerfeuer

Den Begriff „Ministerfeuer" trifft man zumeist in drei Zusammenhängen an:
1. Als Synonym für das *Ming Men.*
2. In Diskussion über die Fünf Wandlungsphasen, wenn man das „etwas inkongruente" 6. *Zang,* das Perikard und sein gepaartes Yang-Organ einordnen will. Manche schreiben dem Perikard und dem *San Jiao* ebenfalls Feuer-Natur zu, was allgemein gesehen richtig ist. Genauer betrachtet zählen aber zur Wandlungsphase Feuer nur Herz und Dünndarm. Perikard und *San Jiao* werden der Wandlungsphase Ministerfeuer zugeordnet.
3. In der Pathologie im Zusammenhang mit Leber-Gallenblase.

Diese drei Sichtweisen schließen sich gegenseitig nicht aus. Das Ministerfeuer wurzelt im *Shào Yīn* und entspringt dem *Ming Men.* Die Austauschbarkeit der Begriffe „*Ming Men*" und „Ministerfeuer" in vielen klassischen Texten hängt damit zusammen, dass die Lokalisierung dieses speziellen Feuers variiert: Solange es in oder zwischen den Nieren sitzt, ist der Begriff *Ming Men* zutreffend. Sobald es aber den Unteren Erwärmer verlassen hat, variieren die Bezeichnungen und sorgen dadurch manchmal für Verwirrung.

Perikard und *San Jiao* sind in der Fünf-Wandlungsphasentheorie der Wandlungsphase Ministerfeuer zugeordnet und haben folglich eine andere Natur als die Feuer-Organe Herz und Dünndarm. Zusätzlich unterscheidet sich auch die Natur des Ministerfeuers in jedem dieser zwei Ministerfeuer-Organe etwas voneinander.

Im Perikard stellt das Ministerfeuer einen Überfluss des Herrscherfeuers dar. Das Herz kann mit einem Kochtopf auf einer Feuerstelle verglichen werden, wobei die Hitze im Topf dem Herrscherfeuer des Herzens entspricht. Die Hitze, die auf den Seiten des Topfes abstrahlt oder am Topf vorbeizieht, kann mit dem Ministerfeuer auf seinem Weg ins Perikard verglichen werden. Dieses Bild zeigt auch, wie das Perikard das Herz durch Absorbieren und Entfernen übermäßiger Hitze schützt. Das Ministerfeuer entspringt zwar im Perikard dem Herrscherfeuer des Herzens (*Shào Yīn*), ab dem Eintreten in das *Jué Yīn* wird es aber als „Ministerfeuer" bezeichnet und besitzt eine etwas andere Natur. Im Perikard ist das Ministerfeuer Teil der normalen Physiologie, denn die vom Herzschlag erzeugte Hitze wird vom Perikard absorbiert (Abb. 6.10).

Das *Ming Men* in den Nieren weist somit über das Herz einen Bezug zum Ministerfeuer des Perikards auf. Die Beziehung des Herrscherfeuers des Herzens zu den Nieren wurde bereits am Anfang dieses Kapitels beschrieben (siehe Abb. 6.1).

Im *San Jiao* (einem Yang-Organ) zeigt sich ein weiterer Aspekt des Ministerfeuers: Es ist die treibende Kraft des *Yuan-Qi,* das den Nieren entspringt und als angeborene Kraft alle Räume der Drei Erwärmer durchzieht. Es besitzt wie das *Ming Men* eine

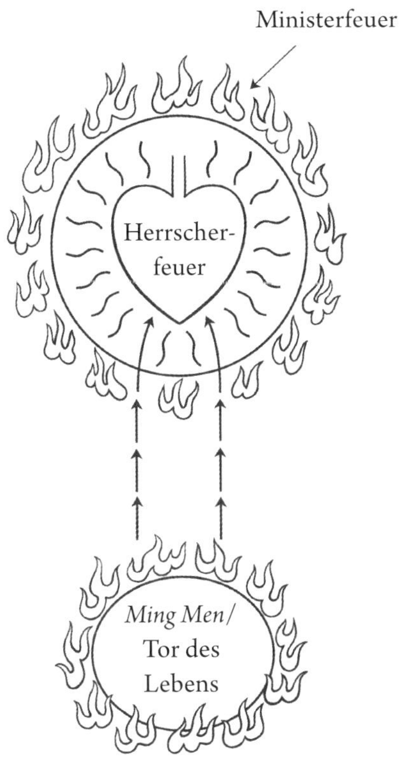

Abbildung 6.10
Das Minister-Feuer des Perikards entspringt dem *Shào Yīn* und ist Teil einer gesunden Physiologie.

Polarität: Sein Yang-Aspekt wurzelt im Ministerfeuer, sein Yin-Aspekt in der Essenz (*Jīng*). Das *Yuan*-Qi ähnelt den Genen und ist der Antrieb unserer Lebensaktivität. Es entsteht nicht im *San Jiao*, wird aber durch ihn über den gesamten Körper verteilt. In den „Wasserwegen" des *San Jiao* vermischt es sich mit den „Nährstoffen" des Blutes aus Nahrung und Atemluft. Hier findet in den Körperflüssigkeiten also ein Zusammenspiel zwischen Vorgeburtlichem und Nachgeburtlichem Qi statt (für eine ausführlichere Darstellung dieses Konzept siehe Kapitel 9). Das im Zusammenhang mit dem *San Jiao* stehende Ministerfeuer entspringt damit ebenfalls dem *Ming Men* des *Shào Yīn* (Abb. 6.11).

Das physiologische Ministerfeuer entspringt damit dem *Shào Yīn* und ist mit dem Perikard und dem *San Jiao* verbunden. Das pathologische Ministerfeuer „verlässt" Perikard und *San Jiao* und kann das Qi der gepaarten Organe Leber und Gallenblase schädigen. Der Begriff „Ministerfeuer" bezeichnet in diesem Zusammenhang ein „entlaufenes Feuer", das sich in der Folge als pathologisches Feuer in Leber und/ oder Gallenblase zeigt.

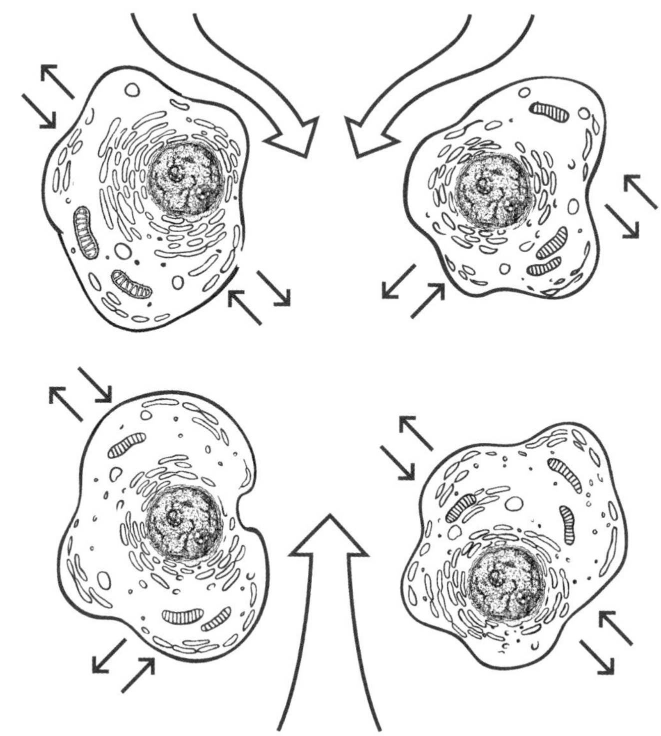

Abbildung 6.11
Darstellung der Interaktion von vor- und nachgeburtlichen Qi auf Ebene der Zelle: In den Flüssigkeiten des *San Jiao* interagieren das Wahre Qi (真氣, *Zhēn-Qì*) und der Nähraspekt des Blutes (营, *Yíng*) mit dem *Yuan*-Qi, das vom Ministerfeuer angetrieben wird.

Im Falle der Leber handelt es sich oft um eine kombinierte Leere von Nieren- und Leber-Yin, worauf das Leber-Yang ungezügelt aufsteigt. Dieses ungezügelt aufsteigende Leber-Yang wird daher manchmal als „aufsteigende Hyperaktivität des Ministerfeuers" bezeichnet: Dabei hat das an sich physiologische Ministerfeuer *Shào Yīn* verlassen und bedrängt nun die Leber.

In der Gallenblase neigt hyperaktives Ministerfeuer eher zu einer Fülle-Pathologie mit Hitze-Stagnation, was manchmal als „inneres Lodern des Ministerfeuers" (相火內熾, *xiàng huǒ nèi chì*) bezeichnet wird.

Im 52-bändigen Werk von Li-Shi Zhen (李時珍) *Ben Cao Gang Mu* (本草綱, „Eine vollständige Darstellung der Materia Medica") aus dem 16. Jahrhundert findet sich eine Beschreibung einer Ministerfeuer-Störung mit Bezug zu Leber und Gallenblase:

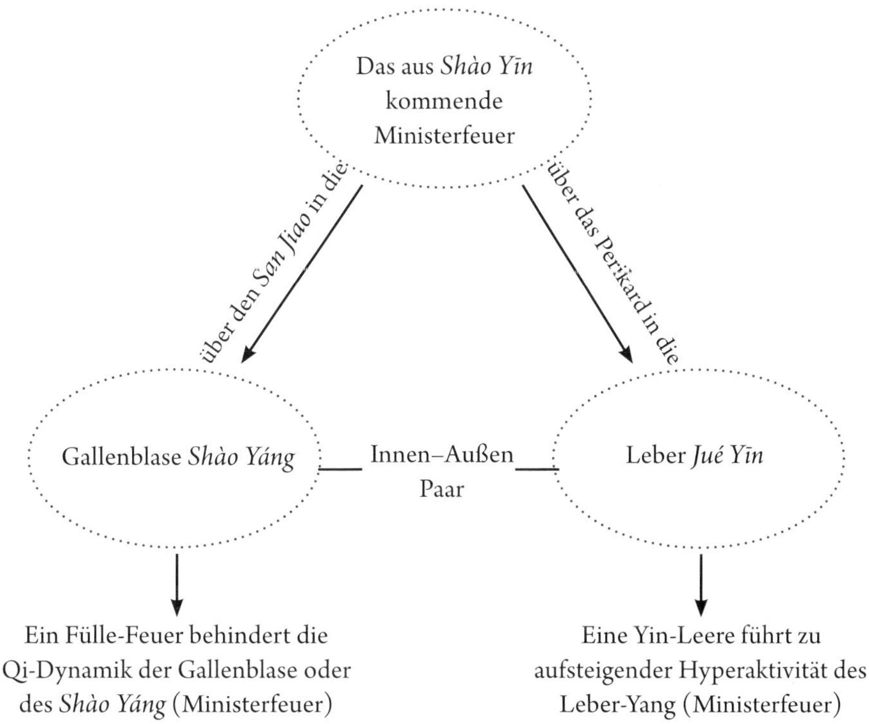

Abbildung 6.12
Außerhalb der Ministerfeuer-Organe und außerhalb von *Shào Yīn* ist das Ministerfeuer pathologisch.

Bei der Beschreibung des Krautes *Líng yáng jiăo* (Cornu saigae tataricae) heißt es:

> „Befindet sich das Ministerfeuer in Leber und Gallenblase, kommt es zu Wut auf der Qi-Ebene. Es entsteht eine Krankheit mit Reizbarkeit und Völlegefühl, Qi-Gegenläufigkeit, einer Schluckauf-Blockade sowie mit Fieber und Schüttelfrost. Dies alles entsteht aus einer Schädigung durch (Äußere) Kälte und tiefliegendes Fieber. Hier kann *Líng yáng jiăo* (Cornu saigae tataricae) verwendet werden, um abzusenken."[31]

Das Kraut wird hier also angewendet, um das Ministerfeuer nach unten und zurück in die Nieren zu leiten.

Einigen anderen Quellen zufolge wird das Ministerfeuer in Leber und Gallenblase „gehalten". Manche Traditionen bezeichnen damit die Yang-Energie der Gallenblase, welche die Leber (*Jué Yīn*) bewegt (mehr dazu in Kapitel 9).

31 Zitiert aus „A Qin Bo-Wei Anthology", S. 88, von Charles Chace und *Zhang Ting Liang* (Brookline: Paradigm Publications, 1997).

Vielen Autoren zufolge bewegt sich das Ministerfeuer physiologisch in Perikard und *San Jiao*, in Leber und Gallenblase hingegen findet man es nur pathologischerweise.

Die Lokalisierung und Natur des Ministerfeuers wird in historischen Texten widersprüchlich angegeben. Wichtige Kennzeichen des Ministerfeuers sind:

- Es entspringt dem *Ming Men*.
- Es hat eine Verbindung zu jener Wärme, die das Perikard aus dem Herz bezieht.
- Es regt die Bewegung des *Yuan*-Qi im *San Jiao* an.
- In der Leber und Gallenblase ist es nur pathologischerweise zu finden.

Das Herrscherfeuer

Das Herrscherfeuer gehört zum Herzen und ist für den Herzschlag verantwortlich, der warmes Blut durch den Körper sendet und dafür den Stimulus des *Ming Men* benötigt. Das ist der Schlüssel der Herz-Nieren-Beziehung auf der Feuer-Ebene. Das *Ming Men* wird für eine konstante, regulierte Bewegung durch die Wasser-Essenz der Nieren gekühlt. Schlussendlich hängt somit das Herrscherfeuer, obwohl es selbst ein „Feuer" ist, vom Stimulus des *Ming Men* ab.

Das Konzept des „Herrscherfeuers" ist einfacher als jenes des Ministerfeuers: Es ist ganz einfach der Antrieb für den Herzschlag. Wenn dieses Feuer schwindet, verlangsamt sich die Blutbewegung, was viele Symptome nach sich ziehen kann. Auch das Herrscherfeuer kann durch eine Nieren-Leere-Hitze „maßlos" werden, wobei sich seine Wärme dann in Hitze umwandelt und den Körper schädigt. Die erste Abwehrlinie dafür bildet das Perikard, indem es Herzfeuer absorbiert und daraus Ministerfeuer bildet. Wiederum stammt das Ministerfeuer dabei ursprünglich aus den Nieren.

Das Brust-Yang

Das Brust-Yang ist kein echtes Feuer, sondern ein Sammelbegriff für die Yang-Wärme im Oberen Erwärmer. Es entsteht aus der Verbindung von Ministerfeuer (aus dem Perikard) mit Nachgeburtlichem Qi aus Lunge und Milz. Im Gegensatz zum *Zong*-Qi (Sammel-Qi) hat das Brust-Yang keine materielle Form.

Das *Zong-Qi* (Sammel-Qi)

Dieser Begriff wird auch häufig mit „Ahnen-Qi" übersetzt und ist wie das Brust-Yang kein echtes Feuer. Seine Bildung hängt aber vom Feuer im Oberen Erwärmer ab. Von den erwähnten drei Feuer-Konzepten (Herrscherfeuer, Brust-Yang und *Zong*-Qi) ist

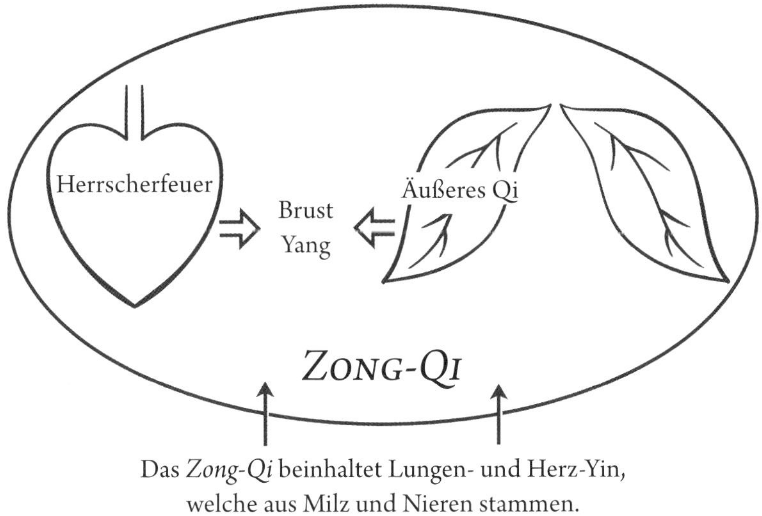

Abbildung 6.13
Das *Zong-Qi*.

Zong-Qi am weitesten gefasst. Es stellt die Kombination aus Brust-Yang mit Lungen- und Herz-Yin dar. Im Grunde ist das *Zong*-Qi ein Konzept, um die Physiologie des Oberen Erwärmers zu beschreiben, zu der das Aufsteigen und Absteigen (升降, *shēng jiàng*) der Lunge und die wärmende Blutbewegung in der Brust zählen. Wichtig beim *Zong*-Qi ist sein nährender Yin-Aspekt, denn obwohl es einige Feueraspekte aufweist, ist es tatsächlich ein Ausdruck für ein sehr komplexes klassisches Konzept.

Im *Zong*-Qi hat die Yang-Wärme eine Yin-Form angenommen (Abb. 6.13).

Fallbesprechungen

Eine wichtige Punktkombination, um die *Yin Luo*-Gefäße zu klären, ist He5 *(Tōng Lǐ)* und Ni6 *(Zhào Hǎi)*. Man kann diese Punkte bei Störungen der Mikrozirkulation im Gehirn und/oder Herz mit Wahrnehmungs- oder Sprachschwierigkeiten verwenden. Dazu zählen auch kindliche Entwicklungsstörungen. Diese Punkte sind aber auch sehr effektiv bei Schlaganfällen mit Sprach- und Schluckstörungen (Würgreiz). Bei Schlaganfällen ist es wichtig, die Behandlung möglichst bald zu beginnen, denn die Therapiechancen verringern sich schon nach sechs Monaten. Zu Sprachstörungen zählen aber auch Demenz, Alzheimer (im Frühstadium) oder kindliche Sprachstörungen.

He5 *(Tōng Lǐ)* als *Luo*-Punkt des Herz-Meridians kann die *Luo*-Zirkulation nicht nur in Herz und Gehirn, sondern im ganzen Körper klären, da das Herz hauptverantwortlich für die Blutbewegung ist. Ni6 *(Zhào Hǎi)* ist der Öffnungspunkt des *Yin Qiao Mai*, der die unwillkürliche (glatte) Muskulatur, darunter auch Zunge oder Herz, beeinflusst (eine Abhandlung über den *Yin Jiao Mai* finden Sie in Kapitel 11).

Ni6 hilft auch, die Zirkulation im Bereich der Kehle und der Zunge wieder herzustellen, was seine Wirkung bei Stimmverlust erklärt.

Fall Nr. 1

Bub, 4 Jahre

Hauptbeschwerde: Entwicklungsverzögerung seit einem Fieber unklarer Genese in der frühen Kindheit.

Anamnese: Mit sechs Monaten hatte das Kind für etwa vier Tage ein sehr hohes Fieber (42° C). Während dieser Fieberepisode waren Krampfanfälle und reichliches Schwitzen aufgetreten und es blieb ein Gehirnschaden, hauptsächlich bemerkbar durch eine Störung der Sprache und der Beinkoordination sowie durch eine Diplopie (Doppelbilder, vermutlich ebenfalls aufgrund der Hirnnervenschädigung). Die Diplopie lässt sich durch eine Augenbinde bessern. Die bisherige Behandlung beinhaltete Kortison (zwei Monate lange direkt nach der Fieberepisode), gemeinsam mit Kräutern, um toxische Hitze zu klären. In den Akupunkturbehandlungen wurden lokale Punkte für Sprachstörungen (wie Ren23, *Lián Quán* oder Du15, *Yǎ Mén*) und *Yáng Míng*-Punkte (wie Ma36, *Zú Sān Lǐ*) oder Di10, *Shǒu Sān Lǐ*) für das Nachgeburtliche Qi gewählt. Diese Behandlungen hatten ein wenig geholfen, aber da die Eltern damit nicht zufrieden waren, konsultierten sie Dr. Wang. In den vergangenen sechs Monaten hatte das Kind weder Kräuter noch Akupunktur bekommen.

Bei Dr. Wangs erster Behandlung zeigt der Bub ein ganz geringes Stimmvolumen. Er kann nur mit einer sehr schwachen Stimme und einer unklaren Artikulation einige Wörter und kurze Sätze sprechen. Er kann weder stehen noch gehen und hat Gleichgewichtsprobleme beim Sitzen. Seine kognitiven Fähigkeiten und seine Wahrnehmung sind gut. Er ist laut den Eltern sehr reizbar, weint oft und verweigert gelegentlich das Essen.

Der Stuhlgang ist normal, aber mit einer Tendenz zu Trockenheit. Das Einschlafen ist problemlos, er wacht jedoch oft mit heftigen Schreiattacken auf.

Zunge: etwas rot.

Meridianpalpation: Spannung der gesamten Muskulatur und der Faszien an der Arm-Yin-Seite. Entlang von Perikard-*Jué Yīn* und Herz-*Shào Yīn* zeigen sich Spannung und verminderte Hautelastizität. Unter Th5 und Th6 liegt mehr Spannung als bei anderen Wirbeln. Am „Qi Tor“ (zweites Zeigefingergelenk) verläuft ein rotes, volles Gefäß.

DIAGNOSE: *fünf Retardierungen (五遲, wŭ chí).*

Mit diesem Begriff beschrieben die chinesischen Kinderärzte im Altertum eine verlangsamte Entwicklung von Stehen, Gehen, Haarwachstum, Zahnwachstum und Sprache. Kinder mit dieser Diagnose müssen nicht immer alle fünf Symptome aufweisen. Diese fünf Retardierungen können durch eine angeborene Essenz-Leere oder durch nachgeburtliche Äußere Pathogene entstehen. Hier liegt als Grund eine nachgeburtliche Störung vor: „Eine im *Shào Yīn*-System eingeschlossene Hitze beeinträchtigt die *Yin Luo*-Gefäße“. „Yin-*Luo*“ bezieht sich hier spezifisch auf die zerebrale Mikrozirkulation.

BEHANDLUNG: Die Behandlung dauert mehr als ein Jahr: Anfangs zwei bis dreimal pro Woche, später seltener, jedoch nie weniger als zweimal pro Monat. 1 cun Nadeln werden oberflächlich gestochen, stimuliert und schnell entfernt. Die Meridian- und Punkt-Auswahl variiert im Behandlungsverlauf, folgt aber im Grunde folgenden vier Themen.

1. *Die Yin-Luo-Gefäße klären*

Anfangs liegt der Behandlungsfokus auf dem Klären von Hitze aus den *Yin Luo*-Gefäßen, primär über das Punktpaar He5 *(Tōng Lǐ)* – Ni6 *(Zhào Hǎi)*. Sowohl die Meridianpalpation als auch die häufigen Schreiepisoden deuten auch auf „eingeschlossene Hitze im Perikard“ hin, denn übermäßiges Schreien bei Kindern ist meist ein Hitzezeichen, am häufigsten durch eine Stase im Perikard.

Das Punktpaar Pe7 *(Dà Líng)* – Le2 *(Xíng Jiān)* wird verwendet, um *Jué Yīn* zu klären (für eine Erläuterung dazu siehe Kapitel 20).

2. *Den Du Mai öffnen*

Bei Kindern mit motorischen Störungen ist meistens auch die Zirkulation im *Du Mai* eingeschränkt. In Fall des Buben zeigt sich Spannung im *Du Mai* im Herz-Bereich (Th4 – Th6). Nach dem anfänglichem Klären von Hitze-Toxinen für ungefähr drei Monate wechselt der Behandlungsfokus in Richtung Wärmen und Öffnen des *Du Mai*. In derartigen Fällen ist eine Stimulation des gesamten *Du Mai* Rückenverlaufes besonders hilfreich. Im vorliegenden Fall werden Du14 *(Dà Zhuī)*, Du12 *(Shēn Zhù)*, Du9 *(Zhì Yáng)*, Du8 *(Jīn Suō)*, Du6 *(Jì Zhōng)*, Du4 *(Mìng Mén)* sowie die Öffnungs- und Ankopplungspunkte Dü3 und Bl62 genadelt.

3. *Das Nachgeburtliche Qi stärken*

Während des gesamten Behandlungsverlaufes, speziell aber nach diesem Klären von Hitze aus den *Yin Luo*-Gefäßen, werden die Nährstoffresorption und der Nähraspekt des Blutes gestärkt. Hierfür werden *Yáng Míng* Punkte wie Ma36 *(Zú Sān Lǐ)* und Ma40 *(Fēng Lóng)* sowie *Tài Yīn*-Punkte wie Mi3 *(Taì Bái)* und Lu9 *(Tài Yuān)* gewählt (Ma40 als *Yáng Míng Luo*-Punkt, Mi3 und Lu9 als *Tài Yīn Yuan*-Punkte).

Über diese *Yuan-Luo*-Kombination lässt sich der Yang-Meridian über den gepaarten Yin-Meridian unterstützen.

4. Die Shào Yáng-Achse ausbalancieren

In späteren Behandlungsverlauf werden *Shào Yáng*-Punkte verwendet und weiterhin das Nachgeburtliche Qi gestärkt. *Shào Yáng* ist nämlich in der Behandlung von Gleichgewichts- oder Gangstörungen besonders hilfreich. Im vorliegenden Fall werden dazu die Punkte Gb30 *(Huán Tiào)*, Gb34 *(Yáng Líng Quán)* und Gb39 *(Xuán Zhōng)* (*Hui*-Punkt des Marktes) ausgewählt.

Ergebnis: Anfangs kommt es zu einer allmählichen Reduktion der Perikard-Hitze. Die Schreiepisoden werden seltener und der Junge kann besser durchschlafen. Nach Abklingen dieser Symptome wird auch das Punktpaar Pe7 – Le2 abgesetzt. Nach sechs Behandlungsmonaten, in denen Hitze der *Yin Luo*-Gefäße mittels He5 und Ni6 geklärt wird, verbessert sich zuerst seine Kommunikationsfähigkeit und schließlich sein Gleichgewichtssinn. In den folgenden sechs Monaten werden (abwechselnd oder kombiniert) die *Yin Luo*-Gefäße geklärt und der *Du Mai* behandelt. Gegen Ende kommen die *Yin Luo*-Punkte immer seltener zum Einsatz und der Behandlungsfokus richtet sich auf die Unterstützung des Nachgeburtlichen Qi und der *Shào Yáng*-Zirkulation. Nach einem Jahr hat der Junge eine klare und kräftige Stimme. Das Gleichgewicht verbessert sich deutlich, sodass er schließlich ohne Unterstützung gehen kann. Was letztendlich bleibt, sind eine im Altersvergleich größere Sturztendenz sowie die Sehschwäche.

Für die Eltern sehr auffällig ist die dramatische Stimmungsbesserung: Im zweiten Behandlungshalbjahr kann der Junge mit den anderen Patienten lachen und weint nur noch sehr selten. Aufgrund der Einschulung werden die Behandlungen zuerst auf einmal wöchentlich reduziert, dann auf zweimal pro Monat und schließlich abgesetzt. Eine weitere Behandlungsserie wird in ein oder zwei Jahren geplant.

Analyse: Bei der Behandlung von Kindern mit Entwicklungsverzögerungen ist es wichtig, eine ordnungsgemäße Zirkulation von Qi und Blut im Meridiansystem wiederherzustellen, denn das fördert die weitere Entwicklung. Während hierfür häufig tonisierende Behandlungen verwendet werden, liegt der Schwerpunkt in diesem Fall auf dem Klären von Fülle-Hitze und Blut-Stase, da die Diagnose „5 Retardierungen durch in den *Yin Luo*-Gefäßen eingeschlossene Hitze“ lautet. Die eingeschlossene Hitze ist in diesem Fall das Resultat des hohen Fiebers. Nach anfänglichem Hitze-Klären aus den *Yin Luo*-Gefäßen (Phase 1) wechselt der Behandlungsfokus zum Öffnen des *Du Mai* (Phase 2) und schließlich dazu, die nachgeburtliche Qi-Produktion (Phase 3) und *Shào Yáng* (Phase 4) zu regulieren. Die Behandlungen passen sich den

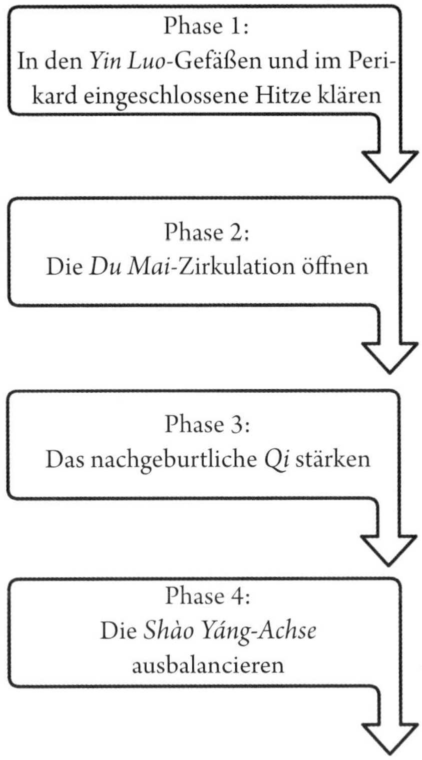

Abbildung 6.14
Die stufenweise Entwicklung der Behandlung.

Erfordernissen nicht stufenweise, sondern allmählich an.

Die Punkte variieren also je nach Anforderung auch innerhalb der Behandlungsphasen:

- Gegen Ende der Phase 1 („Hitze aus den *Yin Luo*-Gefäßen klären") werden *Du Mai*-regulierende Punkte inkludiert (Phase 2).
- Auch in Phase 3 („Stärken von Nachgeburtlichem Qi") werden weiterhin *Du Mai*-Punkte angewendet (Abb. 6.14).

Ein derart schwieriger Fall erfordert viel Geduld von beiden Seiten, von Arzt und Patient. Die schrittweisen Verbesserungen müssen dabei immer mit dem Ausgangszustand verglichen werden, denn bei einer derart starken Gehirnschädigung ist eine vollkommene Erholung unwahrscheinlich. Trotzdem sind die Eltern dank der Verbesserung der Stimmung und der Unterstützung seiner Entwicklung mit dem Behandlungsergebnissen sehr zufrieden.

Akupunktur kann bei Entwicklungsstörungen sehr hilfreich sein, aber vermutlich wird dieser Bub immer wieder Behandlungen benötigen. Bei derartigen Langzeitbehandlungen sind Unterbrechungen von bis zu einem Jahr (aber nicht länger!) durchaus hilfreich. In diesen Unterbrechungsphasen können Arzt und Eltern die Fortschritte einschätzen und es reduziert die finanzielle Belastung.

Diese *Shào Yīn*-Behandlung soll nun mit dem nächsten Fall verglichen werden.

Fall Nr. 2

Frau, 70 Jahre

HAUPTBESCHWERDE: Gehörverlust mit Tinnitus.

ANAMNESE: Die Beschwerden begannen vor vier Monaten mit einem tiefen Klingelton in beiden Ohren. Zuvor war es seit einer Halswirbeloperation vor sechs Jahren immer wieder periodisch zu Tinnitus und Taubheit der unteren Wange und des rechten Mundwinkels gekommen. Seit dem letzten Schub waren Tinnitus und Taubheit geblieben und führten allmählich zu einem schweren Hörverlust rechts und einem milden Hörverlust links. Die Patientin wirkt generell gesund, der Mund weicht etwas nach links ab, entgegengesetzt dem Taubheitsareal.

Puls: dünn und etwas drahtig.

Zunge: rot mit zu dünnem Belag.

MERIDIANPALPATION:

- Herz *Shào Yīn*-Meridian: Nahe dem Handgelenk zeigt sich eine Reihe dünner, schmerzhafter Knötchen.
- Nieren *Shào Yīn*-Meridian: schwammig und schmerzhaft um Ni4 *(Dà Zhōng)* herum.
- Am *Shào Yáng*-Meridian: keinerlei Knoten oder Druckempfindlichkeit hinter dem Ohr. Damit ist eine *Shào Yáng*-Beteiligung unwahrscheinlich.
- Rechts von Ren24 *(Chéng Jiāng):* kleine, harte Knötchen.

DIAGNOSE: *„Aufgrund einer Shào Yīn Qi-Leere wird zu wenig klares Yang nach oben geschickt".*

BEHANDLUNG: In diesem Fall werden als Hauptpaar He5 *(Tōng Lǐ)* – Ni4 *(Dà Zhōng)* gewählt. Diese beiden *Shào Yīn Luo*-Punkte wirken spezifischer auf die *Shào Yīn Luo*-Gefäße als das Punktpaar He5 – Ni6. Letzteres hat eine stärkere Wirkung auf die *Yin Luo*-Gefäße von Gehirn und Herz.

Ni7 *(Fù Liū)* wird als Tonisierungspunkt hinzugefügt, um das Nieren-Yin zu stützen und damit die Produktion von klarem Yang zu fördern. Eine 1 cun Nadel wird sehr oberflächlich in das Knötchen bei Ren24 gestochen.

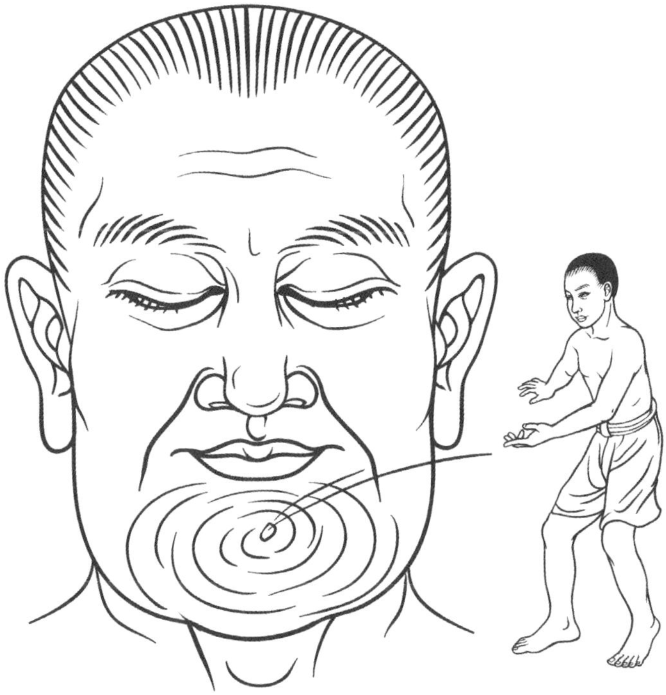

Abbildung 6.15
Die Behandlung des Knötchens nahe Ren24 ähnelt dem „Fallenlassen eines Steines in einen Teich". Sanftes Drehen löst eine milde Ausstrahlung aus.

Innerhalb von zwei Wochen werden drei Behandlungen durchgeführt: Bei der zweiten und dritten Behandlung werden zusätzlich Ren6 *(Qì Hăi)* – unterstützt das klare Yang –, und Ma7 *(Xià Guān)* – verbessert die Zirkulation im Gesicht – genadelt.

Nadelmanipulation: An allen Punkten kommen 1 cun Nadeln zum Einsatz, an He5 mit einer ausstrahlenden und an Ni4 mit einer ziehenden Nadelsensation. An Ren24 wird eine besonders sanfte Technik angewendet, ähnlich dem sanften Fallenlassen eines Steines in einen Teich. Ein sehr sanftes Drehen soll dabei eine leichte Ausstrahlung durch die rechte Gesichtshälfte bewirken (Abb. 6.15).

An Ren6 kommt eine 1,5 cun Nadel, kombiniert mit einer Hitzelampe zum Wärmen des Nieren-Yang zum Einsatz. Auch Ma7 wird mit einer ähnlich sanft drehenden Technik genadelt. An Ren6 kommt eine 1,5 cun Nadel zum Einsatz, kombiniert mit einer Hitzelampe zum Wärmen des Nieren-Yang.

Ergebnis: Nach der ersten Behandlung berichtet die Patientin über eine sofortige Verminderung des Ohrgeräusches. Bei der zweiten Behandlung vier Tage später kommt es zu einer weiteren Verminderung. Die Zugabe von Ren6 ab der zweiten Behandlung scheint die Behandlung zu intensivieren, denn bei der dritten Behandlung ist der Tinnitus kaum noch wahrnehmbar. Das taube Gefühl ist ebenfalls schwächer, die Mundwinkelabweichung ist jedoch noch nicht vollständig geheilt.

Analyse: Dies ist ein interessanter Fall dafür, wie eine sehr einfache Behandlung zu einer schnellen Verbesserung führen kann. Er zeigt auch, wie wichtig eine sorgfältige Meridianpalpation für die Punkteauswahl ist. Ni4 ist kein häufig verwendeter Punkt bei Gehörverlust, als *Luo*-Punkt kann er jedoch die Mikrozirkulation in den *Luo*-Gefäßen der Ohren verbessern.

Bei plötzlich auftretenden Symptomen wie hier denkt man sehr oft an *Shào Yáng*: Natürlich hätte auch *Shào Yáng* als „Pfad des *Yuan*-Qi" helfen können, aber vermutlich nicht so schnell. Ren6 wurde aus Überlegungen zur *Shào Yīn*-Qi-Dynamik gewählt, um das Aufsteigen des klaren Yang zu fördern.

Bei allen Erkrankungen im Kopfbereich sollte man auch die Meridianverläufe im Gesicht palpieren. Die kleinen Lymphknoten im Gesicht und Nacken zeigen zwar oft nur minimale Veränderungen, sollten aber bei chronischen Fällen sehr langsam und sehr sorgfältig palpiert werden.

Auffällig an diesem Fall ist auch, dass das spezifische *Shào Yīn Luo*-Punktpaar He5 – Ni4 dem allgemeinen *Yin Luo*-Punktpaar He5 – Ni6 vorgezogen wurde, da es sich um eine klare *Shào Yīn-Störung* und nicht um eine Beeinträchtigung der allgemeinen Mikrozirkulation handelt. Die Wirkung von Ni6 als Öffnungspunkt des *Yin Qiao Mai* auf die *Luo*-Zirkulation im Herz, Gehirn und bezüglich auf die Sprache war weniger spezifisch.

Fall Nr. 3

Frau, 41 Jahre

Hauptbeschwerde: Demenz

Anamnese: In der Vorgeschichte findet sich ein Bluthochdruck. Im vorangegangenen Jahr nahmen zusätzlich Desorientierung, Demenz und Reizbarkeit zu. Kürzlich war die Patientin von ihrer Familie desorientiert, seit Stunden im Badezimmer stehend, vorgefunden worden. Tabletten und Kräutermedizin konnten zwar den Blutdruck stabilisieren, nicht aber die kognitiven Symptome verbessern.

Meridianpalpation: Auffällige Veränderungen am *Shào Yīn* Herz-Meridian.

Diagnose: *Hitze in den Yin-Luo-Gefäßen*

Behandlung: He5 – Ni6 beidseits mit 1 cun Nadeln (nur diese Punkte werden verwendet).

Manipulationstechnik: Die Behandlungen finden zweimal wöchentlich über drei Wochen statt. Die Stimulationstechnik ist leicht ableitend.

Ergebnis: Die kognitiven Symptome bildeten sich innerhalb weniger Wochen zurück. Die Patientin nimmt jedoch weiterhin die Blutdruckmedikamente ein.

Analyse: Dieser kurze Fall zeigt, wie wichtig es ist, bei Erkrankungen wie kleinen Schlaganfällen in der Frühphase Hitze und Stase aus den Yin-*Luo*-Gefäßen zu klären. Bei einem frühzeitigen Behandlungsbeginn ist die Prognose um vieles besser.

Erzählung

Shén in der chinesischen Medizin

In Kapitel 5 wurde das Konzept von *Shén* (Geist) erörtert. In den Diskussionen mit Dr. Wang über die Funktionen des *Shào Yīn*-Systems wollte ich mehr über sein Verständnis der Fünf Seelenaspekte und das Zusammenspiel der Sieben Emotionen im klinischen Alltag erfahren. Interessant waren diese Diskussionen nicht nur, weil er über diese Konzepte bereits sehr tief nachgedacht hatte, sondern auch, weil sie meine eigenen Vorurteile enthüllten. Wir beide realisierten dabei unser zutiefst verschiedenes Verständnis von *„Shén"* (神) und „Spiritualität" (心靈的, *xīn líng de*).

Viele Studenten kommen auf ihrer Suche nach der „spirituellen Seite" der Medizin ins China des 21. Jahrhunderts und finden – voller Enttäuschung – riesige, unterfinanzierte Spitäler voll armer Menschen mit banalen Beschwerden vor. Ein zweiwöchiger Kurs in einem großen städtischen Spital oder auch eine vierjährige TCM-Ausbildung in China erfüllen oft nicht alle Erwartungen. Im Westen sagt man heute, dass die Kommunisten den *Shén* aus dem *Nèi Jīng* entfernt hätten, damit das traditionelle Medizingebäude bei der westlichen Wissenschaft Respekt findet.

Was war mit der Chinesischen Medizin passiert? Wo ist in der zeitgenössischen Chinesischen Medizin das Qi? Hat sie jemals „Qi" nach unserem Verständnis besessen? Das Konzept des „Qi" selbst erscheint wie ein nie erreichbares Ziel. Gibt es eine klare, kompakte und „beweisbare" Definition von Qi? Könnte es sein, dass man im Westen einer romantischen Idee nachhängt, welche weder im modernen China existiert, noch in der Vergangenheit je existierte? Ab einer gewissen Reife beginnt man die westlichen Lehrbücher zu hinterfragen …

Dieses Thema könnte Bücher füllen und man könnte sich damit ein Leben lang beschäftigen; natürlich konnten meine Gespräche mit Dr. Wang nicht auf alles eine Antwort liefern.

Für einen Nicht-Chinesen in China ist bereits das Ausdrücken derartiger spiritueller Fragen eine Herausforderung. Was genau ist die Frage? Was meinen Studenten, wenn sie sich für die „spirituelle Seite“ der Chinesischen Medizin interessieren? Sprechen wir in diesem Zusammenhang über *Qì Gōng*, Psychologie, über mystischen Taoismus oder über das chinesische Verständnis der Somatisierung? Oft weiß man als Student nicht einmal genau, was man lernen möchte. Es ist eher ein Gefühl – hervorgerufen durch Hinweise in den Lehrbüchern auf *Shén*, Seele oder Schicksal –, dass unter der Oberfläche mehr verborgen sein müsste.

Diese Frage ist auch deshalb schwierig, weil eine große Verständniskluft zwischen Nicht-Chinesen und dem chinesischen TCM-Establishment besteht. Beide Seiten haben verschiedene Sichtweisen über die Motivation westlicher TCM-Studenten. Jene chinesischen Ärzte, welche wenig Erfahrung mit Ausländern haben, glauben beispielsweise, dass Nicht-Chinesen wenig Interesse an „Aberglauben“ haben. Viele TCM-Ärzte und auch die chinesische Öffentlichkeit sind überzeugt, dass der westliche Geist das Mysteriöse der Chinesischen Medizin niemals ganz verstehen könne. Das steht in Gegensatz zu den Erwartungen westlicher Therapeuten, welche auf ihrer Suche nach esoterischem Wissen nach China kommen. Chinesische Lehrer und chinesische Freunde trauen einem westlichen Menschen ein echtes Interesse am „Mysteriösen“ der Chinesischen Medizin schlichtweg nicht zu. Und wenn, wäre ein solches Wissen für einen nicht-chinesischen Geist nie zu fassen… Dies ist kein leichter Rahmen für eine gute Kommunikation.

An einem kühlen Herbsttag begannen Dr. Wang und ich nach dem Mittagessen über jenen „Berg“ Fragen zu sprechen, der sich bei mir in Bezug auf die Qi-Transformation im *Shào Yīn*-System angesammelt hatte. Immer wieder beleuchteten wir die Konzepte von *Jing* und *Ming Men* und ich stellte Fragen aus den verschiedensten Winkeln. Dabei hatte uns unsere Unfähigkeit, einander wirklich zu verstehen, ein wenig frustriert. Was meinte denn der Andere tatsächlich? Es war weniger ein Missverstehen der Worte, sondern einfach eine kulturelle Kluft.

Konzepte, die mir noch Jahre zuvor ganz klar erschien waren, hatten mich verwirrt und frustriert. Ich stellte Fragen zum Verhältnis zwischen Yin und dem *Ming Men*- Feuer. Wie genau können Herz und Niere die gegenseitige Qi-Dynamik regulieren? Klarerweise hatte ich die Erklärungen vieler Lehrer, Lehrbücher und auch jene von Dr. Wang zur gleichen Frage in meinem Kopf, aber mir schien es einfach nicht zu genügen, dass „die Niere mit ihrer Wasser-Natur das Herz mit seiner Feuer-Natur in einer hebenden–senkenden Achse ausbalanciert und damit für Bewegung sorgt“. Ich denke, dass ich eine Antwort über Themen wie

„Ahnen" und *„Shén"* erwartete. Ich wollte etwas hören wie *„die Yīn-Essenz der Ahnen wird durch die Yang-Präsenz des Shén belebt"*. Verwirrend kam hinzu, dass Dr. Wang manchmal tatsächlich „spirituelle" Behauptungen über die Beziehung der Organe zu den Fünf Seelen machte.

Wir sprachen eine Stunde über Dinge wie die Etymologie des chinesischen Schriftzeichens *„Jīng"* (精) bis hin zu den vielen Anwendungsmöglichkeiten von *„Shén"* im modernen Chinesisch und legten dann die Frage beiseite. Schlussendlich lehnten wir uns kurz zurück und ich stellte ihm die selbe Frage – diesmal aber etwas anders.

Im vorangegangenen Kapitel wurden die Ergebnisse dieses und ähnlicher Gespräche eingearbeitet.

Frage *Dr. Wang, sie haben im Ausland unterrichtet und verschiedene Studenten der Chinesischen Medizin getroffen. Sie wissen bestimmt, was ich damit meine, wenn Studenten mehr über die „spirituelle Seite" der Chinesischen Medizin hören möchten. Man sagt oft, die Kommunisten hätten alles „Spirituelle" entfernt und nur wissenschaftlich Akzeptables übrig gelassen. Wir Studenten sind immer sehr gespannt, wenn ein Lehrer Themen wie die Sieben Emotionen, die Geistpunkte oder daoistische Akupunktur erwähnt. Was halten Sie von all dem? Macht es Sinn, diesen Aspekt der klassischen Chinesischen Medizin zu verfolgen?*

Dr. Wang

Ich weiß, worauf du hinaus willst. In den 70-er Jahren, als das Interesse an Chinesischer Medizin wuchs, kamen öfters ausländischen Studenten zu mir und wollten Themen wie „Stämme und Zweige" (子午流註, *zǐ wǔ liú zhù*), „Fünf Perioden und Sechs Qi" (五運六氣, *wǔ yùn liù qì*) oder die „daoistische spirituelle Schildkrötentechnik" (靈龜八法, *líng guī bā fǎ*) studieren. In unserer Studienzeit in den 50-er Jahren hatten wir einige dieser Akupunkturstile studiert, und auch ich war anfänglich sehr daran interessiert. Ich halte es für ein Missverständnis, dass die Kommunistische Partei in einer aktiven Kampagne den „Aberglauben" aus der Chinesischen Medizin schon damals hatte entfernen wollen, als sie die „TCM" (中醫, *zhōng yī*) erschuf. Was die Religion oder andere Aspekte des täglichen Lebens betrifft, mag es stimmen, dass die Regierung „Überreste feudalistischen Gedankengutes" entfernt hatte. Bei der Chinesischen Medizin jedoch versuchte die Regierung, alle auffindbaren Traditionen unter einem Dach zu sammeln, um dann deren Nutzen zu untersuchen.

Dies hatte ja vor der zerstörerischen Kulturrevolution stattgefunden. Unsere Lehrer in den 50-er Jahren lehrten uns die „offenen Punkte" gemäß der Theorie der Stämme und Zweige, oder auch, wie man mithilfe der „Fünf Perioden und Sechs Qi" das Auftreten von Krankheit vorhersagen könne. Diese Konzepte waren in der Anfangszeit der Universität für TCM in Beijing sehr geläufig, und man findet sie auch heutzutage noch in manchen offiziellen Lehrbüchern.

Ich hatte mit diesen Lehrern einige Zeit in der Klinik verbracht und fand heraus, dass sie diese Theorien in der Praxis nicht wirklich anwendeten. Wenn sie z.B. über „Stämme und Zweige" behandelten, verwendeten sie vielleicht den offenen Punkt, aber immer unter Zusatz anderer therapeutischer Punkte. In den klinischen Ergebnissen konnte ich keinen Unterschied zwischen diesen Techniken gegenüber der Anwendung ganz alltäglicher Akupunkturstile finden. Ich selbst hatte in den 70-er Jahren die „Stämme und Zweige" klinisch angewendet – ohne beeindruckende Ergebnisse. Sie mögen eine gewisse Wirksamkeit haben, in meiner eigenen Arbeit habe ich das aber nie erlebt.

Meiner Meinung nach gilt dasselbe für viele Akupunkturstile, welche nicht die Musterdifferenzierung oder die Physiologie als primäre Entscheidungsgrundlagen berücksichtigen. Es stimmt, dass sie über Jahrhunderte in China überlebt haben; Ärzte erschufen sich damit eine mystische Aura, um ihr Wissen hervorzutun. Natürlich kann ein starkes Vertrauen des Patienten in die Fähigkeiten des Arztes das Behandlungsergebnis fördern. Der Grund, warum diese Traditionen in den letzten Jahrzehnten an Bedeutung verloren haben, liegt nicht in irgendwelchen Anstrengungen der TCM-Behörden. Es lag vielmehr an mangelnder klinischer Effektivität. Meiner Meinung nach haben diese Theorien ihre Bedeutung als Teil der chinesischen Kultur und Medizingeschichte. Auf der Suche nach klinischer Effizienz sollte man sich mit ihnen aber nicht zu viel beschäftigen.

Es gibt andere Aspekte der chinesischen Medizintheorie mit einem großen Zukunftspotenzial. Die Konzepte der Sieben Emotionen und Fünf Seelen stellen ein subtiles, psychologisches Verständnis dar, und obschon sie auf den ersten Blick einfach erscheinen mögen, können sie sehr hilfreiche Einsichten liefern.

Erinnerst du dich an die Patientin heute früh mit chronischem Husten, Brustschmerzen und Schwindel, welche nach dem SARS-Ausbruch vor einigen Monaten panische Angst vor SARS hatte? Weder Westliche Medizin noch Meridianpalpation und *Zàng Fŭ*-Diagnose konnten Hinweise auf eine schwere Erkrankung liefern. Trotzdem hatte sie offensichtlich Husten und Brustschmerzen. Patienten wie sie können innerhalb der Chinesischen Medizin am besten mit dem behandelt werden, was du als „spirituelle" Konzepte unserer Tradition bezeichnet hast. Ihr Krankheitsbild betraf jene Sieben Emotionen, genau genommen *Shao Yīn*-Niere (enorme Angst). Für die moderne Diagnose „Psychose" war ihr Zustand noch nicht schwer genug. In einem derartigen Fall kann dieses Denken in den Konzepten der Sieben Emotionen klinisch sehr hilfreich sein. Auf dem Gebiet der Psychologie hat die klassische Chinesische Medizin viel zu bieten, was man weiter erforschen sollte. Andere aus westlicher Sicht

„spirituelle" klassische Konzepte sind die „Acht Außerordentlichen Gefäße" und die Atem- und Bewegungstechniken des *Qì Gōng*. Auch ich traue diesen einigen Nutzen zu.

Ich glaube immer noch, dass die Autoren der klassischen Texte uns nicht auf den Arm nehmen wollten. Wir verstehen nur nicht, was sie wirklich meinten. Daher haben wir Schwierigkeiten, die Informationen aus diesen Büchern zu nutzen. Manchmal interpretiert man klassische Texte falsch und zielt in eine akademisch interessante Richtung ab – mit wenig klinischem Nutzen. Dieses Problem wird durch Übersetzungsschwierigkeiten verstärkt. Ehrlich gesagt habe ich keine Ahnung, welchen Begriff ihr im Englischen für „spirituell" verwendet. Selbst im Chinesischen hat dieser Begriff für verschiedene Menschen verschiedene Bedeutungen. Wie du dich erinnerst, bedeutet das Schriftzeichen 神 *(Shén)* für mich so viel wie „Intelligenz der Existenz". Es ist jene innewohnende Intelligenz, welche jede Person oder jedes Tier mit gesundem Herzen hat. Eine Intelligenz, die sich auch im Universum wiederfindet. Ich weiß, diese Definition ist sehr breit gefächert, aber so ist auch die Bedeutung des Begriffes *„Shén"*. Heutzutage wird in China sogar behauptet, dass die Geräusche von Donner oder Erdbeben ebenfalls die mystische Intelligenz von *Shén* repräsentieren.

Wie auch immer man sie bezeichnen mag – gewisse Konzepte der klassischen Texte werden in unseren Schulen vernachlässigt und verdienen eine größere Beachtung. Warum dies in vielen Fällen noch nicht geschehen ist, liegt an den damaligen Prioritäten bei der Erschaffung der „TCM". Die Ressourcen wurden schlicht für die häufigsten Krankheiten in der chinesischen Bevölkerung genutzt.

Seit den 50-er Jahren gibt es einen anderen Trend in den Schulen der Chinesischen Medizin innerhalb Chinas, der zu diesem Eindruck beigetragen haben könnte. Dies ist der Trend in Richtung Westlicher Medizin – auf Kosten der Chinesischen Medizin. Zu meiner Studienzeit machten westliche Wissenschaften etwa 20 Prozent unseres Lehrplanes aus. Auch wir verbrachten Zeit mit Anatomie, Physiologie und grundlegenden westlichen Behandlungsprinzipien. In der klinischen Ausbildung ging es aber um Chinesische Medizin. Einige der besten Lehrer dieser Tage sprachen wenig über Westliche Medizin. Heutzutage umfasst die Westliche Medizin 60 Prozent des Lehrplans. Aus diesem Grund sprechen viele TCM-Ärzte über Krankheiten im Denkgebäude der Westlichen Medizin und weniger in klassischen physiologischen Konzepten.

Als weiterer Trend kam es in den 50-er Jahren zur Krankheitsdifferenzierung nach strengen Kategorien (分性, *fēn xìng*), was ebenfalls einer westliche Orientierung entsprang.

Dieser Ansatz unterteilte die Krankheiten zwar in klassische Kategorien, schuf aber eine künstliche Struktur mit sehr klaren, neu erschaffenen Linien. Die meisten zeitgenössischen TCM-Therapeuten im Westen, aber auch in China, denken in sehr starren Kategorien wie „Milz-Qi-Leere „oder „Herz-Blut-Leere", um Funktionen der Qi-Dynamik zu beschreiben. Dies ist eine fundamentale andere Art, die Dinge zu sehen. Es nimmt dem Meridiansystem mit all seinen Wechselbeziehungen einen Teil seiner Flexibilität. Dies alles ist für mich sehr schwierig zu erklären.

Frage *Gibt es dann einen Ihrer Meinung nach einen besseren Weg, die Pathomechanismen der Chinesischen Medizin zu verstehen?*

Dr. Wang

Das ist genau der Punkt. Wenn man Studenten in einer großen Universität unterrichtet, gibt es keine bessere Alternative. Die Situation ist aber nicht hoffnungslos. Die Krankheitsdifferenzierung, wie sie in TCM-Schulen gelehrt wird, ist nur ein Startpunkt – aus dieser Struktur muss man mit der Zeit heraus wachsen. Möglicherweise findet man den „Geist der Chinesischen Medizin", sobald man diesen anfänglichen Strukturen entwachsen ist.

Kapitel 7

厥陰
Jué Yīn – Das schliessende Yin

Charakteristik und Funktion von *Jué Yīn*

Jué Yīn, bestehend aus Perikard und Leber, ruht in der innersten Schicht des inneren (Yin) Meridiansystems, steht für „Rückzug, Speicherung und Verjüngung" und hat eine Verbindung zum Äußeren Qi „Wind". Für *Jué Yīn* als Ort der Regeneration ist die chaotische Bewegung des Windes ein Gräuel. Folglich sorgt die Qi-Transformation von Leber und Perikard für ein Milieu, in dem die zerstörerische Kraft des Windes nicht aufkommen kann. Reichliches *Jué Yīn*-Blut kann beide beruhigen: Äußeren Wind (der andere pathogene Faktoren mitbringen kann) und Inneren Wind (wandernde Krankheiten).

Während *Tài Yīn* für Ernährung und *Shào Yīn* für Regulation zuständig ist, weist *Jué Yīn* eine spezifische Beziehung zum Blut auf. Das Perikard, ein in der Chinesischen Medizin sehr umfassendes System, beschützt mit seinem Yin-Blut das Herz. Die Leber speichert Blut-Reserven und verteilt diese nach Bedarf durch „Durchkämmen und Drainieren"[32] (疏瀉, *shū xiè*) der Qi-Pfade.

Vielen Klassikern zufolge ist *„Blut die Mutter des Qi, und Qi der Befehlshaber des Blutes"*. *Jué Yīn* spielt in dieser Beziehung zwischen Qi und Blut eine wichtige Rolle. Die Leber hält die Qi-Wege instand, und das *Jué Yīn*-Blut nährt das Qi. Während des Schlafes kehrt Blut in die *Jué Yīn*-Schicht zurück, um geordnet und geklärt zu werden. Das Perikard andererseits nimmt Qi „aus emotionalem Überfluss" auf, um es zu beruhigen und wieder freizulassen. *Jué Yīn* ist der nach innen schließende (闔, *hé*) Yin-Meridian.

Auffällig an den Sechs Schichten ist, dass sowohl die innerste Yin- als auch innerste Yang-Schicht jeweils besondere Bezeichnungen tragen: Die äußeren Schichten weisen an der ersten Stelle jeweils das gleiche Schriftzeichen auf (*Tài Yáng–Tài Yīn; Shào*

32 Im Englischen lautet es *„dredging and draining"*: Leider kann kein deutsches Wort diese chinesischen/englischen Begriffe vollständig übersetzen. „Dredging" umfasst u.a. die Bedeutungen: durchkämmen, freilegen, freihalten.

Yáng–Shào Yīn). *Tài* (太) bedeutet „größte", und die nach außen gerichtete, expansive Bewegung der *Tài*-Schichten wird mit *kāi* (開) bezeichnet. *Shào* (少) bedeutet „kleiner" (im Verhältnis zu *Tài*): Die beiden *Shào*-Schichten dienen als Achsen (樞 *shū*).[33] *Yáng Míng* und *Jué Yīn* sind die jeweils innersten Schichten.

Das klassische Konzept von „öffnen, Achse, schließen" wurde in Kapitel 2 besprochen (Tab. 7.1).

		Schriftzeichen	Allgemeine Bedeutung
Öffnen 開 *kāi*	*Tài Yáng* (太陽)	*Tài* (太)	Das Höchste, Größte; extrem
	Tài Yīn (太陰)		
Achse 樞 *shū*	*Shào Yáng* (少陽)	*Shào* (少)	kleiner, jung
	Shào Yīn (少陰)		
Schließen 闔 *hé*	*Yáng Míng* (阳明)	*Míng* (明)	klar, hell
	Jué Yīn (厥陰)	*Jué* (厥)	Rückzug, zurückkehren

Tabelle 7.1
Die Bezeichnungen der Sechs Schichten.

Die medizinische Bedeutung des Wortes *Jué* (厥) ist für westliche und heutzutage auch für chinesische Studenten schwierig zu verstehen. In der modernen chinesischen Umgangssprache bedeutet es meistens „kollabieren, ohnmächtig werden". Das spiegelt eine der medizinischen Bedeutungen dieses Schriftzeichens wider: eine Umkehrung des Qi-Flusses mit Bewusstlosigkeit, die erstmals im *Jin Gui Yao Lue* erwähnt wurde.

Ein anderer Begriff für Gegenläufiges Qi ist *Nì* (逆), wobei bei *nì* keine Bewusstlosigkeit vorliegt. Beispiele für „*Nì*-Qi" sind aufsteigendes Magen- oder Leber-Qi.

Jué hat noch eine dritte Bedeutung: Das Yang-Qi zieht sich nach innen zurück, anstatt in die Extremitäten zu fließen, was als „Inversions-Kälte" oder „Rückzugs-Kälte" der Extremitäten bezeichnet wird. *Jué Yīn* wird in der Literatur häufig mit „Umkehr-Yin" oder „schließendes Yin" übersetzt, was seine Position am Ende oder der Spitze des Yin widerspiegelt. *Jué* bedeutet, dass Yin seine Spitze erreicht hat, in Yang umschlägt und sich zurückzieht.[34] *Jué* steht somit für beides: ein Umschlagen in

33 Dieses Zeichen für „*shū*" (樞) ist ein anderes als jenes der Rücken-*Shū*-Punkte, bei denen „*shū*" (腧) für „Transport durch die Muskeln" steht.

34 Nigel Wiseman übersetzt *Jué* mit „reversal" und *Jué Yīn* mit „reverting Yin". „To revert" bedeutet soviel wie: zurückfallen, zu etwas zurückkehren, umschlagen (Anm. d. dt. Ü.).

Richtung Yang und den Rückzug vom Außen in Richtung Ruhe und Regeneration, und *Jué Yīn* hat somit eine scheinbar widersprüchliche Doppelnatur. Es schließt nach innen, trägt in sich aber den Samen für das Umschlagen in Richtung Yang.

Sehr aufschlussreich ist auch das Schriftzeichen für *Jué* (厥):

- Der äußere Teil stammt vom nicht mehr gebräuchlichen Schriftzeichen *hàn* (厂) ab: Felsen/Klippe.
- Der innere Teil ist eine Variante des gebräuchlichen Zeichens *quē* (缺): mangelnd, leer; Öffnung.

Damit deutet *Jué* (厥) auf eine Öffnung in einer Bergflanke hin. Es ist ein Ort absoluter Stille, ein Rückzug, von dem aus der „Umschlag zum Yang" beginnt. Das erinnert uns an Mönche in ihren Berghöhlen und den daoistische Einfluss in der Chinesischen Medizin. Dieses Bild von *Jué Yīn* steht in Konflikt mit dem weit verbreiteten, modernen Verständnis von *Jué Yīn* als „Hexenkessel der Emotionen". Für viele heutige Patienten mag die Berghöhle tatsächlich mit einem solchen Chaos angefüllt sein, sodass Yin und Blut keinen Platz für ihre Regeneration finden (Abb. 7.1).

厂	Teileinhausung; Öffnung in einer Berg Flanke; Klippe
欮	Variante von 缺 *(quē):* mangelnd, fehlend, abwesend

Abbildung 7.1

厥, *Jué* besteht aus zwei Radikalen, die an eine leere Höhle in einer Bergflanke erinnern.

Die *Jué Yīn*-Meridiane weisen folgende drei Hauptfunktionen auf:

- Das Yin pflegen und unterstützen (育陰, *yù yīn*).
- Das Blut nähren (養血, *yǎng xuè*).
- Die Blutverteilung zu den anderen Meridianen regulieren (調血, *tiáo xuè*).

Moderne Lehrbücher ordnen den *Jué Yīn*-Organen oder -Meridianen auch eine den Geist beruhigende Funktion zu. Streng genommen ist das keine Funktion von Leber und Perikard, es besteht jedoch zwischen Blut und Geist/*Shén* eine wichtige Beziehung, denn das Blut nährt *Shén*. Weiter unten wird die Beziehung des Wanderbewusstseins *Hún* zu *Shén* näher erörtert.

Ein wichtiges Konzept in der *Jué Yīn*-Physiologie und *Jué Yīn*-Pathologie ist „Wind“ und dessen Beziehung zum Blut. Dem *Nèi Jīng* zufolge hat der „Wind“ eine Beziehung zum Frühling. Vermutlich lag das an den starken Frühjahrswinden im Gebiet des Gelben Flusses, wo das *Nèi Jīng* entstanden war. Über die Jahrhunderte hat sich das Konzept „Wind“ genau wie die gesamte Chinesische Medizin weiterentwickelt. Auch plötzliche Wetteränderungen zu jeder Jahreszeit und plötzliche Änderungen des inneren Körpermilieus wurden nunmehr als „Wind“ aufgefasst.

Im Kapitel 42 („Abhandlungen über Wind“) des *Sù Wèn* steht, dass „Wind die Tendenz zur Bewegung hat und sich häufig ändert (善行而數變, *shàn xíng ér shuò biàn)*“. Somit haben plötzliche Erkrankungen oder solche mit schnellen Veränderungen eine Beziehung zum pathogenen Faktor „Wind“. In diesen Fällen sollte man zur Diagnose die *Jué Yīn*-Meridiane palpieren.

Wind-Symptome umfassen:

- Zucken, Muskelkrämpfe,
- Hautausschläge, die kommen und gehen,
- Alle Beschwerden mit plötzlichem Auftreten oder Veränderungstendenz.

Ein funktionstüchtiger *Jué Yīn*-Meridian erleichtert die Aufnahme des zarten Frühjahrswindes und schützt gleichzeitig vor den starken zerstörerischen Herbstwinden. Sind die Meridiane und Gefäße nämlich mit gesundem Blut gefüllt, kann krankmachender Wind kaum eintreten, denn das geschieht nur bei „Leere“ oder „Insuffizienz“ des Blutes.[35] Das kann durch eine allgemeine Blutinsuffizienz oder eine eingeschränkte Blutverteilung zum betroffenen Gebiet bedingt sein, wobei beides aus einer *Jué Yīn*-Störung entstehen kann.

Eine Schädigung durch Wind abzuwenden, wird meist mit einem der folgenden Schriftzeichen bezeichnet: „freilegen“ (疏 *shū*, dredging) und „auslöschen“ (熄 *xī*). „Freilegen“ bedeutet, Äußeren Wind aus dem Körper zu entfernen, „auslöschen“ hingegen, Inneren Wind zu beruhigen. Diese beiden Behandlungsansätze zielen auf zwei verschiedene *Jué Yīn*-Funktionen ab:

- **Die Meridiane von Äußerem Wind „freilegen“:** Die geschieht durch die Leberfunktion, „das Qi zu bewegen“; diese Bewegung bringt den Wind nach oben und außen zu den Yang-Schichten, wo er dann über die Oberfläche befreit werden kann.
- **Inneren Wind „löschen“:** Steht ausreichend Blut zur Verfügung, können Perikard und Leber die unkontrollierte Bewegung des Inneren Windes beruhigen.

Diese beiden Behandlungsprinzipien erfordern natürlich unterschiedliche Akupunkturpunkte oder Kräuterrezepte. Das Blut spielt aber auch beim „Freilegen“ eine Rolle, denn bei starker *Jué Yīn*-Blut-Leere kann ein „Freilegen“ sogar Wind erzeugen, was vor allem für die Kräutermedizin gilt.

35 In diesem Buch wird *xū* (厥) mit „Leere“ und *bù zú* (不足) mit „Insuffizienz“ übersetzt. Vielen modernen Therapeuten erscheinen die zwei Begriffe austauschbar, für Dr. Wang bilden sie jedoch ein Spektrum von Insuffizienz (milder) bis zu Leere (ausgeprägter).

Das Perikard

Das Brustzentrum (= Perikard) ist der Regierungsbotschafter; von ihm geht das Glücklichsein aus.

(膻中者.臣使之官.喜樂出焉。*Tán zhōng zhě,chén shĭ zhī guān, xĭ lè chū yān.)*

Sù Wèn, Kapitel 8

Das Perikard ist der Botschafter des Herzens. Der chinesische Begriff für Botschafter ist *chén shĭ* (臣使), was auch mit „Beamter oder Sekretär" übersetzt werden kann. Es bezeichnet jene Regierungsbeamte, welche die kaiserliche Beamtenprüfung bestanden haben. Der Begriff „Botschafter" passt sehr gut zur Funktion des Perikards, da es die Kommunikation fördert. Anders jedoch als Botschafter heutzutage muss das Perikard zusätzlich den Palast verteidigen und den Kaiser vor Verrat beschützen. Damit ist es sowohl dafür verantwortlich, Angriffe von außen abzuwehren, also auch dafür, Befehle und Gemütslagen des Herzens zu verbreiten.

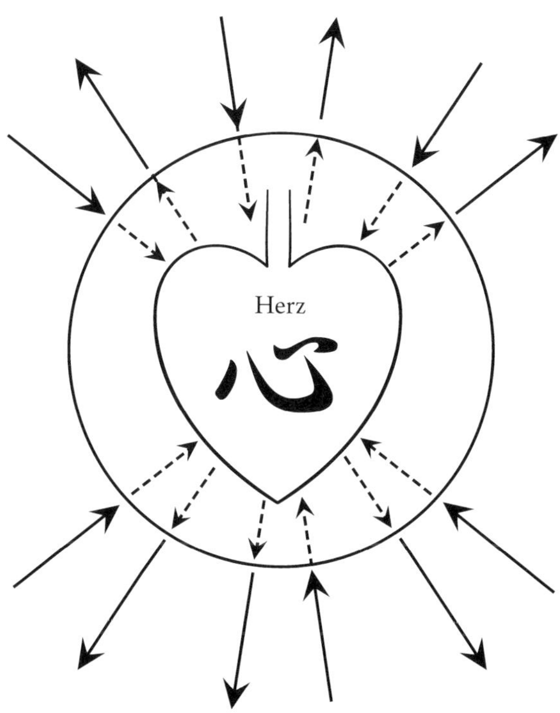

Abbildung 7.2
Das Perikard ist mit dem Herz verwoben; es beschützt nach außen, erleichtert aber auch die Kommunikation mit dem Außen.

Man muss die Funktionen von Perikard und Lunge in Bezug auf das Herz auseinander halten. Gemäß *Nèi Jīng* ist die Lunge „wie ein Premierminister, von dem Management und Regulation ausgehen": Einem Premierminister werden vom Kaiser ganz eigenständige Funktionen übertragen.

Das Perikard als Botschafter handelt hingegen ausschließlich auf Anweisung des Herzens; seine Funktionen sind daher mit jenen des Herzens viel enger verwoben. Lunge und Herz besitzen hingegen unterschiedliche Aufgaben, denn die Lunge befehligt das Qi und das Herz bewegt das Blut.

Das Perikard aber dient ausschließlich als Botschafter und Beschützer des Herzens; daher sind die Funktionen von Herz und Perikard viel schwieriger voneinander zu trennen (Abb. 7.2).

Dem *Nèi Jīng* zufolge geht „das Glücklichsein" vom Perikard aus, da es die Kommunikationswege zum Herzen hin und vom Herzen weg offen hält. Bei eingeschränkter Perikard-Funktion ist auch die verteilende Funktion des Herz-Qi stark blockiert. Eine gute Perikard-Funktion hält das Herz offen; ist das Perikard hingegen gestört, kann das zu emotionalen Störungen und Beengtheit führen. Es ist das Herz, welches die Sieben Emotionen fühlt, das Perikard jedoch hilft dabei, Frieden zu bewahren. Eine Qi- und/oder Blut-Stagnation im Perikard beeinflusst daher die Fähigkeit des Herzens, Gefühle zu verarbeiten.

Das Perikard liegt unterhalb des Herzens und oberhalb des Zwerchfells. An der Innenseite ist es mit dem Herz, an der Außenseite mit der Lunge verbunden. Es wird zum einen als „das sechstes Yin-Organ" bezeichnet, zum anderen als Unterkategorie des Herzens.

Die Funktionen des Perikards

1. Es beschützt das Herz

Durch seine außergewöhnliche Stellung als „sechstes Yin-Organ" wurden seine Funktionen in den frühen Klassikern kaum erörtert. Beschreibungen des Perikards findet man häufiger in späteren Werken, vor allem in den Abhandlungen über Wärme-Krankheiten aus der *Ming*- und *Jing* Dynastie. In Büchern wie 溫熱論 (*Wēn Rè Lùn*) von *Ye Tian-Shi* (葉天士) oder 溫病條辯 (*Wēn Bìng Tiăo Biàn*) von *Wu Ju-Tong* (吴鞠通) wird seine Bedeutung als Beschützer vor Äußerer Hitze betont. Es soll wie ein Leibwächter Pathogene verarbeiten, die ansonsten das Herz schädigen könnten. Bei einer Blut-Leere im Perikard kann das Herz folglich leichter Schaden nehmen.

Das Perikard verarbeitet aber auch eine Fülle *aus* dem Herzen. Bei starker körperlicher Aktivität beispielsweise liefert das Perikard Blut und Ernährung und kann gleichzeitig die entstandene Hitze absorbieren und abbauen. Ähnlich wird auch emotionale Herz-Fülle vom Perikard absorbiert und abgebaut.

Frage *Mir fällt es immer noch schwer, Perikard und Herz voneinander zu trennen. Was genau ist das „Perikard"? Ist es das herzumgebende Bindegewebe der modernen Anatomiebücher?*

Dr. Wang

Meiner Erfahrung nach meint die Chinesische Medizin mit „Perikard" beides, die bindegewebsartige Hülle und wichtige Aspekte des Herz-Organs selbst. *Jué Yīn* verfügt über einen stärkeren Yin-Aspekt als *Shào Yīn* und ist daher materieller und substantieller. Es liegt in den Blutgefäßen und damit in der Tiefe; das Perikard kann man sich auch als Blutüberfluss des Herzmuskels vorstellen. Somit ist *Jué Yīn* das Blutreservoir um das Herz herum, welches die Bewegung der *Shào Yīn*-Achse fördert (Abb. 7.3).

Die klinische Erfahrung bestätigt diese Vorstellung. Bei Zirkulationsblockaden der Herzkranzgefäße (Angina Pectoris) findet man sehr oft Palpationsveränderungen am *Jué Yīn*-Perikard-Meridian distal des Ellbogens. In diesen Fällen kann Pe4 (der *Xi*-Punkt) als Therapiepunkt passend sein. Nach meiner Ansicht bezieht sich das chinesische „Herz" eher auf die Bewegungsfunktion des Herz-Organs. Bei Herzrhythmusstörungen gibt es daher häufig Palpationsveränderungen am Herz-Meridian, vor allem im Gebiet zwischen He5 und He7. Das Perikard hingegen entspricht mehr dem physischen Herzbeutel, es ist aber auch der hier entstehende Überfluss an Yin-Blut. Ein tiefes Verständnis der Beziehungen zwischen *Jué Yīn* (Blut) und *Shào Yīn* (Bewegung) kann klinisch sehr hilfreich sein.

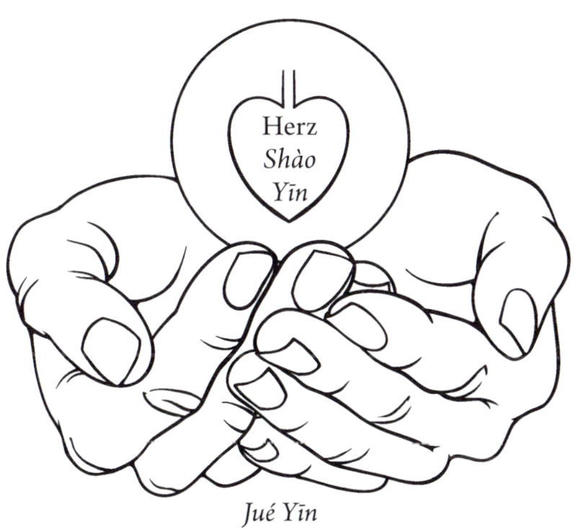

Abbildung 7.3
Das Blut aus dem *Jué Yīn* schützt und hält das Herz.

Da sich die Beschreibungen von Herz und Perikard in den Klassikern oft überschneiden, ist vielfach von den „Fünf Yin- und Sechs Yang-Organen" die Rede, Herz und Perikard werden also als *ein* Yin-Organ betrachtet. In den ältesten Schriftquellen ist sogar unklar, ob diese „Fünf Yin-Organe" nicht an Stelle des Herzens durchaus das Perikard enthielten, denn in diesen alten Texten wurde es als „Vertreter des Herzens" betrachtet. Klinisch sind bei Herzkrankheiten an beiden Meridianen Palpationsveränderungen möglich, und beide könnten therapeutisch genutzt werden. Dabei sollte man aber bedenken, welche Pathodynamik mit welchem Meridian verbunden ist, was sich mittels Palpation überprüfen lässt.

Perlen klinischer Weisheit

Die „Abhandlungen über Wärme-Hitze-Pathogene" beschreiben den Weg einer Äußeren Hitze-Krankheit von *Tài Yáng* zu *Tài Yīn* und weiter zum Perikard, wo sie dann in der Brust „eingeschlossen" wird. Als klinische Symptome können dabei hohes persistierendes Fieber oder Atemnot mit Brustspannung auftreten. Äußere Krankheiten können auf diesem Weg sehr schnell das Perikard befallen.

Bei Arteriosklerose findet man sehr häufig Auffälligkeiten am Perikard-Meridian, meist bei Pe4 *(Xī Mén)*. Pe4 kann dann in diesen Fällen therapeutisch genutzt werden.

Die Leber

Die Leber ist der General; von ihr gehen Strategie und Planung aus.

肝者·將軍之官·謀慮出焉。 *gān zhě, jiāng jūn zhī guān*

Sù Wèn, Kapitel 8

Der Vergleich der Leber mit einem General ist allgemein bekannt. Es heißt, dass sie „auf der Verfolgungsjagd die Banditenfestungen erstürme" 攻堅伐賊 *(gōng jiān fá zéi)* und daher Angriffs- oder Verteidigungsstrategien schnell und resolut entwickeln kann.

Auf den ersten Blick passt das Bild des Generals nicht zu dem eines ruhigen Rückzugsortes. Aber auch ein General gibt seine Befehle in den Wirren eines Krieges von seinem relativ ruhigen Hauptquartier aus. Da die Leber in der ruhigen *Jué Yīn*-Schicht sitzt, kann sie große Yin-Blut-Reserven speichern. Ein General mit einem großen, einsatzbereiten Heer ist klarerweise sowohl friedvoll als auch wachsam.

Die Leber kann auf Veränderungen des inneren Milieus sehr schnell reagieren. Sie wurzelt an einem Ort tiefer Stille und ist für die Mobilisierung der körperlichen Verteidigung verantwortlich. Das *Wèi*-Qi an der Körperoberfläche hat eine ähnliche Funktion. Im Inneren ist es die Leber, die für Bewegung sorgt und die Wege des Qi klärt. Sie „sammelt sich um den 9. Brustwirbel": In der klassischen Anatomie liegt sie auf Höhe des Magens und vor dem rechten Dickdarmabschnitt und der rechten Niere.

Die Funktionen der Leber

1. Die Leber durchkämmt und drainiert (疏瀉調節 *shū xiè tiáo jíe*)

„Durchkämmen" 疏 (*shū, Englisch „to dredge)* ähnelt dem Freilegen und Freihalten von Wassergräben, womit die Leber für einen freien Qi-Fluss, vor allem im Bereich der inneren Organe sorgt. Das erleichtert das Drainieren von angesammeltem Qi. Ein guter General hält sich alle Optionen offen und gewährleistet die „Bewegung" des Nachschubs. Wenn die feindliche Festung nicht erstürmt werden muss, kann die Leber die Qi-Wege auch mittels sanfterer Methoden freilegen.

Frage *Dies erinnert mich an die Bedeutung von Tài Yīn in der Qi-Regulation. Sie bezeichneten die Lunge als „Kommandant des gesamten Körper-Qi". Wie unterscheidet sich bei „Qi-Gegenläufigkeit" der Einsatz von Tài Yīn und Jué Yīn?*

Dr. Wang

Tài Yīn ist der Urquell der Qi-Regulation, denn die Lunge ist der Kommandant des gesamten Körper-Qi. Die Leber hingegen öffnet und löst blockierte Qi-Wege durch „Durchkämmen und Drainieren". Ihre Regulation ist aber weniger umfassend als jene des *Tài Yīn*. Aus diesem Grund beginne ich die Behandlungen häufig mit den *Hé*-Meerpunkten Lu5 *(Chǐ Zé)* und Mi9 *(Yīn Líng Quán)*. *Hé*-Punkte verhelfen dem Qi-Fluss bei Qi-Gegenläufigkeit wieder in die richtige Richtung. Der breit regulierende Effekt dieses Punktpaares fußt in jener Eigenschaft der Lunge als Kommandant für das gesamte Qi.

Auch *Jué Yīn*-Punkte können bei Qi-Gegenläufigkeit regulatorisch auf die Qi-Transformation wirken, besonders wenn das Qi wirklich fest steckt und Hitze entsteht. Dann kann die Leber die „Passagewege" öffnen.

Jué Yīn reguliert somit über „Öffnen und Unterstützen des Qi-Flusses"; *Tài Yīn* hingegen reguliert den *Rhythmus* des Qi im gesamten Körper.

Wenn bei chronischen *Jué Yīn*-Problemen durch ungenügendes Durchkämmen und Drainieren Hitze entsteht, würde ich in der Behandlung aber nicht *Jué Yīn*, sondern die gepaarten Yang-Meridiane wählen. Diese können die Yin-Meridian-Fülle drainieren. Bei Hitze wären dies zum Beispiel SJ5 *(Wài Guān)* und Gb41 *(Zú Lín Qì)*, bei ausgeprägter Qi-Stase SJ6 *(Zhī Gōu)* und Gb34 *(Yáng Líng Quán)*.

Der betroffene Meridian ist zwar *Jué Yīn*, die Behandlung erfolgt aber über *Shào Yáng* (die therapeutische Meridianwahl wird in Kapitel 14 abgehandelt).

Zusammenfassung

- *Tài Yīn* reguliert Qi, das in eine falsche Richtung fließt.
- *Jué Yīn* drainiert und macht die Wege frei, wenn Qi feststeckt und sich nicht bewegt (Tab. 7.2).

	Wirkung auf die Qi-Transformation	Beispielhafte Punktpaare
Tài Yīn	reguliert Gegenläufiges Qi, stellt eine passende Qi-Bewegung wieder her	Lu5 – Mi9: *Hé*-Meerpunkte regulieren Gegenläufigkeit
Jué Yīn	öffnet die Qi-Wege und legt sie wieder frei	SJ5 – Gb41: bei Hitze
		SJ6 – Gb34: wenn Qi-Stase im Vordergrund steht

Tabelle 7.2
Tài Yīn und *Jué Yīn* in der Qi-Transformation

2. Speichert Blut und nährt die Sehnen (藏血養筋, *cáng xuè yǎng jīn*)

„Die Leber speichert Blut" bedeutet auch, dass sie entscheidet, wohin das Blut fließen soll. Blut fließt in die *Jué Yīn*-Schicht, um beruhigt und geklärt zu werden; danach kehrt es wiederum dorthin zurück, wo es gebraucht wird („Umkehr-Yin"). Zum Aufgabengebiet der Leber zählt damit auch die Regulation des Blutflusses zu den Organen, Sehnen und Muskeln.

Die drei Blutaspekte der Leber sind:
- Blutspeicherung,
- Blutverteilung zu den Organen,
- Triebkraft für die Blutbewegung.

Jeder dieser drei Aspekte kann bei eingeschränkter *Jué Yīn*-Qi-Transformation gestört sein.

	Häufig assoziierte Symptome	Behandlungsstrategie
Blutspeicherung und -reinigung 藏 *cáng*	**Speicherung**: Pathologien mit verlängerter Monatsblutung **Reinigung**: Schlaflosigkeit, Reizbarkeit, Hautkrankheiten	Leber-Yin und Leber-Blut nähren
Blutverteilung 分配 *fēn pèi*	Zuckungen, Organstörungen, Ernährung der Sehnen	Die *Jué Yīn*-Qi-Transformation regulieren
Triebkraft für die Blutbewegung 流動 *liú dòng*	Unregelmäßige Menstruation (Metrorrhagie)	Durchkämmen und Drainieren

Tabelle 7.3
Die Leber und das Blut

1. Blutspeicherung: Ist die Blutspeicherung gestört, tritt das Blut ungehindert aus den Gefäßen aus, z.B. bei verlängerter Monatsblutung (siehe „Perlen klinischer Weisheit" weiter unten). Diese Speicherung umfasst aber auch die Pflege der Blutqualität und somit die „Blut-Reinigung". Wenn Hitze nicht ausreichend aus dem Blut geklärt werden kann, kann es zu Schlaflosigkeit, Reizbarkeit, Hautkrankheiten oder anderen Symptomen kommen.
2. Blutverteilung zu den jeweiligen Körperarealen: Ist diese beeinträchtigt, kann es zu Muskelzucken oder Krämpfen kommen.
3. Triebkraft für die Blutbewegung: Diese Funktion ist eng mit dem Freilegen der Qi-Wege verbunden. Ohne freien, gleichmäßigen Qi-Fluss ist auch der Blutfluss gestört, was zu Symptomen wie Metrorrhagie bzw. unregelmäßiger Periode führen kann. Da die Leber für einen gleichmäßigen Qi-Fluss sorgt, übernimmt sie eine wichtige Rolle in der Blutzirkulation.

Für die Therapie bedeutet das:
- Bei Problemen der Blutspeicherung und -reinigung soll man das Leber-Yin nähren.
- Bei gestörter Blutverteilung sollte man die Leber-Qi-Dynamik regulieren.
- Bei Problemen mit der Blutbewegung muss man durchkämmen und drainieren (Tab. 7.3).

Die passende Behandlungsstrategie findet man durch sorgfältige Differenzierung von Krankheitswurzel und -lokalisation (病因, *bìng yīn*), wofür wiederum ein klares Verständnis der Qi-Transformation wichtig ist.

3. Die Leber speichert *Hún* (魂, Wanderbewusstsein, Wanderseele)

Hún ist für den richtigen „Mut" zuständig. Damit ist nicht Tollkühnheit oder Aggression gemeint ist, sondern der Mut, die Pläne des *Shén* zu verfolgen. Die Beziehung zwischen Mut und Leber kann man anhand der Yin–Yang Theorie verstehen.

Im *Nèi Jīng* heißt es, dass „Strategie und Planung von der Leber ausgehen". Beim Planen und Verfolgen von Zielen ist eine Balance zwischen Mut und Hast wichtig. Die Leber muss dabei – mit der notwendigen Vorsicht – rasche, furchtlose Entscheidungen über die Blutverteilung oder Entgiftung treffen. Nach sorgfältiger Einschätzung der Gefahrenlage braucht es dann Mut. *Hún* verleiht uns Menschen die Fähigkeit abzuwarten und Situationen, Beziehungen oder emotionale Zustände zu beobachten, bis die Zeit für mutiges Handeln gekommen ist.

Ein tieferes Verständnis von *Hún* ist auch für die Kräutermedizin hilfreich. Kräuter wie *Bái sháo* oder *Dai zhe shi* (Hämatitum, unverarbeitet) bewahren *(斂, liăn)* die Leber. Bei einer Tendenz zu hastigem Handeln und Tollkühnheit muss man das Leber-Blut bewahren, denn dieses beherbergt die Wanderseele *Hún*.

Frage *Das erinnert mich an unsere Diskussion über das Körperbewusstsein „Pò" und dessen Beziehung zur Lunge. Können Sie Interessantes zu Hún und der Leber-Funktion aus dem Nèi Jīng erzählen?*

Dr. Wang

Im *Líng Shū* heißt es, dass die Essenz und *Pò* gemeinsam ein- und austreten, während *Shén* und *Hún* gemeinsam kommen und gehen (siehe Kapitel 5). Damit ergibt sich eine Beziehung zwischen der Essenz (Niere) und *Pò* (Lunge) sowie zwischen *Shén* (Herz) und *Hún* (Leber). *Shén* und *Hún* besitzen Yang-Natur, *Jing* und *Pò* hingegen Yin-Natur.

Das Ganze lässt sich noch weiter unterteilen: *Shén* ist Yang im Yang, *Hún* Yin im Yang. All diese Bewusstseinsaspekte haben also eine relative Yin–Yang-Beziehung zueinander (Tab. 7.4).

Im Endeffekt geht es bei dieser Frage um die Beziehung zwischen Herz (*Shén*) und Leber (*Hún*). Vereinfacht ausgedrückt, wird das *Jué Yīn*-Blut vom Herz bewegt, das Herz hingegen vom Blut der Leber beruhigt und geklärt. Zwischen *Shén* und *Hún* besteht eine ähnliche Beziehung: *Shén* bewegt *Hún* und *Hún* verwurzelt *Shén* im Körper.

Im 6. Kapitel (*Shào Yīn*) wird erwähnt, wie die Essenz dabei hilft, *Shén* im Körper zu verwurzeln. Die Essenz ist die *vorgeburtliche* Verwurzelung und damit gewissermaßen vom angeborenen, persönlichen Charakter bestimmt. Blut andererseits ist *nachgeburtlich* und kann durch Störungen der Blutqualität beein-

		Bewusstsein	Organ	Beziehung
Yang	Yang im Yang	*Shén*	Herz	*Hún* (Yang) wird vom Blut (Yin) der Leber angezogen. *Pò* (Yin) wird vom aktiven Qi (Yang) der Lunge angezogen.
	Yin im Yang	*Hún*	Leber	
Yin	Yang im Yin	*Pò*	Lunge	Die Bewegung von *Pò* stimuliert die Essenz. Das Nachgeburtliche Qi stimuliert somit die vorgeburtliche Essenz.
	Yin im Yin	*Zhī*	Niere	

Tabelle 7.4
Die Beziehung der Bewusstseinsaspekte in *Líng Shū*, Kapitel 8

trächtigt werden. Blut und Essenz sind beide Yin, relativ gesehen hat die Essenz allerdings einen noch stärkeren Yin-Aspekt.

Im 6. Kapitel wird ebenfalls die Beziehung zwischen *Shén* und Herz erläutert und *Shén* als „Intelligenz des Lebens“ beschrieben, als die Fähigkeit, die Welt klar zu erkennen und wahrzunehmen. Damit umfasst *Shén* nicht nur die zwischenmenschliche Kommunikation, sondern ebenso die Kommunikation mit der Qi-Transformation der Welt und des Kosmos. *Shén* ist Bewusstsein (*consciousness*) und Bewusstheit (*awareness*) (siehe Abb. 6.7).

Hún ist durch eine ähnliche Yang-Bewegung wie *Shén* gekennzeichnet. Durch seine Verbindung zum Leber-Yin hat *Hún* aber festere Wurzeln. Im Charakter zeigt sich *Hún* als ein Mut mit Beherrschung, welche von der Qualität des Leber-Blutes abhängt. Damit bietet das Leber-Yin einen Ausgleich zur Yang-Natur des *Hún*.

Wie interagieren nun *Shén* und *Hún* miteinander? Ein gesunder *Shén* nimmt die Außenwelt dank seiner Yang-Natur klar wahr. *Hún* besitzt einen noch stärkeren Yang-Charakter, und sein Mut braucht die Führung und klare Wahrnehmung durch den *Shén*. Ohne klaren *Shén* könnte Tollkühnheit entstehen, und beim Versuch, das ungestüme *Hún* zu verwurzeln, würde das Leber-Blut geschwächt werden.

Im *Líng Shū* steht, dass *Hún* mit dem *Shén* „kommt und geht (往來, *wǎng lái)*“. Ähnlich wie der Herzschlag das Blut bewegt, führt *Shén* die Wanderseele *Hún* (der Kaiser führt seinen General).

Bei diesen philosophischen Aspekten der klassischen Physiologie sollte man keineswegs die Grundkonzepte der *Zàng Fŭ*-Qi-Transformation außer Acht lassen. Ein klares Verständnis der *Zàng Fŭ* kann Einsichten in die komplizierten Konzepte der Fünf Seelen liefern.

Wie zeigt sich *Hún* nun klinisch? Ein Mensch mit einem starken *Hún* kann auch in stressigen Situationen seinen Mut kontrollieren. Neigt er aber zu Hast oder plötzlichem Ärger, deutet das auf Probleme mit *Hún* oder der Wahrnehmung durch *Shén* hin. Eine außer Kontrolle geratene Wut ist demnach ein Hinweis auf eine Störung. In meiner klinischen Laufbahn bin ich oft Patienten begegnet, die ihrem eigenen Körper durch wiederholte Wut schweren Schaden zugefügt hatten. Daher bin ich der Meinung, dass chronisch unkontrollierte Wut zu schweren Krankheiten führen kann.

„Kontrolle" bedeutet hier aber nicht, die Wut hinunterzuschlucken, sondern eine passende Sicht der Situationen zu finden, was wiederum eine *Shén*-Funktion ist, und dann mutig und angebracht zu handeln.

Pò mit seiner Yin-Natur wird also von der Qi-Bewegung der Lunge angezogen und *Hún* mit seiner Yang-Natur von der Ruhe des Leber-Blutes. *Pò* und die *Essenz* treten bekanntlich gemeinsam aus und ein. Die Paarung *Hún–Shén* ist von Natur aus Yang und hat mit unserer Wahrnehmung und der Interaktion mit der Außenwelt zu tun. Die Paarung *Po–Essenz,* von Natur aus Yin, hat eine stärkere Beziehung zum physischen Körper: Die Essenz ist dabei die grundlegende materielle Körpersubstanz, *Pò* hingegen manifestiert sich in der gesamten Körperkraft (Abb. 7.4).

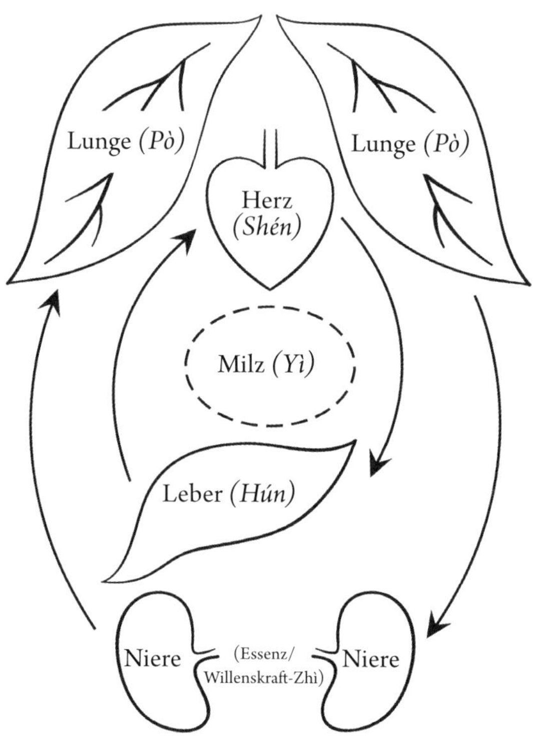

Abbildung 7.4
Die Essenz (Niere) und *Pò* (Lunge) treten gemeinsam aus- und ein.
Shén (Herz) mit *Hún* (Leber) kommen und gehen gemeinsam.
Yì (Milz) befindet sich im Zentrum.

4. Die Leber öffnet sich in den Augen

Nicht alle Augenerkrankungen haben mit der Leber zu tun, zwei wichtige Aspekte der Leber stehen jedoch in einer Beziehung zu den Augen. Beide haben mit dem Bezug der Leber zu den Sehnen zu tun.

Augenmuskulatur und Sehnen

- Die Bewegung der Augenmuskulatur:
  Auch die kleinen Augenmuskeln werden zu den „Sehnen" gezählt. Bei Störungen dieser „Sehnen" können Probleme mit der Augenkoordination auftreten.
- Adaptation/Erweiterung und Verengung der Pupille:
  Auch dies ist ein Aspekt der „Sehnen". Die Leber kann somit bei Schwierigkeiten der Helligkeitsadaptation beteiligt sein. Chronische Pupillenpathologien weisen jedoch meist einen stärkeren Nieren-Bezug auf.

Störungen des Sehnervs

Der Sehnerv (Nervus opticus) hat einen Bezug zur jener Funktion der Leber, das Blut zu durchkämmen, zu drainieren und zu verteilen. Bei ungenügender Ernährung kann somit auch der Nervus opticus gestört sein.

Eine Behandlung von Leber-Augenpathologien sollte daher immer die Blutverteilung berücksichtigen. Dies kann durch Nähren und Bewahren des Leber-Yin oder Leber-Blutes sowie durch „Durchgängig machen der Leber" gewährleistet werden.

Bei **Rötung** oder **erhöhtem Augendruck** liegt hingegen meist eine Gallenblasen-Pathologie vor und der Behandlungsfokus liegt somit auf dem Drainieren des *Shào Yáng*.

Augenschwellungen und **-verklebungen** sind letztlich eine Feuchtigkeitspathologie, meist eine Milz-Leere mit Hitze (Tab. 7.5). In Anhang 2 finden Sie eine ausführliche Abhandlung über Augenerkrankungen.

Organ	Symptome	Behandlungsprinzip
Leber	Störungen der Augenbewegung oder des Sehnervs	Das *Jué Yīn* regulieren oder durchkämmen und drainieren
Gallenblase	Rötung oder erhöhter Augendruck	*Shào Yáng*-Fülle klären
Milz	Schwellung oder Augensekret	*Tài Yīn* regulieren, um Feuchtigkeit und Hitze zu klären

Tabelle 7.5
Organbeteiligungen bei Augenbeschwerden (vereinfachte Übersicht).

Perlen klinischer Weisheit

- Äußerer Wind kann in die Yin-*Luo*-Gefäße eindringen: das kann chronische, wandernde Beschwerden verursachen und ist oft mit Hitze kombiniert. Hier sind die Punkte Pe7 *(Dà Líng)* und Le2 *(Xíng Jiān)* hilfreich, da sie die Qi-Wege kraftvoll durchkämmen und drainieren und dadurch Wind löschen können (siehe Kapitel 20).
  Diese Punktekombination wird auch bei der Kombination aus Leber-Qi-Stagnation und Perikard-Blut-Stase eingesetzt. Dieses in der Menopause häufige Muster weist oft zusätzlich Hitzezeichen auf.
  Die Punkte Le2 und Pe7 klären dabei *Jué Yīn* von Qi-Stase, Wind und Hitze.
  Wind kann die Yin-*Luo*-Gefäße blockieren und chronische wandernde Beschwerden verursachen. Das muss man vom Konzept der Blut-Stase in den Yin-*Luo*-Gefäßen unterscheiden. Dies führt zu Wahrnehmungs- oder Entwicklungsproblemen und weist einen Bezug zu *Shào Yīn* auf.
- *Jué Yīn*-Leere kann zu Erstarrung und Blockade *(凝澀, níng sè)* führen: Durch ein eingeschränktes „Durchkämmen" (dredging) kann es auch zu unregelmäßigem Stuhlgang und Miktionsproblemen kommen. Die meisten Therapeuten denken bei Verstopfung meist an Milz oder Dickdarm, bei entsprechenden Symptomen sollte man aber auch auf *Jué Yīn* achten.

Frage *Wie unterscheiden Sie die Milzfunktion „das Blut zu halten" von den Jué Yīn-Blutfunktionen?*

Dr. Wang

Nach meiner Erfahrung betreffen *Jué Yīn*-Blutungen die großen Gefäße, während die Milz für die Wiederaufnahme des Blutes auf Ebene der Kapillaren und Lymphgefäße zuständig ist. Starke Blutungen stehen demnach in Bezug zu *Jué Yīn*, Sickerblutungen oder Probleme der Blut-Wiederaufnahme eher in Bezug zur Milz. Dieses Konzept kann man in der Diagnose und Behandlung unregelmäßiger Menstruationsblutungen (崩漏, *bēng lòu*) anwenden:

- *Bēng* (崩, starke Blutung) hat mit der Leber zu tun: Therapie z.B. über Le1 *(Dà dūn)* und Le3 *(Taì Chōng)*.
- *Lòu* (漏, Sickerblutung), kleine Blutmengen zu unregelmäßigen Zeiten während des ganzen Monats, hat Bezug zur Milz: Therapie z.B. über Mi1 *(Yǐn Bái)* und Mi3 *(Taì Bái)*.

Bei *Bēng*, meist einem Fülle-Zustand, kann man nadeln, oder bei Hitze Le1 bluten lassen. *Lòu* ist häufiger ein Leere-Zustand und folglich behandelt man die Milz-Punkte mit Moxa.

In beiden Fällen stimuliert die Kombination aus *Jing- und Yuan*-Punkten die Qi-Transformation und wirkt leicht sedierend, was die Blutung stoppt.

Frage *Shào Yīn und Jué Yīn verwirren mich immer noch: Wie kann Jué Yīn tiefer liegen als Herz und Nieren? Es wird immer gelehrt, dass „die Niere die Wurzel sei"!*

Dr. Wang

Diese Frage kann man grundsätzlich aus drei Perspektiven betrachten:

- aus Sicht der Sechs Schichten
- aus Sicht der Fünf Wandlungsphasen
- anhand der Funktionen der *Shào Yīn*- und *Jué Yīn*-Organe.

1. Aus Sicht der Sechs Schichten wird *Jué Yīn* traditionell als die tiefere Schicht betrachtet. *Shào Yīn* ist eine „Achse", ein Ort der Bewegung. *Jué Yīn* hingegen „schließt" nach innen und ist ein großes Reservoir an Yin-Blut; hier liegt der Wendepunkt des Yin, bevor es sich wieder zu Yang wandelt. *Jué Yīn* enthält – relativ gesehen – mehr Yin-Substanz (Blut) und liegt daher aus dieser Sicht tiefer.
2. Aus der Fünf-Wandlungsphasen-Theorie stammt die Sichtweise der Niere als „Wurzel". Das Wasser (Niere) nährt das Holz (Leber). Um dies genauer zu verstehen, benötigt man das fein abgestufte Modell der *Zàng Fŭ*.
3. Aus Sicht der *Zàng Fŭ:* Zur Rolle der Niere als Mutter der Leber gehört aus *Zàng Fŭ*-Sicht auch, dass sie die Quelle des vorgeburtlichen Stimulus ist. Aus dem *Ming Men* entspringt der Zündfunke für eine Reihe physiologischer Aktivitäten, welche über Milz, Magen und die Lunge unter anderem Blut bilden. Aus dieser Sicht ist die Niere die „Wurzel". Bei Nieren-Yin-Leere kann Leber-Feuer aufflammen und das bekannte Muster der „Leber-Nieren-Yin-Leere" bilden, welches häufig zusätzlich eine Leber-Blut-Leere beinhaltet.

Die Rolle der *Jué Yīn*-Organe ist folgerndermaßen verteilt:

- Die Leber speichert Blut, um den Körper zu nähren.
- Das Perikard speichert Blut, um das Herz zu nähren.

Beide speichern große Mengen von Yin-Blut.

Jué Yīn ist der Speicher des nachgeburtlichen Yin, *Shào Yīn* der Speicher der vorgeburtlichen Yin-Essenz. Diese vorgeburtliche Essenz besitzt relativ gesehen weniger solide Yin-Substanz.

Wichtig als Speicher sind aber beide: *Jué Yīn* mit seinem großen Volumen an Yin Substanz liegt tiefer; *Shào Yīn* auf der anderen Seite liefert durch sein vorgeburtliches Feuer den Zündfunken. Diese relative Tiefe von *Jué Yīn* im Vergleich zu *Shào Yīn* hat nichts damit zu tun, dass *Jué Yīn* wichtiger wäre, denn der Körper braucht beide.

Außer durch den *Shào Yīn*-Zündfunken wird *Jué Yīn* auch durch die *Shào Yáng*-Organe stimuliert. In der klinischen Anwendung von Leber und Perikard muss man auch die Yang-bewegende Funktion von *Shào Yáng* (Gallenblase/*San Jiao*) berücksichtigen. Dieser Stimulus des *Shào Yáng* ist für die Transformation von Yin zu Yang unabdingbar, denn ohne *Shào Yáng* würde sich *Jué Yīn* nicht aus seiner Tiefe erheben. Diese Konzepte sind für sowohl für die Akupunktur als auch die Kräutermedizin sehr wichtig (Abb. 7.5).

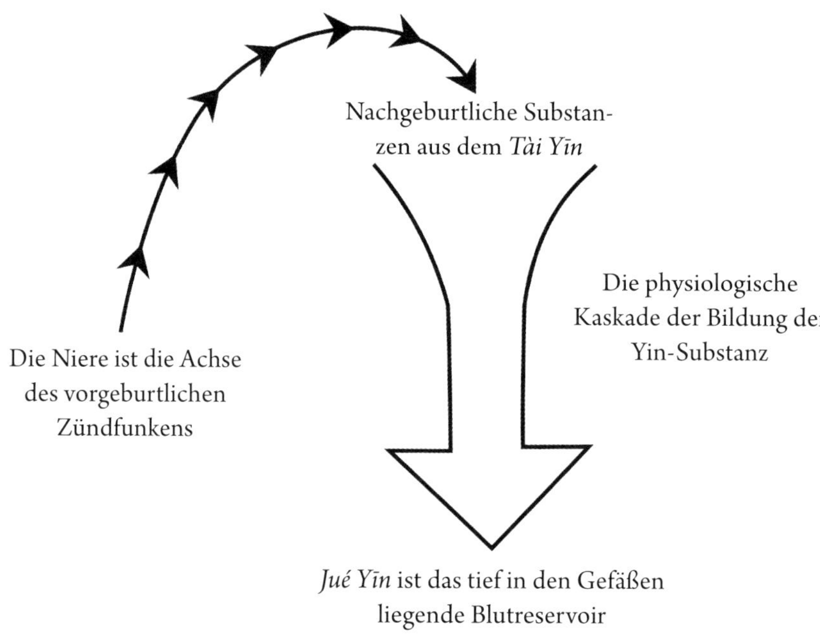

Abbildung 7.5
Die Niere ist die Wurzel des vorgeburtlichen Zündfunkens. *Jué Yīn* als tiefes nachgeburtliches Reservoir speichert hingegen Blut und überwacht den Blutfluss.

Fallbesprechung

Bub, 13 Jahre

Hauptbeschwerde: ADHS (Aufmerksamkeitsdefizit-Hyperaktivitätsstörung)

Anamnese: Im Alter von 6 Jahren hatte der Bub zum ersten Mal schmerzhafte Nackenverspannungen. Massagen durch die Eltern verschafften nur eine kurzfristige Linderung. Mit neun Jahren fielen zusätzlich Reizbarkeit und Rastlosigkeit auf. In den letzten zwei Jahren kamen Konzentrationsschwierigkeiten in der Schule sowie eine ungezogene Ausdrucksweise hinzu, und seine Lehrer zeigten sich zunehmend über die schulische Verschlechterung besorgt. Abgesehen davon ist er ein normales und körperlich aktives Kind, zuletzt allerdings häuften sich Wutausbrüche. Seine Beziehung zu gleichaltrigen Kindern sei laut Eltern unauffällig und er bereue stets sein oft unpassendes Benehmen.

Für sein Alter wirkt er etwas dünn und klein. Er ist ein sehr wählerischer Esser, isst kein Gemüse und auch sonst nur wenig. Bei der Untersuchung wirkt er ziemlich gedämpft und gedrückt. Die Nackenbeschwerden verursachen auch Schlafprobleme mit lebhaften Träumen. Er verträgt keine Hitze und ist an heißen schwülen Tagen lethargisch. An kalten Tagen, wenn andere Menschen Mäntel tragen, geht er oft kurzärmelig!

Stuhlgang und Wasserlassen: unauffällig

Puls: schlüpfrig

Zunge: rötlich mit einem leichten Riss in der Spitze

Meridianpalpation:

- *Jué Yīn*-Perikard am Unterarmverlauf: verdickte Faszien.
- *Shào Yīn*-Herz: Schmerzhaftigkeit im Ellbogenbereich.
- *Jué Yīn*-Leber: schmerzhaft, insbesondere im Bereich Le3 *(Taì Chōng)*, wo man kleine Knötchen tasten kann.
- An Mi4 *(Gōng Sūn)* findet sich ein kleines schmerzhaftes Knötchen.
- Der 7. Halswirbel ist vergrößert, der Bereich Du10 – Du11 (Th5 und 6) druckschmerzhaft (siehe Tab. 7.6).

Diagnose: *Jué Yīn-Meridianstase, genauer gesagt: Leber-Qi-Stau und Perikard-Blut-Stase.*

Bei Patienten mit der westlichen Diagnose „ADHS" können sich die chinesischen Muster häufig und schnell ändern. Die Diagnose „ADHS" beschreibt sowohl die Symptome als auch die Grundcharakteristik der Störung (siehe Anhang 5).

Behandlung: Die Behandlung mit Akupunktur und Kräutern erstreckt sich über neun Monate.

Akupunktur: In den ersten Behandlungen werden Hitze und Stase aus den *Jué Yīn*-Meridianen und *Luo*-Gefäßen geklärt und transformiert. Dafür werden die Punkte Pe7 *(Dà Líng)* und Le2 *(Xíng Jiān)* einmal wöchentlich genadelt (für eine Erklärung dieser Punktkombination siehe Kapitel 20).

Bei vielen angeborenen (= vorgeburtlichen) Kinderkrankheiten sind die Nieren und der *Du Mai* involviert. In Phasen mit geringeren Hitze-Symptomen wird die Behandlung daher auf Dü3 *(Hòu Xī)*, Du19 *(Hòu Dǐng)* und Ni7 *(Fù Liū)* abgeändert.

Da an den Nackenbeschwerden des Buben der *Tài Yáng*-Meridian beteiligt ist, werden Bl10 *(Tiān Zhù)*, ein *Ashi*-Punkt im Bereich von Bl10 sowie Bl64 *(Jīng Gǔ)* (*Yuan*-Punkt) gestochen. Bl10 wird bei Entwicklungsstörungen oft wegen seines sti-

	Organ	Palpationsbefund	Mögliche Bedeutung
Tài Yīn	Lunge		
	Milz	Knötchen an Mi4 (Luo-Punkt)	Schleim-Ansammlung in den Luo-Gefäßen („langsame" Milz)
Shào Yīn	Herz	Druckempfindlichkeit im Bereich um He3	Beeinträchtigung der Herz-Qi-Transformation; Regulationsstörung (*Hé*-Meerpunkt)
	Niere		
Jué Yīn	Perikard	Faszienverdickung am Unterarm	Perikard-Blut-Stase führt zu Hitze, welche das Herz bedrängt
	Leber	Druckempfindlichkeit im gesamten Meridianverlauf unterhalb der Knie (v.a.Le3)	*Jué Yīn*-Qi-Stase; das Drainieren und Durchkämmen ist eingeschränkt
Du Mai	C7 ist vergrößert, Druckempfindlichkeit zwischen Th5 und Th6 (Du10 und Du11)		Angeborene Deformierung der HWS, Akkumulation von Blut, Hitze und Schleim im Oberen Erwärmer

Tabelle 7.6
Zusammenfassung der Palpationsbefunde dieses Fallbeispiels.

mulierenden Effektes auf den *Du Mai* und das Gehirn gewählt.

Kinder mit ADHS haben ganz allgemein eine Neigung zu Schleim. In den Behandlungsmonaten vier, fünf und sechs, kommt der Bub alle zwei bis drei Wochen, wobei Ma40 und Ma36 genadelt werden, um die Qi-Transformation in *Tài Yīn* und *Yáng Míng* (Feuchtigkeit und Trockenheit) zu unterstützen; dies soll die Entschlackung fördern. In dieser Behandlungsphase wird auch eine Variante von *Wen Dan Tang* (Dekokt, das die Gallenblase wärmt) verschrieben.

In den letzten Behandlungsmonaten werden der Blasen-Meridian geschröpft und kurzzeitig eine *Du Mai*-kräftigende Kräuterrezeptur verschrieben (siehe unten). In dieser letzten Phase kommt er nur noch alle 3 bis 5 Wochen zur Akupunktur.

Kräuter: Mit der Kräutertherapie wird im 3. Behandlungsmonat begonnen, da die Eltern die Behandlungsfrequenz reduzieren möchten und nach der Möglichkeit einer unterstützenden Kräutertherapie fragen. Aufgrund der Diagnose „Wind und Feuchtigkeit-Schleim" und dem zu dieser Zeit in Beijing sehr schwülen Wetter wird eine Abwandlung von *Wen Dan Tang* verschrieben:

15g *Guī bǎn* (Plastrum Testudinis) 10 min. vorgekocht
20g *Shí jué míng* (Concha Haliotidis), 10 min. vorgekocht

6g *Dǎn nán xīng* (Arisema cum Felle Bovis)
10g *Bàn xià* (Rhizoma Pinelliae)
10g *Fú líng* (Poria Cocos)
6g *Chén pí* (Pericarpium Citri Reticulatae)
20g *Lóng chǐ* (Fossilia Dentis Mastodi)
12g *Suān zǎo rén* (Semen Ziziphi Spinosae)
10g *Chì sháo* (Rad. Poeoniae Rubrae)
10g *Lián zǐ* (Semen Nelumbinis)
6g *Hóng huā* (Flos Carthami)
6g *Dāng guī* (Rad. Angelicae Sinesis)
3g *Bò hé* (Herba Menthae Haplocalycis): In den letzen 5 Minuten zugegeben
10g *Gou Teng* (Ram. cum Uncis Uncariae): In den letzen 5 Minuten zugegeben

Schon nach den ersten Behandlungswochen kann das Kind in der Schule besser still sitzen. Seine Reizbarkeit zuhause nimmt ebenfalls ab. Nach zwei Monaten hat sich sein Schlaf verbessert und die Intensität seiner Träume abgenommen.

In der zweiten Behandlungsphase (3. bis 6. Monat) zeigen seine Symptome eine Tendenz zu „Milz-Qi-Leere und Nahrungsstagnation", weshalb die obige Kräuterformel verschrieben wird. Des Weiteren werden die Punkte *Si Feng* (M-UE9) blutig gestochen, um seine „langsame Milz" (慢脾, *màn pí*) zu stimulieren.

Die letzte Behandlungsphase erweist sich als die schwierigste: Nach sechs Monaten kann er zwar in der Schule viel besser still sitzen und die Eltern sind mit Schlaf und Schulleistung zufrieden, die Nackenschmerzen sind aber sehr hartnäckig. Auch Schröpfbehandlungen verbessern diese für nur etwa eine Woche. Die Kräuterformel zur Kräftigung des *Du Mai* hilft schließlich, Schultern und Nacken längerfristiger zu entspannen.

Nach acht Monaten zeigen sich alle Symptome deutlich gebessert, sind jedoch nicht vollkommen geheilt. Als besonders hartnäckig erweisen sich weiterhin die Schmerzen im Nacken und im oberen Rücken, was vermutlich an der Vergrößerung oder Fehlstellung des siebenten Halswirbels (C7) liegt.

Wegen dieser Beschwerde kommt er weiterhin alle drei Wochen zur Akupunktur und bleibt in einem örtlichen Krankenhaus in orthopädischer Kontrolle.

Analyse: Obwohl die Behandlung in diesem Fall im Großen und Ganzen erfolgreich ist, beleuchtet dieser Fall einen wichtigen Aspekt der klinischen Realität: Manchmal erreicht man keine vollständige Heilung!

Erfahrungsgemäß lässt sich ADHS sehr gut mit Chinesischer Medizin behandeln, es gibt jedoch Fälle, die nicht vollkommen geheilt werden können. In diesem vorliegenden Fall bessern sich die meisten Symptome (Schlafstörungen, Reizbarkeit, Konzentrationsschwierigkeiten); die Schmerzen in Nacken und oberen Rücken aber können nicht vollständig geheilt werden.

Erzählung

Im Innersten ruhen

Da *Jué Yīn* die innerste der Sechs Schichten ist, sollen nun die inneren Gedankengänge Dr. Wangs erforscht werden. Man kann unmöglich die Gedanken eines anderen Menschen vollständig verstehen, aber ich habe dazu immer mein Bestes getan. In einem Lehrer-Schüler-Verhältnis entwickelt sich mit der Zeit eine Verbundenheit, ein Gefühl, wie der andere mit Dingen umgeht, die nicht direkt den Patientenumgang betreffen, aber trotzdem die klinische Herangehensweise widerspiegeln.

Wie sieht Dr. Wang selbst den Lernprozess eines Schülers? Durch welche Prozesse war er selbst während und nach seiner Ausbildungszeit gegangen? Am „Beijing College of TCM" der 50-er Jahre herrschten damals sehr günstige Umstände; meiner Meinung nach wird es trotz aller Anstrengungen noch lange dauern, bis man diese Fülle an klinischer Erfahrung und klassischer Chinesischer Medizin in China und anderen Ländern wieder unter einem Dach antreffen wird.

Wo fing also Dr. Wang selbst zu arbeiten an? War auch er bei den ersten Patienten panisch nervös gewesen?

Überraschenderweise relativierte Dr. Wang stets die Bedeutung seiner Lehrer für die Entwicklung seiner klinischen Herangehensweise. Zwar spricht er mit Achtung über sie, aber die besten Lehrer seien immer noch seine Patienten gewesen! Seiner Meinung nach können uns weder große Lehrer noch die Geheimnisse anderer Therapeuten langfristig einen klinischen Erfolg sichern. Entscheidend seien unsere Aufmerksamkeit für unsere Behandlungsergebnisse und der Wille, die Erfahrungen anderer oder die Konzepte aus den Klassikern wieder und wieder zu überprüfen!

Meine Frau und ich wurden sehr oft von Dr. Wang und seiner Frau zum Abendessen eingeladen. An einem dieser Abende befragte ich ihn über die Bedeutung von Bücherwissen im Vergleich zu praktischem Training. Nach einem Festessen aus Teigtaschen, knusprigem Rettich, gedämpftem Fisch und Bier begann er zu erzählen…

Dr. Wang

Meine ersten klinischen Jahre in den frühen 60er Jahren waren auch meine härtesten. Mein Kopf war voll mit Punkten und Kräuterrezepturen, und folglich behandelte ich nach diesen „klassischen Punktliedern" oder den Mitschriften aus meinem Studium. Die Ergebnisse waren zwar ansprechend, aber nicht immer so gut, wie erhofft. Eigentlich hatte ich mir bei 90 Prozent meiner Patienten eine klare Verbesserung erwartet. Stattdessen fand diese nur bei 35 Prozent statt. Weitere 35 Prozent spürten eine leichte Verbesserung, und bei 30 Prozent kam es zu gar keiner Besserung oder gar zu einer Verschlechterung. Meine ganze Aufmerksamkeit fixierte ich daraufhin auf diese ohne Verbesserung gebliebenen 30 Prozent.

Zwei Dinge aus meiner damaligen Erfahrung möchte ich Ihnen als Leser empfehlen:

▶ *Führen Sie ein klinisches Notizbuch.*

Nehmen Sie sich am Tagesende ein paar Minuten Zeit für eine kurze Zusammenfassung der besonders schwierigen Fälle. Das dient als Maßstab für den Behandlungsfortschritt oder einen fehlenden Behandlungsfortschritt. Schreiben Sie auch Erfolge oder Entdeckungen nieder. Was hat sehr gut funktioniert? Haben Sie gar einen neuen effektiven Behandlungsansatz gefunden?

Ich schrieb oft alle Symptome der wirklich schwierigen Patienten auf und suchte dann nach möglichen Störungen der Qi-Dynamik. Fand ich einen möglichen Grund für die Hauptbeschwerde, kam ich oft auch zu einer genaueren Diagnose.

Dies tat ich 10 Jahre lang sehr konsequent, aber im Chaos der Kulturrevolution warf ich alle meine Notizbücher fort. Damals tauchten die roten Garden plötzlich auf, durchstöberten unsere Sachen und verwendeten unsere Aufzeichnungen in den „Rückerziehungskampagnen" gegen uns. Ich hatte glücklicherweise wenige derartige Probleme, aber auch mich packte die Angst. Der größte Nutzen eines derartigen klinischen Notizbuchs entsteht jedoch sowieso aus dem Prozess des Schreibens und Denkens selbst!

▶ *Studieren Sie wieder und wieder die klinische Erfahrung anderer Therapeuten.*

Nach dem Durcharbeiten vieler Bücher und nach vielen Gesprächen mit meinen Lehrern über deren Lieblingsbücher konzentrierte ich mich auf drei Werke und entwickelte, basierend auf diesen, meine Lernmethode. Diese drei Bücher sind:

- *Zhēn Jiū Jù Yīng* 針灸聚英 *(Blüten-Sammlung der Akupunktur)* von *Gao Wu* 高武 (1529): Das ist eine Sammlung von Konzepten der Schulen der damaligen *Ming*-Dynastie.
- *Xún Jīng Kǎo Xuè biān* 循經考穴編 *(Sammlung der Meridianprüfung und Punktuntersuchung)* von einem unbekannten Autor (1575): Dieses Buch ist eine illustrierte Analyse der Meridianverläufe inklusive einer Abhandlung über Punktempfehlungen bei bestimmten Beschwerden.
- *Zhēn Jiū Zī Shēng Jīng* 針灸資生經 *(Klassiker der Lebenspflege mit Akupunktur und Moxa) von Wang Zhi-Zhong* 王執中 (*Jin* Dynastie, 1220): Dies ist

vermutlich eine Sammlung persönlicher Erfahrungen des Autors. Illustriert durch 46 Abbildungen werden darin Akupunkturstrategien nach den Hauptbeschwerden geordnet und erörtert. Ebenfalls erläutert werden Punktlokalisation und Meridiantheorie.

Darauf aufbauend entwickelte ich nun folgende Strategie:

1. Zuerst unterteilte ich die Krankheiten hauptsächlich mittels Differenzialdiagnose in Organ-Kategorien.
2. Dann suchte ich im *Zhēn Jiŭ Zī Shēng Jīng* nach den empfohlenen Punkten.
3. Danach schlug ich diese Punkte in den ersten beiden Büchern nach, um die unterschiedlichen Sichtweisen zu den Punktfunktionen zu vergleichen.

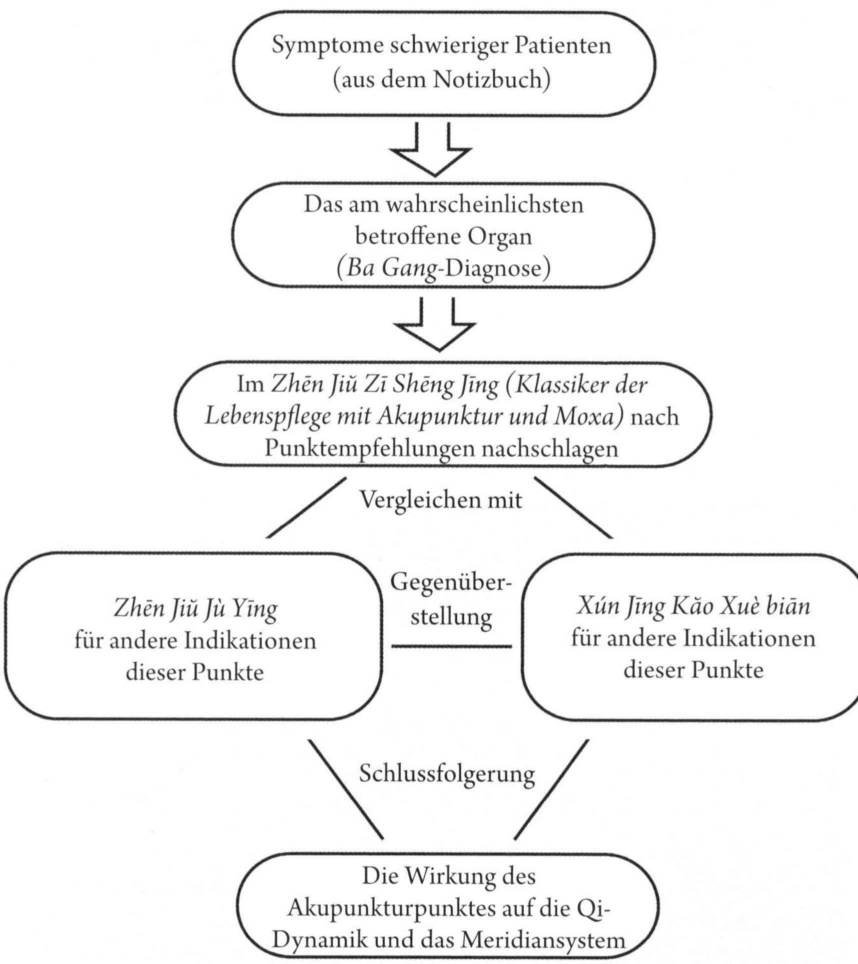

Abbildung 7.6
Dr. Wangs Arbeitsweise mit den Klassikern.

Da die ersten beiden Bücher Erkrankungen nicht nach Organ-Symptomen einteilten, brauchte ich „intuitive Gedankensprünge", um das Denken der Autoren zu erfassen. Für die Punktfunktionen musste ich mir deshalb die indizierten Erkrankungen ansehen (Abb. 7.6).

Dieser Prozess verhalf mir zu verstehen, wie Gelehrte und Kliniker anderer Epochen die Wirkungen der Punkte auf die Qi-Dynamik verstanden hatten. Ich begann also mit einer Krankheit und einigen dazu passenden Punkten. Dann las ich bei den anderen beiden Ärzten nach, welche weiteren Beschwerden mit denselben Punkten behandelt werden können. Dadurch konnte ich das Verständnis der Autoren zur Wirkung jedes Punktes auf die Qi-Dynamik recht gut erraten. Zu meiner Begeisterung waren sie sich meistens einig, und so ließ sich mittels der Meridiantheorie alles unter ein Dach bringen.

Dies war der Beginn meiner persönlichen Sichtweise von Qi-Dynamik und Meridiantheorie, und daher sage ich, dass ich die größten Lektionen von meinem Patienten bekam. Bei jedem Patienten mit einer neuen schwierigen Krankheit studierte ich diese drei Bücher. Es war so, als ob ich die verstorbenen Autoren dieser alten Bücher dabei kennen lernen durfte!

Nun hatten wir einen großen Teller voller Teigtaschen leergegessen. Während des Gesprächs hatte Dr. Wang des Öfteren einige der erwähnten Bücher aus seiner Bibliothek geholt. In seinem Arbeitszimmer dominiert ein riesiges raumhohes Bücherregal. Etwa 70 Prozent dieser Bücher handeln von Chinesischer Medizin, die anderen 30 Prozent von Themen wie westlicher Philosophie und chinesischer Geschichte oder es sind Reiseführer. Auf den Regalen stehen Fotos, die Dr. Wang im Ausland mit Studenten, vor Sehenswürdigkeiten posierend, zeigen. Für Freunde und Verwandte steht eine Behandlungsliege bereit, daneben ein großer Tisch mit einer guten Leselampe. Ein großes, nordseitiges Fenster gibt den Blick auf eine kleine Baumgruppe frei. Der Raum ist sauber, bequem und mit neuen Möbeln im klassischen Stil eingerichtet. Dr. Wang und seine Frau hatten 25 Jahre lang in der Nähe ihrer Arbeit gewohnt und waren erst kürzlich in dieses moderne Appartement am Stadtrand gezogen. Wie vieles im modernen Beijing ist auch Dr. Wangs Lebensstil erheblich gestiegen.

Nach dem Abendessen und einer ausschweifende Diskussion über weitere Bücher begaben wir uns ins Wohnzimmer auf eine Tasse Tee. Wie so oft in China, kam das Gespräch auf das Thema „Essen" und darauf, wie man die besten von Chinas 10.000 Geschmäckern finden könne. Dies ist ebenfalls ein Thema für ein ganzes Leben!

Kapitel 8

太陽
Tài Yáng – Das noch grössere Yang

Thema der kommenden drei Kapitel ist die Qi-Dynamik in den Yang-Schichten. In den meisten klassischen Texten werden bei den Organen die Yin-Organe stärker als die Yang-Organe betont. Die Yang-Meridiane sind in ihrer Bedeutung jedoch den Yin-Meridianen ebenbürtig, weisen unter anderem sogar eine stärkere Dynamik und Expansion als die Yin-Meridiane auf. Die Hautareale der Meridiane von Blase, Magen und Gallenblase sind größer als die aller anderen Meridiane zusammen! Aufgrund ihrer Größe, und da sie eine permanente Bewegung benötigen, sind die Yang-Meridiane und ihre Tendinomuskulären Meridiane (TMM) besonders anfällig für Schmerzen.

Im *Nèi Jīng* steht, dass die Yang-Organe „in Fülle, aber nicht angefüllt" (實而不滿, *shí ér bù mǎn)* sind. Sie sind hohl und müssen ständig in Bewegung bleiben, denn eine Akkumulation würde eine Störung zur Folge haben.

Eine wichtige Rolle spielen sie im Transport der materiellen Produkte der Yin-Organe, sind aber auch allgemein für eine funktionelle Balance zuständig. Diese „funktionelle Balance" ist für die Interaktion der Yin- und Yang-Meridiane sehr wichtig. Die Yin-Organe neigen zu einer „gemütlichen Akkumulation", was durch die Aktivität der gepaarten Yang-Organe ausgeglichen wird. Dies findet auf jeder der Sechs Schichten statt (Abb. 8.1).

Dieses Konzept eines Systems von einander ausgleichenden Polen ist für die Meridianauswahl von großer Bedeutung (siehe Kapitel 14).

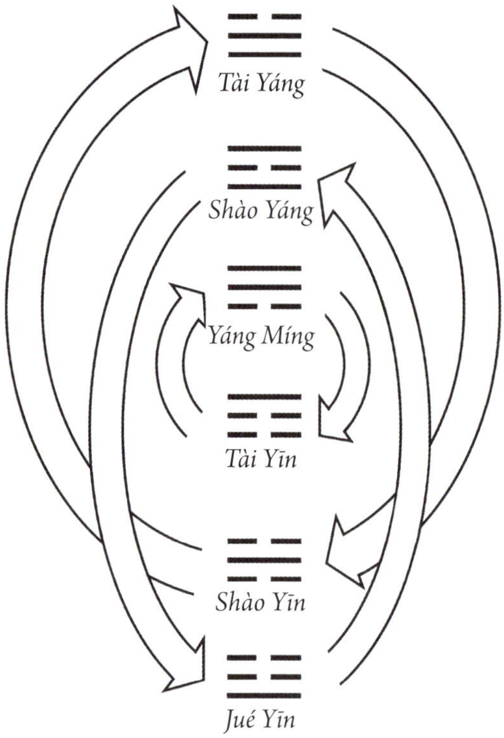

Abbildung 8.1
Das Meridiansystem im Überblick die Bewegung der Yang-Schichten aktiviert die Bildung von Yin-Substanzen. Nährstoffe aus den Yin-Schichten unterstützen wiederum die Yang-Aktivität

Frage *Einige Organ-Paare sind leicht verständlich, andere komplizierter. Die Paarungen Leber–Gallenblase, Niere–Blase und Milz–Magen machen auch aus einer modernen medizinischen Sicht Sinn. Warum aber sind Lunge und Herz mit Dickdarm und Dünndarm gepaart?*

Dr. Wang

Diese Frage beschäftigt viele Studenten. Es ist die selbe Frage wie in *Nán Jīng*, Kapitel 35: „Wie können so weit entfernte Organe als Paare bezeichnet werden?"

Die Verbindung dieser Paarungen ist weniger physisch-räumlich zu verstehen, sondern ist vielmehr von therapeutischer Relevanz. Die Theorien in der Chinesischen Medizin haben ja nur dann Gültigkeit, wenn sie das klinische Verständnis vertiefen; auch diese Paarungen entstanden, historisch betrachtet, aus klinischen Beobachtungen. Wenn also ein Meridian oder Organ mit einem anderen eine therapeutisch nutzbare Beziehung aufwiesen, versuchte man, diese Beziehungen zu erklären. Führten dieser Erklärungen in der Folge zu nützlichen Therapien, wurden sie aufgeschrieben und über tausende von Jahren von Generation zu Generation verfeinert. Diese Vorgehensweise unterscheidet sich deutlich von jener der modernen Medizin, aber ihre klinischen Resultate sind genauso reproduzier- und messbar.

Ich möchte deine Frage zuerst mithilfe klassischer Theorien beantworten und dann einen Blick auf häufige klinische Anwendungen richten. Aus klassischer Sicht liegen Herz und Lunge im klaren Milieu des Oberen Erwärmers. Ihre gepaarten Yang-Organe liegen aber in den trüben Tiefen des Unteren Erwärmers. Sowohl Herz als auch die Lungen sind an der Bewegung von Qi und Blut beteiligt: das Herzblut nährt (營, *yíng*) das *Wèi*-Qi (衛), während das Lungen-Qi für die Schnelligkeit sorgt. Diese Aufwärts- und Auswärtsbewegungen haben einen für Yin-Organe ziemlich starken Yang-Aspekt!

Betrachtet man hingegen Dick- und Dünndarm, zeigt sich, dass diese zwei Yang-Organe in einem Yin-Gebiet liegen und große Mengen von Yin (Trübem) trans-

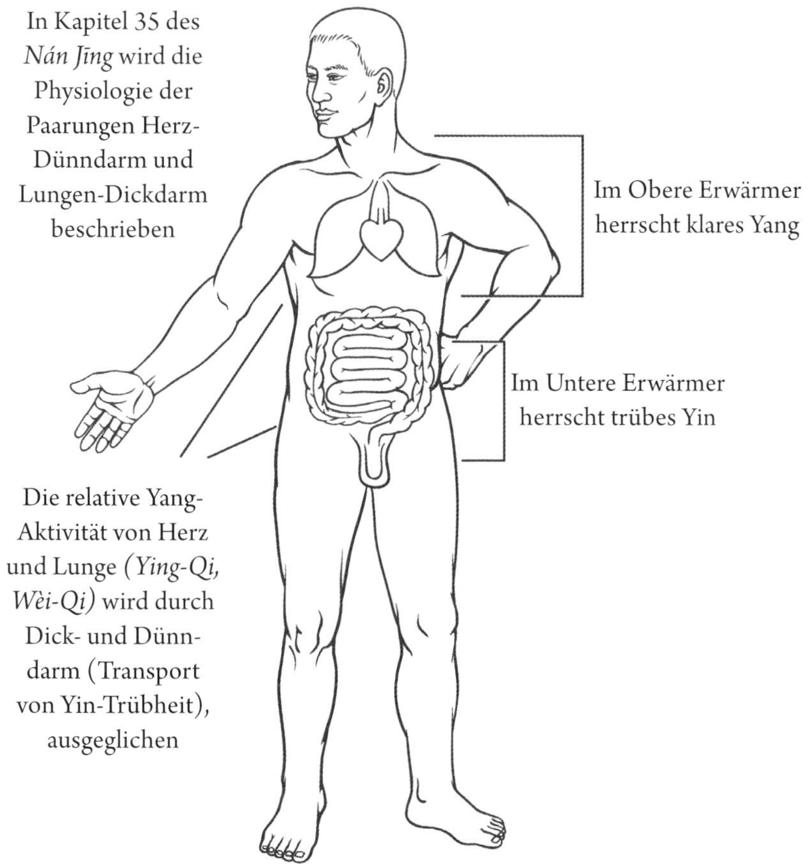

Abbildung 8.2
Der Yin–Yang-Ausgleich zwischen Oberem und Unterem Erwärmer.

portieren. Sie befördern den trübsten Aspekt unseres Stoffwechsels, nämlich den unbrauchbaren Bodensatz der Verdauung. Das steht in Kontrast zu den reinen Essenzen von Herz und Lungen, was ein Hinweis auf einen ausgleichenden Effekt ist. Die Yang-Bewegung der Yin-Organe werden dabei durch die Yin-Natur der Yang-Organe ausgeglichen (Abb. 8.2).

In diesem Licht lassen sich einige sehr gängige Behandlungsstrategien besser verstehen. Zum Beispiel werden Dickdarm-Punkte wie Di11 *(Qū Chí)* oder Di4 *(Hé Gŭ)* bei äußeren Erkrankungen eingesetzt, wenn die Lunge betroffen ist. Eine Ansammlung an trübem Yin kann nämlich durch die Qi- und Blut Fülle des *Yáng Míng* bewegt werden, was wiederum die aufsteigende Verteilung des Yang-Qi durch die Lunge erleichtert. Die Wirkungsweise der *Ma Xing Shi Gan Tang* (Dekokt aus Ephedra, Aprikosenkernen, Gypsum und Süssholz) kann so erklärt werden. Ähnlich wird die Rezeptur *Dao Chi San* angewendet, um Herz-Hitze über *Tài Yáng* auszuleiten. Die spezifisch-ausgleichende Funktion dieser vier Yin–Yang-Organe zeigt, warum Herz-Hitze durch den Dünndarm geklärt werden kann. Von einem Klären von Milz-Hitze durch den Magen hört man hingegen nie!

Die räumliche und funktionelle Trennung dieser vier Organe ist somit für den Ausgleich ihrer jeweils extremen Natur notwendig. Andere Yin–Yang-Organpaare zeigen funktionelle Ähnlichkeiten und gehören deshalb zusammen, diese vier aber sind wegen ihrer Verschiedenheit gepaart: Kontrast schafft Ausgleich. Entstanden sind diese Theorien aus der praktischen Erfahrung heraus, und letztlich zählt nur diese.

Bei der Paarung Perikard-*San Jiao* muss man ihre Beziehungen zum *Ming Men* beachten (siehe Kapitel 6), denn ihre Ähnlichkeit fußt im Konzept des Feuers (mehr dazu später).

Charakteristik und Funktion von *Tài Yáng*

Tài Yáng ist weit und expansiv. Wie der Dampf im Bambusdämpfer erhebt es sich an die Oberfläche des Meridiansystems und ist mit der Hitze des *Shào Yīn* verbunden. Mithilfe der warmen Feuchtigkeit aus der Qi-Dynamik der Yin-Organe nährt und füllt es Haut und Haare. Bei den drei Yang-Meridianen gewinnt bekanntlich Bewegung (Yang) gegenüber Substanz (Yin) an Bedeutung, was sich sehr deutlich bei *Tài Yáng* zeigt, das sich nach außen öffnet (開, *kāi*). Dieses Öffnen ähnelt jenem der *Tài Yīn*-Schicht, die ebenfalls mit *kāi* beschrieben wird. *Tài Yīn* ist „das Außen des Yin", *Tài Yáng* „das Außen des Yang".[36] Das Schriftzeichen 太 (*tài*) ähnelt dem Schriftzei-

36 Dr. Wangs Verständnis von „Öffnen, Achse, Schließen" *(kai-shu-he)* wurde durch die Arbeit des Arztes Zhang Jie-Bin aus der *Ming*-Dynastie geprägt, der in seinem Buch *„Klassiker der Klassifizierungen"* (1624) einen Kommentar zu *Sù Wèn*, Kapitel 6, liefert. Zhang zieht die Schlussfolgerung, dass *Tài Yīn* das „Außen der Yin-Schichten ist" und *Tài Yáng* das „Außen der Yang-Schichten".

大 *Dà* = groß

太 *Tài* = größer als groß; das Höchste

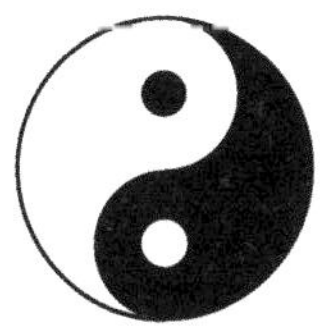

Dà = *Tài Jí* = Das „höchste Äußerste",
„The supreme ultimate", groß

Abbildung 8.3
Das Yin–Yang-Symbol.

chen大 (*dà – groß*) bis auf einen kleinen Strich, und *tài* bedeutet „noch größer als groß". Das Yin–Yang-Symbol (太極, *Tai Ji,* höchstes Äußerstes) enthält ebenfalls dasselbe Zeichen (Abb. 8.3).

Tài Yáng, das äußerste, ultimative Yang, umfasst sowohl ein großes Funktionsgebiet als auch ein großes Körperareal und ist die erste Abwehrlinie bei einen äußeren Angriff, indem es die Außenschicht „erwärmt und entlastet" (煦發表, *xù fā biǎo*). Damit schützt *Tài Yáng* den Körper vor Kälte (寒, *hán*).

Man sagt, dass das Yang die Körperoberfläche „wärmt und entlastet". *Xù* (煦, wärmen) umfasst aber eine weitaus breitere Bedeutung. In der chinesischen Alltagssprache bedeutet *xù rì* (煦日) „warmer, feiner Tag". In Bezug auf *Tài Yáng* impliziert das damit auch ein Wohlbehagen. *Tài Yáng* gewährleistet also ein „warmes Wohlbehagen". Dies erklärt die Verbindung des *Tài Yáng*-Syndroms im *Shang Han Lun* mit Schmerzen und Unwohlsein. Eine Blockade dieser Schicht beeinträchtigt ihre physiologisch wärmende und entlastende Funktion, was in weiterer Folge zu Schmerzen führt.

Auch andere *Tài Yáng*-Symptome des *Shang Han Lun* lassen sich besser verstehen, wenn man die Qi-Dynamik des *Tài Yáng* und seine Beziehung zu Kälte berücksichtigt. Bei einem äußeren Angriff sammelt *Tài Yáng* Yang, um diese Äußere Kälte zu vertreiben, indem es die Haut mittels der *còu lǐ* (腠理, Zwischenräume) wärmt. Diese *còu lǐ* sind ein Bereich zwischen Haut und Muskeln und eine wichtige Barriere zwischen Körper und Umwelt.[37] Sie sind auch an der Regulation der Körpertemperatur beteiligt und ähneln damit dem modernen Konzept, dass sich die Hautkapillaren bei Temperaturänderungen erweitern oder zusammenziehen.

37 Einige moderne TCM-Autoren wie G. Maciocia setzen die *còu lǐ* mit den Hautporen gleich, was inhaltlich nicht exakt ist.

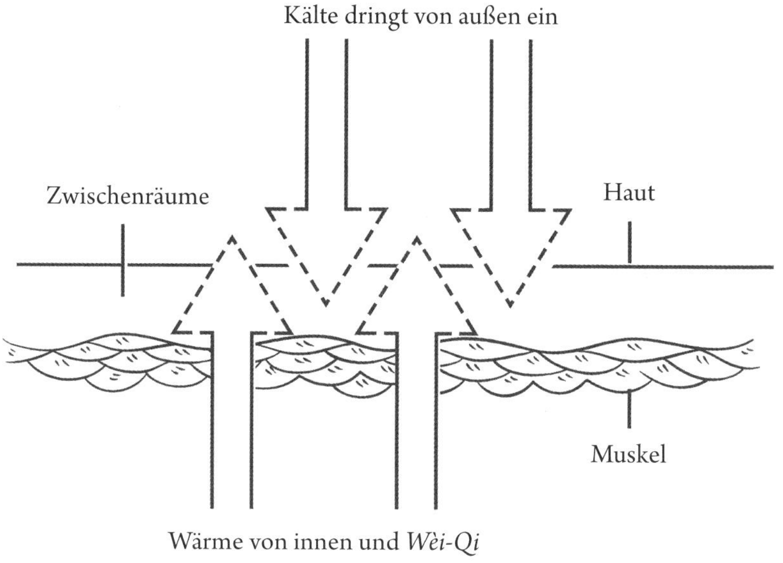

Abbildung 8.4
Durch das Öffnen und Schließen der *còu lǐ* kann Hitze gemeinsam mit dem *Wèi-Qi* nach außen abstrahlen. Das Schließen verhindert gleichzeitig ein Eindringen Äußerer Kälte

Sobald Kälte von außen eindringt, reagiert *Tài Yáng* u.a., indem sich diese *còu lǐ* „öffnen und schließen". „Öffnen" bedeutet, *Wèi*-Qi in das betroffene Areal zu schicken, „schließen", die Zwischenräume zu verschließen, um Kälte am Eindringen zu hindern (Abb. 8.4).

Ist Kälte einmal in den Körper eingedrungen, versucht die *Tài Yáng*-Qi-Dynamik nicht mehr länger, die Zwischenräume zu schließen, sondern die Oberfläche offen zu halten. In diesem Sinn ist auch der Begriff *bì* (閉, Blockade) in Zusammenhang mit dem *Tài Yáng*-Syndrom zu verstehen. Wenn *Tài Yáng* durch Kälte blockiert ist, kommt es zu Frösteln, da das Yang kann sich nicht mehr nach außen entladen kann und Yang-Qi in den Kopf steigt, was zu Kopfschmerz führen kann. Deshalb können bei einem *Tài Yáng*-Syndrom auch Fieber oder ein Wärmegefühl auftreten.

Wenn *Tài Yáng* den Körper im Sinne eines chronischen Zustandes nicht vor Äußerer Kälte schützen kann, wird traditionell Moxa auf Ren6 *(Qì Hǎi)* angewendet. Ähnlich kann bei allgemeiner Yang-Leere Moxa auf Bl10 *(Tiān Zhù)*, Bl11 *(Dà Zhù)*, Du14 *(Dà Zhuī)* oder Ma36 *(Zú Sān Lǐ)* die *Tài Yáng*-Funktion des Wärmens unterstützen. Dabei sollte Ma36 zuletzt gemoxt werden, um Yang vom Kopf abzuleiten. Um die Winter- und Sommer-Sonnenwende (21. Dezember und 23. Juni) wird traditionell Moxa an diesen Punkten als Stärkungsmittel angewendet.

Die Hauptaufgabe von *Tài Yáng* ist also, den Körper vor Äußerer Kälte zu schützen. Auch Hitze kann gelegentlich in diesen Zwischenräumen eingeschlossen sein, was zu Hitzezeichen ohne Schwitzen und Schmerzen führt. Äußere Hitze (Yang) befällt im Anfangsstadium aber zumeist *Tài Yīn*-Lunge und *Jué Yīn*-Perikard, beziehungsweise gelegentlich auch die Milz. Dass Äußere Hitze häufig direkt die Yin-Schichten angreift, unterstreicht, dass es im Sechs-Schichten-Modell nicht immer zu einer Progression von *Tài Yáng* zu *Shào Yáng* zu *Yáng Míng* usw. kommen muss. Im Gegenteil, jede der Sechs Schichten hat die Aufgabe, eines der Sechs Qi zu integrieren (siehe Kapitel 2).

Das *Tài Yáng*-Hautareal ist das größte aller Meridiane, was durch die beiden getrennten Äste des Blasen-Meridians am Rücken unterstrichen wird. Durch seine große Menge an Yang-Qi interagiert er mit allen inneren Organen, was sich in der vielfältigen Verwendung der Rücken-*Shū*-Punkte (腧穴, *shū xué*) widerspiegelt. Durch seine Verbindung zur Oberfläche verbindet *Tài Yáng* alle Organe mit der Außenwelt.

Da *Tài Yáng* mit *Shào Yīn* gekoppelt ist, können Wärme und Feuchtigkeit aus der Qi-Dynamik der Yin-Organe nach außen transportiert werden. Die Organe von *Tài Yáng* und *Shào Yīn* stehen ebenfalls in einer Beziehung zueinander. Die Blase klärt einerseits den aus den Nieren kommenden Urin, andererseits braucht sie das *Ming Men*-Feuer, um Wärme und Flüssigkeiten an der Oberfläche verteilen zu können. Ohne diese Wärme des *Shào Yīn* würde *Tài Yáng* von den Yin-Flüssigkeiten überschwemmt werden. Dieses Zusammenspiel ist wichtig in der Behandlung von Ödemen (mehr dazu im Abschnitt über die Blase).

Die andere Innen–Außen-Beziehung von *Shào Yīn-Tài Yáng* umfasst Herz und Dünndarm. Der Dünndarm ist an der Absorption von Nährstoffen beteiligt und hilft damit dem Herz, das Blut zu bewegen (行血, *xìng xuè*).

Nach der ersten Transformation durch Milz und Magen wandert die Nahrung durch den Dünndarm. Dieser extrahiert verbliebene klare Substanzen, welche zur Milz zurück gebracht werden. Dort werden sie als *Ying*-Qi ins Blut aufgenommen und zum Herzen geschickt. Damit hat der Dünndarm eine wichtige Rolle in der „Transformation zu rot" (化赤, *Huà chì*)[38], der Blutbildung.

Eine *Tài Yáng*-Fülle kann sich in Störungen der Miktion oder des Schwitzens zeigen. Probleme der *còu lǐ* oder der Blase können dabei zu übermäßigem oder ungenügendem Schwitzen oder Wasserlassen führen, wobei man Urin und Schweiß dabei als zwei Aspekte derselben Flüssigkeit sehen sollte. Bei übermäßigem Schwitzen ist der Urin vermindert und umgekehrt. Es gibt jedoch einen wichtigen Unterschied: Durch den Urin werden zusätzlich andere Abfallprodukte ausgeschieden, weshalb diese Passage unbedingt offen gehalten werden sollte. In China gibt es den Spruch, dass „man

38 Diese „Transformation zu rot" wird im Kapitel 81 des *Líng Shū* erwähnt, in dem die Blutproduktion im Mittleren Erwärmer und die Blutverteilung in die kleinen *Luo*-Gefäße (*sūn luò*) beschrieben wird. Dr. Wang ist der Meinung, dass der Dünndarm in der Blutproduktion als Assistent von Milz und Magen fungiert und für die erste Trennung von Nahrung und Abfall zuständig ist.

im Winter mehr uriniert als im Sommer", was mit dem verminderten Schwitzen im Winter erklärt werden könnte.

Eine *Tài Yáng*-Leere kann sich in Kälteempfindlichkeit, kalten Extremitäten oder Miktionsproblemen (meistens Schwierigkeiten, den Urin zu kontrollieren) zeigen.

Interessant ist auch die klassische Erklärung für den gelegentlichen „Schüttelfrost" am Ende des Wasserlassens: Bei der Miktion kommt es zu einem geringen Hitze-Verlust des Körpers, und *Tài Yáng* versucht durch Schütteln diesen Verlust an Yang-Qi an der Körperoberfläche zu beheben.

Der Dünndarm

„Der Dünndarm ist für Überfluss (= den angefüllten Behälter) zuständig;
von ihm geht die Transformation der Substanzen aus."

(小腸者·受盛之官·化物出焉,
xiăo cháng zhě, shòu chéng zhī guān, huà wù chū yān)

Sù Wèn, Kapitel 8

Die Schriftzeichen 受盛 (*shòu chéng*, angefüllter Behälter) erinnern an eine Schüssel. Der Dünndarm ist somit ein kurzer Halteplatz für Assimilation und Anpassung, der Dickdarm hingegen ist ein Pfad.

Die Autoren des *Nèi Jīng* wussten nicht nur von der Existenz zweier Darmabschnitte (Dünndarm und Dickdarm), sondern unterschieden auch sehr klar deren Funktionen. Im Dünndarm werden Überreste der Nahrungsessenz umgewandelt. Der Magen ist hierbei für das „Einsammeln des Getreides" zuständig, der Dünndarm als niederer Beamter für die „Sortierung" (分類, *fēn lèi*).

Dieses Bild ähnelt der modernen Physiologie, denn die im Magen fermentierte Nahrung wird im Dünndarm weiter sortiert (= in Nährstoffe aufgespalten). Nach chinesischer Vorstellung geht diesem Sortieren des Dünndarms voraus, dass die Milz das leichtere Qi von Nahrung und Flüssigkeiten bereits transformiert hat. Die „Trennung von klar und trübe" (分別清濁, *fēn bié qīng zhuó*) im Dünndarm hat damit eigentlich schon in Milz und Magen begonnen (Abb. 8.5).

Das Trübe des Dünndarmes ist jedoch nicht nur Abfall. Viele moderne Autoren übersehen dies und schreiben, dass er „klare Flüssigkeiten vom Abfall trenne". Gemäß der klassischen Physiologie ist die Unterscheidung von „klar und trübe" viel subtiler, denn ein Teil des Trüben ist sehr wichtig für die Produktion der trüben Flüssigkeiten (液, *yè*) wie z.B. für Drüsensekrete. Man kann hier interessante Querverbindungen zu den *Tài Yáng*-Organen ziehen.

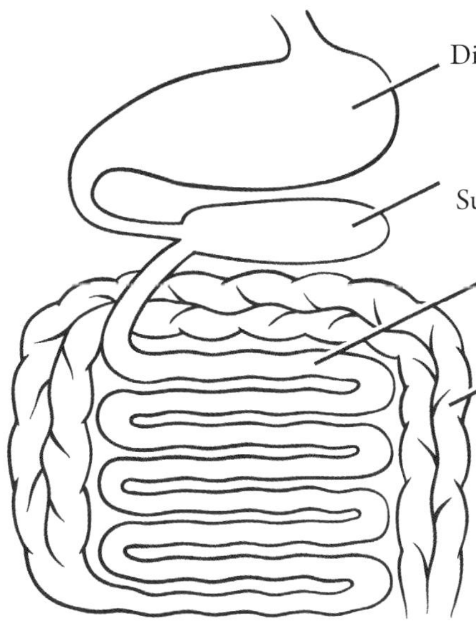

Abbildung 8.5
Die Physiologie der Verdauungsorgane aus klassischer Sicht.

Die Funktionen des Dünndarmes

Die „Trennung von klar vom trübe“ weist vier Grundaspekte auf:

1. Der Dünndarm transformiert das Rote, um für das Blut zu sorgen (化赤維血, huà chì wéi xuè)

Diese Funktion bezieht sich auf die Innen–Außen-Verbindung von Dünndarm und Herz. Manche vom Dünndarm extrahierte Substanzen (vor allem jene, die „rot werden“) gehen über das Herz direkt ins Blut über.

2. Der Dünndarm versorgt die Milz mit essenziellen Substanzen (精微之物, jīng wēi zhī wù)

Der Magen ähnelt einem Kaufhausmanager, der Rohmaterial von verschiedenen Quellen erhält und diese dann säubert und trennt. Als nächstes extrahiert die Milz die essenziellen Substanzen aus dem Nahrungsbrei, welcher danach zum Dünndarm transportiert wird, wo klar und trübe weiter getrennt werden. Die nun entstandenen klaren essenziellen Substanzen werden zur Milz zurücktransportiert und dem *Ying*-Qi zugefügt. Einige der trüben Substanzen werden nun für die Produktion der dicken Flüssigkeiten (*Ye*) verwendet, der Großteil davon aber zum Dickdarm weiter transportiert (Abb. 8.5).

3. Der Dünndarm entfernt Wasserüberschuss

Dies kann über zwei Wege geschehen:
- Über die Weiterleitung der trüben Flüssigkeiten zum Dickdarm, wo sie aus dem Körper ausgeschieden werden.
- Über die Beziehung zu *Tài Yáng*-Blase kann ebenfalls Wasser entfernt werden.

4. Der Dünndarm entfernt Abfall

Nach all diesen Verdauungs- und Trennungsprozessen scheidet der Dünndarm den verbliebenen Abfall durch den Dickdarm aus.

Perlen klinischer Weisheit

Folgende Beschwerden weisen häufig einen Bezug zum Dünndarm-Meridian auf:
- Beschwerden der Halswirbelsäule (vor allem Störungen der Sehnen oder kleinen Gelenke sowie zervikale Bandscheibenvorfälle im Frühstadium): Bei diesen Beschwerden findet man oft kleine Knötchen im Bereich von Dü3 *(Hòu Xī)* bis Dü6 *(Yăng Lăo)*. An Knochenfehlbildungen ist der Dünndarm-Meridian eher selten beteiligt.
- Schulterbeschwerden (vor allem der umliegenden Bänder).
- Blasen-Meridian-Rückenschmerzen: Diese zeigen sich oft kontralateral als Palpationsveränderungen am Dünndarm-Meridian, z.B. bei Dü3 *(Hòu Xī)*.
- viele Augen-, Ohren- und Hals-Beschwerden.
- Herz-Beschwerden: Auch diese können am Dünndarm Palpationsveränderungen zeigen.
- Viele Bänderpathologien des Ellbogens: Bei einer Dünndarm-*Luo*-Fülle kommt es oft zu Schmerzen und Gelenkbeschwerden im Ellbogen. Hier sollte man an den *Luo*-Punkt Dü7 *(Zhī Zhèng)* denken.

Frage *Warum unterscheidet sich dieses klassische Konzept des Dünndarms von seiner klinischen Anwendung, was bei keinem anderen Organ so der Fall ist?*

Dr. Wang

Außer zur Behandlung von Schmerzen im Meridianverlauf werden Dünndarm-Punkte heutzutage nur selten verwendet. Vielleicht ist das ein Hinweis auf ein mangelndes Verständnis seiner Qi-Dynamik. Die Yang-Meridiane haben bekanntlich generell einen weniger engen Bezug zu ihren Organen als die Yin-Meridiane, was besonders auf Dick- und Dünndarm zutrifft. Es gibt hier aber einige klinisch interessante Konzepte:

Störungen des Dünndarm-Meridians können z.B. zu Schwellung und Schmerzen von Kehle und Unterkiefer führen, einem Areal, in dem viele wichtige Drüsen liegen. Das „Trennen von klar und trübe" könnte man daher auf diese Drüsen und ihre trüben Sekrete beziehen[39]. Dass der Dünndarm für „Gliederung, Einteilung" zuständig ist, kann nicht nur das Verständnis der Drüsen im Hals- und Kieferbereich (Schilddrüse und Speicheldrüsen), sondern auch jener im gesamten Verdauungstrakt vertiefen. Die Speichelenzyme bilden bekanntlich den ersten Schritt in der Nahrungsaufspaltung, was gewissermaßen auch einer Art „Gliederung und Einteilung" entspricht. Ebenso sind die Lymphgefäße des Verdauungstraktes an der Trennung von klar und trübe beteiligt. Diese Theorie muss ich aber noch klinisch überprüfen.

In diesen Zusammenhang passt auch Ren4 *(Guān Yuán)*, der *Mu*-Punkt des Dünndarms, den ich manchmal bei Anämie verwende. Vielleicht kann man auch andere Dünndarm-Punkte bei Blut-Problemen verwenden. Ich möchte dich ermutigen, das klinisch selbst zu erforschen.

Die Blase

„Die Blase ist das Magistrat eines Grenzbezirks; sie speichert die Yin- und Yang-Flüssigkeiten *(Jīn Yè)*, welche sie dank der Qi-Transformation ausscheiden kann."

(膀胱者.州都之官.津液藏焉.氣化則能出矣, páng guāng zhě, zhōu dū zhī guān, jīn cáng yān, qì huà zé néng chū yǐ)

Sù Wèn, Kapitel 8

Die Blase wird in diesem 8. *Sù Wèn*-Kapitel als letztes der zwölf Organe erwähnt, vielleicht, weil sie am tiefsten liegt, nämlich vor und unterhalb der Nieren. Als Überwacherin der Wasserwege speichert sie die Flüssigkeitsreserven. Der Begriff „Yin- und Yang-Flüssigkeiten" ist hier sehr breit gefasst und umfasst alle dünnen und dicken Flüssigkeiten (津液, *Jīn Yè*) im gesamten Körper. Die Viskosität erstreckt sich von den dicken Yin-Flüssigkeiten (z.B. Schleim) bis zu den dünnen Yang-Flüssigkeiten (z.B. Tränen). Die Blase entscheidet, wie viele Flüssigkeiten der Körper speichert, und wie viele er ausscheidet.

Bei der Blase ist das Organ-Konzept der klassischen Chinesischen Medizin viel umfassender als jenes der modernen Anatomie. Ihre Qi-Transformation betrifft aus Sicht der Chinesischen Medizin nicht nur den Urin, sondern die Flüssigkeitsreserven im gesamten Körper.

39 Hier zitierte Dr. Wang das 1. Kapitel des *Líng Shū*. Dort wird der Bezug der dicken Flüssigkeiten (液, *yè*) zum Dünndarm sowie der dünnen Flüssigkeiten (津, *jīn*) zum Dickdarm erwähnt. In Kapitel 10 der vorliegenden Buches finden Sie eine Abhandlung über diese Flüssigkeiten und den Dickdarm.

Im Kapitel 8 des *Sù Wèn* heißt es interessanterweise weiter, dass die Flüssigkeiten von der Blase „dank ihrer Qi-Transformation ausgeschieden werden können". *Tài Yáng* mit seiner großen Hautoberfläche braucht eine starke Qi-Transformation, um Flüssigkeiten und Wärme nach außen bewegen zu können.

Ohne es dezidiert zu erwähnen, bezieht sich das *Nèi Jīng* hier vermutlich auf die räumliche Nähe von *Ming Men* und Blase, denn das *Ming Men*-Feuer ist für die Qi-Transformation der Blase von fundamentaler Wichtigkeit. Mit seiner Hilfe kann die Blase klare Flüssigkeiten und Wärme nach oben und außen zur *Tài Yáng*-Schicht bewegen.

Die Funktionen der Blase

1. Die Blase speichert Flüssigkeiten (藏津液, cáng jīn yè)

Die Blase kontrolliert nicht nur den Urin, sondern verteilt auch die nützlichen Flüssigkeiten nach oben und außen. Damit hat die Blase nicht nur einen Bezug zu Abfallflüssigkeiten (Urin), sondern auch zu gesunden, physiologisch notwendigen Körperflüssigkeiten. Dank der Verbindung zwischen *Tài Yáng* und *Shào Yīn* mit dem *Ming Men*-Feuer kann die Blase Flüssigkeiten bewegen; erst mit Hilfe das Nieren-Yang ist sie nämlich in der Lage, Flüssigkeiten zu wärmen und zur Oberfläche zu bringen.

2. Die Blase sondert Flüssigkeiten ab und trennt klar von trübe (泌别清濁, mì bié qīng zhuó)

Die Blase filtriert die Körperflüssigkeiten, um deren Gesamtvolumen konstant zu halten. Darin unterscheidet sie sich vom Dünndarm, der – nachdem er die Nahrung von Milz und Magen erhalten hat – essenzielle Nährstoffe abtrennt, um sie zur Milz zurückzuschicken und somit auch „das Klare vom Trüben" trennt! Das restliche trübe Material (ohne den Anteil für die dicken Flüssigkeiten) wandert weiter zum Dickdarm.

Die Blase hat noch größere, stärker systemische Auswirkungen, was an der Größe des Meridians ersichtlich ist.

„Klar" in Zusammenhang mit der Blase bezieht sich auf die klaren Flüssigkeiten, welche nach außen verteilt und an der Körperoberfläche zu einer warmen Flüssigkeitsbewegung werden. Zwischen diesen klaren Flüssigkeiten und dem Blut findet eine ständige Wechselwirkung statt. *Yíng*-Qi (im Blut) und *Wèi*-Qi (um die Blut-Gefäße herum) wandern nach oben/außen an die *Tài Yáng*-Schicht, um dort in den Zwischenräumen zu zirkulieren. Die von der Blase abgetrennten trüben Flüssigkeiten werden als Urin aus dem Körper ausgeschieden. Sowohl Dünndarm als auch Blase trennen „Klares", das mit dem *Yíng*-Qi des Blutes interagiert (Abb. 8.6).

Interessant an diesem Zusammenspiel von Flüssigkeiten und Blut ist, dass sowohl *Tài Yīn* (Yin-Schicht) als auch *Tài Yáng* (Yang-Schicht) nach außen öffnen *(kāi)*. Beide haben einen Bezug zu *Yíng*-Qi und *Wèi*-Qi. *Tài Yīn* bildet *Yíng*-Qi und *Wèi*-

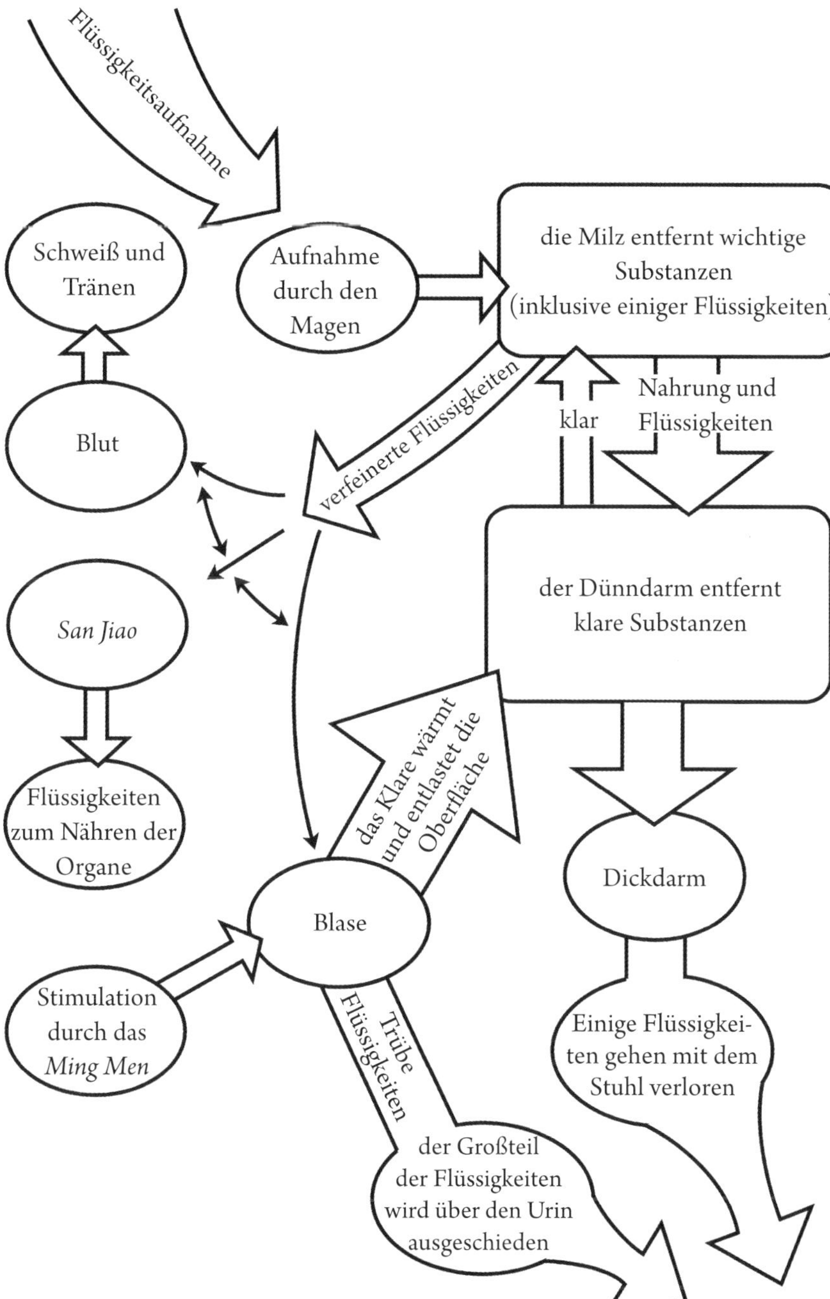

Abbildung 8.6
Die Wege der Körperflüssigkeiten.

Qi durch die Transformation von Nahrung (Milz) und durch Äußeres Qi (Lunge) und öffnet sich nach innen, um das Blut mit *Yíng*-Qi und *Wèi*-Qi zu versorgen. *Tài Yáng* hingegen ist für die Yang-Funktionen „Bewegung und Trennung" zuständig; gleichzeitig verteilt es die Flüssigkeiten an der Körpergrenze, der Kontaktstelle mit der Außenwelt. Deshalb sagt man, dass sich *Tài Yáng* nach außen öffnet. *Tài Yīn*–Milz kontrolliert die Flüssigkeitsqualität (*Yíng*-Qi) auf Ebene der Kapillaren, indem sie Feuchtigkeit transformiert, während die Blase für das Gesamtvolumen der Flüssigkeiten zuständig ist.

Sowohl Milz als auch Blase brauchen die Wärme des *Ming Men*, und bei Feuchtigkeitspathologien sollte man diese Interaktionen von Milz, Blase und Niere berücksichtigen.

Die Kräuterrezeptur *Gui Zhi Tang* aus dem *Shang Han Lun* folgt dieser Theorie. Sie enthält *Tài Yīn*- und *Tài Yáng*-Elemente und wird in der Behandlung von Erkältung aufgrund einer Leere der Außenschicht eingesetzt:

Guì zhī (Ramulus Cinnamomi) – scharf, nach außen zerstreuend – und *Bái sháo* (Rad. Paeoniae alba) – kühl, sauer adstringierend – regulieren *Yíng*-Qi und *Wèi*-Qi und beeinflussen die Zwischenräume in der Körperoberfläche *(Tài Yáng*-Schicht).

Die anderen drei Kräuter, *Shēng jiāng* (Rhiz. Zingiberis rezens), *Dà zǎo* (Fructus Jujubae) und *Zhi Gan Zao* (Rad. Glyzyrrhizae präparata) nähren Milz und Magen und beleben *Tài Yīn*.

Diese Rezeptur öffnet demnach die äußerste Yin-Schicht und die äußerste Yang-Schicht. Sie harmonisiert die Produktion von *Yíng*-Qi und *Wèi*-Qi durch *Tài Yīn* und deren Verteilung nach außen durch *Tài Yáng*, wodurch diese einen externen pathogenen Faktor effektiver ausscheiden können. Wie bei vielen klassischen Rezepturen kann man diese *Shang Han Lun*-Rezeptur besser verstehen, wenn man die Qi-Dynamik und die Meridian-Theorie berücksichtigt (Tab. 8.1).

<table>
<tr><th>Kraut</th><th>Auswirkungen auf die Qi-Dynamik</th></tr>
<tr><td>Guì zhī (Ramulus Cinnamomi)</td><td rowspan="2">Stimuliert die Qi-Transformation der Blase und wirkt gleichzeitig stabilisierend auf die nährenden Funktionen des Darmes</td></tr>
<tr><td>Bái sháo (Paeoniae Radix Alba)</td></tr>
<tr><td>Shen Jiang (Zingiberis Rezens)</td><td rowspan="3">Kann die Produktion von Yíng-Qi und Wèi-Qi durch Tài Yīn ankurbeln; strahlt nach oben und außen ab.</td></tr>
<tr><td>Dà zǎo (Jujubae Fructus)</td></tr>
<tr><td>Gān cǎo (Glycyrrhizae Radix)</td></tr>
</table>

Tabelle 8.1
Der Bezug der Rezeptur *Gui Zhi Tang* zur Qi-Dynamik

Die Trennung von klar und trübe spielt bei beiden *Tài Yáng*-Organen eine Rolle: Der Dünndarm unterstützt die Produktion von *Ying*-Qi und *Wèi*-Qi, die Blase deren Bewegung. Dabei sollte man bedenken, dass die Sechs Schichten nicht nur aus Organen bestehen; auch die Meridiane selbst stellen Funktionseinheiten dar.

Interessant ist auch noch der Vergleich mit der *Shang Han Lun*-Rezeptur *Wu Ling San* (Pulver der fünf Zutaten). Anders als *Gui Zhi Tang*, das die Oberflächenfunktion von *Tài Yáng* behandelt, hat *Wu Ling San* einen stärkeren Bezug zum Organ Blase. Daher wird *Wu Ling San* bei einer Vielzahl von Feuchtigkeitspathologien eingesetzt, von Äußeren Feuchtigkeitspathogenen bis hin zur Ansammlung Innerer Feuchtigkeit. Auch in *Wu Ling San* spielt *Guì zhī* (Ram. Cinnamomi) eine Schlüsselrolle in der Qi-Transformation, *Fú líng* (Poria Cocos) und *Bái zhú* (Rhiz. Atractylodes Macrozephalae) hingegen stimulieren die Milz. Zusammen unterstützen diese Kräuter die Feuchtigkeitstransformation des *Tài Yīn*. Die restlichen beiden Kräuter *Zhū líng* (Polyporus) und *Zé xiè* (Rhiz. Alismata) fördern direkt die Funktion der Blase, Flüssigkeiten zu entfernen.

Zusammenfassung

Die Blase spielt eine wichtige Rolle im Flüssigkeitshaushalt, indem sie die Körperflüssigkeiten in „klar und trüb" unterteilt: Die *klaren* werden von der Milz auf Ebene der Mikrozirkulation extrahiert, um die Flüssigkeiten innerhalb des Blutes bilden; die *trüben* hingegen werden über den Urin ausgeschieden. Aus Sicht der klassischen Chinesischen Medizin ist die Blase somit sowohl für Transformation als auch für Verteilung zuständig. Durch ihre Verteilungsfunktion werden Abfallflüssigkeiten (Urin) ausgeschieden; die Blase spielt aber eben auch eine wichtige Rolle für den Flüssigkeitsaspekt des Blutes.

Zusätzlich steht die Qi-Transformation der Blase in einem Bezug zu den Drüsen des Unterbauches. In Kapitel 6 des vorliegenden Buches über *Shào Yīn* wurden Parallelen zwischen dem *Ming Men* und dem Hormonsystem aufgezeigt. In diesem 8. Kapitel wird nun der Bezug des Dünndarms zu den exokrinen Drüsen des Verdauungstraktes erörtert. Man findet aber genauso Parallelen zwischen den exokrinen Drüsen im Unterbauch (Prostata, Samenleiter, bulbourethrale Drüsen) und dem chinesischen Konzept der „Blase".

Somit existieren interessante Parallelen zwischen *Shào Yīn* bzw. *Shào Yáng* und dem endokrinen- und exokrinen System. Wie alle Vergleiche dieser Art sind diese allerdings nicht 100%ig, können aber als interessante Diskussionsgrundlage dienen. Eine klinische Gleichsetzung gilt es zu vermeiden, denn die moderne Medizin und die klassische Chinesische Medizin haben jeweils ihre einzigartige Sicht des menschlichen Körpers. Ähnlichkeiten ergeben sich einfach aus der Tatsache, dass beide dasselbe Objekt analysieren!

Tài Yáng ist durch eine sehr breit gefächerte Qi-Dynamik gekennzeichnet. Durch den langen Verlauf des Blasen-Meridians und die Lokalisation der Blase im Unteren Erwärmer in der Nähe des *Ming Men* ist die Blase ein sehr wichtiges Yang-Organ. Auch wenn das *Ming Men* enger mit der Niere verbunden ist als mit der Blase, kommt der Blase als Weg der primären Feuertransformation und Flüssigkeitsverteilung eine große Bedeutung zu.

Fallbesprechung

Die Beziehung zwischen der Qi-Dynamik der Blase und der Niere/dem *Ming Men* ist zwar in der Theorie sehr elegant zu erklären, in der Praxis ist sie jedoch oft schwer zu fassen. Gibt es eine Beziehung zwischen der Blasen-Qi-Transformation und einer Nieren-Qi-/Yang-Leere? Die folgende Fallstudie soll hierfür als Ausgangspunkt dienen.

Mann, 69 Jahre

HAUPTBESCHWERDE: Harninkontinenz

ANAMNESE: Aufgrund einer Prostatahyperplasie besteht seit zwei Jahren eine chronische Harninkontinenz, die durch häufiges, kurzes Wasserlassen tagsüber mit gelegentlicher Inkontinenz gekennzeichnet ist. Die Inkontinenz tritt vor allem nachts mit häufigem Bettnässen auf. Weiters berichtet der Patient über fehlendes Schwitzen im unteren Körperbereich. Bei normaler Anstrengung und warmem Wetter schwitzt er zwar im Brustbereich, nicht aber am unteren Rücken und den Beinen. Als Folge ist die Haut an den Knöcheln und Beinen sehr trocken.

Die Hände sind meist warm, die Füße aber tagsüber kalt.Der Patent ist dünn und sein Rücken stark gekrümmt. Seine Stimme ist ruhig, sein Energieniveau etwas niedrig.

Puls: schnell und leicht oberflächlich.

Zunge: geschwollen, die Farbe ist aber normal; der Belag ist klebrig-weiß.

MERIDIANPALPATION:
- *Tài Yīn, Shào Yīn* und *Tài Yáng* sind schmerzhaft.
- Am *Yáng Míng*-Magenmeridian sind die Muskeln weich.
- Um Lu6 *(Kǒng Zuì)* herum sind die Muskeln dick und besonders schmerzhaft.
- Bei Ni5 *(Shuǐ Quán)*, Le3 *(Taì Chōng)* und Bl62 *(Shēn Mài)* finden sich Knötchen.

DIAGNOSE: *Leere der TàiYáng-Qi-Transformation: oben Hitze – unten Kälte.*

Durch ungenügende Entlastung des *Tài Yáng* kommt es zur Blockade der *còu lǐ*

(Hautzwischenräume) im oberen Körperbereich, was zu Hitze führt; außerdem liegt eine Blockade der Blase mit Miktionsschwierigkeiten, Inkontinenz und kalten unteren Extremitäten vor.

Behandlung: Die Behandlung erstreckt sich mit wechselnden Behandlungszielen über vier Monate und lässt sich in folgende Stadien einteilen:

1. Regulation Die ersten drei Behandlungen finden einmal wöchentlich statt und zielen auf eine Qi-Regulation im ganzen Körper ab. In der ersten Behandlung werden Lu5 und Mi9 mit Ni7 *(Fù Liū)* kombiniert. Da in der zweiten Behandlung eine leichte Augenschwellung auffällt, wird Di6 *(Piān Lì)*, der *Luo*-Punkt, hinzugefügt (*Luo*-Punkte an den gekoppelten Yang-Meridianen können *Tài Yīn*-Fülle ableiten). Durch die prompte Besserung der Augenschwellung wird Di6 nur einmal verwendet. In der dritten Behandlung wird Ren3 als *Mu*-Punkt der Blase hinzugefügt.

2. Tonisierung In den darauffolgenden Behandlungen spielt die „Regulation" zwar weiterhin eine Rolle, der Schwerpunkt liegt aber auf dem Tonisieren von Nieren-Qi und Blasen-Qi. Während der kommenden drei Monate werden folgende Punkt-Kombinationen angewendet:

A. Die „3 Tai" (die *Yuan*-Punkte Lu9 *(Tai Yuān)*, Mi3 *(Tai Bái)* und Ni3 *(Tai Xī)*): Diese Punkte werden 2 Wochen lang genadelt, meist kombiniert mit Ren3 und Bl64 (ebenfalls ein *Yuan*-Punkt). An allen vier *Yuan*-Punkten werden 1 cun Nadeln drehend manipuliert, um ein Ziehen auszulösen. Ren3 wird mit einer 1,5 cun Nadel mit folgender Technik gestochen: tiefer Einstich (1,2 cun) mit nach unten ausstrahlender Nadelsensation, unmittelbar anschließend wird die Nadel auf 0,5 cun angehoben und für 25 Minuten belassen.

B. In den darauffolgenden 6 Wochen liegt der Behandlungsschwerpunkt auf *Shào Yīn*-Punkten: He7 *(Shén Mén)*, Ni3 *(Tai Xī)*, Ni6 *(Zhao Hăi)* und/oder Ni7 *(Fu Liū)*, kombiniert mit Ren6 und Bl64 oder Moxa auf Bl67 (Mutter-/Metall Punkt); An He7, Ni3 und Bl64 kommen 1 cun Nadeln, an Ni7 und Ren6 1,5 cun Nadeln zum Einsatz. Ren6 wird mit derselben Technik wie zuvor Ren3 genadelt.

3. Rückenbehandlung Im vierten Monat verlangsamt sich die Heilung, weshalb die Behandlung in Richtung *Du Mai* und Blasen-Meridian abgewandelt wird. Die Rücken-*Shū*-Punkte und die *Du Mai*-Punkte gelten als stärker wärmend und bewegend, aber weniger tonisierend als die *Yuan*-Punkte. Die Punkte Du4 *(Mìng Mén)*, Bl26 *(Guān Yuán Shū)*, Bl28 (Rücken-*Shu*-Punkt der Blase) und die Sakrallöcher Bl31 – 34 *(Ba Liao)* werden dabei variabel miteinander kombiniert (an allen Punkten 1,5 cun Nadeln). Manchmal kommt auch Gb30 *(Huán Tiào)* mit einer 4 cun Nadel zum Einsatz, in Richtung Mitte gestochen, um eine Ausstrahlung Richtung Genitalien zu erzielen.

Ergebnis: Schon nach der zweiten Behandlung hat sich die Miktionsfrequenz gebessert. Nach einem Monat kommt es zwar noch gelegentlich vor, dass der Patient untertags häufiger Wasserlassen muss, die Inkontinenz ist aber geheilt. Die nächtlichen Miktionsprobleme sprechen langsamer an, aber dennoch mit einer konstanten Besserung. Ab dem zweiten Behandlungsmonat ist auch das Bettnässen geheilt und der Patient wacht nachts deutlich seltener auf. Im vierten Monat erwacht er nachts noch ein bis zweimal, meist jedoch kann er durchschlafen. Interessanterweise verbessert sich auch nach und nach das Schwitzen in der unteren Körperhälfte. Zuerst bemerkt er bei Belastung etwas Schweiß auf dem Rücken, später immer weiter unten an den Beinen. Schlussendlich bessert sich auch die Trockenheit an Knöcheln und Füßen. Während des zweiten Monats ruft seine Tochter an: die ganze Familie hat eine Zunahme seines Appetits bemerkt und er habe etwa 5 Kilo zugenommen.

Analyse: Trotz der relativ klaren Diagnose sollten einige Symptome genau betrachtet werden: Auffällig ist der scheinbar widersprüchliche rasende, oberflächliche Puls. Normalerweise gilt ein oberflächlicher Puls als Indikator für eine Blockade der *Tài Yáng*-Schicht, ein rasender Puls hingegen als Hinweis auf Hitze. Während der Patient über ein Wärmegefühl der Handflächen berichtet und sich die Haut warm anfühlt, weisen Zunge und Symptome auf ein allgemeines Leere-Kälte-Muster hin. Trotz Besserung aller Symptome (auch der kalten Füße) bleibt die Herzfrequenz bei 80 bis 90. Mittels Labortests waren vor Behandlungsbeginn eine Schilddrüsenstörung oder andere Stoffwechselstörungen ausgeschlossen worden. Letztendlich wird der rasende Puls als Hinweis auf Leere-Hitze der Nieren gedeutet, was sich im warmen Gefühl der Handflächen zeigt. Aufgrund dieser vermuteten Yin-Leere wird in den Behandlungen häufig Ni7 genadelt. Während Ni3 als generell Nieren-Qi stützend betrachtet wird, hat Ni7 einen stärkeren Bezug zum Yin. In manchen Behandlungen werden auch beide Nieren-Punkte gemeinsam gewählt (Tab. 8.2).

Im gesamten Behandlungsverlauf kommen mehrere Punktpaare zum Einsatz:

- Lu5 – Mi9,
- Lu9 – Mi3,
- Ren6 – Ni7,
- Ren6 – Ni3.

(Für eine Erläuterung dieser Punkte siehe Kapitel 20).

Eine zusätzliche Möglichkeit wäre die *Yuan*-Punkt-Kombination He7 – Ni3 zum Stärken des *Shào Yīn*-Feuers.

Sehr bemerkenswert in diesem Fall ist die Beziehung zwischen *Tài Yīn* und *Tài Yáng*: In der Erklärung von *Gui Zhi Tang* weiter oben wurde die Bedeutung dieser beiden Meridiane für *Ying*-Qi und *Wèi*-Qi erörtert. Beide Meridiane „öffnen" nach außen. Bei einer *Tài Yáng*-Störung – wie in diesem Fall – muss man die Feuchtigkeitstransformation des *Tài Yīn* unterstützen. In den ersten Behandlungen wird daher die *Tài Yīn*-Qi-Dynamik mit dem Punkten Lu5 und Mi9 reguliert, in den darauffolgenden

Behandlungsphase	Behandlungsziel	Hauptpunkte	Symptomänderung
Eins	Regulation des Flüssigkeitsstoffwechsels	Lu5 *(Chǐ Zé)* & Mi9 *(Yīn Líng Quán)* Ren3 *(Zhōng Jí)* & Bl64 *(Jīng Gŭ)* Di6 *(Piān Lì)*	Die Miktionshäufigkeit besserte sich untertags
Zwei	Tonisieren	Lu9 *(Tài Yuān)*, Mi3 *(Taì Bái)* & Ni3 *(Taì Xī)* Ren3 *(Zhōng Jí)* & Bl64 *(Jīng Gŭ)* He7 *(Shén Mén)* & Ni3 *(Taì Xī)*	Die Miktionshäufigkeit besserte sich nachts
Drei	Bewegen und Wärmen	Du4 *(Mìng Mén)*, Bl26 *(Guān Yuán Shū)*, Bl28 *(Páng Guāng Shū)*, Bl31 *(Shàng Liáo)*, Gb30 *(Huán Tiào)*	Das Schwitzen normalisiert sich allmählich; Besserung der Hautfeuchtigkeit; Gewichtszunahme

Tabelle 8.2
Zusammenfassung des Behandlungsplans

werden Behandlungen die *Yuan*-Punkte von Milz und Lunge des Öfteren genadelt. Bei einer Disharmonie von *Yíng*-Qi und *Wèi*-Qi muss man sowohl *Tài Yīn* als auch *Tài Yáng* öffnen. In diesem Fall zeigt sich die *Tài Yáng*-Störung durch fehlendes Schwitzen unten und übermäßige Feuchtigkeit oben.

Die Yang-Meridian-Leere (Blase) beeinflusste den gepaarten Yin-Meridian (Niere). Die Grundsymptome weisen auf eine Blasen-Leere hin, wurzeln aber ebenso in *Shào Yīn*. Wie in der Passage aus dem *Nèi Jīng*, am Anfang dieses Kapitels beschrieben, ist die Blase auf den Zündfunken des *Ming Men* angewiesen. Bei einer Leere eines Yang-Meridians ist es oft sinnvoll, den gepaarten Yin-Meridian zu stärken (mehr dazu Kapitel 14).

Dieser Fall zeigt ebenso, dass man im klinischen Alltag ständig den Behandlungsfortschritt überprüfen muss. Im zweiten Behandlungsschritt („Tonisieren") wurden drei verschiedene Strategien angewendet. Diese sind keine „magischen Punktrezepte bei Leere der Blasen-Qi-Transformation", sondern sollen aufzeigen, dass man seine Meridian-Strategien immer nach den Beschreibungen des Patienten und den Beobachtungen des Arztes neu bewerten und modifizieren muss. Hätten sich die Symptome und Palpationsveränderungen anders entwickelt, wäre auch die Behandlung anders verlaufen.

Erzählung

Die Rücken-Shū-Punkte

Die folgende Geschichte entstand, als ich einmal Dr. Wang nach einer Anwendung der Rücken-*Shū*-Punkte (腧, *shū*) für Kurzatmigkeit fragte.

Dr. Wang

In den frühen 70er Jahren kam ein Ehepaar mit seinem Sohn in unsere Klinik. Ich kann mich noch deshalb genau erinnern, weil dieser Fall mein Verständnis der Rücken-*Shū*-Punkte sehr vertiefte. Wie viele Therapeuten, hatte ich diese Punkte großteils zur Behandlung der *Zàng Fŭ*-Organe verwendet. Damals wie heute verwendete ich den „inneren Ast“ des Blasen-Meridians bei physischen oder strukturellen Organstörungen, bei Störungen der Qi-Dynamik hingegen eher die Fünf Antiken *Shu*-Punkte (輸, *shū*). Bei einer Niereninfektion würde man demnach Bl23 *(Shèn Shū)* wählen, bei Nieren-Qi-Leere aber besser Ni3 *(Taì Xī)*. Die Hauptbeschwerde des 12-jährigen Buben war „häufiges Schlafwandeln“ seit einigen Monaten, das die Eltern anfangs gar nicht bemerkt hatten. Nach ein paar Stunden Schlaf war er immer in die Küche gegangen, um sich eine Jause zu richten. Er kochte sich ein Ei mit Nudeln, saß dabei still in der Küche und ging danach wieder zu Bett. Die Eltern dachten, er hätte abends zu wenig gegessen und einfach nach einem Mitternachts-Snack Ausschau gehalten, denn während dieser nächtlichen Jause wirkte er ganz wach und munter!

Nach dem zweiten oder dritten Mal sprachen die Eltern die Sache an. Die Mutter bat ihn, mehr zu essen, um nachts nicht vor Hunger aufzuwachen und alle durch sein „Geklirre“ aufzuwecken. „Wovon sprichst du? Ich bin nie aufgewacht“, antwortete der Junge. Der Vater dachte, sein Sohn lüge, und stellte streng klar, dass er „diese nächtlichen Snacks nicht mehr dulden werde!“ Verwirrt stimmte der Bub zu und die Sache schien gelöst.

Zwei Nächte später ging der Bub aber wieder in die Küche und begann Reis abzubraten. Der wütende Vater klopfte leicht auf seinen Kopf und fragte: „Was zum Teufel machst du mitten in der Nacht so einen Krach? Geh zurück ins Bett!“ Der Bub wirkte verblüfft und ging sofort ins Bett.

Am darauf folgenden Morgen fragte der Vater wieder, warum er denn die ganze Familie mit seinem Mitternachtsgekoche aufwecke. „Papa, ich bin nicht aufgewacht, warum beschuldigst Du mich, wenn ich die Wahrheit erzähle?“, antwortete der Sohn. Das schien dem Vater glaubwürdig und er begann zu vermuten, dass da was faul sei. Bei einem ähnlichen Ereignis eine Woche später beobachtete er das Gesicht seines Sohnes und erkannte, dass dieser nicht vollkommen wach war!

Die Eltern gingen mit ihrem Sohn ins örtliche Krankenhaus, wo ein Neurologe ein mildes Betäubungsmittel gegen „Schlafwandeln" verschrieb. Dieses Medikament half jedoch nicht und der Bub ging des Nächtens weiterhin mehrmals wöchentlich in die Küche. An diesem Punkt kam die Familie zu mir in die Klinik.

In meiner Ausbildung hatte ich kaum etwas über die Behandlung von Schlafwandeln gelernt. Ich erinnerte mich aber an das klassische Konzept der Fünf Seelenaspekte (五志, *wŭ zhì*). Demnach sind bei Schlafstörungen häufig *Hún* (Wanderseele, 魂) und *Pò* (Körperseele, 魄) involviert und die Diagnose lautet oft „*Hún* kann nicht in der Leber gespeichert werden".

Mit diesem klassischen Zitat im Kopf palpierte ich entlang des äußeren Blasenastes: tatsächlich waren die Punkte Bl42 *(Pò Hù)* und Bl47 *(Hún Mén)* sehr druckschmerzhaft. Dass diese Punkte theoretisch bei Schlafstörungen passend wären, war mir klar gewesen; hier hatte ich aber nun ein lebendiges Beispiel mit Palpationsveränderungen an diesen Punkten. Ich nadelte die Punkte beidseitig, und nach drei Behandlungen war das Schlafwandeln geheilt.

Meine Kollegen in meiner Abteilung fanden diesen Fall interessant, und folglich behandelte ich mehrere schlafwandelnde Kinder. Bei den meisten von ihnen waren diese Punkte sehr effektiv. Ein anderes Kind war zwar kein Schlafwandler, sondern schrie nachts laut – jedoch nicht mit seiner Alltagsstimme, sondern mit dem Schreien eines Esels! Das erstaunte seine Eltern, denn der Bub wuchs in Beijing auf. Auch dieses Kind sprach gut auf die Behandlung der Fünf Seelen-Punkte an. Da sein Eselsschrei einem Schluchzen ähnelte, was mit der Lunge assoziiert ist, fügte ich noch Lu9 *(Tài Yuān)* hinzu. Vielleicht war dieses Eselsgeschrei sehr anstrengend für die Lunge gewesen.

In den folgenden Jahren hatte ich immer wieder Fälle, bei denen ich an eine Störung der Fünf Seelen dachte und folglich die assoziierten Rücken-*Shū*-Punkte überprüfte. Dadurch hat sich mein Verständnis dieser Seelenaspekte über die Jahre vertieft: Ich sehe sie als etwas Unterbewusstes, eine Art vorgeburtliche, angeborene Persönlichkeit. Bei Verdacht, dass Probleme aus dieser angeborenen Persönlichkeit stammen, sollte man die entsprechenden Punkte überprüfen.

Besonders wirksam scheinen diese Punkte bei Kindern zu sein, bei denen man derartige Störungen als „Entwicklungsstörung der Reifung der Fünf Seelenaspekte" deuten kann. Die in diesen Fällen oft starken Druckschmerzen in diesem Meridianbereich entsprechen einer allgemeinen Stagnation.

Man könnte noch sehr viel über die psychologische Anwendung der Chinesischen Medizin lernen. Manchmal werden heutzutage Konzepte wie jenes der „Fünf Seelen" als „Aberglaube" abgetan, aber obwohl diesen Konzepten von Seiten des Taoismus und Buddhismus auch eine religiöse Bedeutung zugeordnet wurde, steckt meiner Meinung nach viel mehr dahinter, als auf den ersten Blick ersichtlich ist.

Schwierigkeiten in der klinischen Anwendung entstehen dadurch, dass man zu wenig versteht, was die alten Ärzte genau mit einer „Disharmonie der Seelenaspekte" gemeint hatten. Ohne dieses klare Verständnis weiß man nicht, wann welcher Seelenaspekt passend und welcher Punkt bei welchem Aspekt hilfreich ist; darunter leidet in der heutigen Zeit die diagnostische Präzision.

Nach meiner Erfahrung braucht es für die Anwendung jedes Konzeptes der Chinesischen Medizin eine klare Diagnose. Je klarer die Diagnose, desto präziser die Behandlung. Jeder Akupunkturpunkt besitzt ähnlich uns Menschen eine spezielle Charakteristik. Manche Menschen beherrschen als Tausendsassas viele Fertigkeiten, andere nur sehr spezifische. Beliebte Punkte wie Ma36 *(Zú Sān Lǐ)*, Mi6 *(Sān Yīn Jiāo)*, Ren12 *(Zhōng Wǎn)* oder Gb34 *(Yáng Líng Quán)* haben ein breites Anwendungsgebiet, seltener verwendete Punkte zeigen hingegen eine sehr spezifische Anwendung für bestimmte Krankheiten.

Bei diesen selten verwendeten Punkten geht es also darum, sie besser kennen zu lernen: Man muss ihre spezifischen Stärken kennen, um sie nicht zu breit anzuwenden. Das ist für mich sehr schwierig zu unterrichten. Man kann diese Persönlichkeitsstrukturen mancher Punkte nur durch Erfahrung und sorgfältiges Studium begreifen. Genau dieses Dilemma trifft auf die Rücken-*Shū*-Punkte am äußeren Blasenast zu: Sie kennen zu lernen ist nicht leicht, weil sie außer bei lokalen Schmerzen selten verwendet werden.

Seelenaspekt	Rücken-*Shu*-Punkt	Übersetzung des Punktnames
Wanderseele *Hún* 魂 – Leber	Bl47 *(Hún Mén, 魂門)*	Tor der Wanderseele
Bewusstsein *Shén* 神 – Herz	Bl44 *(Shén Táng, 神堂)*	Halle des Bewusstseins
Denken, Intellekt *Yì* 意 – Milz	Bl49 *(Yì Shě, 意舍)*	Wohnort des Intellekts
Körperseele *Pò* 魄 – Lunge	Bl42 *(Pò Hù, 魄户)*	Tor der Körperseele
Essenz *Jīng* 精 *Zhì* 志 – Niere	Bl52 *(Zhì Shì, 志室)*	Residenz des Willens

Tabelle 8.3
Die Fünf Seelen und ihre Rücken-*Shū*-Punkte

Kapitel 9

少陽
Shào Yáng – das jüngere Yang

Charakteristik und Funktion von *Shào Yáng*

Shào Yáng ist die Achse (樞, *shū*) zwischen *Tài Yáng* (Öffnen an der Oberfläche) und *Yáng Míng* (Schließen nach innen) und verbindet *San Jiao* und Gallenblase. In den klassischen Büchern wie dem *Shang Han Za Bing Lun* wird *Shào Yáng* als „zwischen dem Innen und dem Außen" beschrieben. Haut und Körperoberfläche sind mit *Tài Yáng* assoziiert, die Verdauungswege mit *Yáng Míng;* alle anderen Yang-Areale des Körpers werden aber von *Shào Yáng* umspannt. Dies liegt hauptsächlich am breiten Einflussgebiet des *San Jiao*-Organs, einem wichtigen und einzigartigen Konzept.

Ähnlich der Yin-Achse *Shào Yīn* ist auch *Shào Yáng* mit Bewegung und Regulation assoziiert, und zwar außerhalb der inneren Organe. Diese regulierende Funktion des *Shào Yáng* wird klinisch zum Ableiten von Hitzeansammlung genutzt, weshalb man *Shào Yáng* verwendet, um „Hitze zu klären und abzuleiten und verklumptes [Qi] zu zerteilen (清瀉疏結 *qīng xiè shū jié*). Die gesamte *Shào Yáng*-Pathologie bezieht sich auf eine gestörte Regulation, welche zu Hitze- und Qi-Verklumpungen im Inneren führen kann.

Im *Nèi Jīng* heißt es, dass *Shào Yáng* von Natur aus „ausbalanciert und makellos" ist (中正潔淨 *zhōng zhèng jié jìng*), was dem konfuzianischen Regierungsideal entspricht:

1. Beim Regieren „den mittleren Weg" zwischen den Extremen zu wählen und
2. „Makellosen Prinzipien" ohne Korruption treu zu bleiben.

Dies ist ein Sinnbild für die physiologischen Aufgaben von *Shào Yáng*, der das *Yuan-Qi* verteilt *(San Jiao)* und Nahrung aufnimmt (Gallenblase), denn für diese Aufgaben sollte er nicht korrupt sein. „Korruption" bezieht sich hier auf jegliche Stase, die die Bewegung zwischen Innen und Außen beeinträchtigen könnte. Als Yang-Organe haben *San Jiao* und Gallenblase die Hauptfunktion, die Bewegung in den Verbindungsstrecken aufrecht zu halten.

Diese physiologische Achsenbewegung wird als „Regulation" (調理, *tiao li*) bezeichnet. Die *Shào Yáng*-Achse reguliert den Fluss von Qi und Flüssigkeiten in der Umgebung der *Zàng Fŭ*. *Shào Yīn* hingegen reguliert das Stoffwechselfeuer der Yin-Organe (für das Konzept der inneren Achse siehe Kapitel 6). Im Gegensatz dazu reguliert *Shào Yáng* das jeweilige Milieu um alle Körperstrukturen und die inneren Organe herum. Diese Regulationsfunktion des *Shào Yáng* findet in der Mitte der drei Yang-Schichten statt. Der *San Jiao* wärmt die inneren Organe und erleichtert den Flüssigkeitstransport nach außen zu *Tài Yáng*, wo diese Flüssigkeiten oben als Schweiß und unten als Urin verteilt werden. Diese Flüssigkeiten wurden zuvor in *Yáng Míng* mithilfe von *Tài Yīn* getrennt. Die Gallenblase hingegen bildet die Regulationsachse für die anderen Yang-Organe im Verdauungsprozess (Abb. 9.1).

In der Metapher des Teigtaschendämpfers in Kapitel 2 wurde die Regulation des Dampfes mit *Shào Yáng* verglichen. Im Körper lässt *Shào Yáng* Hitze aus *Yáng Míng* nach oben außen zu *Tài Yáng* abstrahlen, genauso wie der Deckel des Teigtaschendämpfers den Dampfdruck entweichen lässt. Die kleinen Öffnungen (*Cou li*)

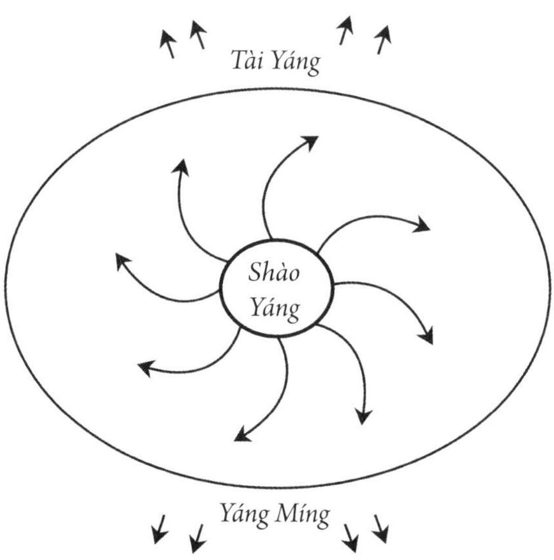

Abbildung 9.1.
Shào Yáng ist die Regulationsachse für die Bewegung zwischen *Tài Yáng* und *Yáng Míng*

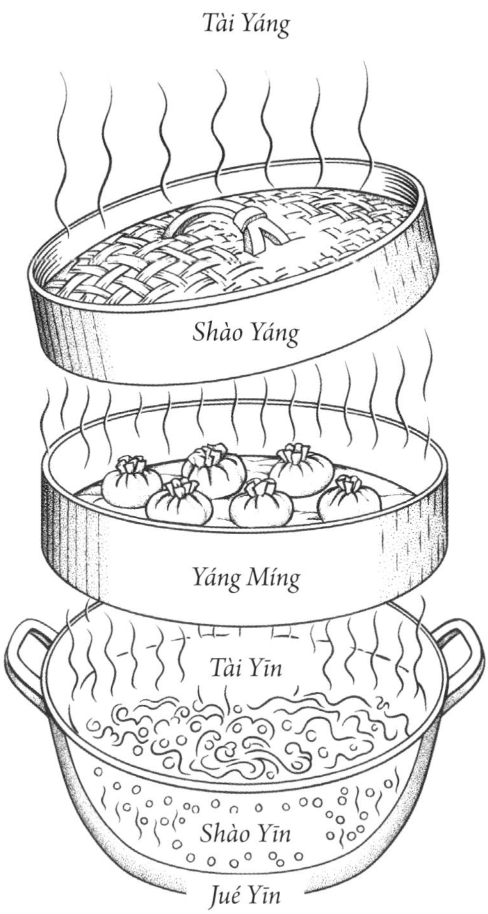

in *Tài Yáng* ähneln dem luftdurchlässig geflochtenen Bambusdeckel. Bei schwacher *Yáng Míng*-Hitze verhindert *Shào Yáng* einen übermäßigen Hitzeverlust und drosselt die Abstrahlung nach außen, kann also wie der Deckel je nach Bedarf Dampf einschließen oder freigeben. Das ist ein Regulationsprozess.

Shào Yáng ist mit *Jué Yīn* gekoppelt, wobei das Feuer und die Bewegung des *Shào Yáng* das stille tiefe *Jué Yīn* beleben. Leber und Perikard speichern das Blut und werden durch ihre gepaarten Yang-Organe stimuliert: Die Gallenblase unterstützt die Leber dabei, Entscheidungen über die Blutverteilung zu treffen. Die Paarung *San Jiao*–Perikard ist komplexer, denn beide Organe stehen wegen ihrer „formlosen Natur" seit Jahrhunderten im Zentrum vieler Diskussionen. Das Perikard der Chinesischen Physiologie hat zwar einen Bezug zum Herzbeutel, seine Funktionen unterscheiden sich aber grundlegend von denen des biomedizinischen Perikards. Beim *San Jiao* ist diese Kluft noch größer.

Shào Yáng besitzt außerdem eine Beziehung zu den „Sehnen-Knochen" (筋骨 *jīn gŭ*)[40], einem Konzept, das man klar von jenem der Leber (nährt die Sehnen) und der Niere (zuständig für die Knochenentwicklung) unterscheiden sollte. Die Leber nährt die Sehnen über das Blut, die Nieren fördern die Knochenentwicklung über *Jing* (Essenz) und Mark. Im Gegensatz dazu steht *Shào Yáng* in Bezug zur Bewegung der Gelenke (=Achsen). Es sorgt für die Bewegung in den Zwischenräumen zwischen Sehnen und Knochen. Man muss also die Ernährung der Sehnen (eine Yin-Funktion) von ihrer Bewegung (einer Yang-Funktion) trennen. Bei mangelnder Ernährung der

40 Dr. Wang verwendet den Begriff „Sehnen-Knochen" als Bezeichnung für das Einflussgebiet des *Shào Yáng*. Traditionellerweise werden die Sehnen mit der Leber und die Knochen mit der Niere assoziiert. Nach Dr. Wangs Meinung ist die *Shào Yáng*-Achse die Bewegung zwischen der Leber und der Niere in den Gelenksflüssigkeiten. Dieser Begriff „Sehnen-Knochen"soll dies unterstreichen.

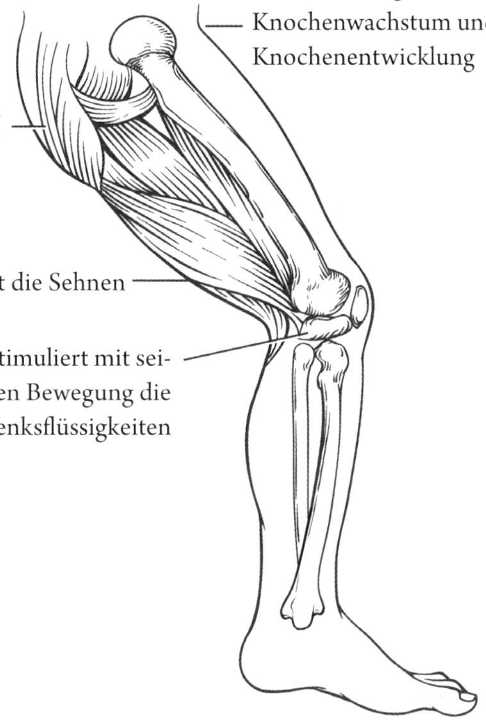

Abbildung 9.2
Die Bewegung von Muskeln und Gelenken
hängt von der Koordination mehrerer Organe und Meridiane ab.

Knochen oder Sehnen sollte die Behandlung auf Leber oder Niere abzielen; bei Bewegungsproblemen der Gelenke durch zu schwache Flüssigkeitszirkulation sollte man jedoch auf *Shào Yáng* blicken (Abb. 9.2).

Diese Bewegung der Flüssigkeiten durch *Shào Yáng* dient als Vehikel, um die Sehnen und Knochen zu ernähren und die Stoffwechselabfälle abzutransportieren. Das *Nèi Jīng*-Zitat, dass „die Wasserwege vom *San Jiao* ausgehen" (*Líng Shū*, Kapitel 8), sollte man daher auf die Gelenksmembranen und -Flüssigkeiten beziehen.

Von den Sechs Äußeren Qi wird dem *Shào Yáng* die Sommerhitze (暑, *shū*) zugeordnet. Sommerhitze bewegt sich langsam und ist gekennzeichnet durch sowohl Feuchtigkeit als auch Hitze. Um dieses Äußere Qi verstoffwechseln zu können, ist eine gesunde Bewegung der *Shào Yáng*-Achse notwendig. Eine schlaffe *Shào Yáng*-Zirkulation oder eine Kälte in der Gallenblase könnten einen prädisponierenden Faktor für dieses Pathogen darstellen. *Shào Yáng*-Pathologien stehen auch oft in Zusammenhang mit einem aufflammenden *Ming Men* (Ministerfeuer). Dieses aufsteigende Feuer aus dem *Ming Men* ist etwas anderes als das Herrscherfeuer des Herzens.

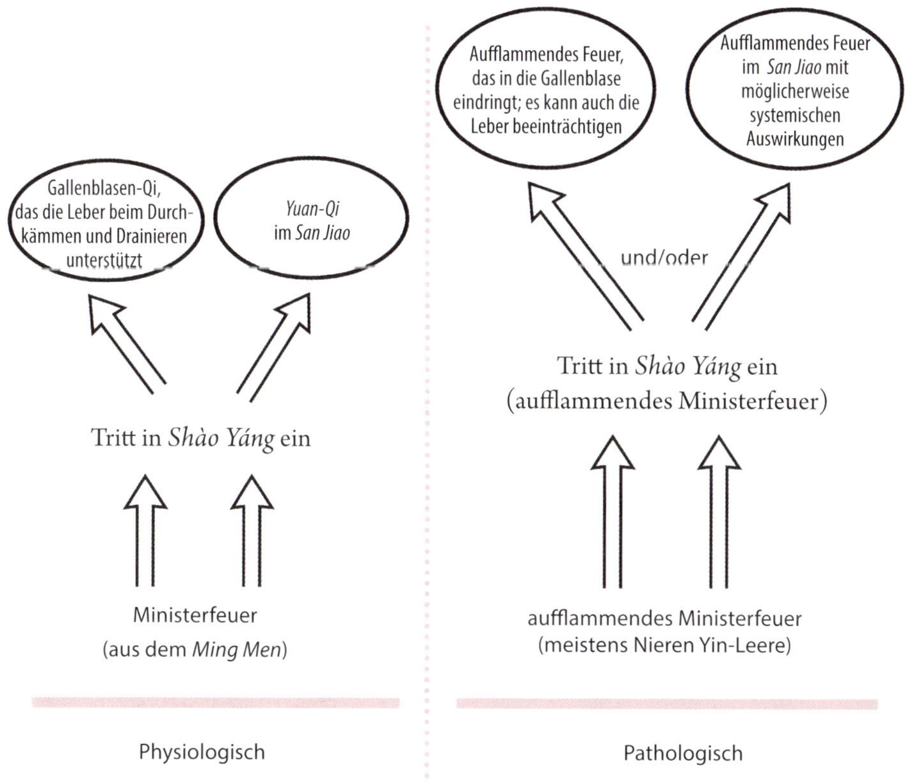

Abbildung 9.3
Die Beziehung zwischen den Feuern an den Achsen *Shào Yīn* und *Shào Yáng*.

Bei ungenügender Verwurzelung im Yin kann es nach oben schlagen und *Shào Yáng* schädigen (Siehe Kapitel 6).

Man sollte die Beziehung des physiologischen Ministerfeuers (assoziiert mit *Shào Yīn*) mit dem pathologischen Ministerfeuer (assoziiert mit *Shào Yáng*) verstehen (siehe Kapitel 6). Das Ministerfeuer kommt aus dem *Ming Men,* welches einen Bezug zur Niere aufweist. Es belebt den Herzschlag (ebenfalls *Shào Yīn*) und bewegt sich durch *Shào Yáng*. Von diesem primären Feuer hängt die gesunde Bewegung des *Shào Yáng* ab!

Das *Shào Yīn*-Ministerfeuer ähnelt der von einer Tasse Tee abgestrahlten Wärme, wohingegen das *Shào Yáng*-Ministerfeuer einer Flamme gleicht. Solange das Ministerfeuer gesund ist, bleibt diese Flamme in einem für die Stimulation der *Shào Yáng*-Organe passenden Rahmen. Wenn es aber durch Nieren-Yin-Leere (entwurzeltes Feuer) oder eine Stagnation der Gallenblase aufflammt, wird diese Flamme zu einem „aufsteigenden gegenläufigen Ministerfeuer“ (相火上逆, *xiàng huǒ shàng nì*) (Abb. 9.3).

Dieses Muster ist oft mit der Leber oder Gallenblase assoziiert und umfasst Kopfschmerzen, Schwindel, ein rotes Gesicht, einen trockenen Mund oder ein Blockadegefühl in der Brust. Da dieses Feuer oft in einem Bewegungsmangel der *Shào Yáng*-Achse wurzelt, können auch Symptome wie Verstopfung vorliegen.

Die Pathologie des Ministerfeuers kann auch Leere mit einschließen. Eine Leere des *Shào Yáng*-Feuers kann das „Durchkämmen und Drainieren" der Leber beeinträchtigen. Dies beeinträchtigt die Entgiftungsfunktion des Körpers und kann zu Stase führen, die weiter zu Hitze führt und ein Aufflammen des Ministerfeuers verursachen kann.

Die Bedeutung der Interaktion von *Shào Yáng*-Leere und *Jué Yīn*-Fülle wird unterschätzt. Dieses relativ häufige Muster kann Miktions- und Stuhlprobleme, kombiniert mit einer Trockenheit von Mund, Augen oder Nase verursachen. Die Reaktionen auf die Umwelt nehmen ab, ähnlich wie unter Einnahme bestimmter Antidepressiva, und es fehlen in der Folge emotionale Höhen und Tiefen. Umgekehrt kann man sagen, dass diese Antidepressiva die klärenden und ableitenden Funktionen der Leber schwächen können. Aus Sicht der Chinesischen Medizin ist dies die Erklärung für das Wiederauftreten (oder eine Verschlimmerung) der depressiven Symptome nach Absetzen der Medikamente, denn es entspricht einem aus Sicht der Chinesischen Medizin „nicht ordnungsgemäßen Lösen der Stagnation". Diese Muster werden zumeist mit *Jué Yīn* assoziiert, aber auch *Shào Yáng* ist hier für den klärenden Effekt der Leber notwendig. Therapeutisch könnte man die Gallenblase mit *Wen Dan Tang* (Dekokt, das die Gallenblase erwärmt) wärmen, modifiziert mit Kräutern, um das Klären der Leber unterstützen.[41] In schweren Fällen muss man den Fluss des Ministerfeuers (*Shào Yīn*), von dem *Shào Yáng* abhängt, stärken.

Shào Yáng-Symptome der inneren Organe können also durch ein zu wenig an Bewegung hervorgerufen werden. Meistens ist die Bewegung dabei durch eine Stagnation oder Leere des Ministerfeuers beeinträchtigt. Alle Fülle-Pathologien des *Shào Yáng* kann man auf diese Grundursache reduzieren: Ein Zuwenig an Bewegung bewirkt eine eingeschränkte Regulation, was wiederum zu Hitze führt. Aus diesem Grund ist die häufigste klinische Anwendung des *Shào Yáng*-Meridians jene, „Hitze zu klären und abzuleiten und verklumptes Qi zu zerstreuen". Die oben beschriebene „Leere des *Shào Yáng*-Feuers" stellt klinische eine Ausnahme dar. Der therapeutische Fokus liegt meist auf einem „Klären und Bewegen". Selbst bei einer Leere muss neben dem Tonisieren die Bewegung in den Organen und Meridianen unterstützt werden. Hilfreich ist dabei das Bild von Wassergräben um die alte chinesische Stadtmauer herum: Fehlt es über eine längere Zeit an Bewegung, sammeln sich Blätter, Geäst oder Müll an. Im Körper führen diese Ansammlungen in den Gräben des *Shào Yáng* zu Hitze. Therapeutisch muss man dann fast immer die „Bewegung wieder herstellen".

Das therapeutische Prinzip des „Bewegens" ist somit der Schlüssel für eine effektive Kräutertherapie bei *Shào Yáng*-Störungen. *Xiao Chai Hu Tang* (kleines Bupleu-

41 Die heutzutage verwendete Rezeptur für *Wen Dan Tang* aus der Qing-Dynastie ist thermisch kühl. In Fällen von echter Gallenblasen-Qi-Leere sollte man die Dosis von *Shēng jiāng* auf 12g erhöhen (wie es auch von Sun Si-Miao in „Wichtige Rezepte, die 1000 Goldstücke wert sind", empfohlen wird).

rum Dekokt) klärt Hitze, indem es die Bewegung in den *Shào Yáng*-Pfaden wieder herstellt. Deshalb ist dieses Rezept durch einen breiten klinischen Einsatzbereich gekennzeichnet. Dieser geht weit über die Behandlung von äußeren, zwischen Außen und Innen eingeschlossenen Erkrankungen hinaus. Wenn man in der Kräutertherapie also an *Shào Yáng* denkt und Hitze klären möchte, sollte man die Bewegung und Regulation der Flüssigkeiten fördern. Bei einer reinen Leere-Pathologie muss man gezielt das *Shào Yīn*-Ministerfeuer berücksichtigen.

In den modernen Lehrbüchern der Akupunktur wird *Shào Yáng* zur Behandlung innerer Erkrankungen nur sehr limitiert eingesetzt, muskuloskelettale Beschwerden hingegen werden häufig über den Gallenblasen- und *San Jiao*-Meridian behandelt. Dies liegt an der engen Beziehung zwischen *Shào Yáng* und den Räumen zwischen Gelenken, Knochen und Organen. *Shào Yáng* kann natürlich auch bei inneren Erkrankungen mit einer entzündlichen Komponente betroffen sein, z.B. bei Kropf, Lymphpathologien, Zysten und Furunkeln. In diesen Fällen liegen immer „Feuer und Gift zwischen Innen und Außen" vor.

Zwei Punktpaare mögen die klinische Anwendung von *Shào Yáng* erläutern:

- SJ6 *(Zhī Gōu)* – Gb34 *(Yáng Líng Quán)*: Diese klären Einschnürung und Verklumpung (疏鬱結, *shu yù jié*) aus dem *Shào Yáng*. Bei vielen Krankheitsmustern, von Verstopfung bis hin zu Schmerzen durch eingeschnürtes Qi, können diese Punkte indiziert sein. Ihre Wirkung ist so, als ob man „den *Shào Yáng* ausschüttelt".
- SJ5 *(Wài Guān)* – Gb41 *(Zú Lín Qì)*: Dieses Punktpaar wird eher bei *Shào Yáng*-Hitze angewendet, z.B. bei Tinnitus, Bindehautentzündung, Schwindel oder Bluthochdruck durch aufsteigende Hitze.

Wenn gleichzeitig Hitze und Stagnation vorliegen, sollte zuerst die Hitze mit SJ5 und Gb41 geklärt werden. Danach kann man die Bewegung mit Gb34 und SJ6 verbessern.

Der *San Jiao*

„Der *San Jiao* ist das Bewässerungssystem; von ihm gehen die Wasserwege aus."

(三焦者·決瀆之官·水道出焉。 *sān jiāo zhě, jué dú zhī guān, shuǐ dào chū yān)*

Sù Wèn, Kapitel 8

Das Konzept des *San Jiao* ist eines der meistdiskutierten Themen innerhalb der Chinesischen Medizin. Die Diskussionen begannen mit eben dieser Passage des *Nèi Jīng*. Einige Gelehrtenärzte befassten sich über Jahrhunderte mit der Frage, welche anatomische Strukturen diesem ungewöhnlichen „Organ" entsprächen, und ob es den *San Jiao* anatomisch überhaupt gibt. Andere versuchten seine physiologischen Funktionen zu definieren.

Im *Nèi Jīng* waren dem *San Jiao* die Aufgabenbereiche „Bewässerung und Wasserwege“ zugeteilt, er ist somit für die Pfade der Körperflüssigkeiten verantwortlich.

Im *Nán Jīng* suchte man 300 Jahre später nach einer Klärung dieser Aufgabengebiete. Kapitel 31 beginnt dort mit der Frage:

> „Was erzeugt der *San Jiao* und wodurch wird er selbst versorgt? Wo ist sein Anfang, wo sein Ende? Wo (im Körper) kann man ihn behandeln? Ist es überhaupt möglich, dies zu wissen?“ [42]

Das Konzept des *San Jiao* und seine Form und Funktion verwirrte die Ärzteschaft schon in der Han-Dynastie. Das Kapitel 31 des *Nán Jīng* beginnt damit, dass der *San Jiao* der „Passageweg für Wasser und Getreide“ sei und somit am Transport der nachgeburtlicher Essenz beteiligt ist. Weiter heißt es, dass der *San Jiao* „Anfang und Ende der Qi-Pfade“ ist. Sowohl die Qi-Bildung als auch die Qi-Funktionen im Stoffwechsel finden also im *San Jiao* statt. Somit wird in seinen Passagewegen die nachgeburtliche Essenz bewegt und das Qi transformiert.

Was bedeutet das? Im Konzept des *San Jiao* zeigen sich viele Parallelen zur modernen Biochemie. Den altchinesischen Ärzten zufolge findet der Transport der Nährstoffe in den Räumen des *San Jiao* statt, wo auch Aktivität entsteht. Wenn man vom *„letztendlichen Ziel der nachgeburtlichen Essenz und vom Anfang und Ende des Qi“* spricht, lässt sich das mit dem modernen Konzept der Körperzelle vergleichen: Alle Nährstoffe müssen letztendlich in die Zelle gelangen, wo somit Anfang und Ende der Aktivität stattfinden. Der *San Jiao* entspricht der extrazellulären Umgebung. Solche Vergleiche sind wie immer nur beschränkt gültig, der Vergleich zwischen der *San Jiao*-Qi-Transformation und der extrazellulären Umgebung kann jedoch beim Verständnis klassischer Konzepte hilfreich sein.

Die Qi-Transformation im *San Jiao*

Der *San Jiao* ist an jeglicher Qi-Transformation beteiligt. All die Millionen Qi-Transformationen, die im Stoffwechsel zu jedem Zeitpunkt ablaufen, finden in dem vom *San Jiao* regierten Milieu statt. Der *San Jiao* ist somit jener Ort, wo der komplexe Stoffwechsel der Zelle stattfindet. „Anfang und Ende des Qi“ ähnelt damit dem Transport von Nährstoffen zu den Zellen und dem Abtransport von Abfall von den Zellen weg.

Für eine ordnungsgemäße *San Jiao*-Qi-Transformation bedarf es also dreier Grundvoraussetzungen:

---

42 Das Werk *„Solutions to the Classic of Difficulties“* (難經通解, *Nàn jīng tōng jiě*) – Xi´an: Santai Publishing House, 2001) ist eine exzellente moderne chinesische Einführung in das *Nán Jīng*. Dr. Wang verwendet dieses Buch als Lehrbuch in seinen Vorlesungen.

1. Am Beginn der Transformation braucht es einen primären Stimulus:

In der klassischen chinesischen Physiologie ist dieser Stimulus das *Yuan*-Qi aus dem *Ming Men*, Feuer wird also von *Shào Yīn* zu *Shào Yáng* weitergeleitet (siehe Abb.: 9.3). Dieser Stimulus wird als „vorgeburtlich" betrachtet und kann mit den Genen verglichen werden, die über Empfängnis, Wachstum, Entwicklung und Tod bestimmen. Im Kapitel 66 des *Nán Jīng* heißt es dazu: „Der *San Jiao* leitet die Abspaltung des *Yuan*-Qi und regiert die Bewegung der drei Qi durch die fünf Yin- und sechs Yang-Organe."[43] Das *Yuan*-Qi ist dabei der Zündfunken in jedem Organ.

2. Die Qi-Transformation benötigt eine Lokalisierung und ein passendes Milieu:

Dem *Nèi Jīng* zufolge *„gehen vom San Jiao die Wasserwege aus"*, er ist demnach wasserartig und alldurchdringend. Ähnlich einem lebendigen Fluss fungiert er für das *Yuan*-Qi sowohl als Pfad als auch als Milieu. Nur bei einem vom *San Jiao* gut gepflegten Milieu kann sich der primäre genetische Stimulus des *Ming Men* richtig entfalten.

3. In diesem Milieu muss freie Bewegung möglich sein:

In jedem der Drei Erwärmer herrscht ein anderes Milieu. Viele chinesische Konzepte wurden aus Naturbeobachtungen abgeleitet, und die Qi-Transformation im *San Jiao* lässt sich mittels Metaphern beschreiben. Ein gutes Bild dafür ist die Bewegung des Wassers: Durch die Wärme der Sonne steigt es vom Meer und den Gletschern auf, bildet Wolken und fällt als Regen nieder. Auf seinem Weg durch Bäche, Flüsse und Ströme in Richtung Meer nährt der Regen Pflanzen und Tiere. Die Flüssigkeiten in den Flüssen enthalten aber nicht nur reines Wasser, sondern auch Mineralien und andere für die Pflanzen und Tiere lebensnotwendige Substanzen. Nach seinem langen Weg durch Flüsse, Ströme und Seen gelangt das Wasser schließlich wieder zurück ins Meer und der Kreislauf beginnt von vorne.

Natürlich ist diese Beschreibung eine starke Vereinfachung. Die Pflanzen und Tiere in jedem dieser von Flüssen bewässerten Gebiete werden nicht nur über das Wasser, sondern auch durch die Mineralien und das Klima der ganzen Region genährt. In verschiedenen Mikroklimata wird Wasser auf verschiedene Art und Weise verwendet. Pflanzen und Bäume auf nährstoffreichem Boden werden durch Wasserverdunstung über die Blätter selbst zu einer Flüssigkeitsquelle. So setzt sich der riesige Wasserkreislauf der Ozeane und Flüsse durch viele kleine Kreisläufe in all den verschiedenen geographischen Regionen zusammen (Abb. 9.4).

Der menschliche Körper ist ebenso komplex aufgebaut. Die auf den ersten Blick einfachen Konzepte des *San Jiao* und der Meridiantheorie können die Komplexität des menschlichen Ökosystems erfassen. Es wäre unklug, anzunehmen, dass Generationen von Ärzten im alten China dieses fundamentale Konzept nicht begriffen

43 三焦者. 原氣之別使也. 主通行三氣. 經歷於五藏六府, *sān jiāo zhě. yuán qì zhī bié shǐ yě. Zhǔ tōng xíng sān qì. Jīng lì yú wǔ zàng liù fǔ.*

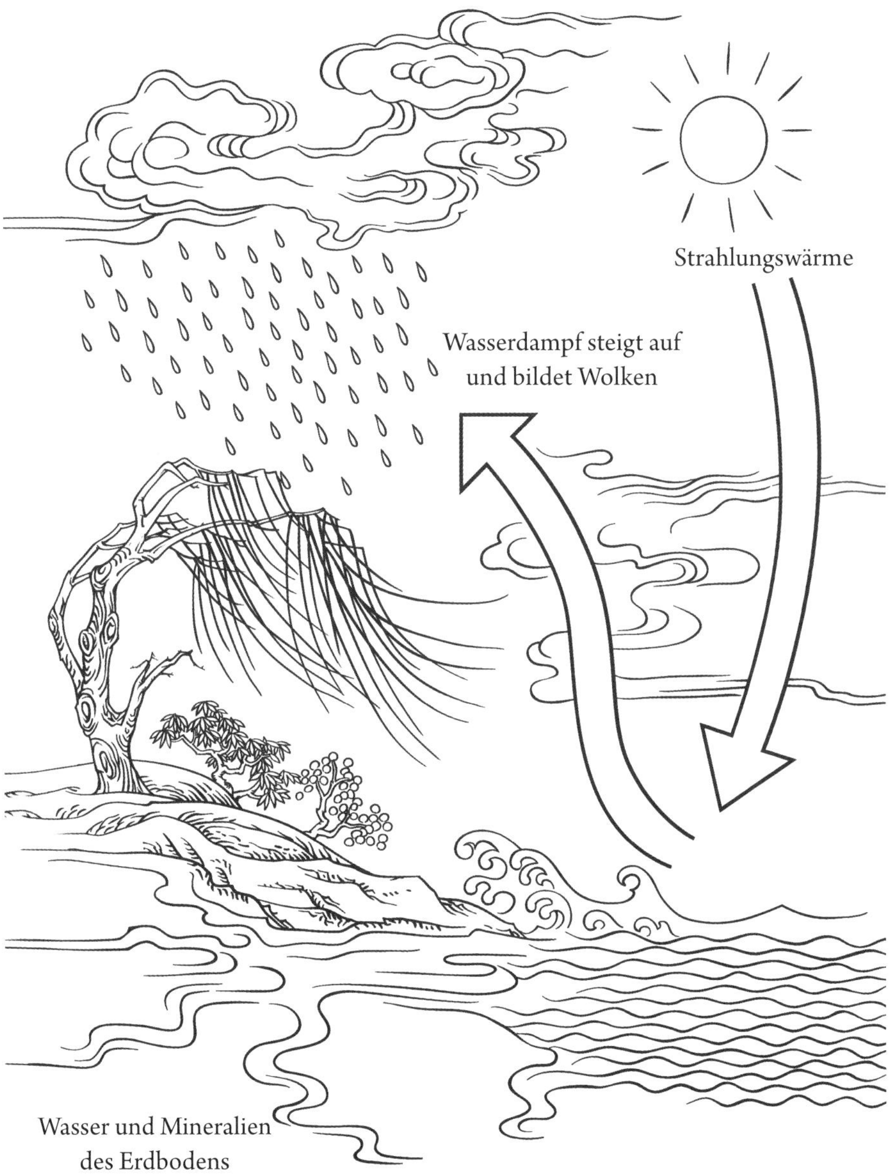

Abbildung 9.4
Der *San Jiao* reguliert genau wie die Natur durch das Medium Wasser.

hatten. Diese alten Ärzte konnten mittels ihrer Metaphern hinter die Dinge blicken. Durch die Beobachtung der Komplexität der Natur konnten sie (wie in anderen alten Kulturen auch) raffinierte Rückschlüsse über die Natur des Menschen ziehen. Diese oft unterschätzte Komplexität der *San Jiao*-Qi-Transformation und seiner Rolle, das Milieu in Stand zu halten, ist eine der großen Errungenschaften der klassischen Chinesischen Medizin.

Die Form des *San Jiao*

Im 31. Kapitel des *Nán Jīng* wird die Lokalisation der Drei Erwärmer sehr genau beschrieben. Die Autoren des *Nán Jīng* definierten sowohl die Funktion als auch die Lokalisation des *San Jiao*, nicht jedoch die physische Form seines Organs. Jeder der Drei Erwärmer hat eine genaue Lokalisation, aber nach Kapitel 38 des *Nán Jīng* hat das *San Jiao*-Organ aber „einen Namen, jedoch keine Form" (有名而無形, *yǒu míng ér wú xing*). Der *San Jiao* scheint vielmehr ein umfassendes Stoffwechselkonzept für die drei Abschnitte von Brust und Bauch zu sein und kein physisches Organ, das sich auf dem sich Seziertisch untersuchen ließe.

Die Behauptung, der *San Jiao* hätte „einen Namen, aber keine Form", steht im Zentrum einer jahrhundertelangen Debatte. Auch die klassischen Autoren hatten ihre Mühe mit diesem Konzept eines Organs „mit Name, Lokalisation und Funktion, jedoch ohne Form". Einige sahen im *San Jiao* nur die anatomischen Trennlinien zwischen drei Körperräumen. Andere waren der Ansicht, dass das Fehlen seiner Form auf seinen alles durchdringenden Einfluss auf das innere Körpermilieu hinweise – eine Art „daoistische Formlosigkeit". Manche behaupteten, er hätte zwar keine eigene Form, würde aber die Form der anderen inneren Organe annehmen. In diesem Konzept ähnelt der *San Jiao* einem Stück Stoff: ungetragen, hat dieses keine Form, sobald man dieses Stück Stoff aber über ein Organ „wickle", würde es dessen Form annehmen. So lässt sich dieses alte Konzept in einem neuen Licht verstehen. (Abb. 9.5)

Manchmal wurde der *San Jiao* auch als ein „Korridor" beschrieben. Das Schriftzeichen 隙 (*xì*) kann außer *Korridor* auch *Fissur* oder *Riss* bedeuten, was man mit „Stofflücken" vergleichen kann. Den „Stoff des *San Jiao*" findet man nicht nur um die Organe in Brust und Bauch herum, sondern auch um die Muskeln, Nerven und Gefäße der Extremitäten.

Nach diesem moderneren und umfassenderen Verständnis des *San Jiao* ist dieser nicht mehr auf die drei Abschnitte von Brust und Bauch beschränkt, sondern findet sich in allen flüssigkeitsgefüllten Räumen des Körpers wieder. Stark verallgemeinert, bildet er alle Lücken im Bindegewebe und Mesenterium. Die in manchen modernen Büchern gefundene Beschreibung des *San Jiao* als „Korridor der Fünf Yin- und Sechs Yang-Organe" (五臟六腑之所隙, *wǔ zàng liù fǔ zhī suǒ xì*) ist ein Hinweis auf die physiologische Bedeutung dieser Zwischenräume. Dieses Konzept ähnelt der Rolle

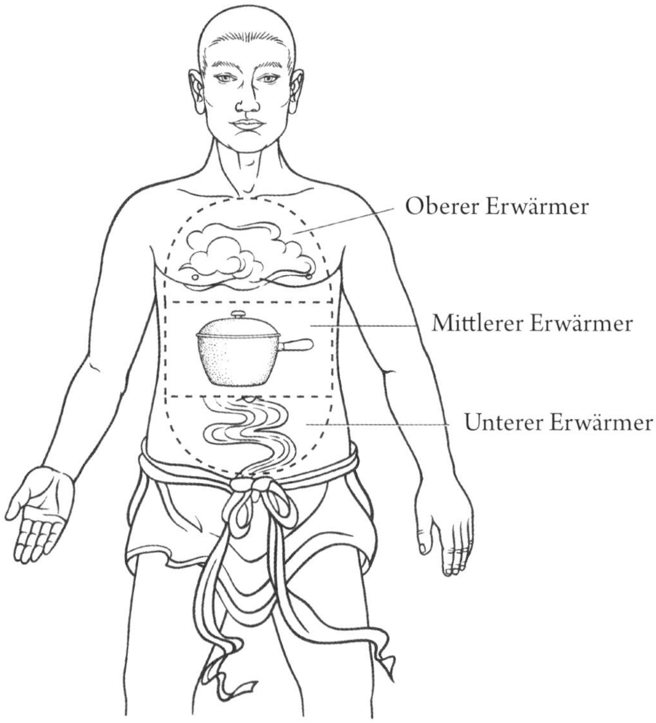

Abbildung 9.5
Die klassische Sicht des *San Jiao.*

der Flüssigkeiten des *San Jiao* als Ort der Qi-Transformation.

Als Nächstes soll das Verhältnis zwischen Blut und Flüssigkeiten im *San Jiao* erklärt werden. Das Konzept des *San Jiao* selbst umfasst zwar kein Blut, seine Flüssigkeiten haben in der klassischen Physiologie und Pathologie aber einen ebenso großen Stellenwert wie das Blut. Alle Flüssigkeiten in den Auskleidungen des *San Jiao* entstammen nämlich dem Blut und kehren dorthin zurück. Dies ähnelt der Blutzirkulation auf Kapillarenebene: Immer kleinere und kleinere Gefäße führen über die kleinsten Kapillaren in die interstitiellen Flüssigkeiten hinein. Dort verlässt das Blutplasma die Kapillaren und wird zur interstitiellen Flüssigkeit, die um die Zellen zirkuliert und später über die Kapillaren ins Blutkreislaufsystem rückresorbiert wird (Abb. 9.6).

Bei den kleinen Kapillaren treten die Nährstoffe über die interstitiellen Flüssigkeiten vom Blut in die Zellen ein. In Kapitel 5 *(Tài Yīn)* wurde beschrieben, wie diese Nährstoffe der interstitiellen Flüssigkeiten von der Milz gebildet werden und als *Ying-Qi* ins Blut übertreten. Analog dazu verläuft der Abtransport des Zellabfalls über das venöse Kapillarsystem. Dieser Abfall beinhaltet neben Stoffwechselprodukten auch tote Zellen, Bakterien und Viren. Auf dem Weg zurück ins Kreislaufsystem passieren alle diese Substanzen die interstitiellen Flüssigkeiten. Zum „Kreislaufsystem“ zählt

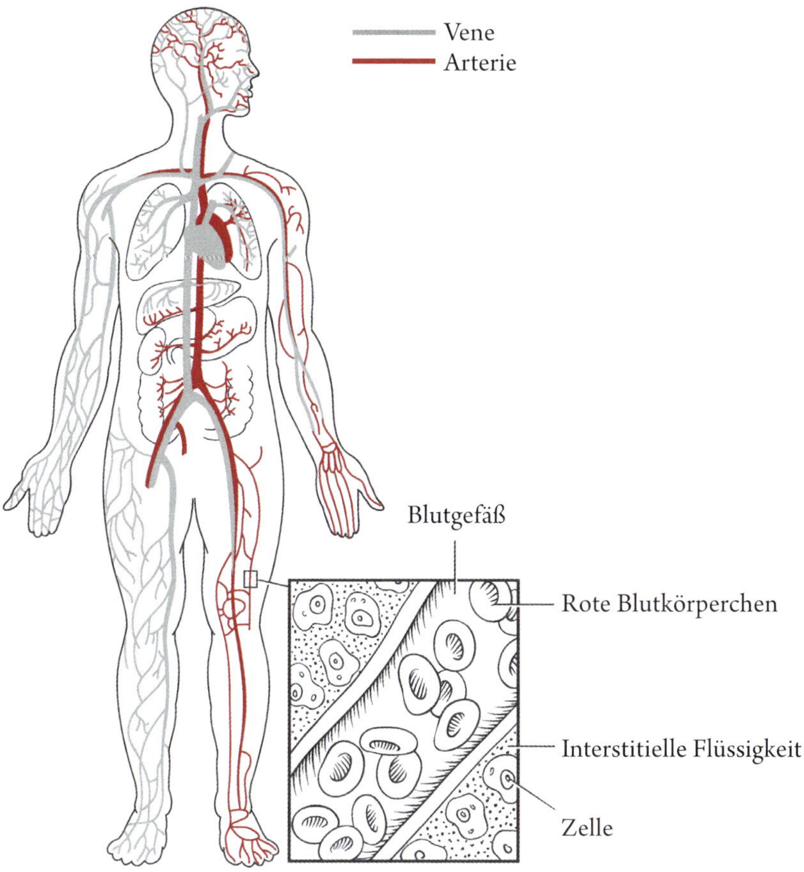

Abbildung 9.6.
Das moderne Verständnis der Kapillarzirkulation kann helfen, die Rolle des *San Jiao* im Fluss der interstitiellen Flüssigkeiten im Bindegewebe und den Faszien zu verstehen.

neben dem Blut auch das lymphatische System. Über die Lymphe gelangen Flüssigkeiten nach einer Filtration wieder ins Blut zurück. Zum *San Jiao* zählen aber auch interstitielle Räume noch jenseits dieser lymphatischen Kapillaren. Die Qualität der interstitiellen Flüssigkeiten variiert je nach Körperteil und ändert sich zusätzlich mit der Zeit. Der Kreislauf der interstitiellen Flüssigkeiten entspricht somit den klassischen „Korridoren des *San Jiao*".[44]

44 In einem Artikel im *Journal of Chinese Medicine* kommen Qu Li-Fang und Mary Garvey zu einer ähnlichen Schlussfolgerung (JMC: 65, Feb. 2001, S 26–32). Interessanterweise besteht aber eine Meinungsverschiedenheit zur Rolle der *còu lǐ* (腠理, „Poren"). Qu und Garvay ordnen auch die *còu lǐ* dem *San Jiao* zu, sehen also eine Verbindung zwischen den „Korridoren" des *San Jiao* und den *còu lǐ*. Nach Dr. Wang spielen die *còu lǐ* eine wichtige Rolle für *Wèi*-Qi und *Yíng*-Qi an der Körperoberfläche und gehören daher zu *Tài Yáng*, denn der *San Jiao* liege tiefer, in den Flüssigkeiten darunter.

Der *San Jiao,* dieses „Organ ohne eigene Form", ist demnach in allen Lücken des Körpers anzutreffen und ist somit auf die eine oder andere Weise am Großteil von Physiologie und Pathologie beteiligt.

Ein anderes klassisches Konzept zur Form des *San Jiao* ist jenes der „Membranquelle" (膜原, *mó yuán*). Den klassischen Anatomietexten zufolge sind darunter bindegewebsartige Auskleidungen, welche die inneren Organe aneinander und an die Bauchhöhle heften, zu verstehen.[45] Dieses *Mo Yuan* kann ebenfalls zum *San Jiao*-Organ gerechnet werden, da es von interstitieller Flüssigkeit durchflutet ist. Es beinhaltet sowohl Rohmaterial als auch Nebenprodukte des Zellstoffwechsels.

Alle Nährstoffe, Mineralien und Hormone der interstitiellen Flüssigkeiten können mit dem „Wasser und Getreide" und dem „Anfang und Ende des Qi" verglichen werden. An diesem Punkt könnte sich das alte China mit der Anatomieforschung des 21. Jahrhunderts treffen, aber wie immer bedeutet eine gemeinsame Basis keine Gleichsetzung. Das Konzept des *San Jiao* ist ein ganz einzigartiges Verständnis dieser Zwischenräume und spricht den darin befindlichen Flüssigkeiten eine spezielle Bedeutung zu. Wie das Perikard, sein gekoppeltes Yin-Organ, ist der *San Jiao,* obwohl „nur" eine Gewebeauskleidung um die Organe herum, bedeutender als alles aus der modernen Anatomie. Die klassischen Ärzte sahen in diesen bindegewebsartigen Organauskleidungen die Pfade des Vorgeburtlichen *Yuan*-Qi, ein Konzept, das der modernen Physiologie fremd ist. Um den *San Jiao* vollkommen zu verstehen, ist ein klares Verständnis des *Yuan*-Qi unabdingbar.

Die Rolle des *Yuan*-Qi im *San Jiao*

Im *Nán Jīng,* Kapitel 38, wird der *San Jiao* als „Verteiler des *Yuan*-Qi und Kontrolleur aller anderen Qi (原氣之別 焉主持諸氣, *yuán qì zhī bíe yan, zhŭ chí zhū qí*) beschrieben. Durch den *San Jiao* wird das *Yuan*-Qi im gesamten Körper verteilt und fungiert als Zündfunken für alles Qi. Die klinische Anwendung der *Yuan*-Punkte beruht auf genau dieser Passage im *Nán Jīng* sowie dem Kapitel 66 des *Nán Jīng* (siehe Kapitel 17). Der chinesische Begriff *Yuan* (原) bedeutet „original, primär, ursprünglich oder unverarbeitet". Das *Yuan*-Qi entsteht am *Ming Men* aus der *allerersten* Bewegung.

Das *Yuan*-Qi weist Parallelen zur Genetik und den Hormonen auf. Diese Parallelen können uns heutzutage zwar das Verständnis erleichtern, sie weichen aber klar von der Bedeutung des Originalbegriffes ab. Nach der Chinesischen Medizin beruht die Qi-Transformation aller Organe letztendlich auf den Stimulus des *Yuan*-Qi. Es ist der erste Lebensatem und durchdringt alle anderen Qi-Arten. Sowohl Ministerfeuer als auch *Yuan*-Qi entspringen am *Ming Men,* haben aber unterschiedliche Funktionen.

45 Eine interessante Abhandlung hierzu findet man in *Hara Diagnosis: Reflections of the Sea,* von Kiiko Matsumoto und Stephen Birch. Diese Abhandlung beginnt auf Seite 141 und verteilt sich auf das ganze Buch.

Das Ministerfeuer ist der wärmende und bewegende Aspekt des *Ming Men,* das *Yuan*-Qi hingegen ähnelt dem Lebensfunken. In den Flüssigkeiten des *San Jiao* vermischt sich das *Yuan*-Qi mit dem *Ying*-Qi des Blutes aus Nahrung und Getränken und dem Qi aus der Atemluft. Das ist die Biochemie des alten China (Abb. 9.7).

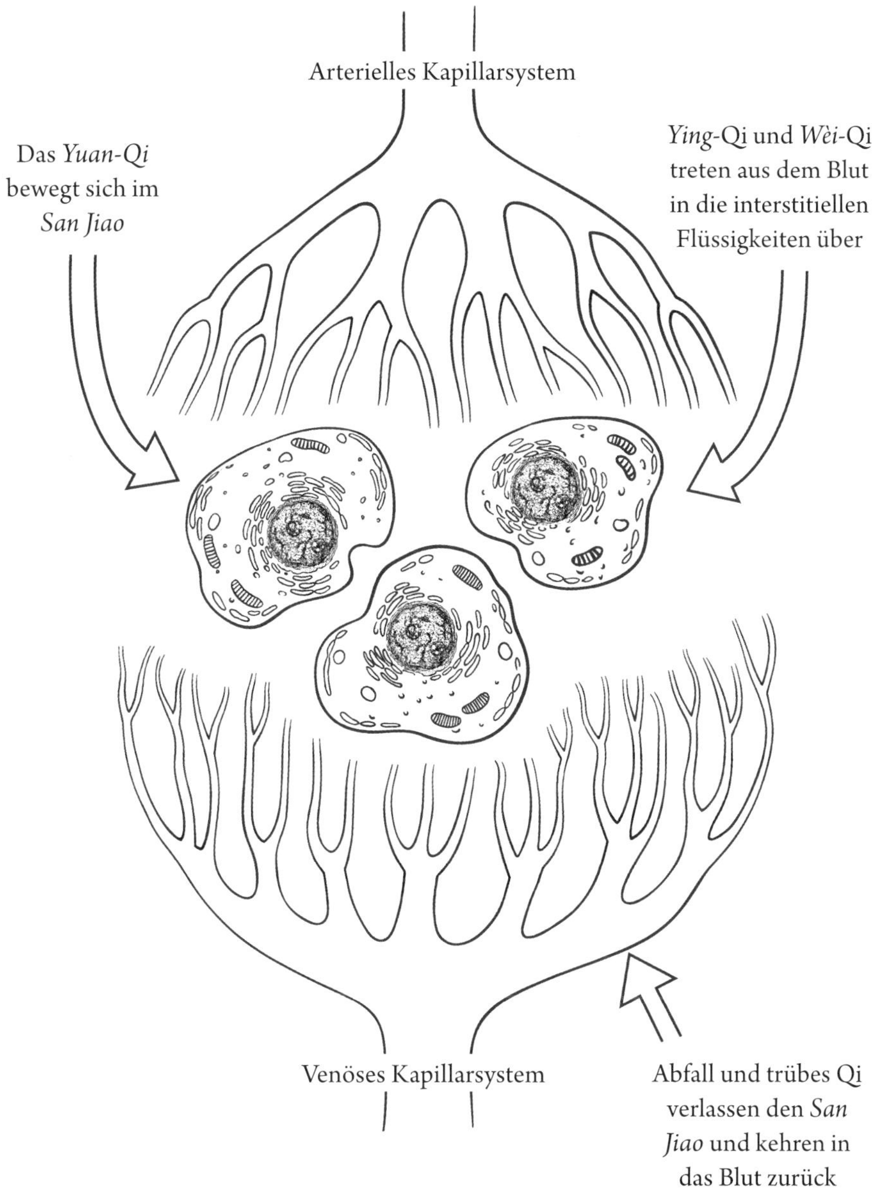

Abbildung 9.7
Der *San Jiao* auf zellulärer Ebene

Auf seinem Weg durch den *San Jiao* übt das *Yuan*-Qi einen sehr umfassenden Einfluss auf den Stoffwechsel aus, wobei das Zusammenspiel von *Ming Men, Yuan*-Qi und *San Jiao* ein einzigartiges System darstellt. In der klassischen Physiologie ist das *Yuan*-Qi nicht nur der Zündfunken der Qi-Transformation, sondern es bestimmt auch die Lebensspanne, denn die Chinesische Medizin verknüpft Langlebigkeit bekanntlich mit der Qualität der Nieren und des *Ming Men*. Langlebigkeit kann über das *Yuan*-Qi erreicht werden. Während des Alterungsprozesses nimmt die Qualität des *Yuan*-Qi allmählich ab, und Körpergewebe und Knochenmark werden zunehmend schlechter ernährt. Dieses „Aushöhlen" des Markes schwächt die Knochen und verlangsamt die Gehirntätigkeit.

Um den Alterungsprozess zu verlangsamen, versucht man in der Chinesischen Medizin nicht, „das Gehirn zu stärken" oder „die Haut zu verschönern", sondern den glatten Fluss des *Yuan*-Qi zu erhalten. Das ist durch Pflegen der Niere und Offenhalten der Zirkulationswege möglich. Einem ähnlichen Denken folgt die Behandlung chronischer oder schwerer Erkrankungen mit *Ming Men*-Kräutertonika. Weil das *Yuan*-Qi im *San Jiao* fließt, beeinflusst sein freier Fluss die Fähigkeit aller anderen Organe, diesen Lebensimpuls aufzunehmen.

Die Drei Erwärmer

In diesem ersten Teil des vorliegenden Kapitels wurde der *San Jiao* definiert und seine Lokalisation durch die „Räume der Zellumgebung" über die bekannten „Drei Erwärmer" der Lehrbücher hinaus erweitert. Nun soll ein anderes wichtiges Konzept der Chinesischen Medizin beleuchtet werden: die dreifache Natur des *San Jiao* in Brustkorb und Bauch. Eine Abhandlung über dieses Thema darf bei einer Abhandlung über den *San Jiao* nicht fehlen, aber zuvor zur Terminologie:

Der Begriff 三焦, *San Jiao,* wird meist mit „Drei Erwärmer" übersetzt. Das erste Schriftzeichen, 三 *(sān),* bedeutet „drei", das zweite, 焦 *(jiāo),* bedeutet „verbrannt, besorgt, aufgeregt". Daher wäre die wörtlichste Übersetzung „dreifacher Brenner".[46] Ein „Brenner" oder „Erwärmer" bezeichnet einen warmen Platz für Transformation.

三焦 *(San Jiao)* birgt aber noch weitere Bedeutungen. Heutzutage wird der Begriffsteil „Erwärmer" zulasten des Begriffsteiles „dreifach" betont. Der *San Jiao* ist ein „drei-in-einem" (engl. „three in one")-Organ und inkludiert drei verschiedene Körperabschnitte. Die Übersetzung „Erwärmer" trifft auf die drei Bereiche nur zu, wenn man einen „Erwärmer" als ein Stoffwechselmilieu versteht. Jeder der drei Bereiche hat ein einzigartiges Mikroklima mit ganz spezifischen Anforderungen an Temperatur, pH-Wert oder Druck.

46 Der englische Ausdruck „Triple Burner" besitzt zwar Ähnlichkeiten zum deutschen Begriff „Dreifacher Erwärmer", exakter wäre aber die Übersetzung „Dreifacher Brenner" (Anm. d.dt. Ü.).

Oberer Erwärmer

Der Obere Erwärmer „nimmt auf, ohne auszusenden" (主納而不出, *zhū nà ér bù chū*):[47] Er nimmt Nahrung und Äußeres Qi über den Mund auf und leitet diese nach unten weiter. Der Obere Erwärmer besteht aus Speiseröhre, Lungen und Herz und kann mit Ren17 *(Shān Zhōng)* behandelt werden. Im Kapitel 18 des *Líng Shū* wird das dortige Mileu mit dem Nebel (霧, *wù*) verglichen: Im Vergleich zu den anderen zwei Erwärmern ist dieses Milieu „dünner" und der relative Druck geringer; es ist leer (虛, *xū*) und rein, um Raum für Atmung und Herzschlag zu bieten.

Mittlerer Erwärmer

Dieser wird im *Nèi Jīng* mit einem Kompost (漚, *òu*) verglichen. In diesem warmen Kessel von Milz und Magen werden Nahrung und Wasser aufgenommen und danach weiter transportiert: Der Mittlere Erwärmer *„empfängt und kompostiert Nahrung und Wasser" (腐受水谷, fū shòu shuǐ gŭ).*

Die Bewegungsrichtung im Mittleren Erwärmer ist weniger nach oben oder unten gerichtet, sondern ähnelt einer Kreisbewegung um den Nabel als Achse herum. Von seiner transformierenden Natur her entspricht der Mittlere Erwärmer in etwa den anatomischen Organen Magen und Dünndarm (in der Chinesischen Medizin überlappen sich die Funktionen von Magen und Dünndarm). Den Mittleren Erwärmer behandelt man über Ma25 *(Tiān Shū).*

Unterer Erwärmer

Dieser ist wie ein Graben (瀆 *dú)* und entsorgt den von oben kommenden Müll. Dieser unterste der Drei Erwärmer liegt unterhalb des Nabels und erstreckt sich bis zum unteren Blasenrand. Er „nimmt auf und sendet aus" (主納而出, *zū nà ér chū)* und besteht aus Dickdarm, Dünndarm und Blase. In ihm findet die letzte Trennung von klar und trübe (aus Nahrung und Flüssigkeiten) statt. Den unteren Erwärmer kann man über Ren7 *(Yīn Jiāo)* behandeln.

Das Puzzle zusammensetzen

Wie kann man das Konzept von drei getrennten Erwärmern in Brust und Bauch mit der Sicht des *San Jiao* als „kleine Zwischenräume" unter einen Hut bringen? Was haben beide Konzepte gemeinsam?

Beide beziehen sich auf die Regulation und Vernetzung (調和, *tiáo hé*) der verschiedenen inneren Milieus. In den Drei Erwärmern ist das Klima für die dortigen Organe jeweils sehr unterschiedlich und wird durch die jeweiligen Erwärmer präzise kontrolliert. Die Aufgaben des *San Jiao* in den Extremitäten sind viel vielschichti-

47 Dieses und ähnliche Zitate stammen aus *Nán Jīng*, Kapitel 31.

ger, denn er umkleidet dort Muskeln, Nerven und Gefäße. Die Bindegewebsmatrix eint den ganzen Körper, und in dieser Matrix verlaufen auch die Pfade interstitieller Flüssigkeiten (daher wird der *San Jiao* auch als „Anfang und Ende der Pfade des Qi" bezeichnet). Gemeinsam ist beiden Aspekten des *San Jiao,* dass sie Pfade des inneren Milieus beschreiben.

Man kann den *San Jiao* somit aus zwei Perspektiven betrachten:

- Als „Höhlen" (腔體, *qiāng tǐ*) in Brust und Bauch.
  Diese Auffassung setzt den *San Jiao* mit dem Verdauungsprozess gleich.
- Als Bindegewebszwischenräume in den Extremitäten und um die inneren Organe herum.

Dieses zweite Konzept beinhaltet auch Areale nahe der Körperoberfläche und „zwischen Innen und Außen". Die Muskeln um die Organe herum unterscheiden sich von jenen der Extremitäten, denn die Extremitätenmuskulatur und die Zwischenräume um sie herum ist bedeutend größer. Die viszerale Muskulatur im Brust- und Bauchraum sind kleiner und haben weniger Zwischenräume, und meist handelt es sich um glatte Muskulatur. Möglicherweise haben die Punkte an Arm und Bein einen größeren Effekt auf die *San Jiao*-Qi-Transformation als Punkte am Stamm selbst und sind deshalb klinisch so wirkungsvoll (zu den Wirkungsunterschieden von Punkten an den Extremitäten und am Stamm, siehe Kapitel 16 und 17).

Shào Yáng ist die Achse der drei Yang-Schichten, seine Aufgabe ist daher die Regulation von Bewegung. Der *San Jiao* reguliert die Bewegung von „Flüssigkeiten und Getreide" und indem er die „Gräben öffnet", sorgt er für Austausch und Kommunikation zwischen den drei unterschiedlichen Milieus.

Da er mit dem Perikard gekoppelt ist, wird ihm manchmal eine Rolle in der Regulation zwischen Herz und Nieren zugeteilt. Die beiden Achsen *Shào Yīn* und *Shào Yáng* sind tatsächlich durch Perikard und *San Jiao* miteinander verwoben. Kräuterrezepturen bei gestörter Herz-Nieren-Verbindung beinhalten oft Kräuter für die *San Jiao*-Zirkulation. So enthält *Tian Wang Bu Xin Tang* zum Beispiel drei Kräuter zur Flüssigkeitsregulation, um die Bewegung im *San Jiao* zu unterstützen:

- *Yuǎn zhì* (R. Polygalae): Transformiert Schleim, öffnet die *Yuan*-Qi-Pfade und beruhigt dadurch den Geist.
- *Fú líng* (Poria Cocos): Filtert Feuchtigkeit in Mittleren und Unteren Erwärmer und unterstützt dadurch die Flüssigkeitsbewegungen im Unteren Erwärmer .
- *Jié gěng* (R. Platycodi): Unterstützt die Aufwärts- und Abwärtsbewegung des *Tài Yīn.*

Diese drei Kräuter halten die *San Jiao*-Pfade offen, damit die stärker tonisierenden Kräuter der Rezeptur eine „Straße" vorfinden, um Niere und Herz zu verbinden.

Der *San Jiao* ist wie die anderen Yang-Organe ein Hohlorgan und transportiert Substanzen durch den Körper oder aus ihm heraus. Man kann ihn als den Regulator der gastrointestinalen Bewegungen sehen. Er hat Bezug zur Peristaltik, der Kontraktionswelle zwischen Speiseröhre und Dickdarm. Daher kann der *San Jiao* klinisch für

„Verdauungsbeschwerden" im übergreifenden Sinn eingesetzt werden. Das Organ *San Jiao* selbst beinhaltet Magen, Dickdarm, Dünndarm und Gallenblase.

San Jiao Punkte können die Verdauung ganz allgemein regulieren. Kann man bei Störungen im gesamten Verdauungstrakt das primär betroffene Organ nicht bestimmen, kann man den *San Jiao* als Startpunkt verwenden. Er ist also die „Kommandozentrale", weil er die Räume zwischen all diesen Organen beherrscht. Dies ist vor allem bei einem schwachen Verdauungs-Yang mit Milz-oder Nieren-Beteiligung hilfreich. Diese Milz- und Nieren-Leere entsteht durch ungenügende *Yuan*-Qi-Stimulation und man könnte folglich den *Yuan*-Punkt SJ4 mit Moxa behandeln.

Der *San Jiao* ist also ziemlich komplex: Auf der einen Seite das bekannte Bild des *San Jiao* als drei getrennte Regionen in Brust und Bauchraum, und auf der anderen Seite das Bild als „Zwischenräume" im gesamten Körper und als die darin befindlichen Flüssigkeiten. Der ganze Prozess wird erst durch die Stimulation durch das *Yuan*-Qi möglich, das den gesamten *San Jiao* belebt.

Die Funktionen des *San Jiao* kann man wie folgt zusammenfassen.

Die Funktionen des *San Jiao*

1. Der *San Jiao* ist ein Pfad für das *Yuan*-Qi (原氣之道路, *yuán qì zhī dào lù*)

Das *Yuan*-Qi entsteht am *Ming Men* aus dem Zusammenspiel von Essenz und Nierenfeuer und wird vom *San Jiao* im Körper verteilt. Damit ist der Fluss von *Yuan*-Qi und Flüssigkeiten zu den verschiedenen Körperteilen von der Fähigkeit des *San Jiao* abhängig, eine freie Bewegung zu gewährleisten.

Tatsächlich ist der Fluss des *Yuan*-Qi in die Meridiane hinein ein komplexer physiologischer Prozess, bei dem sich das Meridian-Qi gemäß der Theorie der antiken *Shū*-Punkte in Richtung Körperstamm aufbaut (siehe Kapitel 16).

2. Der *San Jiao* ist der Manager für das gesamte Qi (主持諸氣, *zhǔ chí zhū qì*)

„Managen" (主, *zhǔ*) bedeutet, dass er Informationen weitergibt, welche die Qi-Transformation der Yin- und Yang-Organe verändern. Dieses recht komplexe Konzept betrifft sowohl die Physiologie als auch die Pathologie. Die Flüssigkeiten und Substanzen in den Räumen des *San Jiao* tragen „Informationen", die so durch den Körper transportiert werden können.

Auch hier kann ein Beispiel der modernen Physiologie sehr hilfreich sein: Hormone und Enzyme bewegen sich in den interstitiellen Flüssigkeiten und interagieren mit diesen. Auf diesem Weg können auch Krankheitsinformation weitergegeben werden.

Wenn ein Organ erkrankt, wird diese Information dem restlichen Körper über den *San Jiao* übermittelt, der dann versucht, eine Balance wiederherzustellen.

Bei Herz-Qi-Leere (Kurzatmigkeit, Unruhe und Schlafstörungen…) leitet der *San Jiao* die Information „Herz-Qi-Leere“ weiter, damit die anderen Organe darauf reagieren können: Die Leber könnte vermehrt durchkämmen und drainieren, um die Zirkulation zum Herz zu stärken, oder die Niere könnte vermehrt Wasser zur Verfügung stellen, um die Kühlung des Herz-Leere-Feuers zu unterstützen. Der gesamte *San Jiao*, sowohl der periphere *San Jiao* als auch die drei Räume in Brust und Bauchraum, fungiert als Medium für diese Informationen. Genau genommen sind diese beiden Aspekte des *San Jiao* tatsächlich Teile *eines* Systems. Indem er den freien Informationsfluss aufrechterhält, „managed“ der *San Jiao* die Qi-Transformationen im ganzen Körper.

Sollte der *San Jiao* den Informationsfluss aber nicht regulieren können, kann das zu einer akuten Krankheit führen. Wenn die anderen Organe durch einen fehlerhaften Informationsfluss die Herz-Funktion nicht ausgleichen, könnte es im obigen Beispiel einen Herzinfarkt zur Folge haben. Die Krankheitswurzel wäre zwar eine Herz-Qi-Leere, die Behandlung müsste aber auch die *Shào Yáng*-Funktion umfassen. Wie oben besprochen, übernehmen einige Kräuter in *Tian Wang Bu Xin Tang* genau diese Rolle.

3. Der *San Jiao* ist jener Ort, an dem sich Yin und Yang treffen und wo Transformation stattfindet (陰陽交會, *yīn yáng jiāo huì*)

Im *Nán Jīng* (Kapitel 31) wird der *San Jiao* als „Anfang und Ende der Pfade des Qi“ bezeichnet, denn die Transformation findet in seinen Zwischenräumen statt. Dies bezieht sich auf seine Funktion als „Durchgangspfad“ für das Nachgeburtliche Qi aus Wasser und Getreide. Die Flüssigkeiten des *San Jiao* zirkulieren bekanntlich außerhalb der Blutgefäße und entsprechen in etwa dem extrazellulären Milieu. Dieser Aspekt ist hilfreich, um zu verstehen, was es bedeutet, dass sich „Yin und Yang treffen und Transformation stattfindet“. Es ist in diesem Milieu so, dass die Nährstoffe die Blutgefäße verlassen und in die *San Jiao*-Räume übertreten, von wo aus sie in die Zellen aufgenommen und dort verstoffwechselt werden. In diesem Prozess fällt auch Abfall an. Es ist ein in jedem Augenblick stattfindender Transformationsprozess von Yin (Nährstoffe) zu Yang (Energie/Potenzial) und wieder zurück zu Yin (Abfall).

In der einen Funktion dient der *San Jiao* als Weg für das Vorgeburtliche Qi, in seiner zweiten Funktion verteilt er das Nachgeburtliche Qi. Er transportiert damit sowohl den Lebensfunken (*Yuan*-Qi) als auch den Lebenstreibstoff (Wasser und Getreide), um diesen Lebensfunken aufrechtzuerhalten (Tab. 9.1).

Dass man den *San Jiao* heutzutage hauptsächlich als die drei Räume in Brust und Bauchraum sieht, führt zu einigen Missverständnissen in der Meridiantheorie. Nur mit dem Konzept des alles durchdringenden *San Jiao* lässt sich verstehen, dass die Meridiane und *Luo*-Gefäße überall im Körper zu finden sind, denn alle Meridiane liegen in den verschiedenen Milieus des *San Jiao* (siehe Kapitel 17).

Pfad für das *Yuan*-Qi (vorgeburtlich)
Informationssystem für Physiologie und Pathologie
Treffpunkt für die Transformation von Wasser und Getreide

Tabelle 9.1
Die Grundfunktionen des *San Jiao.*

Diese drei Funktionen des *San Jiao* in Tabelle 9.1 sind umfassende, systemische Aktivitäten. Alle mit interstitiellen Flüssigkeiten gefüllte Räume stehen im seinem Einflussgebiet. Diese Flüssigkeitszirkulation in der Bindegewebsmatrix wird nicht nur in der westlichen Medizin, sondern auch in der modernen Chinesischen Medizin zu wenig betont, da das Verständnis für ihre systemischen Aufgaben fehlt. Möglicherweise entspricht diese Flüssigkeitszirkulation der modernen Medizin der klassischen „Meridiantheorie" und es lassen sich auch die Effekte der Akupunktur aus dieser Sicht erklären.

Perlen klinischer Weisheit

- Das große Netz (Omentum Majus) hängt mit einen großen Fett-Depot über den Unterbauch, was die Bedeutung des *Shào Yáng*-Meridians in der Behandlung von Fettleibigkeit unterstreicht. Daher sollte man bei der Palpation übergewichtiger Menschen die Qualität des *San Jiao*-Meridians besonders beachten, denn häufig ist bei diesen Menschen der ganze Meridianbereich hügelig, was der eingeschränkten *San Jiao*-Zirkulation entspricht. Bei einer zusätzlichen Hitzepathologie können der Meridian auch schmerzhaft und die Zunge rot sein.
- Dieselbe Hügeligkeit im Verlauf des *San Jiao*-Meridians findet man auch bei systemischen Entzündungen oder Autoimmunkrankheiten, und man sollte dann auch an eine Ministerfeuer-Pathologie denken.

Die Gallenblase

„Die Gallenblase hat das Amt des Entscheiders inne; von ihr gehen Entscheidungen aus."

(膽者.中正之官.決斷出焉。 Dǎn zhě, zhōng zhèng zhī guān, jué duàn chū yān)

Sù Wèn, Kapitel 8

Diese Metapher aus dem *Nèi Jīng* trägt stark konfuzianische Züge. Die Schriftzeichen 中正 *(zhōng zhèng)* lassen sich schwer mit einem einzigen Wort übersetzen. *Qin Bo-*

Wei beschreibt sie als „unparteiisch und unvoreingenommen" (不偏不倚, *bú piàn, bú yǐ*[48]). *Zhōng zhèng* beinhaltet auch Unbestechlichkeit und klares Urteilsvermögen und wird normalerweise für die Moral eines Ehrenmannes verwendet. In alten Zeiten war es auch der Titel für einen hochrangigen Beamten.

Die Gallenblase „wählt" im Verdauungsprozess aus, was aufgenommenen werden sollte und was nicht. Zu diesem Zweck muss die Bewegung der *Shào Yáng*-Achse ebenmäßig und frei von Korruption sein. Eine Korruption des *Shào Yáng* – meist in Form von Feuchtigkeit und Hitze – führt zu Lethargie oder Verschwendung, was der mit *Shào Yáng* assoziierten Sommerhitze ähnelt.

Diese strenge Moral spiegelt die physiologische Funktion der Gallenblase wider. Ihre Substanzen wurden von den klassischen Ärzten als sehr „rein" betrachtet, was unter den *Fu*-Organen einzigartig ist. Die Gallenblase ist zusätzlich bekanntermaßen ein „außerordentliches Organ", während die anderen fünf Yang-Organe nur Schläuche sind, durch welche Substanzen passieren und durch welche unreine Substanzen ausgeschieden werden. Im Gegensatz dazu ist die Galle eine klare (清, *qīng*) Substanz. Daher wird die Gallenblase oft auch als das „Yang-Organ der klaren Essenz" (奇恆之腑, *qīng jīng zhī fǔ*) beschrieben.

Am Beginn dieses Kapitels wurde die *Shào Yáng*-Achse als „im Zentrum ausbalanciert und makellos" beschrieben. Dies ist ein Hinweis auf ihre Ausgewogenheit zwischen Überfluss und Leere. Die Gallenblase der Chinesischen Medizin sorgt daher dafür, dass weder zu viel noch zu wenig Verdauungsbrei aufgenommen wird, was der Funktion der Galle in der westlichen Medizin ähnelt.

Die Gallenblase muss auch ausbalanciert und integer sein, um der Leber zu strategisch klaren Entscheidungen zu verhelfen. Neben der anatomischen Nähe von Leber und Gallenblase betont die klassische Physiologie, dass die Klarheit der Galle ein ordnungsgemäßes Drainieren der Leber unterstützen kann. Eine gestörte Gallenblasenfunktion schränkt auch die Effektivität der Leber ein.

Bei Fülle muss man die Gallenblase klären oder den Fluss des Gallenblasen-Qi unterstützen. Bei Gallenblasen-Qi-Leere, die sich oft als „Kälte in der Gallenblase zeigt", ist die Rezeptur *Wen Dan Tang* (Dekokt, das die Gallenblase wärmt) angezeigt, idealerweise die Originalversion mit 12 g *Shēng jiāng* (Rhizoma Zingiberis rezens).

Nach der klassischen Anatomie liegt die Gallenblase „hinter dem Leber-Blatt" und gemeinsam mit Milz und Magen im Mittleren Erwärmer. Anderen Quellen zufolge liegt sie als Achse zwischen der Leber (Yin) und dem Magen/Darm (Yang). Sie unterstützt diese anderen Organe in der Entscheidung, was behalten und was ausgeschieden werden soll.

48 „Commentary and Notes from the Inner Classic, Basic Questions" (*Huang Di Nèi Jīng Sù Wèn Yi Zhu*), Beijing: Ancient Chinese Medical Works Publishing Company, 2003; p. 79.

Die Funktionen der Gallenblase

1. Die Gallenblase trifft Entscheidungen

Diese Entscheidungsfähigkeit braucht, genau wie der *San Jiao,* eine gesunde Bewegung. Für das Verständnis der Gallenblase sollte man ihre Beziehung zur Leber und die Rolle dieser beiden Organe im Verdauungsprozess berücksichtigen. Das Durchkämmen und Drainieren der Leber steht in symbiotischer Beziehung zur Bewegung des *Shào Yáng*. Bei Leber-Qi-Stau liegt oft eine Yang-Leere vor, und in diesen Leere-betonten Fällen häufig zusätzlich eine Gallenblasen-Qi-Leere (eventuell mit Kälte). Als Folge ist die Entscheidungsfunktion der Gallenblase im Verdauungsprozess gestört. Derartige Verdauungsstörungen beruhen also dann auf einer kombinierten Leber-Gallenblasen-Leere. Über eine übermäßige Absorption kann das zu Gewichtszunahme führen, oder durch zu geringe Absorption zu einer Leere an Nachgeburtlichem Qi.

Klinisch zeigt sich eine eingeschränkte Gallenblasen-Funktion oft durch Verdauungsbeschwerden und wird häufig mit einem Milz-Muster verwechselt. Vor allem bei zusätzlicher Leber-Beteiligung neigt man dazu, eine „Leber-Milz-Disharmonie" zu sehen. Hier ist eine genaue Differenzialdiagnose durch Puls und Meridianpalpation wichtig.

Eine chronische Gallenblasenstörung kann über Stagnation zu Hitze führen, in schweren Fällen zu echter Gallenblasen-Hitze mit *Shào Yáng*-Symptomen wie beidseitigen Kopfschmerzen, Augenrötung, Schwindel, Tinnitus, trockener Kehle mit bitterem Mundgeschmack oder alternierende Hitze und Kälte.

Frage *In welcher Beziehung zueinander stehen Gallenblase und San Jiao? Warum sind genau diese beiden miteinander gekoppelt?*

Dr. Wang

Bei beiden dominiert das Konzept der „Regulation" (調理, *tiao li*). *Shào Yáng* als Achse hat zur Aufgabe, im Körper die Verteilung zu regulieren: Der *San Jiao* reguliert die organumgebenden Milieus, die Gallenblase die Absorption im Verdauungsprozess. Als Yang-Organe in diesen Prozess sind sie die Schläuche, in welchen diese Entscheidungen gefällt werden.

Frage *Ich habe Sie so verstanden, dass sich alle regulären Meridiane innerhalb des San Jiao bewegen. Ist das richtig so?*

Dr. Wang

Was ich damit sagen wollte, war, dass der *San Jiao* das Milieu, das Klima erschafft, in dem sich die regulären Meridiane bewegen. Ich behaupte nicht, dass alle Meridiane im *San Jiao* liegen, denn das wäre falsch. Ich sagte dies im Versuch, eine physische Lokalisierung des *San Jiao*-Organs zu definieren, und um seine Rolle in Bezug zu den Meridianen zu beschreiben.

Gemäß der Chinesischen Medizin gibt es im Körper Räume, welche als „*San Jiao*“ bezeichnet werden. Die Hauptmeridiane nützen diese Räume für einen Informationsaustausch über die Yin- und Yang-Organe. Sobald man eine Nadel in einem Punkt sticht, hat das Auswirkungen auf den entsprechenden Meridian. Jeder Meridian besitzt einen eigenen Verlauf und beinhaltet Qi und Blut. Die Information eines Nadelstiches kann über die Räume des *San Jiao* weitergeleitet werden, aber jeder Meridian ist mehr als nur diese Räume selbst, denn mit ihm sind Blut, Sehnen, Muskeln und sogar Knochen assoziiert.

Der *San Jiao* ist ein Areal und die Meridiane sind das, was dort passiert: Menschen gehen zur Arbeit, Autos und Fahrräder fahren hindurch und entlang der Straßen stehen Gebäude. Der *San Jiao* entspricht diesen Straßen und Orten selbst, nicht aber den dortigen Aktivitäten. Die Qualität der dortigen Straßen wird jedoch davon beeinflusst, wie gut *Yuan*-Qi und Nachhimmlisches Qi hindurchfließen können. Das war es, was ich mit „Milieuregulation“ meinte.

Als Schlüssel hierzu muss man den *San Jiao* als die Flüssigkeitswege entlang der Meridianverläufe betrachten. Über diese Räume und Flüssigkeitswege werden Informationen mithilfe der interstitiellen Flüssigkeiten als Medium weitergeleitet. Im alten China hatte man auf Basis sorgfältiger Beobachtungen begonnen, spezielle Gruppen dieser Räume zu unterscheiden und sie mit Organen in Verbindung zu bringen. Wir werden dieses komplexe Konzept später erörtern.

Frage *Jetzt habe ich begriffen, dass der San Jiao ein übergeordneter Regelmechanismus für die Verdauung ist. Wann genau verwendet man nun den San Jiao, und wann Magen, Dickdarm oder Milz? Wie entscheiden Sie das?*

Dr. Wang

Der *San Jiao* stellt im Verdauungsprozess durch seinen allgemein regulierenden Effekt ein sehr weitgefasstes Konzept dar. Er kümmert sich um das Milieu um die inneren Organe herum. Daher wird er häufig bei schweren und systemischen Verdauungserkrankungen wie zum Beispiel Mb. Crohn angewendet. Bei Mb. Crohn liegt oft Fieber oder ein Wärmegefühl als einen weiteren Hinweis auf eine Beteiligung des *Shào Yáng*-Ministerfeuers vor. Auch eine Verstopfung durch unkoordinierte Bewegungen im Verdauungstrakt kann hierunter fallen, aber diese kann natürlich auch durch viele andere Ursachen, vor allem Trockenheit im Dickdarm, verursacht werden.

Den *San Jiao* benutzt man, wenn mehrere Verdauungsorgane zu regulieren sind.

Es gibt jedoch Situationen, in denen andere Meridiane sinnvoller sind. So erzielt man bei einem klaren Muster von Magen-Hitze oder Milz-Qi-Leere bessere Resultate über eine direkte Behandlung dieser Organe. Der *San Jiao* reguliert zwischen den verschiedenen Abteilungen, aber in manchen Fällen schafft es mehr Verwirrung, wenn man direkt die Chefetage anstatt der Angestellten adressiert.

Regulation ist in der Chinesischen Medizin ein besonders wichtiges Behandlungskonzept, und oft viel effektiver als zu tonisieren oder auszuleiten. Als Organ der *Shào Yáng*-Achse kann der *San Jiao* die Kommunikation zwischen mehreren Organen und Meridianen harmonisieren. Die Acht Außerordentlichen Gefäße üben eine ganz ähnliche Funktion aus (siehe Kapitel 11).

Der *San Jiao* reguliert grob betrachtet über vier Bewegungsrichtungen:
- Anheben (Flüssigkeiten)
- Absenken (Abfall und Flüssigkeiten)
- Bewegen (Qi)
- Unterstützen und Fördern (Wasserzirkulation).

Frage *Mich verwirrt diese Beziehung des San Jiao zu den Flüssigkeiten des inneren Milieus. Im Kapitel 5 über die Milz und ihre Beziehung zu den Flüssigkeiten erwähnten Sie, dass das „Zellbad“ der interstitiellen Flüssigkeiten dem Tài Yīn zuzuordnen ist. Worin liegt hier der Unterschied?*

Dr. Wang Dass die Milz die Gesundheit des Zellenbades aufrechterhält, ist ein hilfreicher Vergleich, aber auch eine starke Vereinfachung. Milz und *San Jiao* haben beide einen großen Einfluss auf die Flüssigkeiten in den Zwischenräumen (隙, *xí*) zwischen den Organen. Die Milz übernimmt die Yin-Funktion und stellt die Nährstoffe zur Verfügung, der *San Jiao* übernimmt die Yang-Funktion, mittels *Yuan*-Qi die Flüssigkeiten und Nährstoffe im inneren Milieu zu bewegen. Die Milz ist damit wie ein Boot auf einem großen Fluss und der *San Jiao* die Wasserbewegung dieses Flusses.

Dies ist ein gutes Beispiel für die Interaktion von Yin und Yang, die man nie vollständig trennen kann. Streng genommen üben alle Organe und Meridiane einen Einfluss auf die Flüssigkeiten des *San Jiao* aus, nicht nur die Milz. Diese Flüssigkeiten sind das Endergebnis aller physiologischen Prozesse und entstammen dem Blut. *San Jiao* und Milz sind zwar für die Flüssigkeiten von großer Bedeutung, sind selbst aber nur ein Teil des gesamten Bildes.

Das gesamte Konzept des *San Jiao* ist eine Metapher und daher ausschließlich mit Konzepten der modernen (aber auch der klassischen) Anatomie und Physiologie nur schwer zu verstehen. Bei Vergleichen mit dem Bindegewebe und den interstitiellen Flüssigkeiten muss man wissen, dass die Ärzte im alten China diese anders als die moderne Biologie verstanden hatten. Wie in allen meinen Metaphern möchte ich damit nur einen Denkprozess anstoßen mit dem Ziel, die klinische Diagnosefähigkeit zu verbessern. Um den menschlichen Körper in seiner Komplexität zu verstehen und darüber zu unterrichten, braucht es zwar Worte und Theorien, diese können aber die Wirklichkeit niemals vollständig abdecken. Sobald man über die Wirklichkeit spricht, entfernt man sich einen Schritt von ihr. Es ist so, wie mit Freunden über die Schönheit von Musik zu diskutieren: Man kann dem anderen zwar Tipps fürs Zuhören geben, die Gefühle aber, die unserer Lieblingsstück in uns auslöst, können mit Worten nie vermittelt werden. Dies trifft ganz besonders auf den *San Jiao* zu.

Viele Erkrankungen der *Shào Yáng*-Schicht können mit den hier beschriebenen Funktionen des *San Jiao* erfasst werden. Am bekanntesten davon ist natürlich die „*Shào Yáng*-Krankheit" gemäß dem *Shang Han Lun (Abhandlung über Kälte-Erkrankungen),* wo ein Pathogen zwischen Außen (Haut) und Innen (Organe) eingeschlossen ist und im weitesten Sinne damit im Bindegewebe steckt. Der klassische Behandlungsansatz in dieser Situation ist, die *Shào Yáng*-Achse zu bewegen, und sie über eine verstärkte *San Jiao*-Zirkulation nach außen hin zu befreien. Wie aber kann man die *San Jiao*-Funktion stärken? Dafür muss man in der Geschichte der Chinesischen Medizin nachlesen.

Das Werk *Systematische Differenzierung von Wärme-Erkrankungen* beschreibt eine Erkrankung der oben als „Auskleidung in Brust und Bauchraum" beschrieben Membran-Quelle. Diese Membran-Quelle *(Mo Yuan)* scheint eine Referenz zum *San Jiao* zu sein, und sie wurde klassisch mit der Rezeptur *Da Yuan Yin* (Dekokt, dass die Membran-Quelle erreichen kann) behandelt. Die warmen, aromatischen und bewegenden Kräuter wie *Căo guŏ* (Fructus Tsaoko), *Hòu pò* (Cortex Magnoliae) oder *Bīng láng* (Semen Arecae) aktivieren die *San Jiao*-Zirkulation. Man kann dieses Konzept aber auch noch weiter gefasst sehen: Viele Erkrankungen wie rheumatoide Arthritis, Lupus, Sklerodermie oder Sjögren-Syndrom, welche heutzutage dem kollagenen Bindegewebe zugeordnet werden, reagieren nach meiner Erfahrung gut auf Behandlungen der *San Jiao*-Zirkulation.

Frage *Wie kann man die eben beschriebenen Funktionen des San Jiao von denen der Blase unterscheiden? Beide scheinen mir „Pfade" der Körperflüssigkeiten zu sein.*

Dr. Wang

Ja, es gibt ein Unterschied. Das Bild der Bewässerung kann helfen, zwischen der Blase und der Flüssigkeitszirkulation im *San Jiao* zu unterscheiden. Im alten China wurden die Felder mit einem komplexen Systems an Gräben und Schleusen bewässert. Brauchte ein spezielles Feld Wasser, konnten Schleusen geöffnet werden, um den Wasserfluss umzuleiten. Das gesamte Bewässerungssystem war jedoch von einer Wasserquelle abhängig, meist einem großen Fluss. Jedes Dorf leitete sein Wasser aus diesem Fluss um. Im Körper ähnelt die Blase dem Fluss und der *San Jiao* dem Bewässerungssystem. Die Blase beinhaltet die sichtbaren Flüssigkeiten, die Regulation der Flüssigkeiten um die inneren Organe herum geschieht aber im *San Jiao*. Die Blase braucht für ihre Qi-Transformation das *Ming Men* als Wärmequelle, der *San Jiao* ist der Pfad für das *Yuan*-Qi aus dem *Ming Men*. Die Beziehung zwischen *San Jiao* und *Ming Men* ist deutlich spezifischer.

Die Blase leitet ganz allgemein Wärme an die Oberfläche, aber der *San Jiao* leitet das spezifische *Yuan*-Qi, welches letztendlich in die Meridiane fließt.

Frage *Dies bringt mich auf die Meridianpalpation. Sie palpieren nach Veränderung im Meridianverlauf? Wie sieht das bei den hier beschriebenen Erkrankungen aus? Wenn ein Patient als Wurzel eine Herz-Qi-Leere aufweist, die Körperregulation jedoch durch San Jiao-Probleme eingeschränkt ist: Findet man dann Veränderungen am San Jiao- und am Herz-Meridian?*

Dr. Wang

Diese Frage umfasst ein paar bisher noch nicht besprochene Konzepte. Es stimmt, ich palpiere die Meridiane nach Knötchen, Weichheit, Spannung oder anderen Veränderungen. Alle Abgrenzungen zwischen unseren Muskeln sowie die von diesen Begrenzungen erschaffenen Räume liegen innerhalb des *San Jiao*. Es gibt zwar etwas, das wir „Herz-Meridian" nennen, die ihn bildenden Räume aber gehören zum Gebiet des *San Jiao*. Dieses Konzept ist wahrlich nicht einfach zu begreifen (Abb. 9.8).

Hier stoßt man auf eine der unbeantworteten Fragen der Chinesischen Medizin: Warum wird ein Gebiet auf dem Arm dem Herzen und ein anderes der Lunge zugeordnet? Ehrlich gesagt, ich kenne die Antwort nicht. Ich weiß jedoch, dass die Behandlung dieser Areale bei meinen Patienten klar messbare Effekte erzielt und dass die Palpation dieser Areale Einsichten in die Krankheitswurzel schenken kann. Ich denke, dass dieses Meridianbild das Ergebnis von Versuch und Irrtum über viele Jahrtausende ist. Durch Beobachtungen und Aufzeichnungen der Behandlungswirkungen eines speziellen Punktes konnten die alten Chinesen die Meridiantheorie entwickeln. Jedes Mal, wenn man einen Patienten behandelt, setzt sich dieser Prozess fort.

Die Räume zwischen den Muskeln haben also Bezug zum *San Jiao*, das Gebiet entlang des Herz-Meridians jedoch bezieht sich immer auf die Funktion des Herzens. So ist die Antwort auf deine Frage folgende: Bei der Palpation des Herz-Meridians palpiert man den Teil des *San Jiao*, welcher mit dem Herz assoziiert ist. Nach meiner Erfahrung zeigt sich eine „Informationsflussstörung" des *San Jiao* zu-

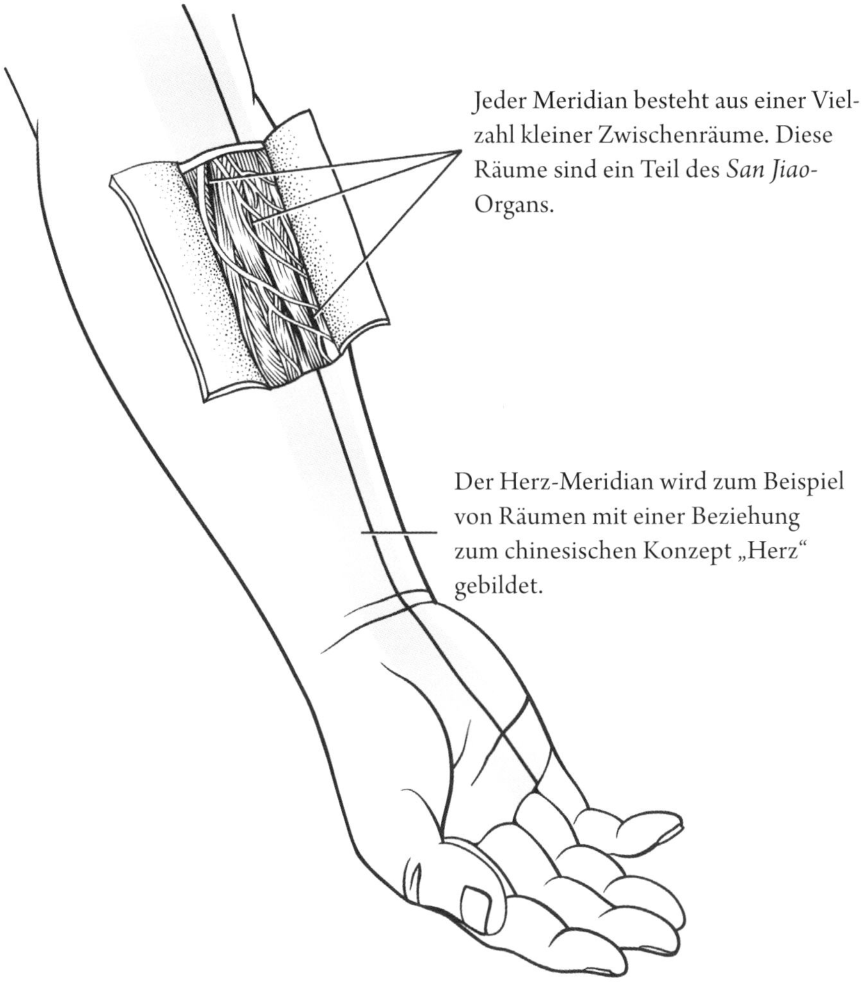

Abbildung 9.8
Die Beziehung zwischen dem *San Jiao* und der Meridianen.

meist entlang des hauptbetroffenen Meridians (in diesem Fall des Herz-Meridians) (für eine ausführlichere Analyse der Meridianpalpation siehe die Kapitel 12–14).

Eines möchte ich noch hinzufügen: Was genau läuft in einer Akupunkturbehandlung ab? Wenn man eine Nadel in einen Punkt sticht und ein kleines Zucken sieht oder fühlt, dann öffnen sich die Punkte an diesem Meridian. Durch diese Öffnung verbessert sich auch die Flüssigkeitszirkulation, wodurch die Informationsweitergabe erleichtert wird und sich andere Organe einschalten, um die Balance wieder herzustellen. Gut möglich, dass das die Wirkungsweise der Akupunktur ist. Alle Punkte eines Meridians haben aber jeweils unterschiedliche Auswirkungen auf den

Informationsfluss, weshalb Punktauswahl und Punktlokalisation so wichtig sind.
Die klassische Chinesische Medizin liefert Erklärungsmodelle, warum alle Akupunkturpunkte unterschiedliche Effekte aufweisen. Die bekannteste klassische Theorie für die Punkte unterhalb von Knie und Ellenbogen ist die der antiken Punkte (五輸, *wǔ shū*). Meiner Meinung nach braucht es zu den unterschiedlichen Wirkungen der Punkte noch viel Forschung, und das mag die Arbeit kommender Generation sein. Aus dem Studium der Klassiker kann man dazu aber immer noch viel lernen.

Ein tiefes Verständnis des von mir beschriebenen *San Jiao*-Konzeptes hilft, die Funktionen der antiken Punkte tiefer zu verstehen. Ich sage das nicht aus einer theoretischen Überlegung, sondern aufgrund meiner klinischen Erfahrung. Wie schon oft gesagt, sollten stets die klinischen Ergebnisse die wichtigste Qualitätsbeurteilung für jegliche Theorie sein (siehe dazu auch Kapitel 15).

Fallbesprechungen

Fall Nr. 1

Mann, 60 Jahre

HAUPTBESCHWERDE: akute Kopfschmerzen

ANAMNESE: Vor zwei Tagen hatte sich der Patient eine Verkühlung mit Kopfschmerz und Halsschmerzen zugezogen. In den letzten 24 Stunden hatten sich daraufhin schwere, betont rechtsseitige Spannungskopfschmerzen mit einer Ausstrahlung von der Kopfseite Richtung Ohren entwickelt. Nun weist er erhöhte Temperatur, Wind-Abneigung, Schwitzen, Halsschmerzen und Laryngitis und zusätzlich Husten mit weißem Auswurf auf. Die Schmerzintensität ist daran erkenntlich, dass er seinen Kopf stützt und sehr reizbar ist.

Zunge: rot mit weißem Belag
Puls: oberflächlich-schnell

MERIDIANPALPATION:
- *Shào Yáng:* Im Bereich von Gb41 *(Zú Lín Qì)* und Gb43 *(Xiá Xī)* liegt eine Reihe dünner, bambusartiger Knötchen.
- *Tài Yīn:* Mi9 *(Yīn Líng Quán)* ist druckschmerzhaft und schwammig.

DIAGNOSE: *Kopfschmerz durch aufsteigende Gegenläufigkeit von Wind-Hitze (風熱上逆, fēng rè shàng nì)*

Punkteauswahl: SJ5 *(Wài Guān)*, Gb41 *(Zú Lín Qì)* und Lu5 *(Chǐ Zé)* beidseitig. Wegen der starken Spannung rechts werden an Di1 *(Shāng Yáng)* rechts 10 Tropfen Blut entfernt.

Manipulationstechnik: An allen Punkten kommen 1,5 cun Nadeln zum Einsatz. Di1 wird mit einer Blutzucker-Lanzette gestochen.

Ergebnis: Sofortige und dauerhafte Besserung nach 30 Minuten.

Analyse: Ein Äußeres Pathogen ist zwischen den inneren und äußeren Schichten eingeschlossen. Wenn in diesen Fällen Hitze dominiert, verwendet man oft die Kombination SJ5 – Gb41, um den *Shào Yáng* zu klären. Die Halsschmerzen und die Laryngitis in diesem Fall sind Zeichen für eine Beteiligung der *Tài Yīn-Luo*-Gefäße in der Kehle. Diese werden mit dem *Hé*-Meerpunkt Lu5 behandelt. Di1 klärt Hitze aus dem gekoppelten Yin-Meridian.

Fall Nr. 2

Frau, 51 Jahre

Hauptbeschwerde: Schwindel/Benommenheit[49]

Anamnese: Seit drei Tagen bestehen ein permanenter Schwindel und frontale Kopfschmerzen, die nach einer schweren Erschöpfung aufgetreten waren. Der Blutdruck beträgt trotz medikamentöser Behandlung 150/100. Früher war der Blutdruck noch höher gewesen, in letzter Zeit hatte sich aber trotz relativ normalem Blutdruck ein Schwindel entwickelt. Die Augen jucken und sind trocken, und sie Patientin ist reizbar und ruhelos. Ihr Gesicht ist rötlich.

Zunge: blass mit wenigen Rissen und dünnem, weißen Belag

Puls: tief und dünn

Meridianpalpation: Kleine Knötchen am Leber- und Gallenblasen-Meridian.

Diagnose: *Aufsteigende Gegenläufigkeit von Leber-Feuer (肝火上逆, gān huǒ shàng nì)*

Punktauswahl: SJ5, Gb41, Ma40 *(Fēng Lóng)* und Gb21 *(Jīan Jǐng)*.

49 Im englischen Original lautet die Diagnose „dizziness". Im Englischen wird Schwindel in die zwei Begriffe „dizziness" und „vertigo" differenziert, eine Differenzierung, die es im Deutschen nicht gibt. „Vertigo" bezeichnet einen Drehschwindel, „dizziness" ein der Benommenheit ähnliches Schwindelgefühl.

Manipulationstechnik: An allen Punkten kommen 1,5 cun Nadeln zum Einsatz, die Nadelverweildauer beträgt 30 Minuten. Gb21 wird tonisiert, alle anderen Punkte werden ableitend genadelt.

Ergebnis: Schon zwei Tage später bei der zweiten Behandlung berichtet die Patientin über eine deutliche Besserung. Dieselben Punkte werden für vier weitere Behandlungen gewählt, worauf der Schwindel komplett sistiert. Danach wechselt der Behandlungsfokus mit den Punkten Di4, Le3 und Ni3 auf den Bluthochdruck. Nach zehn Behandlungen alle zwei Wochen mit diesen Punkten stabilisiert sich der Blutdruck, sodass sie ihre Medikation reduzieren kann.

Analyse: Dieser Fall ist ein Beispiel für die Behandlungsstrategie, bei Hitze oder Fülle in einem Yin-Meridian den gepaarten Yang-Meridian zu zerstreuen (sedieren). Dies beruht auf der grundlegend verschiedenen Natur von Yin und Yang. Bei Hitze in einem Yang-Meridian oder seinem gepaarten Yin-Meridian ist es oft effektiver, den Yang-Meridian zu klären. Dieser Behandlungsansatz wird in den klassischen Texten oft erwähnt: *„Bei einer Yin-Krankheit, wähle Yang; bei einer Yang-Krankheit, wähle Yin“*. „Yin-Krankheit“ bedeutet hier, dass die Krankheit primär im Yin-Organ entsteht, für die Behandlung aber ein Yang-Meridian gewählt wird.

Erzählung

Die Geschichte von der Hexe

Ein Thema dieses Kapitels war die Funktion von *Shào Yáng* als Achse der Yang-Schichten. Es gibt aber noch eine weitere wichtige „Achse“, die sowohl in der westlichen als auch der Chinesischen Medizin unterschätzt wird, nämlich die Schlüsselrolle der Emotionen in der Krankheitsentwicklung.

Nach Dr. Wang macht die emotionale Komponente bei den meisten chronischen Beschwerden 20 bis 80 Prozent aus. Emotionale/psychische Symptome können dabei selbst die Wurzel der Krankheit sein, oder, was noch häufiger der Fall ist, die Krankheit durch emotionale Aspekte verschlimmern. Für die Prognose einer Krankheit muss man daher auch den emotionalen Zustand des Patienten verstehen – eine sehr subtile Arbeit. Zu diesem Thema fiel Dr. Wang eine Geschichte aus der Zeit der großen Kulturrevolution ein.

Alle Chinesen der damaligen Zeit können sich gut an die Kulturrevolution erinnern. *Maos* Versuch, die chinesische Gesellschaft mit einem „Gewaltsprung“ aus ihrer feudalistischen Vergangenheit herauszureißen, hinterließ viele Narben. Es ist überraschend, wie offen in den letzten Jahren viele Chinesen und selbst die chinesische Regierung über die „Fehler" *Maos* sprechen. Gelegentlich erwähnt auch Dr. Wang die Gewalttaten, welche die Roten Garden in den Jahren 1967–1969 seinen Lehrern angetan hatten, und dass diese Übergriffe den Willen seines Lehrers Dr. Qin Bo-Wei gebrochen hatten, der daran 1970 verstarb.[50] Dr. Wang hatte das Glück, seine Ausbildung vor der Kulturrevolution abzuschließen, und er war noch jung genug, den Übergriffen zu entgehen, da diese vorwiegend den alten Ärzten gegolten hatten.

Wie viele Ärzte seiner Zeit wurde Dr. Wang aufs Land geschickt, um die dortige Gesundheitsversorgung zu verbessern und zugleich „von den Bauern zu lernen". Von diesen Jahren in dem kleinen Dorf *Mi Yun* (Provinz Hebei) konnte er tatsächlich viel profitieren.

Jeden Tag reiste er mit einer kleinen Tasche mit Aspirin, Antibiotika, einfachen chirurgischen Geräten, Akupunkturmaterial und ein paar Kräutern in Begleitung einer Krankenschwester durchs Land (mit einem großen Stock, um die Hunde der örtlichen Bauern abzuwehren)…

Dr. Wang

Da ich der einzige Arzt in diesem Gebiet war, kamen die Leute wegen allem und jedem zu mir. Meist waren das Erkältungen, Infektionen, Verletzungen oder schwierige Geburten. Ich sah aber auch Erkrankungen, welchen man in einer modernen Stadt wie Beijing nicht begegnen würde. In einem Fall ging es um diesen emotionalen Aspekt der Heilung. Die Patientin war die Frau des Bürgermeisters, etwa 30 Jahre alt und sehr hübsch. Sie war von ihrer Mutter zur schamanischen Heilerin ausgebildet worden. Zur damaligen Zeit gab es in den kleinen Dörfern in ganz China Heiler, welche sich als Repräsentanten der lokalen Geister ausgaben. Dörfer konnten so einen Fuchs-Geist, einen Falken-Geist oder einen Panther-Geist haben. Die junge Frau nun war ein selbst ernanntes Schlangen-Geist-Orakel.

Aus der ganzen Umgebung kamen Menschen zu ihr, um Hilfe bei Krankheiten oder gesellschaftlichen Problemen zu erbitten. Auch ich sah ihr einige Male bei ihrer Arbeit zu: In ihrem Bauernhaus trat sie dabei mittels Räucherwerk und einer Kerze langsam in einen Trancezustand ein. Dann plötzlich – nachdem alle schon gedacht hatten, sie wäre eingeschlafen – nahm sie mit einem heftigen Gezische einen tiefen Atemzug. Mit einer ganz anderen Stimme als sonst fragte sie dann die versammelten Dorfbewohner, weshalb sie gekommen waren. Nervös brachten Männer wie Frauen ihr Problem oder ihre Beschwerde vor, und beantworteten dabei manchmal Fragen der Schamanin.

50 *Qin Bo-Wei* war ein wichtiger Vertreter der Chinesischen Medizin im 20. Jahrhundert. Er war der Lehrer vieler großer Ärzte und seine Werke sind bis heute sehr populär. *A Qin Bo-Wei Anthology* von Charles Chace und *Zhang Ting Liang* (Paradigm Publications, 1997) ist eine exzellente Übersetzung einiger seiner Vorlesungen.

Oft erwähnte diese dann, wie bestimmte Taten den Schlangen-Geist gekränkt hätten und dass darin die Ursache der jetzigen Beschwerden liege. Als Heilmittel dienten oft kleine Geschenke für den Schlangen-Geist. So erhielt die Schamanin die besten Früchte oder kleine Schmuckstücke.

Viele Leute berichteten über eine Beschwerdebesserung oder eine Lösung der Probleme. Da ich den Nutzen für die Leute bemerkte, behielt ich meine eigene Meinung für mich, und normalerweise wäre es dabei geblieben: Ich hätte meine Arbeit getan, sie die ihre.

Das Ganze geschah jedoch 1967, also am Beginn der Kulturrevolution. Die Regierung hatte ohne Erfolg versucht, das Ansehen der Schamanen in der Landbevölkerung zu schwächen. Ab 1967 begann die Kommunistische Partei daher andere Geschütze aufzufahren: nicht mehr die sanften Überredungsversuche der letzten Jahre. Konnte ein Beamter keine Ergebnisse vorweisen, verlor er der Job.

Die Schamanin war nun gleichzeitig die Frau des Bürgermeisters, und als Regierungsvertreter hatte dieser die Aufgabe, Aberglauben in seiner Gemeinde auszurotten. Da lag nun die Schwierigkeit! Abgesehen davon, dass es sich ja um seine Frau handelte, glaubte er zudem auch an ihre Kräfte und hatte vor diesen Angst. Trotzdem übte er Druck auf sie aus und konnte ihre Behandlungen langsam einschränken.

Parallel zu seinem „Erfolg" verschlechterte sich jedoch ihre Gesundheit. Sie verweigerte Essen, Trinken und verließ nicht mehr das Haus. Nach etwa einer Woche bat mich der Bürgermeister zu sich nachhause. „Alter Wang, Sie müssen mir hier heraushelfen. Meine Frau verweigert Essen und Trinken, und ich habe Angst, dass sie sich zu Tode hungert. Wenn ich andererseits nachgebe, werden wir beide von meinen Vorgesetzten in Beijing ruiniert".

Zum Glück hatte ich bisher nie zu viel mit Politik zu tun gehabt; mit meinem Bemühen, den Patienten zu helfen, hatte ich die Wirren der chinesischen Bürokratie stets vermeiden können. In diesem Fall jedoch war ich zum Handeln gezwungen, denn ihr ging es schlecht, und ihr Ehemann war mir bei meiner Arbeit immer eine große Unterstützung gewesen.

Ich hatte keine Ahnung, wo ich anfangen sollte, denn ich war damals noch relativ unerfahren, besonders in psychologischen Fällen wie diesen. Für mich ähnelte es den „Besetzungen", welche Sun Si-Miao bei seinen „Ghost Points" erwähnt hatte. Also probierte ich ein paar dieser Punkte aus.[51]

Die Behandlungssituation war schwierig: der Raum dunkel, und die Frau schrie mich an: „Ich habe keine Angst vor Ihnen, Wang. Ihre Behandlungen werden nicht wirken!" Nach ein paar Minuten merkte ich, dass sie Recht hatte. Je

51 Die „Ghost Points" von *Sun Si-Miao* werden am Ende von Kapitel 17 besprochen.

stärker ich sie aus ihrem Zustand herauszuholen versuchte, desto stärker wurde ihre Entschlossenheit. Das ging einige Zeit so weiter, und sie war entschlossen, nicht nachzugeben.

Nachdem ich drei Nadeln gesetzt hatte, ging ich zu ihrem Ehemann am anderen Ende des Zimmers, der mich fragte: „Was denken Sie, Wang, wird es helfen?“ Ich überlegte einen Moment, dann kann mir plötzlich eine Idee. Ich sagte ihm, dass die jetzige Behandlung in ein paar Minuten Wirkung zeigen könnte. Währenddessen erzählte ich ihm – in Hörweite seiner Frau – dass ich noch zwei andere Punkte verwenden könnte. Diese Punkte liegen im Gesicht, und die Behandlungstechnik würde Narben hinterlassen. Da diese das Gehirn direkt stimulieren, wäre das für ihren Zustand die beste Behandlungsmöglichkeit.

In Wirklichkeit kannte ich keine derartigen Punkte. Ich hatte aber den Eindruck, dass sie keine Behandlung wolle, welche ihre Schönheit auch nur etwas mindern würde. Nach einer kurzen Nachdenkpause willigte ihr Ehemann ein. Ich sagte nun, dass ich vor dieser neuen Behandlung noch fünf Minuten abwarten wolle – vielleicht wären die gerade verwendeten Punkte ja doch ausreichend. Nach ein paar Minuten machte die Frau einen tiefen Atemzug und atmete mit einem lauten Stöhnen aus. Nach ein paar ruhigen Momenten bat sie um eine Schüssel Reissuppe. Sie erholte sich schnell, und ihr Ehemann konnte seinen Job behalten.

Dieser Fall zeigt die Kraft der Emotionen. Viele Krankheiten haben einen emotionalen Aspekt, und in den traditionellen chinesischen Dörfern waren für diesen Krankheitsaspekt die Schamanen zuständig gewesen. Auch diese Schamanin stärkte in ihren Patienten das Vertrauen in die eigene Heilung. Sie zeigte, dass es für Krankheiten einen erkennbaren Grund gäbe und sie diesen emotionalen Aspekt chronischer Erkrankungen behandeln könne.

Damit tat sie der Gemeinschaft einen großen Dienst. Ich persönlich glaube ja nicht, dass durch sie tatsächlich ein Schlangen-Geist gesprochen hatte, aber einige Leute mögen dies glauben.

Dieser Fall zeigte mir jedoch, dass wir als Ärzte alle Aspekte des Heilungsprozesses unterstützen sollten. Nach meiner persönlichen Erfahrung kann Akupunktur auch helfen, ohne dass Patienten daran glauben. Das hat mir auch meine Arbeit mit Kindern und skeptischen Patienten bestätigt. Manche Patienten heilen schneller, wenn auch das seelische Leid gebessert wird – darin stimmen Ärzte aus allen Traditionen überein. Der berühmte Arzt Ye Tian-Shi[52] (1667–1746) hatte oft ähnliche Techniken bei emotionalen Beschwerden angewandt wie ich bei der jungen Frau, denn für diese Art von Patient sind Emotionen ein wichtiger Schlüssel.

52 Wu Ju-Tong hat die Theorien Ye Tian-Shis später im Buch „Systematische Differenzierung von Wärme-Krankheiten“ zusammengefasst.

In diesem Moment unseres Gespräches kam Direktor Zang, der Besitzer der Ping Xin Tang-Klinik, in Begleitung von Beamten in unseren Raum. Zu derartigen Unterbrechungen mit einem eifrigen Austausch der Visitenkarten kam es sehr oft. Obwohl Jahrzehnte seit der Kulturrevolution vergangen sind, ist für ein florierendes Geschäft die Beziehung zur Kommunistischen Partei immer noch sehr wichtig. Aber im Unterschied zu den Kliniken in den 60er Jahren ist die Ping Xin Tang-Klinik eine Privatklinik. Dr. Wang machte ein paar Witze, wendet sich nach dem Händeschütteln mit einem ernsten Gesichtsausdruck dann aber wieder den Patienten zu.

KAPITEL 10

陽明
Yáng Míng – Das strahlende Yang

Charakteristik und Funktion von *Yáng Míng*

Im *Yáng Míng* schließt sich das Körperäußere (Yang) nach innen in Richtung Yin. Zusätzlich verknüpft *Yáng Míng* die Verdauungsfunktionen von Magen und Dickdarm und wird deshalb oft als das „Innen des Außen" beschrieben. Die Verdauungsorgane gelten wegen ihrer Beziehung zur Nahrung, welche durch den Mund ein- und durch den After austritt, einerseits als „außen", andererseits trifft die Nahrung hier auch auf die Transformation der Yin-Organe. Reguliert wird der gesamte Verdauungsprozess von *Shào Yáng* und *Yáng Míng*: *Shào Yáng* dient dabei als Achse der Yang-Organe, *Yáng Míng* ist für Bewegung und Flüssigkeitsbalance im Darmtrakt zuständig.

In modernen und klassischen Büchern steht, dass *Yáng Míng* „voll an Qi und Blut" sei. Von diesem warmen und stabilen Zentrum des Yang wächst Yang nach außen, um sich schließlich am *Tài Yáng* zu zerstreuen. Als innerste Yang-Schicht steht *Yáng Míng* aber ebenso in einer engen Beziehung zu *Tài Yīn*, dem äußerer Aspekt des Yin, denn die Transformation von Wasser und Getreide durch die Milz ist bedeutsam für die Qi- und Blut-Fülle des *Yáng Míng*.

In den Kapiteln über *Shào Yīn* und *Shào Yáng* wurde das Konzept des vorgeburtlichen, von *Ming Men* aufsteigenden Feuers, welches der primäre Antrieb des Stoffwechsels ist, erörtert. Dieser Antrieb wirkt auch in *Yáng Míng*, wo aus roher Nahrung nachgeburtliche Essenz und Strahlungswärme entstehen. Die nachgeburtliche Essenz nimmt also ihren Anfang im Fermentationsprozess des Magens. „Fermentieren" bedeutet, dass der Magen Wärme und Feuchtigkeit beisteuert, damit die Milz die Nahrungstransformation starten kann. Der Dickdarm am anderen Ende des Verdauungstraktes extrahiert (ebenfalls mithilfe von Wärme) wertvolle Flüssigkeiten, um danach den gänzlich unbrauchbaren Abfall auszuscheiden. Eine Regulation des *Yáng Míng* beeinflusst die Effizienz des Nahrungs- und Flüssigkeitsmetabolismus, und *Yáng Míng*-Punkte und *Yáng Míng*-Kräuter werden folglich oft bei chronischen Erkrankungen mit Mangel an Nachgeburtlichem Qi eingesetzt.

Die Metapher aus Kapitel 2, in der die Bewegung innerhalb der drei Yang-Schichten mit dem Teigtaschendämpfen verglichen wurde, kann für das Verständnis von *Yáng Míng* sehr hilfreich sein:
- Die Teigtaschen entsprechen *Yáng Míng*,
- Die Regulation des Dampfes entspricht *Shào Yáng*,
- Der aus dem Deckel austretende Dampf entspricht *Tài Yáng*.

Yáng Míng befindet sich somit beim Teigtaschendämpfer wie auch im Körper auf der Innenseite des Yang und wird von unten durch warmen Dampf aus den Yin-Organen erwärmt. Bei genügend Hitze und Dampf lässt die *Shào Yáng*-Achse Dampf nach oben und außen zu *Tài Yáng* aufsteigen, bei ungenügender Hitze hingegen schließt sie den Dampf im Inneren ein. Der Dampf steigt also aus *Yáng Míng*, der kräftigen Quelle der Strahlungshitze, über die Wege des *Shào Yáng* zur großen Oberfläche des *Tài Yáng* auf.

Diese aufsteigende *Yáng Míng*-Wärme sollte man von der Art, wie der *San Jiao* die inneren Organe erwärmt, unterscheiden. Im *San Jiao* zirkuliert das vorgeburtliche Feuer als *Yuan*-Qi und wärmt die Organe durch Stimulation ihrer Funktion. Die Strahlungswärme des Körpers kommt hingegen aus *Yáng Míng* und seinem großen Speicher an Nachgeburtlichem Qi und Blut. Diese Beziehung zwischen *Yáng Míng* und *San Jiao* ähnelt jener zwischen *Jué Yīn* und *Shào Yīn*, wo substanzielles Blut *(Jué Yīn)* durch einen vorgeburtlichen Impuls *(Shào Yīn)* stimuliert wird. *Shào Yáng* ist wiederum der Pfad, über den der vorgeburtliche *Shào Yīn*-Impuls das Verdauungssystem an der Stelle unterstützen kann, wo es mit Wasser und Getreide aus der Außenwelt interagiert.

Die beiden Achsen *Shào Yīn* und *Shào Yáng* erfüllen folgende Funktionen (siehe auch Abb. 10.1):
- *Shào Yīn* ist die Quelle des Vorgeburtlichen Qi,
- *Shào Yáng* ist der Transportweg des Vorgeburtlichen Qi.

Dem *Yáng Míng* zugeordnet ist die Trockenheit (siehe Kapitel 5): *Yáng Míng* kann einerseits Äußere Trockenheit assimilieren, neigt aber andererseits zu Innerer Trockenheit, was beides in Beziehung dazu steht, dass *Yáng Míng* „voll an Qi und Blut ist". Bei genügend Qi und Blut gibt es keinen Platz für pathologische Trockenheit. Außerdem ist die Interaktion von *Tài Yīn* und *Yáng Míng* der erste Schritt in der Qi- und Blut-Bildung.

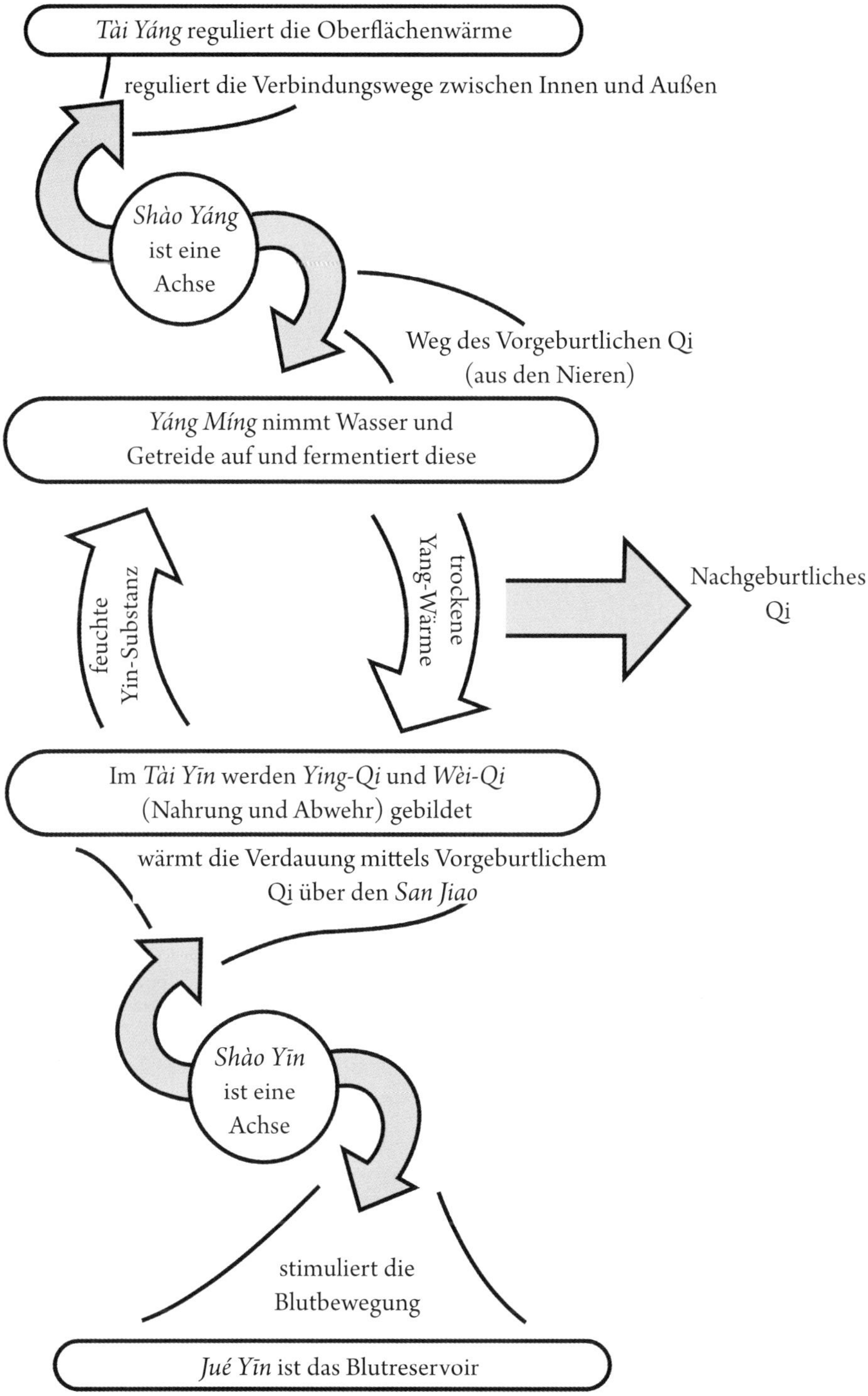

Abbildung 10.1
Die Achsen *Shào Yīn* und *Shào Yáng* haben beide eine große Bedeutung für das Vorgeburtliche Qi, denn sie sind seine Quelle *(Shào Yīn)* und sein Transportweg *(Shào Yáng)*.
Die Bildung des nachgeburtlichen Qi beginnt hingegen in *Yáng Míng*.

Durch eine falsche Ernährung oder eine Störung der Milz-Magen-Qi-Dynamik kann die Nahrungsessenz abnehmen, was zu Trockenheit führen kann. Wenn *Yáng Míng* bei einem Mangel an Hitze die Körperflüssigkeiten andererseits nicht nach oben und außen verteilen kann, kann es zu Flüssigkeitsmangel an der Körperoberfläche *(Tài Yáng)* kommen. Im Körperinneren hingegen verhindert *Yáng Míng* dank seiner Trockenheit ein Übermaß an Feuchtigkeit. Auch hierfür braucht es große Wärme.

Das Konzept der „Trockenheit" wird jedoch in vielen Lehrbüchern über das Verdauungssystem übersehen. Grundsätzlich wird Trockenheit allgemein der Feuchtigkeit gegenüber gestellt: Die Trockenheit ist tendenziell relativ warm und trocken, die Feuchtigkeit relativ kalt und feucht. Der Körper braucht diese Trockenheit für die Transformation der Feuchtigkeit. Übermäßige Trockenheit würde aber zu viel gesunde Feuchtigkeit verbrauchen, weshalb „Trockenheit der Anfang der Hitze, und Hitze der Anfang des Feuers ist". Trockenheit, Hitze und Feuer sind somit ein Kontinuum. Eine ausreichende Feuchtigkeit kann dieses Fortschreiten von Trockenheit zu pathologischer Hitze und zu Feuer verhindern. Analog dazu gibt es auch ein Feuchtigkeits-Kontinuum: Eine übermäßige Flüssigkeitsansammlung führt dabei zu Feuchtigkeit und diese schließlich zu Schleim, woraus dann ebenfalls Hitze entsteht. Für die Balance eben dieser Dynamik von Trockenheit und Feuchtigkeit sind *Yáng Míng* und *Tài Yīn* zuständig (Abb. 10.2).

Die Innen–Außen-Beziehung von *Yáng Míng* und *Tài Yīn* sorgt folglich auch für eine Flüssigkeitsbalance. Der Magen „mag keine Trockenheit", die Milz hingegen „mag keine Feuchtigkeit". Der Dickdarm (ebenfalls *Yáng Míng*) scheidet übermäßige Flüssigkeiten aus dem Verdauungsprozess aus, auf der anderen Seite braucht die Lunge (ebenfalls *Tài Yīn*) Feuchtigkeit, um Äußeres Qi aufzunehmen und so die Milz in deren Aufwärts-Abwärtsbewegung zu unterstützen. Die Yang-Organe unterstützen die Verdauung somit mittels ihrer Wärme, die Yin-Organe wiederum über die für den Stoffwechsel von Nahrung und Äußerem Qi benötigten Flüssigkeiten.

Bei Störungen können Magen oder Dickdarm übermäßig austrocknen und überhitzen, da sie zu Yin-Leere neigen. Die Yin-Organe Milz (Integration von Flüssigkeiten) und Lunge (Heben und Senken des Qi) neigen im Gegensatz dazu zu Feuchtigkeitsakkumulation. Bei einem gesunden Menschen stehen die gepaarten Yin- und Yang-Organe in einem dynamischen Gleichgewicht.

Für eine gesunde Verdauung sind eine konstante Temperatur und eine konstante Bewegung der *Yáng Míng*-Organe notwendig. Bei zu schneller Bewegung oder zu wenig trockener Wärme kann die Nahrung nicht richtig verdaut werden und gelangt unverdaut in den Stuhl. Andererseits führen eine zu langsame Bewegung oder zu viel Trockenheit und Wärme zu Verstopfung oder Nahrungsstagnation mit fauligem Geruch. Geraten Bewegung oder Wärme aus der Balance, kann man die *Yáng Míng*-Qi-Dynamik mittels Ma36 *(Zú Sān Lǐ)*, dem *Hé*-Meerpunkt, regulieren. Durch seinen Regulationseffekt kann Ma36 scheinbar widersprüchliche Störungen behandeln, also sowohl Durchfall als auch Verstopfung. Auch Diabetes kann durch eine Störung der

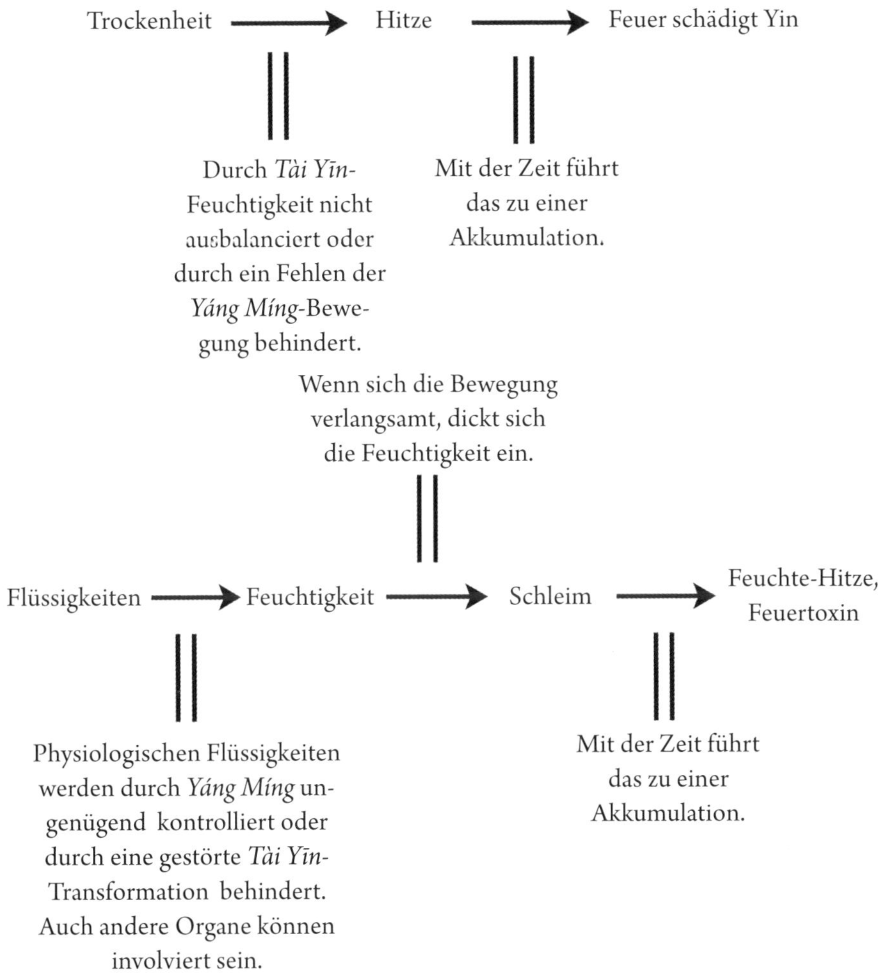

Abbildung 10.2
Sowohl Trockenheit als auch Körperflüssigkeiten können sich in pathologisches Feuer wandeln.

Yáng Míng-Qi-Dynamik mit Magen-Feuer bedingt sein, wenn wegen übermäßiger Magen-Hitze die Nahrung nicht ordnungsgemäß aufgenommen werden kann.

Die Nahrungsaufnahme ist somit ein wichtiger Aspekt der Physiologie und Pathologie von *Yáng Míng*. Der Magen als höchster Punkt des Verdauungstraktes ist die erste Absorptionsstufe der Nahrung, der Dickdarm am anderen Ende des Verdauungstraktes absorbiert Flüssigkeiten. Beide benötigen ein ausgewogenes Tempo der Verdauung und eine normale Temperatur.

Das Punktpaar Ma36 – Di10 *(Shǒu Sān Lǐ)* ist ein gutes Beispiel für die Anwendung von *Yáng Míng*-Punkten bei Absorptionsstörungen. Am besten eignen sich diese Punkte bei Malabsorption durch *Yáng Míng*-Qi-Leere, was der schulmedizinischen Diagnose einer chronischen Colitis ähnelt. Ein Teil im Namen beider Punkte ist „drei Meilen" *(sān lǐ, 三里)* als Hinweis, dass sie uns für „drei weitere Meilen" stärken können. Eine klassische Indikation sind allgemeine Leere-Zustände.

Interessanterweise wird Ma36 in dieser Punktekombination jedoch nicht mit Di11 *(Qū Chí)* kombiniert, weil sich die Eigenschaften dieser beiden *Hé*-Meerpunkte deutlich voneinander unterscheiden: Ma36 wirkt sowohl bewegend als auch stärkend, Di11 wirkt hingegen nur stark bewegend und klärend. Di10 auf der anderen Seite wirkt eher tonisierend. Dieses Beispiel verdeutlicht den Einfluss der klinischen Erfahrung auf die Auswahl von Punktkombinationen (siehe Kapitel 20). Nicht alle theoretisch gut kompatiblen Punkte sind auch tatsächlich klinisch effektiv. Eine zu starre Anwendung der Theorie der Akupunktur wird also durch die Empirie relativiert!

Ein weiteres, häufig angewendetes *Yáng Míng*-Punktpaar sind Di1 *(Shāng Yáng)* – Ma45 *(Lì Duì)*. Diese beiden *Jǐng*-Brunnenpunkte klären eine Stagnation von Feuer-Toxinen aus dem *Yáng Míng*-Meridian, zum Beispiel bei Zahnschmerzen, Hämorrhoiden oder Schlafstörungen mit Ruhelosigkeit oder Schwitzen. Man kann diese Punkte auch bei nach oben schlagendem Magen-Feuer mit Ekzemen im Gesicht oder bei nächtlichem Zähneknirschen blutig stechen (Tab. 10.1). (Für eine detaillierte Charakteristik der *Jǐng*-Brunnenpunkte siehe Kapitel 16).

Der Dickdarm

Der Dickdarm ist der Transportmeister;
von ihm gehen Veränderung und Transformation aus.

(大腸者.傳道之官.變化出焉,
Dà cháng zhě, chuán dào zhī guān, biàn huà chū yān)

Sù Wèn, Kapitel 8

Im Kapitel über *Tài Yáng* wurden die Funktionen von Dick- und Dünndarm miteinander verglichen. Dem Kapitel 8 des *Sù Wèn* zufolge ist der Dünndarm für Überfluss (= „den angeführten Behälter") und die Transformation der Substanzen zuständig. Er gleicht damit einem Behälter, welcher die von Milz und Magen transformierten Speisen aufnimmt und durch Trennung und Sortierung weiter verdaut. Der Dickdarm hingegen wird als „Meister des Transports" beschrieben, er ist also mehr ein Durchgangsorgan als ein Behälter für eine weitere Verfeinerung. Er sorgt für die konstante Bewegung der Verdauungsprodukte. Natürlich ist auch der Dünndarm ein Durchgangsort, die

Weiterbewegung der Verdauungsprodukte durch den Verdauungstrakt ist aber deutlich stärker mit dem Dickdarm assoziiert, der von den rhythmischen Bewegungen der Lunge profitiert und die absteigende Bewegung im Unteren Erwärmer befehligt.

Yáng Míng–Punkte	Auswirkung auf die Qi-Transformation
Ma36 *(Zú Sān Lǐ)*	Der *Hé*-Meerpunkt regulieren die Bewegung und das Zusammenspiel von Trockenheit und Feuchtigkeit.
Ma36 und Di10 *(Shǒu Sān Lǐ)*	Regulieren und Tonisieren gleichzeitig.
Di11 *(Qū Chí)*	Klärt, indem er die Bewegung von Qi und Blut kräftig unterstützt.
Di1 *(Shāng Yáng)* und Ma45 *(Lì Duì)*	Klären Fülle-Hitze aus den Meridianen, insbesondere, wenn sie blutig gestochen werden.

Tabelle 10.1
Yáng Míng-Punkte und ihre Auswirkung auf die Qi-Transformation.

Die Aufgaben des Dickdarms

1. Der Dickdarm transportiert und transformiert Abfall

Genau wie in der westlichen Physiologie hat der Dickdarm auch in der Chinesischen Medizin mit der Ausscheidung von Verdauungsabfall zu tun. Ebenso steht er in Bezug zum Trockenheitsstoffwechsel und spielt eine wichtige Rolle in der Absorption von Flüssigkeiten. Die Sicht der klassischen Chinesischen Medizin geht jedoch über das Bild eines einfachen Abfallrohres hinaus. Laut dem *Nèi Jīng* gehen vom Dickdarm „Veränderung und Transformation" aus.

Der Dickdarm kontrolliert den Prozess der letzen Nahrungstransformation. Dabei ist die genaue Bedeutung des Begriffs „Transformation" (變化, *biàn huà*) sehr wichtig. Die Stoffwechselprodukte aus Milz-Magen und Dünndarm gelangen in den Dickdarm, wo dem Verdauungsbrei seine letzten Nährstoffe entzogen werden. Im *Nèi Jīng* heißt es, dass vom Dünndarm die „stoffliche Umwandlung" (化物, *huà wù*) ausgeht, der Dickdarm hingegen für die vollständige Transformation verantwortlich ist. Der Dünndarm klärt also klar von trübe, während der Dickdarm die letzte Transformationsstufe darstellt (Abb. 10.3).

Dieser Transformationsprozess im Dickdarm braucht einen gewissen Rhythmus. Bedenkt man die Bedeutung von *Tài Yīn* für einen konstanten, gleichmäßigen Rhythmus (siehe Kapitel 5), erkennt man einen weiteren Aspekt der Paarung von Lunge und Dickdarm, denn der Dickdarm ist von der nach unten gerichteten Qi-Dynamik der

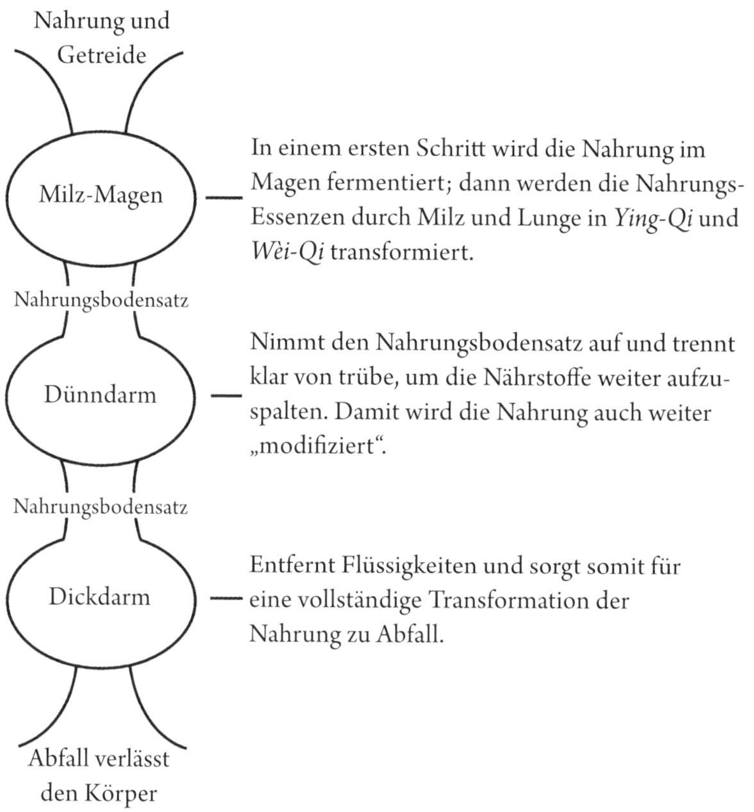

Abbildung 10.3
Der Dickdarm überwacht den Prozess der abschließenden Nahrungstransformation.

Lunge abhängig. Diese wiederum braucht die Niere, welche das Qi „greift". Diese Interaktion der Organe untereinander spielt eine sehr große Rolle.

Auch das andere *Tài Yīn*-Organ, die Milz, übt durch seine Flüssigkeitsregulation einen Einfluss auf den Darm aus. Den meisten Studenten der Chinesischen Medizin ist der Bezug zwischen einer Milz-Qi-Leere und weichem Stuhl bekannt, wo sich eine *Tài Yīn*-Dysfunktion in einem *Yáng Míng*-Organ manifestiert. Die Beziehung von *Tài Yīn* zu *Yáng Míng* in der Pathogenese von Verstopfung ist hingegen recht unbekannt, denn Verstopfung wird meist als Trockenheit im Dickdarm oder Trockenheit durch verminderte Flüssigkeitszirkulation im *San Jiao* gedeutet; sie kann aber genauso durch eine *Tài Yīn*-Störung bedingt sein. Die Darmpassage benötigt ein Zusammenspiel von Bewegung und Trockenheit *(Yáng Míng)* mit Feuchtigkeit und Rhythmus *(Tài Yīn)*. Sollte die Milz die Flüssigkeiten zu stark verstoffwechseln oder die Lunge das Qi ungenügend abwärts schicken, kann der Verdauungstrakt austrocknen. In diesem Fall würde man Auffälligkeiten an *Yáng Míng* und *Tài Yīn* palpieren und müsste die *Tài Yīn*-Qi-Dynamik regulieren. Eine sehr gute Behandlung für dieses Muster sind die beiden *Hé-Meer*punkte Lu5 (*Chǐ Zé*) und Mi9 (*Yīn Líng Quán*).

Umgekehrt kann man *Tài Yīn* durch eine Regulation von *Yáng Míng* stützen. In Kapitel 8 wurde die Anwendung der Rezeptur *Ma Xing Xie Gan Tang* (bewegt und klärt den Dickdarm) in der Behandlung von Flüssigkeitsansammlung oder Feuchtigkeit in der Lunge erwähnt.

2. Der Dickdarm entfernt Flüssigkeiten

Diese zweite Funktion könnte man ebenso als Unterkategorie der ersten sehen. Um jedoch die Bedeutung des Dickdarms in der Flüssigkeitsabsorption zu betonen, wird sie hier separat angeführt. Die Milz ist die Quelle der Körperflüssigkeiten, der Dickdarm hingegen führt den abschließenden Schritt im Flüssigkeitsmetabolismus durch. Kann er die Flüssigkeiten des Verdauungsabfalls nur ungenügend resorbieren, zeigt sich das als „wässriger Durchfall". „Wässriger Durchfall" hat eine gleichmäßige Konsistenz und beinhaltet kaum unverdaute Nahrungsreste. Im Gegensatz dazu enthält Durchfall durch eine Milz-Qi-Leere unverdaute Nahrungsreste.

Perlen klinischer Weisheit

Taubheit und/oder Tinnitus können durch eine *Yáng Míng*-Stagnation (entweder eine Akkumulation von Magen-Hitze oder eine Dickdarmblockade) bedingt sein, wobei auch eine Fülle der Dickdarm-*Luo*-Gefäße vorliegt. Diese *Yáng Míng*-Störung ist relativ einfach zu behandeln und darf nicht mit einem Nieren-Muster verwechselt werden.

Eine Leere der Dickdarm-*Luo*-Gefäße kann zu Zahnschmerzen mit Kälteempfindlichkeit oder aber auch nur zu einem reinen Kältegefühl im Mund führen. Andere Symptome bei Dickdarm-*Luo*-Leere sind Spannung und Unwohlsein in der Brust ohne Hitzegefühl. Die Behandlung sollte in all diesen Fällen Moxa auf dem *Yuan*-Punkt Di4 (*Hé Gŭ*) und dem *Luo*-Punkt Di6 (*Piān Lì*) beinhalten.

Der Magen

Milz und Magen sind die Proviantmeister, von ihnen gehen die fünf Geschmäcker aus.

(脾胃者.倉廩之官.五味出焉, *Pí wèi zhě, cháng lǐn zhī guān*)

Sù Wèn, Kapitel 8

Milz und Magen werden im *Néi Jing* als einziges Organpaar in einer gemeinsamen Metapher beschrieben. Sowohl im System des *San Jiao* als auch im System der Fünf Wandlungsphasen liegen beide Organe im Körperzentrum (Abb. 10.4).

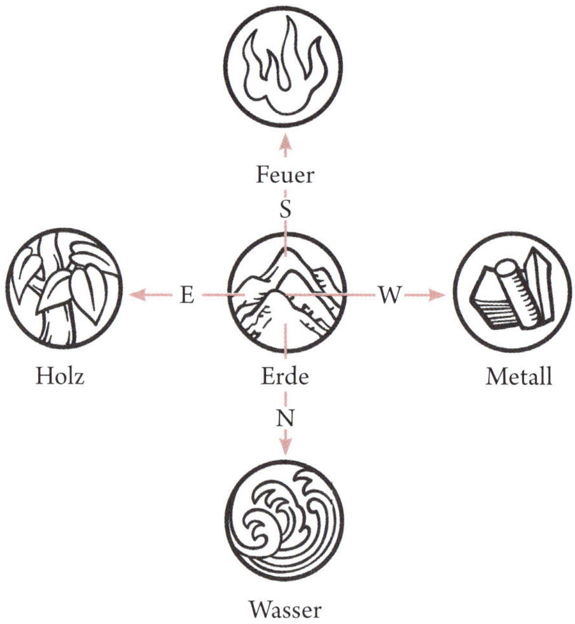

Abbildung 10.4
In manchen Abbildungen der Fünf Wandlungsphasen steht die Erde im Zentrum, in das alle anderen Wandlungsphasen zurückkehren. Dasselbe gilt auch für Abbildungen der fünf Himmelsrichtungen, in denen die Erde ebenfalls im Zentrum steht. In traditionellen chinesischen Abbildungen wird der Süden oben abgebildet, um dieser Himmelsrichtung mit der „Kraft des Kaisers" Respekt zu zollen.

Yáng Míng und *Tài Yīn* treffen einander an der Grenze zwischen innerer und äußerer Körperschicht, weshalb ihrer Funktionen in der klassischen Chinesischen Medizin meist nicht klar getrennt werden. Natürlich unterscheiden sie sich als Yin- und Yang-Organe durch ihre Verbindung mit Trockenheit beziehungsweise Feuchtigkeit, trotzdem aber werden sie in den klassischen Werken als überlappende Grauzone beschrieben. Das bestätigt auch die klinische Erfahrung. Ebenso ist in der Kräutermedizin und Akupunktur die Behandlung von Magen- und Milz-Beschwerden miteinander verwoben, denn eine Pathologie in dem einen Organ bewirkt fast immer eine Pathologie im anderen.

Die Beschreibung dieser beiden Organe als „Proviantmeister" ist eine Anspielung auf ihre Rolle als primäre Verdauungsorgane. Die Aussage, dass „Die fünf Geschmäcker von ihnen ausgehen", bezieht sich wiederum auf die physiologische Rolle der Verdauung in der Ernährung des gesamten Körpers. Der Ausdruck „Geschmäcker" bezieht sich auf die „Fülle an Geschmäckern aus Nahrung und Getränken", welche im Inneren des Körpers zur Verfügung stehen.

Magen- und Dickdarm-Pathologien beinhalten aufgrund der warm-trockenen Natur des *Yáng Míng* meistens Hitze. Mit der Zeit kann daraus ein Yin-Leere-Muster von Magen und Dickdarm entstehen.

Die Aufgaben des Magens

1. Der Magen speichert die Nahrung und schließt sie auf

Alle Nahrungsmittel und Flüssigkeiten gelangen zuerst in den Magen. Hier werden sie durch Zufuhr von Wärme und eine passende Flüssigkeitszusammensetzung fermentiert. Anschließend werden die feinen Essenzen aus Nahrung und Getränken durch die Milz in den Nähraspekt des Blutes verwandelt, wobei die Funktionen von Milz und Magen in diesem Prozess nur schwer zu trennen sind. Nach Verfeinerung der Nahrung durch die Milz kommt dieses feine Qi in der Lunge im Kontakt mit dem Äußeren Qi. Als Ergebnis entstehen nun *Yíng*-Qi und *Wèi*-Qi, welche im Blut (*Yíng*-Qi) und um das Blut herum (*Wèi*-Qi) durch den gesamten Körper fließen (siehe Abb. 5.5 in Kapitel 5).

Perlen klinischer Weisheit

- Nächtliches Zähneknirschen ist häufig durch eine Hitze bei eingeschnürtem *Yáng Míng* bedingt. In diesem Fall können die *Jǐng*-Brunnenpunkte Di1 (*Shāng Yáng*) und Ma45 (*Lì Duì*) blutig gestochen werden.
- Übergewicht bei Kindern entsteht oft durch zu viel feuchte oder stark nährende Nahrung, welche zu Feuchte-Hitze in der Milz, eventuell mit Auswirkungen auf den Magen, führt. Als vorbeugende Maßnahme erhalten chinesische Kinder daher regelmäßig milde Rezepturen, um Magen-Hitze zu klären.

Fallbesprechung

Mann, 50 Jahre

HAUPTBESCHWERDE: Chronische Colitis

ANAMNESE: Seit fünf Jahren besteht bei dem Patienten eine chronische, progressive Colitis, die sich anfangs mit Durchfall und Müdigkeit gezeigt hatte. Im letzten Jahr verschlechterten sich diese Symptome, und zuletzt hatte der Patient auch an Gewicht verloren und wirkt nun dünn und schwach.

Meridianpalpation:
Yáng Míng: Schwacher Muskeltonus, Druckempfindlichkeit im Bereich Di10 *(Shŏu Sān Lĭ).*
Tài Yīn: unauffällig.

Diagnose: *Yáng Míng-Qi-Leere*

Behandlung: Di10 *(Shŏu Sān Lĭ),* Ma36 *(Zú Sān Lĭ)* und Ren11 *(Jiàn Lĭ)* – die drei „*li*-Punkte". Die Behandlung erstreckt sich über 12 Wochen (eine weiterführende Erklärung zu dieser Punktekombination finden Sie in Kapitel 20).

Manipulation: Alle Punkte werden tonisiert. Bei Di10 und Ma36 kann eine leichte Ausstrahlung zu den Händen und Füßen erreicht werden. Ren11 wird mit folgender Technik gestochen: Eine 1,5 cun Nadel wird zuerst tief bis zu einem leichten Widerstand an der äußeren Begrenzung des Magens gestochen; danach wird die Nadel auf 0,5 cun zurückgezogen. Alle Nadeln werden 25 Minuten belassen. In den ersten 3 Wochen wird 2 mal wöchentlich, danach 1 mal wöchentlich behandelt.

Ergebnis: Nach der dritten Behandlung beginnt sich der Appetit des Patienten zu bessern. Häufigkeit und Menge des Durchfalls nehmen im 1. Monat ab, stabil ist die Verdauung dann ab der 5. Woche. Am Ende des 2. Monats nimmt er beträchtlich an Gewicht zu und kann die Behandlung nach 12 Wochen abschließen.

Analyse: Beschwerden wie diese gehören zu jenen Erkrankungen, die am besten mit Akupunktur zu behandeln sind. Chronische Verdauungsbeschwerden sind auch in chinesischen Krankenhäusern sehr häufig anzutreffen. Man sollte den Patienten aber klarmachen, dass die Behandlung 2 bis 6 Monate dauern kann und die Besserung oft erst allmählich eintritt, vor allem bei sehr chronischen Zuständen.

Bemerkung: Von Interesse ist die hier an Ren11 angewendete Nadeltechnik: Die Nadel wird anfangs auf eine Tiefe von 1,5–1,8 cun geführt, um den Magen zu stimulieren. Bei Erreichen der passenden Tiefe spürt man als Therapeut eine harte, wenig flexible Oberfläche – diese darf man nicht durchstechen! An diesem Punkt wartet man mit einer eine sanft hebenden und senkenden Technik auf das Ankommen des Qi. Anschließend wird die Nadel auf eine Tiefe von 0,5 cun zurückgezogen und dort für 25 Minuten belassen. Man darf weder die harte Magenwand durchstechen, noch die Nadel in der Tiefe von 1,5 cun belassen. Man versucht nun, an der Magenwand ohne Verletzung ein deutliches Gefühl auszulösen. Diese sehr fortgeschrittene Technik sollte man anfangs vorsichtig anwenden, sie ist aber, richtig angewandt, sehr sicher (Abb. 10.5).

Nach dem Einstich führt man die Nadel bis in eine Tiefe von 1,5–1,8 cun.
Dabei sollte man mit der Nadel tatsächlich die Oberfläche der Magenwand spüren!

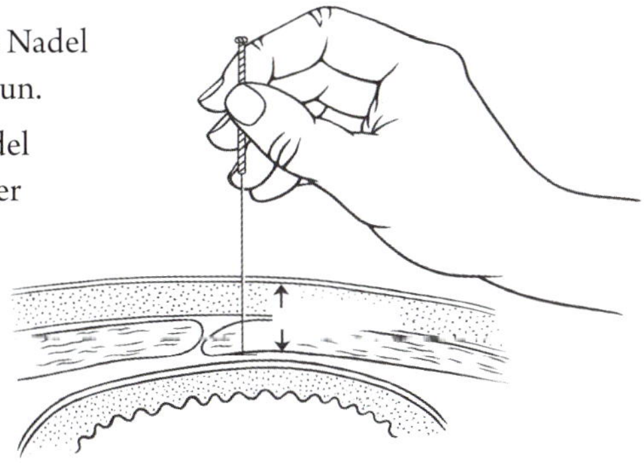

Mit sehr sanftem Heben und Senken unterstützt man das *Dé Qì* (Ankommen des Qi) an der Magenwand.
Im Anschluss daran zieht man die Nadel bis in eine Tiefe von 0,5 cun zurück, wo sie für 25 bis 30 min belassen wird.

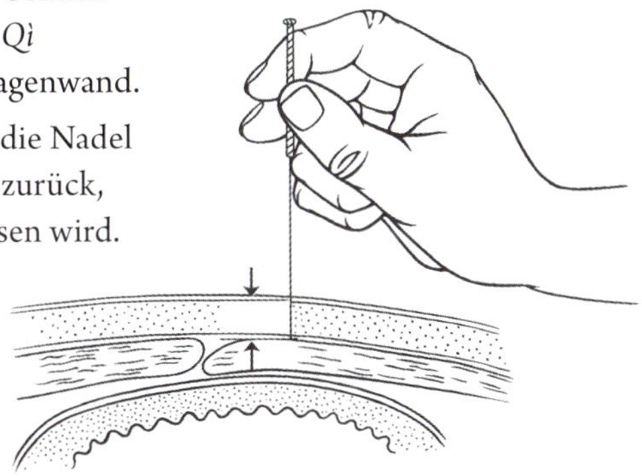

Abbildung 10.5
Die Nadeltechnik an Ren11 *(Jiàn Lǐ).*

Frage *Dass Milz, Magen und Dickdarm an der Verdauung beteiligt sind, ist klar. Für mich ist aber die Beziehung der Lunge zur Verdauung schwer fassbar. Können Sie das Verhältnis der Lunge zur Verdauung erklären?*

Dr. Wang

Dazu sollte man *Tài Yīn* zuerst als Ausgleichssystem der nach oben und nach unten gerichteten Bewegungen im Mittleren und Oberen Erwärmer betrachten. Die Milz führt dabei klares Yang nach oben und die Lunge sendet Qi nach unten. Dadurch entsteht ein synergistischer Qi-Kreislauf, der sich als Flüssigkeitszirkulation manifestiert. Die Milz schickt dabei die Flüssigkeiten aus Nahrung und Wasser zur Lunge, wo Äußeres Qi für den Weitertransport hinzugefügt wird. Zuletzt leitet die Blase *(Tài Yáng)* diese Flüssigkeiten nach außen zur Körperoberfläche.

Yáng Míng neigt ohne die ausgleichende Feuchtigkeit des *Tài Yīn* zu Trockenheit. Deshalb sind die Flüssigkeiten für die Verdauung sehr wichtig, welche sich vom äußersten Yin-Aspekt (*Tài Yīn*) zum innersten Yang-Aspekt (*Yáng Míng*) bewegen. Die Tendenz von Milz und Lunge zu Feuchtigkeitsakkumulation wird dabei durch die trocknende Funktion von Magen und Dickdarm ausgeglichen.

Die Lunge ist in diesen Prozess die treibende Kraft hinter der Qi-Bewegung, da sie das Qi im gesamten Körper regiert. Sie sendet nicht nur Qi nach unten, um die Qi-Bewegung der Milz auszugleichen, sondern auch Qi nach oben, was als das „Heben und Senken des Lungen-Qi" bezeichnet wird. In diesen Kontext passen noch zwei weitere Konzepte, nämlich der „Rhythmus der Milz und ihre Beziehung zu *Yi* (Absicht, Intellekt)". Dieser Rhythmus der Milz beeinflusst die Peristaltik des *Yáng Míng*, aber dieser Rhythmus beginnt in der ebenmäßigen Atmung der Lunge. Die ebenmäßige Bewegung des Lungen-Qi (aufsteigen und absenken) ist damit eine Grundvoraussetzung für eine gesunde Dickdarmbewegung. Die absteigende Qi-Bewegung unterstützt dabei die Ausscheidungsfunktion des Dickdarms und kann bei einer Störung zu Verstopfung führen (siehe Fallstudien Kapitel 5).

Erzählung

Das Leben in den Alleen von *Beijing*

Die Menschen in Beijing sind Frühaufsteher. Das wurde mir sofort klar, nachdem wir unser Appartement im Herzen eines der letzten „*Hutongs*" bezogen hatten. Die „Hutongs" von Beijing sind wie die Hügel von San Franzisco, die Kanäle von Venedig oder die Tempel von Bangkok eine ganz einzigartige Umgebung für ein Leben in einer Stadt. Hutongs (*Hú Tòng*, 衚衕, mongolisch *hottog* = „Brunnen") sind labyrinthartige Komplexe aus Alleen und schmalen Gässchen. Sie sind chaotisch und gleichzeitig vertraut und vermitteln ein Gemeinschaftsgefühl wie in einem Bienenstock.

Jeden Morgen wird man durch die Rufe der Straßenhändler oder die Geräusche der Straßenkehrer mit ihren riesigen Strohbesen geweckt. Man hört, wie die Nachbarn aus ihren Wohnungen zu den öffentlichen Toiletten strömen, denn viele Wohnungen sind hier noch immer ohne Bad und WC. Natürlich gibt es auch riesige Supermärkte, aber man findet auch noch kleine Gemüsestände. Unser Hutong wurde in der *Yuan*-Dynastie (nach 1300) erbaut und nach und nach modernisiert. So findet man heutzutage Satellitenanlagen auf den alten Ziegeldächern und Klimaanlagen an den alten Ziegelwänden.

Mit der Zeit lernte ich Menschen kennen, die diese Umgebung nie verließen. Ein Besitzer eines dieser kleinen Läden wurde von allen nur „Alter Wang" genannt. Er verkaufte Getränke, Snacks, Zigaretten und Bier, und meistens saß er gegenüber von seinem Laden an einem kleinen Tisch vor einer öffentlichen

WC-Anlage. Er begann den Tag mit starkem grünen Tee und wechselte dann gegen elf Uhr vormittags zu Bier. Jeden Tag kam ein Kader von 10 alten Männern („Kader“ ist hier, in einem kommunistischen Land, wörtlich zu verstehen), um gemeinsam chinesisches Schach oder Majong zu spielen. Eines Abends blieb ich stehen und trank ein Bier mit ihm, und von dieser Zeit an grüßt er mich immer mit „Hello“. Er verriet mir, dass er gerne, wie wir Fremde, einen Tag jede Woche frei hätte, aber leider an seinem Stand bleiben müsse. „Wenigstens führe ich kein Leben wie diese Familie dort“ sagte er und zeigte auf die öffentliche WC-Anlage. „Sie leben wirklich hier! Als Gegenleistung für die Toilettenreinigung können sie gratis wohnen, aber sie können tatsächlich nie von ihrer Arbeit weg! Ich geh zumindest jeden Abend nachhause“. Er nahm einen Schluck Bier.

Ob man es mag oder nicht, wenn man in den Hutongs lebt, wird dein Kommen und Gehen von jedem beobachtet. Diese Geschichte erzählte ich an einem heißen Augusttag in der Klinik und erzählte Dr. Wang von der Familie in der Toilettenanlage. Da musste er lachen und lehnte sich bequem in seinem großen Holzsessel zurück…

Dr. Wang

Das Leben in diesen kleinen Alleen unterscheidet sich sowohl von Deiner Kindheit als auch vom heutigen Leben meiner Enkel. Ich wuchs in einer Gegend unweit deines Hutongs auf und rannte dort mit meinen Freunden umher und ging hinter dem alten kaiserlichen See bei Hòu Hái zur Mittelschule. Mir gefallen an den Hutongs ihre Namen: Früher gab es den „Elefantennasen-Hutong“, den „kleine Elefantennasen-Hutong“, den „klitzekleinen Hutong“ und den „Brunnengriff-Hutong“ – alle benannt nach der Form ihrer Alleen. Andere Hutongs wurden nach berühmten, dort ansässigen Ministern benannt, so wie der „Großer Hu-Hutong“ oder der „Ehrenhafter Peng-Hutong“. Ein sehr schmutziger Bezirk hieß sogar „nimm einen Mist-Hutong“. Diese Namen spiegeln also den Charakter der jeweiligen Plätze wider, und die Bewohner von Beijing lieben diesen Ortsnamen-Humor. Damals wie heute waren die öffentlichen WC-Anlagen ein Teil des Lebens in einem Hutong, und die Nachbarn wussten oft über Deine intimsten Gewohnheiten Bescheid. Ich hatte in den 80er Jahren eine Patientin, deren Geschichte zeigt, wie vernetzt gesundheitliche Belange mit dem Leben in den Hutongs waren.

Im Frühling 1983 kam diese 70-jährige Frau zu mir. Ihre Hauptbeschwerde war ein Durchfall seit 10 Monaten. Angefangen hatte alles mit einer Magengrippe in den heißen Sommerwochen. Damals hatte sie Bauchschmerzen und drei bis vier mal täglich Durchfall gehabt. Ein Arzt in einer kleinen Klinik hatte ihr Antibiotika verschrieben – ohne Erfolg. Daraufhin ging sie in einen Kräuterladen und kaufte sich eine Standardpille für Sommerhitze-Krankheiten.

Vermutlich war das eine Abwandlung von *Hou Xiang Zheng Qi San* (Agastaches Pulver, um das Qi zu korrigieren) gewesen. Dieses Präparat verbesserte die Bauchschmerzen etwas, also nahm sie es eine Woche lang ein – der Durchfall blieb. Die Beschwerden hatten nun seit insgesamt mehr als zwei Wochen bestanden, sodass sie eine weitere professionelle Meinung suchte und mit dem Bus zum „Beijing Krankenhaus für Chinesische Medizin“ fuhr.

Der dortige Arzt hörte sich ihre Krankengeschichte an, stellte ein paar Fragen und bedachte das fortgeschrittene Alter der Patientin. Er verschrieb eine weitere modifizierte Rezeptur gegen Sommerhitze, welche den Durchfall verbesserte. Nach ein paar Wochen waren die Bauchschmerzen und die Durchfälle untertags verschwunden, sie erwachte aber immer noch täglich sehr früh mit Stuhldrang. Nun, sechs Wochen nach Beschwerdebeginn, wurde eine sorgfältige *Ba Gang*-Diagnose durchgeführt, welche eine Schädigung von Milz- und Nieren-Yang ergab – vielleicht eine Nebenwirkung der Antibiotika und der vielen kalten Kräuter. Ihre Beschwerde ähnelte je dem „Hahnenschrei-Durchfall“ (五更瀉, *wŭ gēng xiè*). Dieses Muster wird meistens mit Abhandlungen der Rezeptur *Si Shen Wan* (Vier Wunder Pille) behandelt. Sechs Monate lang nahm sie verschiedene Abwandlungen dieser Rezeptur, welche wegen ihres Alters und der Chronizität der Beschwerden mit Nieren- und Milz-stärkenden Kräutern ergänzt war. Diese Behandlung war jedoch kaum wirksam.

Man muss sich vorstellen, dass sich all die Bemühungen dieser Frau auf der öffentlichen Bühne ihres Hutongs abspielten. Alle Nachbarn konnten ihre Besuche bei verschiedenen Ärzten verfolgen und fragten sie über Fortschritt oder Misserfolg. Ihre regelmäßigen morgendlichen Toilettengänge wurden Teile des Tagesrhythmus anderer Menschen! Da nur wenige Wohnungen eigene Toiletten haben, benutzt fast jeder morgens die öffentlichen Anlagen. In den meisten dieser öffentlichen Toiletten gibt es keine abgetrennten Kabinen, weshalb die Frauen in Nachbarschaft sehr genau Bescheid wussten. Sobald sie sich morgens auf den Weg zur Toilette machte, folgten ihr die anderen nach. Das ganze wurde einfach zu einem täglichen Ereignis! Ihr selbst war das natürlich unangenehm. Eine ihrer Nachbarinnen war damals eine Patientin von mir und empfahl ihr, es mit Akupunktur zu versuchen.

Damals arbeitete ich im „Huan Wu Krankenhaus für Chinesische Medizin“. Ich sah bis zu 40 Patienten am Vormittag und wurde von Studenten und Krankenschwestern assistiert. Einer meiner Studenten, ein Arzt und auch Lehrer für Akupunktur aus der Provinz Guangxi, war für ein Jahr gekommen. Meistens führte er die Erstanamnese und Meridianpalpation durch und holte sich dann meine Meinung über mögliche Behandlungsansätze ein. Auch diese Frau wurde zuerst von ihm untersucht. Nach der Meridianpalpation kam er sehr verwirrt mit den Worten zu mir: „Dies scheint ein sehr kniffliger Fall. Alle ihre Symptomen entsprechen klar einem Hahnenschrei-Durchfall vom Milz-Nieren-

Muster: Sie ist 70 Jahre alt und wacht allmorgendlich mit Stuhldrang auf. Kalte oder rohe Nahrung verschlechtern ihre Symptome. Bei der Palpation hingegen fühlten sich ihre Milz- und Nieren-Meridiane ganz unauffällig an: keine Knötchen, keine Weichheit oder Schwäche und keine Druckschmerzhaftigkeit. Andererseits zeigt *Yáng Míng* ganz klare, schmerzhafte Knötchen im Bereich Di10 *(Shǒu Sān Lǐ)* und Di11 *(Qū Chí)*. Ebenso sind Ma36 *(Zú Sān Lǐ)* und Ma37 *(Shàng Jù Xū)* druckschmerzhaft. Der *Yáng Míng*-Meridian fühlt sich voll an, wie bei einem Fülle-Muster!"

Ich konnte die Befunde des Studenten bestätigen: Hier unterschied sich die Meridianpalpation klar von der *Zàng Fǔ*-Diagnose. Außerdem war der Puls drahtig und nicht tief oder dünn, also auch kein Schwächezeichen. Zusätzlich war der Bereich um Ren12 *(Zhōng Wǎn)* schmerzhaft.

Ich fing die Anamnese von vorne an und fragte sie nach dem Krankheitsverlauf. Trotz Durchfall seit Monaten fühlte sie sich kaum müde und ihr Gesicht sah strahlend aus. Der Durchfall kam immer ziemlich genau um 6:00 Uhr früh, also inmitten der Dickdarm-Zeit.

Fälle wie diese, in denen Puls oder Meridiane etwas anderes aussagen als die *Ba Gang*-Muster, wurden schon in den Klassikern erwähnt. In derartigen Fällen muss man sorgfältig wählen. Ich glaube, ohne Meridianpalpation hätte ich, wie die anderen Ärzte, mit der Akupunktur versucht, Milz und Nieren zu stärken und zu wärmen. Durch den Palpationsbefund einer klaren *Yáng Míng*-Fülle entschied ich mich aber, den *Yáng Míng* zu stärken, um Hitze zu klären und so den *Yáng Míng* zu bewegen. Vermutlich hätte ich auch bei der Diagnose einer Milz-Nieren-Leere *Ma36 (Zú Sān Lǐ)* gewählt, aber zusätzlich wohl auch Nieren- und Milz-Punkte, und es wäre keine reine *Yáng Míng*-Behandlungsstrategie gewesen. Ich verwendete also die Punktkombination, die ich als die „drei *Lǐ*" bezeichne: Ma36, Di10 und Ren11 *(Jiàn Lǐ)*. Das „*Li*" in allen drei Namen bedeutet, dass diese Punkte *Yáng Míng* stärken, um eine weitere Meile gehen zu können. Damit wirken sie sowohl stärkend als auch bewegend, denn aufgrund des Alters der Patientin wollte ich trotz allem auch tonisieren, jedoch milder als über Milz- oder Nieren-Punkte. Heutzutage verwende ich diese „drei *Lǐ*"-Kombination sehr häufig, aber erst durch diesen Fall konnte ich ihre kraftvolle Wirkung begreifen.

Drei Tage nach der Erstbehandlung kam sie wieder und berichtete, dass sie die letzten zwei Nächte tiefer geschlafen habe und morgen nicht aufstehen musste! Tatsächlich wurde sie am Tag nach der Behandlung an Vormittag um 10 Uhr von den Nachbarn aufgesucht, die sich schon Sorgen gemacht hatten. Ihr selbst ging es besser als seit Monaten. Als sie an diesem Tag am späteren Vormittag auf die Toilette ging, hatte sie zwar weiterhin Durchfall, innerhalb von sieben Behandlungen über 3 Wochen wurde der Durchfall jedoch fester und danach hatte sie normalen Stuhlgang.

Die auffallend schnelle Besserung unterstreicht, dass es sich tatsächlich um eine *Yáng Míng*-Stagnation und nicht um eine Milz-Nieren-Leere gehandelt hatte. Durch Symptome und Alter hätte man ein Yin-Organ-Muster erwartet, die Beschwerden waren aber auf der Yang-Ebene geblieben. Obwohl chronisch, war das Yin also nicht befallen.

Beeindruckt von der Effektivität der Akupunktur wurde die Patientin zu einer „wandelnden Werbemaschine". Aus ihrem *Hutong* kamen danach viele Patienten in unsere Akupunkturabteilung. Auch heute, 25 Jahre später, ist die Frau immer noch am Leben und schickt Neffen, Nichten, Enkel und jeden, den sie mit Beschwerden trifft, zu mir.

An diesem Punkt kam ein weiterer Patient zur Behandlung herein und beendete unsere Diskussion zu dem Thema, wie sich eine *Yáng Míng*-Fülle als Leere verkleiden könne. Ich hatte nie die Gelegenheit, diese Frau kennen zu lernen, aber sie erinnerte mich an viele andere klinische Fälle. Dr. Wang verwendet nicht nur schulmedizinische Diagnosen, sondern auch die Meinungen anderer Ärzte der Chinesischen Medizin nur als Referenz. Selbst wenn Patienten von einem anderen Arzt eine scheinbar klare Diagnose mitbringen, beginnt Dr. Wang mit seiner Anamnese von Anfang an. Durch seine Fragen und Palpationsbefunde ändern sich so anfangs scheinbar klare Fälle. Wir alle kennen Fälle, wo ein und derselbe Patient von zwei verschiedenen Ärzten der Chinesischen Medizin völlig verschiedene Diagnosen bekommt. Manchmal führen beide Diagnosen zu effektiven Behandlungsstrategien, aber selbst dann müssen die Diagnosen nicht von gleicher Qualität sein. Wie in vielen anderen Fällen, führte eine klare Diagnose hier zu einer schnelleren und stabileren Besserung. In der Chinesischen Medizin gibt es viele Diagnosewege, aber manche davon sind direkter und effektiver.

KAPITEL 11

Qi Jing Ba Mai 奇經八脈 – Die Acht Außerordentlichen Gefässe

Die Außerordentlichen Gefäße sind ein integraler Bestandteil der klassischen Physiologie. In diesem Kapitel werden nun zuerst einige grundlegende klassische Konzepte und danach zeitgemäße Anwendungsmöglichkeiten erläutert.

Die Außerordentlichen Gefäße wurden schon in frühen Texten erwähnt, ihre Theorie und Anwendung aber über die Jahrhunderte stark weiterentwickelt. Schon im *Nèi Jīng* (內經) wurde ihre Existenz und Lokalisation angedeutet[53], vollständig beschrieben und klinisch angewendet wurden sie hingegen erst später, zu ersten Mal in den Kapiteln 27, 28 und 29 des *Nán Jīng* (難經).

Die Geschichte der „Außerordentlichen" Gefäße

Viele Generationen von Ärzten in China entwickelten auf Basis des *Nán Jīng* Anwendungssysteme für dieses Konzept von Gefäßen, welche nicht zu den 12 Hauptmeridianen (正經, *Zhèn Jīng)* zählen. Manche Akupunkturpunkte besitzen Wirkungen, die über die des eigenen Meridians hinausgehen. Viele dieser Punkte wurden mit ihrem Bezug zu den Außerordentlichen Gefäßen bereits im *Nèi Jīng* und *Nán Jīng* erörtert. Darauf aufbauend entstand in den nachfolgenden Jahrhunderten ein System, um diese Wirkungen in die traditionelle Physiologie zu integrieren. Dieser Prozess benötigte insgesamt 1000 Jahre an klinischer Beobachtung. Schlussendlich wurden

53 Die Außerordentlichen Gefäße wurden schon im *Sù Wèn* (Kapitel 41 und 60) und im *Líng Shū* (Kapitel 65) erwähnt, allerdings weniger genau als später im *Nán Jīng*. Auch im 1. Kapitel des *Sù Wèn* wird ein Zusammenhang zwischen *Chong Mai* und *Ren Mai* und der weiblichen Fruchtbarkeit erstellt.

gewisse Akupunkturpunkte mit den Funktionen der Außerordentlichen Gefäße in Verbindung gebracht. Viele dieser Punkte werden in modernen Lehrbüchern als die „Öffnungspunkte“ (交會穴, *jiāo huì xué)* der Außerordentlichen Gefäße bezeichnet.

Erst seit der *Yuan*-Dynastie (1271–1368) jedoch werden die Acht Außerordentlichen Gefäße klinisch häufig angewendet. Dies ist vor allem den Kommentaren zum *Nán Jīng* von Hua Bo-Ren (滑伯任) und Dou Han-Qing (竇漢卿) zu verdanken. Dou Han-Qing strukturierte seine klinische Erfahrung mit den Außerordentlichen Gefäßen und gilt daher als Begründer der „Acht Öffnungspunkte“ (八會穴, *bā bui xué).*

In der *Ming*-Dynastie (1168–1046) ging diese Entwicklung weiter, als *Li Shi-Zhen* (李時珍), der Autor des berühmten *Běn Căo Gāng Mù* (本草綱目 „Große Materia Medica“), auch das Werk *Qi Jing Ba Mai Kao* (奇經八脈考, „Abhandlungen über die Außerordentlichen Gefäße“) schrieb. Er ergänzte die im *Nán Jīng* beschriebenen Verläufe um weitere Details.

In der Qing-Dynastie (1646–1911) nutzte *Ye Tian-Shi* (葉天士) die Theorie und die Punkte der Außerordentlichen Gefäße in seinem Buch über die Behandlung von Wärmekrankheiten *Lin Zheng Zhi Nan Yi An* (臨證指南醫案, „Fallbeschreibungen als Anleitung für die klinische Praxis“). Als einer der ersten beschrieb er darin, wie chronische Krankheiten in die Außerordentlichen Gefäße „eintreten“ können. In jüngerer Zeit wurden die Außerordentlichen Gefäße auch im System der Mittags-Mitternachts-Regel (子午流注, *zĭ wŭ liú zhù*) und in einigen Familiensystemen angewendet, was jedoch nicht Thema dieses Buches ist.

Während der gesamten Entwicklung der Theorie der Außerordentlichen Gefäße blieben die Fragen des *Nán Jīng* stets ein wichtiger Ausgangspunkt. Auch in unserem Buch stehen genau diese Fragen am Anfang, und erst danach werden modernere Sichtweisen erörtert. Die meisten modernen Konzepte gehen auf die oben erwähnten Ärzte zurück. In diesem Kapitel werden nun folgende Themen erörtert:

- Was steht im *Nán Jīng* über die Natur der Außerordentlichen Gefäße geschrieben?
- Welche modernen Betrachtungsweisen existieren?
- Welche Aufgaben erfüllen die Außerordentlichen Gefäße?
- Bei welchen Krankheitsmustern sollte man an sie denken?

Die Acht Außerordentlichen Gefäße im *Nán Jīng*

In Kapitel 27 des *Nán Jīng* heißt es:

> „Im Meridiansystem gibt es Acht Außerordentliche Gefäße, welche nicht den 12 Hauptmeridianen zugeordnet werden. Was soll das bedeuten?“

In der Antwort auf diese Frage werden zuerst die Acht Außerordentlichen Gefäße aufgelistet. Danach wird ausdrücklich betont, dass diese tatsächlich nicht dem Aufgabenbereich der 12 Hauptmeridiane zugeordnet sind. Diese Antwort bringt zwar eine gewisse Erklärung, ist aber nicht ausreichend, weshalb eine weitere Frage folgt:

> „Es heißt, dass es im Körper 27 Gefäße gibt: die 12 Hauptmeridiane und die 15 *Luo*-Gefäße. Das Qi soll sich im Körper in diesen Gefäßen nach oben und unten bewegen. Wie können die Außerordentlichen Gefäße außerhalb dieses Systems existieren?“ [54]

Die Frage wird in einer für *Nèi Jīng* und *Nán Jīng* typischen Art und Weise beantwortet, also ohne konkrete Beschreibung der Punkte, ihrer Lokalisierung oder ihrer physiologischen Funktion, sondern mit einer Metapher. In den klassischen und einigen modernen Büchern werden oft Vergleiche zwischen den inneren Körpervorgängen und der Gesellschaft oder der Natur gezogen, so wie im *Néi Jīng* die Organe mit den Beamten des kaiserlichen Hofes verglichen werden. Im Kapitel 27 des *Nàn Jīng* wird die Zirkulation von Qi und Blut im Körper anhand eines Bewässerungssystems erklärt:

> „Gelehrte Ärzte in alten Zeiten erstellten dieses Konzept nach vielen Beobachtungen und nachdem sie das Wesen von Bewässerungssystemen betrachtet hatten. In den Dörfern fließt das Regenwasser vom Himmel in Bewässerungsgräben, Bäche und Wasserversorgungsanlagen. Gelegentlich aber reichen diese Wasserwege nicht aus und es kommt zu einer Überschwemmung. Genauso können manchmal die [27] Gefäße den Überfluss nicht kontrollieren, wenn sie zu stark angefüllt sind.“

Im Nàn Jīng wird das Konzept der Außerordentlichen Gefäße in den Kapiteln 28 und 29 erörtert, wobei in Kapitel 28 die Verläufe und in Kapitel 29 die jeweiligen Pathologien beschrieben werden. In modernen Lehrbüchern wurden aus diesen Kapiteln des *Nàn Jīng* und den Konzepten späterer Autoren ein paar Grundprinzipien zu den Außerordentlichen Gefäßen erstellt (Tab. 11.1):

Die Acht Außerordentlichen Gefäße

- sind etwas vollkommen anderes.
  Ihre Grundstruktur unterscheidet sich von jener der Hauptmeridiane.
- verlaufen nicht an den oberen Extremitäten.
  Die oberen Extremitäten können jedoch dank indirekter Verbindungen über die Hauptmeridiane beeinflusst werden oder können selbst die Acht Außerordentlichen Meridiane beeinflussen.

---

54 Diese 27 Gefäße beinhalten die 12 Hauptmeridiane und deren *Luo*-Gefäße sowie die *Luo*-Gefäße von *Du Mai* und *Ren Mai* und das „Große *Luo*-Gefäß der Milz“ *(脾大絡, pí dà luò)*. Interessanterweise werden die *Luo*-Gefäße somit dem System der Hauptmeridiane zugeordnet. Diese 15 *Luo*-Gefäße stellen die größte der in modernen Lehrbüchern erwähnten drei *Luo*-Kategorien dar: 1. Die „(großen) *Luo*-Gefäße“ (別絡, *bié luò*), 2. die „kleinen *Luo*“ (孫絡, *sūn luò*) und 3. die „oberflächlichen *Luo*“ *(浮絡, fú luò)*. Wenn Dr. Wang die Wirkung der *Luo*-Punkte auf die „Mikrozirkulation“ beschreibt, bezieht er sich auf diese kleinen und oberflächlichen *Luo*-Gefäße. Viele moderne Bücher setzen die oberflächlichen *Luo*-Gefäße mit den sichtbaren kleinen Gefäßen an der Hautoberfläche gleich.

- fließen im Körper von unten nach oben. Hier bestehen Parallelen zur Lymphe oder den interstitiellen Flüssigkeiten, die ebenso zum Herzen und somit nach oben fließen. Eine Ausnahme ist der *Dai Mai.*
- haben keine direkte Verbindung zu den Organen.
- haben keine Hautzonen, tendinomuskuläre Meridiane oder Sondermeridiane *(jīng biè).*
- erfüllen die Aufgabe, einen Überfluss aus Qi und Blut aus dem Hauptmeridiansystem zu regulieren.
- fallen nicht in den regulären Aufgabenbereich des Meridiansystems.

Die 12 Hauptmeridiane	Die Acht Außerordentlichen Gefäße
fließen zu den vier Extremitäten oder von ihnen weg; die Yang-Meridiane fließen zum Kopf, die Yin-Meridiane zum Rumpf	fließen von den Beinen nach oben, jedoch nicht direkt zu den Armen **Ausnahmen:** Ein Ast des *Chong Mai* fließt hinab zu den Beinen; der *Dai Mai* verläuft um die Hüfte herum
sind ein Verbindungsglied der normalen *Zàng Fŭ*-Physiologie und nehmen an dieser auch teil (über die Sechs Schichten mit je zwei Organen)	haben keine direkte Verbindung zu den 12 Organen **Ausnahme:** Der *Du Mai* umkreist die Nieren und durchdringt das Herz
jeder Meridian nimmt an der Qi-Transformation des entsprechenden Organs teil (siehe Kapitel 16)	nehmen als Reservoir den Qi- und Blutüberfluss aus den Hauptmeridianen auf
regulieren sich in einem vernetzten System gegenseitig	sind nicht der Regulation durch die Hauptmeridiane unterworfen
verlaufen an klar definierten Bahnen, sie besitzen auch Haut-, Sehnen- und Sonderverläufe	haben keine klar definierten Haut-, Sehnen- oder Sonderverläufe; besitzen keine eigenen Punkte, sondern können über Kreuzungs- und Öffnungspunkte behandelt werden **Ausnahmen:** Nur *Ren Mai* und *Du Mai* besitzen eigene Punkte

Tabelle 11.1
Die Unterschiede zwischen Hauptmeridianen und Außerordentlichen Gefäßen aus Sicht der klassischen Chinesischen Medizin

Moderne Sichtweisen der Acht Außerordentlichen Gefäße

Im *Nàn Jīng* werden die Außerordentlichen Gefäße nicht ohne Grund mit einem Bewässerungssystem verglichen, denn sie arbeiten im Bereich der Flüssigkeiten. Diese Körperflüssigkeiten werden im *Nán Jīng* in mehreren Zusammenhängen erwähnt.

- *Tài Yīn* kümmert sich um den Nähraspekt der Flüssigkeiten und des Blutes.
- *Tài Yáng*, insbesondere die Qi-Transformation der Blase, ist für die allgemeine Flüssigkeitsregulation im gesamten Körper verantwortlich. Gemeinsam mit dem *Ming Men* der Niere reguliert sie das Flüssigkeitsvolumen.
- *Shào Yáng*: Der *San Jiao* ist der Pfad für Flüssigkeiten und *Yuan*-Qi.

Wo in der Flüssigkeitszirkulation ist nun ein Platz für die Außerordentlichen Gefäße? In der Antwort auf diese Frage liegt der Schlüssel für die eigentliche Bedeutung von „außerordentlich" (Tab. 11.2).

Hauptmeridiane	Beziehung zu den Flüssigkeiten
Tài Yīn	sorgt für die Fähigkeit der Flüssigkeiten, die Körpergewebe zu ernähren
Tài Yáng	kümmert sich mit Hilfe des *Ming Men* um das Nettovolumen aller Flüssigkeiten
Shào Yáng	kümmert sich um die Flüssigkeitswege in den kleinen Zwischenräumen (= *San Jiao*)

Tabelle 11.2
Die Aufgabenverteilung im Management der Körperflüssigkeiten

Zu allererst wurde demnach klargestellt, dass die Außerordentlichen Gefäße „eigentlich nicht existieren". Anders als die 12 Hauptmeridiane haben sie keine definierten, palpierbaren Verläufe. Die 12 Hauptmeridiane und 15 *Luo*-Gefäße bilden einen Kreislauf, der manchmal als 24-Stunden-Zyklus beschrieben wird, und die Bewegung in den Hauptmeridianen gleicht dem Fließen eines großen Flusses.

Frage *Darf ich hier kurz unterbrechen: Ich frage mich, was diese tägliche Kreisbewegung mit der Punktauswahl nach der Mittag-Mitternacht-Regel (子午流注, zǐ wǔ líu zhù) zu tun hat. Ist zu einer gewissen Zeit in dem einen oder anderen Hauptmeridian mehr Qi?*

Dr. Wang

Ich persönlich schenke der Punktauswahl nach der Mittag–Mitternacht-Regel keine große Beachtung. Ich kenne Lehrer und Kollegen, die Punkte nach gewissen Zeitkreisläufen auswählen. Ich konnte aber beobachten, dass sie zu diesen Punkten immer empirische Punkte oder Meridianpunkte hinzufügten. Ihre Behandlungsergebnisse kann man also genauso über die normale Wirkungsweise der Akupunktur erklären und nicht notwendigerweise durch besondere Punktewirkungen zu gewissen Tageszeiten. Ich finde es besser, durch die Meridianpalpation herauszufinden, was in einem Patienten vor sich geht. Natürlich können Palpationsveränderungen im Tagesverlauf variieren und die Punktauswahl beeinflussen, aber dieses Thema habe ich noch nicht genau erforscht.

Ich denke, dass die Mittag–Mitternacht-Systeme als Ausdruck der damaligen Kulturen entstanden waren. Im alten China hing das Leben (Schlaf, Ernährung, Bewegung und vieles mehr) stark von den Sonnenrhythmen und dem Jahreskreis ab. Die heutige Gesellschaft ist aber von den Naturrhythmen ziemlich unabhängig, und ein möglicher Nutzen der Mittag–Mitternacht-Regel wird dadurch unterlaufen. Dies sind aber nur meine eigenen Beobachtungen.

Ich habe schon erwähnt, dass die Bewegung in den 12 Hauptmeridianen kein Boot ist, das durch einen Meridian nach dem anderen fährt. Das Hauptmeridiansystem ähnelt einem Fluss mit konstanter Bewegung und klaren Abgrenzungen. Wie bei Flüssen sind diese Grenzen jedoch flexibel und fließend, und die genauen Meridianverläufe ändern sich je nach Lebenslauf, nach Verletzungen, Krankheit oder Lebensgewohnheiten: Der Meridianfluss kann sich verlangsamen, beschleunigen oder seinen Pfad leicht abändern, und dabei kann es auch zu Palpationsveränderungen kommen. Die Acht Außerordentlichen Gefäße hingegen sind vollkommen anders.

Die Acht Außerordentlichen Gefäße stehen für acht physiologische Grundprinzipien außerhalb des Aufgabengebietes der Hauptmeridiane. Sie stehen in Bezug zu gewissen Körperbereichen, jedoch nicht so fest definiert wie bei den Hauptmeridianen.

Die chinesische Terminologie kann das verdeutlichen: 奇經八脈, *Qi Jing Ba Mai* – meist als „Acht Außerordentliche Gefäße" übersetzt – bedeutet wörtlich „Außerordentliche Meridiane acht Gefäße". Der Namen besteht also aus zwei Begriffen: „Außerordentliche Meridiane" und „acht Gefäße". Die Außerordentlichen Meridiane sind zahllos, die acht Gefäße hingegen sind didaktische Gruppierungen.

Diese acht Gruppierungen stehen für Grundtendenzen in der Flüssigkeitszirkulation, die ja außerhalb des Hauptmeridianflusses abläuft.

Was bedeutet „außerhalb des Hauptmeridianflusses"? Die Acht Außerordentlichen Gefäße entsprechen der langsamen Bewegung der interstitiellen Flüssigkeiten, möglicherweise auch des Liquors. Das sind Flüssigkeiten, die sich „außerhalb" von Blutfluss, Lymphgefäßen und Organen befinden.

Diese Sicht der Außerordentlichen Gefäße als Reservoir ohne definierte Verläufe verdeutlicht den Unterschied zu den 12 Hauptmeridianen. Zwischen *San Jiao* und den Außerordentlichen Gefäßen sind die Aufgaben wie folgt verteilt:

- Der *San Jiao* ist der Pfad für Flüssigkeiten und *Yuan*-Qi, er ist also eine *Lokalisation* (Siehe Kapitel 9)
- Die *Außerordentlichen Gefäße* regulieren die Bewegung in diesen Pfaden, sie dienen also der *Regulation*.

Die interstitiellen Flüssigkeiten fließen im *San Jiao*, treten durch die Gefäßwände mit dem Blut in Austausch und interagieren ständig mit den 12 Hauptmeridianen.

Auch hierzu gibt es eine Metapher: Die 12 Hauptmeridiane ähneln Gebirgsflüssen, die Außerordentlichen Gefäße hingegen Feuchtgebieten in der Ebene. Wenn im Frühjahr die Flüsse anschwellen, nehmen die Feuchtgebiete den Wasserüberfluss auf. In der Trockenzeit hingegen versorgen die Feuchtgebiete die Flüsse mit Wasser. So stehen das Wasser in den Flüssen und seine Lebewesen das ganze Jahr über in ständigem Austausch mit den Feuchtgebieten (Abb. 11.1).

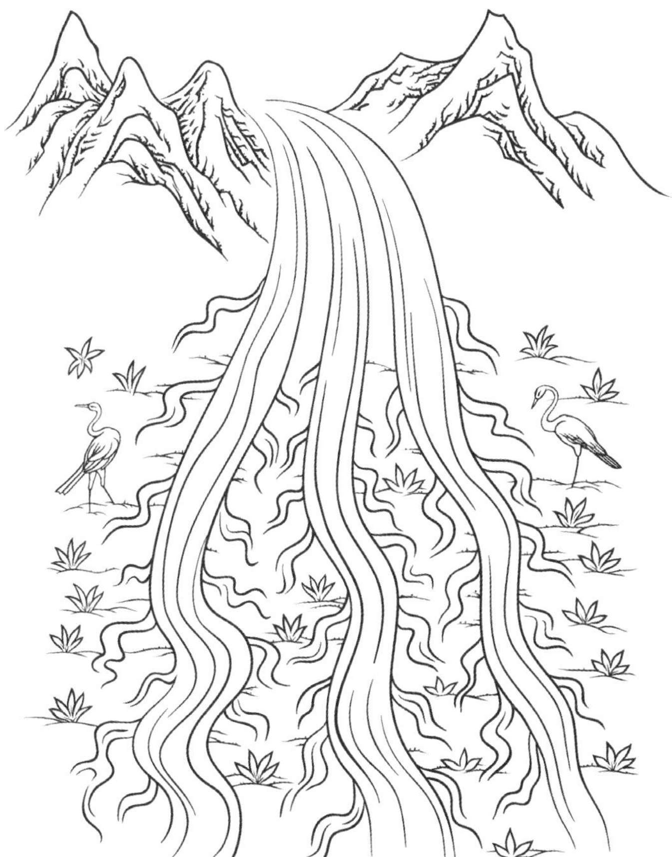

Abbildung 11.1
Die Hauptmeridiane ähneln Flüssen, die Außerordentlichen Gefäße hingegen den wasserspeichernden Feuchtgebieten.

Frage *„Mich verwirrt das Konzept der Acht Außerordentlichen Gefäße als Milieu, in dem die anderen Meridiane arbeiten. Im Kapitel über den San Jiao haben Sie auch diesen als „Milieu, in dem die anderen Organe funktionieren" beschrieben. In welcher Beziehung steht nun der San Jiao zu den Acht Außerordentlichen Gefäßen?"*

Dr. Wang

„Das stimmt, sowohl der *San Jiao* als auch die Außerordentlichen Gefäße gehören im weitesten Sinn zum inneren Körpermilieu. Die Beziehung dieser beiden Systeme zueinander verdeutlicht das eigentliche Wesen der Meridiane. Zuerst möchte ich einige Konzepte des *San Jiao* wiederholen: Als Yang-Organ gilt er als hohler Pfad und im *Néi Jīng* bekanntlich als „Ausgangspunkt der Wasserwege". Im Kapitel (des vorliegenden Buches) über *Shào Yáng* wurde der *San Jiao* als das dreiteilige Milieu beschrieben, in dem die anderen Organe arbeiten, und außerdem als Weg für Flüssigkeiten und *Yuan*-Qi. Dieser Pfad entspricht im Großen und Ganzen den Bindegewebszwischenräumen, welche, mit interstitieller Flüssigkeit gefüllt, die Organe in Brust und Bauchraum umgeben. Der *San Jiao* ist also der Pfad für interstitielle Flüssigkeiten um die Bein- und Armmuskeln herum. Dieses Modell des *San Jiao* kommt dem modernen, anatomischen Verständnis des Bindegewebes nahe.

Zu einem gewissen Grad überlappen sich *San Jiao* und Außerordentliche Gefäße. Der *San Jiao* als ein Yang-Organ ist ein Pfad für Flüssigkeiten und *Yuan*-Qi. Die Acht Gefäße auf der anderen Seite entsprechen der Bewegung dieser Flüssigkeiten. und sind zuständig für Regulation (調整, *tiáo zhěng*) und Vernetzung (聯繫, *lián xì*) der Flüssigkeiten im *San Jiao*. „Vernetzung" bedeutet, dass der ganze Körper durch ein ständig veränderliches Flüssigkeitsmedium verbunden ist.

Dem *Nàn Jīng* zufolge absorbieren die Außerordentlichen Gefäße einen Überfluss aus den zwölf Hauptmeridianen. Für mich bedeutet „Überfluss": Alles außerhalb von Blut, Lymphe, Nerven, Verdauungstrakt und den anderen Organsystemen, die aus meiner Sicht Teil der Hauptmeridiane sind. Deshalb vergleiche ich diesen Überfluss mit den interstitiellen Flüssigkeiten, die bekanntlich nicht nur in Brust- und Bauchraum, sondern in allen Körpergeweben zu finden sind. Damit regulieren die Außerordentlichen Gefäße alle kleinen Körperzwischenräume, die außerhalb der Versorgung der Hauptmeridiane liegen. Trotzdem fließen all diese Flüssigkeiten in den Pfaden des *San Jiao*, denn dieser *ist* genau ihr Pfad. Die Außerordentlichen Gefäße kontrollieren hingegen Menge und Bewegung dieser Flüssigkeiten, wobei sich beide Systeme in der Praxis überlappen.

Eine große Rolle spielen die Außerordentlichen Gefäße vor allem auf Ebene der kleinen *Luo*-Gefäße, wo ständig Flüssigkeiten diffundieren und resorbiert werden. Diese enge Beziehung zwischen den *Luo*-Gefäßen und den Außerordentlichen Gefäßen wird dadurch unterstrichen, dass vier ihrer Öffnungspunkte gleichzeitig *Luo*-Punkte sind.

Der gesamte Körper wird demnach von einer Flüssigkeitszirkulation umspannt, wovon die Acht Außerordentlichen Gefäße acht große Kategorien darstellen. Die Erfahrung hat gezeigt, dass sich jede dieser Kategorien durch einen der acht Öffnungspunkte beeinflussen lässt. Dieser Aspekt der chinesischen Physiologie befindet sich noch immer in einem Entwicklungsprozess, und ich denke, dass auch die moderne Forschung (Anatomie und Physiologie) zu einer Verfeinerung der Sichtweise und der Anwendung der Außerordentlichen Gefäße beitragen kann.

Die heutige Sicht der Acht Außerordentlichen Gefäße entwickelte sich erst in der späten *Ming*-Dynastie und in der Qing-Dynastie (1368–1911). Zwar waren diese Ideen zuvor schon in manchen klassischen Texten erwähnt worden, wurden aber lange Zeit kaum klinisch angewandt.

Meine persönliche Sicht der Außerordentlichen Gefäße basiert auf meiner eigenen klinischen Beobachtung und dem Studium klassischer und moderner Bücher. Trotzdem habe ich dieses Konzept noch nicht vollständig verstanden. Überdenken Sie meine Ideen in Ihrem klinischen Alltag, vielleicht erlangen Sie ein tieferes Verständnis als ich.

Der *San Jiao*	**Die Acht Außerordentlichen Gefäße**
ist der Pfad für die Flüssigkeitsbewegung	beeinflussen die Bewegung der interstitiellen Flüssigkeiten und verbinden mehrere Hauptmeridiane miteinander
hält diese Pfade instand	benützen für diese Verbindungen die Pfade des *San Jiao*
seine Flüssigkeiten sind das Medium für den Transport von *Yuan*-Qi	ihre Flüssigkeiten dienen als Medium, um die Hauptmeridiane miteinander zu verbinden

Tabelle 11.3
Der *San Jiao* und die Außerordentlichen Gefäße sind beide an der Zirkulation der interstitiellen Flüssigkeiten beteiligt.

Die Acht Außerordentlichen Gefäße sind somit ein wichtiger Aspekt jenes inneren Milieus, in dem die 27 Gefäße (12 Hauptmeridiane und 15 *Luo*-Gefäße) arbeiten. Genau wie der Mensch seine Umwelt nicht vollständig kontrollieren kann, liegen die Acht Außerordentlichen Gefäße außerhalb des Kontrollbereiches der Hauptmeridiane. In Mangelzeiten bieten sie Unterstützung und in Zeiten von Überfluss oder Verschmutzung können Sie diesen Überfluss aufnehmen. Man sollte also an sie denken, wenn:

- mehrere Meridiangruppen von einer Krankheit betroffen sind,
- Krankheitsmuster mit der Meridian- oder *Ba Gang*-Diagnose ungenügend erklärt werden können.

Die Aufgaben der Acht Außerordentlichen Gefäße

Bisher wurden die Acht Außerordentlichen Gefäße als Regulatoren von Qi und Blut in den 12 Hauptmeridianen und 15 *Luo*-Gefäßen dargestellt. Sie verbinden die Hauptmeridiane miteinander und unterstützen somit die Heilungsprozesse.

Auch ihre Funktion ist ein „Milieu", aber es ist ein anderes Milieu als jenes des *San Jiao*, der die Pfade für Flüssigkeiten und *Yuan*-Qi um die Organe herum und in der Körperperipherie umsorgt. Die Außerordentlichen Gefäße verflechten und verbinden die Hauptmeridiane.

- Der *San Jiao* kümmert sich um die Pfade selbst; für ihn sind diese Flüssigkeiten einfach das Transportmedium für *Yuan*-Qi,
- die Außerordentlichen Gefäße stellen eine wichtige Funktion der Flüssigkeiten dar; für sie sind diese Flüssigkeiten das Medium für Verbindung und Verflechtung.

Bei all ihren Unterschieden sind beide Systeme natürlich nicht vollständig voneinander zu trennen. Auch lassen sich die einzelnen Funktionen der Acht Außerordentlichen Gefäße untereinander kaum abgrenzen.

Nun ein paar Grundprinzipien aller acht Gefäße, und danach zu deren einzelnen Funktionen.

Die Außerordentlichen Gefäße vernetzen das Meridiansystem.

Sie dienen in Überflusszeiten als Reservoir, aus denen in Mangelzeiten Qi und Flüssigkeiten für die Blutbildung zur Verfügung gestellt werden. Diese „Flüssigkeiten" sind nicht ein destilliertes Wasser, sondern sind wie sprudelnd lebendiges Gewebe unter einem Mikroskop.

Die Reservoire fördern die ständige Interaktion der Meridiangruppen. Die 12 Hauptmeridiane und die 15 *Luo*-Gefäße regulieren die Physiologie, werden aber selbst durch die Außerordentlichen Gefäße vernetzt. Daraus entsteht ein Netz der Qi-Dynamik.

In der Qing-Dynastie wurden die Außerordentlichen Gefäße mit einem Netz aus Seen oder Kanälen um die größeren Flüsse der Hauptmeridiane herum verglichen. Nimmt der Druck in diesen Hauptmeridianen zu, fließen Qi und Blut zu den Acht Außerordentlichen Gefäßen über. Nimmt der Druck in den Hauptmeridianen jedoch ab, dann können diese Reservoire die leeren Hauptmeridiane auffüllen. Schmutz aus diesen kleinen, gemächlichen Bächen kann natürlich in die großen Flüsse gelangen; genauso kann auch Pathogenes Qi in die Außerordentlichen Gefäße fließen, weshalb sie bei chronischen Krankheiten befallen sein können.

Am Anfang dieses Kapitels wurden die Außerordentlichen Gefäße mit Wasserwegen verglichen. Glaubt man dem *Nàn Jīng*, dann entstand ihre Theorie aus Naturbeobachtungen. Vielleicht hatte man die Wasserbewegungen um den See Tai in der Provinz Jiangsu nahe der alten Stadt Hangzhou beobachtet. Dieser See ist seicht und hat mehr als 80 Inseln und viele Sandbänke. Der Wasserzufluss aus dem Fluss Huai war immer unvorhersehbar: Es gab Überflutungen und Trockenheit. Bei niedrigem Wasserstand tauchten die Sandbänke aus dem See auf und bildeten ein Labyrinth aus vielen Strömungen. Bei Überflutungen füllte das Wasser den See nach und nach auf, bis die gesamte Fläche von 2200 m^2 wieder einen großen, zusammenhängenden See ergab. Die klassische Sichtweise der Außerordentlichen Gefäße ist wie dieser See Tai und sein Zuflusssystem: Wasseraufnahme in Zeiten des Überflusses – Wasserabgabe in Zeiten des Mangels. Der effizienteste Weg durch jedes dieser Areale ist aber immer der Hauptfluss – also die Hauptmeridiane.

Die Außerordentlichen Gefäße unterstützen uns bei Störungen der Hauptmeridiane

Die Außerordentlichen Gefäße können vorübergehend oder permanent als Hilfsmeridiane fungieren, wenn die Hauptmeridiane gestört sind, beispielsweise bei einer Organentfernung oder Amputation. Auch bei normalen Meridianblockaden kann die Qi-Ausstrahlung alternativ dem Pfad der Außerordentlichen Gefäße folgen. Somit hilft dieses Konzept, ungewöhnliche Schmerzen oder Nadelsensationen zu verstehen.

Qi und Blut fließen bei einer Blockade analog elektrischem Widerstand (Elektronen fließen immer den Weg des geringsten Widerstandes) in die Außerordentlichen Gefäße.

Normalerweise bieten die 12 Hauptmeridiane den geringsten Widerstand. Bei Qi- oder Blut-Stase fließt das Qi aber von den Hauptmeridianen in die Außerordentlichen Gefäße. Natürlich kann man Qi mit Elektrizität nicht vollkommen gleichsetzen. In der Chinesischen Medizin werden viele Substanzen als „Qi" bezeichnet, dessen Bedeutung ist also viel breiter als jene von Elektrizität. Qi ist, vereinfacht gesehen, die kleinste Einheit des Funktionspotenzials *(功能, gōng néng)* der Umwelt und des Körpers. Es existiert ohne sichtbare Form *(無形而存在, wú xíng ér cún zài)*. Elektrizität stellt somit eine Unterkategorie des Qi dar (Abb. 11.2).

Mit der Zeit kommt es bei blockierten Hauptmeridianen zu „Spuren" außerhalb des normalen Meridianverlaufes. Wenn eine chronische Beschwerde den Qi- und Blut-Fluss längere Zeit derart verändert, dass die Hauptmeridiane betroffen sind, ist die normale Meridianzirkulation nur schwierig wieder herzustellen. Manchmal reicht es dann nicht, die Qi- und/oder Blut-Blockade einfach aus dem Hauptmeridian zu entfernen. Deshalb sollte man bei chronischen Beschwerden oder bei Störungen ganzer Meridiangruppen an die Außerordentlichen Meridiane denken.

Ein Krankheitsrückfall würde dann sehr wahrscheinlich erneut die Außerordentlichen Gefäße betreffen. „Eine Krankheit bereist bekannte Bahnen" (病走熟路, *bīng zǒu shú lù)* und gelangt bei einer Blockade der Hauptmeridiane sehr leicht wieder in die Außerordentlichen Gefäße.

„Blockade" bedeutet meistens, dass die Nadelausstrahlung entlang des Meridians fehlt oder der Meridianverlauf schmerzhaft oder taub ist. Wörtlich bedeutet „blo-

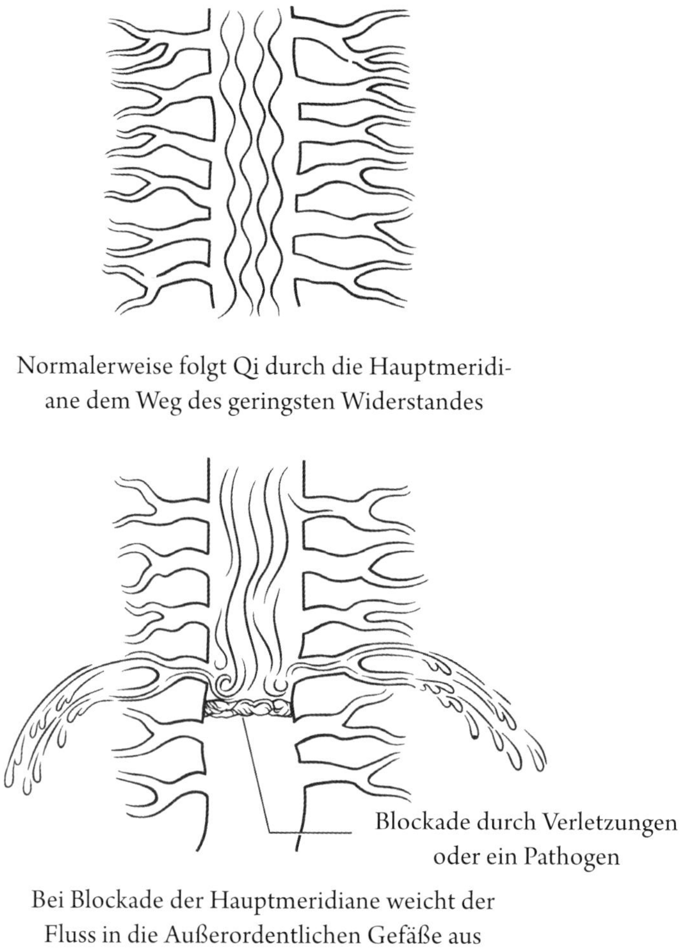

Abbildung 11.2
Der Qi-Fluss in den Meridianen.

ckiert" (不通, *bù tōng*) „nicht offen, nicht verbunden, nicht ganz". Es fehlt einem blockierten Meridian an bewegtem Qi (Yang). Das kann an einer Leere, Fülle und/ oder Stase liegen, aber immer ist die Zirkulation entlang des Meridians eingeschränkt, sodass Muskeln und Nerven unterernährt werden.

Über das Meridiansystem wirkt sich die fehlende Ernährung nicht nur lokal, sondern im ganzen System aus, und auch bei einer distalen Meridianblockade sind dadurch die *Zàng Fŭ* betroffen. Wenn also Qi und Blut aus dem Meridiansystem heraus und durch die Außerordentlichen Gefäße fließen, verliert ihr Fluss an Effizienz. Darunter können Qi, Blut, Flüssigkeiten und alle durch das Meridiansystem fließende Informationen leiden. Die Außerordentlichen Gefäße können bei einem gestörten

Qi-Fluss demnach zwar unterstützend wirken, aber nicht alle normalen Funktionen der 12 Hauptmeridiane vollkommen ersetzen.

Die Außerordentlichen Gefäße haben einen regulierenden Effekt, den man am besten anhand ihrer „Verläufe“ verstehen kann. Diese „Verläufe“ sind vielmehr Einflussgebiete, weshalb auch gesagt wird, dass diese Gefäße „nicht existieren“. Damit unterscheiden sie sich von den klar definierten Verläufen der Hauptmeridiane.

Frage *Mich verwirrt, dass „nicht existierende“ Gefäße Funktionen ausführen können. Wenn Sie nicht existieren, wie können Sie dann Einflussbereiche besitzen?*

Dr. Wang

Das zu verstehen, war für mich auch sehr schwierig. Am einfachsten stellt man sich die Außerordentlichen Gefäße als ein Verbindungssystem für die Hauptmeridiane vor. Sie können die Beziehung mehrerer Meridiane oder Körperareale zueinander beeinflussen und dienen somit der Integration.

Als Beispiel soll der Schluckvorgang dienen. Dieser betrifft:

- Zunge: vor allem Herz- und Milz-Meridian
- Kehle: Nieren-Meridian und
- Speiseröhre: Magen-Meridian

Dieser gesamte Schluckvorgang wird vom *Yin Qiao Mai* koordiniert. Mit „existieren nicht“ meinte ich, dass sie nicht klare Verläufe wie die Hauptmeridiane besitzen, sondern der Integration dienen. Alles außerhalb der Zirkulation der Hauptmeridiane gehört eigentlich zu den Außerordentlichen Gefäßen, so zum Beispiel auch die Zirkulation der interstitiellen Flüssigkeiten zwischen Blut und Lymphe. Mit diesem Zirkulationsmodell im Hinterkopf ergibt auch die Meridianpalpation mehr Sinn, und es hilft einem, effektive Punktpaare auszuwählen. Dies alles ist ein langer Lernprozess, der auf der Beobachtung von Patienten basieren muss. Wirklich tief verstehen kann man das erst, wenn man diese Konzepte im klinischen Alltag anwendet.

Der *Ren Mai* – das Konzeptionsgefäß

Ren Mai und *Du Mai* entspringen derselben Quelle. Bei den Frauen ist das der Uterus, bei den Männern das Gebiet um Hoden und Prostata. Anderen Schriftquellen zufolge entspringen *Ren Mai* und *Du Mai* bei Frauen und Männern dem *Ming Men*. In beiden Fällen kommen sie aus den tiefsten vorgeburtlichen Quellen, dem Essenz-Speicher (Yin) und dem *Ming Men*-Feuer (Yang), und bilden über Abdomen und Wirbelsäule einen Kreis.

Der *Ren Mai* ist der Treffpunkt des Yin und läuft in der Mittellinie des Bauches nach oben zu Kehle und Augen. Wie eine Gebirgsschlucht sammelt er Yin und Blut und bringt diese zur Reife. Er ist eigentlich kein „Gefäß", sondern vielmehr eine in diesem Areal vorherrschende anatomische und physiologische Tendenz. Seiner Lokalisation entsprechend ähnelt seine Funktion jener der drei Yin-Meridiane am Bein, denn er verbindet zwar alle sechs Yin-Hauptmeridiane, aber besonders Niere, Leber und Milz.

Das Schriftzeichen 任 *(Ren Mai)* hat mehrere Bedeutungen:
- akzeptieren,
- Verantwortung übernehmen,
- mit etwas vertraut sein,
- kontrollieren.

Der *Ren Mai* übernimmt demnach Verantwortung für Ernährung und Entwicklung des Fetus.

Wenn man das Radikal für Mensch in diesem Schriftzeichen durch jenes für „Frau" ersetzt, bekommt es die Bedeutung „schwanger" (妊, *rèn*). Liest man chinesische Originaltexte, hat *Ren Mai* also immer auch die Bedeutung von Schwangerschaft (Abb. 11.3).

任	Das Schriftzeichen für „*Ren Mai*" bedeutet ebenso: akzeptieren, die Verantwortung übernehmen, vertraut sein oder kontrollieren
妊	*Rèn* – schwanger sein

Abbildung 11.3
Rèn (任) und *rèn* (妊)

Ren Mai und *Du Mai* nehmen unter den Außerordentlichen Gefäßen eine einzigartige Stellung ein. Am auffälligsten dabei ist, dass sie eigene Punkte besitzen. Zusätzlich haben sie – anders als die anderen sechs Außerordentlichen Gefäße – eigene *Luo*-Gefäße. Da auf *Ren Mai* und *Du Mai* auch einige der Prinzipien der Hauptmeridiane zutreffen, sind sie gewissermaßen nur „scheinbar außerordentlich". Man kann sie direkt nadeln und nicht nur über einflussreiche Punkte oder Öffnungspunkte. Ebenso kann man diese beiden Gefäße palpieren, was klinisch sehr häufig geschieht.

Im den alten Texten wird an manchmal der *Ren Mai,* manchmal der *Chong Mai* als „Meer des Blutes" bezeichnet. Während der *Chong Mai* die inneren Organe mit Blut versorgt, ist der *Ren Mai* mit dem Menstruationsblut und der intrauterinen Ernährung verbunden. In der Praxis sind die beiden Gefäße oft schwierig voneinander zu unterscheiden; am Bauch liegen die mit dem *Chong Mai* verbundenen Punkte so nahe beim *Ren Mai,* dass diese beiden Gefäße manchmal als überlappend betrachtet werden. Das *Luo*-Gefäß des *Ren Mai* tritt bei Ren15 *(Jiū Wě)* tiefer Richtung Herz und Magen und stellt somit eine Verbindung zu Verdauung und Kreislauf her.

Der *Du Mai* – das Lenkergefäß

Bevor der *Du Mai* in die Wirbelsäule eintritt, zieht er zu den Genitalien und trifft dort den *Ren Mai*. Somit sind diese beiden Gefäße gewissermaßen *zwei* Aspekte *eines* Gefäßes. Li Shi-Zhen beschrieb in seiner *„Untersuchung der Außerordentlichen Gefäße"* ein tiefes *Luo*-Gefäß des *Du Mai*, das auf der Vorderseite in den *Ren Mai* mündet. Am Ende seines Verlaufs tritt der *Du Mai* bei Du16 *(Fēng Fŭ)* in das Gehirn ein. Das Schriftzeichen 督 *(Du)* bedeutet „regieren, beaufsichtigen", denn der *Du Mai* reguliert und regiert das gesamte Körper-Yang.

Zusätzlich besitzt der *Du Mai* zwei *Luo*-Gefäße beidseits der Wirbelsäule, auf denen die *Hua Tuo Jia Ji*-Punkte liegen. Außerdem steht er in Verbindung mit allen sechs Yang-Hauptmeridianen, weshalb er bei fehlender Bewegung (z.B. Lähmungen) angewendet wird.

In Bezug auf seinen Verlauf sollte man sich folgende Punkte vor Augen halten:

- Ein Ast zieht direkt zu Harnröhre, Uterus und Hoden.
- Bei Du16 tritt der *Du Mai* direkt ins Gehirn ein.
- Die *Hua Tuo Jia Ji* Punkte (Extrapunkte) liegen auf seinen *Luo*-Gefäßen.

Yin Qiao Mai und *Yang Qiao Mai* – die Fersengefäße

Sowohl die *Qiao*-Gefäße als auch die *Wei*-Gefäße bestehen aus Yin–Yang Paarungen. *Qiao* (蹺) bezieht sich auf das Spannen und Lösen von Muskeln, meist in den Beinen, weshalb diese Gefäße manchmal als „Fersengefäße" bezeichnet werden. Die *Qiao Mai* haben mit unserer Beweglichkeit zu tun und besitzen die Aufgabe, die Balance der Yin–Yang-Muskelbewegungen aufrechtzuerhalten. Ähnlich wie *Du Mai* und *Ren Mai,* sind *Yin* und *Yang Qiao Mai* miteinander verbunden. *Ren Mai* und *Du Mai* treffen einander im Bereich des Perineums, *Yin* und *Yang Qiao Mai* bei den Augen. Im Gegensatz dazu besitzen *Yin* und *Yang Wei Mai* keinen Treffpunkt.

Yin und *Yang Qiao Mai* werden oft mit der Beweglichkeit der Beine assoziiert. Einige Autoren übersetzen *Qiao* daher mit „Fußgänger", andere mit „springen"; genau genommen bedeutet es „ein Bein heben" oder „auf den Zehenspitzen stehen". Die Vorstellung, dass diese Gefäße das Gehen koordinieren, kann aber hilfreich sein.

Das Aufgabenbereich dieser Gefäße ist jedoch weiter gefasst und umfasst die Muskelbewegungen des gesamten Körpers, was oft über die tendinomuskulären Meridiane (TMM) mehrerer Meridiane abläuft; die Koordination genau dieser Bewegungen geschieht über die *Qiao Mai.*

Die Beziehung der beiden *Qiao Mai* zueinander ist derart, dass, sobald sich ein Muskel anspannt, sich eine andere Muskelgruppe (der Antagonist) entspannen muss.

Der *Yang Qiao Mai* verbindet die drei Yang-Meridiane des Beines mit dem Dickdarm-Meridian, der *Yin Qiao Mai* die Meridiane *Shào Yīn*-Niere, *Tài Yīn*-Milz und *Tài Yáng* -Blase. Alle diese Meridiane verlaufen zum Gesicht, weshalb die *Qiao Mai* eine starke Wirkung auf Gesichtsbewegungen haben. Es heißt, dass der *Yang Qiao Mai* am äußeren und der *Yin Qiao Mai* am inneren Cantus in die Augen eintreten. Beide sind an Bewegung und Funktion der Augen beteiligt – auch am Öffnen und Schließen der Augen für den gesunden Schlafrhythmus (Tab. 11.4).

Gefäß	Damit in Verbindung stehende Tendinomuskuläre Meridiane/Muskelgruppen
Yang Qiao	Gallenblase, Blase, Magen, Dickdarm, äußerer Augenwinkel
Yin Qiao	Niere, Milz, Blase, innerer Augenwinkel

Tabelle 11.4
Yang Qiao Mai und *Yin Qiao Mai* und die mit ihnen vernetzten Tendinomuskulären Meridiane und Muskelgruppen.

Zu den bekannten Funktionen von *Yin* und *Yang Qiao Mai* sollte man noch eine hinzufügen, nämlich die Koordination der inneren Muskulatur (viszerale Muskulatur). Vor allem der *Yin Qiao Mai* koordiniert die Bewegungen der glatten, unwillkürlichen Organmuskulatur und der um die Organe herum liegenden Muskeln.

Diese Muskeln kann man durch Punkte mit Wirkung auf den *Yin Qiao Mai* stimulieren, was am Ende dieses Kapitels bei der klinischen Anwendung der Außerordentlichen Gefäße erläutert wird.

Das wichtigste in Bezug auf die *Qiao*-Gefäße ist, dass sie die tendinomuskulären Meridiane mehrerer Meridiane miteinander verflechten. In vielen modernen Büchern wird die Verbindung des *Yang Qiao Mai* zur Abduktion und des *Yin Qiao Mai* zur Adduktion betont. Selten wird aber erwähnt, dass der *Yin Qiao Mai* die Bewegung in den Körperhöhlen beeinflussen kann, vor allem bei Störungen des Verdauungstraktes zwischen Kehle und Darm mit Beteiligung mehrerer Meridiane.

Yin Wei Mai und *Yang Wei Mai* – die Verbindungsgefäße

Der *Yin Wei Mai* ist mit den drei Yin-Meridianen am Bein und dem *Ren Mai* verbunden (Tab. 11.5).

Das chinesische Schriftzeichen *wéi* (維) hat folgende Bedeutungen:

- verbinden,
- anbinden,
- verflechten,
- instand halten,
- absichern.

Ganz allgemein sind die Acht Außerordentlichen Gefäße bekanntlich Reservoire für den Überfluss aus den 12 Hauptmeridianen. Aufgabe der *Wei*-Gefäße ist es nun, die langsame Bewässerung von Yin und Yang in diesen Überschwemmungsgebieten zu koordinieren. Dieses interessante Konzept geht auf das *Nán Jīng* zurück.

Dort werden in Kapitel 28 die *Wei*-Gefäße als „das Netzwerk, das überfließt, wenn gewisse Körperbereiche nicht durch die Hauptmeridiane bewässert und versorgt werden“[55] bezeichnet. Diese Areale liegen also außerhalb der Zirkulation der Hauptmeridiane, brauchen aber genauso Stimulation (Yang) und Ernährung (Yin). Die *Yin Wei*-Gefäße verteilen Yin und Yang auf genau dieser Ebene, das heißt, sie harmonisieren die Verteilung von Yin und Yang (durch andere Meridiane) in diesen kleinen Gebieten. *Yin Wei Mai* und *Yang Wei Mai* stimulieren und ernähren nicht selbst, sondern organisieren dies nur.

Die Zirkulation außerhalb der Hauptmeridiane umfasst auch die kleinen *Luo*-Gefäße, weshalb die Öffnungspunkte von *Yin Wei Mai* und *Yang Wei Mai* gleichzeitig *Luo*-Punkte sind.

Für den *Yang Wei Mai* ist dies SJ5 *(Wài Guān)*: Der *San Jiao* und die Außergewöhnlichen Gefäße stehen in enger Verbindung zueinander. Der *San Jiao* ist der Pfad für die Körperflüssigkeiten und das *Yuan*-Qi. Durch die kleinen *Luo*-Gefäße des *San Jiao* kann *Yuan*-Qi in das Zirkulationsnetz des *Yang Wei Mai* einfließen. Möglicherweise kommt daher die Bedeutung „Äußeres Tor“ *(Wài Guān)* – ein Tor, durch das Yang jenseits der *Luo*-Gefäße zirkulieren kann.

Für den *Yin Wei Mai* ist es Pe6 (*Nèi Guān* – Inneres Tor), der *Luo*-Punkt des Perikards, einem *Jué Yīn*-Organ voll an Yin-Blut. An den *Luo*-Gefäßen des *Jué Yīn* treten die Yin-Nährstoffe sehr tief in den Körper ein. Die Verteilung der Yin-Nährstoffe durch mehrere Meridiane wird durch den *Yin Wei Mai* harmonisiert. Unter anderem deshalb hat Pe6 eine derart breite klinische Anwendung.

---

55 Über diese Passage aus dem *Nán Jīng* wurde schon immer viel diskutiert. Ein Teil dieser Diskussionen ist in der Übersetzung von Paul Unschuld (*Nan Ching* – The Classic of Difficulties) zu finden. Im Zentrum dieser Diskussionen steht die Bedeutung der Aussage 溢蓄不能環流灌溉諸經者也 *(Yì xù bù néng huán liú gài zhū jing zhě yě)*. Unschuld übersetzt dies mit „wenn sie so stark angefüllt sind, dass sie überfließen, stagnieren [ihre Inhalte]; sie können dann die zirkulierenden [Einflüsse] nicht mehr durch Drainage in die Hauptmeridiane [zurückbringen].“ Dr. Wang interpretiert den Originaltext hingegen völlig anders mit „Sie fließen über, um anzufüllen, wenn gewisse Areale nicht von den [Haupt-] Meridianen durchzogen und bewässert werden.“ Dr. Wangs Übersetzung ebnet den Weg zur nächsten Aussage: „Der *Yang Wei Mai* beginnt dort, wo sich das Yang trifft, der *Yin Wei Mai* dort, wo das Yin kreuzt“. Die *Wei*-Gefäße wirken also in von den Hauptmeridianen nicht durchzogenen Arealen, den Endzielorten von Yin und Yang. Die darauf folgenden Paragraphen beschreiben, was das funktionell bedeutet und wie es das klinische Denken beeinflusst. Es wird auch beleuchtet, warum welche Punkte als Öffnungspunkte für *Yin Wei Mai* und *Yang Wei Mai* dienen.

Gefäß	**… verbindet folgende Gefäße und Meridiane:**
Yang Wei	Alle Yang-Meridiane, *Du Mai, Yang Qiao Mai*
Yin Wei	Die Yin-Meridiane am Bein, *Ren Mai*

Tabelle 11.5
Die über *Yin* und *Yang Wei Mai* miteinander verbundenen Gefäße und Meridiane.

Zusammenfassung

Die *Wei Mai* vernetzen die Yin- und Yang-Versorgung durch die Meridiane in jenen Körperregionen, die von den kleinen *Luo*-Gefäßen nicht erreicht werden. Der *Yang Wei Mai* speist sich vom Yuan-Qi, weshalb der *Shào Yáng*-Luo-Punkt verwendet wird. Der *Yin Wei Mai* speist sich hingegen aus dem großen Yin-Blut-Speicher, folglich ist ihm ein *Jué Yīn*-Punkt zugeordnet.[56]

Begonnen hat die Beschreibung der Außerordentlichen Gefäße mit dem *Nán Jīng*. Seither haben viele Ärztegenerationen die damaligen Aussagen wieder und wieder interpretiert und gleichzeitig neue klinische Herangehensweisen entwickelt.

Diese kurzen Passagen aus dem *Nán Jīng* über die *Wei Mai* wirkten wie Samen in den Köpfen vieler Ärztegenerationen. Allein die Aussage über diese beiden Gefäße führte zu Spekulationen und Forschung über alle Außerordentlichen Gefäße. Ye Tian-Shi beschrieb beispielsweise, wie eine chronische Krankheit die Außerordentlichen Gefäße befallen kann; aufbauend darauf entwickelte er dann seinen Behandlungsansatz.[57] Genauso stammt Dr. Wangs Sicht, dass die Außerordentlichen Gefäße auf Ebene der interstitiellen Flüssigkeiten wirken, aus der klassischen Passage „ … fließen über, um anzufüllen, wenn Areale nicht von den [Haupt-]Meridianen durchzogen und bewässert werden". Das Wichtigste ist aber, wie immer, diese Konzepte in der Praxis zu überprüfen (Abb. 11.4).

Eine der Aufgaben der beiden *Wèi Mai* ist die Bewässerung von Arealen außerhalb der Zirkulation der Hauptmeridiane, aber streng genommen gilt dies für alle Außerordentlichen Gefäße. Dies zeigt, wie schwierig die Einflussgebiete der einzelnen Gefäße zu definieren sind. Anders als bei den Hauptmeridianen stellen sie nämlich keine klar definierten Einheiten da. Jedes Außerordentliche Gefäß entspricht vielmehr einem Aufgabengebiet, und man könnte sie daher genauso als „Systeme" bezeichnen.

56 Einige Kommentatoren zum *Nán Jīng* sehen in der Aussage, dass „der *Yang Wei Mai* dort beginnt, wo sich das Yang trifft, der *Yin Wei Mai* dort, wo das Yin kreuzt" eine Beschreibung spezifischer Akupunkturpunkte. Bl63 *(Jin Men)* wäre demnach der Anfangspunkt des *Yang Wei Mai* und Ni9 *(Zhu Bin)* der Anfangspunkt des *Yin Wei Mai*.

57 In den Schriftrollen 6, 8 und 9 seiner „Fallaufzeichnungen als Leitlinie für die klinische Praxis" werden Fälle erwähnt, bei denen eine falsche Behandlung oder eine schwere Krankheit eine Fülle oder Leere in den Außerordentlichen Gefäßen hervorgerufen hat. Anschließend werden dann passende Kräuterbehandlungen erörtert (Ein Dank an Charles Chace, der diese Quellen ausgegraben hat).

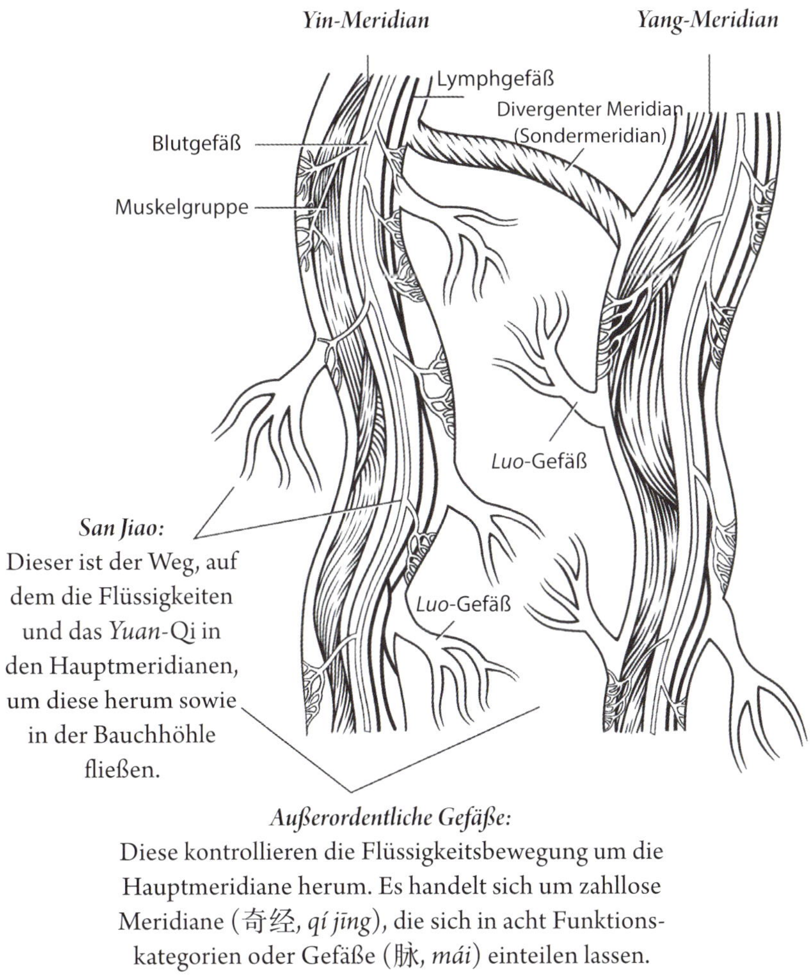

Abbildung 11.4

Sowohl der *San Jiao* als auch die Außerordentliche Gefäße sind mit den Flüssigkeiten um das Körpergewebe herum verbunden, der *San Jiao* als ihr Pfad, und die Außerordentlichen Gefäße als Repräsentanten einiger ihrer Aufgaben.

Frage *Dass die Acht Außerordentlichen Gefäße mit den interstitiellen Flüssigkeiten in Zusammenhang stehen, ist nun klar. Welchen Bezug hat aber die Milz zu all dem? In Tài Yīn-Kapitel sagten Sie, dass die Milz das „Zellenbad" aufrechterhält; ebenso erwähnten Sie dort den Begriff „interstitielle Flüssigkeiten". In welcher Beziehung steht nun die Milz zu den Außerordentlichen Gefäßen?*

Dr. Wang

Man muss sich bewusst sein, dass die Hauptmeridiane ständig mit den Außerordentlichen Gefäßen interagieren, sie also keine geschlossenen Systeme ohne Berührungspunkte sind. Es gibt jedoch noch einen weiteren wichtigen Punkt über die Milz zu sagen: Die Milz ist sehr eng damit verbunden, dass sich der Körper selbst ernähren kann, denn gemeinsam mit dem Magen ist sie die Wurzel des Nachgeburtlichen Qi. Auch bei den interstitiellen Flüssigkeiten ist sie für genau diesen nährenden Aspekt verantwortlich.

Die Außerordentlichen Gefäße harmonisieren und koordinieren die Aufgaben verschiedener Meridiane in der Bereitstellung von Nährstoffen. Wie nährend die interstitiellen Flüssigkeiten jedoch auf Zellebene sind, das hängt von der Milz ab. Ein üppiges *Ying*-Qi kann aus den Gefäßen herausfließen und die Zellen ernähren. Als Hauptorgan des Feuchtigkeitsstoffwechsels ist die Milz auch stark in die Wiederaufnahme von Flüssigkeiten in die Gefäße involviert.

Symptome für eine gestörte Flüssigkeitswiederaufnahme wie Ödeme können aber auch durch andere Pathomechanismen verursacht sein, zum Beispiel durch einen Mangel an Milz-Wärme aufgrund einer Nieren-Leere oder durch eine verminderte Blutbewegung bei Herz-Leere. Ich sage also nicht, dass die Acht Außerordentlichen Gefäße alles in Bezug auf die interstitiellen Flüssigkeiten kontrollieren. Die sehr komplexe Qi-Dynamik innerhalb der interstitiellen Flüssigkeiten hängt von der reibungslosen Interaktion der Hauptmeridiane und Organe ab.

Der *Chong-Mai* – das Durchdringungsgefäß

Der *Chong Mai* wird in manchen Quellen als *Luo*-Gefäß des Nieren-Meridians dargestellt, anderen Quellen zufolge verläuft er mit dem Magen-Meridian. Viele Punkte mit einem Einfluss auf den *Chong Mai* liegen auf dem Nieren-Meridian, vor allem am Bauch, und die Funktionen von *Ren Mai* und *Chong Mai* überlappen sich.

Der *Ren Mai* ist verantwortlich für Empfängnis und Eierstöcke und steht allgemein in Verbindung mit dem Yin-Aspekt der Fortpflanzung – bei Männern und Frauen. Der *Chong Mai* („Meer des Blutes") steht stärker in Bezug zum Menstruationszyklus und übt zusätzlich eine Bewässerungsfunktion aus, vor allem bewässert er das Blut.

Das chinesische Schriftzeichen 沖 (*chōng*) bedeutet „kraftvoll eilen". Deshalb setzen manche modernen Autoren dieses Gefäß mit dem kraftvollen Pulsieren der Vena Cava Inferior im Bauchbereich gleich. In klassischen Quellen findet man auch eine Beschreibung eines inneren Zweiges von den Nieren zu den inneren Organen sowie eines weiteren Zweiges entlang des Nieren- oder Leber-Meridians zur Ferse hinab. Ein zusätzliches *Luo*-Gefäß strömt im Brustkorb nach außen in Richtung Brust.

Der *Chong Mai* koordiniert demnach den gesamten Blutfluss zu den inneren Organen, sowohl die großen Bauchgefäße (Aorta oder Vena Cava) als auch die kleinen Gefäße, die in die Organe (vor allem Herz, Magen und Darm) ein- oder austreten.

Aber auch hier darf man den *Chong Mai* nicht mit den Blutgefäßen vollkommen gleichsetzen: Er vernetzt vielmehr den Blutfluss mehrerer Gefäße. Manche Blutgefäße verlaufen mit dem inneren Verlauf des einen oder anderen Hauptmeridians, und der *Chong Mai* hat zur Aufgabe, alle diese Gefäße zu koordinieren.

Zusätzlich steht der *Chong Mai* bei der Frau in Bezug zur Milchbildung und beim Mann zum Bartwuchs. Deshalb sieht man auf manchen Abbildungen kleine *Luo*-Gefäße über die Brust (bei Frauen) und über die untere Gesichtshälfte (bei Männern) verlaufen.

Der *Dai Mai* – das Gürtelgefäß

Der *Dai Mai* läuft um die Hüfte herum und vernetzt dort die auf- und absteigende Qi-Bewegung der Hauptmeridiane. Deshalb weist er einen engen Bezug zu jenen Hauptmeridianen auf, welche durch die Hüfte zu den Beinen abwärts ziehen. Er beginnt in den Nieren und zieht als einziges Außerordentliches Gefäß horizontal und nicht nach oben. Durch diese horizontale Flussrichtung kann er die Qi-Zirkulation zum Rücken und zum Unteren Erwärmer vernetzen.

Frage *Über Chong Mai und Dai Mai sagen Sie relativ wenig. Warum?*

Dr. Wang

Chong Mai und *Dai Mai* habe ich nicht tief genug verstanden, um den klassischen Konzepten etwas hinzuzufügen. Ich benutze zwar den *Chong Mai,* aber selten finde ich Pathologien, die zum *Dai Mai* passen. Mein Verständnis der Acht Außerordentlichen Gefäße beruht auf den klassischen Quellen, aber natürlich müssen auch diese klinisch überprüft werden. Besonders beim *Dai Mai* fehlt mir noch das Verständnis, um ihn als Behandlungsstrategie anwenden zu können. Daran sollten wir alle arbeiten.

Die Außerordentlichen Gefäße in der Praxis

Schon im *Nèi Jīng* (*Líng Shū* und *Sù Wèn*) wurden die Außerordentlichen Gefäße da und dort erwähnt, aber erst im *Nán Jīng* wurde die Grundlage für ein systematisches Verständnis gelegt. Die Acht Außerordentlichen Gefäße werden im *Nán Jīng* in folgenden Kapiteln erörtert:

- Kapitel 27: die Außerordentlichen Gefäße werden namentlich erwähnt und ihre Grundprinzipien angeführt
- Kapitel 28: Analyse der Verläufe von sechs Außerordentlichen Gefäßen sowie der

Funktionen von *Yin Wei Mai* und *Yang Wei Mai*.
- Kapitel 29: Zuordnung von Krankheitsmustern zu den Außerordentlichen Gefäßen.

Viele Diskussionen über die Außerordentlichen Gefäße beginnen mit einer Analyse dieses 29. Kapitels, das mit der Frage beginnt: *Was geschieht, wenn die Außerordentlichen Gefäße erkranken?*

In der Antwort auf diese Frage wird im *Nán Jīng* die Pathologie der Außerordentlichen Gefäße beschrieben, eines nach dem anderen. Diese Beschreibungen der Pathologie sind die Basis des nachfolgenden Abschnittes; danach folgen Überlegungen über eine mögliche zeitgemäße Anwendung.

Yang und *Yin Wei Mai* vernetzen

Kapitel 29 beginnt mit den beiden *Wei Mai* und dem Konzept der „Vernetzung". Interessanterweise scheinen nur diese beiden Gefäße für Vernetzungsprobleme miteinander anfällig zu sein. Die einzige Pathologie, bei der *zwei* Außerordentliche Gefäße als *ein* System beschrieben werden, betrifft auch genau diese beiden Gefäße: „*Yin* und *Yang Wei Mai* können sich nicht miteinander verbinden" (不能自相維, (*bù néng zì xiāng wéi*).

Zur Erinnerung: Im *Nán Jīng* werden im 28. Kapitel beide Gefäße so beschrieben: „Sie fließen über, um anzufüllen, wenn Areale nicht von den [Haupt-]Meridianen durchzogen und bewässert werden", das heißt, wenn die Kommunikation zwischen Yin und Yang in Arealen außerhalb der Hauptmeridiane gestört ist. Wenn Yin und Yang nicht interagieren, ist das Zusammenspiel des gesamten Körpers gestört.

Die im *Nán Jīng* beschriebene daraus resultierende Krankheit ähnelt einer Psychose: Die Patienten leiden unter „Willensverlust" und verlieren die Selbstkontrolle. Dabei handelt es aber nicht um den manischen Willensverlust, wie bei einer Feuer-Pathologie, sondern um eine Müdigkeit ohne die Motivation, aus dem Bett aufzustehen. Zusätzlich kann der Geist benebelt sein. Es ist also eine Depression, bei der sich die Patienten sprichwörtlich „nicht zusammenreißen können".

Dieses Krankheitsmuster kann man durch die Öffnungspunkte SJ5 und Pe6, kombiniert mit Qi- und Blut-stabilisierenden Punkten wie Mi6 *(Sān Yīn Jiāo)* und Ren6 *(Qì Hăi)* behandeln. Natürlich kann man auf Basis der Differenzial- und Meridiandiagnose auch andere Punkte hinzufügen.

Störungen des *Yang Wei Mai*

Bei einer Störung des *Yang Wei Mai* kann Yang nicht ordnungsgemäß in Areale außerhalb der 12 Hauptmeridiane zirkulieren. Im *Nán Jīng* heißt es dazu, dass es durch die resultierende Leere der Außenschicht zu Schüttelfrost und Fieber kommt. Durch die Abwehrschwäche ist man für Äußere Hitze und Äußere Kälte anfällig. Dies ähnelt der Disharmonie von *Yíng*-Qi und *Wèi*-Qi. SJ5, der Öffnungspunkt des *Yang Wei Mai*, liegt bekanntlich am *Shào Yáng*.

Dass der *Yang Wei Mai Yang*-Qi über das Einflussgebiet der Hauptmeridiane hinaus verteilen kann, stärkt die körperliche Abwehr. Ebenso kann eine gestörte *Yang Wei Mai*-Zirkulation zu einem generalisierten Taubheitsgefühl führen, weil dann durch den Mangel an wärmendem Yang-Qi die Sensibilität für Außenreize vermindert ist.

Gb20 *(Feng Chi)*: Die meisten Punkte mit einer Wirkung auf den *Yang Wei Mai* liegen auf den *Shào Yáng*-Meridianen. Der davon am häufigsten verwendete ist Gb20, der Yang-Qi an der Oberfläche aufbauen kann, um Äußere Pathogene zu klären. Andere Punkte mit einem Einfluss auf den *Yang Wei Mai* sind Gb13 *(Běn Shén)* und Gb24 *(Rì Yuè)*.

Gb15 *(Tóu Lín Qì)*: Dieser Punkt wird wegen seinem Bezug zum *Yang Wei Mai* häufig bei Wind-Kälte mit Kopfschmerzen auf Basis einer *Yíng*-Qi–*Wèi*-Qi-Disharmonie verwendet.

Störungen des *Yin Wei Mai*

Bei einer Störung des *Yin Wei Mai* können die Yin-Nährstoffe die kleinen Zwischenräume außerhalb der 12 Hauptmeridiane nicht mehr ausreichend bewässern. Das führt zu Symptomen wie „Herzschmerz" (苦心痛, *kŭ xīn tòng*). Der *Yin Wei Mai* ist am engsten mit dem nährenden Aspekt des Blutes verbunden und sorgt für jene Ruhe, die durch ausreichenden Blutfluss zu den kleinsten Zwischenräumen entsteht.

Bei einer *Yin Wei Mai*-Störung muss es daher nicht unbedingt zu echtem „Herzschmerz" kommen (was aber durchaus möglich ist). Typisch ist aber eine große emotionale Existenzangst (Panik) mit organischen Missempfindungen.

Für dieses Muster wird häufig Pe6 genadelt. Als Öffnungspunkt des *Yin Wei Mai* kann er dessen Funktion wieder herstellen, um Herz und Emotionen durch eine verbesserte Yin-Blut-Zirkulation zu stabilisieren. Genauso kann er aber bei Stimmverlust, Magenschmerz, Epilepsie oder generalisierten Verdauungsbeschwerden mit Angst, Panik oder starker emotionaler Beteiligung hilfreich sein.

Dieses unter „Herzschmerz" leiden durch eine *Yin Qiao*-Störung kann sich auch durch eine generalisierte Ängstlichkeit mit nur wenigen echten Symptomen zeigen. Die Patienten suchen jedoch nach einer konkreten Krankheit als Erklärung für ihr Unwohlsein. Bei dieser *Yin Wei Mai*-Störung sollte man die Yin-Meridiane palpieren, vor allem am Arm, wo man häufig Spannung und diffuse Knötchen an der gesamten Yin-Oberfläche findet.

Pe6 *(Nèi Guān)*: Dieser Punkt wird sehr häufig mit Mi4 *(Gōng Sūn)* kombiniert. Zusammen unterstützen diese Punkte synergistisch die Verteilung von Yin-Blut. Während der *Yin Wei Mai* vor allem die Yin-Versorgung in Gebieten außerhalb der

Hauptmeridiane gewährleistet, sorgt der *Chong Mai* für eine starke Blutbewegung in jenen Gefäßen, die mit mehreren Meridianen in Verbindung stehen. Aufgrund seiner Qi- und Blut-Fülle ist er dabei eine der treibenden Kräfte für die Blutbewegung. In der Praxis wird dieses Punktpaar häufig bei Leere-Depressionen, wenn eine Ansammlung an Yin-Blut zu Lethargie führt, sowie bei Schmerzen und Missempfindungen in den Organen angewendet.

Ni9 *(Zhú Bīn)*: Der *Xi*-Spaltenpunkt des *Yin Wei Mai* wirkt wie ein *Xi*-Spaltenpunkt aller Yin-Meridiane, und als *Xi*-Punkt kann er die Bewegung in allen Yin-Arealen unterstützen. Deshalb wird er oft bei jenen Tumoren angewendet, die eine Ansammlung an trübem Yin sind. Ni9 unterstützt dabei die Zirkulation der Yin-Flüssigkeiten.

In der Krebstherapie wird an diesem Punkt sehr starkes Moxa, meist auf 3 mm Ingwerscheiben, abgebrannt. Das Moxa soll dabei zu Rötung oder, wenn möglich, sogar kleinen Blasen führen. Durch die kleine Gewebeschädigung in genau diesem Areal wird die Immunantwort im gesamten Körper gesteigert (Tab. 11.6).

Gefäß	Pathologie im *Nán Jīng*	zeitgemäße klinische Anwendung
Yang Wei Mai und *Yin Wei Mai*	Bei einer fehlenden Verbindung kommt es zu Willensverlust und Kontrollverlust	Willensverlust, oft mit Lethargie und Depression
Yang Wei Mai	Kälte und Hitze	Abwehrschwäche mit häufigen Erkältungen und/oder allgemeinem Taubheitsgefühl
Yin Wei Mai	Herzschmerzen	Schmerzen oder Unwohlsein von Herz und Magen durch eine verminderte Zirkulation in den kleinen Gefäßen; manchmal Ängstlichkeit ohne erkennbaren Grund

Tabelle 11.6
Einige der mit *Yin Wei Mai* und *Yang Wei Mai* in Zusammenhang stehenden Pathologien.

Yang Qiao Mai-Störungen

Im *Nán Jīng* heißt es, dass *Yin Qiao Mai* und *Yang Qiao Mai* eine ausgleichende Funktion für Yin und Yang haben. 蹺 *(Qiāo)* bedeutet „Fußgänger“, weshalb man diese beiden Gefäße heute für den Ausgleich zwischen medialer und lateraler Beinmuskulatur anwendet. Im Kapitel 29 des *Nán Jīng* wird die *Yang Qiao Mai*-Störung als „der *Yin Qiao* ist schlaff und der *Yang Qiao* angespannt" beschrieben. Der Verlauf des *Yang Qiao Mai* steht in einer Verbindung mit allen Yang-Meridianen des Beins und dem *Yáng Míng*-Dickdarm-Meridian (siehe Tab. 11.4).

Man kann die Funktion der beiden *Qiao Mai* auch breiter fassen, dass sie nämlich die Motorik mehrerer Tendinomuskulärer Meridiane miteinander vernetzen. Darunter fallen auch Störungen komplexer Bewegungsmuster. Der *Yang Qiao Mai* ist dabei meist mit Koordinationsproblemen im Verlauf mehrerer Yang-Meridiane assoziiert (siehe Fallstudien am Ende dieses Kapitels). Beide *Qiao Mai* enden an den Augen, weshalb sie in späterer Zeit bei Schlaflosigkeit angewendet wurden.

Für eine *Qiao Mai*-Diagnose müssen mehrere Meridiane Knötchen oder Muskeltonusveränderungen aufweisen. Das Schwierige daran ist, zu unterscheiden, ob mehrere Meridiane betroffen sind oder ob ein erkrankter Meridian sekundär die Zirkulation anderer Meridiane beeinträchtigt hat. Manchmal können Störungen in einem Meridian beginnen, sich später auf mehrere Meridiane ausbreiten und auf diese Art und Weise die Außerordentlichen Gefäße befallen. Störungen der Außerordentlichen Gefäße betreffen dabei immer die Vernetzung und Kommunikation mehrerer Hauptmeridiane (Abb. 11.5).

Bl62 *(Shēn Mài):* Der *Yang Qiao Mai* koordiniert mehrere Muskelgruppen, nicht nur für das Gehen, sondern auch für die Balance. Bl62 als sein Öffnungspunkt wird daher oft bei Balance- oder Koordinationsstörungen, zum Beispiel bei älteren Patienten oder auch bei Ungeschicklichkeit bei jungen Patienten angewendet. Schlafrhythmusstörungen bei älteren Menschen können ebenso über den *Yang Qiao Mai* behandelt werden. Hierbei handelt es sich nicht um echte Schlaflosigkeit oder übermäßiges Schlafbedürfnis, sondern um mehrmaliges Einschlafen untertags. Auch bei Schmerzen im oberen Rücken oder in den Schultern sowie Fazialisparese sollte dieser Punkt genau palpiert werden, denn der *Yang Qiao Mai* vernetzt die Tendinomuskulären Meridiane von *Shào Yáng*, *Yáng Míng* und *Tài Yáng*.

Störungen des *Yin Qiao Mai*

Der *Yin Qiao Mai* koordiniert die Bewegung mehrerer Tendinomuskulären Yin-Meridiane. Im Kapitel 29 des *Nán Jīng* wird eine *Yin Qiao Mai*-Pathologie wie folgt beschrieben: „Schlaffheit entlang des *Yang [Qiao]* und Spannung entlang des *Yin [Qiao]*". Heutzutage wird der *Yin Qiao Mai* hauptsächlich bei Spannung der medialen und Schlaffheit der lateralen Muskulatur angewendet. Zusätzlich hat er eine Wirkung auf die glatte Muskulatur der inneren Organe. Im Rahmen der Peristaltik vernetzt er mehrere innere Meridiangruppen. Eine gute Anwendungsmöglichkeit für den *Yin Qiao Mai* sind Schluck- oder Verdauungsstörungen nach Schlaganfällen.

Koordinationsstörungen der inneren Muskulatur kann man gut mit der Kombina-

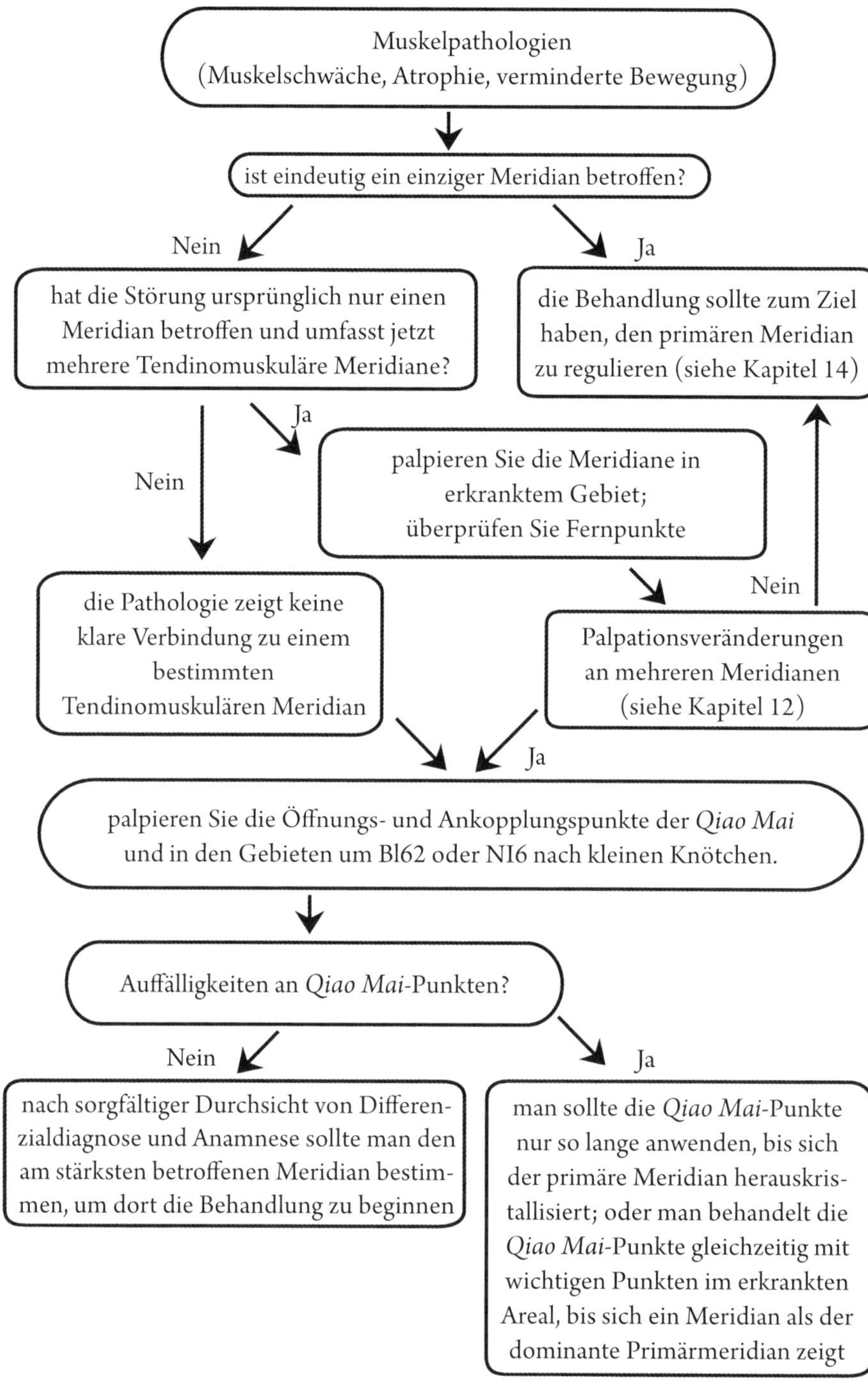

Abbildung 11.5
Die *Qiao Mai*-Diagnose.

tion He5 (*Luo*-Punkt) mit Ni6 (Öffnungspunkte des *Yin Qiao Mai*) behandeln. He5 verbessert die Blutzirkulation in den Yin-*Luo*-Gefäßen und damit auch die Mikrozirkulation in Gehirn. Diese kombinierte Wirkung auf Mikrozirkulation und Koordination der viszeralen Muskulatur ist sehr effektiv.

Andere traditionelle *Yin Qiao*-Pathologien sind Hypersomnie (übermäßiges Schlafbedürfnis) und Epilepsie. Zusätzlich können *Yin Qiao Mai* und *Yang Qiao Mai* den Rhythmus oder die „Organbewegung" zu gewissen Tageszeiten beeinflussen. Treten Beschwerden (z.B. Husten oder Unterbauchschmerz) immer zur selben Tageszeit auf, sollte man an die *Qiao Mai* denken.

Natürlich können tageszeitlich gebundene Symptome auch mit den jeweiligen Organen nach der Meridianuhr zusammenhängen. Bei nächtlichen Beschwerden sollte man aber auch an den *Yin Qiao*, und bei Beschwerden untertags an den *Yang Qiao Mai* denken, oder diese Gefäße auch für ein „Jetlag" verwenden.

In all diesen Fällen sollte man die *Qiao Mai* durch Palpation der Öffnungs- und Kopplungspunkte überprüfen.

Ni6 *(Zhào Hăi):* Seine breite klinische Anwendung verdankt dieser Punkt zum Teil seiner Verbindung zum *Yin Qiao Mai.* Neben Pathologien des Nieren-Meridians wird er auch für Verdauungsbeschwerden bis hin zu Herzschmerz und kindlichen Entwicklungsstörungen verwendet. Er hat eine sehr tief regulierende Wirkung auf die Bewegung und Vernetzung der inneren Organe.

Ni8 *(Jiāo Xìn):* Ni8, der *Xi*-Punkt des *Yin Qiao Mai,* kann bei Depressionen angewendet werden, vor allem, wenn diese mit Schmerzen oder Organstörungen einhergehen. Im Unterschied zu den emotionalen Problemen des *Yin Wei Mai* mit eher allgemeinem Unwohlgefühl oder Angst vor einer organischen Störung (ohne deutliche Schmerzen) gibt es bei *Yin Qiao Mai*-Störungen tatsächlich Organschmerzen.

Diese beiden Depressionsmuster unterstreichen die Untrennbarkeit von Körper und Emotionen. Man sollte emotionale Störungen immer vor dem Licht der Funktionen der inneren Organe betrachten.

In Abb. 11.5 wird beschrieben, wie man eine etwaige *Qiao Mai*-Beteiligung diagnostisch verifizieren kann. Sehr wichtig dabei ist es, die Lokalisation der Krankheit festzustellen – was in der Diagnostik der Chinesischen Medizin immer sehr wichtig ist. Im Fall der *Qiao Mai* muss man abklären, ob ein Hauptmeridian oder eher die Vernetzung mehrerer Meridiane betroffen sind. Dafür braucht es neben logischem Denken auch viel Erfahrung.

Störungen des *Chong Mai*

Im *Nán Jīng,* Kapitel 29, wird der *Chong Mai* mit Gegenläufigem Qi (逆氣, *nì qì*) in Verbindung gebracht, das ein körperliches „Dringlichkeitsgefühl" (急, *jí*) verursacht.

Gegenläufigkeit beschreibt eine Umkehrung des normalen Qi-Flusses, und der *Chong Mai* ist daher an vielen Arten einer gestörten inneren Qi-Bewegung beteiligt.

Warum wird er in der Praxis aber meistens bei *Blutpathologien* eingesetzt, wenn er nach dem *Nán Jīng* zufolge Gegenläufiges Qi korrigieren kann?

Das liegt an der sehr umfassenden Regulationsfunktion der Außerordentlichen Gefäße, und auch „Gegenläufigkeit" ist in der Chinesischen Medizin ein sehr umfassendes Konzept, das folgende zwei Kategorien umfasst:

- Übelkeit und Erbrechen (Gegenläufiges Magen-Qi),
- subtile Störungen der Qi-Flussrichtung in den Organen oder Meridianen.

Die „Gegenläufigkeit" des *Chong Mai* betrifft eher den gesamten Qi-Fluss und weniger spezifische Organe oder Meridiane. Da „Blut die Mutter des Qi und Qi der Vater des Blutes" ist, verursacht ein Gegenläufiges Qi eine Störungen der Blutbewegung und somit ein „Dringlichkeitsgefühl". Auch hier sieht man, dass die Funktionen der Außerordentlichen Gefäße sehr umfassend sind und über die der einzelner Meridiane oder Organe weit hinausgehen.

In der Praxis wird der *Chong Mai* oft verwendet, um im Bauchraum den Blutfluss mehrerer verschiedener Meridiane und ihren zugeordneten Blutgefäße zu vernetzen.

An den *Chong Mai* sollte man denken, wenn:

- die gestörte Blutverteilung Symptome wie Bauchschmerzen oder Bauchkrämpfe hervorruft,
- andere klinische Zeichen wie Erbrechen, Asthma oder Störungen der Organgefäße, mit starken, ungewöhnlichen inneren Empfindungen vorliegen.

Ni16 *(Huāng Shū):* Dieser Punkt wird bei *Chong Mai*-Menstruationsschmerzen durch eine gestörte Blutverteilung zum Uterus verwendet.

Mi4 *(Gōng Sūn):* Ist der Öffnungspunkt und ist bei jeglicher Gegenläufigkeit hilfreich, nicht nur bei Übelkeit oder Magenschmerz, sondern auch bei Bluthochdruck mit Pulsieren, Völlegefühl oder Kopfschmerzen.

Du Mai-Störungen

Im *Nán Jīng*, Kapitel 29, heißt es, dass *Du Mai*-Probleme zu Anspannungen der Wirbelsäule und *jué* (厥, Umkehrung) führen können. Bei *Jué* (es ist dasselbe Schriftzeichen wie in *„Jué Yīn"*, siehe Kapitel 7) ist das Yang-Qi blockiert.

Bei einer *Du Mai*-Leere kommt es durch die Umkehrung des Yang-Qi zu kalten Händen und Füßen. Genauso können dabei manchmal Wirbelsäulen- oder Rückenspannungen den Körper nach hinten biegen und die Wirbel komprimieren.

Frage *Wie kann man die Begriffe „Gegenläufiges Qi“ (氣逆, qì nì) und „Umkehrung“ (厥, jué) differenzieren?*

Dr. Wang

Gegenläufiges Qi bedeutet einfach „Bewegung in die falsche Richtung“, egal ob Blut oder Qi. „Umkehrung“ als eine Art Trennung (隔開, *gé kāi*) kann auch eine falsche Bewegung verursachen, hat aber eine umfassendere Bedeutung und beinhaltet meist die Trennung von Yin und Yang. Beim *Du Mai* führt diese Umkehrung zu kalten Extremitäten: Das Yang hat sich abgetrennt und kann nicht länger in Hände und Füße fließen, weshalb das Kältegefühl in den Fingerspitzen beginnt.

Verteilungsstörungen des Yang-Qi sind recht häufig und können zu einer Vielfalt von Symptomen führen. Beispiele für eine Umkehrung des *Du Mai* sind:
- erschwerte körperliche Bewegung
- generalisierter Wärmemangel

Ein derartiger Mangel an warmer Zirkulation kann auch einzelne Rücken- oder Nackenbereiche betreffen.

Du Mai-Punkte sind auch sehr effektiv bei:
- kindlicher Entwicklungsverzögerung
- Wirbelsäulenverletzungen
- Schlaganfällen
- Epilepsie (manchmal)

Du1 *(Cháng Qiáng)*: Diesen Punkt nadelt man am besten in einer nach vorne übergebeugten Stellung (entspricht der Yoga-Stellung „Stellung des Kindes“) des Patienten oder in Seitenlage mit angezogenen Beinen; dazu muss der Patient die Unterwäsche nicht ausziehen. Man sticht in eine Tiefe von 2 fen, ändert dann den Winkel und sticht die Nadel hinter dem Kreuzbein nach oben. Dabei sollte der Patient durch den unteren Rücken ein ausstrahlendes Gefühl verspüren. Diese Behandlung ist sehr hilfreich bei Rektumprolaps oder Hämorrhoiden (beides häufig *Shan*-Krankheiten); (siehe Kapitel über den *Ren Mai*).

Du9 *(Zhì Yáng)*: Dieser Punkt ist sehr wirksam, um Yang in Brust und Magen zu bringen. Er wird deshalb bei chronischem Asthma oder Magengeschwüren durch Kälte-Ansammlung eingesetzt. Wie andere *Du Mai*-Punkte in diesem Bereich auch, wird er häufig bei Verdauungsbeschwerden mit emotionalem Aspekt gewählt. Diagnostisch palpiert man dazu die Wirbelsäule oberhalb und unterhalb von Du9 nach Knötchen, Spannung oder unangenehmen Bereichen. Die auffälligen Areale sollten dann auch genadelt werden.

Du12 *(Shēn Zhù)*: Dieser Punkt wird sehr oft in der Pädiatrie eingesetzt, vor allem bei Entwicklungsstörungen, wenn Kinder durch eine Yang-Leere beispielsweise das Nachgeburtliche Qi schlecht aufnehmen können. Weiters wird er oft bei Kälte-Asthma mit Moxa behandelt.

Du19 *(Hòu Dǐng)*: Dieser Punkt stimuliert das Yang und stellt die Zirkulation im gesamten *Du Mai* wieder her. Bei Rückenschmerzen wird er stark stimuliert; anschließend soll der Patient husten, um den *Du Mai* „auszuschütten". Diese Behandlung kann den Muskeltonus normalisieren.

Du21 *(Qián Dǐng)*: Dieser Punkt kann klares Yang zum Kopf bringen, zum Beispiel bei Schwindel, geistiger Umnebelung oder anderen Pathologien mit gestörter Yang-Zirkulation im oberen Körperteil, Kopf oder Gesicht.

Du24 *(Shén Tíng)*: Dieser Punkt hat eine beruhigende Wirkung bei ängstlichen Patienten, da auch er klares Yang-Qi in den Kopf bringt; dazu wird er oft mit Du12 kombiniert. Zusätzlich kann er bei Sprachstörungen nach Schlaganfall hilfreich sein, wenn sich die Patienten „nicht durch Worte verbinden können": Obwohl Mund und Zunge reibungslos funktionieren, könne diese Patienten durch den fehlenden Yang-Qi-Impuls Wörter oder Ideen nicht klar verbalisieren.

Ren Mai-Störungen

Ren Mai-Störungen führen zu einer Verknotung (結, *jíe*) des Qi. Im *Nán Jīng*, Kapitel 29, wird diese „Verknotung" durch eine *Ren Mai*-Pathologie wie folgt beschrieben:
- Bei Männern führt sie zu „den sieben Arten von Schwellungen" (vermutlich sind damit Leistenbrüche gemeint).
- bei Frauen führt sie zu „beweglichen abdominellen Massen (瘕, *jiǎ*) (Qi- und/oder Blut-Ansammlungen mit Störungen der Gebärmutter oder der Fortpflanzung[58]).

Der *Ren Mai* scheint also ganz allgemein bei Beschwerden des Unterbauches und der Genitalregion hilfreich zu sein und wird auch häufig bei Entwicklungs- oder Fortpflanzungspathologien eingesetzt. Man sollte aber genauso bei Krankheiten in seinem Verlauf (Darmstörungen, Magenschmerzen oder Aphten im Mund oder an der Zunge) an ihn denken.

Ren3 *(Zhōng Jí)*: Ren3, der *Mu*-Punkt der Blase, wird häufig bei Fülle-Blasenbeschwerden eingesetzt, bei Männern auch bei Prostatabeschwerden, welche manchmal auch durch eine pathologische Yin-Ansammlung bedingt sind.

58 In *„Nan Ching – The Classic of Difficulties"* von Paul Unschuld findet sich auf Seite 338 eine interessante historische Abhandlung dieser beiden Begriffe.

Achtung: bei gefüllter Blase (also auch bei gestörter Blasenentleerung) sollte man diesen Punkt nicht zu tief nadeln.

Ren4 *(Guān Yuán):* Dieser Punkt ist der *Mu*-Punkt des Dünndarms, der „an der Transformation von Rot, um das Blut zu ernähren" beteiligt ist.[59] Bei vielen Blut-Pathologien (auch bei *Ren Mai*-Blut-Stase) wird dieser Punkt kombiniert mit

- Mi6 *(Sān Yīn Jiāo)* – um die Blut-Zirkulation wiederherzustellen – und
- den „Vier Toren" (Le3 und Di4) – um die Qi-Dynamik wieder herzustellen.

An diesem Punkt kam man ziemlich tief stechen, mit einer 1,5 cun Nadel und sanfter Manipulation eine tiefe Ausstrahlung auslösen und danach die Nadel zurückziehen und in einer Tiefe von 0,5 cun für 25 Minuten belassen.

Ren6 *(Qì Hăi):* Dieser Punkt, auch „Meer des Qi" genannt, hat bei vielen Meditations- und *Qì Gōng*-Schulen eine große Bedeutung. Er liegt zwar am *Ren Mai* (Yin), hat aber eine sehr starke Wirkung auf das Qi aus dem nahe gelegenen *Ming Mén*.

Bei Meridianerschöpfung (siehe Kapitel 20) wird Ren6 mit den „Vier Toren" kombiniert. Die Kombination der Vier Tore mit Ren4 kann das Yin nähren, die Kombination mit Ren6 hingegen wirkt stärker auf das Qi. Bei übergewichtigeren Patienten braucht man diesen Punkt manchmal 3 cun Nadeln, um in der Tiefe einen starken Impuls zu setzen und nachher die Nadel zu einer oberflächlichen Tiefe (0,5 cum) zurückzuziehen.

Ren11 *(Jiàn Lĭ):* Dieser Punkt wird oft mit Di10 *(Shŏu Sān Lĭ)* und Ma36 *(Zú Sān Lĭ)* kombiniert, um die Verdauung und das Nachgeburtliche Qi zu stimulieren. Er hat eine tonisierende Wirkung und wird normalerweise nicht zerstreut.

Ren12 *(Zhōng Wăn):* Dies ist ein sehr häufig benutzter Punkt, um Milz und Magen zu tonisieren oder zu zerstreuen.

Ren17 *(Shān Zhōng):* Dieser Punkt kann Gegenläufiges Qi im *Ren Mai* behandeln. Daher ist er für viele Ärzte der Hauptpunkt bei Übelkeit durch Gegenläufiges Magen-Qi. Als *Mu*-Punkt des Perikards kann er auch *Jué Yīn* harmonisieren.

Dai Mai-Störungen

Der *Dai Mai* wird im Kapitel 29 des *Nán Jīng* nur sehr kurz und prägnant beschrieben: „Bei einer *Dai Mai*-Störung ist der Bauch gebläht und der untere Rücken fühlt sich

59 Dr. Wang erwähnt sehr oft die Beziehung des Dünndarms zur „Transformation des Roten, um das Blut aufrechtzuerhalten" (化赤維血, *huà chì wéi xuè*). Im *Nèi Jīng* (*Su Wen* Kapitel 43 und *Ling Shu*, Kapitel 81) wird diese Beziehung zwischen der „Trennung von klar und trübe" und dem Blut erörtert.

an, als ob man im Wasser säße", weshalb sein Öffnungspunkt Gb41 *(Zú Lín Qì)* heutzutage manchmal bei Rückenschmerz mit Schweregefühl verwendet wird. Weiters wird der *Dai Mai* bei Akkumulation im Unteren Erwärmer mit abdomineller Fülle, unregelmäßiger Menstruation oder vaginalem Ausfluss eingesetzt.

Neue Theorien zur Anwendung der Öffnungspunkte der Außerordentlichen Gefäße

Zum ersten Mal beschrieben wurden die Öffnungspunkte von Dou Han-Qing (竇漢卿), ihre klinischen Anwendungsmöglichkeiten werden jedoch noch immer weiterentwickelt. Ihre Wirkung lässt sich am besten aus Sicht der Außerordentlichen Gefäße erklären. Die traditionellen Punktpaare sind zwar sehr effektiv, man sollte sich aber nicht auf diese Kombinationen beschränken, sondern auch neue Kombinationen aus Öffnungs- und Ankopplungspunkten in seine Behandlungsstrategien integrieren.[60]

Bevor man sich für einen Öffnungspunkt entscheidet, muss man zuerst die Funktion des Außerordentlichen Gefäßes bedenken und berücksichtigen, inwiefern die Hauptmeridiane an der Pathologie beteiligt sind. Das geschieht immer vor dem Hintergrund, dass die Außerordentlichen Gefäße eine vernetzende Wirkung besitzen.

Interessanterweise sind vier der acht Öffnungspunkte auch gleichzeitig *Luo*-Punkte. Das kommt daher, dass die *Luo*-Punkte die Zirkulation in den kleinen Gefäßen an der Grenze zwischen den Meridianen und den interstitiellen Flüssigkeiten stärken können; diese Flüssigkeiten wiederum sind sehr eng mit den Außerordentlichen Gefäßen verknüpft (Tab. 11.7). Dr. Wang hat über viele Jahre neue, interessante Kombinationen der Öffnungspunkte zusammengestellt. Diese kann man für die hier beschriebenen Störungen oder aber kreativ auch für andere Krankheitsmuster verwenden.

Lu7 *(Liè Quē)* – Mi4 *(Gōng Sūn):* Diese Kombination von *Ren Mai* und *Chong Mai* harmonisiert die Blutzirkulation in den Fortpflanzungsorganen und wird daher häufig bei unregelmäßigem Menstruationszyklus eingesetzt. Nicht indiziert ist sie bei Menorrhagie, Amenorrhoe oder schmerzhafter Menstruation.

Pe6 *(Nèi Guān)* – Ni6 *(Zhào Hǎi):* Mit diesen Punkten sind *Yin Wei Mai* und *Yin Qiao Mai* verbunden. Die Funktion des *Yin Wei Mai,* den Körper mit Yin zu bewässern, ähnelt dem parasympathischen Nervensystem: Auch der *Yin Wei Mai* hat eine stabilisierende, beruhigende und nährende Funktion. Er steht in Verbindung mit der viszeralen Muskulatur und kann daher neurologische Störungen der inneren Organe behandeln.

60 Eine hervorragende Abbildung der Öffnungspunkte findet man im „Handbuch der Akupunktur" von Deadman, Kafaji, Baker.

Punktpaar	Zugeordnete Areale und geläufige Indikationen
Mi4 *(Gōng Sūn)** – Pe6 *(Nèi Guān)* *	*Chong Mai, Yin Wei Mai* **Areale:** Herz, Brust, Magen **Indikationen:** Palpiationen, Übelkeit, Appetitlosigkeit, Blähungen, saures Aufstoßen
Dü3 *(Hòu Xī)* – Bl62 *(Shēn Mài)*	*Du Mai, Yang Qiao Mai* **Areale:** Nacken, Schultern, Ohr, innerer Augenwinkel **Indikationen:** Rücken-, Schulterschmerzen
SJ5 *(Wài Guān)** – Gb41 *(Zú Lín Qì)*	*Dai Mai, Yang Wei Mai* **Areale:** Nacken, Schultern, Wangen, Ohr, äußerer Augenwinkel **Indikationen:** Nackenschmerzen, Augenpathologien.
Lu7 *(Liè Quē)** – Ni6 *(Zhào Hăi)*	*Ren Mai, Yin Qiao Mai* **Areale:** Kehle, Brustraum, Zwerchfell **Indikationen:** Halsschmerzen, Schlafstörungen, Reizbarkeit
*Diese Punkte sind gleichzeitig als *Luo*-Punkte klassifiziert	

Tabelle 11.7
Die klassischen Paarungen der Acht Außerordentlichen Gefäße.

Zusammen harmonisieren *Yin Wei Mai* und *Yin Qiao Mai* die Ernährung und Bewegung der inneren Organe. Damit können sie auch für Palpitationen oder andere Herzfunktionsstörungen angewendet werden, bei denen die Schulmedizin keine Ursache finden konnte. Auch Magenschmerzen oder Erbrechen ohne organische Ursachen oder ein Unwohlsein in der Kehle ohne ersichtlichen Grund (zum Beispiel Pflaumenkern-Qi) fallen in diese Kategorie ebenso wie der Reizdarm, der häufig eine psychosomatische Komponente aufweist. Bei diesen Patienten findet man oft Palpationsveränderungen an Du9 *(Zhì Yáng)*.

Bei vielen nach der modernen Medizin „psychosomatischen" Krankheiten ist die Ernährung und Vernetzung zwischen mehreren Hauptmeridianen gestört, und die beruhigende, regulierende Wirkung von *Yin Wei Mai* und *Yin Qiao Mai* könnten hilfreich sein.

SJ5 *(Wài Guān)* **und Bl62** *(Shēn Mài): Yang Wei Mai* und *Yang Qiao Mai* stimulieren die Yang-Zirkulation, wenn die Vernetzung der Meridiane untereinander gestört ist. Dies kann zum Beispiel bei kompletter oder partieller plötzlicher Lähmung durch eine emotionale/psychische Ursache entstehen. Derartige Fälle sind zwar selten, Dr. Wang aber konnte schon zwei davon in den letzten 40 Jahren erfolgreich behandeln (siehe Erzählung am Kapitelende).

Dü3 *(Hòu Xī)* **und Lu7** *(Liè Quē):* Ein schwieriger Fall brachte Dr. Wang auf die Idee, eine sehr spezielle Störung über die Kombination von *Ren Mai* und *Du Mai* zu behandeln. Ein Patient hatte durch eine *Qì Gōng*-Übung einen starken, brennenden und therapieresistenten Rückenschmerz entwickelt. Begonnen hatte es nach einer Übung, in der man das Qi um Magen und Rücken zirkulieren lässt, und zwar erstmalig, nachdem er diese Übung mehrere Stunden lang geübt hatte. Später war der Schmerz bei jeder Meditation sehr stark wiedergekommen.

Bei dieser Meditationstechnik wird des Qi in *Ren Mai* und *Du Mai* bewegt, also vermutete Dr. Wang eine Blockade dieser Gefäße.

Die Behandlung war sehr effektiv, und über die letzten Jahre behandelten wir mehrere Patienten mit Rückenschmerzen durch inneres *Qì Gōng*. Man könnte diese beiden Punkte auch bei anderen Fülle-Rückenschmerzen bei an sich gesunden Menschen verwenden.

Bemerkung: Bei den Öffnungspunkten sollte man einige Punkte zur Behandlungstechnik beachten: Die Punkte sollten oberflächlicher genadelt werden, als wenn man sie für die Hauptmeridiane benutzen würde; meist werden sie 0,2 – 0,3 cun tief, selten tiefer als 0,5 cun genadelt. Man sollte sie durch Palpation sehr exakt lokalisieren. Man fährt die Meridiane entlang und sucht nach einer Öffnung, einer weichen Stelle, einem Knötchen oder einem extrem schmerzhaften Punkt; genau dort nadelt man.

Fallbesprechung

Mann, 69 Jahre

Hauptbeschwerde: Fazialisparese und Gesichtsspasmen

Anamnese: Vor 14 Monaten erlitt der Patient in einer sehr stressigen Zeit mit wenig Erholung eine schwere, schmerzhafte Fazialisparese links mit starker Lähmung. Da er als Beamter im Westen Chinas arbeitete, suchte dort sofort ein lokales Krankenhaus auf. Auf der Neurologie wurde die Diagnose „Fazialisparese" gestellt und er bekam für eine Woche orale Steroide und Ruhe verordnet.

Nach zehn Tagen hatten sich zwar die Schmerzen, nicht aber die Parese etwas gebessert, jedoch war ein Gesichtszucken hinzugekommen. Daher suchte er eine örtliche Akupunkturklinik auf und begann eine Behandlungsserie über sechs Wochen. Es wurden hauptsächlich lokale Punkte an den *Yáng Míng*- und *Shào Yáng*-Meridianen sowie einige Fernpunkte gewählt. Die Behandlung führte zu einer leichten Besserung der Lähmungen, das Gesichtszucken jedoch blieb besonders beim Sprechen, Essen oder Gesichtwaschen bestehen. Gelegentlich löste dieses Zucken Spasmen um Augen oder Mund auf der linken Seite aus.

Der Patient suchte neun Monate lang in seiner Heimatstadt nach Hilfe, hatte neurologische Kontrollen, wurde aber hauptsächlich mit Akupunktur und *Tui Na* behandelt. Insgesamt konsultierte er sechs Ärzte der Chinesischen Medizin und wurde mit mehreren Behandlungssystemen therapiert (keine Kräuter). Der Patient schildert das so: „Manche benutzten wenige Nadeln, andere sehr viele; wieder andere Schröpfköpfe oder Hitze (Moxa). Im großen Ganzen war nichts wirklich erfolgreich." Daher kam er nun 14 Monate nach Beschwerdebeginn nach Beijing zu Dr. Wang. Als weiteres Symptom hatte er Bluthochdruck, wofür er westliche Medikamente nahm.

Stuhl und Verdauung: unauffällig.

Schlaf: Einschlafen erschwert, Durchschlafen meist unauffällig.

Der Gesamteindruck des Patienten ist gesund und lebendig.

Puls: gespannt-schnell.

Zunge: gerötet, trocken mit wenig Belag.

Meridianpalpation: Schmerzhafte Schwellungen und Palpationsveränderungen hauptsächlich an *Yáng Míng* und *Shào Yáng*. Der gesamte Dickdarm-Meridian zeigt diffuse Knoten am Unterarmverlauf. Ma36 *(Zú Sān Li)* ist druckempfindlich und gespannt. Am *Shào Yáng* findet sich um SJ6 *(Zhī Gōu)* herum ein großes Gebiet mit diffuser Spannung. An Kopf und Gesicht sucht Dr. Wang mit einer sehr gründlichen Palpation nach kleinsten Knötchen: eines kann er bei Ma7 *(Xià Guān)*, einige kleinere am Gallenblase-Meridian oberhalb der Ohren bei Gb7 *(Qū Bìn) und* Gb19 *(Nǎo Kōng)* finden.

Diagnose: *Schleim-Hitze-Ansammlung in den Shào Yáng- und Yáng Míng-Meridianen.*

Die Lähmung und die Spasmen spiegeln sich in den Palpationsveränderungen im distalen Meridianverlauf wider. Durch die chronische Stagnation war es zu Schleim-Hitze gekommen. Ob ursprünglich Kälte im Spiel war, ist schwer zu klären – nun ist es ein klares Hitzemuster (gespannt-schneller Puls; rote, trockene Zunge). Die gute Verdauung ist ein Hinweis darauf, dass die Beschwerde eher im *Yáng Míng*-Meridian und nicht in den *Yáng Míng*-Organen sitzt.

Behandlung 1 und 2: Als erstes ist Schleim-Hitze aus den *Yáng Míng*- und *Shào Yáng*-Meridianen zu klären. Dazu wird eine Routinebehandlung für derartige Fazialisparesen angewendet: Ma7 und im Meridianverlauf subkutan eine Nadel von Gb5 *(Xuán Lú)* bis Gb6 *(Xuán Lí)*. Distal werden Di4, Le3 und ein *Ashi*-Punkt im Bereich Ma36 und Ma37 gewählt. Diese ersten beiden Behandlungen werden innerhalb von 3 Tagen durchgeführt.

Behandlungstechnik (für diese beiden ersten Behandlungen): Ma7 wird mit einer 1 cun Nadel oberflächlich gestochen, Gb5 und Gb6 mit einer 1,5 cun Nadel mit folgender Technik verbunden: Einstich an Gb5, danach langsames Führen der Nadel mit minimaler Drehung unter der Haut in Richtung Gb6, bis der Patient eine Ausstrahlung spürt. Am *Ashi*-Punkt unterhalb von Ma36 wird auch eine 1,5 cun Nadel verwendet, an Di4 und Le3 werden 25 mm-Nadeln verwendet.

Ergebnis nach den ersten beiden Behandlungen: Schon nach der ersten Behandlung nehmen Häufigkeit und Intensität der Gesichtsspasmen ab. Auch die Zuckungen bessern sich und er kann sich in der ersten Tageshälfte problemlos unterhalten. Am Tagesende kehren jedoch die Spasmen um die Augen herum wieder und spät abends beim Gesichtwaschen auch jene um den Mund. Die zweite Behandlung führt zu keiner weiteren nennenswerten Besserung.

Analyse dieser ersten beiden Behandlungen: Dieser Behandlungsansatz wird häufig bei relativ akuten Gesichtslähmungen innerhalb der ersten 6 Monate angewendet, wenn eine Stase in den *Yáng Míng*- und *Shào Yáng*-Meridianen vorliegt. Für die Auswahl der Lokalpunkte sollte man das kranke Areal und die Umgebung sorgfältig nach Knötchen palpieren. Ma7 ist dabei ein Punkt, an dem sich das Gesicht-Qi sammelt und soll daher bei jeder Gesichtspathologie palpiert werden. Gb5 und Gb6 sind Treffpunkte von *Shào Yáng* und *Yáng Míng* und daher in diesem Fall indiziert, weshalb das Areal um diese Punkte herum sehr genau für eine präzise Lokalisation für die verbindende Nadeltechnik untersucht wird.

Das Gebiet 1–2 cun unterhalb von Ma36 ist bei Fazialisparesen mit einer *Yáng Míng*-Beteiligung häufig reaktiv, und man sollte für eine exakte Punktlokalisation sorgfältig nach Spannung oder Druckempfindlichkeit suchen.

Di4 und Le3 (die „Vier Tore“) werden gewählt, um die „Meridianverwirrung“ (經絡紊亂; *jīng luò wěn luàn*) zu lösen (siehe Kapitel 20). Dieses Konzept entstand in China, nachdem viele Patienten lange, erfolglose Akupunkturbehandlungen durchgemacht hatten. Wie bei einem zu lange Zeit permanent gespielten Musikinstrument sind die Meridiane dabei „falsch gestimmt“. Durch viele erfolglose Akupunkturbehandlungen ist das gesamte Meridiansystem völlig durcheinander, und auch bei einer passenden Diagnose könnte die Behandlung wegen der „verwirrten Meridiane“ erfolglos sein.

In diesen Fällen wirken die „Vier Tore“ wie das Drücken eines „Reset-Knopfes“; danach kann die eigentliche Behandlung durchgeführt werden. Die „Vier Tore“ können zwar in derartigen Fällen die Reaktionsfähigkeit des Meridiansystems wieder herstellen, man muss aber trotzdem für die weitere Therapie eine klare Diagnose stellen. Die Resultate der ersten beiden Behandlungen bei diesem Patienten deuten an, dass irgendetwas übersehen wurde; also wird bei der dritten Behandlung die Diagnose überarbeitet. Bei der Meridianpalpation werden nun die drei Yang-Meridiane miteinander verglichen, um den hauptbetroffenen Meridian zu finden: es scheinen dies *Yáng Míng* und *Shào Yáng* zu sein.

Dieses Vergleichen der Meridiane ist schwierig und braucht Intuition und jahrelange Erfahrung. In jeder Diagnose sollte generell der am stärksten betroffenen Meridian definiert und erst danach Meridiane und Punkte für die Behandlung ausgewählt werden. Manchmal ist das aber nicht möglich, weil mehrere Meridiane gleich stark erkrankt sind. Man könnte dann an einem Meridian beginnen, um nach und nach den Knoten zu lösen. Diese Vorgehensweise wendet man oft bei sehr komplexen Patienten an, bei denen man bei Symptomänderungen die Diagnose immer neu anpassen muss. Chinesisch wird das als „ungewöhnliche Krankheit" (奇病, *qí bìng*) bezeichnet, die über die Außerordentlichen Gefäße zu behandeln ist.

Neue Diagnose: *Störung der Integration zwischen den Tendinomuskulären Yang-Meridianen = Yang Qiao- und Yin Qiao-Störung.*

Eine Beteiligung der Außerordentlichen Gefäße ist wahrscheinlich, weil:
- die Störung chronisch ist,
- durch die vielen erfolglosen Akupunkturbehandlungen nicht mehr nur die Hauptmeridiane betroffen sind.

Die Krankheit hat also das Areal „außerhalb der 12 Hauptmeridiane" befallen und die Kommunikation zwischen den Yang-Muskelgruppen im Gesicht gestört. Da *Yin Qiao Mai* und *Yang Qiao Mai* mehrere Muskelgruppen miteinander koordinieren können, sind sie hier indiziert.

Die weiteren Behandlungen: Zusätzlich zur Ursprungsbehandlung (Ma7, Gb5 und Gb6, Ma36/37 *Ashi*-Punkt, Le3 und Di4) werden die Öffnungspunkte Bl62 *(Yang Qiao)*, Ni6 *(Yin Qiao)* sowie SJ5 *(Yang Wei)* ausgewählt: Bl62 kontralateral zur Lähmung, Ni6 und SJ5 ipsilateral.

Behandlungstechnik bei diesen weiteren Behandlungen: Die ursprünglichen Punkte werden wie gehabt genadelt. Bl62 wird mit einem schnellem Einstich und langsamem Zurückziehen stark ableitend genadelt. SJ5 wird ähnlich, jedoch milder genadelt. Ni6 wird mit einem festen Griff und langsamem Drehen so lange tonisiert, bis eine Ausstrahlung am Fuß entlang des Nierenmeridians spürbar ist.

Ergebnis dieses zweiten Behandlungsabschnittes: Zwei Tage nach der dritten Behandlung kommt der Patient zur geplanten vierten Behandlung und berichtet über eine drastische Besserung: Am Tag der Behandlung und den Großteil des darauf folgenden Tages hatte er weder Zucken und noch Spasmen gehabt. Er konnte problemlos sprechen und essen; erst am Ende des zweiten Tages waren beim Gesichtwaschen die Spasmen um das Auge erneut aufgetreten. Zusätzlich hatte er ein Wärme- und Schwellungsgefühl auf der linken Gesichtshälfte verspürt.

Während der nächsten vier Behandlungen über zwei Wochen bleibt er eine ganze Woche vollkommen beschwerdefrei. Nach insgesamt drei Wochen muss er nachhause zurückkehren und die Behandlung abbrechen. Drei Monate später meldet er sich per Telefon: Zuckungen und Schmerzen sind vollkommen geheilt, nur eine leichte Lähmung der linken Wange ist noch geblieben.

Kräuterbehandlung: Vor seiner Heimreise wird folgende *Si Ni San*-Modifikation verordnet:

6g *Chái hú* (Bupleuri Radix)
11g *Bái sháo* (Paeoniae Radix alba)
10g *Zhĭ shí* (Aurantii Fructus immaturus)
10g *Zhì gān căo* (Glycyrrhizae Radix preparata)
6g *Bái jiāng cán* (Bombyx batryticatus)
6g *Chán tuì* (Cicadae Periostracum)
20g *Shēng cí shí* (Magnetitum)
20g *Lóng gŭ* (Fossilia Ossis Mastodi)
10g *Mài yá* (Hordei Fructus germinatus)
10g *Chao suān zăo rén* (Ziziphi spinosae Semen, trocken gebraten)

Analyse: Wie immer hängt auch hier der Erfolg von der exakten Diagnose ab. Dafür muss man neben der Theorie auch diagnostische Werkzeuge, unter anderem die Beobachtung, einsetzen. Das „Beobachten" betrifft in der Chinesischen Medizin nicht nur die Augen, sondern auch die Hände.

Natürlich ist es auch wichtig, die betroffenen Meridiane anhand der Symptome zu definieren; mit der Palpation kann man dann die exakte Art der Veränderungen herausfinden. In diesem Fall lautete die Ursprungsdiagnose „Schleim-Hitze-Ansammlung in *Yáng Míng* und *Shào Yáng*" mit dem entsprechenden Behandlungsprinzip. Da der Behandlungsfortschritt aber nicht zufriedenstellend war, wurde die Diagnose vollkommen überarbeitet.

Das ursprüngliche Ziel dieser Überarbeitung war, zu klären, ob primär *Yáng Míng* oder *Shào Yáng* betroffen seien, um damit die Diagnose zu präzisieren und eine effektivere Therapie durchführen zu können. Das eigentliche Ziel war also gewesen, die Ursprungsdiagnose zu verfeinern, um die Anzahl der Behandlungsmeridiane zu reduzieren.

Die erneute lokale und distale Palpation ergab aber, dass beide Meridiane gleich stark involviert waren. Angesichts der Beschwerdedauer schienen also die „Zwischenräume zwischen den Meridianen" erkrankt zu sein. Die chronische und wiederholt falsch behandelte Pathologie betraf nun die Koordination zwischen den Muskelgruppen verschiedener Meridiane, also die Außerordentlichen Gefäße.

In diesem Fall lag der große Heilungserfolg an den Außerordentlichen Gefäßen, aber das muss nicht immer so sein. In Wirklichkeit werden die Acht Außerordentlichen Gefäße meist zu häufig angewendet. Viele Therapeuten sind nicht gewillt oder fähig, eine exakte Meridian- oder *Ba Gang*-Diagnose zu erstellen, und wenden die Außerordentlichen Gefäße als Allheilmittel an. Das kann zwar manchmal hilfreich sein, ist in vielen Fällen aber wirkungslos und manchmal sogar schädlich, wenn es zu „Meridianerschöpfung" führt.

Wenn eine Pathologie primär die Hauptmeridiane betrifft, sollte die Behandlung ebenso bei den Hauptmeridianen beginnen. In diesen Fällen wären die Außerordentlichen Gefäße das falsche Werkzeug und würden zu unklaren Ergebnissen führen! Die Außerordentlichen Gefäße können die Kommunikation zwischen den Hauptmeridianen verbessern, sie haben jedoch keinen starken Effekt auf deren Bewegung.

Interessanterweise wurde in diesem Fall trotz der Diagnose „*Yang Qiao Mai* und *Yin Qiao Mai*" zusätzlich der Öffnungspunkt des *Yang Wei Mai* (SJ5) gewählt. SJ5 kann die Yang-Zirkulation zwischen mehreren Meridianen unterstützen und ist der *Luo*-Punkt des *San Jiao*-Meridians. Die *Luo*-Punkte können bekanntlich die Mikrozirkulation verbessern (vergleichen Sie die Anwendung von He5 bei Störungen der zerebralen Mikrozirkulation).

Am Ende der Akupunkturbehandlungen verschrieb Dr. Wang eine Abwandlung von *Si Ni San*. Eine klassische INDIKATION für diese Rezeptur ist *yáng jué* (陽厥, Yang- Umkehrung), wobei das im Inneren eingeschlossene Yang-Qi zu Hitze führt. Diese Rezeptur bewegt die *Shào Yáng*-Achse, um Hitze aus den tieferen Schichten freizulassen.

Erläuterungen zu den Einzelkräutern:

- *Chái hú* (Rad. Bupleuri): stark bewegender Effekt auf *Shào Yáng.*
- *Zhǐ shí* (Aurantii Fructus immaturus) und *Zhì gān cǎo* (Glycyrrhizae Radix preparata): können die darunter liegenden Schichten *Yáng Míng* und *Tài Yīn* kräftigen
- *Bái sháo* (Paeoniae Radix alba): nährt das Blut, wodurch die Rezeptur über die *Shào Yáng-Jué Yīn*-Kopplung verwurzelt wird.
- *Bái jiāng cán* (Bombyx Batryticatus) und *Chán tuì* (Cicadae Periostracum): können Spasmen reduzieren.
- *Shēng cí shí* (Magnetitum) und *Lóng gǔ* (Fossilia Ossis Mastodi): können Leber-Yang als Ursache der Hypertonie verankern.
- *Mài yá* (Hordei Fructus germinatus) und *Chao Suān zǎo rén* (Ziziphi spinosae Semen, trocken gebraten): haben eine beruhigende Wirkung auf die Reizbarkeit.

Erzählung

Die Acht Ausserordentlichen Gefässe bei einem Patienten mit Paralyse

Um Beijing herum ziehen sich mehrere Autobahnkreise, wie Wellen, wenn man einen großen Stein in einen See wirft. Im Zentrum dieser Autobahnkreise liegt die Verbotene Stadt, ein hervorragendes Architekturbeispiel für die klassische kaiserliche Ordnung. In der Mitte der Verbotenen Stadt steht immer noch der ehemalige Thron der Qing-Dynastie – nach Süden gewandt, in jene Richtung, die früher bei öffentlichen Anlässen dem Kaiser vorbehalten war.

In den Jahrhunderten vor der Revolution 1911 war der Sitz des Kaisers von 9000 Räumen und über 183 Hektar Land umgeben. Inmitten einer von einer Mauer umgebenen Stadt gelegen, war er das symbolische und tatsächliche Zentrum des „Reiches der Mitte". Der Kaiserpalast wird immer noch von einer fast 10 Meter hohen Mauer und einem über 50 Meter breiten Graben umfasst. Diese Mauer ist der erste der vielen Autobahnkreise.

Der zweite Ring liegt dort, wo früher die 22 km lange Stadtmauer von Beijing gewesen war, eine massive Steinkonstruktion, auf der zwei Pferdewagen nebeneinander fahren konnten. Nach der Gründung der Volksrepublik (1949) wurde diese alte Stadtmauer zu einer zweispurigen Autostraße umgestaltet, denn man hielt diese Mauer für ein Verkehrshindernis und die Stadtplaner verlangten den Abriss. Die Bewohner von Beijing wollten aber diese Mauer, die sie für Jahrtausende beschützt hatte und die für den Alltag eine großartige Kulisse darstellte, nicht niederreißen. Trotzdem ließ Mao 1955 die ersten Steine aus der Mauer entfernen...

Die erste kreisförmige Autobahn, heute als die „2. Ringstraße" bekannt, wurde damals auf den Grundfesten der alten Stadtmauer erbaut. Nun, im Jahr 2008, wird gerade die „6. Ringstraße" erbaut, ein gewaltiges, 200 km langes Band, das etwa 40 km außerhalb der Kaiserresidenz um die Stadt führt.

An einem sonnigen Wintertag fuhren Dr. Wang und ich mit seinem kleinen weißen Auto auf dieser sechsspurigen „2. Ringstraße". Wie auch bei seiner Arbeit navigierte Dr. Wang mit umsichtigen Bewegungen im Autobahnverkehr. Dabei erzählte er von den gewaltigen Stadttoren, die einst an der Stelle heutiger Betonbrücken standen. Jede Autobahnausfahrt trägt den Namen eines ehemaligen Stadttores. Es sind Namen, die in einem starken Kontrast zum stressigen modernen Leben stehen.

An der „Ausfahrt des ausgewogenen Friedens" fährt man an einem sechsstöckigen Gebäude vorbei, in dem in einem Restaurant auf ca. 2000 m^2 „die bekannteste Pekingente der Welt" serviert wird. An der „Ausfahrt des großen

Erfolges" stehen zwei riesige Kaufhäuser, und an einer nach einem tibetischen Tempeltor benannten Ausfahrt stehen hohe Wohnanlagen, die sich mit einem „Tempelausblick" rühmen. Beim Vorbeifahren erzählte Dr. Wang von seinen Erinnerungen an diese Tore, von denen früher jedes für eine spezielle Attraktivität reserviert gewesen war…

Dr. Wang

„Ich kann mich erinnern, dass in meiner Kindheit über das „Tor zur Yang-Seite" im Osten Waren aus den Häfen in Tian Jin und den umliegenden Feldern eingebracht wurden. Über das „Tor des virtuoses Sieges" im Norden zogen die kaiserlichen Truppen nach siegreichen Kämpfen in die Stadt ein, und im Süden lag das „Vordere Tor" mit den Handelsgesellschaften. In der Nähe dieses Tores liegt immer noch die Kräuterfirma Tongren Tang.

Beim Abreißen der Mauer gab es damals in Beijing einige Unruhen. Ich war Student an der Universität für Chinesische Medizin, von der einige alte Professoren an die Kommunistische Partei Briefe geschrieben hatten mit der Bitte, die alte Mauer nicht abzureißen – geholfen hat das alles nichts. In den Jahren danach kamen riesige Arbeitertruppen nach Beijing, um eine moderne Infrastruktur aufzubauen, und einige dieser Arbeiter waren meine ersten Patienten.

Ich erinnere mich ganz deutlich an einen jungen, großen Mann Ende 30, der Anfang der 60er-Jahre zu mir kam. Seine Ankunft war ein schräges Bild: dieser riesige Kerl wurde von einem viel kleineren Mann auf dem Rücken gebracht. Schon seit Wochen war er von der Hüfte abwärts vollkommen gelähmt gewesen – nicht von einer Verletzung oder einem Unfall, sondern von einem emotionalen Schock. Dank der Anamnese konnte ich mein Verständnis der Außerordentlichen Gefäße deutlich vertiefen.

Schon 20 Jahre vorher hatte dieser Mann eine ähnliche Lähmung gehabt. Damals arbeitete er in der Provinz *Heilongjian* im Nordosten als Fabrikmanager. Seine Fabrik stellte Uniformen und Jacken für die Armee her – es herrschte Krieg mit Japan. Er hatte gerade eine große Ladung Uniformen für die Front kontrolliert, als ein großes Feuer in der Fabrik diese gesamte Ladung zerstört hatte.

Innerhalb der Armee gab es damals Streit zwischen Kommunisten und Nationalisten, der Mann wurde der Brandstiftung verdächtigt und in ein Militärgefängnis gebracht. Durch diese große emotionale Krise entwickelte er plötzlich eine Beinlähmung. Zwar konnte die Militärpolizei kurz darauf klären, dass feindliche Saboteure das Lager angezündet hatten, sodass er von allen Anschuldigungen freigesprochen wurde, aber trotzdem blieben seine Beine gelähmt. Es dauerte ein ganzes Jahr, bis seine Beine nach und nach ihre Funktion wieder erlangten. Er konnte schließlich wieder in seine Fabrik zurückkehren, der ganze Prozess aber war sehr belastend gewesen.

Nach dem Krieg und der Ausrufung der Volksrepublik bekam er einen Job in einer der Bautruppen für Beijing. Die neue Regierung wollte die Hauptstadt modernisieren und es kam zu dramatischen Veränderungen des Stadtbildes. Um den Tiannanmen-Platz (Platz des himmlischen Friedens) zu errichten, wurden vor dem Kaiserpalast fünf Wohnblöcke, ganze Alleen und viele klassische Gebäude niedergerissen. Das war in genau jener Zeit, als die Stadtmauer niedergerissen und die Autobahn gebaut wurde.

Dem Mann wurde die Verantwortung für eine große Arbeitsgruppe übertragen, um die Wasserversorgung der Stadt zu errichten. Eines Tages stürzte einer seiner Arbeiter in einen Graben, wurde von einer Schuttlawine zugeschüttet und starb auf der Stelle. Er wurde dafür verantwortlich gemacht, und es kam wie 20 Jahre zuvor: Unter dem Druck der Ermittlungen kehrte seine Beinlähmung wieder, wie damals ohne eine körperliche Verletzung, sondern nur durch die schwere emotionale Belastung.

Zu genau diesem Zeitpunkt wurde er in meine Praxis gebracht. Er erzählte mir von seiner ersten Lähmung aus der Kriegszeit und dass er Angst hatte, wieder ein Jahr krank zu sein.

Ich betrachtete den Patienten und musste an die Außerordentlichen Gefäße denken. Damals hatte ich sie noch nicht so tief, wie in diesem Kapitel beschrieben, verstanden. Ich dachte einfach an die Namen *Yang Qiao* (Yang-Fußgänger) und *Yang Wei* (Yang-Verbindung). Die Behandlung war sehr einfach, im wesentlichen SJ5 *(Wài Guān)* und Bl62 *(Shēn Mài)* beidseits. Schon nach der dritten oder vierten Behandlung konnte er langsam herumgehen und erholte sich danach ziemlich schnell.

Heutzutage würde ich die Behandlung wahrscheinlich etwas modifizieren. Ich würde eher *Du Mai* und *Yang Qiao Mai* wählen, zum Beispiel mit Du21 *(Qián Dǐng)* und Bl62. Der *Du Mai* kann die Yang-Bewegung im gesamten Körper stimulieren, und der *Yang Qiao Mai* die Muskelgruppen mehrerer Meridiane vernetzen. Plötzliche, ungewöhnliche Störungen wie diese, welche mit der üblichen Meridian- oder *Ba Gang*-Diagnose kaum zu erklären sein, sind oft eine Störung der Außerordentlichen Gefäße. Wichtig aus meiner Sicht ist, an deren „Vernetzungsfunktion" zu denken.

Noch ein paar weitere Gedanken zu diesem Patienten: Wäre die Beschwerde bereits chronisch gewesen, hätte ich auch an den *Yang Wei Mai* gedacht und SJ5 genadelt. Aus meiner Sicht unterstützen die *Wei Mai* die Verteilung der Ernährung/Nährstoffe, die bei einer chronischen Störung oft gestört ist. Wenn man die Beine vier Monate nicht bewegt, kommt es klarerweise zu einem Mangel an Yang-Ernährung.

Bei relativ akuten Beschwerden ist aber die starke Yang-Stimulation über dem *Du Mai* besser, da bei akuten Fällen ein starker Yang-Stoß zum Wiederherstellen der Zirkulation wichtiger ist als die Ernährungsverteilung.

Da der *Yang Qiao Mai* die Muskelbewegungen vernetzt, ist er bei akuten wie auch chronischen Störungen hilfreich. Alle Beinlähmungen ohne schwere Rückenmarksverletzung verlangen nach einer *Yang Qiao Mai*-Therapie, da mehrere Meridian-Muskelgruppen nicht mehr zusammenarbeiten.

Nun hatte unser kleines Auto die „2. Ringstraße“ verlassen und wir näherten uns dem Mittagessen. Wie üblich schweifte beim Mittagessen unser Gespräch von der Chinesischen Medizin ab. An diesem Tag aßen wir einen Riesenteller Schafsmagen in dem Restaurant von Dr. Wangs Neffen. Dieser hatte eine chinesische Muslimin geheiratet und kocht daher Schaf statt Schwein. Er hatte das Restaurant erst eben öffnet, und um ihn zu unterstützen, aßen wir mehrere Teller davon und dazu Gurken in Paprikasauce mit Fenchelsamen. Das Essen war vorzüglich, aber es dauerte Monate, bevor ich wieder „Magen“ verdauen konnte.

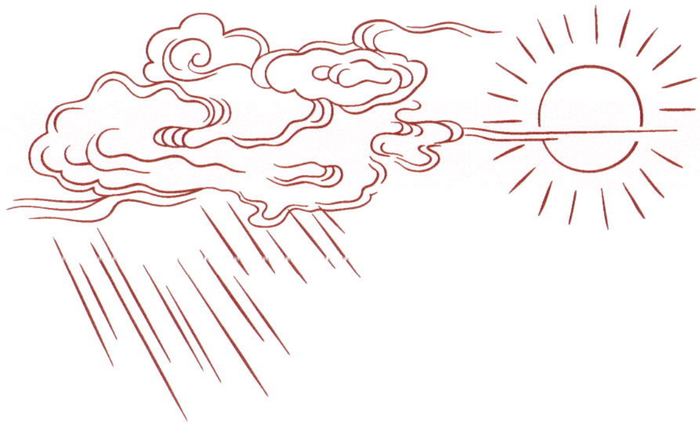

Die bisherigen Themengebiete

Nach einem Jahr Zusammenarbeit mit Dr. Wang begannen sich die Gespräche über andere Themen als nur die Chinesische Medizin zu erstrecken. Dr. Wang erzählte nun öfter über wichtige Ereignisse in seinem Leben. Außerdem legte er nun häufiger seine Sicht der dramatischen Veränderungen, welche in China zu seinen Lebzeiten stattgefunden hatten, dar. Wer Chinesische Medizin außerhalb Chinas studiert, ahnt kaum, wie stark sich das Leben der „zeitgenössischen Meister in China“ von dem unsrigen unterscheidet. Dr. Wang betont zwar den Unterschied zwischen dem Leben der klassischen Ärzte und unserem heutigen, vergisst aber den enormen Unterschied zwischen seinem und meinem Leben.

Eine der größten Herausforderungen beim Schreiben dieses Buches war nun, diesen Unterschied ohne allzu große Abschweifungen zu vermitteln. Es sollte keine Biografie werden, sondern Dr. Wangs Sicht der Chinesischen Medizin beschreiben. Wozu aber dann diese Abschweifungen? Bereits in der Einleitung wurde versucht, einen Rahmen für Dr. Wangs Lehren zu schaffen. Die Erzählungen aus dem Klinikalltag sollen das Buch interessanter gestalten, manche Aspekte seiner Arbeit aber lassen sich besser durch Alltagsgeschichten vermitteln.

Dazu kommt die enorme Bedeutung der Dialoge in der Weitergabe traditioneller Medizinsysteme. Auch mir war am Anfang meiner Zeit mit Dr. Wang die historische Bedeutung dessen kaum bewusst gewesen, obschon ich klarerweise wusste, dass das *Néi Jīng* aus einem Dialog zwischen dem Kaiser *Huang Di* und dem Hofarzt Qi Bo besteht. Die echte Bedeutung dieses literarischen Stils hatte ich aber nicht begriffen. Im *Nèi Jīng* hatte man durch diese Dialogform versucht, eine ursprünglich mündliche Überlieferung schriftlich festzuhalten. In den 2000 Jahren seit der Han-Dynastie ist die Chinesische Medizin immer in diesem Dilemma gefangen:

Wie soll man Bücher über eine Medizin schreiben, deren Herzstück eine subjektive Diagnose ist? Wie beschreibt man ein Gespür oder intuitive Gedankensprünge, die auf Jahrzehnten klinischer Erfahrung beruhen?

Diese Kluft wollte man im *Néi Jīng* durch die Dialogform überbrücken, um einen Teil des traditionellen Lernprozesses zu bewahren. Im *Nán Jīng*, einige Jahrhunderte später, wählte man dieselbe Strategie, um schwierige, unbeantwortete Fragen aus dem *Néi Jīng* zu klären.

Dialoge zeigen die Bedeutung der richtigen Fragen. Der Gelbe Kaiser ist der Archetyp des fleißigen Studenten und seine Fragen erscheinen aus heutiger Sicht „in Stein gemeißelt“.[61] In seinen meisten Fragen beschreibt *Huang Di* zuerst ein schon bekanntes Konzept, seine Fragen stammen also ganz offensichtlich nicht von einem Anfänger. Als Leser „lauscht“ man förmlich diesen Dialogen. Manche Gespräche scheinen schon seit Jahren zu laufen. Auch wenn einige Kapitel einer logischen Entwicklung von Frage zu Frage folgen, unternimmt der Gelbe Kaiser oft intuitive Gedankensprünge. Durch den heterogenen Stil des *Nèi Jīng* werden ähnliche Themen in mehreren Kapiteln unterschiedlich oder sogar widersprüchlich abgehandelt. Man akzeptierte also eine theoretische Vielschichtigkeit, was sich in der Chinesischen Medizin bis zum heutigen Tag nicht geändert hat.

Der in den Klassikern dargestellte Lernprozess ist also nicht so linear wie unsere moderne Erziehung; Sprünge von einem Konzept zum nächsten sind charakteristisch für das mündliche Lernen in einem Meister-Schüler-Verhältnis. In einem modernen Buch ist es schwierig, diese intuitiven Gedankensprünge und die vielen Tage, Wochen oder Jahre, die diesen Gedankensprüngen vorangehen, zu vermitteln: In einem Buch ist die Theorie logisch, schrittweise und fein säuberlich in Kapiteln strukturiert. Tatsächlich waren diese Theorien damals aber auf vollkommen andere Weise vermittelt worden. Das Sammeln der Informationen des vorliegenden Buches ähnelte eher dem Malen eines Bildes als einem Kurs in Biologie und Chemie. Manche theoretische Themen, die Dr. Wang in den ersten Monaten angesprochen hatte, wurden später hunderte Stunden lang bei der Arbeit, beim Mittagessen, bei der Fahrt zu meiner Bushaltestelle oder bei Spaziergängen erörtert. Die Unterrichtseinheiten in den ersten Monaten waren somit wie die ersten Pinselstriche auf einer leeren Leinwand, und die nachfolgenden Monate waren voller Detailarbeit. Auch in den Jahren seither hat sich meine Beziehung zu Dr. Wang weiter vertieft, ein Prozess, der bis zum heutigen Tage anhält.

Eine weitere Eigenart von Dr. Wang erinnert an einen Künstler: Für üblich legt er für eine gewisse Zeitspanne den Fokus auf ein Thema und erläuterte dieses im De-

61 Nach heutigem Wissensstand wurde „Der Gelbe Kaiser“ von einer damaligen Schule als Pseudonym verwendet, um der Schrift eine größere Autorität zu verleihen. Diese Schule, eine Schule des frühen Taoismus in der Han-Dynastie, wird heute als die *Huáng-Lǎo* (黄老)-Schule bezeichnet. Durch die Dialoge zwischen dem mythischen Gelben Kaiser und seinem Hofarzt sollte das Wesen einer mündlichen Überlieferung bewahrt und gleichzeitig die Glaubwürdigkeit erhöht werden. Die meisten Dialoge des *Néi Jīng* laufen zwischen dem Gelben Kaiser und seinem Hofarzt Qi Bo (岐伯) ab; manche Fragen werden jedoch auch durch *Lei Gong* (雷公), *Shao Shu* (少俞) o.a. gestellt.

tail – auch anhand klinischer Parallelen; plötzlich wechselt er danach auf ein anderes wichtiges Thema der Chinesischen Medizin.

Bei meinen anfänglichen Versuchen, die Stoffgebiete zu ordnen und zu verdauen, war diese Didaktik für mich sehr verwirrend gewesen. Mit der Zeit gewöhnte ich mich aber an diese Themenwechsel. So besprachen wir in einer Woche die Qi-Transformation des *Tài Yīn* und in der darauf folgenden Woche die Bedeutung des Begriffes „Gefäß" *(mài)* im *Nán Jīng*. Natürlich kommen Themenwechsel in jeder klinischen Ausbildung vor, sind aber in einem traditionellen Medizinsystem wie der Chinesischen Medizin mit einer derart starken mündlichen Tradition von besonderer Bedeutung. Ohne relevante Fragen des Schülers liefert der Lehrer oft keine Antworten und für diese gute Fragen muss man als Schüler warten, beobachten und denken. Der nun folgende Abschnitt des Buches wurde mehr von Beobachtungen als von Vorlesungen geprägt.

In den ersten Kapiteln dieses Buches wurden die Meridiantheorie und die klassische Chinesische Medizinwissenschaft erläutert. Im allerersten Kapitel wurden die Grundlagen der Chinesischen Medizin und ihre drei Säulen beschrieben:

- Yin und Yang und die Fünf Wandlungsphasen,
- *Zàng Fŭ,*
- Meridiantheorie.

In Kapitel 2 wurden dann die Wurzeln der Meridiantheorie erforscht und die Konzepte der „Sechs Qi" und der „Sechs Meridiane" besprochen. Am Ende dieses zweiten Kapitels stand eine kurze Erklärung der Beziehung der Sechs Meridiane zu „Öffnen, Achse, Schließen".

Thema des dritten Kapitels war die Meridianpalpation, welche in den nun folgenden Kapiteln nun genauer erörtert wird. Die Kapitel 4 bis 11 befassten sich mit Physiologie. „Physiologie" wird in diesem Zusammenhang als die Beziehung zwischen der *Zàng Fŭ*-Leere und der Meridiantheorie als vernetztes Stoffwechselsystem beschrieben. Jeder der Sechs Meridiane und die dazugehörigen Organe wurden nach und nach analysiert. Einige Meridiane wurden ohne viele neue Konzepte besprochen, bei anderen wurden wichtige Grundkonzepte vollkommen überarbeitet. Im letzten Kapitel wurde schrittweise die Physiologie der Außerordentlichen Gefäße in Bezug auf die interstitiellen Flüssigkeiten betrachtet. Bei allen Themen wurden Fragen gestellt und hoffentlich zufriedenstellend beantwortet – oder es entstanden neue Ausgangspunkte. Es wurde also die gesamte klassische Physiologie beschrieben und zusätzlich wurden einige neue Sichtweisen präsentiert.

Die nun folgenden Themengebiete sind neu. Viele der Konzepte der kommenden sechs Kapitel sind bekannt, jedoch nicht in dieser Anwendungsweise. Die Bedeutung des Körperkontaktes zur Diagnosefindung in Chinesischer Medizin ist weithin bekannt. Manchmal wird gelehrt, wie man Unterschiede der Hauttemperatur oder anderer Veränderungen an der Körperoberfläche diagnostisch verwerten kann. In anderen Ausbildungen, vielleicht nach japanischer Tradition, wird der Bauchuntersuchung ein großer Stellenwert eingeräumt, und ebenso gibt es *Qì Gōng*-Traditionen, in denen direkt das Qi des Patienten gefühlt wird. Und natürlich gibt es auch noch die Kunst der Pulsdiagnose. Alle diese diagnostischen Werkzeuge verbesserten die Diagnose. Diese Fähigkeiten klar zu vermitteln, war jedoch meist ohne Einzelunterricht mit einem erfahrenen Lehrer schwierig. Die nun folgenden Kapitel versuchen, diese Schwierigkeiten zu umgehen, indem eine klare, logische Diagnosemethode vorgestellt wird.

Diese Methode von Dr. Wang bringt sofort Nutzen. Wie groß dieser Nutzen ist, hängt vom Verständnis der Konzepte der vergangenen Kapitel ab. Eine Druckempfindlichkeit entlang des Leber-Meridians ist offensichtlich ein Hinweis darauf, dass die Leber die Meridiane unzureichend freihalten kann. Um den effektivsten Behandlungsansatz für diese Pathologie zu finden, braucht es zusätzlich sorgfältige Überlegungen zu klassischen Physiologie: Nicht immer ist die Behandlung des schmerzhaftesten Meridians von Erfolg gekrönt! Für den klinischen Erfolg bedarf es eines logischen Prozesses, der die Meridian- und die *Zàng Fŭ*-Theorie miteinbezieht. Das ist das Thema der folgenden Seiten.

Zu diesem Zwecke wird in den folgenden acht Kapiteln die klinische Anwendung der Meridiantheorie erörtert. Dazu sind die Grundzüge der klassischen Physiologie aus den ersten Kapiteln Voraussetzung. Für eine vollkommene Klarheit braucht es Zeit, man muss sich von Büchern abwenden und „reale Patienten" behandeln. Auch der gesamte Behandlungsprozess wird schrittweise erläutert. Warum aber will man die Meridianpalpation als diagnostisches Werkzeug erlernen?

- Kapitel 12: **Physiologie unter den Fingerkuppen**
  Wie untersucht man Meridiane?

- Kapitel 13: **Spezifische Meridianveränderungen**
  Welche Veränderungen findet man häufig an den jeweiligen Meridianen?

- Kapitel 14: **Die Meridianauswahl für die Therapie**
  Wie entwickelt man aus der Meridianpalpation eine Behandlungsstrategie? Was ist zu tun, wenn man mehrere Meridianveränderungen vorfindet oder die Diagnose unklar ist?

- Kapitel 15: **Was ist ein Akupunkturpunkt?**
  Nachdem der Wahl eines therapeutisch sinnvollen Meridians: Welche klassischen Grundkonzepte liegen den Akupunkturpunkten zu Grunde?

- Kapitel 16: **Die Fünf *Shu*-Punkte**
  Wie beeinflusst dieses Konzept eines sich von den Fingern bis zum Stamm wandelnden Meridian-Qi die Punktauswahl?

- Kapitel 17: ***Yuan-*, *Xi-* und *Luo*-Punkte**
  Welche einzigartige Rolle in der Akupunktur nimmt das *Yuan*-Qi ein? Wie können die anderen traditionellen Punktkategorien das Verständnis über die Natur einzelner Punkte vertiefen?

- Kapitel 18: **Eine kurze Abhandlung klassischer Techniken**
  Was haben uns die klassischen Werke über Akupunkturtechniken zu sagen?

- Kapitel 19: **Eine moderne Sichtweise der Akupunktur – Sieben Schritte**
  Welche Schritte durchläuft ein klassisch orientierter Arzt heutzutage in der Klinik?

- Kapitel 20: **Punktpaare**
  Welche Punktkombinationen werden klinisch häufig angewendet? Wie sind ihre physiologischen Funktionen zu verstehen?

Die nun folgenden Kapitel sind interessant und auch klinisch relevant. Falls Sie als Leser Patienten behandeln, sollten Sie diese neuen Konzepte sofort anwenden. Beginnen Sie einfach damit, bei jedem Patienten die 12 Hauptmeridiane zu palpieren. Mit der Zeit werden sich daraus Muster herausbilden, und vieles aus diesem Buch wird noch klarer werden.

KAPITEL 12

PHYSIOLOGIE UNTER DEN FINGERKUPPEN

Thema dieses Kapitels ist die Palpationstechnik der Meridiandiagnose. Zuvor aber noch einige Konzepte zu einer zeitgemäßen klinischen Sichtweise der Meridiane:

Meridiane und Krankheiten

Aus funktioneller Sicht erfüllt das Meridiansystem bei Krankheiten drei Grundprinzipien:

1. Das Meridiansystem zeigt die Anwesenheit von Krankheit

Über die Natur der Veränderungen, die Meridiane im Krankheitsfall zeigen können, wurde in den letzten 2000 Jahren viel diskutiert; dies ist auch das Hauptthema der folgenden Seiten. Ein entsprechend ausgebildeter Therapeut sollte diese Veränderungen objektiv unterscheiden können.

2. Das Meridiansystem ist ein wichtiger Teil unseres Abwehrsystems

In den vorangegangenen Kapiteln wurde die Rolle des Meridiansystems innerhalb der menschlichen Physiologie beschrieben, u.a. bei der Abwehr äußerer Krankheiten. Es wurde auch die Verbindung der Sechs Meridiane zu den Sechs Qi und die Reaktionen auf diese erläutert. Bei Kälte reagiert beispielsweise als erste Abwehrlinie das *Tài Yáng*-System, nicht nur der *Tài Yáng*-Meridian, sondern die gesamte *Tài Yáng*-Physiologie inklusive der *Tài Yáng*-Organe. Dieser Prozess läuft unbewusst ab und es liegen oft schon vor Auftreten der Symptome Palpationsveränderungen im Meridianverlauf vor.

3. *Die Stimulation von Punkten auf den Meridianen kann die Physiologie unterstützen*

Wenn die Meridiane und *Luo*-Gefäße ihre Aufgaben nicht ordnungsgemäß ausführen können, kann man über die Stimulation geeigneter Punkte den Meridianfluss gezielt beeinflussen. Dieses Grundprinzip der gesamten Akupunkturtheorie wurde über die letzten 2000 Jahre in unzähligen Büchern und Schriftrollen erörtert.

Die Frage dabei ist immer: Welche Meridiane und Punkte wählt man bei welchen Symptomen oder Mustern bei einem Patienten? (Mehr dazu in Kapitel 14).

Die klinische Bedeutung der Meridiane

Wie kann das Meridiansystem auf Krankheiten reagieren? Palpationsveränderungen treten nicht immer zeitgleich mit den Symptomen auf; das ist auch bei einigen modernen Diagnosetechniken nicht anders, was sich am Beispiel eines Patienten mit Kopfschmerz und Schwindel zeigen lässt:

Bei der Untersuchung findet man erhöhten Blutdruck, aber obwohl zwischen Bluthochdruck und Kopfschmerz eine direkte Verbindung besteht, treten diese nicht immer zeitgleich auf. Kopfschmerzen und Schwindel können auch bei relativ normalem Blutdruck auftreten, und auf der anderen Seite könnte der Patient während einer Phase mit hohem Blutdruck symptomfrei sein. Das bedeutet jedoch nicht, dass die Kopfschmerzen in keiner Beziehung zum Bluthochdruck stehen!

Analog dazu können Meridianveränderungen einen Bezug zu gewissen Symptommustern aufweisen, selbst wenn sie nicht zeitgleich auftreten. Im Grunde gibt es vier Korrelationsmöglichkeiten von Meridianveränderungen und Krankheitssymptomen:

1. Die Meridianveränderungen treten zeitgleich mit den Symptomen auf

In diesem ersten Fall findet man bei Zunahme der Symptome auch gleichzeitig tastbare Veränderungen am Meridian/an den Meridianen. Dies ist klinisch die häufigste Situation (etwa 70% der Fälle) und kann sehr nützliche Informationen liefern. Bei einem Patienten mit Husten/Asthma und Müdigkeit, Auswurf von klarem Schleim, blassem Gesicht und trockener Haut könnte der Lungenmeridian recht oberflächliche Knötchen und der Nierenmeridian eine Weichheit und Schwäche aufweisen. Die Diagnose würde lauten: *Tài Yīn-Shào Yīn*-Muster (Lungen- und Nieren-Qi-Leere). Die Punktauswahl könnte auf Basis dieser Meridiandiagnose stattfinden (Abb. 12.1) (Zum Prozess der Punktauswahl siehe Kapitel 14).

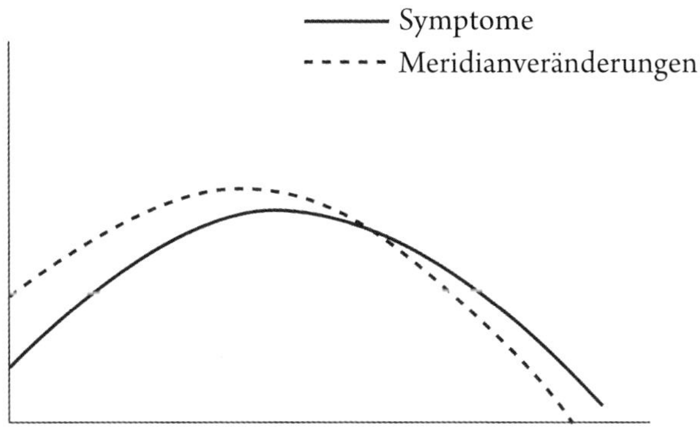

Abbildung 12.1
Meistens treten die Meridianveränderungen in zeitlicher Nähe zu den Symptomen auf

2. Die Symptome gehen den Meridianveränderungen voraus

Bei diesem zweiten Fall findet man Krankheitssymptome noch vor tastbaren Meridianveränderungen vor, welche erst Tage oder Wochen später auftreten. Diese Situation trifft man häufig bei älteren, schwachen, leeren Patienten an.

Ähnlich verhält es sich bei Patienten mit einer sehr schweren Krankheit, aber gleichzeitig nur relativ milden Palpationsbefunden. Bei ihnen ist das Meridiansystem auch häufig zu schwach, sodass man beim Nadeln keine adäquate Qi-Ausstrahlung auslösen kann. Aufgrund ihrer allgemeinen Schwäche reagieren diese Patienten meist sehr langsam auf Akupunktur (Abb. 12.2).

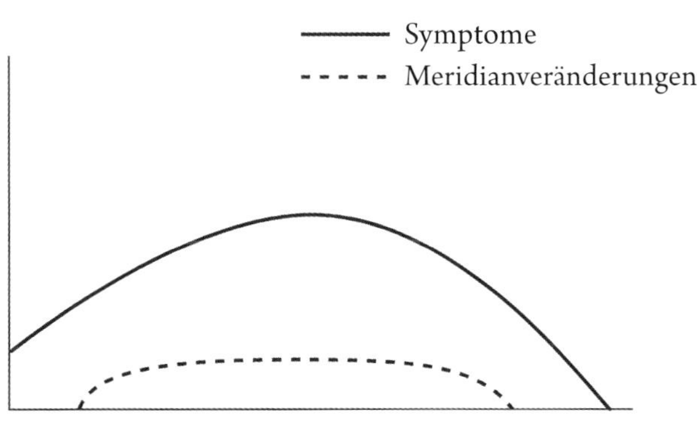

Abbildung 12.2
Symptome gehen den Meridianveränderungen voraus oder sind ungleich stärker ausgeprägt als diese; häufig bei alten oder sehr schwachen Patienten

3. Meridianveränderungen gehen den Symptomen voraus

Diese Situation ist selten – vielleicht, weil die meisten Menschen bei Beschwerdefreiheit keinen Arzt aufsuchen. Eine sorgfältige Meridianpalpation kann jedoch manchmal Voraussagen ermöglichen, zum Beispiel bei grundsätzlich gesunden Patienten oder bei einer Neigung zu Allergien oder anderen Autoimmunkrankheiten. Bei gesundem oder hypersensiblem Immunsystem zeigen die Meridiane schon in latenten Krankheitsstadien Veränderungen. Die Erzählung am Ende dieses Kapitels handelt von einem solchen Fall (Abb. 12.3).

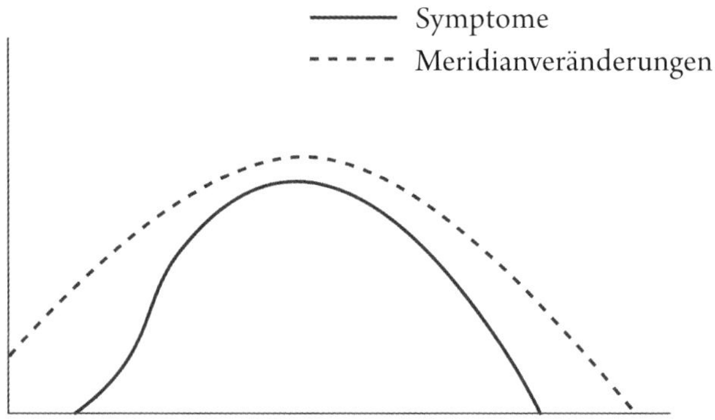

Abbildung 12.3
Meridianveränderungen gehen den Symptomen voraus;
dies ist häufig bei gesunden oder hypersensiblen Patienten der Fall

4. Die Meridianveränderungen passen mit den Symptomen nicht zusammen

Hier scheinen die Symptome und Meridianveränderungen nicht zusammenzupassen, oder man findet bei einem chronisch Kranken keinen auffälligen Palpationsbefund. Die Meridianveränderungen liefern in diesem Fall demnach keine Hinweise für die passende Organdiagnose.

Diese seltene Situation findet man bei ungewöhnlichen Krankheiten vor. In den meisten Fällen leiden diese Patienten unter „Meridianerschöpfung" (經絡疲勞, *jīng luò pí láo*) oder „Meridianverwirrung" (經絡紊亂, *jīng luò wěn luàn*). Bei Meridianerschöpfung liegt wegen vieler erfolgloser Behandlungen (Schulmedizin oder Chinesische Medizin) eine Leere vor. Durch wiederholte Simulation ohne Heilreaktion wurde das Meridiansystem geschädigt. Bei Meridianverwirrung ist der Patient nicht notwendigerweise leer; aber auch hier ist das Meridiansystem durch übermäßige oder erfolglose Behandlungen funktionsunfähig. In den meisten Fällen von Meridianverwirrung tritt letztendlich auch ein Leere-Zustand ein. In beiden Fällen muss man vor einer spezifischen Behandlung zuerst eine reguläre Bewegung im Meridiansystem wieder herstellen, zum Beispiel durch die Kombination Di4 und Le3 (Abb. 12.4; Näheres dazu in Kapitel 20).

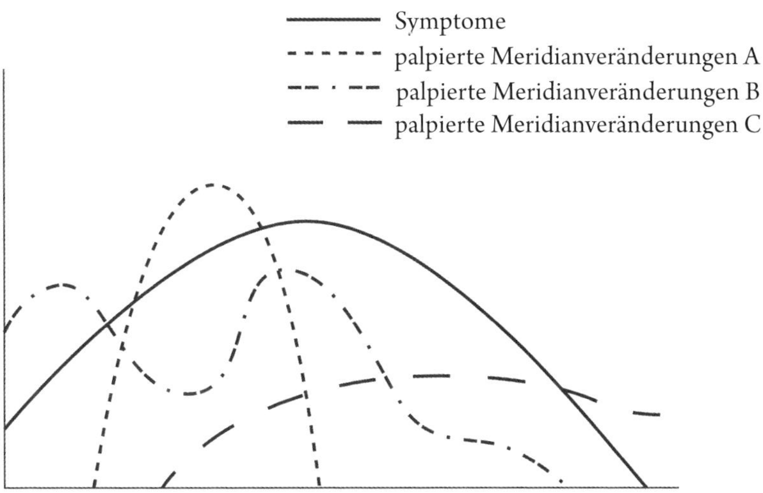

Abbildung 12.4
In komplexen Fällen können Palpationsveränderungen von der Musterdifferenzierung (durch Befragung, Zunge, Puls u.a.) abweichen oder dieser widersprechen. In diesen Fällen gilt es daher, die Diagnose aus verschiedenen Blickwinkeln zu betrachten, um das wahrscheinlichste Szenario auszuwählen.

Diagnostik anhand der Meridiane

Aufbauend auf diesem Wissen über die möglichen Meridianreaktionen kann man die benötigten klinischen Techniken entwickeln. Als Therapeut ist man bei der Palpation stets mit der Frage konfrontiert, was normal ist und was nicht. Jeder Patient ist anders und man erhält bei der Palpation auch eine Vielzahl an Befunden. Zusätzlich gibt es auch nicht-pathologische Knötchen und Fettansammlungen. Mit der Zeit entwickelt man ein Gespür für Auffälligkeiten, da gewisse Veränderungen mit erwarteten Organstörungen korrespondieren.

Wie kann nun zwischen relevanten und irrelevanten Veränderungen unterschieden werden? Relevante Veränderungen sollten mindestens zwei der folgenden drei Kriterien erfüllen:

1. Sie sollten klar entlang eines Meridianverlaufes liegen

2. Sie sollten in Verbindung zu den Krankheitssymptomen stehen
Das heißt, sie sollten mit dem Aufkommen und Verschwinden der Symptome ebenfalls kommen und gehen. Meridianveränderungen müssen aber bekanntlich nicht immer gleichzeitig mit den Symptomen auftreten, sondern schon vorher oder auch erst später. Daher sollte man bei jeder Behandlung eine sorgfältige Dokumentation der Palpationsveränderungen anfertigen.

3. Sie sollten beidseits liegen
Es kann dabei durchaus eine Seite stärker als die andere betroffen sein, was bei Meridianpathologien (zum Beispiel Schmerzen) häufiger der Fall ist als bei Organpathologien.

Lipome, Muttermale, Furunkel, Muttermale, Hautpilzerkrankungen oder Pigmentveränderungen, die diese Kriterien nicht erfüllen, fallen damit nicht ins Gebiet der Meridiandiagnose und sind eher der chinesischen Dermatologie zuzuordnen.

Palpationsbefunde sollten zumindest zwei dieser drei Kriterien erfüllen. Eine Ausnahme sind chronische, einseitige Qi- oder Blut-Blockaden an einzelnen Extremitäten: Chronische Nacken- oder Schulterschmerzen können bei länger bestehender Qi- oder Blut-Stase zu Trockenheit im Meridianverlauf (Unterarm oder Hand) führen, wobei man auf der Gegenseite keine analoge Trockenheit vorfindet. In derartigen chronischen Fällen sind jedoch häufig mehrere Leitbahnen betroffen.

Die fünf Techniken der Meridiandiagnose

Nun zu den für die Meridiandiagnose relevanten Veränderungen, wobei die Palpation nur eine von insgesamt fünf Kategorien der klassischen Meridiandiagnose ist:
1. Betrachtung der Meridianverläufe (審, *shěn*)
2. Pulsdiagnose (切, *qiē*)
3. Palpation der Meridianverläufe (循, *xún*)
4. Drücken von Punkten (按, *àn*)
5. Spüren/Fühlen der Körperoberfläche (捫, *mén*)

Die ersten vier Methoden wurden schon in Kapitel 3 erwähnt und die ersten beiden Methoden werden zusätzlich in Anhang 4 erörtert. Obwohl alle fünf klinisch relevant sind, liegt der Fokus im vorliegenden Buch auf der viel zu selten angewandten Meridianpalpation.

Palpation, Drücken von Punkten und Betasten der Körperoberfläche

In der Praxis überlappen diese in den klassischen Quellen getrennt besprochenen drei Techniken: palpieren (循, *xún*), drücken (按, *àn*) und fühlen (捫, *mén*). Sie wurden erstmals im *Néi Jing* erwähnt und später im *Nán Jīng* im Detail erörtert. Im systematischen Klassiker (甲乙經 *Jiă yĭ jīng*, geschrieben von 215–282 n. Chr) verfeinerte Huang-Fu Mi die Technik der Meridianpalpation und analysierte die Beziehung zwischen Meridianveränderungen und Krankheiten. In Kapitel 12 hielt er dabei fest, dass „wo eine unterbrochene Bewegung (im Meridian) vorliegt, Krankheit besteht (是動則病, *shì dòng zé bìng*).[62] Meridiane mit Unregelmäßigkeiten oder Veränderungen sind auf irgendeine Art involviert, aber nicht immer die therapeutisch besten (siehe Kapitel 14).

Dass man an Meridianen Veränderungen auffinden kann, ist ein Grund dafür, warum in der Chinesischen Medizin das Anfassen der Patienten so eine große Bedeutung hat, wenn man deren Zustand „erfassen" will. Diese scheinbar offensichtliche Grundvoraussetzung für ein Verständnis der Pathophysiologie fehlt leider heutzutage in der modernen Medizin; aber auch viele Therapeuten der Chinesischen Medizin suchen wenig Körperkontakt zu den Patienten. Muss man die Patienten jedoch tatsächlich anfassen, um den Zustand ihrer Meridiane zu verstehen.

Palpation: Beim Palpieren folgt man mit den Fingern dem Meridianverlauf, meist unterhalb der Knie und Ellenbogen, wie schon in Kapitel 13 des *Nán Jīng* beschrieben. Mit der rechten Hand nimmt man Hand oder Fuß und palpiert mit dem Daumen der linken meistens die 12 Hauptmeridiane von den Händen und Füßen bis zu Ellbogen und Knie. Sobald man sich mit der palpierenden linken Hand Ellbogen und Knie nähert, kann die Rechte zum Stabilisieren Handgelenke und Knöchel umfassen (Abb. 12.1 und 12.5). Jeder Meridian wird dreimal palpiert, davon jedes Mal etwas fester, denn manche Veränderungen sind an der Oberfläche klar zu tasten, verschwinden jedoch bei festem Druck (oder umgekehrt). Man beurteilt die Muskelspannung und sucht nach strukturellen Veränderungen im Meridianverlauf wie Knötchen, Unebenheiten oder Körnchen (siehe Abb. 12.5).

62 Das Konzept der Meridianveränderungen (是動, *shì dòng*) wurde zuerst in *Líng Shū*, Kapitel 10, erwähnt und über viele Jahrhunderte wieder und wieder aufgegriffen. So betrachtet führt Dr. Wang diese alte Diskussion über die Bedeutung des *Néi Jīng* fort. Zum ersten Mal wurde der Begriff *shì dòng* in der 22. Schwierigkeit im *Nán Jīng* erläutert. In Paul Unschulds Übersetzung *„Nan Ching"* ist ab Seite 278 eine kurze Zusammenfassung einiger Kommentare zu dieser 22. Schwierigkeit aufgelistet. Ärzte und Gelehrte haben über die Bedeutung der frühen Klassiker also seit Jahrhunderten viel debattiert. Unschuld übersetzt dort Xu Da-Chuns (徐大椿) Sicht der Meridianveränderungen (*Qing*-Dynasie). Dr. Wang stimmt mit Xu im Großteil überein; seiner Meinung nach gibt es Meridianveränderungen, welche nicht notwendigerweise über diesen Meridian selbst behandelt werden sollten. Bei kleinen Knötchen am Leber-Meridian ist es meistens besser, andere Meridiane zu behandeln. Obschon manche Meridiane bei gewissen Störungen Veränderungen (是動 *shì dòng*) zeigen, sollte man nicht vergessen, dass es schon im Kapitel 10 des *Líng Shū* hieß, dass auch die *Zàng Fŭ* gewisse Krankheiten verursachen können (所生病, *suŏ shēng bìng*). Disharmonien können also in einem palpatorisch auffälligen Meridian entstanden, aber später in einem anderen Meridian oder Organ lokalisiert sein. Dr. Wang ist der Meinung, dass man in diesen Fällen zuerst alle Meridiane palpieren und danach die Qi-Transformation des gesamten Systems bedenken sollte, um letztendlich den therapeutisch relevanten Meridian auszuwählen. Dieses Konzept wird in Kapitel 14 näher erörtert.

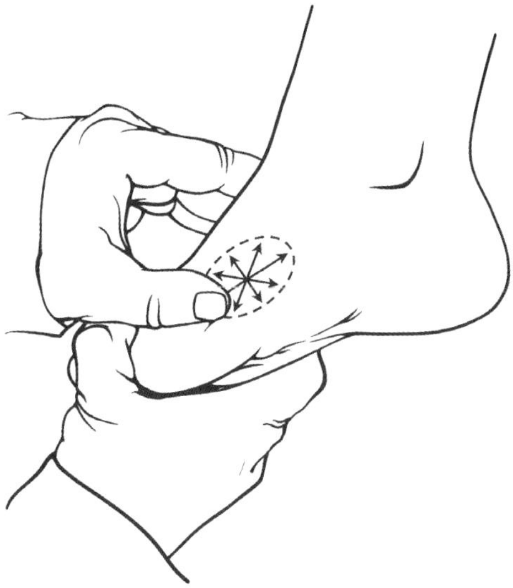

Abbildung 12.5
Um die distalen Meridianabschnitte zu palpieren, umfasst man die Finger oder Zehen der Patienten mit der eigenen rechten Hand, um somit die Haut zu spannen. Dadurch lassen sich subtile Veränderungen leichter ertasten. Sobald man sich den Knien beziehungsweise Ellbogen annähert, umfasst die eigene rechte Hand nun die Hand- bzw. Fußgelenke der Patienten (siehe Abb. 12.9). Achten Sie darauf, mit beiden Händen Kontakt zu halten.

Drücken: Beim Drücken sucht man mit Daumen oder Fingerspitzen nach Druckempfindlichkeit, meistens an den Akupunkturpunkten, und sucht nach folgenden Befunden:

- Starke Schmerzen: weisen häufig auf eine Ansammlung an Pathogenem Qi (邪氣生, *xié qì sheng*) hin.
- Weichheit oder Schwäche (mit oder ohne Druckempfindlichkeit): zeigt eine Qi-Stagnation im Meridian an.
- Druckempfindlichkeit oder Schmerzen: weisen auf eine Fülle (meis Hitze oder Feuer) hin.
- Je schlüpfriger die Befunde, desto ausgeprägter ist die Tendenz zu Schleimbildung.

Das Drücken wird manchmal auch zur Punktlokalisation verwendet und erleichtert die exakte Lokalisation. Ist ein Punkt nicht druckempfindlich, ist das nicht automatisch ein Ausschlussgrund, vor allem bei Leere-Pathologien. Es gilt zudem, zwischen der normalen Drucksensibilität und der für die Meridiandiagnose typischen

Empfindung beim Drücken	mögliche diagnostische Bedeutung
Schwach und/oder schlüpfrig-weich	Mangelnde Qi-Bewegung im Meridian (durch Fülle oder Leere)
Schlüpfrig-hart	je härter und fixierter, desto wahrscheinlicher handelt es sich um Schleim im Meridian und/oder Organ
Druckempfindlich	Fülle-Pathologie im Meridian und/oder Organ (oft durch Hitze)
Sehr schmerzhaft auf Druck	Zunehmende Ansammlung an Pathogenem Qi (Hitze oder Kälte)

Tabelle 12.1
Die Bedeutung üblicher Befunde an Punkten oder Meridianen

Druckempfindlichkeit zu unterscheiden. Um das herauszufinden, vergleicht man die Punkte mit der Druckempfindlichkeit des Umgebungsareals, wobei die diagnostisch relevanten Punkte deutlich schmerzempfindlicher sind (Tab. 12.1).

Spüren/Fühlen: Dabei untersucht man Temperatur, Feuchtigkeit oder Hautbeschaffenheit und vergleicht häufig ganze Körperareale (im Gegensatz zu einzelnen Meridianen) miteinander, wobei grundlegend gilt:
- Wärme: generell ein Fülle-Zeichen.
- Trockenheit ganzer Körperregionen: möglicherweise eine allgemeine Blut-Leere.

Das Spüren/Fühlen kann Teil der Meridiandiagnose oder Teil einer allgemeinen Diagnose sein. Zum Beispiel kann es auf Hitze in den *Tài Yīn-* und/oder *Yáng Míng-*Meridianen hindeuten, wenn die Haut um Ren12 deutlich wärmer als das Gebiet unterhalb des Nabels ist. Ein derartiges Fühlen kann diagnostisch nützlich sein, hilft aber nicht dabei, die betroffenen Meridiane zu differenzieren.

Selbstverständlich kann man mit dieser Technik auch einzelne Meridiane untersuchen, zum Beispiel:
- kühle, geschwollene oder trockene Knöchel: oft ein Hinweis auf eine *Shào Yīn-*Qi-Leere,
- ein auffällig warmer Nacken: Häufig ein Anzeichen für Fülle-Hitze im *Tài Yáng,*
- Trockenheit in einem Meridianbereich: Kann eine Yin- oder Blut-Leere dieses Meridians andeuten (der die Haut ungenügend ernähren kann).

Je kleiner und spezifischer diese auffälligen Areale sind, desto hilfreicher sind sie für die Meridiandiagnose (Tab. 12.2).

Meridianbefund durch Spüren/Fühlen:	kann ein Hinweis sein auf:
Temperaturunterschiede am Bauch	*Zustand der Drei Erwärmer:* Hitze oberhalb des Nabels – meist Milz- oder Magen-Hitze. Kälte unterhalb des Nabels: meist Nieren-Leere
Allgemeine Trockenheit	generalisierte Blut-Leere: Häufig Milz und Leber
Lokale Trockenheit	Blut- und/oder Yin-Leere in den durch das untersuchte Gebiet verlaufenden Meridianen (eventuell durch Stagnation)
Lokale Temperaturunterschiede	*Hitze:* Hitze, Schleim oder Feuer in einem oder mehreren Meridianen *Kälte:* Kälte, Blut-Stase oder Qi-Leere in einem oder mehreren Meridianen

Tabelle 12.2
Die Bedeutung üblicher Tastbefunde

Spezifische Meridianveränderungen

Im vorliegenden Buch bezieht sich der Begriff „Meridianpalpation" auf alle drei Techniken: Palpation, Drücken und Tasten. Fährt man einen Meridian mit dem Daumen entlang, kann man drücken oder einfach tasten/spüren, wie sich einzelne Areale (üblicherweise unterhalb der Knie und Ellenbogen) anfühlen. Zusätzlich werden Blasen-Meridian, *Ren Mai* und *Du Mai* am Kopf, Rücken und Bauch untersucht, wobei man am Bauch durch Drücken der *Mu*-Alarmpunkte Fülle und Leere unterscheiden kann.

Aus Sicht der westlichen Medizin liegen zwar die meisten Bindegewebsveränderungen knapp unterhalb der Hautoberfläche, sie können aber in allen bindegewebigen Auskleidungen um die Körperstrukturen herum zu finden sein – denn dort fließt das Meridian-Qi (Abb. 12.6).

Grundsätzlich sind die Palpationsbefunde durch drei Kriterien charakterisiert:

- *Tiefe:* Da sich die Veränderungen im Bindegewebe befinden, liegen sie alle relativ oberflächlich; um die tiefsten von ihnen zu palpieren, ist jedoch ein gewisser Druck nötig.
- *Härte:* „Härte" bezieht sich auf den Tonus der palpierten Veränderung. Auch die Härte ist relativ, denn selbst ein „hartes" Knötchen ist weicher als ein Osteophyt.
- *Größe:* Die „Größe" kann beträchtlich variieren. Manchmal sind ganze Knötchenreihen so groß, dass man sie auch bei zügigem Palpieren bemerken kann. Die meisten Veränderungen sind jedoch extrem klein und leicht zu übersehen. Bei *Tài Yáng*-Halswirbelbeschwerden findet man häufig sandartige Veränderungen zwischen Dü4 *(Wàn Gŭ)* und Dü5 *(Yáng Gŭ)*.

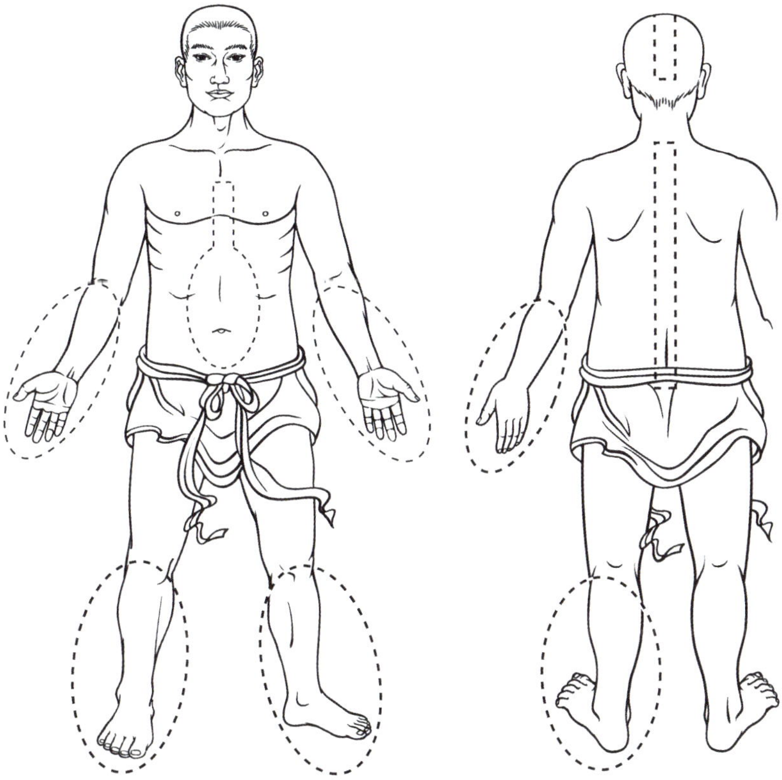

Abbildung 12.6
Die wichtigsten Areale für die Meridianpalpation liegen unterhalb der Ellenbogen und Knie. *Ren Mai* und *Du Mai* werden ebenfalls oft untersucht.

In Tabelle 12.3 werden diese drei Hauptkategorien mit Unterkategorien aufgelistet.

Meridianveränderungen	mögliche Bedeutung
oberflächliche Verhärtungen oder Spannung entlang eines Meridians	Kälte, Feuchtigkeit, Qi-Stase
tief liegende Verhärtungen bzw. Knötchen (können weiter unterteilt werden)	Hitze, Schleim, Blut-Stase, chronischer Zustand
weiche, schwache Areale	Qi- oder Yang-Leere

Tabelle 12.3
Die drei Hauptkategorien der häufigsten Palpationsbefunde

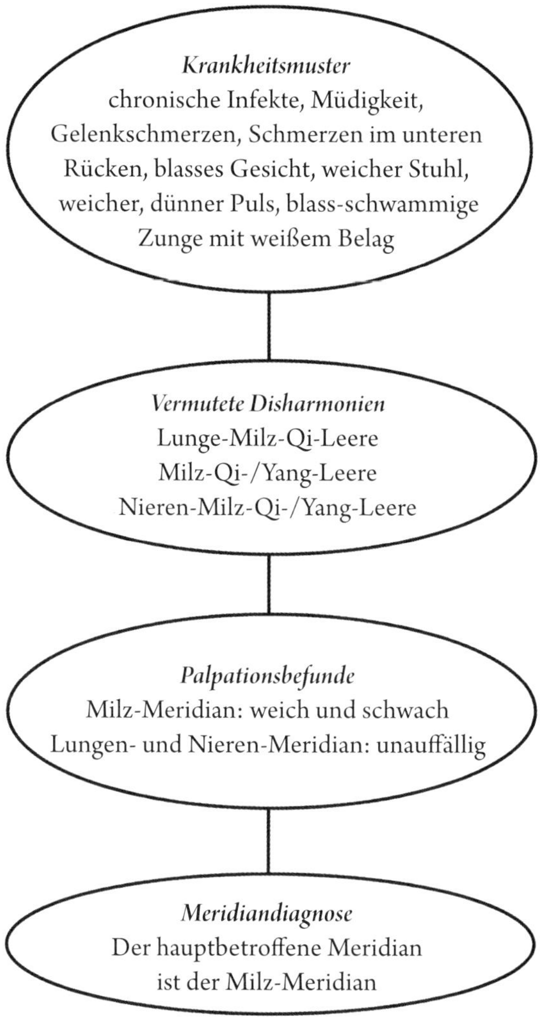

Abbildung 12.7
Ein einfaches Beispiel dafür, wie die Meridianpalpation eine diagnostische Hypothese verfeinern kann

1. Weiche/schwache Gebiete

Manchmal ist der Tonus der Muskeln und Faszien vermindert und die Meridiane oder einzelne Punkte wirken auf leichten Druck sehr weich – dies deutet alles auf eine Leere hin. Um diese Leere in der Folge genauer zu differenzieren, muss man den Palpationsbefund mit anderen diagnostischen Techniken kombinieren. Mithilfe der Meridianpalpation kam man bei auf den ersten Blick generalisierter Qi- und/oder Yang-Leere oder bei einer Leere mehrerer Organe das Primärorgan ermitteln.

Dazu ein Beispiel: Eine Patientin leidet unter chronischen Infekten, Müdigkeit, blassem Gesicht, weichem Stuhl, Gelenkschmerzen und Rückenschmerzen, schwachem, dünnem Puls und einer blassen, geschwollenen Zunge. Durch Differenzierung der Symptommuster als ersten Schritt gelangt man zur *Zàng Fŭ*-Diagnose. Im vorliegenden Patientenbeispiel ist der Milz-Meridian weich mit sehr kleinen Knötchen, die Lungen- und Nieren-Meridian sind hingegen unauffällig. Anhand dessen kann eine präzisere Diagnose gestellt werden und die Behandlung würde sich auf Milz-*Tài Yīn* fokussieren (Abb. 12.7).

2. Generalisierte Verhärtung und Spannung

Diese und die folgende Kategorie (tiefe Verhärtungen) sind schwierig voneinander zu unterscheiden – speziell für Anfänger.

Generalisierte Härte und Spannung spürt man für gewöhnlich eher oberflächlich. Sie ist weniger hart und betrifft ein größeres Areal als die als nächstes analysierte dritte Kategorie der tiefen Verhärtung. Meist handelt es sich um einen allgemeinen Hypertonus in einem relativ großen Meridianabschnitt, häufig bei Kälte, Feuchtigkeit und/oder relativ akuten Zuständen. In diesen Fällen hat das Pathogene Qi zwar schon die Meridianbewegung beeinträchtigt, aber noch keine schwere Blutstagnation oder Schleimansammlung verursacht.

	Technik	Bedeutung
oberflächliche Verhärtungen und/oder Spannung	– Palpation am gesamten Meridian entlang – mittelstarker Druck – genaue Unterscheidung der betroffenen Meridiane – der Fokus liegt darauf, mehrere Meridiane grob miteinander zu vergleichen	– Akuter Zustand – Einschränkung der Funktion oder Zirkulation in einem Meridian und/oder Organ – geht vermutlich mit Kälte einher
tiefe Verhärtungen und/oder Knötchen (kann unterteilt werden in 1. sehr harte Knötchen 2. definierte, harte Knötchen 3. bambusartige, hügelige Veränderungen 4. stabförmige Veränderungen)	– Man fährt den Meridian entlang und hält an, um auffällige Areale oder Knötchen zu umkreisen – Man achtet auf die Form – Man achtet auf die Qualität (schlüpfrig, weich, fixiert u. a.)	– Ansammlung von Feuchtigkeit, Schleim-Hitze oder Blut in einem Meridian und/oder Organ – chronischer Zustand

Tabelle 12.4
Palpationstechniken zur genaueren Differenzierung von Verhärtungen und Spannungen

Zu dieser Kategorie zählen auch mittelharte Knötchen mit unscharfen Grenzen. Diese Knötchen können etwas weicher sein und weniger tief liegen als die tiefen Knötchen der 3. Kategorie. Sie deuten auf eine recht akute Situation oder auf Beschwerden der Muskeln, Sehnen oder der Haut hin und man hat das Gefühl, sie lägen knapp unter der Oberfläche oder wären an die Haut angehaftet.

Diese Veränderungen entsprechen gewissermaßen der „Qi-Ebene" und spiegeln die Organfunktionen wider; sie sind weicher und treten vor allem bei milderen Beschwerden auf. Die nachfolgend erwähnten tiefen Verhärtungen entsprechen eher der „Blut-Ebene" und somit strukturellen, physischen Veränderungen. Diese tiefen und harten Knoten sind meist klar begrenzt und weisen auf eine schwere oder chronische Pathologie hin (Tabelle 12.4).

3. Tiefe Verhärtungen

Zu diesen Veränderungen können viele Pathomechanismen führen, vor allem Blut-Stase, Schleimansammlung oder chronische Krankheiten. Diese harten Knötchen liegen klar unterhalb der Hautschicht und bewegen sich meist bei Hautbewegungen nicht mit. Von dieser größten Kategorie gibt es einige Untergruppierungen:

- *sehr harte, kaum bewegliche Knötchen:*
  ausgeprägte Kälte oder Blut-Stase (Abb. 12.8)

- *Klar definierte, harte Knötchen, die beweglich und schlüpfrig/glatt sind:*
  Feuchtigkeit und Schleim (Abb. 12.9)

- *Verhärtungen in einer Linie angeordnet, ähnlich einem Bambusstab:*
  chronischer Zustand, schwierig zu behandeln. Hier ist die Nährfunktion der Flüssigkeiten eingeschränkt (Abb. 12.10)

- *Lange, stabförmige, jedoch nicht unebene Veränderungen:*
  Akute Pathologie, meist Qi-Stagnation. Diese stabförmigen Veränderungen können leicht schräg zum Meridianverlauf liegen und bei Infektionen im Meridiangebiet entstehen (Abb. 12.11)

Tab. 12.5 gibt eine Übersicht über weitere wichtige Grundprinzipien der Palpation.

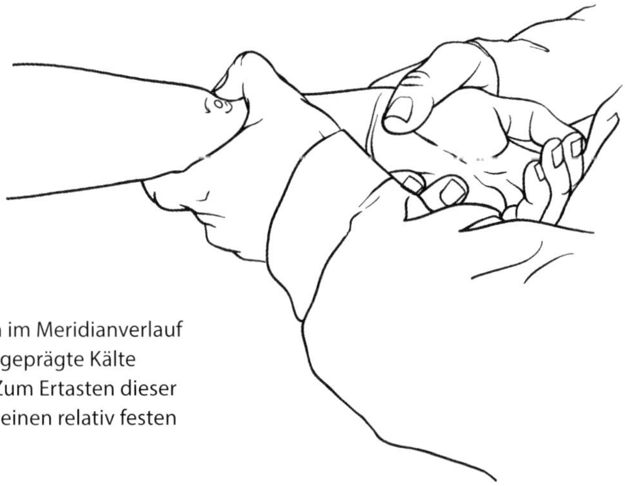

Abbildung 12.8
Harte, tiefe Knötchen im Meridianverlauf deuten meist auf ausgeprägte Kälte oder Blut-Stase hin. Zum Ertasten dieser Knötchen muss man einen relativ festen Druck aufwenden.

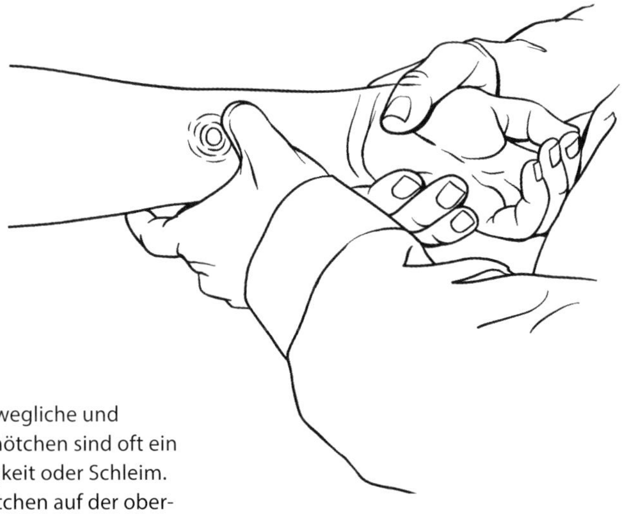

Abbildung 12.9
Begrenzte, harte, bewegliche und schlüpfrige/glatte Knötchen sind oft ein Hinweis auf Feuchtigkeit oder Schleim. Man kann diese Knötchen auf der oberflächlichen oder der tiefen Ebene fühlen, manchmal als Bläschen (und nicht als eine kleine, feste Masse).

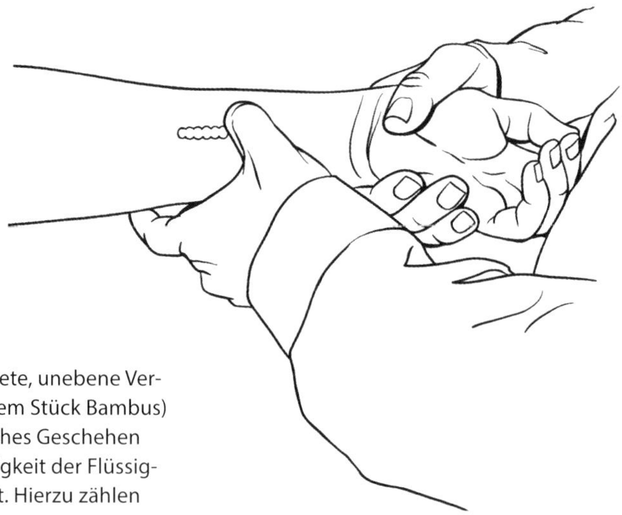

Abbildung 12.10
In einer Linie angeordnete, unebene Verhärtungen (ähnlich einem Stück Bambus) weisen auf ein chronisches Geschehen hin, wobei die Nährfähigkeit der Flüssigkeiten eingeschränkt ist. Hierzu zählen auch kleine in Reihen angeordnete Knötchen über einem relativ großen Meridianabschnitt.

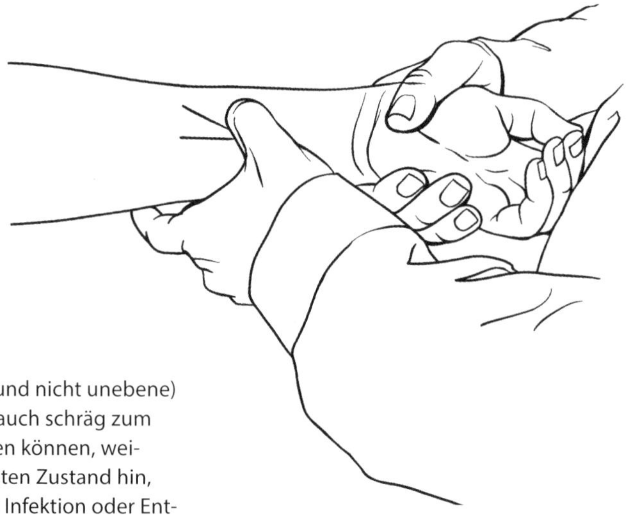

Abbildung 12.11
Lange stabförmige (und nicht unebene) Veränderungen, die auch schräg zum Meridianverlauf liegen können, weisen oft auf einen akuten Zustand hin, möglicherweise eine Infektion oder Entzündung im Meridianverlauf oder dem entsprechenden Organ.

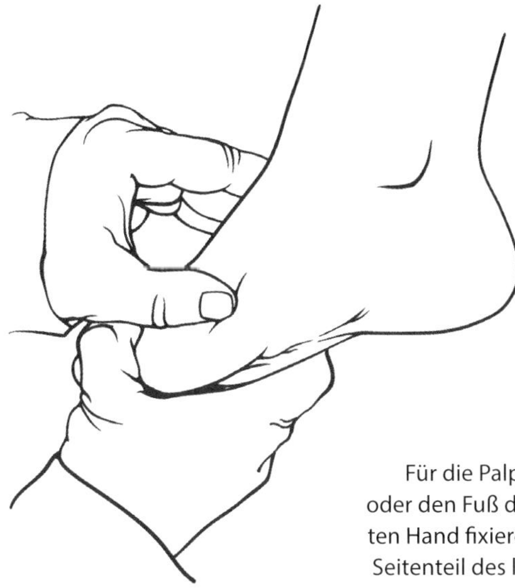

Abbildung 12.12
Für die Palpation kann man die Hand oder den Fuß des Patienten mit der rechten Hand fixieren und mit dem sensiblen Seitenteil des linken Daumens palpieren

Weichere, weniger abgegrenzte Palpationsverändungen korrelieren mit einer milderen Störung.
Je härter, fixierter und tiefer die Befunde sind, desto schwerer ist die Krankheit. Derartige Veränderungen liegen zumeist auf einer tieferen Ebene.
Eine generalisierte Rauheit der Faszien weist häufig auf eine Qi-Leere hin. Manchmal berichten die Patienten auch über ungewöhnliche Empfindungen wie Taubheit, Hypersensitivität oder Temperaturveränderungen an diesen leeren Meridianen.
In manchen Fällen fühlen sich ganze Meridiane oder Meridianabschnitte uneben an. Es handelt sich dann meist nicht um eine Meridianpathologie, sondern um eine Organstörung (z.B. eine Ansammlung an Kälte, Hitze, Blut oder Schleim durch eine länger bestehende Dysfunktion).

Tabelle 12.5
Grundprinzipien der Meridianpalpation

Fallbesprechungen

Fall Nr. 1

Mann, 56 Jahre

Hauptbeschwerde: Prostatitis

Anamnese: Chronische, gutartige Prostatitis mit leicht erhöhtem PSA (11ng/ml) mit erschwerter Miktion und tröpfelndem, dunkelgelbem Urin. Diese Beschwerden hatten in den letzten vier Jahren zugenommen.

Puls: drahtig und dünn.

Zunge: geschwollen, rissig mit weißem Belag.

Meridianpalpation: An Ni4 *(Dà Zhōng)* und Ni5 *(Shuǐ Quán)* ist das Bindegewebe fest, dick, druckempfindlich; die Haut trocken, unflexibel und fest mit dem Knochen verwachsen.

Diagnose: *Stase durch Nieren-Leere.*

Die Wurzel ist „Nieren-Qi-Schwäche mit Transformationsstörung" (腎氣不化, *shèn qì bù huà*). Die verminderte Transformation führte sekundär zu Blut-Stase und weiter zu Hitze.

Punkte: He6 *(Yīn Xī)* und Ni7 *(Fù Liū)* mit anschließendem Moxa auf Le1 *(Dà dūn)*. In den späteren Behandlungen werden die Punkte Lu9 *(Tài Yuān)* und Mi3 *(Taì Bái)* mit Ni3 *(Taì Xī)* kombiniert.

Behandlungstechnik:

He6 und Ni5: harmonisierend,

Le1: kurze Moxa Behandlung,

Lu9, Mi3 und Ni3: tonisierend,

Die Behandlung erfolgt wöchentlich über vier Monate.

Ergebnis: Die erste Besserung tritt nach drei Behandlungen ein, für eine dauerhafte Verbesserung sind jedoch drei Monate nötig.

Analyse: In diesem Fall beinhaltet die Pathologie sowohl Fülle als auch Leere. In den ersten Behandlungen wird über die *Xi*-Punkte He6 und Ni5 die Zirkulation im erkrankten Gebiet (Niere, Fortpflanzungsorgane) wieder hergestellt. Die *Xi*-Punkte werden häufig bei relativ starker Stase eingesetzt.

Nach Besserung der Zirkulation zielt die Behandlung darauf ab, die Flüssigkeitszirkulation mittels der Punkte Lu9, Mi3 und Ni3 zu verbessern. Zwar ist die Wurzel der Beschwerde eine *Shào Yīn*-Leere, für die Tranformation und Ausscheidung der Flüssigkeiten ist die Niere aber auf die Feuchtigkeitstransformation durch *Tài Yīn* angewiesen. Aus diesem Grund werden beide Meridiansysteme behandelt.

Da viele Meridiane durch das Prostatagebiet verlaufen, ist eine Meridianpalpation bei Prostatitis von großer diagnostischer Relevanz. Eine Prostatitis kann durch Fülle oder Leere verursacht sein und *Shào Yīn, Tài Yīn, Jué Yīn* oder *Tài Yáng* betreffen, wobei:

- bei *Shào Yīn-* oder *Tài Yīn*-Prostatitis oft eine Qi- oder Yang-Leere beteiligt ist,
- bei *Jué Yīn-* und *Tài Yáng*-Prostatitis oft Fülle vorliegt,
- bei *Jué Yīn*-Prostatitis meist eine Kälte-Akkumulation vorliegt,
- *Tài Yáng* meist bei sehr schweren Miktionsbeschwerden betroffen ist.

Wie in den meisten Fällen sind auch hier alle vier Meridiansysteme betroffen. In solchen Fällen gilt es, zuerst den Beteiligungsgrad der einzelnen Meridiane zu bestimmen und dies im Behandlungsverlauf immer wieder zu überprüfen.

Bei einer chronischen Prostatitis liegt häufig eine Kälte-Akkumulation im Leber-Meridian vor, einige kurze Moxabehandlungen an Le1 können diese Stase lösen. Diese Anwendung der *Jǐng*-Brunnenpunkte wird in Kapitel 16 erörtert. Im vorliegenden Patientenbeispiel wurde Moxa trotz Hitze angewendet, um die Qi-Bewegung im Meridian zu verbessern, und die Krankheitswurzel über *Shào Yīn* und *Tài Yīn* behandelt.

Die Verhärtung und Verdickung am *Shào Yīn*-Meridian an Ni4 und Ni5 deuten an, dass auch Stase vorliegt und *Shào Yīn* das hauptbetroffene Meridiansystem ist; auch die Druckschmerzhaftigkeit ist ein Hinweis auf diese Stase. Die darunter liegende Leere zeigte sich in der trockenen Haut und in der Verwachsung zwischen Haut und Knochen (durch eine Meridian-Qi-Leere können Haut und Muskeln lokal ungenügend ernährt werden).

Da auch die Blase betroffen ist, muss man, wie immer bei einer *Tài Yáng*-Beteiligung, zwischen Fülle und Leere unterscheiden. Nach Differenzialdiagnose und Meridianpalpation zeigt sich, dass in diesem Fall primär eine Leere vorliegt (die Nieren-Leere hat dabei das gekoppelte Organ Blase geschädigt). Bei Leere in einem Yang-Organ oder Yang-Meridian wird zur Behandlung häufig auch der gekoppelte Yin-Meridian tonisiert. Im vorliegenden Fall unterstützt die Tonisierung von *Shào Yīn* die Transformationsfunktion der Blase (*Tài Yáng*).

Fall Nr. 2

Frau, 60 Jahre

HAUPTBESCHWERDE: Asthma mit Husten

ANAMNESE: Chronisches Asthma mit Verschlechterung über die letzten drei Jahre.

Zusätzlich Erkältungsanfälligkeit und Neigung zu chronischem Husten mit schaumig weißem Schleim; auch aktuell hat sie seit einer Woche Husten, sodass sie in den letzten Tagen kaum Stiegen steigen oder längere Strecke gehen konnte. Intensiver Husten endet meist in einem Asthmaanfall.

Meridianpalpation:
- Im gesamten Verlauf des Lungen-Meridians liegen, reihenförmig angeordnet, bambusartige, harte und schmerzhafte Knötchen.
- Lu6 *(Kong Zuì)*: tiefer, harter Knoten.
- Lu5 *(Chi Zé)*: ein etwas größeres und weicheres Knötchen.
  Alle diese Knötchen sind schlecht begrenzt und fühlen sich unter der Haut schlüpfrig an.
- Das Areal unterhalb von Du12 *(Shēn Zhù)*: schmerzhaft und angespannt.
- Um Bl12 *(Fēng Mén)* liegt ein sehr schmerzhaftes, weiches Knötchen.
  Alle Befunde, mit Ausnahme von Du12, liegen beidseits vor.

Diagnose: *Tài Yīn-Störung auf Basis einer milden Tài Yáng-Leere*

Ausgewählte Punkte: Du12 und Bl12 gemeinsam mit dem Punktpaar Lu5 – Mi9 *(Yīn Líng Quán)*.

Technik: An allen Punkten harmonisierend.

Ergebnis: Sofort nach der ersten Behandlung kommt es zur Besserung des Hustens, und diese Besserung setzt sich im Laufe der folgenden Wochen weiter fort.

Behandlungshäufigkeit: In der ersten Behandlungsphase zweimal wöchentlich, nach drei Wochen wird die Behandlungsfrequenz reduziert. Die Patientin kommt aber auch nach Abschluss der Behandlungsphase weiterhin alle drei Wochen zur *Tài Yīn*-Stützung.

Analyse: In diesem Fall zeigt die Palpation sowohl den akuten als auch chronischen Zustand an. Eine Knötchenreihe um Lu6 weist generell auf chronische Entzündungen des Respirationstraktes hin, meist eine chronische Bronchitis. Schmerzhafte Verhärtung um Lu5 sieht man hingegen zumeist bei akuten Pathologien.

Bei der Meridianpalpation ist es immer wichtig, zwischen chronischen und akuten Beschwerden zu unterscheiden, da Veränderungen im Meridianverlauf nicht immer die aktuelle Beschwerde reflektieren, sondern auch an eine abgelaufene Krankheit erinnern oder auf andere chronische Beschwerden hinweisen können.

Im vorliegenden Fallbeispiel liegt sowohl die chronische als auch die akute Beschwerde auf demselben Meridian, was aber häufig nicht der Fall ist. Deshalb ist es hilfreich, während der Palpation durch Fragen die Befunde richtig einzuordnen. In diesem Fall wurde die Patientin beim Palpieren der Knötchenreihe bei Lu6 nach der Vorgeschichte ihrer Lungenbeschwerden befragt: Sie hatte im jungen Erwachsenenalter mehrere Lungenentzündungen erlitten, welche im Meridiangedächtnis verblieben waren.

Nicht alle Palpationsbefunde müssen in Verbindung zu der Hauptbeschwerde stehen, was einer der schwierigsten Aspekte der Meridiandiagnose ist. Das nachfolgende Kapitel ist den möglichen Bedeutungen der Veränderungen an jedem einzelnen Meridian gewidmet, und erst danach werden die Meridiandifferenzierung und die Auswahl therapeutisch relevanter Meridiane und Punkte erörtert.

Frage *Menschen mit einem starken oder hypersensitiven Immunsystem können bereits vor Auftreten der Symptome Meridianveränderungen zeigen. Neigen diese Menschen auch zu stärkeren und deutlicheren Veränderungen?*

Dr. Wang Nein, gesunde Patienten haben weder größere noch intensivere Meridianveränderungen. Ich denke, dass gesunde oder allergische Patienten Krankheiten grundsätzlich nur klarer in den Meridianen manifestieren, da ihre Meridiane gesund sind und so aktiv an der Immunreaktion teilnehmen. Dies unterstreicht die Rolle des Meridiansystems als erste Verteidigungslinie der Immunantwort. Tatsächlich sind für Anfänger gerade bei schwachen Patienten mit chronischen Krankheiten Veränderungen einfacher zu fühlen, weil bei diesen Patienten die Flüssigkeitsbewegung in den Meridianen stark eingeschränkt ist.

Die Palpation ist eine subtile Arbeit und braucht ihre Lehrzeit. An den Meridianverläufen lässt sich viel ertasten, aber manche scheinbar ungewöhnlichen Befunde sind tatsächlich völlig normal. Andererseits kann ein winzig kleines Knötchen oder eine kleine Faszienverdickung sehr bedeutsam sein. Das wichtigste ist, einfach bei allen Patienten zu palpieren und nach Mustern zu suchen.

Erzählung

Palpation im Zug

Während meiner Zeit mit Dr. Wang organisierte ich auch für andere Therapeuten Studienaufenthalte in China. Dank der Unterstützung meiner Freunde und Lehrer in den USA konnten so Studiengruppen nach China kommen und in der Ping Xin Tang-Klinik oder anderen Krankenhäusern hospitieren, wobei es immer vormittags Patientenvorstellungen gab und nachmittags Dr. Wangs Vorlesungen über Physiologie und Meridianpalpation. Dabei konnte ich durch meine Rolle als Übersetzer viel lernen. Ein Großteil dieses Buches stammt aus Aufnahmen dieser Vorlesungen und damit den Fragen anderer Studenten. Insofern bin ich den erfahrenen Therapeuten sehr dankbar, denn an die von ihnen gestellten Fragen hätte ich niemals gedacht.

Die nun kommende Geschichte erzählte Dr. Wang einer Gruppe von Akupunkteuren und Akupunkturlehrern aus New York. Es war an einem heißen Augusttag und wir hatten die Klimaanlage ausgeschaltet – nicht, weil sie nicht funktionierte, sondern weil sie zu gut kühlte. Sie kühlte den Raum unerträglich herunter und die Vorlesungen wurden immer unterbrochen, wenn ein Student nach dem anderen mit der Fernbedienung kämpfte, denn den chinesischen Klimaanlagen fehlen einfache Thermostate. Durch die große Hitze und den Lärm der Grillen konnte keiner von uns mehr neue Information über das *Nèi Jīng* oder Meridiantheorie aufnehmen. Daher wechselte Dr. Wang das Thema…

Dr. Wang

Dies erinnert mich eine Erfahrung aus dem Jahr 1972. Damals behandelte ich in einem großen Krankenhaus in Beijing mit der Unterstützung dreier Krankenschwestern mehr als 80 Patienten pro Tag. Diese vielen Patienten waren in den Anfängen meiner Arbeit meine größten Lehrer.

Ich hatte gerade 12 Jahre klinische Erfahrung und war dabei, den Prozess der Meridianpalpation zu erforschen. Aus verschiedenen klassischen Quellen hatte ich grundlegende Theorien und Techniken gesammelt und untersuchte nun die Meridiane bei allen neuen Patienten. Mit der Zeit waren mir Zusammenhänge zwischen Meridianveränderungen und Symptomen aufgefallen: Bei manchen Patienten korrelierten diese im Großen und Ganzen miteinander; bei anderen wiederum traten Veränderungen oft erst Wochen nach Krankheitsbeginn auf. Ich war gerade dabei, diese verschiedenen möglichen Reaktionsmuster einzuteilen; mir war aber noch kein Fall unterlaufen, bei dem ich dank der Meridianpalpation die Symptome hätte vorhersagen können. Es war auf einer Zugfahrt im Chaos der Kulturrevolution, als mir klar wurde, dass die Meridiane tatsächlich die erste Linie der Körperabwehr sind.

Zu dieser Zeit sandte das Gesundheitsministerium Ärzte in die Provinzen, um dort klinische Forschungsprojekte zu überprüfen, und auch ich war bei einigen dieser Reisen dabei. Die Regierung in Peking erhielt viele Berichte darüber, dass die Chinesische Medizin diese oder jene Krankheit heilen könne. Unsere Aufgabe war es, diese Resultate zu beurteilen. Über die vielversprechendsten Forschungsprojekte führten dann die großen Universitäten ihre eigenen Studien.

1972 sollte ich mit anderen Ärzten nach *Shandong* reisen, wo eine Studie über die Anwendung von Akupunktur bei Gallensteinen lief. Bei dieser Reise waren drei Ärzte der Westlichen Medizin und drei der Chinesischen Medizin dabei.

Aus irgendeinem Grund wurde diese Reise sehr kurzfristig angesetzt und wir wurden am Tag vor der Abreise davon informiert. Sie wissen ja, wie chaotisch Zugreisen in China ist, und das war in den 70er Jahren noch schlimmer als heute. Es gab nur wenige Schlafwägen oder Waggons mit gepolsterten Sitzen, und die meisten Leute reisten in „Hartsitz-Waggons", also auf Holzbänken und mit offenen Fenstern. Karten für die Wägen mit den Polstersitzen waren schwer zu kriegen, und durch die kurzfristige Abreise bekamen auch wir nur zwei Liegen in den gepolsterten Waggons. Zwei von uns waren Mitglieder in der Kommunistischen Partei und klarerweise waren auch sie es, die diese beiden Plätze bekamen. Wir anderen vier reisten in den überfüllten Waggons mit den Holzbänken. Da ich jung war, machte mir das nichts aus; die beiden Regierungsbeamten waren schon älter und es war besser, dass sie auf der langen Reise liegen konnten.

Aber nicht alle von uns konnten sich mit dem Schicksal so gut anfreunden. Einer, ein Chirurg, war grundsätzlich ein sehr reizbarer Mensch, und diese Situation verärgerte ihn besonders. Auf seine Initiative hin baten wir den jungen Schaffner in unserem Waggon, unsere Tickets auf die gepolsterten Liegewagen umzutauschen. Wenig überraschend verneinte er dies, denn wir hatten ja nur Tickets für die Holzbank-Waggons. Der Chirurg verlangte jedoch nach dem leitenden Schaffnern und als dieser erschien, deutete der Chirurg auf sein Sakko: „Kamerad, wir sind berühmte Ärzte und auf einer Mission für das Gesundheitsministerium. Man muss uns bessere Sitze geben, denn Ärzte unserer Stellung sollte man nicht in solche Sitze zwängen. In diesem Waggon gibt es ja kaum Platz!".

Raum war in den 70er Jahren auf den Zügen aber immer Mangelware. Der leitende Schaffner reagierte brüskiert: „Ihr ehrenhafte Ärzte habt bestimmt gute Verbindungen zum Gesundheitsministerium. Es verwundert mich daher, dass dieses Ministerium keine besseren Sitze besorgen konnte. Wenn Ihnen nicht einmal die helfen konnten, dann kann ich es auch nicht!" In jenen Jahren hatten Schaffner eine große Macht, und da viele Fernreisen damals mehrere Tage dauerten, konnten sie eine Reise zu einem genussvollen oder qualvollen Erlebnis machen.

Wir reisten eine Zeit lang auf den Holzbänken, aber dann stand der Chirurg erneut auf, um in die Waggons mit den Polsterliegen zu gehen. Bei seiner Rückkehr konfrontierte er den Schaffner, der in unserem Waggon faul Tee trank: „Ich habe in den Schlafwägen nachgesehen und muss darauf hinweisen, dass dort sehr wohl viele Betten frei sind. Wieso können Sie uns dann keine geben? Was soll das?".

Um die Situation zu verstehen, müssen Sie die damaligen Gepflogenheiten auf den Zügen kennen: Die Schaffner herrschten wie Despoten und mussten niemandem Rede und Antwort stehen. Sie versuchten, möglichst viele Polsterliegen freizuhalten, um dem Reinigungspersonal Arbeit zu ersparen, da die

Mehreinnahmen für die Liegeplätze ohnehin zur Gänze zur Eisenbahngesellschaft wanderten und die Schaffner davon nie profitierten. Am Ende hätten sie nur mehr Arbeit, und so war es einfacher, alle Reisenden in wenige Waggons zu verfrachten. Nicht selten verbrachten die Schaffner die Reise in den Waggons mit den gepolsterten Sitzen bei Tee und Zigaretten, während die Passagiere zu dritt in einem Sitz in den billigen Waggons reisen mussten. In unserem Fall hatte der Schaffner also gute Gründe, den Status quo beizubehalten.

Die Hartnäckigkeit des Chirurgen überraschte mich, und er ging sogar noch einen Schritt weiter. Da die Kulturrevolution noch sehr präsent war und man allerorts auf politische Ideale traf, wandte er sich an den Schaffner mit einem gemischten Ton aus Autorität und proletarischen Pflichtgefühl: „Kamerad, wir sind Mitglieder des Gesundheitsministeriums, und unsere Reise dient dem Volke auf dem Lande. Auch Sie könnten dem Volk helfen, wenn Sie uns bequeme Räume bereiten, so dass wir uns vor unserer harten Aufgabe ausruhen können". Der Schaffner entgegnete nach einem Schluck Tee: „Kamerad, auch ich diene dem Volk und nicht nur Euch, und kann die Liegewaggons für Euch nicht öffnen".

Zu diesem Zeitpunkt hatten sich bereits andere Passagiere um die beiden geschart. Der Chirurg startete einen letzten Versuch, um das Desinteresse des Schaffners zu durchbrechen und beschimpfte erneut diese Art und Weise, berühmte Ärzte zu behandeln. Er war tatsächlich ein führender Spezialist der Gallenblasen- und Leberchirurgie und mitverantwortlich für Entwicklungen der Akupunkturanästhesie. Sie müssen sich also vorstellen: ein Leberarzt mit Wutproblemen! Nach diesem letzten erfolglosen Versuch hatte er aber eingesehen, dass seine Bitten fruchtlos waren. Er kehrte zu unserem Platz zurück, während wir unsere Erheiterung zu verbergen versuchten.

Die Hartnäckigkeit des Chirurgen schien zumindest einen Effekt zu haben. Die anderen Reisenden begannen, uns bequemere Sitzmöglichkeiten anzubieten. Nun hatte jeder von uns seinen eigenen Sitz. Dazu müssen Sie einiges über das China der damaligen Zeit wissen. Für den Durchschnittsbürger war der Zugang zu guter medizinischer Versorgung sehr schwierig, die meisten bekamen maximal ein paar Minuten Gehör von einem völlig überarbeiteten Allgemeinmediziner in einem der wenigen öffentlichen Krankenhäusern geschenkt. In den frühen 70er Jahren war nach dem Chaos der Kulturrevolution die medizinische Versorgung stark begrenzt. Erst in den kommenden zehn Jahren wurden viele neue Krankenhäuser gebaut und Ärzte ausgebildet.

Insofern hatte die Großzügigkeit unserer Mitreisenden ihren Preis. Man suchte unseren medizinischen Rat für eine Fülle von Beschwerden. Da wir sonst nichts zu tun hatten, kamen wir dieser Bitte nach. Von den Tischen wurde Tee und Sonnenblumenkerne zur Seite geräumt und wir begannen unsere Untersuchungen, während die grau-braunen Wälder Nordchinas an unsern Fenstern vorüberzogen.

Wir verschrieben Kräuterrezepte, einigen Patienten klebten wir Samen an die Ohrpunkte, und an anderen führten wir vollständige Akupunkturbehandlungen durch. Nach einer Stunde hatte sich das herumgesprochen, und so kamen auch Passagiere aus den anderen Waggons in unsere „mobile Klinik". Die anderen Passagiere fungierten als Krankenschwestern und hielten die Menge zurück, um den Behandlungsbereich freizuhalten. Wir verlangten kein Geld und hatten eine feine Zeit.

Mit der Zeit war unser Waggon so voll, dass es sich auf dem Gang staute. Das verwunderte den jungen Mann, der Essen und heißes Wasser von einem Waggon in den anderen trug und er blickte uns etwas verärgert an. Er murmelte zu den Umstehenden: „Diese ‚berühmten Ärzte' halten sich für großartig. Ich finde, sie stehen einfach nur im Weg herum!" Da wir aber so beschäftigt waren, blieb nichts anderes übrig, als innerlich kochend stehenzubleiben.

An all unseren Passagieren führte ich meine Meridianpalpation durch, schon vor der Frage nach ihrer Hauptbeschwerde. Ich versuchte dabei, anhand der Palpationsveränderungen die Hauptbeschwerde zu erraten. Plötzlich trat der junge Mann zu uns und sagte: „O.k., dann diagnostiziert mich, ihr berühmten Ärzte, und sagt mir, ob irgendetwas bei mir nicht stimmt. Nehmt mich dran!" Er setzte sich zu einem jungen Arzt, der mit mir in Beijing Meridianpalpation studiert hatte. Da der junge Mann in den letzten Stunden so überaus kritisch gewesen war, palpierte der junge Arzt alle Meridiane sehr sorgfältig. Am Dickdarm-Meridian fand er einen sehr schmerzhaften Punkt um Di10 *(Shou Sān Li)* und auf dem Magen-Meridian einen um Ma37 *(Shàng Jù Xū)*. Daraufhin überprüft er die Ohrpunkte „Dickdarm" und „Magen" und auch dort war das Dickdarm-Gebiet sehr empfindlich.

Der junge Arzt fragte den Mann mit einem Lächeln: „Sie müssen Magenschmerzen haben, nicht wahr"? Der Mann aber schüttelte seinen Kopf und verneinte. Der Arzt ließ sich nicht abbringen und fragte weiter: „O.k., dann haben Sie Verdauungsbeschwerden, meinetwegen Blähungen oder Winde nach dem Essen?" Erneut schüttelte der Mann seinen Kopf. Nun kratzte der Arzt nachdenklich seinen eigenen Kopf und berührte leicht den empfindlichen Punkt am Arm. „Au! Sie drücken sehr hart!" schrie der Zugangestellte. Der junge Arzt aber verneinte und sagte: „Ich berühre das Areal nur. Schauen Sie, wenn ich dort drücke, schmerzt es gar nicht." Der Zugangestellte musste zustimmen, die anderen Gebiete waren kaum schmerzhaft. Nun fuhr der Arzt fort: „O.k., dann haben Sie Verstopfung, trockenen Stuhl oder vielleicht Hämorrhoiden?"

Er schüttelte seinen Kopf erneut und kicherte: „Ich habe euch ja gesagt, dass ihr einfach rumsitzt und mit dieser blöden ‚Meridianpalpation' die Leute für dumm verkauft. Dieses Zeug funktioniert nicht, ich fühle mich total wohl! Meine Verdauung ist großartig und ich kann Steine essen!" Zu diesem Zeitpunkt wandte sich der junge Arzt an mich und sagte: „Mein Lehrer Wang, können Sie kurz kommen und diesen Patienten untersuchen? Ich möchte wissen, ob auch Sie diese Auffälligkeiten an den *Yáng Míng*-Meridianen bemerken."

Ich ging hinüber zu dem Platz, wo der junge Arzt und der Zugangestellte, umringt von neugierigen Passagieren, saßen. Auch ich fand die gleichen Veränderungen vor. Vor allem das Gebiet um Di10 war sehr ungewöhnlich. Es war ein münzgroßes, sehr hartes Areal, das sich auf Berührung hart anfühlte; zusätzlich fand sich ein hartes Knötchen bei Ma37. Eigentlich weiß ich selber nicht genau warum, aber plötzlich hörte ich mich zu dem jungen Mann sagen: „Wissen Sie, manchmal zeigen die Meridiane auch ohne Symptome Veränderungen, wenn nämlich eine Krankheit gerade erst eingetreten ist und sich noch nicht entwickeln konnte. Vielleicht werden Sie morgen Symptome bekommen." Der Mann nickte, offensichtlich mit meiner Antwort nicht zufrieden, widerwillig. Darum fügte ich hinzu: „Es gibt auch Fälle, dass gesunde Leute wie Sie Meridianveränderungen zeigen, aber deshalb nicht krank werden, weil der Körper mit der Situation umgehen kann." Ich sah ihn an und wusste, dass er glaubte, ich wolle meinen Hals retten. Aber was hätte ich tun sollen? Ihm ging es gut und wir haben alles gesagt, was uns aufgefallen war. Der Zugangestellte verließ unseren Waggon, murmelnd, dass wir nur die Zeit der Leute vergeuden würden. Die anderen Passagiere aber, denen die Behandlungen bereits helfen konnten, scharten sich erneut um uns. Wir betrachteten ihn einfach als einen jener Fälle, aus denen man nicht schlau wird und ließen die Sache ruhen.

Ein paar Stunden später – wir behandelten immer noch Patienten – stürmte der junge Mann in unseren Waggon: „Ihr Kerle seid großartig! Die letzte halbe Stunde verbrachte ich mit einem schlimmen Durchfall am WC. So etwas habe ich noch nie erlebt. Erstaunlich, dass ihr das wusstet, bevor ich irgendetwas spürte!" Der Mann setzt sich zu uns und wir palpierten erneut den Dickdarm-Meridian. Nun war das Knötchen kleiner und weniger druckschmerzhaft.

Es war Zeit für unsere Mittagspause und wir stellten uns für Reis und Gemüse an. Plötzlich sahen wir den Zugführer auf uns zukommen. Sein Gesichtsausdruck hatte sich verändert und er lächelte: „Ich sah Sie heute früh in ihrer „Zugklinik" und hörte nun, dass sie meinen Angestellten diagnostizieren konnten, noch bevor er krank wurde! Schauen Sie, überraschenderweise hat einer unserer Waggons mit Polsterliegen geöffnet. Nun haben wir für alle vier von Ihnen Betten, damit Sie rasten können. Wann immer Sie in Zukunft Schwierigkeiten haben sollten, in einem Zug Polsterliegen zu bekommen, rufen Sie mich einfach an! Hier ist meine Büronummer." Man begleitete uns in einen angenehm ruhigen, sauberen Waggon, und das Mittagessen wurde uns serviert. Wir behielten uns die Nummer des Zugführers und er war uns behilflich, auf unserer Rückreise erneut weiche Polsterliegen zu bekommen. Ich selbst blieb mit ihm über die Jahre in Kontakt, und er konnte mir einige Male zu Zugtickets verhelfen.

Ich möchte nun, dass Ihr alle euch merkt, dass in manchen Fällen Meridianveränderungen noch vor den Beschwerden auftreten. Selten, aber doch, gibt es auch Fälle mit deutlichen Palpationsveränderungen, ohne dass die Patienten Beschwerden haben. Diese Patienten mit deutlichen Veränderungen, vor allem Druckschmerzhaftigkeit ohne Krankheit, sind meist jüngere Patienten oder solche mit einem sehr sensiblen Immunsystem.

Der Nachmittag naherte sich seinem Ende und unser Raum war etwas abgekühlt. Es war Zeit für das Abendessen und wir begannen, auf einem Rundweg durch die „Verbotene Stadt" ein wenig zu plaudern, bevor wir uns zu einer Pekingente aufmachten.

Kapitel 13

Die einzelnen Meridianveränderungen im Detail

In dem nun folgenden Kapitel werden einige gängige Palpationsveränderungen der 14 Meridiane (12 Hauptmeridiane, *Ren Mai* und *Du Mai*) aufgelistet. Eine Aufzählung *aller* möglichen Veränderungen ist leider unmöglich. Jene Meridiane mit einer großen Vielfalt an Palpationsveränderungen werden ausführlicher dargestellt, was aber nicht bedeutet, dass die kürzer besprochenen Meridiane seltener Auffälligkeiten zeigen. Der Leber-Meridian wird zum Beispiel nur relativ kurz analysiert, obwohl man an seinem gesamten Verlauf oft weiche Knoten antrifft (vor allem an Fuß und Unterschenkel). Diese in einer Reihe angeordneten Unebenheiten stehen klinisch weniger für eine spezifische Pathologie als vielmehr für eine generelle Störung des „Drainierens und Freihaltens".

Dieses Kapitels ist der Beschreibung beständiger Palpationsmuster an *spezifischen* Punkten und Arealen und deren Verbindung zu *speziellen* Pathologien gewidmet. Deshalb werden *generelle* Unebenheiten am Leber-Meridian nicht erwähnt, wohl aber beispielsweise weiche, schmerzhafte Knötchen bei Le5 *(Lĭ Gōu)*, die bei Karpaltunnelsyndrom auftreten können.

Weist ein Meridian verstreute Knötchen, großflächige Unebenheiten, Schwäche oder einen erhöhten Muskeltonus auf, ist das ein Hinweis auf

- Störungen der Qi-Transformation im jeweiligen Organ oder
- eine eingeschränkte Zirkulation in den Muskeln und Sehnen ohne Organbeteiligung (häufig bei chronischen Schmerzen).

Bei der Palpation gilt es, als ersten Schritt immer den Meridian mit den auffälligsten Veränderungen herauszufinden. Danach können diese Informationen mit anderen Befunden aus der Differenzialdiagnose verglichen werden, um Diagnose und Therapieplan zu verfeinern.

Der *Tài Yīn*-Lungen-Meridian

Darstellungen der Qi-Zirkulation beginnen fast alle mit der Lunge, weil sie das „Qi befehligt". Als Atmungsorgan ist es ihre Aufgabe, Qi aus der Umwelt in den Körper zu bringen. In vielen Büchern heißt es daher, dass die Lunge „die 100 Gefäße regiert". Das bedeutet, dass das Äußere Qi nach Aufnahme durch die Lunge in alle Meridiane fließt. Zusätzlich existiert in der chinesischen Kultur die Vorstellung, dass der Rhythmus des Körpers über den Atem kontrolliert werden kann, welcher daher auch die Blutbewegung beeinflusst. Aufgrund dieser zentralen Rolle der Lunge für die Qi-Bewegung zeigen sich viele Störungen der Qi-Zirkulation als tastbare Veränderungen am Lungen-Meridian, und die Lunge ist an vielen Pathologien beteiligt.

Schon im *Nèi Jīng* wird erwähnt, dass am Lungen-Meridian sehr häufig Auffälligkeiten vorliegen. In Kapitel 74 des *Líng Shū* wird eine Diagnosetechnik beschrieben, in der „Dicke, Schlüpfrigkeit, Rauheit und der Zustand der Muskeln" am Lungen-Meridian an den Unterarmen untersucht wird. Die Tatsache, dass man die Palpation anhand des Lungen-Meridians erörterte, unterstreicht die einzigartige physiologische und diagnostische Bedeutung der Lunge. Vermutlich inspirierte diese Passage des *Nèi Jīng* die Autoren des *Nán Jīng*, im Kapitel 13 die Palpation der Unterarme als Diagnosetechnik dazustellen. Als Anfänger der Meridianpalpation ist man oft von der Häufigkeit von Palpationsbefunden am Lungen-Meridian überrascht.

Dazu ein Beispiel: Ein Patient mit Feuchtigkeit und Hitze, die die Gallenblase beeinträchtigen, könnte am *San Jiao*-Meridian (*Shào Yáng*) eine Reihe weicher Knötchen (Feuchtigkeit) sowie Druckempfindlichkeit und Schwammigkeit an Gb40 *(Qiū Xū)* aufweisen. Warum aber der Lungen-Meridian ebenfalls weich/uneben ist, kann für einen Anfänger verwirrend wirken.

Eine eingeschränkte Qi-Dynamik an der *Shào Yáng*-Achse bewirkt eine generalisierte Qi-Stagnation. In derartigen Fällen ist es oft hilfreich, zuerst das Qi allgemein zu regulieren und erst dann zur Behandlung des primär betroffenen Meridians überzugehen. Viele Störungen mit Qi-Stagnation weisen eine Lungen-Beteiligung auf, weshalb es sich empfiehlt, bei neuen Patienten zuallererst über die *Hé*-Meerpunkte Lu5 *(Chǐ Zé)* und Mi9 *(Yīn Líng Quán)* zu regulieren. Da der Lungen-Meridian also häufig Auffälligkeiten zeigt, gilt es, durch eine sorgfältige Patientenuntersuchung zu klären, ob diese primärer oder sekundärer Natur sind.

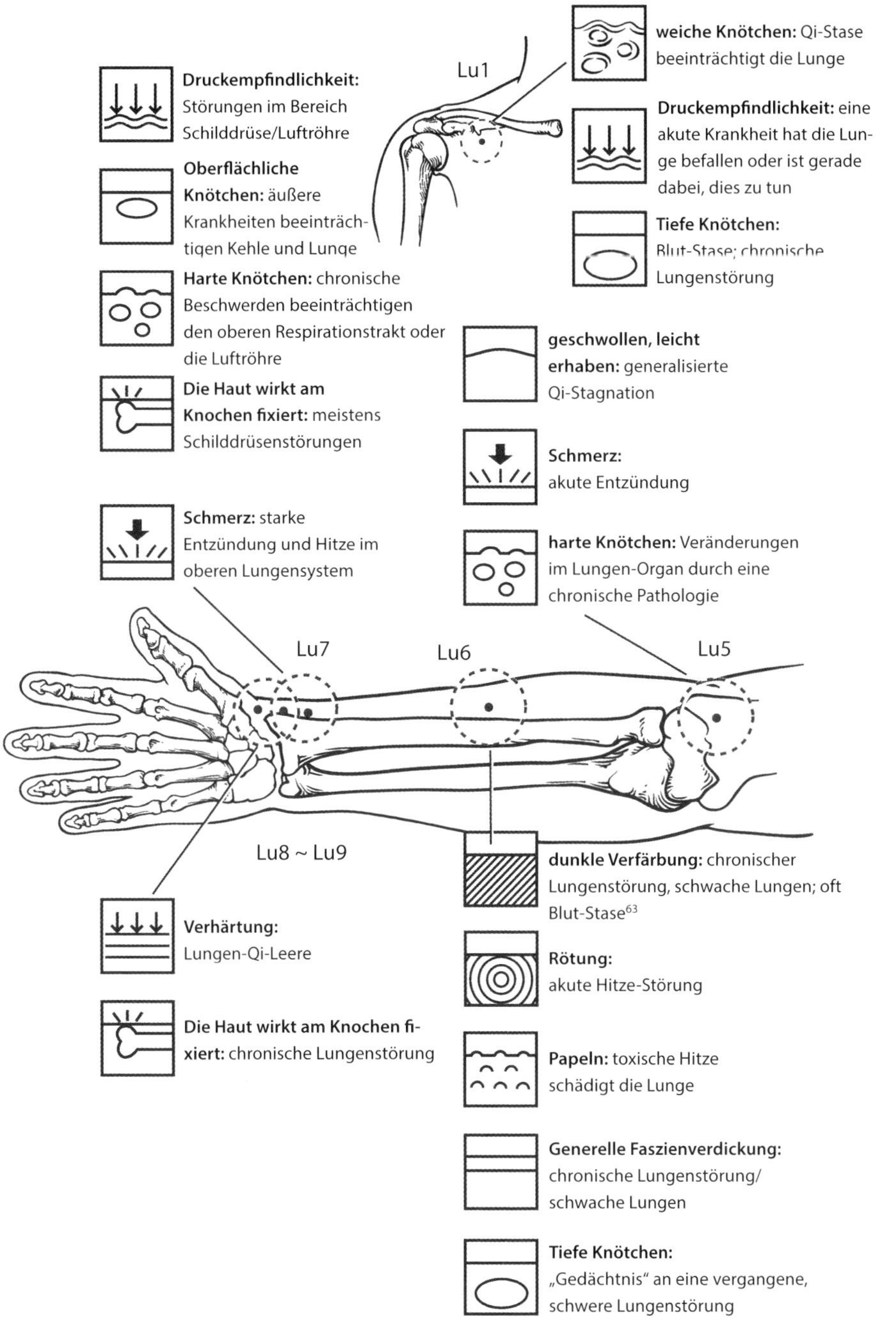

Abbildung 13.1
Der *Tài Yīn*-Lungen-Meridian

63 Diese Anmerkung steht nicht im Originaltext, wurde von Dr. Wang aber in einem Seminar erwähnt (Anm. d. dt. Ü.).

Die physiologische Bedeutung konkreter Meridianveränderungen

Beobachtung von Arealen mit Bezug zu *Tài Yīn*-Lunge:

- **Papeln bei Lu1 *(Zhōng Fŭ)* und Lu2 *(Yún Mén)*:** Häufig Hitze im Lungen-Meridian.
- **Papeln oder andere Veränderungen an Lu7 *(Liè Quē)* und Lu9 *(Tài Yuān)*:** Oft Lungen-Hitze oder akute Bronchitis.
- **Dunkle Hautverfärbung, Rötung oder Papeln im Bereich Lu6 *(Kŏng Zuì)*:** Lungenblutung.
- **Schwache/weiche Muskeln oder trockene Haut um Bl13 *(Fèi Shū)* oder Lu1:** Lungen-Qi-Leere.
- **Rote Papeln um Bl13 oder Lu1:** akuter Lungeninfekt (Lungen-Hitze).
- **Dicke, trockene Haut um Bl13 oder Lu1:** Hinweis auf chronische Schleimansammlung in der Lunge.

Pulstastung in Arealen mit Bezug zu *Tài Yīn*-Lunge:

Obwohl kein Lungen-Punkt, kann der Puls an Di5 *(Yáng Xī)* den Zustand von *Tài Yīn* reflektieren.

- **Starke Pulsation bei Di5:** Hinweis auf eine äußere Krankheit.
- **Sehr tiefer Puls bei Di5:** häufig bei Durchfall durch *Tài Yīn*-Leere.
- **Sehr schwacher Puls bei Di5:** Hinweis auf mögliche Lungen-Qi-Leere.

Meridianpalpation, Drücken von Punkten, Betasten der Körperoberfläche

Lu1 (Zhōng Fŭ):

- **Druckempfindlichkeit:** Allgemeiner Hinweis auf eine akute Lungenkrankheit (meist Erkältung oder Husten).
- **Weiche Knötchen:** Hinweis auf eine Lungen-Qi-Stagnation, meist durch eine chronische Krankheit oder Blut-Stase.
- **Sehr schmerzhaft, aber ohne Knötchen:** Generelle Qi-Stagnation im gesamten Körper (Alarmpunkt).
- **Etwas tiefer gelegenes Knötchen:** Dies kann ein Hinweis auf eine sehr schwere Lungenkrankheit in der Vergangenheit sein (Krankheitsgedächtnis).

bei Lu5 (Chĭ Zé) findet man häufig Veränderungen:

- **Weich, etwas schwammig und druckempfindlich:** Hinweis auf eine milde systemische Qi-Stagnation. Bei vielen Patienten ist das eine Reaktion auf den allgemeinen Stress der heutigen Zeit; die Regulation von *Tài Yīn* ist dabei häufig wichtig als erster Behandlungsschritt.
- **Schmerzhaft auf leichten Druck:** Hinweis auf ein akutes Entzündungsgeschehen.
- **Knötchen:** Tendenziell ein Hinweis auf eine chronische Beschwerde.
  Je härter das Knötchen, desto wahrscheinlicher liegen strukturelle Lungen- oder

Atemwegsveränderungen vor. Bei chronischem Asthma durch eine eingeschränkte Lungen-Qi-Dynamik findet man oft harte Knötchen und Schmerzen um Lu5 herum. Bei dieser Art von Asthma sind oftmals die Bronchiolen schwer entzündet.

Lu6 (Kǒng Zuì)
- **Ein großes verhärtetes Areal oder tiefe Knoten:** Häufig bei chronischen Lungenkrankheiten oder eine „Erinnerung" an eine vergangene Lungenkrankheit.
- **Leicht dunkle Hautverfarbung:** Sehr alte Lungenbeschwerden.
- **Rötung:** akute Krankheit, häufig Hitze.
- **Leicht erhabene Papeln:** Hinweis auf noch größere Hitze, möglicherweise toxische Hitze.

Lu7 (Liè Quē) und proximal davon
- **Oberflächliche Knötchen:** äußere Krankheit in Hals oder Lunge.
- **Verhärtung, fehlende Flexibilität und/oder schmerzende Haut:** häufig chronische Tracheitis oder Tracheatumore.
- **Sehr schmerzhaft, als ob die Haut mit den Faszien verwachsen ist:** kann auf eine Schilddrüsenstörung hinweisen (meistens deutliche Schilddrüsenvergrößerung). Ein Kropf entsteht aus Sicht der Chinesischen Medizin durch eine Störung der Zirkulation der *Luo*-Gefäße des Lungen-Meridians.

Bemerkung: Veränderungen an den *Luo*-Punkten sind entweder ein Hinweis auf eine Störung im gekoppelten Yin–Yang-Meridian oder eine Störung der kleinen *Luo*-Gefäße (Mikrozirkulation) im Meridianverlauf.

Lu8 (Jīng Qú) bis Lu9 (Tài Yuān)
- **Verhärtung oder verringerte Hautelastizität:** Hinweis auf Lungen-Qi-Leere
- **Die Haut wirkt mit dem Knochen verwachsen:** Hinweis auf eine chronische Lungenstörung.

Bl13 (Fèi Shū)
- **Druckempfindlich:** Hinweis auf eine akute Störung.
- **Trockene Haut, Schwäche:** Hinweis auf eine chronische Störung oder auf Leere.
- **Knötchen:** Hinweis auf eine noch chronischere Störung.

Am häufigsten findet man demnach Auffälligkeiten an Lu9, Lu6, L5 und Lu1.
Die wichtigsten Punktkombinationen sind Lu9 – Mi3 sowie Lu5 – Mi9.
Lu5 – Mi9 (*Hé*-Punkte): Diese regulieren *Tài Yīn* und werden häufig als erster Therapieschritt bei generalisierter Qi-Stagnation eingesetzt.
Lu9 – Mi3 (*Yuan*-Punkte): Diese wirken bei schwacher *Tài Yīn*-Qi-Dynamik tonisierend.

Der *Yáng Míng*-Dickdarm-Meridian

Die physiologische Bedeutung von Meridianveränderungen

Beobachtung von Arealen mit Bezug zu *Yáng Míng*-Dickdarm:
- Rötung um die Nasenlöcher: Möglicher Hinweis auf Hitzetoxine im Dickdarm.

Pulstastung in Arealen mit Bezug zu *Yáng Míng*-Dickdarm
- Starke (eventuell sichtbare) Pulsation bei Di5 *(Yáng Xī)*: Fazialisparese im Frühstadium bei primärem *Yáng Míng*-Befall.
- Tiefe, straffe Pulsation bei Di5 *(Yáng Xī)*: Kann ein Hinweis auf Verstopfung durch *Yáng Míng*-Fülle oder starke Gesichtsschmerzen sein.
- Sehr schwache Pulsation bei Di5 *(Yáng Xī)*: Verstopfung oder Durchfall durch *Yáng Míng*-(oder *Tài Yīn*)-Leere-Kälte.

Meridianpalpation, Drücken von Punkten, Betasten der Körperoberfläche

Bei einer Leere des Dickdarm-Meridians fühlt sich gelegentlich der gesamte Verlauf am Unterarm schwach oder weich an. Der Stuhl ist dann meistens weich, flüssig und beinhaltet unverdaute Nahrungsreste, da die Rückresorption der Flüssigkeiten durch die Dickdarm-Leere gestört ist.

Bei Zahnschmerzen, Zahnfleischentzündungen oder bestimmten äußeren Kopfschmerzen kommt es oft zu Verhärtungen im Meridianverlauf des Dickdarms.

Di4 (Hé Gŭ) und Di6 (Piān Lì)
- Oberflächliche Knötchen oder Druckempfindlichkeit: Hinweis auf ein Äußeres Pathogen, Gesichtsschmerzen, Fazialisparese, Zahnschmerzen oder andere Entzündungen im Meridianverlauf.
- Fazialisparese mit sehr starker Druckempfindlichkeit bei Di5 *(Yáng Xī)* und Di6: Lokalpunkte am Gesicht sollten gemieden werden.[64]

Di7 (Wēn Liū) bis Di10 (Shǒu Sān Lǐ)
- Knötchen (meist hart, beweglich und schmerzhaft): Colitis oder Dickdarmpolypen.
- Reihenförmig angeordnete Knötchen: chronische Halsbeschwerden.
- Druckschmerz und Schwellung an Di10: akute Darmentzündung.
- Weichheit oder Fasziendelle: *Yáng Míng*-Leere.
  Gelegentlich verspüren Patienten mit einer Dickdarm-Leere leichte Schmerzen an Di10, welche sich auf Druck bessern. Wenn diese Dickdarm-Leere chronisch wird, kann es zu Malabsorption und/oder einer chronischen, milden Dickdarmentzündung kommen.
- Harte Knötchen: Verstopfung oder strukturelle Organpathologien.

64 Diese Anmerkung steht nicht im Originaltext, wurde von Dr. Wang aber in einem Seminar erwähnt (Anm. d. dt. Ü.).

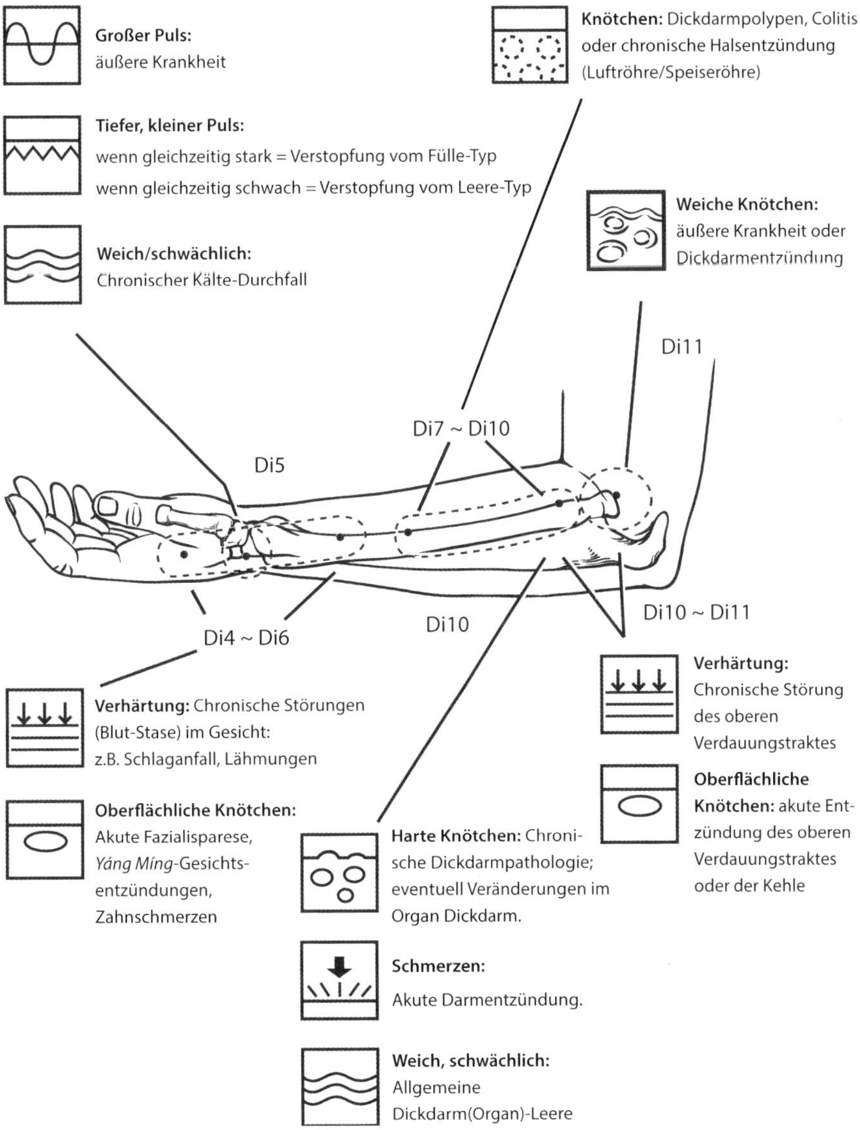

Abbildung 13.2
Der *Yáng Míng*-Dickdarm-Meridian

Di11 (Qū Chí)

- **Weiches, druckempfindliches Knötchen:** Hinweis auf ein Äußeres Pathogen.
- **Druckempfindlichkeit:** Akute Dickdarmentzündung.
- **Druckempfindlichkeit oder oberflächliche Knötchen bei Di10 bis Di11:** Störungen des oberen Verdauungstraktes.

Bemerkung: Die proximalen Abschnitte am Dickdarm-Meridian entsprechen dem distalen Verdauungstrakt und umgekehrt: Di11 (weiter proximal) dem unteren Abschnitt der Speiseröhre, Di7 bis Di10 (weiter distal) hingegen der Kehle oder der oberen Speiseröhre.

Der *Yáng Míng*-Magen-Meridian

Die physiologische Bedeutung von Meridianveränderungen

Beobachtung von Arealen mit Bezug zu *Yáng Míng*-Magen:

- Rötung oder Hitze an der Stirn oder um die Augenbrauen: Magen-Hitze.
- Rote Nase (im Unterschied zur Rötung um die Nasenlöcher bei Dickdarm-Hitze): Hitze-Ansammlung im Magen.
- Schwellung, Geschwüre und manchmal Akne: Eventuell Hitze-Toxine im Dickdarm.
- Zahnfleischschwellung und nächtliches Zähneknirschen: Möglicher Hinweis auf *Yáng Míng*-Hitze oder *Yáng Míng*-Feuer.

Pulstastung in Arealen mit Bezug zu *Yáng Míng*-Magen:

- Auffällig schneller Puls an Ma8 *(Tóu Wéi)*: Hinweis auf eine aufsteigende *Yáng Míng*-Hitze mit Kopfschmerzen oder Magenproblemen.

Meridianpalpation, Drücken von Punkten, Betasten der Körperoberfläche

Ma44 (Nèi Tíng) bis Ma43 (Xiàn Gŭ):

- Druckempfindlichkeit und sehr kleine Knötchen: Blockade, Hitze oder eingeschränkte *Yáng Míng*-Funktion. Eine im *Yáng Míng* eingeschlossene Hitze führt oft zu Durst, Mundgeruch oder Übelkeit.

Ma41 (Jiě Xī) bis Ma42 (Chōng Yáng)

- Extrem schmerzhaft: *Yáng Míng*-Hitze schießt zum Kopf; sehr schmerzhafte Kopf- oder Zahnschmerzen, Bluthochdruck oder Übelkeit.

Ma36 (Zú Sān Lĭ) bis Ma39 (Xià Jù Xū)

Dieser Bereich ist sehr wichtig zur Beurteilung der Gesamtfunktion des Verdauungstraktes.

- Sehr schmerzhaft: *Yáng Míng*-Gesichtsschmerzen, Taubheit durch Akkumulation und Stagnation (積滯, jī *zhì)* im *Yáng Míng*. Die Therapie der Wahl ist bluten-lassen.
- Schwächlich und weich: *Yáng Míng*-Leere oder *Yáng Míng*-Kälte, die den Meridian erstarren lässt (寒凝, *hàn nìng)* (z.B. chronische Gastritis oder Leere-Magengeschwüre).

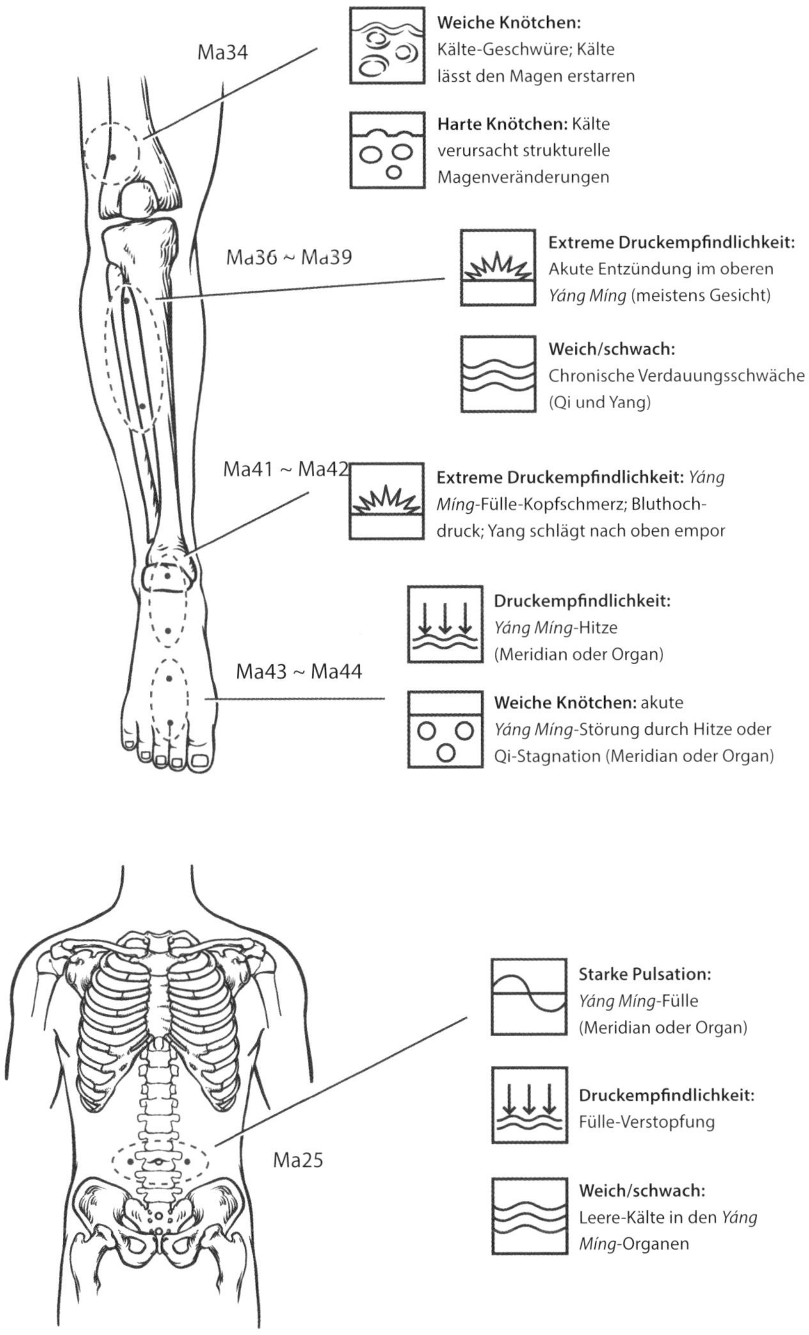

Abbildung 13.3
Der *Yáng Míng*-Magen-Meridian

Ma34 (Liáng Qīu)

- **Weiches Knötchen:** Kälte bringt den *Yáng Míng* zum Erstarren und führt zu Stase. (z.B. Magenschmerzen oder Magenkrämpfe).
- **Harter, schmerzhafter Knoten:** Magengeschwüre oder Magentumore durch eine chronische Kälte-Stagnation.

Ma25 (Tiān Shū)

- **Starke Pulsation:** Fülle im *Yáng Míng* (Meridian oder Organ).
- **Weichheit oder Schwäche:** *Yáng Míng*-Meridian-Qi-Leere.
- **Weichheit:** Leere-Verstopfung.
- **Spannung und Druckempfindlichkeit:** Hinweis auf Fülle.

BL21 (Wèi Shū)

- **Druckempfindlich, Knötchen:** chronische Magenbeschwerden (z.B. Geschwüre) durch chronische Meridiastagnation.

Der *Tài Yīn*-Milz-Meridian

Die physiologische Bedeutung von Meridianveränderungen

Beobachtung von Arealen mit Bezug zu *Tài Yīn*-Milz:

Keine Besonderheiten. Rötungen, Papeln oder Schwellungen können auf eine Milzstörung hinweisen.

Pulstastung in Arealen mit Bezug zu *Tài Yīn*-Milz

Keine speziellen Pulse. Die Pulsation am *Ren Mai* kann jedoch die Gesundheit der Milz widerspiegeln (siehe Abhandlung des *Ren Mai*).

Meridianpalpation, Drücken von Punkten, Betasten der Körperoberfläche

Mi2 (Dà Dū) oder Mi3 (Taì Bái)

- **Milde Druckempfindlichkeit:** Milz-Leere.

Mi4 (Gōng Sūn)

- **Stechender Schmerz: Feuchtigkeit und Hitze im Meridian:** Oft Schwellungen, Schmerzen und eventuell Juckreiz in und um die Augen herum. Viele Augenerkrankungen (auch Grauer Star) können durch Hitzetoxine in Milz oder Magen bedingt sein, wobei in dieser Fällen Mi4 beidseitig genadelt werden kann. Bei sehr stark geschwollenen Augen wäre es auch möglich, die Ohrspitze bluten zu lassen.
- **Leicht druckempfindlich:** Milz-Leere mit Feuchtigkeit.

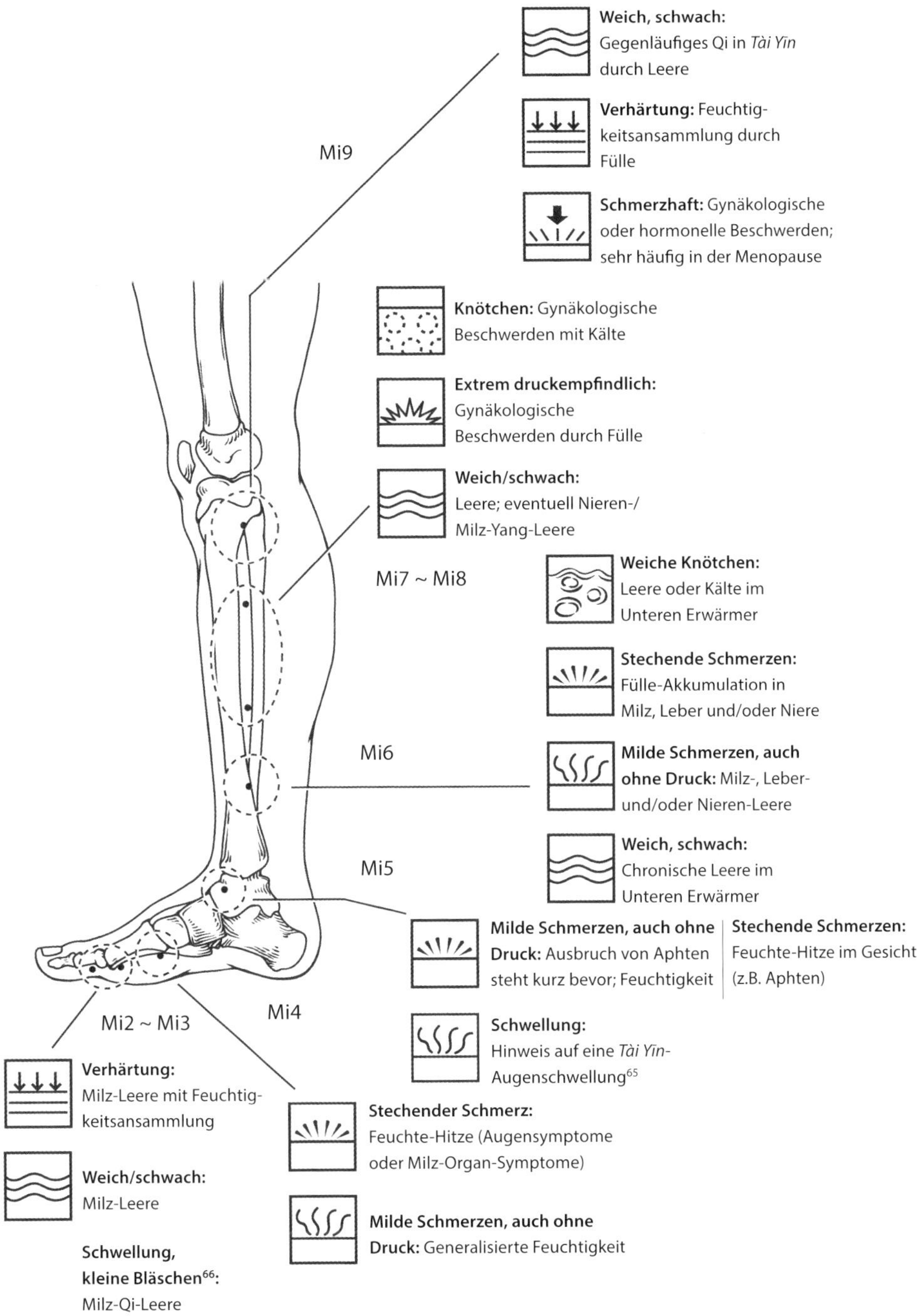

Abbildung 13.4

Der *Tài Yīn*-Milz-Meridian

65 Diese Anmerkung steht nicht im Originaltext, wurde von Dr. Wang aber in einem Seminar erwähnt (Anm. d. dt. Ü.).

66 Diese Anmerkung steht nicht im Originaltext, wurde von Dr. Wang aber in einem Seminar erwähnt (Anm. d. dt. Ü.).

Mi5 (Shāng Qiū)

- **Stechender Druckschmerz: Feuchtigkeit behindert die Milz:** z.B. Aphten im Mund und an den Lippen.
  Mi5 kann dabei auch in der akuten Phase schmerzlindernd wirken. Die Behandlung der Krankheitswurzel muss aber die Milz-Leere berücksichtigen.
- **Leichte Druckempfindlichkeit:** Kann bei chronischen Aphten ein Hinweis auf einen bevorstehenden Ausbruch sein.

Mi6 (Sān Yīn Jiāo)

Ist sowohl bei Fülle als auch bei Leere diagnostisch relevant.

- **Stechender Schmerz:** Hinweis auf Fülle.
- **Schmerzhaftigkeit, die sich auf Druck bessert:** Hinweis auf Leere.
- **Weiße, geschwollene Knötchen:** Leere (häufig gynäkologische Beschwerden).

BEMERKUNG: Da sich an diesem Punkt bekanntlich die drei Yin-Meridiane des Beines kreuzen, ist eine Differenzierung erschwert, weshalb man auch zusätzliche Symptome berücksichtigen sollte. Mi6 liefert diagnostisch eher allgemeine Informationen zum Unterbauch als zur Milz und ist bei vielen Infektionen und Entzündungen im Unteren Erwärmer druckempfindlich.

Mi7 (Loù Gŭ) bis Mi8 (Dì Jī)

Dieser Bereich ist vor allem bei gynäkologischen Beschwerden, insbesondere bei schmerzhafter oder unregelmäßiger Menstruation auffällig, wobei die genaue Art der Veränderung vom Pathomechanismus abhängt.

- **Weichheit und Schwäche:** Hinweis auf Leere.
- **Knötchen:** Hinweis auf Stagnation oder Kälte.
- **Extreme Schmerzhaftigkeit:** Hinweis auf Fülle.
- **Knötchen:** Manchmal Hinweis auf Myome, Ovarialzysten oder Endometriose.

BEMERKUNG: Mi8 ist aufgrund seiner Zuordnung als *Xi*-Punkt häufig bei akuten Schmerzen im Meridianverlauf empfindlich.

Mi9 (Yīn Líng Quán)

Palpationsauffälligkeiten an Mi9 findet man vor allem bei Leere.

- **Weich, Druckempfindlichkeit:** Feuchtigkeit oder Gegenläufigkeit der *Tài Yīn*-Qi-Transformation aufgrund einer Leere.
- **Druckempfindlichkeit:** Gynäkologische Beschwerden; extrem schmerzhaft während der Menopause (kann dann sehr stark ableitend genadelt werden).
- **Druckschmerzhaftigkeit:** Hinweis auf eine Infektion des Harntraktes.

BEMERKUNG: Gegenläufiges Qi wird sehr oft über die *Hé*-Meerpunkte behandelt.

Der *Shào Yīn*-Herz-Meridian

Dieser Meridian ist der für die Palpation schwierigste, man sollte ihn nur sehr leicht und sanft untersuchen.[67]

Die physiologische Bedeutung von Meridianveränderungen

Beobachtung von Arealen mit Bezug zu *Shào Yīn*-Herz

- Augenreizung oder Rötung im inneren Augenwinkel: Möglicherweise Wind oder Feuer in Herz-Meridian.
- Geschwollene, tiefrote Venen an der Unterzunge: Feuertoxine im Herz-Meridian
- Rote, erhabene Papeln (丘疹, *qiū zhěn*) um Th5 (Du11): Möglicher Hinweis auf toxische Hitze im Herzen.

Pulstastung in Arealen mit Bezug zu *Shào Yīn*-Herz

Der Puls an He6 (*Yīn Xī*) und He7 (*Shén Mén*) kann Auskunft über Fülle und Leere geben. Bei „Fülle, die das Herz bedrängt", ist er kräftig.

Meridianpalpation, Drücken von Punkten, Betasten der Körperoberfläche

He3 (Shào Hǎi)

- Druckempfindlich und etwas schwammig: Hinweis auf eine Hauterkrankung mit Herz-Hitze.[68]

Bemerkung: Auffälligkeiten in diesem Gebiet sind sehr selten.

He4 (Líng Dào) und proximal davon

- Faszienverdickung oder Knötchen: Geistige Vernebelung.
- Verdickung: Angina Pectoris oder eine Störung der Herzklappen durch rheumatisches Fieber.

Bemerkung: Auch manche Hautkrankheiten korrespondieren mit Veränderungen in diesem Gebiet.

He4 (Líng Dào) bis He7 (Shén Mén)

Dieses Gebiet ist diagnostisch sehr wichtig und spiegwelt unter anderem die Mikrozirkulation im Gehirn (腦絡, *nǎo luò*) wider.

- Dünne und/oder sandpapierartige Haut mit sehr kleinen, körnigen

67 Diese Anmerkung steht nicht im Originaltext, wurde von Dr. Wang aber in einem Seminar erwähnt (Anm. d. dt. Ü.).

68 Herz-Hitze kann auf eine Suchtkrankheit zurückgehen. Diese Anmerkung steht nicht im Originaltext, wurde von Dr. Wang aber in einem Seminar erwähnt (Anm. d. dt. Ü.).

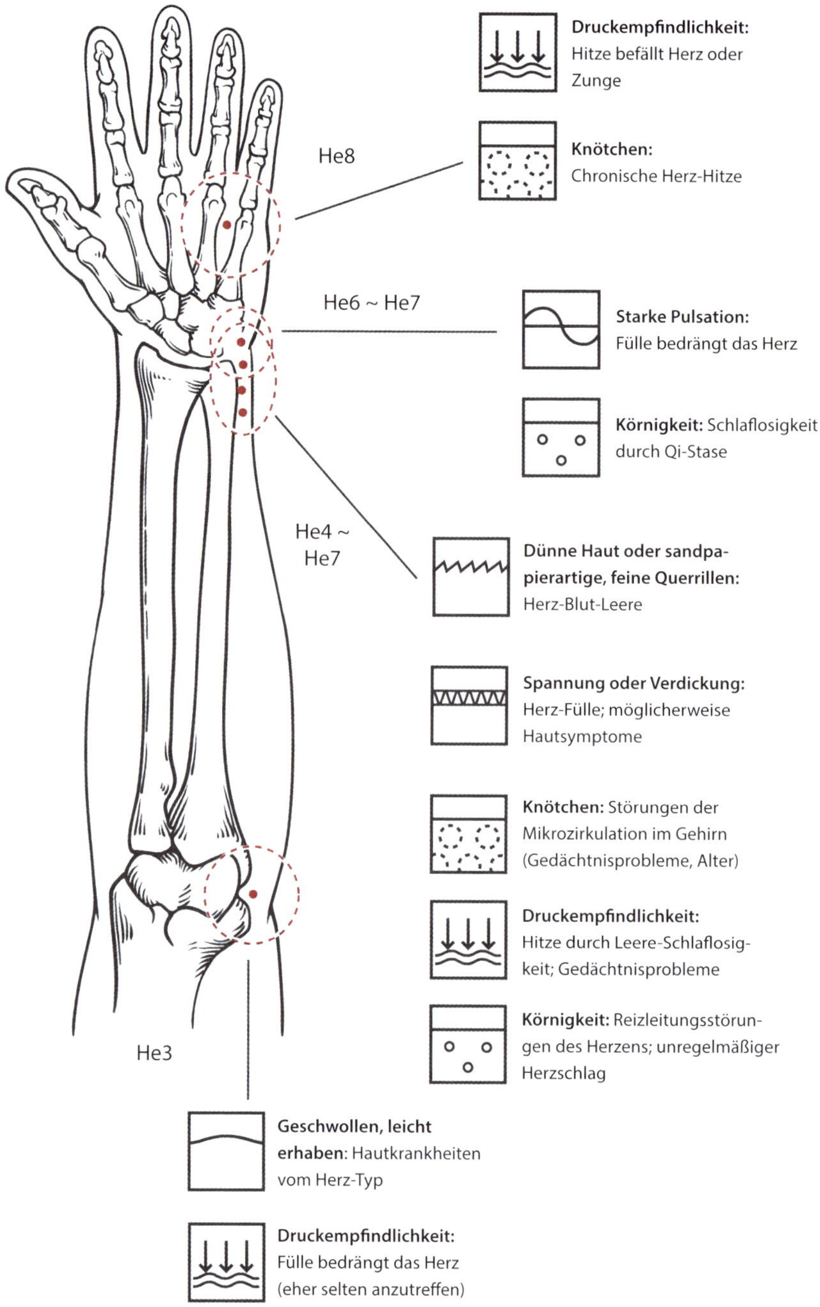

Abbildung 13.5

Der *Shào Yīn*-Herz-Meridian

Querrillen:[69] Arrhythmien durch Reizleitungsstörungen.
- **Knötchen:** Herz-Disharmonie mit Schlaflosigkeit oder Gedächtnisschwäche (Yin- oder Blut-Leere); häufig bei älteren Menschen anzutreffen.
- **Druckempfindlichkeit:** Hautkrankheiten mit Herz-Hitze.

He8 (Shào Fŭ)
- **Druckempfindlichkeit oder kleine, weiche Knötchen:** Fülle-Hitze im Herz-Meridian.
  BEMERKUNG: Bei Schlafstörungen (z.B. oberflächlichem Schlaf) gibt es häufig Auffälligkeiten in diesem Gebiet. Auch bei Zungenbeschwerden aufgrund einer Herz-Pathologie (Meridian oder Organ) kann dieser Bereich verändert sein.

Der *Tài Yáng*-Dünndarm-Meridian

Die Palpation des Dünndarm-Meridians hat klinisch eine sehr große Bedeutung.[70]

Die physiologische Bedeutung von Meridianveränderungen

Beobachtung von Arealen mit Bezug zu *Tài Yáng*-Dünndarm
- **Rötung des äußeren Augenwinkels:** Wind-Hitze befällt den Dünndarm-Meridian.
- **Rötung und Druckempfindlichkeit vor den Ohren:** Fülle-Hitze im Dünndarm-Meridian.
- **Papeln im Gehörgang:** Hinweis auf Feuchte-Hitze im Dünndarm-Meridian.
  BEMERKUNG: Grauer Star ist oft durch eine toxische Hitze im Dünndarm bedingt. Erkrankungen im Bereich um die Ohren herum gehen jedoch auch oft auf eine Gallenblasen-Meridian-Störung zurück. Deshalb sollte man diagnostisch zusätzlich andere Zeichen und Symptome beachten.

Pulstastung in Arealen mit Bezug zu *Tài Yáng*-Dünndarm

Keine speziellen Pulse.

Meridianpalpation, Drücken von Punkten, Betasten der Körperoberfläche

Der Dünndarm-Meridian ist häufig bei Nacken- und Schulterbeschwerden involviert.

---

69 In einem Gespräch erläuterte Jason Robertson, was genau er unter „rough“ (rau) versteht: Sandpapierartige, feine Querrillen, die man durch sehr sanftes Palpieren finden kann. Sie sind ein Hinweis auf eine Qi-Stagnation und treten v.a. an Pe7, Lu9, He7, Ni3 auf (Anm. d. dt. Ü.).

70 Diese Anmerkung steht nicht im Originaltext, wurde von Dr. Wang aber in einem Seminar erwähnt (Anm. d. dt. Ü.).

Dü3 (Hòu Xī) bis Dü4 (Wàn Gŭ)

- **Kleine, etwas festere Knötchen:** muskuloskelettale Beschwerden im Bereich von Nacken, Schultern und Schulterblatt.
- **Gespannt, jedoch ohne Knötchen:** Ein Äußeres Pathogen blockiert den *Tài Yáng*-Meridian.
- **Weich und schwach:** Immunschwäche durch chronische Yang-Leere (zum Beispiel Erkältungsanfälligkeit).

Dü4 (Wàn Gŭ) bis Dü6 (Yăng Lăo)

Dieses Gebiet ist für die Differenzialdiagnose von Nackenbeschwerden sehr wichtig und erstreckt sich distal und proximal etwas über diese beiden Punkte hinaus.

- Der *distale* Abschnitt steht in Bezug zu Kopfschmerzen am Blasen-Meridian oder um Du21 *(Qián Dĭng)*.
- Der *proximale* Abschnitt steht stärker in Bezug zu Beschwerden der HWS, des Nackens oder der Augen.
- **Knötchen, Schmerzen oder Druckempfindlichkeit:** Feuer-Pathogen (Entzündung) im oberen Meridianverlauf.
- **Druckempfindlichkeit oder gesteigerter Muskeltonus:** Muskel- und Sehnenverletzungen.
- **Knötchen:** tendenziell ein Hinweis auf Halswirbelveränderungen.
- **Sehr dünnes Knötchen quer zur Verlaufsrichtung:** Akute Verkrampfungen im unteren Rücken durch eine *Tài Yáng*-Meridianpathologie.

Der Dünndarm-Meridian ist bei Fazialisparese oder Trigeminusneuralgie häufig in seinem Verlauf vor den Ohren und im Gesicht befallen. Im Akutstadium sollte man aber nur Fernpunkte verwenden. Nach Abklingen der ersten Entzündungszeichen (zu 5 – 7 Tage) kann man die befallenen Areale sanft nadeln.

Die kleinen Verbindungskanäle im Gesicht werden als *Luo*-Gefäße betrachtet, weshalb man *Luo*-Punkte aller über das Gesicht verlaufenden Meridiane berücksichtigen sollte, zum Beispiel Dü7 (bei chronischen und akuten Fällen).

Der *Tài Yáng*-Blasen-Meridian

Die physiologische Bedeutung von Meridianveränderungen

Beobachtung von Arealen mit Bezug zu *Tài Yáng*-Blase

- **Starke Nackenverspannung oder Bewegungseinschränkung:** Fülle-Kälte oder Feuchtigkeit im Blasen-Meridian.
- **Rötung oder Furunkel:** Hitze oder Blut-Stase durch eine unzureichende Qi-Transformation der Blase.
- Sichtbare Gefäße bei Bl40: Blut-Stase im Blasen-Meridian oder im *Du Mai*.

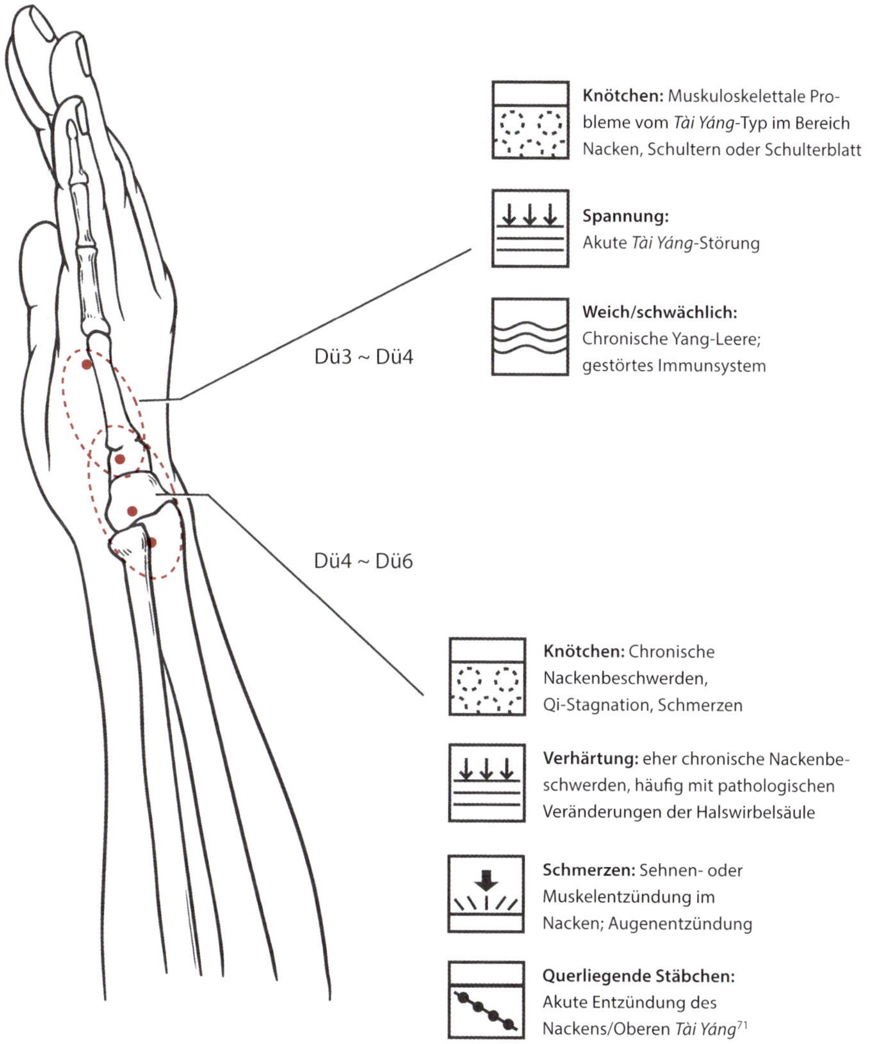

Abbildung 13.6
Der *Tài Yáng*-Dünndarm-Meridian

71 Diese „Stäbchen" sind am deutlichsten an Dü5 und Bl62 ausgeprägt. Wenn man sie findet, sollte man im Verlauf dieser Stäbchen nadeln (persönliches Gespräch mit Jason Robertson, Anm. d. dt. Ü.).

Auffälligkeiten im Bereich des Blasen-Meridians müssen jedoch nicht zwangsläufig auf eine Blasenpathologie hinweisen. Rötliche Papeln oder Zysten am Blasen-Meridian zwischen Th3 und Th7 könnten zum Beispiel auch durch Hitze durch Einschnürung im Oberen Erwärmer (Lunge und Herz) bedingt sein. Rötliche kleine Papeln im unteren Rücken können eine Dickdarm-Hitze anzeigen (oft chronische Dickdarmentzündungen oder Hämorrhoiden).

Pulstastung in Arealen mit Bezug zu *Tài Yáng*-Blase

In seinem Meridianverlauf gibt es keine speziellen Pulsstellen.

Meridianpalpation, Drücken von Punkten, Betasten der Körperoberfläche

Der *Tài Yáng*-Meridian neigt aufgrund seiner warmen Yang-Natur zu Yang- oder Qi-Leere, und da in der Nähe auch der *Du Mai* (ebenfalls Yang) und dessen *Luo*-Gefäß (entlang der *Hua Tuo Jia Ji*-Punkte) verlaufen, gibt es hier eine große Vielfalt an Palpationsveränderungen. Auffälligkeiten an den Rücken-*Shū*-Punkten (Knötchen, Druckempfindlichkeit, Schwäche oder erhöhter Muskeltonus) weisen immer auf eine entsprechende Organstörung hin, und man sollte sich bei Veränderungen am Blasen-Meridian daher immer auch die entsprechenden Organe vor Augen halten.

Bl64 (Jīng Gŭ)

- Druckempfindlichkeit: Hinweis auf Qi-Leere im Blasen-Meridian (*Yuan*-Punkt), häufig mit chronischen Rückenschmerzen.
- Mehrere kleine, harte Knötchen: Chronische Rückenschmerzen mit Blut-Stase.

Bl63 (Jīn Mén) – Xi-Punkt

Veränderungen an diesem Punkt weisen immer auf eine Stagnation hin, meistens mit akuten Rückenschmerzen, *Tài Yáng*-Kopfschmerzen oder Blasen- oder Nierensteinen.

- Sehr druckempfindlich: Fülle

Bl62 (Shēn Mài)

- Schwäche oder Druckempfindlichkeit: Feuchte-Kälte-Akkumulation im Tendinomuskulären Meridian der Blase.
- Druckempfindlichkeit: Kann auch eine Beteiligung mehrerer Tendinomuskulärer Meridiane anzeigen (Öffnungspunkt des *Yang Qiao Mai*).

Bl57 (Chéng Shān) bis Bl58 (Fēi Yáng)

- Spannung oder Verdickung der Faszien: Sehnenprobleme; zum Beispiel akute Lumbalgien oder Nackenverspannungen.

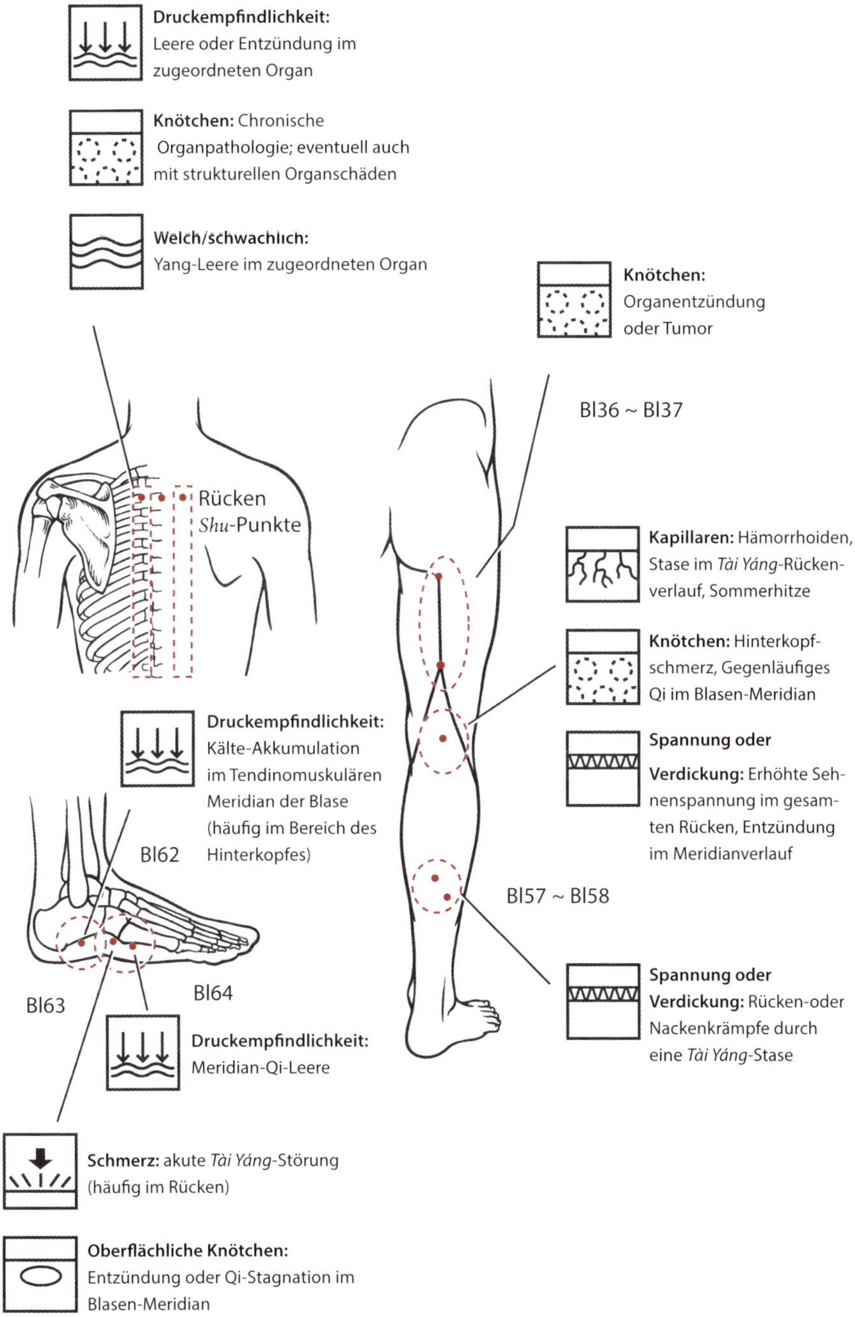

Abbildung 13.7
Der *Tài Yáng*-Blasen-Meridian

Bl40 (Wěi Zhōng)

- **Knötchen, sichtbare Gefäße, erhöhte Sehnenspannung:** Akuter „Hexenschuß" im unteren Rücken.
- **Schwammig:** Chronische Rückenbeschwerden.
- **Weich:** Kälte-Ansammlung im Blasen-Meridian.
- **Knötchen:** *Tài Yáng*-Hinterkopfschmerzen.
- **Palpationsveränderungen oder kleine Blutgefäße:** Gegenläufiges Qi im Blasen-Meridian (*Hé*-Punkt): z.B. Sommerhitze mit Übelkeit, Erbrechen und Kopfschmerzen. In diesen Fällen sollte man eine sichtbare Vene bluten lassen.
- **Sichtbare Blutgefäße (Luo-Gefäße):** Hämorrhoiden (in diesem Fall sollten die Blutgefäße bei Bl40 ebenfalls blutig genadelt werden).

Bl36 (Chéng Fú) bis Bl37 (Yīn Mén)

- Tiefe Knötchen oder Druckempfindlichkeit bei festem Druck: Tumor oder Organvergrößerung (nicht spezifisch Blase oder Niere).

Der *Shào Yīn*-Nieren-Meridian

Die physiologische Bedeutung von Meridianveränderungen

Beobachtung von Arealen mit Bezug zu *Shào Yīn*-Nieren

- **Trockenheit zwischen Ni3 und Ni7:** Nieren-Yin-Leere (gelegentlich ist die Haut dann auch gerötet und schuppig).

Pulstastung in Arealen mit Bezug zu *Shào Yīn*-Nieren

Der Puls an Ni3 vermittelt einen Gesamteindruck des Nieren-Qi. Das kann bei der Differenzialdiagnose von Bluthochdruck nützlich sein: Liegt dem hyperaktiven Yang eine Nieren-Qi-Leere zugrunde, ist der Puls hier dünn und schwach. Hitze klärende, absenkende Kräuter könnten den Bluthochdruck noch weiter verschlimmern.

- **Dünn und tief:** Nieren-Qi-Leere.
- **Tief, dünn und druckempfindlich:** Zahnschmerzen durch Nieren-Qi-Leere.

Puls an Ni16 *(Huāng Shū)*:

- **Starke Pulsation:** Hinweis auf eine Kombination aus Nieren-Leere und starkem Pathogen (Wasser, Qi-Stagnation oder Blut-Stase).

Meridianpalpation, Drücken von Punkten, Betasten der Körperoberfläche

Ni3 (Taì Xī)

Schwellung: Hinweis auf Nieren-Yang-Leere.[72]

72 Steht nicht im Originaltext, wurde von Dr. Wang aber in einem Seminar erwähnt (Anm. d. dt. Ü.).

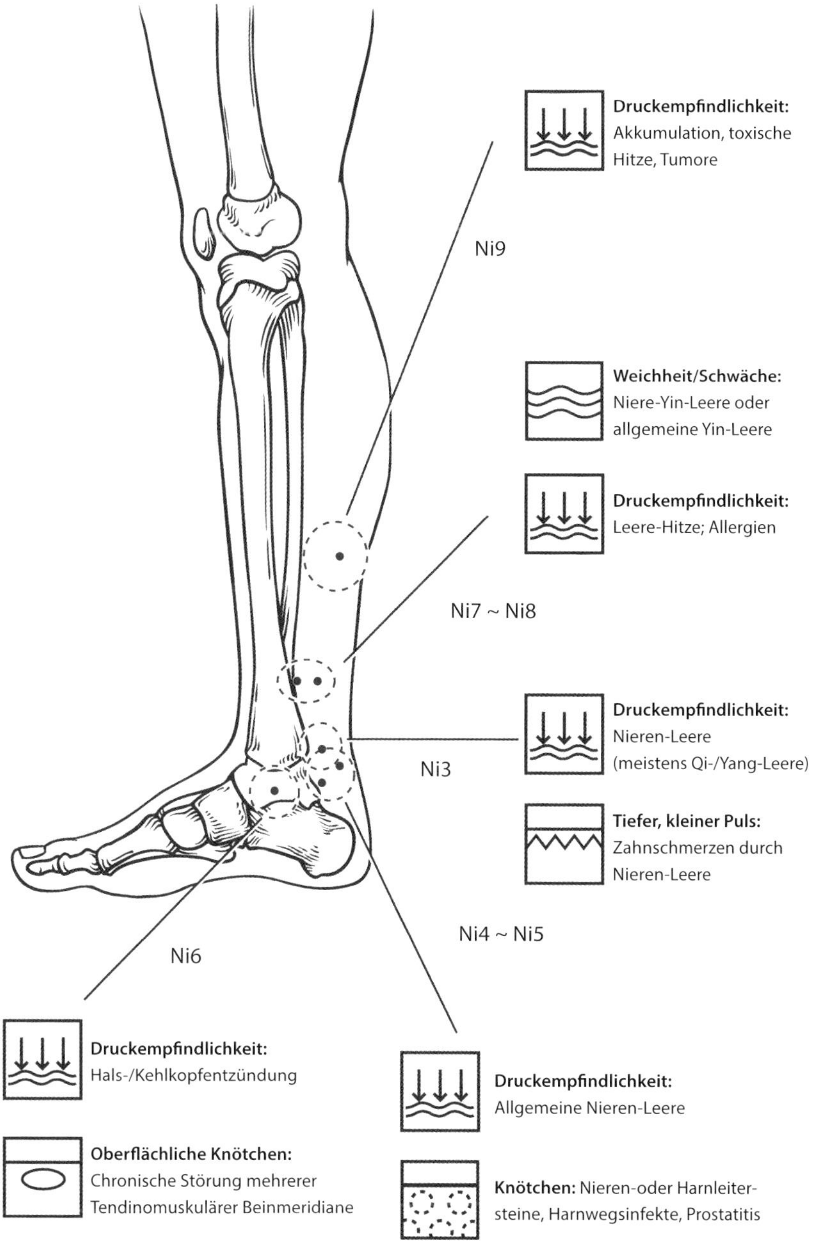

Abbildung 13.8
Der *Shào Yīn*-Nieren-Meridian

Areal zwischen Ni4 (Dà Zhōng) und Ni5 (Shuǐ Quán)

- Druckempfindlichkeit oder kleine, schmerzhafte Knötchen: Hinweis auf Nieren- oder Harnleitersteine, Harnwegsinfekte oder Prostatitis.
- Druckempfindlichkeit: Eventuell ein Hinweis auf eine allgemeine Nieren-Leere.
- Schwellung: Hinweis auf eine Nieren Yang-Leere

Ni6 (Zhào Hǎi)

- Druckempfindlichkeit: Hinweis auf eine Hals-/Kehlkopfschwellung oder Hals-/Kehlkopfentzündung. Erklärung: Ni6 ist der Öffnungspunkt des *Yin Qiao Mai*, der durch die Kehle verläuft.
- Kleine Knötchen: chronische Störung mehrerer Tendinomuskulärer Meridiane am Bein. Erklärung: Der *Yin Qiao Mai* koordiniert u.a. Muskelbewegungen mehrerer Tendinomuskulärer Meridiane miteinander.

Ni7 (Fù Liū) und Ni8 (Jiāo Xìn)

- Weichheit, Schwäche und/oder Druckempfindlichkeit: Häufig Yin-Leere-Feuer mit Zahnschmerzen, Aphten oder Reizbarkeit, Ruhelosigkeit, Schlaflosigkeit oder Weinerlichkeit.
- Druckempfindlichkeit: Allergien, Asthma oder Autoimmunkrankheiten mit Nieren-Yin-Leere.

Ni9 (Zhú Bīn)

- Druckempfindlichkeit: Möglicherweise Tumore oder Autoimmunkrankheiten. Ni9 ist der *Xi*-Punkt des *Yin Wei Mai*, der die Yin-Zirkulation noch über das Gebiet der Hauptmeridiane hinaus vernetzt. Bei Tumoren durch Schleimansammlung kann dieser Punkt indiziert sein.

Der *Jué Yīn*-Perikard-Meridian

Die physiologische Bedeutung von Meridianveränderungen

Beobachtung von Arealen mit Bezug zu *Jué Yīn*-Perikard

Keine speziellen Areale.

Pulstastung in Arealen mit Bezug zu *Jué Yīn*-Perikard

Auch dafür gibt es keine speziellen Areale.

Meridianpalpation, Drücken von Punkten, Betasten der Körperoberfläche

Pe7 (Dà Líng) bis Pe6 (Nèi Guān)

- (stechende) Schmerzen: Hitze durch eine Einschnürung im Oberen Erwärmer; Reizbarkeit, Schlaflosigkeit und/oder Kopfschmerzen.

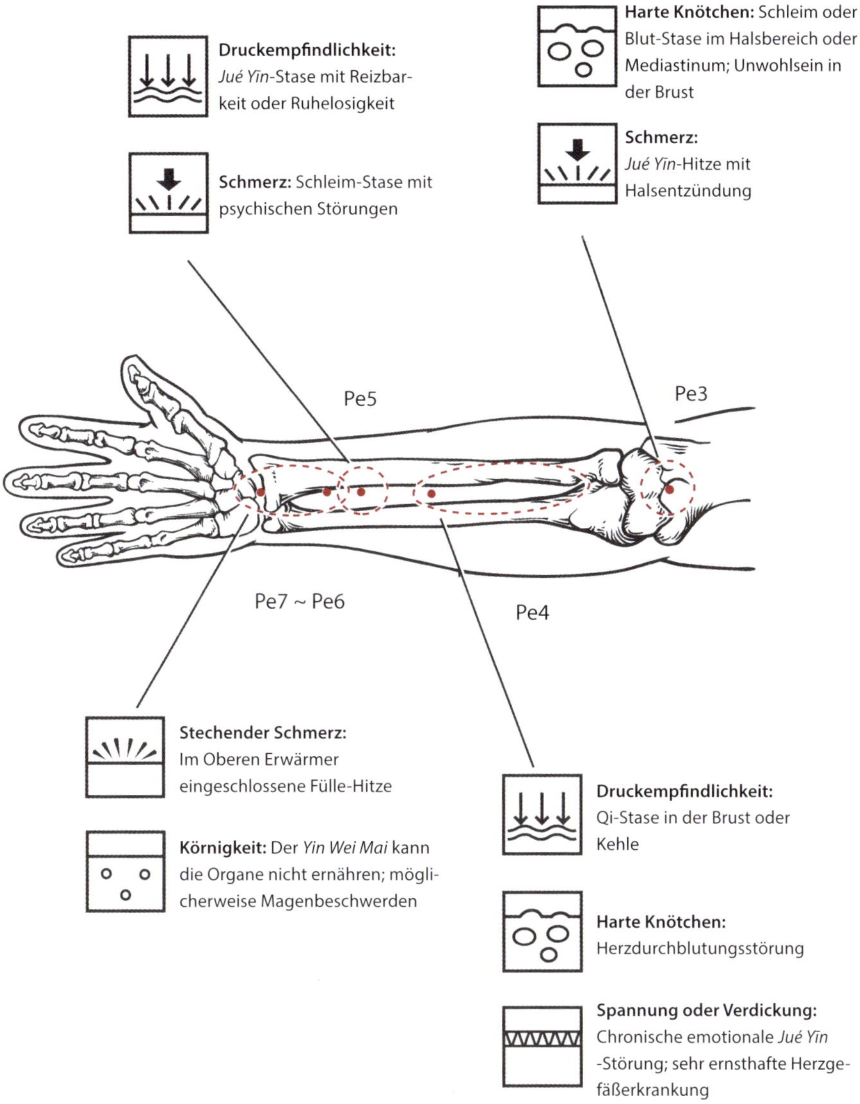

Abbildung 13.9
Der *Jué Yīn*-Perikard-Meridian

- **Körnigkeit:** Die Ernährung der inneren Organe ist durch eine *Yin Wei Mai*-Pathologie gestört: zum Beispiel Magenprobleme.

Pe5 (Jiān Shǐ)

Viele psychische, vor allem durch Stress bedingte Störungen bewirken Veränderungen an diesem Punkt. In diesen Fällen kann dann dieser Punkt auch genadelt werden.

- **Druckempfindlichkeit:** Hinweis auf Schleim-Stagnation, häufig gemeinsam mit Schmerzen oder Spannungen um Ren12 *(Zhōng Wǎn)* und mit Reizbarkeit oder Ruhelosigkeit.
  Anmerkung: In diesem Areal findet man selten Knötchen, sondern meistens Druckempfindlichkeit vor, oder die subkutanen Faszien fühlen sich „knusprig" an.

Pe4 (Xī Mén)
- **Spannung, unelastisch:** *Luo*-Blut-Stase des Perikards (auch Störungen der Herzdurchblutung).
- **Ein tiefes, hartes Knötchen:** Hinweis auf eine sehr schwere Störung, oft therapieresistent auf Akupunktur oder Kräuter.
- **Schwellung und/oder Faszienverdickung:** Hinweis auf eine leichtere Störung.

Pe3 (Qū Zé)
- **Schmerz oder harte Knötchen:** Hinweis auf Schleim oder Blut-Stase im Halsbereich oder im Mediastinum, häufig mit „Unwohlsein im Brustkorb".
- **Sehr hartes Knötchen:** Kann auf Tumore oder strukturelle Veränderungen im Halsbereich hindeuten.

Der *Shào Yáng-San Jiao*-Meridian

Die physiologische Bedeutung von Meridianveränderungen

Beobachtung von Arealen mit Bezug zu *Shào Yáng*-San Jiao

Der *Shào Yáng* hat „viel Qi, aber wenig Blut" und neigt daher zu Hitze.
- **Rötung, kleine Papeln oder Akne an Nacken/Schulter bei SJ15 *(Tiān Liáo)* bis SJ17 *(Yì Fēng)*:** Hinweis auf eine Hitze-Akkumulation im Meridian.

Pulstastung in Arealen mit Bezug zu *Shào Yáng*-San Jiao

Dafür gibt es keine speziellen Areale.

Meridianpalpation, Drücken von Punkten, Betasten der Körperoberfläche

Unterarmverlauf:
- **Unebenheiten:** Dies kommt häufig vor und ist ein Hinweis auf eine generalisierte Hitze-Ansammlung im *San Jiao (Ming Men)*. Die Pfade des *San Jiao* sind durch Qi-Stagnation und/oder Schleim-Akkumulation blockiert, was u.a. zu chronischen, systemischen Entzündungen und/oder Autoimmunerkrankungen führen kann.
- **Weiche Knötchen im Meridianverlauf:** Möglicherweise *Yuan*-Qi-Leere und Kälte-Akkumulation im den *San Jiao*-Pfaden.

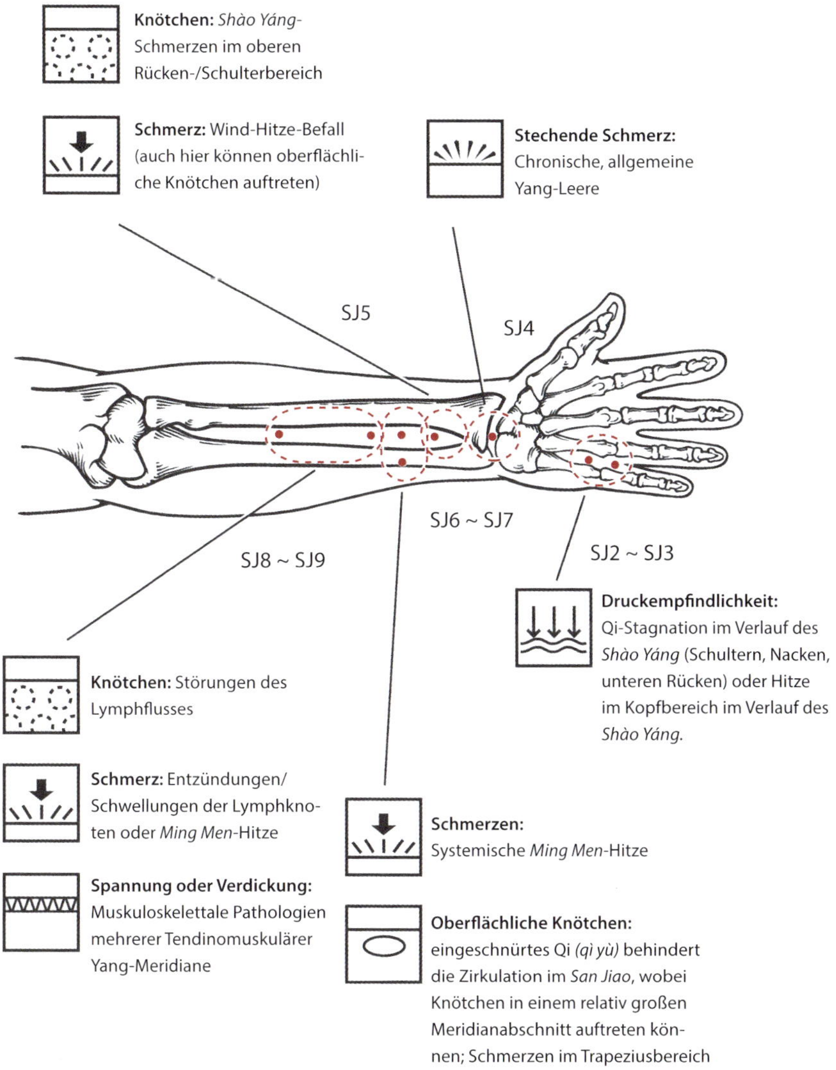

Abbildung 13.10
Der *Shào Yáng-San Jiao*-Meridian

SJ2 und SJ3

- Druckempfindlichkeit:
  Qi-Stagnation behindert die Wärmeverteilung durch den *Shào Yáng*: meistens Rückenschmerzen durch Kälte-Akkumulation in der unteren Rückenmuskulatur, hervorgerufen durch eine eingeschränkte *Yuan*-Qi-Zirkulation mit Beeinträchtigung des *Ming Men.*
  Hitze im *Shào Yáng*-Meridian befällt die Ohren: Ohrschmerz, vermehrte Ohrenschmalzbildung, verschlagenes Gefühl in den Ohren.

SJ4 (Yáng Chí)

- **Tiefer Druckschmerz:** Yang-Qi-Leere, oft mit Yang-Qi-Leere in den Extremitäten und Kälte und/oder Taubheitsgefühl (typischerweise Milz-Nieren-Yang-Leere). In diesen Fällen kann man diesen Punkt mit Moxa oder Nadeln behandeln.

SJ5 (Wài Guān)

- **Schmerz, Spannung oder Knötchen:** Wind-Hitze-Pathogen im *Shào Yáng*-Meridian: Kopfschmerz, Augenrötung (zum Beispiel Bindehautentzündung), Tinnitus, Hörsturz oder anderen Äußeren Wind-Hitze-Symptomen.
- **Knötchen:** Schmerzen im Schulterbereich oder oberen Rücken.

  Anmerkung: Der Bereich SJ5 und SJ6 ist diagnostisch wichtig, um bei muskuloskelettalen Schmerzen zwischen *Shào Yáng* und *Tài Yáng* zu differenzieren.

SJ6 (Zhī Gōu) und SJ7 (Huì Zhōng)

Auch dieses Areal hat eine große diagnostische Bedeutung, wobei sich ab hier chronische *San Jiao*-Störungen zeigen!

- **Schmerzen oder oberflächliche Knötchen:** Eingeschnürtes Qi im *Shào Yáng*. „Eingeschnürtes Qi" (氣鬱, *qì yù*) ist eine ernstere Störung als „Qi-Stagnation", (氣滯*qì zhì*), welche sich eher im Bereich SJ2 und SJ3 zeigt. „Eingeschnürtes Qi" kann Symptome wie Verstopfung, unregelmäßige Menstruation, Dysmenorrhoe, vaginalen Ausfluss oder *Ming Men*-Symptome (siehe Kapitel 6) hervorrufen.

  Anmerkung: SJ6 ist sehr effektiv bei Schmerzen im Trapeziusbereich.

SJ8 (Sān Yáng Luò) und SJ9 (Sì Dú)

- **Druckempfindlichkeit und/oder Knötchen:** Blutflussstörungen: Entzündete oder geschwollene Lymphknoten im Achsel-, Nacken- oder im Halsbereich.
- **Deutliche Spannung:** Muskuloskelettale Störung der drei Arm-Yang-Meridiane; z.B. Fazialisparese, Taubheit, Schwäche oder Schmerz der oberen Extremitäten (SJ8 ist ein Treffpunkt der drei Tendinomuskulären Yang-Meridiane am Arm).

Der *Shào Yáng*-Gallenblasen-Meridian

Die physiologische Bedeutung von Meridianveränderungen

Beobachtung von Arealen mit Bezug zu *Shào Yáng*-Gallenblase

- **Rötung und/oder Schwellung des äußeren Augenwinkels:** Wind-Hitze im Gallenblasen-Meridian.

Pulstastung in Arealen mit Bezug zu *Shào Yáng*-Gallenblase

Dafür gibt es keine speziellen Areale.

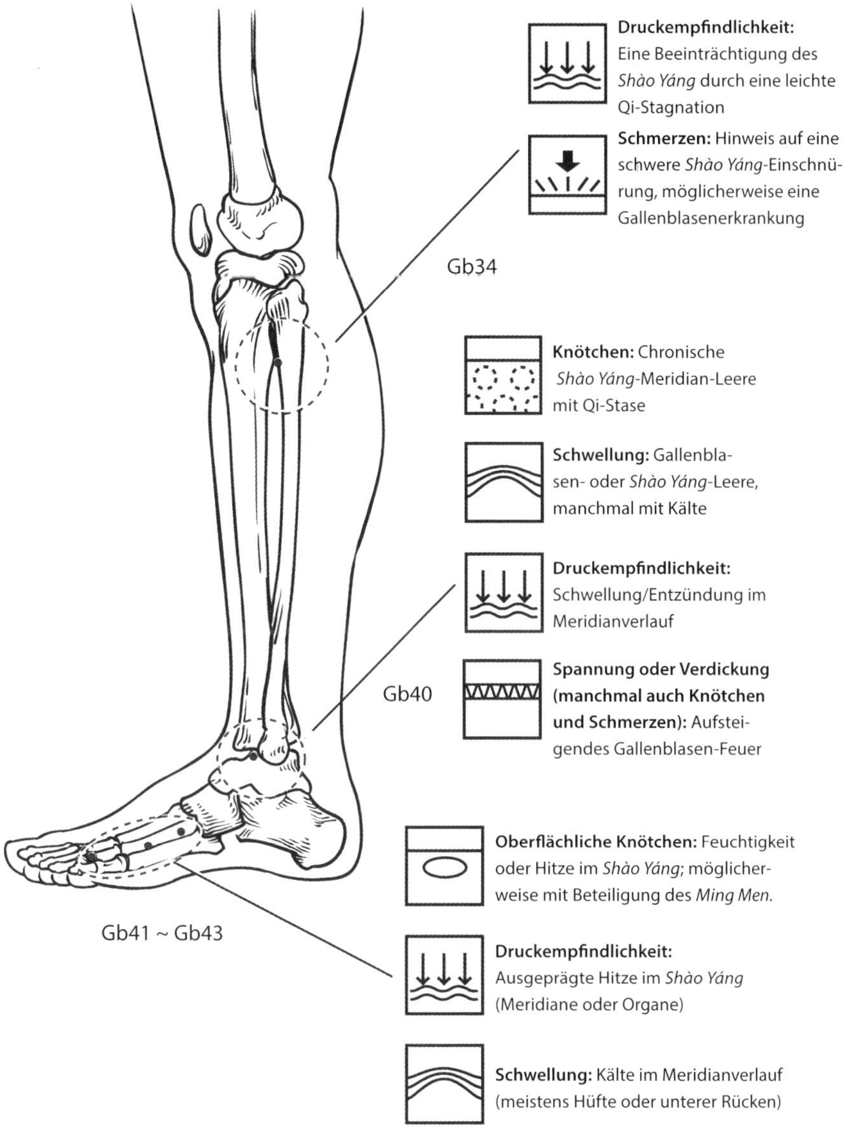

Abbildung 13.11
Der *Shào Yáng*-Gallenblasen-Meridian

Meridianpalpation, Drücken von Punkten, Tasten der Körperoberfläche

Gb41 (Zú Lín Qì) bis Gb43 (Xiá Xī)

- **Druckempfindlichkeit:** Hitze im Gallenblasen-Meridian oder der Gallenblase (*Ming Men*-Feuer).
- **Knötchen:** Feuchtigkeit im Gallenblasen-Meridian oder der Gallenblase.

Gb40 (Qiū Xū)

- Knötchen oder erhöhte Faszienspannung: Hinweis auf gegenläufiges Gallenblasenfeuer (膽火逆 *dǎn huǒ nì).*
- Ausgeprägte Druckempfindlichkeit: Gallensteine oder Gallenblasenentzündung.
- Schwammig und leicht geschwollen: *Shào Yáng*-Qi-Leere oder Kälte-Akkumulation in der Gallenblase.

  Anmerkung: Da Gb40 der *Yuan*-Punkt ist, zeigen sich hier insbesondere Leere-Pathologien.

Gb34 (Yáng Líng Quán)

- Druckempfindlichkeit oder Schmerzen: Eingeschnürtes Qi *(qì yù)* im Gallenblasen-Meridian mit Schulterschmerzen, Nackensteifheit, Ischias oder Organpathologien (Hepatitis, Reizdarm durch „Leber attackiert Milz" oder Gallensteine).
- Druckempfindlichkeit: *Shào Yáng*-Verstopfung.

Der *Jué Yīn*-Leber-Meridian

Die physiologische Bedeutung von Meridianveränderungen

Beobachtung von Arealen mit Bezug zu *Jué Yīn*-Leber

- Störungen der Augenbewegungen oder Schielen: Eventueller Hinweis darauf, dass die Leber die „Augensehnen" ungenügend ernährt.

Pulstastung in Arealen mit Bezug zu *Jué Yīn*-Leber

Dafür gibt es keine speziellen Areale.

Meridianpalpation, Drücken von Punkten, Betasten der Körperoberfläche

Le2 (Xíng Jiān)

- Schmerz oder Druckempfindlichkeit: Leber-Hitze, insbesondere, wenn diese die Augen beeinträchtigt (z.B. Glaukom); in diesen Fällen kann man Le2 auch nadeln.
- Körnigkeit: Möglicherweise Qi-Stagnation und/oder Blut-Stase im Leber-Meridian.

  Anmerkung: Bei Augenerkrankungen können neben dem Leber-Meridian auch der Milz- oder Dünndarm-Meridian Auffälligkeiten zeigen.

Le3 (Taì Chōng)

- Knötchen: Häufig ein Hinweis auf eine Qi-Stagnation im Leber-Meridian.
- Mehrere kleine Knötchen: Tendenziell ein Hinweis darauf, dass eine zu schwache Leber das Qi nicht richtig dirigieren kann (kombinierte Fülle–Leere). Häufig bei Disharmonie von Milz und Leber mit Milz-Symptomen anzutreffen.
- Spannung im gesamtes Bereich: Milde Leber Qi-Stagnation.

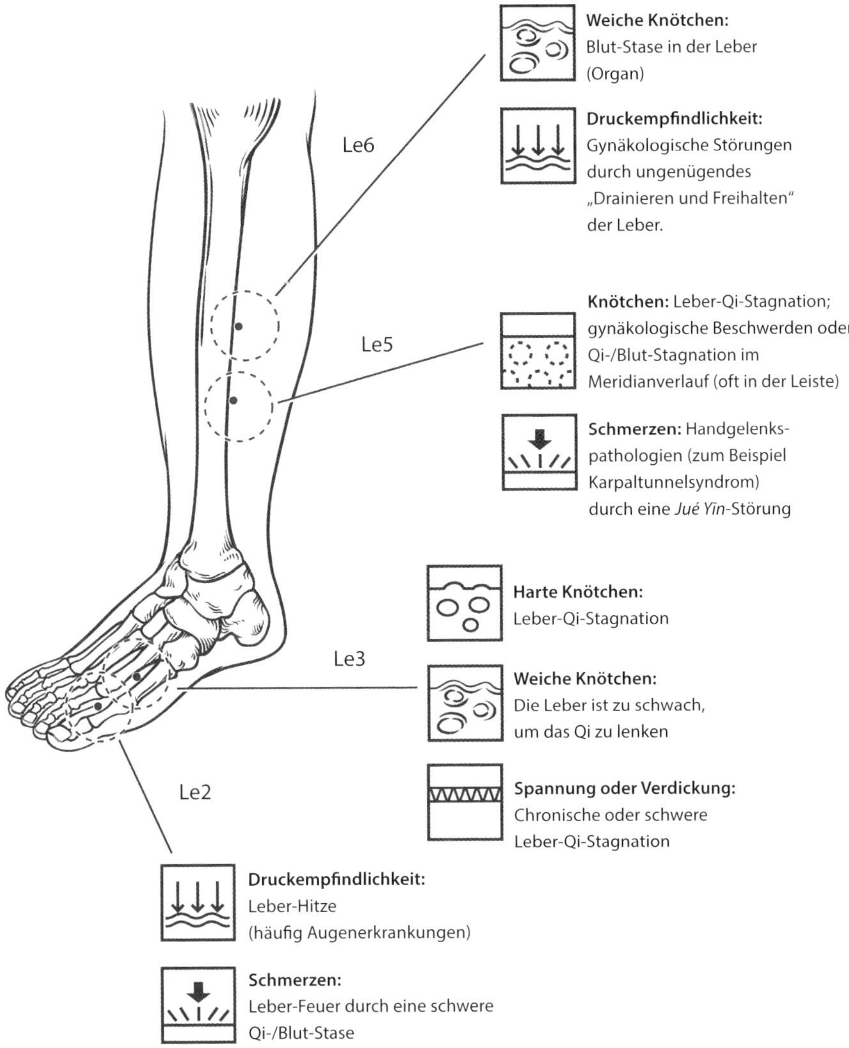

Abbildung 13.12
Der *Jué Yīn*-Leber-Meridian

Le5 (Lǐ Gōu)

- Knötchen oder Druckempfindlichkeit: Qi-Stagnation, oft bei unregelmäßiger Menstruation durch eine *Jué Yīn*-Störung (häufig in den Wechseljahren).
- Extrem schmerzhaft: Karpaltunnelsyndrom durch eine *Jué Yīn*-Perikard-Pathologie. In diesen Fällen sollte man auch Le5 behandeln.

Le6 (Zhōng Dū)

- **Weiche, kleine Knötchen:** Hinweis auf Blut-Stase in den *Luo*-Gefäßen der Leber (häufig Leberzirrhose).
- **Extrem druckempfindlich:** Dysmenorrhoe durch gestörtes „Drainieren und Freihalten" durch die Leber.

Der *Du Mai* – Das Lenkergefäß

Die *Hua Tuo Jia Ji* Punkte liegen am *Luo*-Gefäß des *Du Mai* und sollen bei der Palpation ebenfalls beachtet werden.

Beobachtung von Arealen mit Bezug zum *Du Mai*

Hautauffälligkeiten an den Rücken-*Shū*-Punkten können Auskunft über die Qi-Dynamik in den entsprechenden Organen geben.

- **Trockenheit:** Genereller Leere-Hinweis.
- **Kleine, rote Flecken oder erhabene Papeln:** Genereller Hinweis auf Hitze oder Blut-Stase.

Pulstastung in Arealen mit Bezug zum *Du Mai*

Dafür gibt es keine speziellen Areale.

Meridianpalpation, Drücken von Punkten, Betasten der Körperoberfläche

Bei den 12 Hauptmeridianen untersucht man primär die Extremitätenverläufe, bei *Ren Mai* und *Du Mai* hingegen den Körperstamm. Beim *Du Mai* sollte man die Befunde zusätzlich immer mit Blick auf die entsprechenden Organe beurteilen. Eine Druckempfindlichkeit oder Verdickung bei Du12 könnte somit entweder a) eine allgemeine Störung im Oberen Erwärmer oder b) eine Lungen-Störung bedeuten, da Bl13 auf derselben Höhe liegt.

Du19 (Hòu Dǐng) bis Du21 (Qián Dǐng)

- **Druckempfindlichkeit oder Druckschmerz:** Die Geschmeidigkeit der gesamten *Du Mai*- Zirkulation ist durch Stagnation, Leere oder Kälte gestört. Mögliche Symptome sind Schmerzen im unteren Rücken, Nackenschmerzen, Kopfschmerzen, Schwindel, emotionale Störungen oder Schlafstörungen.

Du14 (Dà Zhuī)

- **Schmerzhafte Schwellungen oder Verdickungen der Zwischenwirbelräume:** Blockade der Yang-Meridiane, häufig bei einer Äußeren Wind-Kälte-Pathologie.
- **Druckempfindlichkeit:** Hinweis auf eine chronische Kälte-Akkumulation in den *Du Mai*-*Luo*-Gefäßen: Rückenschmerz, Steifigkeit oder Kältegefühl.

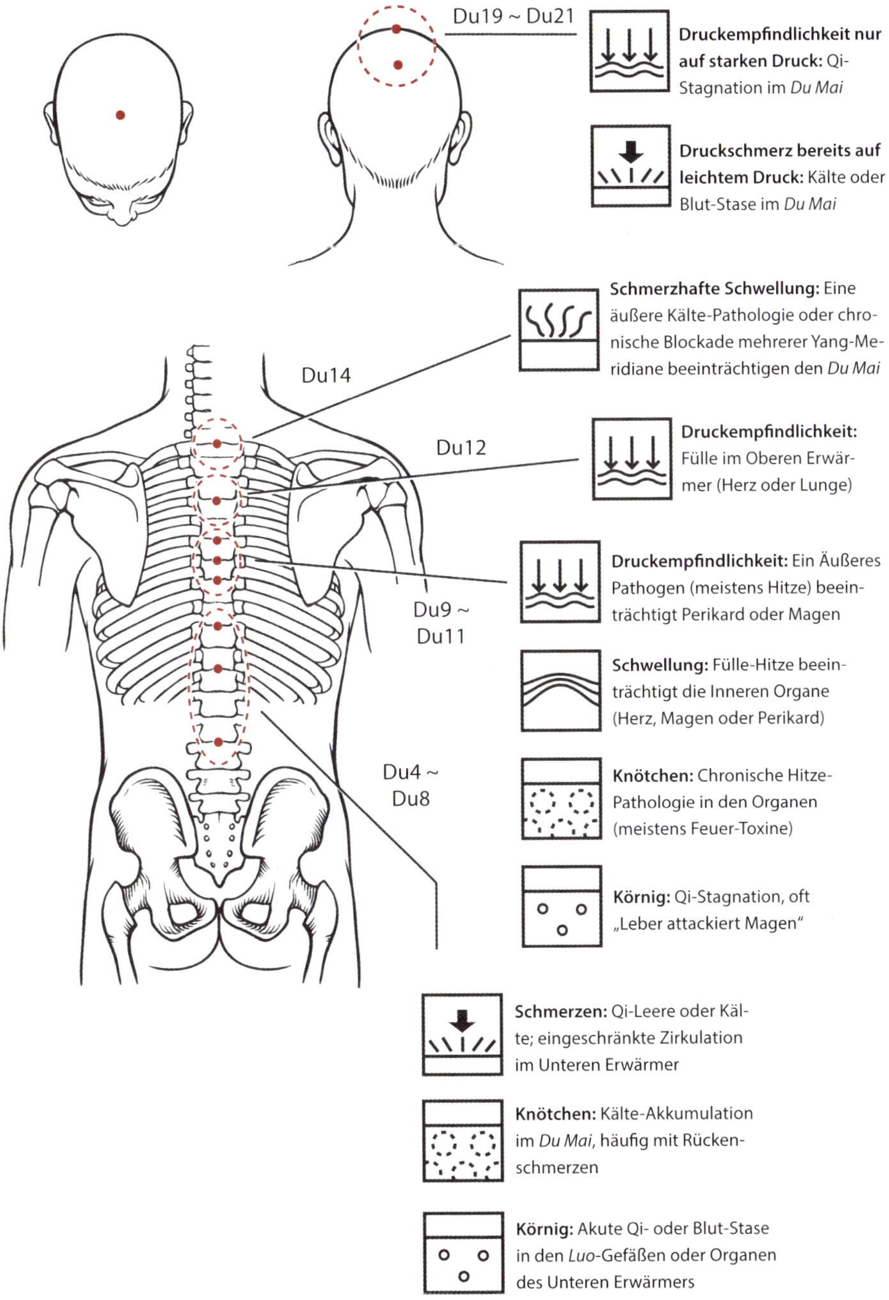

Abbildung 13.13
Der *Du Mai*

Du12 (Shēn Zhù)
- **Druckempfindlichkeit:** Häufig Qi-Leere im Oberen Erwärmer (Lungen-Qi und *Zong*-Qi).

Du11 (Shén Dào), Du10 (Líng Tái) und Du9 (Zhì Yáng)
In diesem Bereich kann man die Palpationsbefunde in zwei Kategorien einteilen:
- **Druckempfindlichkeit:** Äußere Hitze oder eine Kombination aus Hitze und Kälte (meist in Herz, Perikard oder Magen).
- **Schwellung oder Knötchen (eventuell gerötet):** Feuer-Toxine in den inneren Organen. Dies ist eine ernsthafte Pathologie!
Anmerkung: Die Knötchen liegen häufig im Bereich der Dornfortsätze, die Druckempfindlichkeit meist aber zwischen den Wirbeln.

Du8 (Jīn Suō), Du6 (Jì Zhōng) und Du4 (Mìng Mén)
- **Druckschmerz und kleine Knötchen an den Dornfortsätzen:** Rückenschmerzen durch Kälte oder Blut-Stase im *Du Mai*.

Kreuzbein: Bei gynäkologischen Störungen oder emotionalen Problemen (auch Schlaflosigkeit) durch Einschnürung *(yù)* zeigt dieser Bereich eine Vielzahl von Palpationsveränderungen. Häufig ist in eine Yang-Leere involviert.

Der *Ren Mai* – Das Konzeptionsgefäß

Beobachtung von Arealen mit Bezug zum *Ren Mai*
Keine speziellen Areale.

Pulstastung in Arealen mit Bezug zum *Ren Mai*
Ren12 (Zhōng Wǎn)
Hier verläuft die Aorta sehr tief, und der Puls sollte nur schwer zu finden sein.
- **Starke Pulsation:** Dies wird klassisch als „Pulsation unter dem Herzen" *(xīn xià dòng mài)* bezeichnet und deutet meist auf eine Fülle-Störung von Milz und Magen hin.

Ren6 (Qì Hǎi):
Dieser Puls sollte an Oberfläche nicht tastbar, in der mittleren und der tiefen Ebene hingegen flexibel spürbar sein.
- **Sehr kräftige, starke Pulsation:** Allgemeiner Hinweis auf Kälte oder Stagnation im Unteren Erwärmer.
- **Schwäche:** Hinweis auf Nieren-Leere.

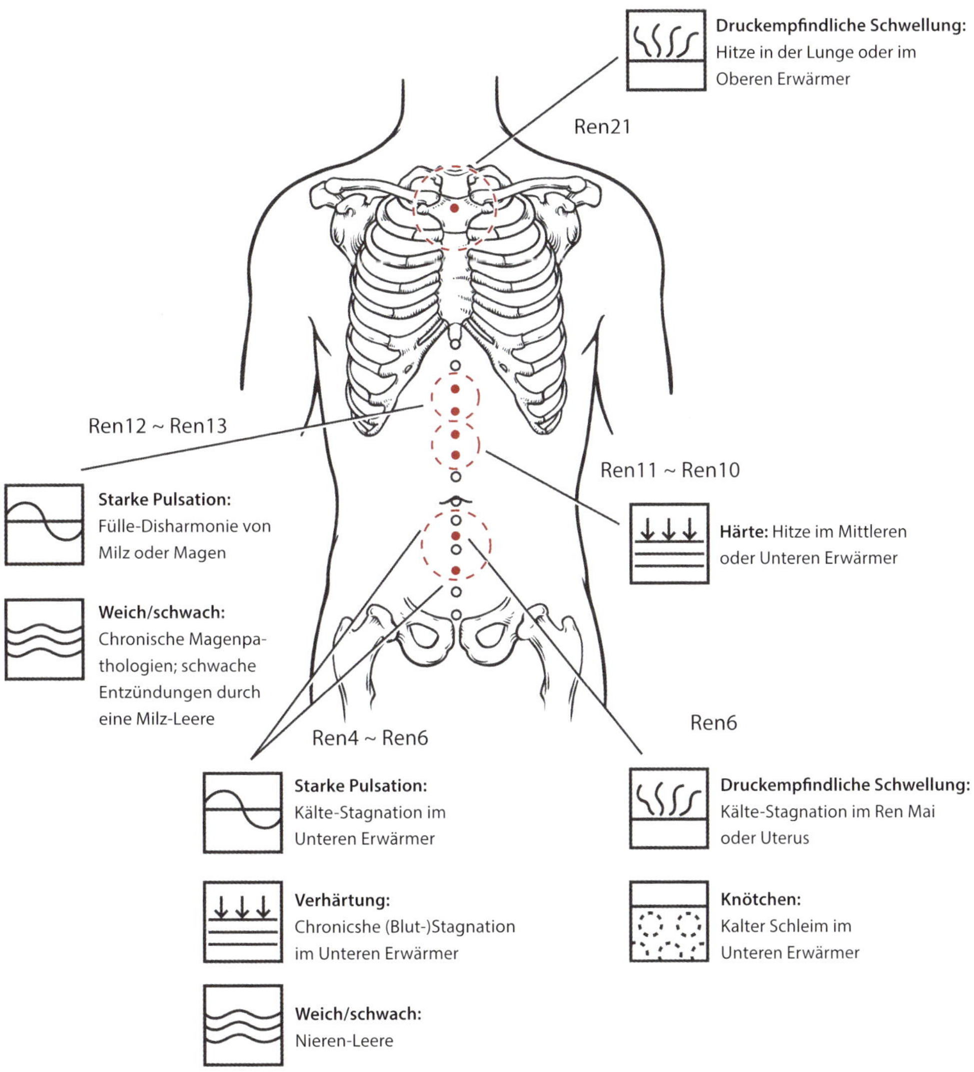

Abbildung 13.14
Der Ren Mai

Meridianpalpation, Drücken von Punkten, Betasten der Körperoberfläche

Ren21 (Xuán Jī)

- Druckempfindlichkeit: Entzündungen im Oberen Respirationstrakt.

Ren14 (Jù Què)

- Spannung und Krampfneigung: Möglicherweise eine Zwerchfellstörung, die sich für die Patienten wie ein „Herzschmerz" anfühlt.

Ren13 (Shàng Wǎn) oder Ren12 (Zhōng Wǎn)

- **Weich/druckempfindliche Knötchen:** Eventueller Hinweise auf chronische Magenprobleme (häufig Gastritis): Die hebende-senkende Funktion der Milz ist gestört, und durch diese gestörte Transformation sammelt sich mit der Zeit Feuchtigkeit an. Im weiteren Verlauf kann es zu einer Hitze-Akkumulation kommen, die dann tastbar ist.

Ren11 (Jiàn Lǐ) und Ren10 (Xià Wǎn)

- **Verhärtung: Hitze im Mittleren und Unteren Erwärmer:** Magen- oder Zwölffingerdarmgeschwüre, Darmentzündungen (Colitis, Diverticulitis oder Morbus Crohn).

Ren6 (Qì Hǎi) oder Ren4 (Guān Yuán)

- **Druckempfindlichkeit oder leichte Schwellung:** Gynäkologische, gastroenterologische oder neurologische Störungen durch Kälte-Akkumulation im *Ren Mai* oder der Gebärmutter.

Anmerkung: Sehr schmerzhafte *Ren Mai*-Punkte sollte man nicht nadeln, sondern Punkte an den Yin-Meridianen am Bein wählen (meistens die *Xi*-Punkte), um Akkumulationen aus den Meridianen auszuleiten.

Zusammenfassung

Das Thema dieses Kapitels war ein grober Umriss der Meridiandiagnose. Aufgrund der großen Unterschiede von Patient zu Patient lässt sich mit einer sorgfältigen Palpation noch viel mehr Information gewinnen. Mit der Zeit werden Sie lernen, verschiedene Palpationsmuster zu unterscheiden und ein Gespür dafür entwickeln, welche Punktkombinationen für welche Meridianveränderungen am besten geeignet sind.

Meridianveränderungen spiegeln immer Veränderungen der Qi-Dynamik wider. Im folgenden Kapitel geht es nun darum, anhand der Palpationsbefunde die Meridiane für die Therapie auszuwählen.

Kapitel 14

Therapeutische Meridianauswahl

Nach der Meridianpalpation ist der nächste Schritt, festzustellen, welcher Meridian am engsten in Verbindung zur Hauptbeschwerde steht. Um in weiterer Folge den therapeutisch effektivsten Meridian herauszufinden, muss man die Palpationsveränderungen vor dem Hintergrund der Symptome beurteilen.

In diesem Kapitel wird dazu ein 2-Schritte-Prozess beschrieben:

1. Die „**Meridiandifferenzierung**" *(經絡診斷, jīng luò zhěn duàn)*, um den am stärksten gestörten Meridian bestimmen.
2. Die „**Meridianauswahl**" *(選經, xuǎn jīng)*, um den primären Behandlungsmeridian bestimmen.

Die Integration von Palpationsbefunden in der klinischen Arbeit

Sehr häufig findet man an mehreren Meridianen Veränderungen, und normalerweise ist auch der Meridian mit den deutlichsten Veränderungen am engsten mit der Hauptbeschwerde verbunden. Bei Auffälligkeiten an mehreren Meridianen gilt es herauszufinden, welcher davon am aktuellen Beschwerdebild beteiligt ist. Dies ist wahrlich eine Detektivarbeit.

Durch die Kombination aus klassischen Meridiankonzepten, *Zàng Fǔ*-Physiologie und den Hinweisen aus der Differenzialdiagnose (v.a. der Befragung) kann man die Auswahl auf wenige „Kandidaten" einengen. Danach palpiert man diese in Frage kommenden Meridiane, um die Ursprungshypothese zu bestätigen oder zu widerlegen. Hat man in der Folge den am stärksten gestörten Meridian gefunden, gilt es, die therapeutisch sinnvollsten Meridiane und schließlich auch die Punkte festzulegen.

Der erste Schritt zur Bestimmung der involvierten Organe ist die *Zàng Fǔ*-Differenzialdiagnose: Anamnese und Pulstastung sollten also *vor der Meridianpalpation* stattfinden, denn über die *Zàng Fǔ*-Diagnose lässt sich eine Hypothese zur wahrscheinlichsten Pathodynamik stellen.

Wenn die Meridiane und Organe aus der *Zàng Fŭ*-Diagnose mit den palpierten Veränderungen übereinstimmen, ist die Bestimmung des gestörten Meridians (oder der gestörten Meridiane) einfach. Man kann dann unmittelbar zur Auswahl der therapeutischen Punkte und Meridiane übergehen. In den meisten Fällen genügt nun eine sorgfältige Untersuchung von drei oder vier Meridianen, um den primär betroffenen Meridian herauszufinden. Bei neuen Patienten – oder solange man in der Meridianpalpation noch ungeübt ist – läuft dieser Prozess jedoch langsamer ab.

Gerade für Anfänger der Meridianpalpation ist es umso besser, je genauer man das gesamte Meridiansystem untersucht. Dabei braucht es Zeit, um normale von pathologischen Veränderungen unterscheiden zu können. Manchmal jedoch passen Meridiandiagnose und *Zàng Fŭ*-Diagnose nicht zusammen, und davon handelt dieses Kapitel.

Ein Thema des 3. Kapitels des vorliegenden Buches („Eine Einführung in die Meridiandiagnose") ist unter anderem die „klinische Begegnung" mit dem 7-Schritte-Prozess, der einer Akupunkturbehandlung zugrunde liegen kann (Abb. 14.1).

In diesem Kapitel werden nun Meridiandifferenzierung und therapeutische Meridianauswahl behandelt. „Meridianauswahl" bedeutet, die manchmal etwas verwirrenden Befunde der Meridianpalpation zu analysieren. Das hilft, den in der aktuellen Pathologie primär involvierten Meridian zu bestimmen. Im Anschluss daran erfolgt die Auswahl des Therapiemeridians.

Auf den ersten Blick scheinen „Meridiandifferenzierung" und „Meridianauswahl" ein und dasselbe zu sein; es scheint auch sinnvoll, am primär involvierten Meridian Punkte gemäß ihrer Wirkung auf die Qi-Transformation auszuwählen. In der Praxis sind aber manchmal komplexere Überlegungen nötig, wobei man für optimale Behandlungsergebnisse die Qi-Transformation und andere Aspekte der klassischen Physiologie berücksichtigen muss. Dazu ein Beispiel:

Bei Symptomen, die auf ein ungenügendes „Durchkämmen und Drainieren" der Leber hinweisen (Reizbarkeit, Schmerzen im Hypochondrium und stressbedingte Verdauungsbeschwerden), ist nicht immer der Leber-Meridian am wirkungsvollsten. Bei dieser Yin-Meridian-Fülle wählt man meistens *Shào Yáng*-Punkte am *San Jiao*- und Gallenblasen-Meridian (siehe Kapitel 7). Dies ist aber nur ein einfaches Beispiel für einen meist sehr komplexen Entscheidungsprozess.

Man sollte immer die Qi-Transformation *im gesamten Meridiansystem* beachten. Daher hieß es schon im *Líng Shū*, Kapitel 1, dass ein großer Arzt Nadeln mit einer solchen Eleganz anwendet, als ob er „Schmutz von der Haut wischen oder einen Knoten lösen würde"[73] (Abb. 14.2).

73 Eine komplette Übersetzung dieses 1. Kapitels finden Sie am Anfang dieses Buches. Wenn Dr. Wang über dieses Kapitel erzählt, betont er oft, dass es das Herz der klassischen Akupunktur und für ihn oft eine Inspirationsquelle sei. Bei sehr schwierigen Fällen oder wenn andere Ärzte erfolglos waren, führte er eine noch

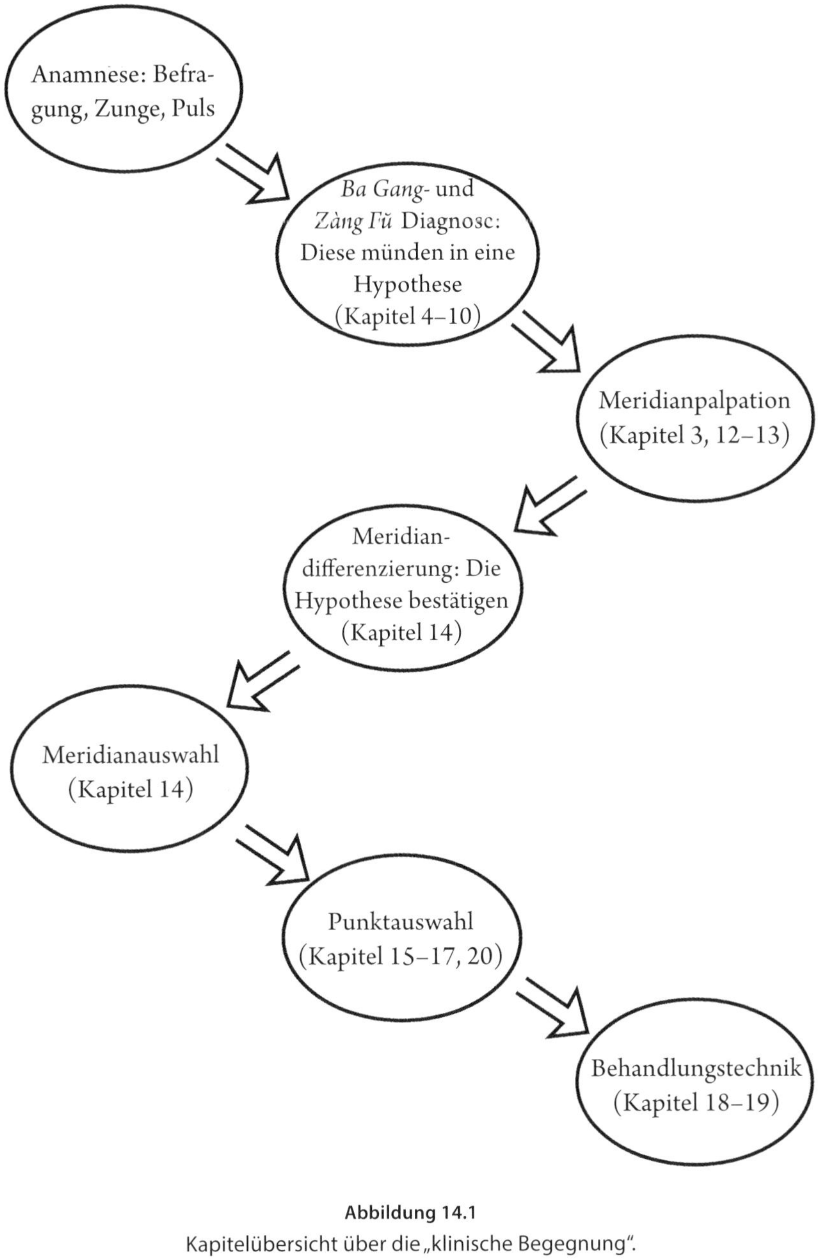

Abbildung 14.1
Kapitelübersicht über die „klinische Begegnung".

---

sorgfältigere Diagnose und Palpation durch, manchmal auch unter Berücksichtigung westlicher Diagnosen oder Labortests. Oft konnte er dann Lösungen finden, die – mit einer sorgfältigen Differenzialdiagnose – so einfach „wie das Herausziehen eines Dornes" sind.

Schritt 1: Meridiandifferenzierung
Integration von Anamnese und subjektiven Befunden (Pulstastung und Meridianpalpation). Ziel ist, den aktuell am stärksten gestörten Meridian zu finden.
Schritt 2: Meridianauswahl
Nach der Bestimmung des am stärksten gestörten Meridians wählt man unter Berücksichtigung der Qi-Transformation den primären Therapiemeridian. Man sucht dabei nach dem Meridian für die „potentielle zukünftige Pathologie".

Abbildung 14.2
Die zwei Schritte der Meridiantherapie.

Schritt 1: Meridiandifferenzierung

Da nicht alle palpatorisch auffälligen Meridiane in Bezug zu einem bestimmten Krankheitsmuster stehen müssen, gilt es, durch Differenzierung den primären Meridian (die primären Meridiane) herauszufinden.

Für diese Differenzierung ist es unabdingbar, zuallererst die Charakteristik der verschiedenen Meridianveränderungen zu erkennen und voneinander zu unterscheiden (Thema des vorangegangenen Kapitels). Das Übereinstimmen von Beschwerden und Palpationsveränderungen ist aber ein Idealfall.

Passt die Hauptbeschwerde und/oder das Hauptmuster zu den Palpationsveränderungen, handelt es sich höchstwahrscheinlich auch um den am stärksten beeinträchtigten Meridian. Oft ist die Diagnose jedoch viel komplexer. Um bei einer Fülle an Veränderungen (manchmal an mehreren Meridianen) den Sitz der Krankheit ausfindig zu machen, sind zusätzlich andere Schritte erforderlich. Es gilt dann, die Befunde im Rahmen des ganzen Meridiansystems zu beurteilen – ein manchmal schwieriger Prozess.

Meridiane können über ein „Krankheitsgedächtnis" verfügen

Genauso wie Verletzungen Narben hinterlassen können, kann auch das Meridiansystem noch Jahre später Veränderungen aufweisen, unabhängig davon, ob die Krankheit kurze Zeit oder schon Jahre zurückliegt. Besonders bei neuen Patienten sollte man an die Möglichkeit eines „Gedächtnisses" denken und eine sorgfältige Anamnese der Krankengeschichte führen, um Palpationsbefunde für die aktuelle Krankheit ein- oder auszuschließen.

Manche Palpationsbefunde spiegeln eine andere Beschwerde ohne Zusammenhang mit dem Hauptsymptom wider

Manche Veränderungen gehören zu Pathologien, die mit der Hauptbeschwerde nur indirekt verbunden sind (zum Beispiel zu anderen chronischen, nicht vollständig ausgeheilten Beschwerden). Der mit dieser anderen chronischen Pathologie assoziierte Meridian ist aber nicht notwendigerweise der primäre Meridian der Hauptbeschwerde. Patienten mit einer chronischen Lungenkrankheit könnten Auffälligkeiten am Lungen-Meridian zeigen, ohne dass die aktuelle Beschwerde Lungensymptome aufweist.

Es handelt sich dabei um zwei „getrennte“ Meridianstörungen, und es gilt zu bestimmen, welcher Meridian am engsten in Verbindung zur Hauptbeschwerde steht. Dafür ist die Erhebung einer exakten Krankengeschichte unerlässlich.

Bei einer Hauptbeschwerde mit Beteiligung mehrerer Meridiane kann das Bestimmen des wichtigsten Meridians schwierig sein

Diese Situation stellt die größte Herausforderung dar, denn Hauptbeschwerden umfassen selten nur einen einzigen Meridian/ein einziges Organ. Der kommende Abschnitt ist diesen komplexen Situationen gewidmet.

Differenzierung bei Beteiligung mehrerer Meridiane

Durch die Verbindung der Meridiane untereinander kann eine Störung von einem Meridian auf andere überspringen. Relativ akute Krankheiten bleiben meist auf ein Organ oder eine der sechs Meridianschichten begrenzt. Bei chronischen Krankheiten hingegen können mehrere Organe oder Meridiane geschädigt sein; aber auch dann lässt sich mittels sorgfältiger Differenzialdiagnose der primäre Meridian bestimmen.

Bei dieser Differenzierung muss man logisches Denken mit Erfahrung kombinieren und die Palpationsbefunde vor dem Hintergrund des differenzialdiagnostisch vermuteten Krankheitsmusters bewerten. Das folgende Beispiel soll diesen Prozess veranschaulichen:

Fallbesprechung

Frau, 51 Jahre

Hauptbeschwerde: Gewichtszunahme und Lethargie

Anamnese: Die Patientin arbeitet als Krankenschwester in einem Militärspital und ist Mutter eines Teenagers. In den letzten Jahren nahmen ihre Energien signifikant ab, ihrer Meinung nach aber stärker, als es der Doppelbelastung entspräche. Ihre Lethargie bessert sich weder bei Ruhe noch beim Sport.
Vor drei Jahren kam sie in die Wechseljahre, die Monatsblutung ist sehr unregelmäßig (2–3 Mal in den letzten 12 Monaten). Zusätzlich hat sie in den letzten 16 Monaten 6 kg an Gewicht zugenommen. Auch ihr Schlaf ist manchmal nicht tief, sie wacht sehr früh auf und kann danach nicht mehr einschlafen. Wegen ihrer Verstopfungsneigung isst sie viel Obst und Blattgemüse und benutzt manchmal ein mildes Abführmittel. Bei einer schulmedizinischen Durchuntersuchung vor einigen Jahren wurde eine milde, asymptomatische Tachykardie diagnostiziert, vor kurzem bei einer Routineuntersuchung auch noch ein leicht erhöhtes LDL-Cholesterin. Die Patientin wirkt allgemein gesund, leicht übergewichtig und hat eine etwas dunklere Hautfarbe.

Urin: häufige Miktion untertags (4–6 Mal).
Appetit: normal.
Stuhl: Verstopfungsneigung; keine Blähungen.
Puls: drahtig, tief und etwas dünn.
Zunge: normal, leichte Zahnabdrücke, etwas dunkle Seitenränder.

Meridianpalpation: Insgesamt zeigen fünf Meridiane beträchtliche Veränderungen:

1. *Tài Yīn*-Lunge
   Lu6 *(Kǒng Zuì)*: Ein tiefes, hartes, etwas bewegliches Knötchen.
   Lungenbeschwerden (Kurzatmigkeit, Allergien oder Nasenbeschwerden) werden verneint, sie hatte aber in ihrer Schulzeit eine schwere Lungenentzündung über mehr als vier Wochen.
2. *Shào Yīn*-Herz
   Um He7 *(Shén Mén)*: Ein kleines weiches blasenartiges Knötchen.
   Um He5 *(Tōng Lǐ)*: Ein längeres stabförmiges Knötchen quer zum Meridianverlauf.
3. *Shào Yīn*-Niere
   Das Gebiet zwischen Ni3 *(Taì Xī)* und Ni5 *(Shuǐ Quán)* ist etwas schwammig und druckempfindlich.
4. *Jué Yīn*-Leber
   Um Le3 *(Taì Chōng)*: Etwa 10 kleine weiche Knötchen. Auch an der vorderen Schienbeinkante ist der Meridianverlauf druckempfindlich.
5. *Shào Yáng*-Gallenblase
   Das Areal zwischen Gb40 *(Qiū Xū)* und Gb41 *(Zú Lín Qì)* ist schwammig (wie ein leichtes Ödem).

Analyse: Diese Palpationsbefunde in Gruppierungen zusammengefasst:

Gruppe 1: Lungen-Meridian

Die Veränderung um Lu6 ist Ausdruck eines Meridiangedächtnisses, möglicherweise der ehemaligen Lungenentzündung. Das dortige Knötchen ist tief und hart, aber beweglich und nicht druckschmerzhaft und daher vermutlich einer vergangenen Krankheit zugehörig; es ist also für die aktuelle Beschwerde irrelevant.

Gruppe 2: Herz- und Nieren-Meridian

Die Veränderungen an diesen beiden Meridianen bieten eine Fülle an Informationen. Am Herz-Meridian findet man in diesem Fall zwei diagnostisch wichtige Areale:

- **He7** steht meist in Bezug zu chronischen/angeborenen Herzreizleitungsstörungen oder einer chronischen emotionalen Herz-Pathologie. Die Veränderungen in diesem Bereich sind vermutlich Ausdruck der Tachykardie, somit einer chronischen Störung (*Yuan*-Punkt).
- **He6** weist dünne, stabförmige Veränderungen auf, diese stehen in Bezug zu den Schlafstörungen des Patienten. Stabförmige Veränderungen deuten meist auf eine mildere Störung wie z.B. Qi-Stagnation hin.
- **Ni3** bis **Ni5** ist schwammig und druckempfindlich und deutet auf eine Nieren-Qi-Leere hin. Bei einer Nieren-Yang-Leere hätte die Patientin auch ein Kältegefühl.

Der Gesamtzustand von Herz- und Nieren-Meridian, die häufige Miktion und die leichten Schlafstörungen weisen auf das Muster „Herz und Nieren kommunizieren nicht" (心腎不交, *xīn shèn bù jiāo*) hin. Bei dieser Patientin spielt diese Diagnose jedoch keine große Rolle für die Hauptbeschwerde.
Bei Lethargie in der Menopause ist manchmal eine Nieren-Leere beteiligt, meistens jedoch die Milz. Angesichts fehlender deutlicher Nierensymptome und ihres relativ starken Nierenpulses rückt diese *Shào Yīn*-Störung – zumindest für die ersten Behandlungen – in den Hintergrund.

Gruppe 3: Leber- und Gallenblasen-Meridian

Wegen ihrer Innen–Außen-Beziehung werden diese Meridiane hier gemeinsam analysiert. Beide sind relativ weich und schwammig (Schwächezeichen). Im Anbetracht der Gesamtsymptome und aller Palpationsveränderungen scheint das Hauptmuster eine Leber-Gallenblasen-Disharmonie zu sein, genauer gesagt: „Ein zu schwaches Durchkämmen und Drainieren (疏瀉, *shū xiè*) durch die Leber schränkt die Gallenblasenfunktion ein". Die Leber-Leere (Yin-Organ) führte mit der Zeit zu einer Akkumulation in der Gallenblase (Yang-Organ) (Schwammigkeit an Gb41). In Kapitel 9 wird beschrieben, dass die Gallenblase im Verdauungsprozess die Entscheidungen darüber zu treffen hat, was aufgenommenen wird und was nicht. Bei

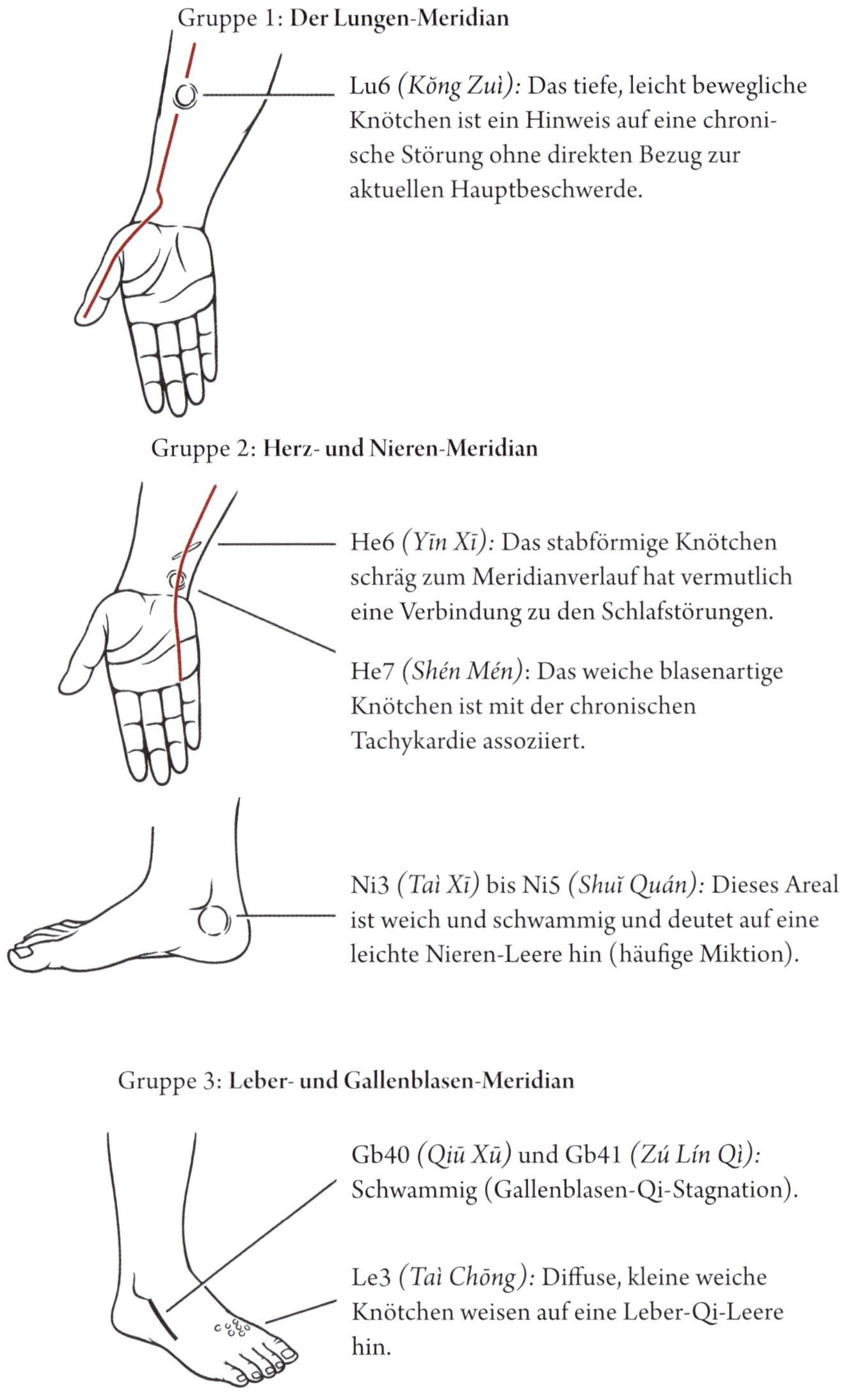

Abbildung 14.3
Die Palpationsveränderungen geordnet in 3 Gruppen.

der Patientin hatte ihre Gallenblasenstörung eine plötzliche Gewichtszunahme, Müdigkeit und Verstopfungsneigung zur Folge.
Als Brücke zwischen moderner und Chinesischer Medizin könnte man die erhöhten Cholesterinwerte als Zeichen dafür sehen, dass die Gallenblase nicht mehr „die besten Nahrungsstoffe extrahieren kann". Obwohl eigentlich ein Yang-Organ, ist sie bekanntlich ein „Außerordentliches Organ" (奇恆之腑, *qí héng zhī fŭ*) und muss nicht nur Substanzen durch den Verdauungstrakt bewegen, sondern kann diese auch „auswählen".

Meridiandifferenzierung

Im Zentrum der Pathologie stehen Leber- und Gallenblase. Vor der Wahl des Therapiemeridians sollte man jedoch das gesamte Beschwerdebild vor dem Hintergrund der Krankengeschichte, der objektiven und subjektiven Symptome und der Palpationsbefunde betrachten.

In der Praxis wird auf diesen Diagnoseprozess oft vergessen und sofort zur Behandlung übergegangen; man denkt an Stelle einer sorgfältigen Differenzialdiagnose oder Meridiandifferenzierung sofort an einzelne Erfahrungspunkte. Da die Ergebnisse in der Folge häufig unbefriedigend sind, wird die Akupunktur heutzutage nur für ein relativ kleines Beschwerdespektrum angewendet. In Wirklichkeit mangelt es aber nicht an tiefgehenden Akupunkturansätzen, sondern an der Gründlichkeit der Akupunkteure, obwohl allgemein bekannt ist, dass „vor der Behandlung der Sitz der Krankheit herauszufinden ist".

Nach der Meridiandifferenzierung folgt nun die Auswahl des passenden Behandlungsmeridians.

Schritt 2: Meridianauswahl

Bekanntlich ist der hauptbetroffene Meridian nicht immer der therapeutisch effektivste.

- In der *Meridiandifferenzierung* blickt man in der Zeitachse nach hinten: Wie hat sich die Krankheit entwickelt und wo sitzt die Störung?
- Bei der *Meridianauswahl* hingegen blickt man in der Zeitachse nach vorne: Wo wird die Störung in Zukunft sitzen?

Darum sind die klassischen Konzepte wichtig (vor allem die Konzepte von „Öffnen, Schließen, Achse" aus *Líng Shū*, Kapitel 5), denn bei der Auswahl der Behandlungsmeridiane muss man herausfinden, wo im Sechs-Schichten-System der erkrankte Meridian liegt. Es geht dabei nicht nur um die relative „Tiefe", sondern auch darum, welche Auswirkungen das Tonisieren (in Bewegung bringen) oder Ableiten (Entspannen) eines Meridians auf die anderen Meridiane hat. (Für die Konzepte „Tonisieren“ und „Ableiten“ siehe Kapitel 18 und 19). Da jede Behandlung in Bezug zur gesamten Physiologie steht, ist die Nadelung des kranken Meridians nicht immer der effizienteste Weg.

Als Beispiel soll das Muster „Leber/Holz greift auf die Milz/Erde über“ dienen: Trotz der aktuell primären Milz–Magen-Beschwerden ist die Wurzel der Krankheit eine Leber-Fülle. In manchen Fällen gibt es zu diesem späteren Zeitpunkt nur wenige Leber-Symptome. Auch der *Jué Yīn*-Leber-Meridian oder der *Shào Yáng*-Gallenblasen-Meridian könnten unauffällig sein und die Patienten erwähnen folglich keinerlei Lebersymptome. Auf sorgfältige Nachfrage zeigt sich aber dann, dass zum Beispiel dem Durchfall ein Scheitelkopfschmerz vorausgegangen war. Neben Milz und Magen muss man daher auch Leber und/oder Gallenblase behandeln.

Bei der Meridianauswahl gilt es zu bedenken, in welche Richtung sich eine Beschwerde entwickelt; um den „Krankheitsknoten“ nach und nach zu lösen, muss man manchmal zum Auslöser zurückkehren. Jede Heilung beruht auf der Wiederherstellung eines normalen Meridianflusses, und genau dafür ist die Akupunktur sehr wirksam.

Sechs Wege zur Auswahl effizienter Therapiemeridiane

1. Den erkrankten Meridian selbst auswählen.
2. Den Innen–Außen-gekoppelten Meridian auswählen.
3. Yin- und Yang-Meridiane gemeinsam behandeln.
4. Den im Sechs-Schichten-System verknüpften Arm- bzw. Bein-Meridian auswählen.
5. Punkte nach der Fünf-Wandlungsphasentheorie auswählen.
6. Punkte auf den Außerordentlichen Gefäßen auswählen.

1. Den erkrankten Meridian selbst auswählen

Dies wäre bei Lungensymptomen der *Tài Yīn*-Lungen-Meridian. Am effektivsten ist dieser Ansatz, wenn die deutlichsten Palpationsveränderungen genau an dem Meridian liegen, der dem *Zàng Fŭ*-Muster der Differenzialdiagnose zugeteilt ist. Dieser Behandlungsansatz ist zwar sehr weit verbreitet, aber nicht immer sehr zielführend, denn er wirkt nur, wenn mindestens eines der folgenden Kriterien erfüllt ist:
- Akute Beschwerden ohne Beeinträchtigung der anderen Meridiane.
- Die anderen Organe/Meridiane sind im Großen und Ganzen gesund.
- Muskel- oder Sehnenpathologie (akute Verletzungen, Schmerzen).

Treffen mehrere dieser Punkte zu, ist eine solche Ein-Meridian-Behandlung ausreichend und meist sogar wirkungsvoller, als weitere unnötige Punkte hinzuzufügen.

Bleibt man diagnostisch aber an diesem Punkt stehen, limitiert man das Einsatzgebiet für die Akupunktur – auch in der Schmerzbehandlung. Selbst scheinbar einfache Beschwerden wie Schulter- oder Rückenschmerzen können in der Folge therapieresistent sein. In der Praxis haben die meisten Erkrankungen bereits andere Meridiane oder sogar die inneren Organe befallen und es bedarf einer differenzierteren Behandlungsstrategie. Es gilt dann, die Qi-Transformation und das Zusammenspiel des gesamten Meridiansystems zu berücksichtigen.

2. Den Innen–Außen-gekoppelten Meridian wählen

Auch für diese Methode müssen gewisse Bedingungen erfüllt sein. Yin ist die materielle Basis dafür, dass Yang das Qi nach oben und außen bewegen kann. Daher ist Yang besser für das Ableiten und Lösen von Stagnationen geeignet und Yin für das Tonisieren und dafür, Yang-Bewegung und Wärme aufzubauen. Bei Leere und/oder Kälte eines Yang-Meridians wählt man folglich den gekoppelten Yin-Meridian.

Das Vorgehen am Beispiel Verdauungsstörungen

Magengeschwüre oder Magenbrüche sind häufig durch Leere oder Kälte bedingt, und es ist oft wirksamer, den Milz-Meridian als den Magen-Meridian zu tonisieren, auch wenn Differenzialdiagnose und Meridianpalpation auf eine klare Magenstörung hinweisen. Umgekehrt wählt man bei Fülle-Hitze-Stase in einem Yin-Meridian einen Yang-Meridian aus. Bei Hitze oder Fülle der Leber (Meridian und/oder Organ) ist die Anwendung von SJ5 *(Wài Guān)* und Gb41 *(Zú Lín Qì)* weit verbreitet. Die *Jué Yīn*-Fülle-Pathologie wird also über *Shào Yáng* (Yang) geklärt. Obwohl nur **ein** *Jué Yīn*-Organ (die Leber) erkrankt ist, werden bemerkenswerter Weise **beide** *Shào Yáng*-Meridiane genadelt. Dieselbe Strategie wäre auch bei Hitze-Fülle-Stagnation in *Tài Yīn* (Behandlung über *Yáng Míng*) oder *Shào Yīn* (Behandlung über *Tài Yáng*) angebracht.

Kälte, Leere oder Schwäche der Yin-Organe bzw. Yin-Meridiane wird analog ebenfalls über Yin-Meridiane behandelt. Fülle, Hitze oder Stagnation in den Yang-Organen bzw. Yang-Meridianen wird hingegen über die Yang-Meridiane behandelt (Tab. 14.1, 14.2 und 14.3).

Palpationsveränderung	wahrscheinliche Bedeutung
Die Veränderungen sind an Yin- und Yang-Meridianen ähnlich stark **oder** Die Veränderungen sind an den Yang-Meridianen stärker	Fülle-Pathologie; der primäre Meridian ist vermutlich ein Yang-Meridian
Die auffälligsten Veränderungen liegen auf einem oder mehreren Yin-Meridianen	Leere-Pathologie
Palpationsveränderungen an Yin- und Yang-Meridianen, deutlicher jedoch an den Yin-Meridianen	Kombinierte Fülle–Leere-Pathologie

Tabelle 14.1
Grundmuster bei Palpationsveränderungen an sowohl Yin- als auch Yang-Meridianen.

Ergebnis der Meridiandifferenzierung:	Die Meridianauswahl könnte inkludieren
Hauptbetroffen ist ein Yin-Meridian (Leere-Muster)	einen Yin-Meridian
Hauptbetroffen ist ein Yin-Meridian (Fülle-Muster)	den Innen–Außen-gekoppelten Yang-Meridian
Hauptbetroffen ist ein Yang-Meridian (Leere-Muster)	den Innen–Außen-gekoppelten Yin-Meridian
Hauptbetroffen ist ein Yang-Meridian (Fülle-Muster)	einen Yang-Meridian

Tabelle 14.2
Zusammenhang zwischen Meridianbefund und Meridianauswahl.

Yin-Meridiane		Yang-Meridiane	
Tài Yīn ⟷	Lunge	Dickdarm	⟷ *Yáng Míng*
	Milz	Magen	
Shào Yīn ⟷	Herz	Dünndarm	⟷ *Tài Yáng*
	Niere	Blase	
Jué Yīn ⟷	Perikard	*San Jiao*	⟷ *Shào Yáng*
	Leber	Gallenblase	

Tabelle 14.3
Die Innen–Außen-gekoppelten Meridiane.

3. Yin- und Yang-Meridiane gemeinsam behandeln

Auch bei einer isolierten Störung eines Yin- *oder* eines Yang-Meridians könnte die Behandlung über Yin- *und* Yang-Meridiane gemeinsam erfolgen, was vor allem bei gemischten Fülle–Leere-Pathologien angebracht ist.

Viele klassische Punktkombinationen basieren auf dieser Strategie. Im *Jiă Yĭ Jīng* (甲乙經, „Der systematische Klassiker", 270 n. Chr.) sind in Kapitel 7 Krankheiten mit den entsprechenden Behandlungsstrategien aufgelistet und es wird die Bedeutung der Kombination von Yin- mit Yang-Meridianen betont, vor allem bei Hitze in den Yin-Organen. Hierzu zählt auch die oben beschriebene kombinierte Fülle–Leere-Störung der Yin- und Yang-Meridiane.

Beispiele dafür:

- Milz-Leere mit Feuchtigkeitsansammlung: Mi3 *(Tài Yīn-Milz)* mit Ma36 *(Yáng Míng-Magen)*.
- Leber-Leere-Hitze: *Jué Yīn-* und *Shào Yáng*-Punkte.

Die Kombination von Yin und Yang ist aber nicht auf die Innen–Außen-gekoppelten Meridiane beschränkt. So behandelt man zum Beispiel „Eingeschlossene Hitze im Perikard mit Sommerhitze-Symptomen" über Pe6 *(Nèi Guān)* und Ma44 *(Nèi Tíng)* (siehe Kapitel 20).

4. Den im Sechs-Schichten-System verknüpften Arm- bzw. Bein-Meridian auswählen

Meistens werden bei dieser Strategie Punkte sowohl am beeinträchtigten Meridian als auch am gleichnamigen Meridian gewählt, bei einer Lungen-Störung also *Tài Yīn*-Milz- und *Tài Yīn*-Lunge. Wie am Anfang des Buches erwähnt, stehen die beiden Organe jeder Schicht in einer regulierenden und/oder synergistischen Beziehung zueinander.

Das Vorgehen am Beispiel Milz:

Die zwei Hauptaufgaben der Milz sind:

1. Transport (auch der Transport von *Yíng*-Qi aus dem Mittleren Erwärmer).
2. Transformation (auch die Transformation von Feuchtigkeit).

Für die Nährstoffverteilung im Körper braucht die Milz die Unterstützung durch die Lunge (siehe Kapitel 5), und auch die Feuchtigkeitstransformation kann über die Lunge unterstützt werden. Umgekehrt können, wenn das Absenken der Lunge beeinträchtig ist (Völlegefühl in der Brust und Husten), tonisierende Milzpunkte hilfreich sein. Die Aufwärtsbewegung (升, *shēng*) der Milz unterstützt die Abwärtsbewegung (降, *jiàng*) der Lunge.

Wie in den Kapiteln 5–10 beschrieben wurde, ist die Art der Organbeziehung in den einzelnen Schichten jeweils einzigartig. Während Lunge und Milz also eine synergistische Beziehung haben, gleichen sich Herz und Nieren gegenseitig aus. Bei der Wahl der Akupunkturpunkte muss man daher immer die Eigenheiten der Qi-Transformation der entsprechenden Schicht berücksichtigen.

Neben Akupunkturpunkten folgen auch manche Kräuterkombinationen dieser Strategie der gleichnamigen Meridiane.

5. Punkte nach der Fünf-Wandlungsphasentheorie auswählen

Diese Strategie ist vor allem bei komplexen inneren Pathologien indiziert. Das Wissen um Wechselbeziehungen, das Herzstück der Fünf-Wandlungsphasen-Theorie, entstand ursprünglich aus Naturbeobachtungen. Der Kontrollzyklus (相克, *xiāng kè)* entstand vermutlich aus der Beobachtung, dass Raub- und Beutetiere sich zahlenmäßig gegenseitig begrenzen. Der Mutter–Sohn-Zyklus *(相生, xiāng shēng)* entstand aus der Beobachtung, dass sich manche Tiere und Pflanzen (und auch die inneren Organe) gegenseitig unterstützen, während Raub- und Beutetiere das gesamte System im Gleichgewicht halten (Abb. 14.4).

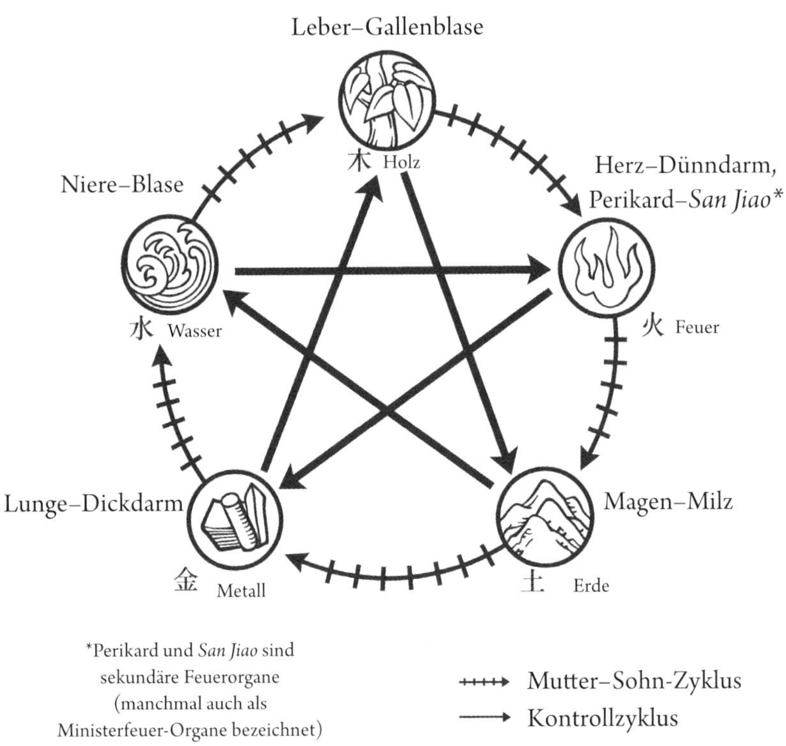

Abbildung 14.4
Die Fünf-Wandlungsphasentheorie ging aus Naturbeobachtungen hervor.

Bei der Analyse innerer Krankheiten ist ein Blick auf das komplexe Zusammenspiel der Fünf Wandlungsphasen hilfreich, wobei diese Theorie auch in der Meridianauswahl eine sehr wichtige Rolle spielt. Sehr bekannt ist die Beziehung zwischen Milz und Leber: Milz-Symptome (Durchfall) können enstehen, wenn die „Leber die Milz attackiert".

Manchmal kann es bei einer Milz-Leber-Disharmonie aber auch zu Verstopfung kommen, wenn ein ungenügendes „Freihalten" (Leber) die Milztransformation beeinträchtigt. Bei einer derartigen Verstopfung ist SJ6 *(Zhī Gōu)* sehr effektiv, indem eine Stagnation durch Yin-Meridian-Fülle über einen Yang-Punkt behandelt wird. Eine gute Punktkombination dafür wäre SJ6 – Gb34 *(Yáng Líng Quán)*. Man kombiniert dabei also die Methode „Yang-Meridian für eine Yin-Meridian-Fülle" mit der Methode der Fünf Wandlungsphasen. Bei korrekter Diagnosestellung ist diese Punktrezeptur sehr effektiv.

Kontrollzyklus:
Läge als primäre Störung hingegen eine Milz–Leere mit einem „opportunistischen" Angriff der Leber vor, müsste auch die Behandlung primär die Milz tonisieren: Mi3 *(Taì Bái)*, Ma36 *(Zú Sān Lǐ)* und zusätzlich Le2 *(Xíng Jiān)*. (Abb. 14.5).

Fütterungszyklus:
Meistens wird bei diesem System ein leerer Meridian über seinen „Mutter"-Meridian tonisiert: Leber-Blut-Leere würde man beispielsweise über die Niere tonisieren, damit das Nieren-Yin die Leber stützen kann (zum Beispiel mit Ni3 *(Taì Xī)* und Le3 *(Taì Chōng)*)[74] (Abb. 14.6).

Frage *Das bringt mich auf ein schwieriges Gebiet der Chinesischen Medizin: Wie kann man im Alltag die Fünf Wandlungsphasen und die Zàng Fŭ unter einen Hut bringen? Manchmal scheinen diese beiden Modelle widersprüchlich oder zumindest inkompatibel zu sein.*

Dr. Wang

Wie unzählige Ärzte der letzten Jahrtausende weiß ich zu genau, was du meinst. Für mich ist das Wichtigste an jeder Theorie immer ihre klinische Relevanz. Es gab eine Zeit in der chinesischen Geschichte, in der die Fünf-Wandlungsphasentheorie sehr starr angewendet wurde. Ganze Heere hatten versucht, durch *weiße* Rüstungen die *roten* Feinde zu besiegen. Ich möchte dir als Antwort ein klinisches Beispiel dafür bringen, wie ich diese beiden Theorien selbst anwende.

Schon in meinen Anfängen war mir aufgefallen, dass die Mutter–Sohn-Regel in

74 In manchen Schulen der Fünf-Wandlungsphasen-Akupunktur wird dafür der Mutter-Punkt am Nieren-Meridian (Ni10) mit dem Wasser-Punkt am Leber-Meridian (Le8) kombiniert.

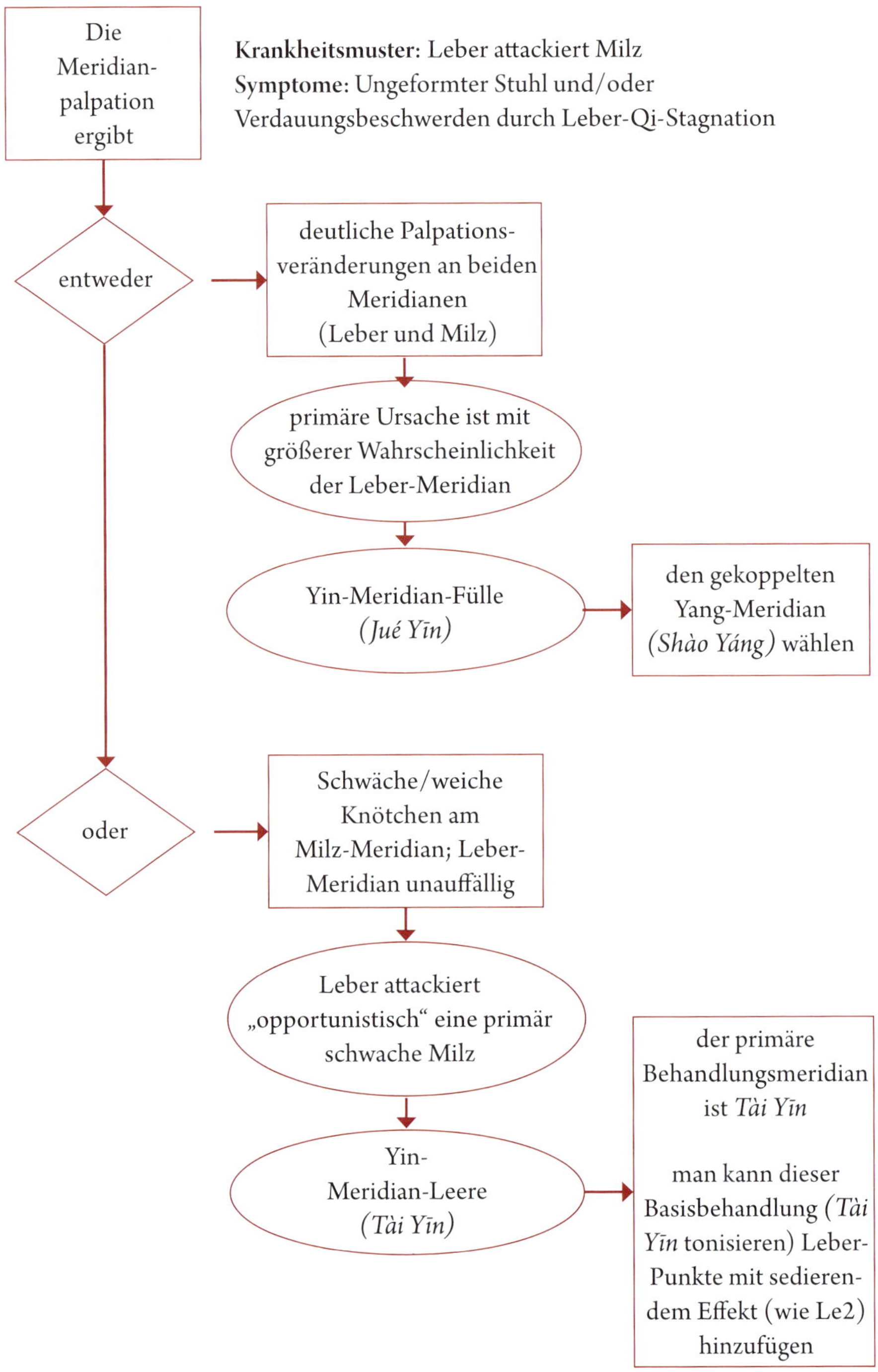

Abbildung 14.5
Ein Beispiel dafür, wie man die Meridianpalpation in die Behandlung integrieren könnte.

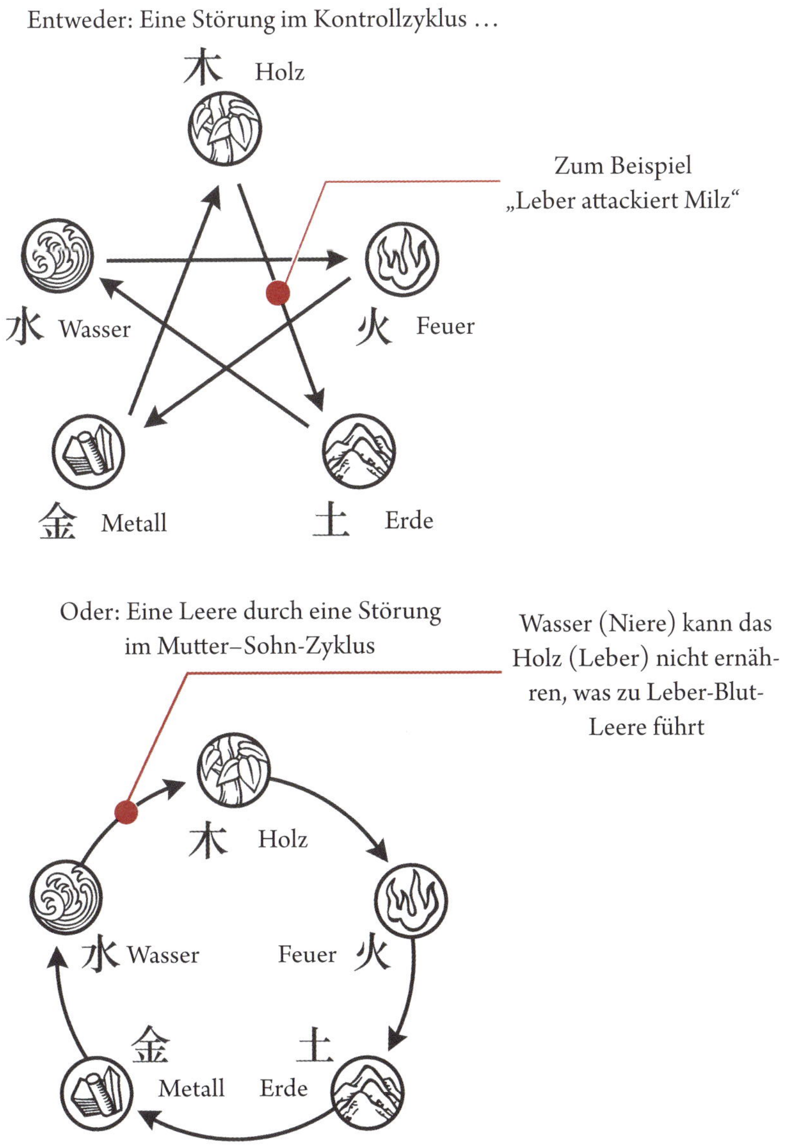

Abbildung 14.6
Zwei häufige Fünf-Wandlungsphasendisharmonien im Vergleich.

manchen Fällen sehr wirksam war, in anderen Fällen aber nicht. Ich ging so weit, die klinische Relevanz dieser Theorie in Frage zu stellen. Nach einigen Jahren kam ich zum Schluss, dass sie trotz einer gewissen Relevanz ihre Schwachstellen hat. Aus meiner Sicht muss man die Fünf-Wandlungsphasentheorie immer vor dem Hintergrund der *Zàng Fŭ*- und der Meridiantheorie anwenden.

Nehmen wir das Beispiel „Leber-Blut-Leere“: Über den Mutter-Meridian (Niere) ist die Behandlung nur dann hilfreich, wenn die Leere des Kindes (Leber) direkt durch Mangelernährung durch die Mutter (Niere) entstanden ist. Nicht immer sind bei Leber Blut-Leere Nieren-Punkte passend, sondern nur, wenn die Nieren-Essenz die Blutbildung ungenügend unterstützt. Bei Leber-Blut-Leere durch starken Blutverlust wäre das Tonisieren von Milz Magen hilfreicher als Nieren-Punkte. Allein angewendet, ist die Fünf-Wandlungsphasentheorie manchmal auch zu unflexibel.

Andererseits gehe ich bei sehr komplexen und/oder chronischen Fällen oft einen Schritt zurück, um die Situation aus Sicht der Fünf Wandlungsphasen zu betrachten; mir verhilft diese Sicht zu mehr Klarheit und guten Ergebnissen, wenn andere Behandlungsansätze erfolglos waren.

Betrachten wir noch einmal die Nieren Leber-Konstellation von vorhin: Nieren-Symptome (Rückenschmerz, Chronizität der Beschwerde, Schwammigkeit um Ni3 *(Taì Xī)*) würden eine gleichzeitige Leere der Nieren-Essenz nahelegen. Eine Behandlung über die Fünf Wandlungsphasen wäre vermutlich sehr erfolgreich.

Ich verwende die Fünf Wandlungsphasen also nicht blind, sondern in Kombination mit der *Zàng Fŭ*- und der Meridiandiagnose.

6. Punkte auf den Außerordentlichen Gefäßen auswählen

Die Punkte der Außerordentlichen Gefäße sind unter anderem deshalb einzigartig, weil die meisten Außerordentlichen Gefäße keine direkte Verbindung zu den Yin- und Yang-Organen haben. Zwar wird der *Ren Mai* oft mit dem gesamten Körper-Yin und der *Du Mai* mit dem gesamten Körper-Yang in Verbindung gebracht, die sechs anderen Außerordentlichen Gefäße haben jedoch die Aufgabe, das Zusammenspiel der Hauptmeridiane zu regulieren. Im Kapitel 11 dieses Buches wurde gezeigt, wie der *Yin Wei Mai* das Zusammenspiel der kleinen Gefäße vieler Yin-Meridiane im Körperinneren reguliert. Er wird daher eingesetzt, wenn die Ernährung des Körperinneren über mehrere Yin-Meridiane behindert ist. Ein Beispiel dafür wäre die Behandlung gastrointestinaler Störungen mit Schwäche und Atrophie mehrerer Organe über Pe6 *(Nèi Guān)* und Mi4 *(Gōng Sūn)*.

Zum besseren Verständnis kann man auch Störungen, die über einen der 12 Hauptmeridiane zu behandeln sind, mit jenen vergleichen, bei denen die Außerordentlichen Gefäße passender wären. Eine Behandlung über die Hauptmeridiane wäre selbst dann angebracht, wenn eine Meridianstörung mit der Zeit andere Meridiane und/oder Organe beeinträchtigt hat; man könnte dabei aus den zuvor beschriebenen fünf Behandlungsstrategien (1.–5.) wählen. Dies gilt aber nur, solange eine Störung noch nicht die Außerordentlichen Gefäße erreicht hat, das heißt, die Interaktion der

Meridiane untereinander noch intakt und das Meridiansystem an sich noch recht gesund ist. Sobald die Interaktion der Meridiane untereinander gestört ist, sollte man den Krankheitsverlauf untersuchen.

Eine Metapher dafür ist das Bewässerungssystem: Ein Bewässerungssystem kann auf mehrere Arten gestört sein; die einfachste Störung wäre eine Blockade in einem einzelnen Fluss. Die Auswirkung auf andere Flüsse, Bäche oder Seen wäre dabei vorhersagbar. Käme es aber durch längerfristige Niederschlagsänderungen oder eine längerfristige schwere Blockade eines Hauptstroms zu einer dramatischen Klimaänderung, würde sich der gesamte Wasserfluss ändern. Betroffen davon wären die gesamte Region und das Zusammenspiel größerer Gegenden. Es müssten alte Wasserwege freigelegt oder neue Kanäle gegraben werden. Mit der Zeit würde sich die Umwelt vermutlich anpassen, die Gegenden kämen aber schneller in Ordnung, würde man Fülle und Leere der Wasserströme ausgleichen.

Die klinische Aufgabe der Außerordentlichen Gefäße ist ähnlich: Beginnt eine Pathologie das Meridianzusammenspiel zu stören, ist das Behandeln von ein oder zwei Meridianen nicht länger ausreichend (Abb. 14.7 und 14.8).

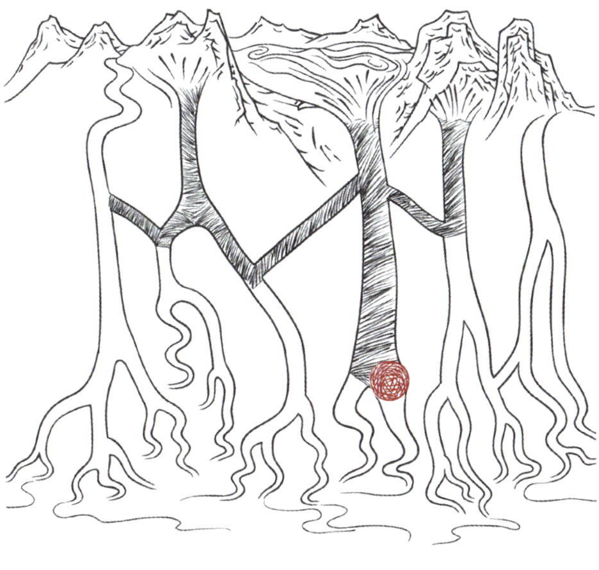

Abbildung 14.7

Bei einer gewöhnlichen Meridianpathologie kann eine Blockade einen Stau oder eine Überflutung in mehreren Meridianen verursachen. Die Behandlung müsste deshalb die Qi-Transformation mehrerer Meridiane berücksichtigen. Diese Störung betrifft aber noch nicht die Außerordentlichen Gefäße.

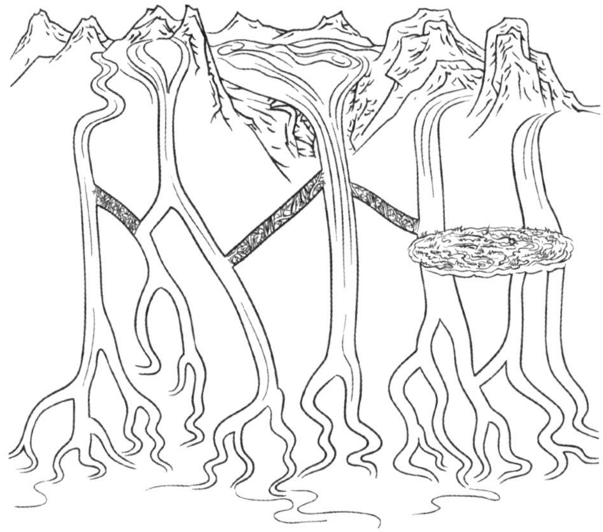

Abbildung 14.8
Bei chronischen oder sehr schweren Krankheiten kann sich das Milieu im gesamten Gebiet dramatisch verändern und/oder die Vernetzung mehrerer Meridiane blockiert sein. Dann ist meist eine Behandlung der Außerordentlichen Gefäße sinnvoller.

Störungen der Außerordentlichen Gefäße betreffen meist das gesamte System oder sind so chronisch, das sich kein Primärmeridian identifizieren lässt. Die Außerordentlichen Gefäße können dann helfen, die Situation zu klären und die Regulation zwischen den verschiedenen Meridiangruppen wieder herzustellen.

Es ist ratsam, nun nochmals das Kapitel 11 über die Außerordentlichen Gefäße und die dortige Fallbesprechung durchzugehen.

Bei der Anwendung der Außerordentlichen Gefäße ist ein wichtiger Punkt zu berücksichtigen: Am effektivsten sind sie bei Störungen, die über die *Zàng Fŭ*, die Fünf Wandlungsphasen oder die Qi-Transformation der Hauptmeridiane hinausgehen, also bei sehr komplexen Störungen oder bei Meridianverwirrung (zum Beispiel manche Formen von Epilepsie, Spasmen oder Muskelstörungen mehrerer Meridiangruppen). Auch Krankheiten der Spinal- oder Hirnnerven oder des Gehirns fallen oft in diese Kategorie. All diesen Störungen ist gemeinsam, dass sie sich nicht nach der normalen Chinesischen Medizin klassifizieren lassen und die Klassiker über die Pathomechanismen widersprüchliche Aussagen treffen.

Bei Verdacht auf eine Beteiligung der Außerordentlichen Gefäße kann die Meridianpalpation diesen erhärten (Palpationsveränderungen an mehreren Meridianen, die nicht in Erklärungsmodelle der normalen Qi-Transformation passen). Besteht der Verdacht auf eine *Yang Qiao*-Störung, genügt es dabei aber nicht, das Areal um

Bl62 *(Shēn Mài)* zu palpieren. Man müsste mehrere Tendinomuskuläre Meridiane palpieren und die gesamte Krankengeschichte berücksichtigen, um Ursache und Sitz der Krankheit festzustellen.

Einen Fall neu überdenken

Im Folgenden soll nun das Fallbeispiel der 51-jährigen Frau aus diesem Kapitel neu analysiert werden. Über die Meridiandifferenzierung wurden vorhin als Behandlungsmeridiane *Shào Yáng* und *Jué Yīn* festgelegt: Es sind also Yin- *und* Yang-Meridiane betroffen, was nach dem Behandlungsansatz Nr. 3 verlangt, dem kombinierten Einsatz von Yin- und Yang Meridianen.

In der Praxis wird dieses Behandlungsprinzip oft in mehrere Behandlungsstadien aufgegliedert, wie es in diesem Buch auch bei anderen Fallbeispielen gemacht wurde. Das ähnelt dem Lösen eines Knotens.

Diesen Fall könnte man nun in folgende Schritte aufteilen:
- Schritt 1 – drei Behandlungen: *Fülle aus dem Yang-Meridian klären*: SJ6 *(Zhī Gōu)* und Gb34 *(Yáng Líng Quán)*.
  Nach drei Behandlungen bessert sich die Verstopfung und der Behandlungsfokus verlagert sich auf das Yin-Organ.
- Schritt 2 – drei Behandlungen: *Leber und Gallenblase regulieren:* Pe7 *(Dà Líng)* und Le2 *(Xíng Jiān)*.
  Pe7 und Le2, obwohl Yin-Punkte, können in anderen Fällen ebenso zum Klären von Fülle eingesetzt werden.
- Schritt 3 – drei Behandlungen: *Regulation der zu Grunde liegenden Herz-Nieren- und Lungen-Leere*: Lu5 *(Chǐ Zé)* und Ni7 *(Fù Liū)*.

Der Patientin wurde für die drei Schritte eine Behandlungsserie von neun Behandlungen angeraten, um
- Leber und Gallenblase zu klären,
- Leber und Gallenblase zu regulieren,
- die darunter liegende Schwäche von Herz/Niere/Lunge zu unterstützen.

Parallel dazu wurden zuerst *Xiao Chai Hu Tang* (Kleines Bupleurum-Dekokt) und später *Suan Zao Ren Tang* (Zizyphus Spinosa-Dekokt) verschrieben.

Dieser Fall unterstreicht folgende klinisch hilfreiche Leitlinien:
- Bei einer Leere zeigen die Yang-Meridiane meist wenig Auffälligkeiten.
- Bei kombinierter Leere–Fülle sind die Yin-Meridiane normalerweise auffälliger, es liegen aber an beiden Meridiangruppen (Yin und Yang) Palpationsveränderungen vor.

In diesem Fallbeispiel war der Leber-Meridian auffälliger als die generalisierte Schwammigkeit am Gallenblasen-Meridian. Dies ist ein Hinweis darauf, dass die Beschwerdewurzel in der Leber zu suchen ist.

Zusammenfassung

Das nächste Kapitel widmet sich im Detail dem Prozess der Punktauswahl, der durch die Einteilung in Punktpaare erleichtert wird (siehe auch Kapitel 20). Leser, denen die Meridiantherapie neu ist, sollten sich mit der Bedeutung des Ausdruckes „Akupunkturpunkt“ befassen (Kapitel 15). Inhalt der nächsten drei Kapitel wird daher das tatsächliche Geschehen an den Akupunkturpunkten sein. Zuvor sollten Sie, werter Leser, bitte noch einmal den 7-Schritte-Prozess aus Abb. 14.1 betrachten: Die nächsten drei Kapitel widmen sich dem Schritt 5, die späteren Kapitel 18 und 19 dem Schritt 6.

KAPITEL 15

WAS IST EIN AKUPUNKTURPUNKT?

Was genau ist ein Akupunkturpunkt? Im Chinesischen werden die Punkte meist mit zwei Schriftzeichen beschrieben: 俞 *shū* und 穴 *xué*.

- *Shū* beschreibt eine wasserartige Bewegung = die *Charakteristik* der Punkte (bewegend, aktiv),
- *Xué* bezeichnet einen „ausgegrabenen Hohlraum" (空隙 *kōng xì*), einen geschützten Platz (Schutzkeller) = die *physische Struktur* der Punkte (sie sind eine Lücke).

Diesen beiden Schriftzeichen zufolge sind Akupunkturpunkte also 1. einzigartige Stellen an der Körperoberfläche mit einer signifikanten Bewegung (von Qi und Blut) und 2. kleine Lücken im Bindegewebe.

Aus heutiger Sicht bezieht sich die Punktcharakteristik auf

- Punktkategorie,
- Punktfunktion,
- Indikation.

Die Punktlokalisation ergibt sich aus anatomischem Abmessen und Palpation.

An den Akupunkturschulen wird heutzutage der Punktlokalisation ein großer Stellenwert beigemessen, aber nur selten wird erzählt, dass die Punkte auch selbst aktiv an der Physiologie teilhaben. Was – gemäß den klassischen Texten – an einem Akupunkturpunkt tatsächlich vor sich geht, wird selten genau analysiert.

Allein die Übersetzung „Punkt" ist von der Originalbedeutung für *shū xué* weit entfernt. Vielleicht entstand diese Übersetzung aus dem Begriff *xué wéi* (穴位), der in der modernen chinesischen Literatur oft verwendet wird. *Xué* ist dasselbe Schriftzeichen wie oben, *wèi* aber deutet eine fixe Lokalisation an. *Xué wéi* besagt also, dass Punkte eine fixierte anatomische Lokalisierung hätten. Damit geht jedoch viel von der ursprünglichen klassischen Bedeutung verloren.

Aus klassischer Sicht sind Akupunkturpunkte Stellen an der Körperoberfläche für:

- Transformation (轉, *zhuǎn*) und Transport (輸, *shū*) von Information.
- Regulation (調節 *tiáo jié*) der Meridian- und Organfunktion.

- Bewässerung (灌滲 *guàn shèn*) der umliegenden Gewebe.
- eine Verbindung (聯繫 *lián xì*) zum gesamten Meridiansystem.

Die Akupunkturpunkte sind über die Qi- und Blut-Zirkulation in ein Meridiansystem zusammengefasst, als Verbindungssystem zwischen den Organen und Extremitäten. Bei diesem System spielen neben den Meridianen auch die Akupunkturpunkte eine wichtige Rolle in der Physiologie und Pathologie der Organe. Durch das Stechen eines Punktes beeinflusst man nicht nur das lokale Gewebe, sondern auch das zugeordnete Organ und den gesamten Meridian. Durch die ständige Interaktion des gesamten Systems können Punkte auch den Zustand der inneren Organe widerspiegeln; dank der Meridianpalpation kann man dies fühlen.

Im Kapitel 29 des *Líng Shū* wird die Beziehung zwischen Meridianen und Organen erläutert. Dort heißt es, dass „die Körperscharniere eine äußere Bedeckung der Organe sind". Mit „Scharnier" (支節, *zhī jié*) werden dabei Stellen an den Meridianen, weit oberhalb der Organe, bezeichnet, an denen sich der Qi-Fluss verändert. Sie „bedecken" die inneren Organe, ähnlich wie Zweige eines Baumes den Stamm. In diesem 29. Kapitel wird für Akupunkturpunkt das selbe Schriftzeichen benutzt wie für die Knoten an einem Bambusstab. Mit diesem Begriff wird ein weiterer Aspekt der Akupunkturpunkte betont: dass sie ein wichtiger Teil eines größeren Ganzen sind.

Jié (節) hat im klassischen Chinesisch unterschiedliche Bedeutungen, u.a.:

- Knoten,
- Kapitel,
- Rhythmus,
- Ferien.

All diese Bedeutungen haben mit einem „Intervall" zu tun. *Jié* ließe sich wörtlich als „Wendepunkt" übersetzen, und tatsächlich eignen sich diese „Scharniere" besonders gut, um die Meridianzirkulation zu beeinflussen. Interessanterweise wird im ersten Kapitel des *Líng Shū* für die Akupunkturpunkte das Schriftzeichen 節 (*Jié*) benutzt:

> „Von diesen ‚Scharnieren' gibt es 365. Ihre Bedeutung kann man in ein paar Worten fassen. Kennt man aber diese Bedeutung nicht, ist es der Anfang einer endlosen Verwirrung. An diesen ‚Scharnieren' (節, *jié*) bewegt sich *Shén*-Qi, das hier ein- und austritt. Diese Scharniere sind weder Haut, Fleisch, Sehnen noch Knochen."[75] [76]

75 Im *Nèi Jīng* werden knapp über 100 Akupunkturpunkte aufgelistet. Einige 100 Jahre später wurden im *Jia Yi Jīng* 343 Punkte erwähnt; nach heutigem Wissensstand wurden aber erst in der *Ming*-Dynastie im *Zhen Jiu Da Chang* (Großes Kompendium der Akupunktur und Moxatherapie) die heute bekannten über 365 Punkte detailliert beschrieben.

76 Zum Vergleich möchte ich Ihnen die deutsche Übersetzung dieser komplexen Passage durch W.G.A. Schmidt anbieten: *„Insgesamt kommt man auf 365 Punktstellen, wo sich das Qi bemerkbar macht, und wenn man um ihre jeweiligen Eigenschaften weiß, so kann man mit ihnen* [sachgerecht] *umgehen; kennt man aber ihre jeweiligen Eigenschaften nicht, so zielt man angesichts ihrer Vielschichtigkeit ins Leere. Bei jenen Stellen, wo sich das Qi bemerkbar macht, handelt es sich um jene, wo der Geist des Qi seinen Ein- und Ausgang im Fluss nimmt, es handelt sich dabei also nicht um solche Stellen, wo sich Haut, Muskeln, Sehnen und Knochen befinden."* (Anm. d. dt. Ü.).

Im *Líng Shū* wurden also mehrere neue Konzepte zu den Punkten eingeführt:

- **an den Akupunkturpunkten bewegt sich „*Shén-Qi*".**
  Das ist ein Hinweis darauf, dass Punkte physiologische Informationen vermitteln können. *Shén* (神)ist die Intelligenz der Existenz (siehe Kapitel 5). „*Shén*" bezeichnet häufig etwas, was normalerweise nicht gesehen oder gefühlt werden kann. An den Akupunkturpunkten findet eine derart subtile Qi-Dynamik statt, dass man sie mit dem Auge nicht erfassen kann. Es handelt sich dabei um die im vorliegenden Buch oft erwähnten Interaktionen zwischen Qi und Blut.
- **Die Akupunkturpunkte sind „weder Haut, Fleisch, Sehnen noch Knochen".**
  Diese Aussage wirkt auf den ersten Blick etwas verwirrend – was sonst sollte man mit den Nadeln treffen? Was bliebe nach Entfernung all dieser Strukturen übrig? Was bleibt, sind die eben beschriebenen „Scharniere" und Lücken: Räume zwischen Muskeln, Gefäßen, Sehnen und Knochen.
  Die Akupunkturpunkte sind also nicht leer oder hohl, sondern Orte für einen Austausch. Die Nadelung eines Punktes beeinflusst die unsichtbare Qi-Transformation in genau diesem wichtigen Austauschareal. Punkte liegen also nicht direkt auf Muskelbäuchen oder anderen Strukturen, sondern in den leeren Arealen rundherum. Die Akupunktur kann die Bewegung durch diese offenen Räume gewährleisten, um eine Kaskade physiologischer Veränderungen in den Organen zu initiieren. Diese „Scharniere" haben also eine große Bedeutung für die jeweiligen Areale. Von ihnen zweigen kleine *Luo*-Gefäße ab, und sie fungieren als „Orte für die Bewässerung" (灌溉, *guàn gaí*) für lokale Gewebe. Sie sind also für die lokale Qi- und Blutzirkulation bedeutsam und können im Störungsfall die lokale Zirkulation wieder herstellen.

Akupunkturpunkte in Theorie und Praxis

Um den Charakter einzelner Punkte zu erfassen, kann man sie von zwei Seiten betrachten:

1. Nach den jeweiligen Punkteigenschaften.
2. Anhand praktischer Überlegungen zur klinischen Punktauswahl.

Die gesamte Meridiantheorie und auch die Punktkategorien der kommenden Kapitel haben den Zweck, das Auffinden der diagnostisch und therapeutisch geeigneten Körperbereiche zu erleichtern. Zuerst gilt es, dazu das Wesen der Punkte zu erfassen und ihre therapeutische Wirkung zu verstehen. Nach diesen theoretischen Überlegungen muss man als Nächstes eine präzise Punktlokalisierung durchführen. Die manuellen Fertigkeiten sind also ebenso wichtig wie das theoretische Verständnis. Zunächst einige Grundlagen als Basis für die nachfolgenden Kapitel.

Die Eigenschaften der Akupunkturpunkte

Um die Eigenschaften jedes einzelnen Punktes zu verstehen, sollte man folgende Gesichtspunkte beachten:
- Auf welchem Meridian liegt der Punkt?
- Zu welcher Punktkategorie zählt er?
- Welche empirischen Anwendungen gibt es?

1. Auf welchem Meridian liegt der Punkt?
Dies ist die allgemein bekannte Zuordnung der Punkte zu den 12 Hauptmeridianen und zu *Du Mai* und *Ren Mai*. Die meisten Meridianpunkte, vor allem jene unterhalb von Ellbogen und Knie, haben jeweils ganz spezifische Wirkungen auf die Qi-Transformation der Organe und der zugeordneten Meridiane. Zusätzlich hat auch die Lage des Punktes Einfluss auf seine Eigenschaften und Anwendungsmöglichkeiten.

2. Zu welcher Punktkategorie zählt er?
Die Punktkategorien (輸 *Shū*-Transport-, 原 *Yuan*-Quell-, 郗 *Xi*-Spaltenpunkt usw.) dienen dazu, die Wirkungen der Punkte auf die Qi-Transformation einzuordnen.

3. Welche empirischen Anwendungen gibt es?
Manche Punkte haben spezielle Indikationen, die sich weder durch Meridiantheorie noch durch eine Punktkategorie erklären lassen. Zwei Beispiele dafür:
- Ma38 *(Tiáo Kǒu)* wirkt bei jeglichen Schulterschmerzen (Frozen Shoulder), nicht nur bei Lokalisation am *Yáng Míng*.
- Du19 *(Hòu Dǐng)* ist sehr effektiv für akute Muskelspasmen im Rückenbereich. Bekanntlich zieht *Du Mai* durch den Rücken, aber dieser Punkt ist besonders effektiv und effektiver als andere *Du Mai*-Punkte.

Es gibt mehrere dieser Punkte am gesamten Körper, die allermeisten Punktfunktionen können aber über die Meridiantheorie erklärt werden (Abb. 15.1).

Die Punktlokalisation

Der zweite wichtige Aspekt jedes Punktes ist seine präzise Lokalisation zu einer gegebenen Zeit. Eine richtige Lokalisierung ist der Schlüssel für eine schmerzarme und effektive Akupunktur. Dafür wurden mehrere Methoden entwickelt:
- **proportionale Vermessung**
  Dabei werden alle Körperzonen in „*cun*“ (寸, Einheit) eingeteilt; da diese „cun“ mit den großen Knochen übereinstimmen, wird diese Methode auch als „Knocheneinheiten [ausmessen]“ (骨度, *gŭ dù*) bezeichnet.

Akupunkturpunkte sind Orte für:

Transformation und Transport	Regulation
Bewässerung	Verbindung

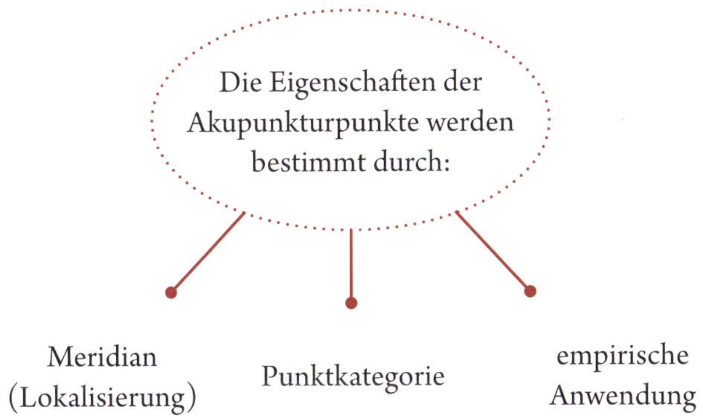

Abbildung 15.1
Die Eigenschaften der Akupunkturpunkte

- **Spezielle Lokalisationstechniken**
  Hierunter fallen bekannte „Lokalisierungstricks“ wie zum Beispiel bei:
- Mi10 *(Xuè Hăi)*: Man legt die Handfläche auf die Kniescheibe und der Punkt liegt dann unter der Daumenspitze.
- Lu3 *(Tiān Fŭ)*: Bei angehobenem Arm liegt der Punkt an der Stelle, an der die Nasenspitze den Bizeps berührt.
- Ma36 (*Zú Sān Lĭ*): Eine Daumenbreite lateral der Tuberositas Tibiae.

Alle Lokalisationsmethoden haben zum Ziel, die Präzision zu erhöhen. Allein durch Ausmessen oder anhand sichtbarer Orientierungspunkte lassen sich Akupunkturpunkte aber nicht exakt bestimmen; es ist *absolut unverzichtbar*, nach jenen Stellen zu suchen, *wo sich das „Shén-Qi“ bewegt*. Wenn man diese Lücken finden kann, kann man auch ohne starke Manipulationstechnik gute Ergebnisse erzielen. Schlechte Resultate kommen sehr häufig nicht durch mangelndes Verständnis und falsche Punktauswahl, sondern durch unexakte Lokalisierung und nachlässige Palpation zustande.

Abbildung 15.2 zeigt einen schnell durchs Tal fließenden Fluss. Seine Hauptströmung wird durch die Topographie der Landschaft (Felsen, Bäume) bestimmt; die

Stellen mit einer kräftigeren Strömung entsprechen den Akupunkturpunkten. Bei einer plötzlichen Blockade (zum Beispiel durch einen umgestürzten Baum) ändert sich die Strömung oberhalb und unterhalb davon. Würde man an einer dieser Stellen einen großen Eimer voll schwarzer Teeblätter platzieren, würde sich das Wasser stromabwärts dunkel verfärben. Diese Stellen haben also einen großen Einfluss (Transformationspotenzial) auf die Strömung.

Würde man dieselbe Menge an Teeblättern hingegen an einer Stelle mit schwacher Strömung platzieren, hätte dies stromabwärts viel geringere Auswirkungen. Analog dazu haben die Akupunkturpunkte eine stärkere Wirkung auf den Qi-Fluss als andere Körperstellen. Die genaue Lokalisation der Punkte variiert von Mensch zu Mensch, genau wie auch die Strömungen verschiedener Flüsse unterschiedlich sind, und sich auch von Zeit zu Zeit ändern (Abb. 15.2).

Würde man den Körper als „statische Fleischmasse" betrachten, würde man damit das subtile Wesen der Akupunkturpunkte verpassen. Eine ungenaue Punktlokalisierung gefährdet das Herzstück der Akupunktur. Daher darf man nicht „wie ein rasender Lastwagen" an den Meridianen entlangfahren, sondern muss mit dem sensibelsten Teil der Fingerspitzen sehr sorgfältig und langsam palpieren. Im Kapitel 10 des *Líng Shū* werden die körperliche Entwicklung ab der Empfängnis und der „Aufbau der Essenz" (成精, *chéng jīng*) beschrieben:

> „Nach dem Erwachen der Essenz *(Jīng)* wird das Mark gebildet, die Knochen werden zum Stamm, die (Blut-)Gefäße übernehmen die Ernährung des Körpers, die Sehnen geben dem Körper Halt und die Muskeln definieren den Körperbau; die Haut hält dann den Körper zusammen und erschafft das Haar."
> Darauf fragt der Hofarzt Lei Gong: „Und was bewirken nun die Meridiane und Gefäße?" Der Gelbe Kaiser antwortet: „Die Meridiane bestimmen über Leben und Tod. Sie kümmern sich um die 100 Krankheiten, indem sie Fülle und Leere regulieren. Man darf nicht zulassen, dass sie verstopft sind".

Diese Passage im *Nèi Jīng* unterstreicht, wie wichtig ein freier Meridianfluss ist. Die Akupunkturpunkte sind genau jene Stellen, an denen die Bewegung ein großes Änderungspotenzial besitzt, sind aber ebenso anfällig für Stagnation. Die Stagnation von Qi, Blut, Flüssigkeiten oder Schleim kann eine pathologische Kettenreaktion bewirken. Nach der klassischen chinesischen Physiologie regulieren die Meridiane und Akupunkturpunkte (deren Zwischenräume) den gesamten Körper; wenn sie gestört sind, können sie ihre lebensbestimmende Rolle nicht ausführen.

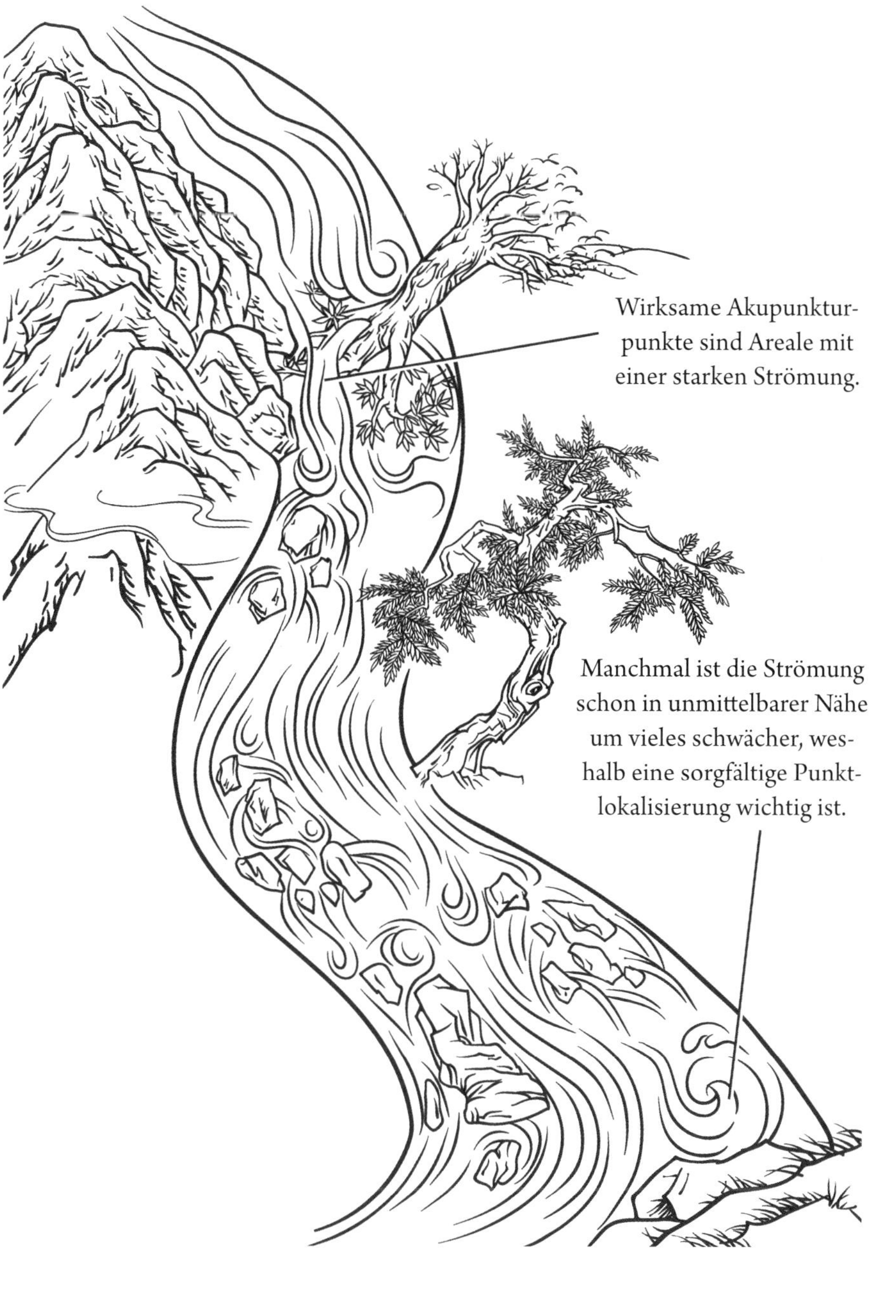

Abbildung 15.2
Die exakte Punktlokalisierung variiert von Mensch zu Mensch, genauso wie auch in Flüssen die Strömung an verschiedenen Stellen und zu verschiedenen Zeiten unterschiedlich ist.

Frage *Was war Ihre Sicht der Akupunkturpunkte am Anfang ihrer Laufbahn?*

Dr. Wang

Am Anfang meiner Studienzeit dachte ich, dass die Akupunkturpunkte einfach nach anatomischen Kriterien ausgemessen werden. Ich hielt alle Punkte an der Körperoberfläche für ziemlich ähnliche Öffnungen zwischen verschiedenen Körperstrukturen. Erst später begann ich die feinen Unterschiede wahrzunehmen: Manche Punkte haben mehr Qi und Blut, andere weniger, und an gewissen Stellen fließt ein anderes Qi als an anderen.

Und, was sehr wichtig ist: Die Art der Qi-Ausstrahlung beim Nadeln ist bei jedem Punkt anders – und soll zusätzlich je nach gewünschtem Effekt variieren. Jeder Punkt hat eine eigene Persönlichkeit und einen eigenen Charakter. Je mehr mir diese Unterschiede bewusst wurden, desto mehr wuchs mein Interesse an den klassischen Punktkategorien, und ich begann meine Forschungen zu den *Yuan-* und *Luo*-Punkte und den fünf-*Shū*-Punkten.

Nach all den Jahren sind viele dieser Punkte nun „alte Freunde" geworden. Ich kenne ihre Stärken und Schwächen und weiß, wann ich sie zu Hilfe rufen kann. Wenn man die Akupunkturpunkte so gut kennt, ist Akupunktieren wie das Aufwecken alter Freunde: Man weckt sie sanft auf und gibt ihnen einen Auftrag. Manche dieser Punkte sind richtige „Alleskönner", und man kann sie bei vielen Problemen zu Hilfe rufen. Andere wiederum haben ganz spezifische Stärken und sollten daher auch gezielt angewendet werden.

Für mich haben die Akupunkturpunkte mittlerweile tatsächlich diese unterschiedlichen Persönlichkeiten.

Erzählung

Professor *Zhu Zhong-Xiang*

An einem regnerischen Septembermorgen gingen meine Frau, Dr. Wang und ich von der Ping Xin Tang-Klinik nach Süden durch die Tai Ji Chang-Prachtstraße, an der in den letzten Jahrzehnten der Qing-Dynastie (1644–1911) die Botschaften gelegen waren. Wir spazierten an einer alten Steinmauer entlang, die genauso gut in einer europäischen Stadt liegen könnte. Hier war früher die Grenze der italienischen Botschaft gewesen. Wir kamen an einer kleinen katholischen Kirche vorbei, und durch ein eisernes Tor konnten wir religiöse Abbildungen und einen kleinen Steingarten erblicken. Diese Kirche war einst das Herz einer französischen Siedlung gewesen, und auch heute noch kann man sich gut vorstellen, wie der Botschafter am oberen Ende der großen Eichenholzstiege gestanden hatte. Der große Saal ist heute ein Parteibüro, wirkt aber mit seinen gelben Verzierungen nicht sehr kommunistisch.

Schließlich kamen wir zu der Straße, nach der Dr. Wang gesucht hatte, und gelangten von dieser „alten Zeit" in die quirligen Hutong-Alleen. Wir mussten uns an Fahrrädern, Studenten mit gelben Kappen, mit Gemüse beladenen Dreirädern und älteren Stadtbewohnern vorbeikämpfen. Je näher wir unserem Ziel kamen, desto mehr trafen wir auf ältere Chinesen, die langsam und entschlossen auf ein Tor in einer grauen Mauer zuschritten. Die älteren Bewohner Beijings traf man viel häufiger mit den blauen Anzügen und den Mao-Kappen an als junge Leute, die diese Kleidung nur bei Veranstaltungen (und auch dann mit einer gewissen Ironie) trugen. Lächelnde Blicke aus alten Gesichtern begleiteten uns auf unserem Weg zu diesem Tor, wo uns eine Broschüre, eine CD-ROM und Blätter mit Musiktexten ausgehändigt wurden.

Einige Tage zuvor hatte mir Dr. Wang einen roten Briefumschlag mit einer sehr formellen Einladung seines Freundes Professor Zhu Zhong-Xiang (祝总骧) von der „Beijinger Gesellschaft für Meridianforschung" (北京經絡研究協會 *Běi jīng jīng luò yán jiū xié huì*) mit den Worten überreicht: „Kommende Woche hält er einen Vortrag über sein System der ‚3–1–2-Meridianübungen' und würde sich über unser Kommen freuen. Vielleicht könntest du dort einige Worte sprechen".

Ich selbst hatte Professor Zhu, mit seinen 86 Jahren eine Institution in der Akupunkturszene in Beijing, vor einigen Wochen bei einer seiner Vorlesungen kennengelernt, bei der ich für ausländische Akupunkteure übersetzt hatte. Er hatte dort versucht, seine Forschungsarbeit, die er über 50 Jahre und oft ohne adäquate Förderung geführt hatte, in einer modernen Wissenschaftssprache darzulegen. Damals hatte mir Dr. Wang vor der Vorlesung gesagt: „Ich habe großen Respekt vor Dr. Zhu. Nicht nur, weil ich in seiner Arbeit eine viel versprechende Richtung der modernen Forschung zur Meridiantheorie sehe, sondern auch wegen seines Charakters. Ich werde niemals vergessen, wie er sich an einem eisigen Winterabend um seine Laborhasen gekümmert hatte. Selbst in einer Zeit, in der wir alle sehr einfach wohnen mussten, war es ihm wichtig gewesen, ihre Käfige sauber und warm zu halten. Er hat einfach ein sehr gutes Herz".

Professor Zhu hatte sein Leben lang an Menschen und Tieren geforscht, um die verstärkte Leitfähigkeit von Licht, Ton und Elektrizität der Meridiane aufzuzeigen. Im Gegensatz zu vielen westlichen Forschern, die sich auf Nervenverläufe oder anatomische Besonderheiten an Akupunkturpunkten fokussieren, untersuchte Professor Zhu die Gewebeeigenschaften *an den gesamten Meridianen*. Er konnte aufzeigen, dass sich die Leitfähigkeit zwischen Meridian und umliegendem Geweben voneinander unterscheidet. Bei diesem Vortrag vor ausländischen Ärzten hatte er Dias und Videoaufzeichnungen vorgeführt und auch Demonstrationen an den Zuhörern durchgeführt.

Nebenbei hat Professor Zhu ein sehr einfaches Programm zur Kräftigung der Meridianzirkulation entwickelt, und dieses Programm war der Grund für unseren frühmorgendlichen Spaziergang. Bei seinem Übungsprogramm, den „3–1–2-Meridianübungen", werden

„3" Akupunkturpunkte (Ma36, Pe6, Di4) zweimal täglich mit dem Fokus auf
„1" Atemzug stimuliert und die
„2" Beine trainiert.

Obwohl – oder gerade weil – es so einfach war, hatte dieses System vor allem unter Pensionisten eine große Anhängerschaft gefunden. Dr. Wang und ich wurden an Verkaufstischen für Bücher, CDs und Videos vorbeigeführt, meine Frau aber zu einer anderen Tür gebracht. Zu meiner großen Überraschung standen Dr. Wang und ich kurz darauf an einem Tisch auf der Bühne. Auf der anderen Seite des Tisches saßen Professor Zhu und ein Assistent vor einer großen Leinwand mit der Abbildung einer Akupunkturstatue aus Bronze. Meiner Frau wurde ein Platz in der ersten Zuschauerreihe angeboten – worüber sich einige ältere Chinesen etwas beschwerten.

Die Lichter gingen aus, die Zuhörerschaft erhob sich und nach einem minutenlangen Applaus kam aus dem Lautsprecher hinter mir eine chinesische Propagandamusik aus den 50-er Jahren. Dr. Wang deutete mir auf den ausgehändigten Zettel und wir begannen mit der Menge im Chor zu singen:

> Alte Freunde, packen wir's gemeinsam an,
> erlernen wir freudig das 3–1–2.
> Drückt einfach Pe6 (*Nèi Guān*), reibt Di4 (*Hé Gŭ*)
> und klopft Ma36 (*Zú Sān Lĭ*).
> Atmet tief in den Bauch und beruhigt euer Herz-AHHH ...
> Liebe Freunde, von wem hängt hundertjährige Gesundheit ab?
> Von dir, von mir,
> und davon, dass wir alle voll Zuversicht üben!

Insgesamt gab es drei Strophen. Danach hielten Professor Zhu und einige Ehrengäste kurze Einführungen und es folgte ein weiteres ruhiges Lied, zu dem eine Gruppe 80-jähriger auf die Bühne marschierte. Nacheinander erklärten sie, wie „Die 3–1–2-Übungen" bei vielen Leiden hatten helfen können. Eine alte Frau erzählte von ihrem Kampf mit Brustkrebs und ein sehr rüstiger, alter Mann demonstrierte mit einem kurzen Tanz auf der Bühne, dass er „die Beine eines 30 jährigen" hatte. Die Berichte wurden von der Menge mit Lachen oder Missfallen kommentiert, und häufig nickte Professor Zhu bei den Geschichten zustimmend. Allzu ausschweifende Erzählungen unterbrach er, damit jeder eine Chance hatte, zu Wort zu kommen. Während dieser ganzen Zeremonien saßen Dr. Wang und ich auf der Bühne und nippten an unseren Wasserflaschen.

Nachdem das eine Stunde lang so gegangen war, bat Professor Zhu Dr. Wang ans Mikrofon. In einer dreiminütigen Rede gratulierte jeder Professor Zhu zu seiner Arbeit – und der versammelten Menge zu ihrer Gesundheit und Hingabe. Nun wurde ich vorgestellt. Normalerweise macht mir das Sprechen vor einer Menge nichts aus, aber es waren sehr, sehr viele Menschen – und da ich noch dazu Chinesisch sprechen musste, war ich doch ein klein wenig nervös. Nach einem eher schwachen Witz (dass der tanzende alte Mann einen guten Skifahrer abgäbe) erklärte ich umschweifend, wie dieses Übungssystem möglicherweise bei den Amerikanern ankommen würde, und kehrte erleichtert zu meinem Sitz zurück.

Nach dem Ende der Veranstaltung und unzähligem Händeschütteln trafen wir meine Frau wieder und machten uns auf den Weg zum Mittagessen. Dort erzählte uns Dr. Wang über Professor Zhu und die Zeit, als sie engen Kontakt gehabt hatten…

Dr. Wang

„In den späten 70er und 80er Jahren trafen wir uns fast täglich, da seine Forschungsstelle, an der du seine Vorlesungen übersetzt hattest, in der Nähe meiner Klinik gelegen war. Du weißt ja, diese Gebäude dort liegen unmittelbar neben der Verbotenen Stadt und waren während der Qing-Dynastie Teil der kaiserlichen Regierung gewesen und noch viel früher ein Tempelkomplex für den Gott des Windes, der Beijing vor Stürmen beschützen sollte. An jeder der vier Ecken der Verbotenen Stadt lagen derartige Tempel. Ich weiß noch, wie mir in meiner Jugend die alten Leute auch vom Tempel für den Gott des Feuers erzählt hatten, in dem sie Räucherwerk verbrannten, um die Holzhäuser vor Unglück zu bewahren.

1975 wurde der ehemalige „Tempel für den Gott des Windes" zu einer Akupunkturklinik umgebaut, in der ich selbst zehn Jahre lang arbeitete, bis das Dong Zhi Men-Krankenhaus fertig gestellt war. Das war eine heftige Zeit: alleine in meiner Abteilung arbeiteten 20 Ärzte gleichzeitig. Der alte hölzerne Tempel war in sechs riesige Behandlungsräume umgebaut worden, in denen jeweils 2–4 Ärzte gleichzeitig arbeiten konnten. An einem Vormittag behandelten wir einmal gemeinsam sogar 600 Patienten.

Unter der Woche schlief ich in einem kleinen nahegelegenen Zimmer, und wir kochten unsere Mahlzeiten gemeinsam im Hof des Krankenhauses. Wenn Professor Zhu vorbeikam, befragte er uns über unsere Behandlungen; manchmal brachte er westliche Wissenschaftler mit, für die ich dann Vorlesungen über Meridiantheorie hielt.

Mitte der 80er Jahre konnten wir in das neue Krankenhaus übersiedeln, Professor Zhu und seine Forschungsgruppe blieben aber im alten Holztempel;

er hatte sich geweigert, diese Arbeitsstelle aufzugeben, während alle anderen Gebäude in der Umgebung dem „Museum der Verbotenen Stadt“ unterstellt wurden. Aufgrund seiner Berühmtheit wird er vermutlich bis zu seiner Pensionierung dort bleiben dürfen – da er aber mit 86 Jahren immer noch arbeitet, kann man wirklich nicht sagen, wann das sein wird! Ich wünschte, wir alle könnten mit einer derartigen Hingabe arbeiten.

Ich glaube, dass die Wissenschaft das Meridiansystem letztendlich aufgrund dieses Ansatzes von Professor Zhu anerkennen wird. Meine Intuition sagt mir, dass dabei auch das ständig wachsende Wissen über die „interstitiellen Flüssigkeiten“ nützlich sein wird, denn ich glaube, dass die Bedeutung dieser Flüssigkeiten heutzutage unterschätzt wird.

Die Meridiane sind kein antiquiertes Modell der Nerven, Lymphgefäße oder Blutgefäße, sondern etwas vollkommen anderes. Für mich bleiben auch noch nach all den Jahren einige Fragen ungeklärt, und ich hoffe, durch weiteres Studieren und Arbeiten eines Tages zu einer größeren Klarheit zu kommen. Noch bin ich nicht dort angekommen – es ist wie ein Blick aus dem Fenster, bei dem man nur die Umrisse sehen kann und die letzten Details noch fehlen. Genau deshalb bin ich immer noch mit derartiger Begeisterung bei der Arbeit.

Ich rede nur über Themen, die ich wirklich verstanden habe. Andere vermeide ich. Aber hoffentlich werde ich mit der Zeit…

Kapitel 16

Die Fünf Antiken *Shu*-Punkte (五輸穴, *Wǔ Shū Xué*)

Im *Líng Shū* findet man im ersten und zweiten Kapitel enorm viel Grundlagentheorie, wobei im ersten Kapitel dort folgende Konzepte vorgestellt werden:

- Das Nadeln.
- Die neun Nadelarten.
- Nadeltechniken (inklusive einer Einführung in das „Tonisieren und Ableiten"),
- Radiale Pulsdiagnose.
- Die diagnostische Bedeutung der Hautfarbe.
- Wie wichtig es ist, das Milieu bereits vor Behandlungsbeginn einzuschätzen.
- Die Unterscheidung von Fülle und Leere.
- Bezeichnung, Lokalisierung und Anwendung der *Yuan*-Punkte.
- Eine Einführung zu den Fünf Antiken *Shu*-Punkten und ihrer Lokalisierung (Tab. 16.1).

Die thematisch säuberlich geordneten modernen Lehrbücher können einen leicht darauf vergessen lassen, dass die Klassiker in der gesamten Geschichte der Chinesischen Medizin bis zum heutigen Tag immer wieder neu interpretiert wurden. Schon die Auswahl der Schriftzeichen war eine erste Interpretation. Die alten chinesischen Schriftzeichen ähneln zwar den modernen Zeichen, entstanden aber in für uns schwer fassbaren Kulturen.

Das *Nèi Jīng* wurde im Wesentlichen als Überblick über die damaligen Medizintraditionen geschrieben,[77] zum Beispiel wurde darin auch erstmals das Konzept der Fünf Antiken *Shu*-Punkte erwähnt, das seither wieder und wieder interpretiert wurde. Im zweiten Kapitel des *Sù Wèn* wurden die Fünf Antiken *Shu*-Punkte dann

---

77 Die profundeste englischsprachige Erläuterung der Zusammenhänge zwischen Kultur, Sprachwissenschaft und den Texttraditionen, die maßgeblichen Einfluss auf die heute verfügbaren Ausgaben des *Nèi Jīng* hatten, ist jene von Paul Unschuld (*„Huang Di Nèi Jīng Su Wen: Nature, Knowlege, Iamgery in an Ancient Chinese Medical Text"*, Berkely: University of California Press, 2003). Unschuld analysiert darin die Entwicklung von verschiedenen Konzepten von den Anfängen der Chinesischen Medizin bis zum heutigen Tag.

im Detail abgehandelt und klassifiziert: Brunnen-, Quell-, Bach-, Fluss- und Meerpunkte. Ebenso wurden in diesem Kapitel auch die jeweilige Punktcharakteristik, die an diesen Punkten herrschende Meridianqualität, die Punktnamen und die meisten Lokalisationen angeführt. Die damaligen Punktbeschreibungen unterscheiden sich aber teilweise recht deutlich von denen der modernen Lehrbücher: Die Punkte für den Herz-Meridian lagen dort, wo heute der Perikard-Meridian abgebildet wird, denn das Herz wurde damals nur indirekt über den „Botschafter des Herzens" (臣使, *Chén shǐ*) behandelt. Der Herz-Meridian wurde erst Jahrhunderte später genadelt.

Meridian	Brunnen (井, *jǐng*) Holz/Metall	Quell (滎, *yíng*) Feuer/Wasser	Bach (輸, *shū*) Erde/Holz	Fluss (經, *jīng*) Metall/Feuer	Meer (合, hé) Wasser/Erde
Lunge	Lu11 (*Shào Shāng*)	Lu10 (*Yú Jì*)	Lu9 (*Tài Yuān*)	Lu8 (*Jīng Qú*)	Lu5 (*Chǐ Zé*)
Milz	Mi1 (*Yǐn Bái*)	Mi2 (*Dà Dū*)	Mi3 (*Taì Bái*)	Mi5 (*Shāng Qiū*)	Mi9 (*Yīn Líng Quán*)
Herz	He9 (*Shào Chōng*)	He8 (*Shào Fǔ*)	He7 (*Shén Mén*)	He4 (*Líng Dào*)	He3 (*Shào Hǎi*)
Niere	Ni1 (*Yǒng Quán*)	Ni2 (*Rán Gǔ*)	Ni3 (*Taì Xī*)	Ni7 (*Fù Liū*)	Ni10 (*Yīn Gǔ*)
Perikard	Pe9 (*Zhōng Chōng*)	Pe8 (*Láo Gōng*)	Pe7 (*Dà Líng*)	Pe5 (*Jiān Shǐ*)	Pe3 (*Qū Zé*)
Leber	Le1 (*Dà Dūn*)	Le2 (*Xíng Jiān*)	Le3 (*Taì Chōng*)	Le4 (*Zhōng Fēng*)	Le8 (*Qū Quán*)
Dickdarm	Di1 (*Shāng Yáng*)	Di2 (*Er Jiān*)	Di3 (*Sān Jiān*)	Di5 (*Yáng Xī*)	Di11 (*Qū Chí*)
Magen	Ma45 (*Lì Duì*)	Ma44 (*Nèi Tíng*)	Ma43 (*Xiàn Gǔ*)	Ma41 (*Jiě Xī*)	Ma36 (*Zú Sān Lǐ*)
Dünndarm	Dü1 (*Shào Zé*)	Dü2 (*Qián Gǔ*)	Dü3 (*Hòu Xī*)	Dü5 (*Yáng Gǔ*)	Dü8 (*Xiǎo Hǎi*)
Blase	Bl67 (*Zhì Yīn*)	Bl66 (*Zú Tōng Gǔ*)	Bl65 (*Shù Gǔ*)	Bl60 (*Kūn Lún*)	Bl40 (*Wěi Zhōng*)
San Jiao	SJ1 (*Guān Chōng*)	SJ2 (*Yè Mén*)	SJ3 (*Zhōng Zhǔ*)	SJ6 (*Zhī Gōu*)	SJ10 (*Tiān Jǐng*)
Gallenblase	Gb44 (*Zú Qiào Yīn*)	Gb43 (*Xiá Xī*)	Gb41 (*Zú Lín Qì*)	Gb38 (*Yáng Fǔ*)	Gb34 (*Yáng Líng Quán*)

Tabelle 16.1
Die Fünf Antiken *Shu*-Punkte.

Ein häufiges Diskussionsthema ist die Qi-Flussrichtung der Fünf Antiken *Shu*-Punkte. Im *Líng Shū,* Kapitel 2, heißt es, dass das Qi an allen Meridianen von den Fingern und Zehen Richtung Körper strömt.[78] Im 10. *Líng Shū*-Kapitel wird hingegen ein Qi-Kreislauf von den Yin-Meridianen in die Yang-Meridiane beschrieben: von der Lunge in den Dickdarm, von dort in den Magen, danach in die Milz usw.

In den vorderen *Líng Shū*-Kapiteln ist somit von einem zentripetalen Qi-Fluss von den Extremitäten zum Körper die Rede, in den späteren Kapiteln jedoch von einem geschlossenen Qi-Kreislauf (Abb. 16.1 und 16.2).

Wie lässt sich dieser scheinbare Widerspruch klären? Möglicherweise beziehen sich beide Modelle auf zwei gleichzeitig stattfindende Phänomene:

- Die Fünf Antiken *Shu*-Punkte auf die *allmähliche Transformation des Meridian-Qi* von seinem Anfang (dem Treffpunkt von Yin und Yang an den Extremitäten) ausgehend. In diesem System nimmt das Meridian-Qi bei seiner Bewegung Richtung Körperstamm an Volumen zu und tritt tiefer in den Körper ein (Abb. 16.3).
- Der *in sich geschlossene Qi-Fluss* (mit Beginn in der Lunge) beschreibt den Kreislauf der Nährstoffe.

Zeitgleich mit dieser Meridian-Qi-Zirkulation fließen *Ying*-Qi und *Yuan*-Qi in den 12 Hauptmeridianen. Diese beiden Zirkulationssysteme sind mehrdimensional: Die Fünf Antiken *Shu*-Punkte stehen für die Qi-Entwicklung von den Fingern und Zehen hin zu den Organen. Gleichzeitig bringt der Kreislauf von *Ying*-Qi und *Wèi*-Qi Nährstoffe und den vorgeburtlichen Zündfunken überall hin, wo sie gerade benötigt werden (Abb. 16.4). An den Händen und Füßen kommt es zur Interaktion dieser beiden Systeme.

Frage *Was genau meinen Sie, wenn Sie sagen, dass sich die „Funktion" von den Fingern und Zehen hin zu den Organen entwickelt?*

Dr. Wang

Diese Frage ist für viele Studenten nicht einfach – und war es auch für mich lange Zeit nicht. Anfangs hatte ich beide Qi-Zirkulationssysteme einfach als zwei Theorien aus zwei verschiedenen Traditionen betrachtet, die beide ihre Richtigkeit haben: Meine Beschreibung des *San Jiao,* dass er *Ying*- und *Yuan*-Qi

78 Genau genommen gibt es im *Líng Shū* nur 11 Meridiane – es fehlt der Herz-Meridian. Zuerst werden im *Líng Shū* alle Meridiananfänge an den Fingern und Zehen erwähnt und danach die Punkte der Yang-Meridiane am Kopf. Das ist ein Hinweis darauf, dass alle Yang-Meridiane zum Kopf fließen. In diesem 2. *Líng Shū*-Kapitel werden an den Yin-Meridianen nur die Punkte bis zu Ellbogen und Knie beschrieben. Erst in späteren Kapiteln (und auch in späteren Büchern) wurden Yin-Punkte an Körper und Brust erwähnt. Man geht heute davon aus, dass dieses 2. Kapitel des *Líng Shū* eine zentripetale Qi-Bewegung beschreibt: in den Yang-Meridianen zum Kopf und in den Yin-Meridianen zu Brust und Bauch.

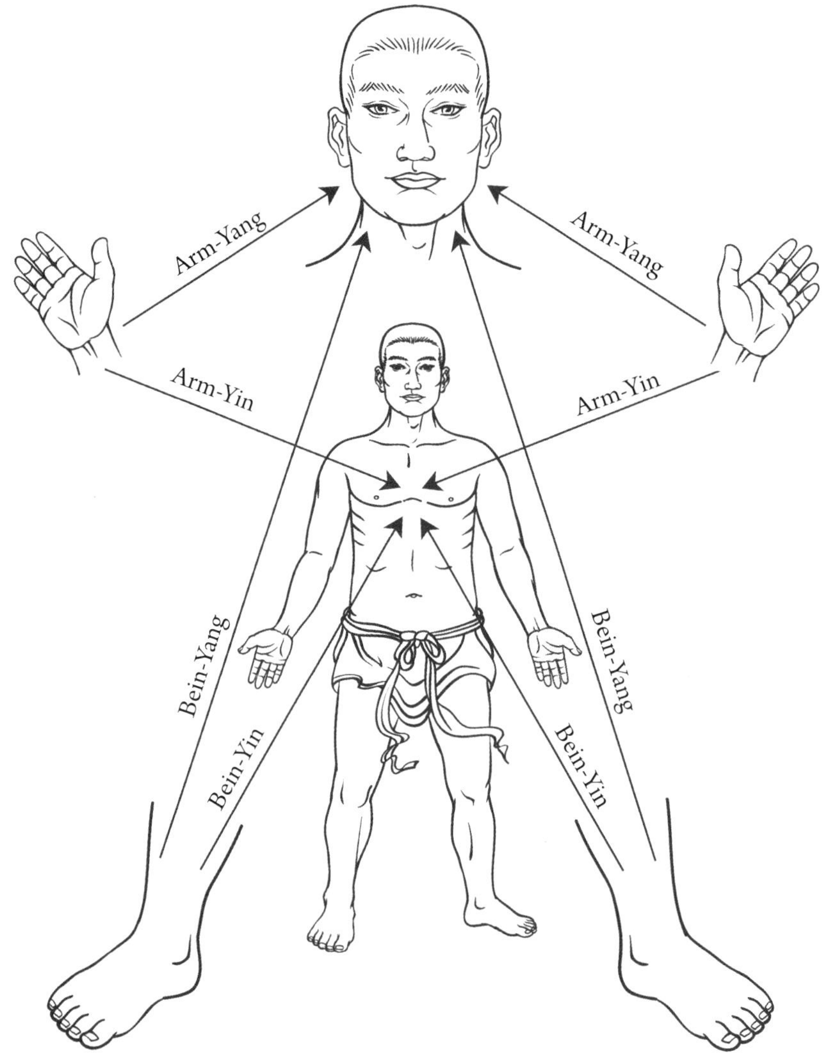

Abbildung 16.1
Nach *Líng Shū*, Kapitel 2, fließen alle Meridiane von den Händen und Füßen in Richtung Kopf bzw. Stamm.

in die Körperflüssigkeiten bringt, passt sehr gut zur Theorie eines geschlossenen Qi-Kreislaufes. Andererseits besitzen die Punkte unterhalb von Knie und Ellenbogen ganz klar eine viel tiefere Wirkung als andere Punkte. Ich kam daher zu dem Schluss, dass sich – zumindest in diesem Fall – das *Nèi Jīng* nicht widerspricht, sondern zwei gleichzeitig ablaufende physiologische Prozesse beschreibt.

Deine Frage bezieht sich vermutlich auf den Begriff „Funktion" (功能, *gōng néng*). *Funktion* bezieht sich auf die Entwicklung von jenem Qi, das die einzelnen

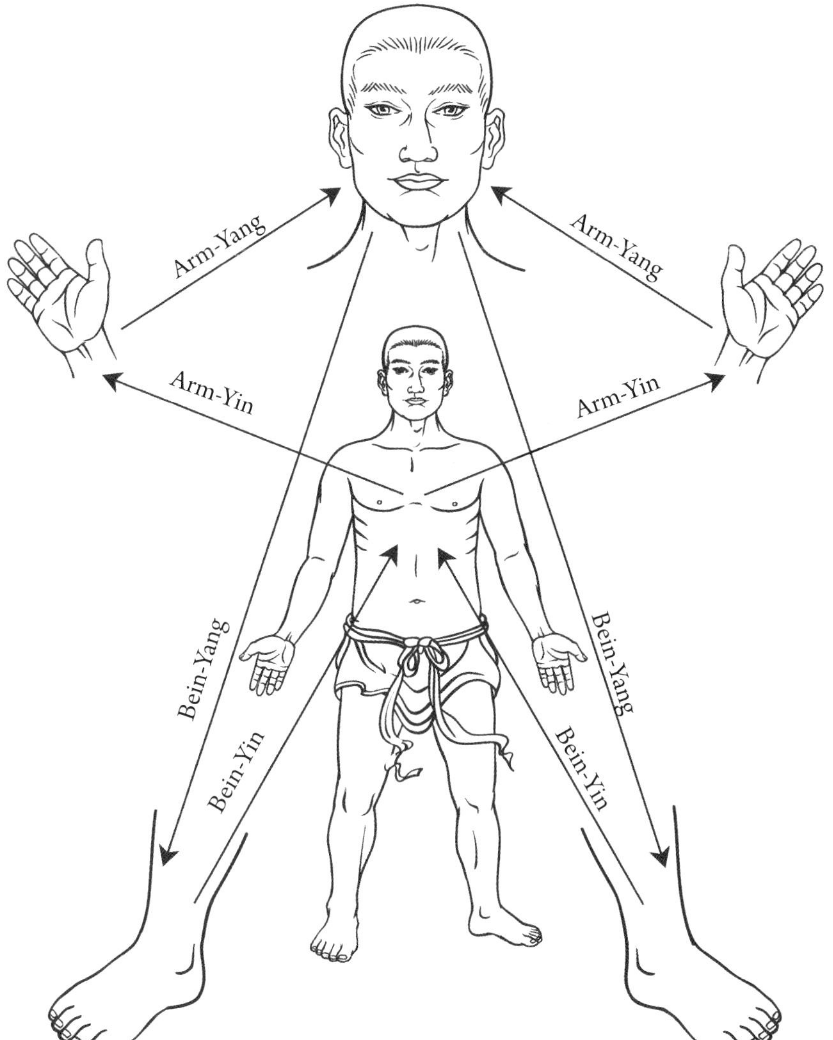

Abbildung 16.2
In *Líng Shū*, Kapitel 10, wird hingegen ein geschlossener Qi-Kreislauf beschrieben.

Organe antreibt und ausmacht. Auf seinem Weg von Lu11 *(Shào Shāng)* in Richtung Lu5 *(Chǐ Zé)* wächst das Meridian-Qi allmählich an. Es unterscheidet sich von den im *San Jiao* zirkulierenden Qi *Yíng*-Qi und *Wèi*-Qi:

- das Meridian-Qi übt eine *Funktion* aus,
- das Qi im Kreislauf der 12 Meridiane *ernährt*.

Das Meridian-Qi ist auch für die „Funktionen" der *Zàng Fǔ* verantwortlich, z.B., dass die Lunge die Haut und die kleinen Härchen reguliert oder das Herz den *Shén*

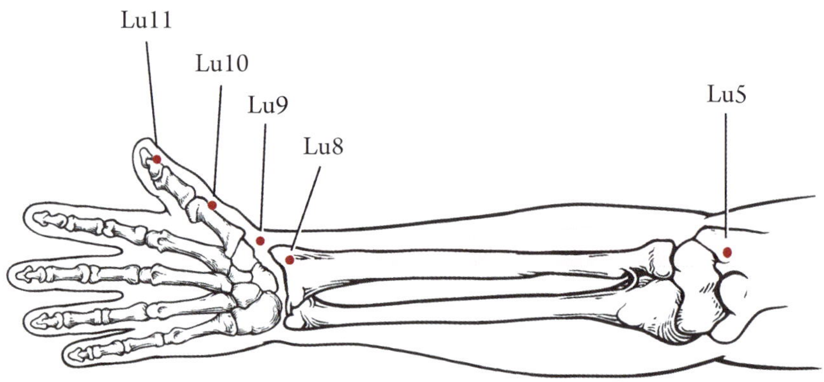

Abbildung 16.3
Das Meridian-Qi kommt an den Brunnenpunkten an die Oberfläche, beginnt danach an den Quellpunkten zu fließen, strömt anschließend in die Bachpunkte ein, gewinnt am Flusspunkt an Kraft und tritt an den Meerpunkten tiefer in den Körper ein.

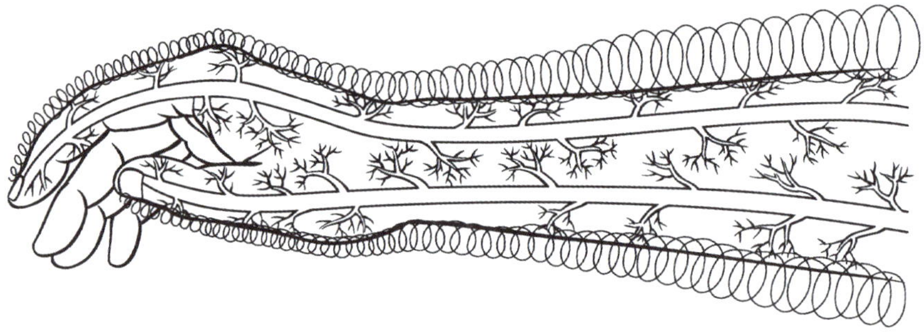

Abbildung 16.4
Die in einem geschlossenen Kreis zirkulierenden *Ying*-Qi und *Wèi*-Qi stellen die Nährstoffe für das allmählich wachsende Meridian-Qi zur Verfügung. Beide Systeme fließen gleichzeitig.

(Bewusstsein) beherbergt. Diese Organfunktionen gehen letztendlich alle auf das Meridian-Qi zurück, da sie im Meridian-Qi ihren Anfang nehmen.

Das Ganze lässt sich mit Arbeiten in einer großen Stadt wie Beijing vergleichen: Jede Stadt braucht Straßen für den Nachschub, damit die Menschen ihren Tätigkeiten nachgehen können. Nahrung, Baustoffe und Wasser werden dabei mit verschiedenen Systemen durch die Stadttore gebracht, und gleichzeitig wird über andere Systeme der Abfall entsorgt. Ich habe auf einer unserer Autofahrten von den verschiedenen Toren des alten Beijing erzählt, von denen jedes für eigene Warenlieferungen zuständig war. Diese Versorgungssysteme einer Stadt können mit dem geschlossenen Kreislauf der 12 Hauptmeridiane verglichen werden, der im Milieu des *San Jiao* fließt.

Gleichzeitig wächst in jeder Stadt aber auch die „Funktion Mensch". Menschen verarbeiten Rohmaterialien für ihre spezifischen Handlungen. Köche, Bankiers, Polizisten und Fabrikarbeiter beziehen ihre „Rohmaterialien" über entsprechende „Versorgungssysteme". Natürlich hinkt dieser Vergleich, kann aber vielleicht illustrieren, wie zwei Qi-Bewegungen gleichzeitig stattfinden können: der Ernährungskreislauf auf der einen Seite und die Funktionsentwicklung entlang der Fünf Antiken *Shu*-Punkte auf der anderen.

So lange die Versorgungssysteme offen sind und genügend Nachschub durch die Stadttore transportiert wird, können die Menschen ihrer Arbeit nachgehen. Erscheint nun zum Beispiel ein Polizist eines Tages nicht bei der Arbeit, könnte man vermuten, dass seine Versorgungssysteme (für Lohn und/oder Nahrung) abgeschnitten wurden.

Für eine einwandfreie Organfunktion müssen sowohl der Ernährungskreislauf als auch die Organ-Qi-Entwicklung an den Fünf Antiken *Shu*-Punkten reibungslos ablaufen: Die Fünf Antiken *Shu*-Punkte repräsentieren dabei die Entwicklung der „Funktionen", deren stoffliche Grundlage vom Ernährungskreislauf der 12 Hauptmeridiane geliefert wird. Obwohl die Fünf Antiken *Shu*-Punkte auf den 12 Hauptmeridianen liegen, sind sie Ausdruck eines anderen, gleichzeitig stattfindenden Meridianaspektes. Man muss dieses Thema wieder und wieder überdenken, denn ist nicht leicht zu erfassen.

In diesem Zusammenhang sollte man auch beachten, dass im Verlauf der Fünf Antiken *Shu*-Punkte eine **Transformation** stattfindet. Das Meridian-Qi verbraucht bei seinem Wachstum Qi und Blut *(Ying und Wei)*, die es in „Meridian-Qi" transformiert. Der ernährende Aspekt *(Ying*-Qi*)* des geschlossenen Meridiankreislaufes liefert dabei die materielle Basis (Yin) für das Wachstum des Meridian-Qi (Yang). In vielen Büchern wird beschrieben, dass das Meridian-Qi an den *Jǐng*-Brunnenpunkten noch langsam fließt und erst auf seinem Weg in Richtung Ellbogen und Knie an Stärke gewinnt. Wie das aber vor sich geht, wird nie erklärt. Während das Qi bei seinem Verlauf entlang den Fünf Antiken *Shu*-Punkten anwächst, verbraucht es Ernährung *(Ying*-Qi*)* aus dem geschlossenen 12-Meridiane-Kreislauf. Dieses angewachsene Meridian-Qi wird im Anschluss Richtung innere Organe umgeleitet (Abb. 16.5).

Im *Líng Shū* werden in Kapitel 2 die Finger- und Zehenspitzem als die „Wurzeln" der Meridiane bezeichnet. Diese können, wie bei Pflanzen, all das absorbieren, was die jeweiligen Organe brauchen. Noch zutreffender wäre das Bild eines Wurzel*systems*, da die Meridiane nicht nur hier, sondern auf ihrem gesamten Verlauf Richtung Ellbogen und Knie alles absorbieren.

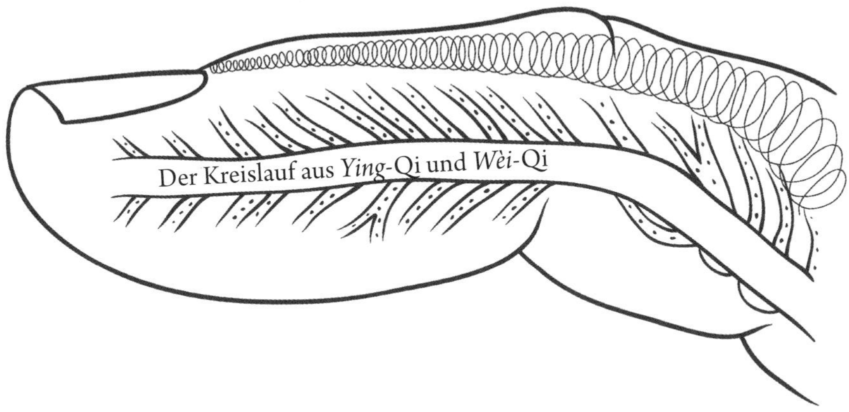

Abbildung 16.5
Bei seinem Wachstum verbraucht das Meridian-Qi das mit dem *Wèi-Qi* zur Oberfläche fließende *Ying-Qi*.

An den Brunnenpunkten treffen sich Yin und Yang und erschaffen dadurch „blitzartig" Qi. Im weiteren Verlauf nehmen die Meridiane dann an Größe und Gewicht zu, und bei diesem Wachstum absorbieren sie selektiv Informationen aus dem restlichen Körper und der Umgebung. Speziell um die *Shū*-Bachpunkte verläuft dieser Prozess mit vielen Interaktionen enorm schnell und setzt sich auf dem zentripetalen Fluss weiter fort. Neben dem Informationsgehalt wächst auch der Qi-Fluss und wird letztendlich zum Organ-Qi.

Verwirrenderweise werden beide dieser Qi-Bewegungen mit „Meridian" bezeichnet und finden in den Meridianen *gleichzeitig* statt. Ein Blick auf die Grundfunktionen des Meridiansystems kann dazu mehr Klarheit schaffen (siehe Kapitel 2). In diesem Kapitel 2 werden den Meridianen zwei Grundfunktionen zugesprochen:

- Sie sind Pfade für den *Transport stofflicher Substanzen*/Rohmaterialien (geschlossener Kreislauf der zwölf Meridiane).
- Sie sind ein Kommunikationssystem, das *Information (Qi) übermittelt* und dadurch verschiedene Körperteile miteinander vernetzt (Fünf Antike *Shu*-Punkte).

Es ist beispielsweise nicht Aufgabe des Meridian-Qi, auf seinem Fluss entlang der Fünf Antiken *Shu*-Punkte „Nährstoffe" zu den inneren Organen zu transportieren. Diese Rohmaterialien für die Körperphysiologie entspringen auch nicht „wie aus Zauberhand" aus Fingern und Zehen. Was zunimmt, ist das *Handlungspotenzial*, das in der Chinesischen Medizin „Meridian-Qi" genannt wird. Dieses Meridian-Qi ist in seinem Wachstum von Nährstoffen abhängig, die es absorbiert, um Qi für den Antrieb der Organe zu bilden. An diesem Punkt beginnen sich die Wege der Chinesischen und der modernen Medizin zu trennen, denn die Chinesische Medizin besagt

(Theorie der Fünf Wandlungsphasen), dass die Zirkulation in den Extremitäten einen Einfluss auf die Organe hat.

Das Unterstützen dieser Meridian-Qi-Entwicklung, das sich gemäß der Theorie der Fünf Antiken *Shu*-Punkte entwickelt, ist eine der besten Indikationen für distale Punkte, denn das Meridian-Qi entwickelt sich eben dort: an den Unterarmen und Unterschenkeln. Jede *Shu*-Punkte-Kategorie hat dabei unterschiedliche Wirkungen, und diese Bewegung und Entwicklung des Meridian-Qi an jedem *Shu*-Punkt gilt es auch beim Erstellen einer Behandlungsstrategie zu berücksichtigen.

Die praktische Anwendung der Fünf Antiken *Shu*-Punkte

Kapitel 68 des *Nán Jīng* befasst sich mit der Anwendung der Fünf Antiken *Shu*-Punkte. Darin werden dabei die allgemein bekannten Indikationen für diese Punktgruppe zum ersten Mal erwähnt:
- Die *Jǐng*-Brunnenpunkte behandeln Fülle unter dem Herzen.
- Die *Yíng*-Quellpunkte behandeln Hitze im Körper.
- Die *Shū*-Bachpunkte behandeln Schweregefühl und Gelenkschmerzen.
- Die *Jīng*-Flusspunkte behandeln Keuchen, Husten, Hitze und Kälte.
- Die *Hé*-Meerpunkte behandeln Gegenläufiges Qi und Durchfall.

In den 2000 Jahren seither wurden zahlreiche Kommentare zu dieser kurzen Aussage verfasst, denn obschon diese Aufzählung hilfreich ist, ist sie unvollständig. Grundlegende Eigenschaften der Fünf Antiken *Shu*-Punkte werden ohne die nötigen Details nur angedeutet, und außerdem sind Teile des Originaltextes möglicherweise verloren gegangen. Unser heutiges Verständnis der Fünf Antiken *Shu*-Punkte ist das Ergebnis vieler gut dokumentierter klinischer Erfahrung. Bis zum heutigen Tag gibt es Diskussionen über die genaue Natur und Anwendung dieser Punktkategorie. Unbestritten ist, dass jeden der Fünf Antiken *Shu*-Punkte eine einzigartige klinische Effektivität kennzeichnet.

Die *Jǐng*-Brunnenpunkte (井穴, *jǐng xué*)

Die wichtigsten Wirkungen der *Jǐng*-Brunnenpunkte sind:
- Fülle ableiten und Stagnation zerstreuen (瀉實袪滯, *xiè shí qū zhì*),
- Stockungen auflösen und Verklumpungen eröffnen (宣痹開結, *xuān bì kāi jié*).

Um diese Indikationen zu verstehen, muss man das Wesen des Meridian-Qi an den *Jǐng*-Brunnenpunkten begreifen. Die *Jǐng*-Brunnenpunkte liegen nahe den Finger- und Zehennägeln, dort, wo die Transformation von *Yíng*- und *Wèi*-Qi im Kreislauf der zwölf Meridiane (Meridian-Qi) beginnt; hier entsteht das Meridian-Qi aus der Interaktion von Yin und Yang. Da der nährende Kreislauf der zwölf Meridiane die Substanz (Yin) für die Funktion (Yang) des Meridian-Qi darstellt, gelten sie als der erste Treffpunkt von Yin und Yang.

An den *Jǐng*-Brunnenpunkten nimmt die Qi-Transformation der Organe ihren Ausgang. Von hier aus beginnen die Meridiane anzuwachsen, und hier ist das Meridian-Qi noch klein und langsam. Es heißt, dass das Meridian-Qi an diesen Punkten „wie eine Quelle aus einer Bergflanke tröpfelt". Es fließt noch nicht gleichmäßig wie ein Bach, sondern sammelt sich erst langsam an. Im Kapitel 68 des *Nán Jīng* wird die Qi-Bewegung an den *Jǐng*-Brunnenpunkten mit 出 *chū* (sich entwickeln, herauskommen) beschrieben. *Yíng*-Qi, *Wèi*-Qi und *Yuan*-Qi des Meridiankreislaufes werden ab hier langsam in Meridian-Qi transformiert (Abb. 16.6).

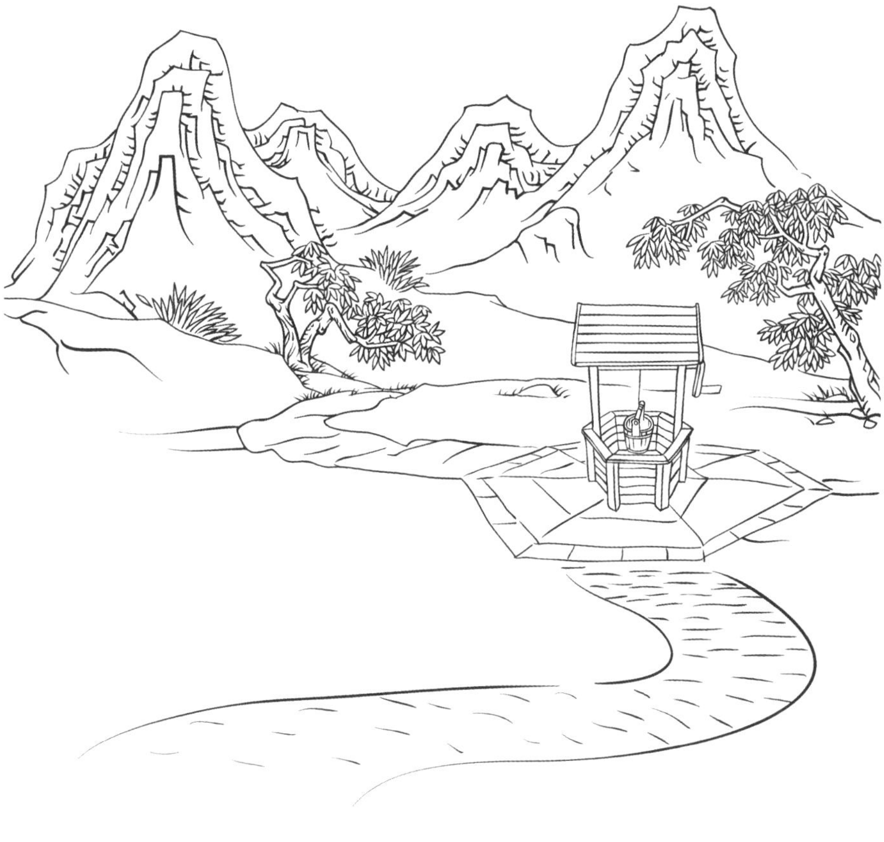

Abbildung 16.6
An den *Jǐng*-Brunnenpunkten tritt Qi aus den Meridianen aus und erscheint an der Körperoberfläche.

Frage *Was ist der Zündfunken, der das Meridian-Qi an dieser Stelle in Bewegung bringt?*

Dr. Wang

Der Zündfunke entstammt wie immer der aus dem *Yuan*-Qi. Hier beginnt die Entwicklung des Meridian-Qi, und das *Yuan*-Qi aktiviert die Transformation von Nährstoffen zu Meridian-Qi. Warum heißen diese Punkte aber dann nicht „*Yuan*-Punkte"? Ich erkläre mir diesen scheinbaren Widerspruch so, dass das *Yuan*-Qi an diesen Anfangspunkten noch nicht mächtig genug ist, denn an den *Yuan*-Punkten ist die Zirkulation bedeutend kräftiger.

An den *Jǐng*-Brunnenpunkten entsteht aber nicht das gesamte Meridian-Qi, sondern es nimmt hier, am Treffpunkt von Yin und Yang, nur seinen Anfang. Ebenso beginnt an den *Jǐng*-Brunnenpunkten die Transformation von *Yíng*-Qi und *Wèi*-Qi in die Yang-Funktion. Diese treibt in weiterer Folge die Qi-Dynamik der Organe an. Da an diesen Punkten das Meridian-Qi „entspringt", haben sie einen starken Effekt auf den gesamten Meridianverlauf.

Für die praktische Anwendung der *Jǐng*-Brunnenpunkte sollte man sich dieses Bild einer langsamen und allmählichen Sammlung von Meridian-Qi vor Augen halten. Die zwei HAUPTINDIKATIONEN dieser Punktkategorie sind:

1. Fülle ableiten und Stagnation zerstreuen

Den meisten ist bekannt, dass die *Jǐng*-Brunnenpunkte eine klärende Wirkung haben und Qi- und/oder Blut-Stagnation bewegen können. Obwohl die Qi- und Blut-Bewegung an diesen Punkten „allmählich und tröpfelnd" ist, wirkt das ableitende Entfernen weniger Blutstropfen wie das Schütteln eines Astes. Man leitet dabei jenes Areal ab, an dem das Meridian-Qi seinen Ausgang nimmt, sodass selbst wenige Flüssigkeits- oder Blutstropfen Druck aus dem gesamten Meridian nehmen können. Da sie die Meridiananfangspunkte sind, entsteht eine „Entspannungs-Kettenreaktion", und im gesamten Meridianverlauf wird Fülle abgeleitet und Stase beseitigt.

Den modernen Lehrbüchern zufolge sind die häufigsten Indikationen für die *Jǐng*-Brunnenpunkte „Spannungen oder Schmerzen durch Fülle oder Stase", meist erkennbar an Hitze und/oder Schwellungen im Meridianverlauf. Der Einsatz für die *Jǐng*-Brunnenpunkte bei Fülle und Stase beschränkt sich aber nicht auf Schwellungen und Schmerzen, denn sie können ebenso zum Beispiel bei Reizbarkeit hilfreich sein. Im *Nán Jīng* werden sie bei „Fülle unter dem Herzen" empfohlen, einer durch Fülle bedingten Reizbarkeit und Rastlosigkeit.

NEBENINDIKATIONEN:

- Schlaflosigkeit
- Zähneknirschen

- Fazialisparese,
- Kopfschmerzen,
- Magenstörungen durch Fülle-Hitze.

Zähneknirschen, Schlaflosigkeit oder auch Herpes Zoster könnten durch Fülle-Hitze im *Yáng Míng* bedingt sein und reagieren dann gut auf Blutenlassen von Di1 *(Shāng Yáng)* und Ma45 *(Lì Duì)*. Klarerweise braucht es davor eine Differenzialdiagnose und Meridianpalpation.

2. Stockungen auflösen und Verklumpungen eröffnen

Diese Indikation ähnelt auf den ersten Blick der ersten, genau betrachtet handelt es sich aber um eine andere Diagnose und sie benötigt daher eine andere Behandlungstechnik. Bei Stockungen und Verklumpungen liegt manchmal keine Fülle vor und die „Stagnation" entsteht durch eine Verlangsamung der Meridianbewegung (Leere).

Dazu eine Metapher: Fülle und Stase sind wie Schuttablagerungen in einem Fluss: Durch Blutenlassen der *Jǐng*-Brunnenpunkte erzeugt man eine starke Bewegung und kann so die Blockade durchbrechen. Diese Bewegung ähnelt dem „Schütteln eines Astes". Dem gegenüber entsprechen Blockaden oder Verklumpungen (Leere) eher einem Fluss, der durch Wassermangel zu einem langsames Rinnsal wird. In den Meridianen gerinnt und verlangsamt sich das Qi, aber ohne dass Stasezeichen vorliegen. In den Klassikern wird das als „Stockung" oder, in schwereren Fällen, „Verklumpung" bezeichnet. Der Meridianfluss lässt sich dann durch Tonisieren der *Jǐng*-Brunnenpunkte (Entnahme von nur 2–3 Blutstropfen, Nadeln oder Moxa) verbessern (Abb. 16.7).

Diese „Stockungen" werden in der Literatur manchmal auch als „schmerzhafte Obstruktionen", „*Bi*-Syndrome" oder „Behinderung" übersetzt, und die *Jǐng*-Brunnenpunkte können daher für arthritische Beschwerden dieser Krankheitskategorien angewendet werden. Lange bestehende Stockungen können zu „Verklumpungen" werden, einer schwereren Störung, bei der das Meridian-Qi gerinnt.

- **Stockungen**: Qi und Blut können sich nicht mehr frei durch die Meridiane bewegen (氣血失常, *qì xuè shī cháng*).
- **Verklumpungen**: Diese ähneln einem Knoten in der Qi-Dynamik (氣機閉結, *qì jī bì jié*).

Beide Störungen sind wie eine umgedrehte Glasflasche, aus der keine Flüssigkeit austreten kann, solange keine Luft eintritt. Bei Stockungen und Verklumpungen fließt das Meridian-Qi nur schleppend, manchmal aber ohne offensichtliche Fülle- und/ oder Hitzezeichen. Klinische Beispiele dafür sind Ohnmachtsanfälle, Schock oder Psychosen, alles klassische Indikationen für die *Jǐng*-Brunnenpunkte.

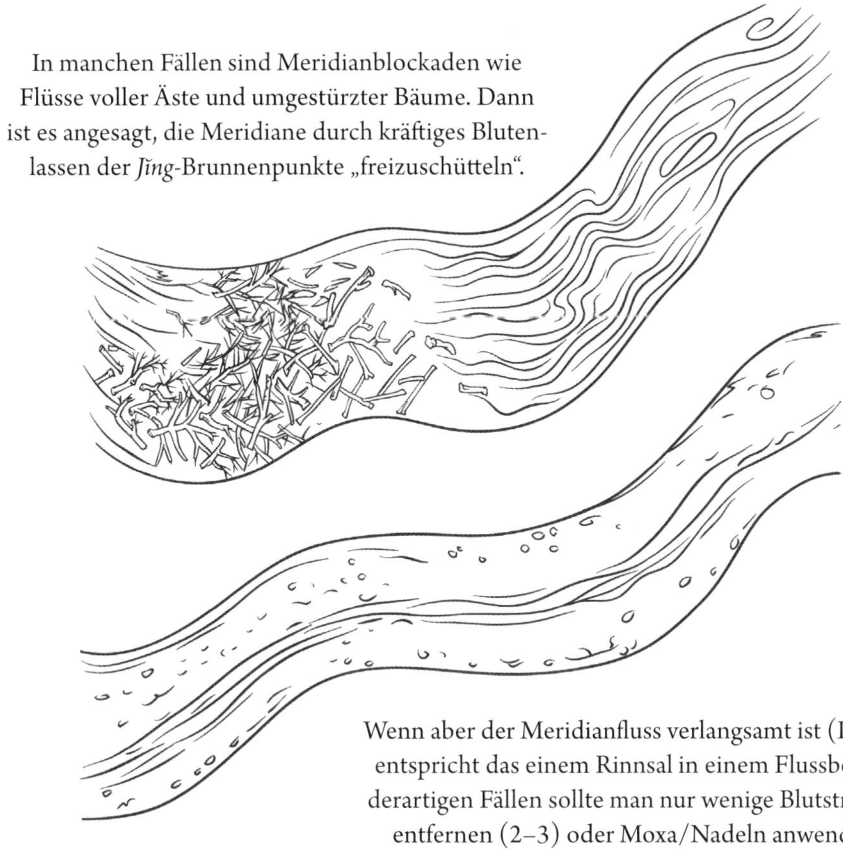

Abbildung 16.7
Die Anwendung der *Jǐng*-Brunnenpunkte bei Fülle (Stase) oder Leere.

Die beiden Konzepte „Stockungen" und „Verklumpungen" können auch andere Indikationen der *Jǐng*-Brunnenpunkte, wie zum Beispiel Dü1 *(Shào Zé)* bei ungenügender Milchbildung, erklären. Dieser Punkte ist dann indiziert, wenn verklumptes Qi (meist durch plötzlichen, heftigen Ärger oder andere emotionale Störungen wie Wochenbettdepressionen) den Milchfluss behindert.

Ein weiteres Anwendungsgebiet für die *Jǐng*-Brunnenpunkte ist generalisierte Taubheit der Hände und Füße: sie können die Bewegung stimulieren und dadurch Stockungen auflösen.

Weitere Beispiele für die tonisierende Wirkung dieser Punktgruppe sind:

- Mi1 *(Yǐn Bái)* bei Schmierblutung zwischen den Monatsblutungen (漏, *lòu;* siehe Kapitel 5).
- Ni1 *(Yǒng Quán)* bei Nieren-Leere-Asthma.

In beiden Fällen entsteht die tonisierende Wirkung der *Jǐng*-Brunnenpunkte aufgrund ihrer Nähe zum Ursprung des Meridian-Qi.

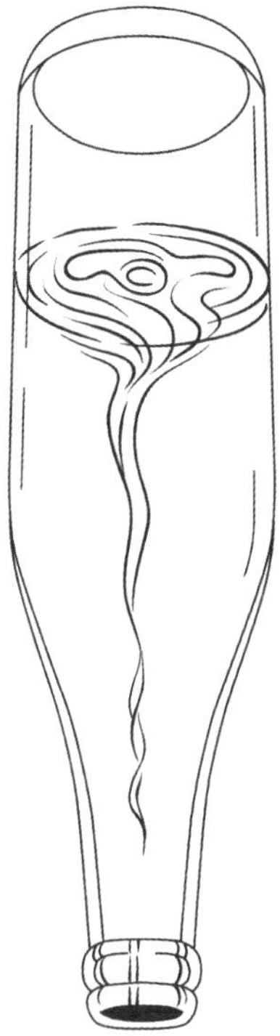

Abbildung 16.8
Wenn der Meridianfluss durch ein Hindernis stark verlangsamt ist, entspricht das der Flüssigkeitsblockade in einer umgedrehten Flasche. Moxa oder leichtes Blutenlassen (2–3 Tropfen) an den *Jĭng*-Brunnenpunkten kann die Bewegung im ganzen Meridian wieder herstellen.

Dem *Systematischen Klassiker für Akupunktur und Moxatherapie (Jia Yi Jing)* zufolge können die *Jĭng*-Brunnenpunkte der Yin-Meridianen die Qi-Dynamik stimulieren, weshalb sie für viele Leere-Muster geeignet sind. An den Yang-Meridianen hingegen sind sie eher bei Fülle indiziert. Dieses Grundprinzip hat auch heutzutage noch seine Gültigkeit, und man sollte demzufolge stets daran denken, dass diese *Jĭng*-Brunnenpunkte – je nach Stimulationstechnik – Fülle ableiten oder mild tonisieren können.

Behandlungstechniken an den *Jĭng*-Brunnenpunkten

Um Meridiane bei Fülle „auszuschütten", muss man 8–12 Blutstropfen entfernen, in schweren Fällen bis zu 40. Man muss dazu das Areal auspressen und die Blutstropfen zählen. Dabei geht es nicht darum, möglichst viel Blut zu entfernen, sondern darum, ein kleines Rinnsal zu erzeugen, und bei Fülle muss sich die Blutfarbe von dunkel in Richtung heller ändern. Die ausreichende Blutmenge ist erreicht, wenn die Tropfen blass oder sogar klar werden.

Um über die *Jĭng*-Brunnenpunkte Stockungen oder Verklumpungen (Leere-Pathologien) zu behandeln, wendet man eher Moxa an oder nadelt mit einer milden Stimulationstechnik, oder aber man entfernt nur wenige (4–5) Blutstropfen. Ein derartiges „Blutenlassen" ist „neutral": weder tonisierend noch ableitend. Da Stockungen oder Verklumpungen selten durch Fülle oder Hitze bedingt sind, ist das Blut meistens blass oder klar, und unterscheidet sich damit vom leuchtend roten Blut bei Fülle oder dem dunkelroten Blut bei Blut-Stagnation.

„Fülle unter dem Herzen" wird im *Nán Jīng* eher als ein Beispiel für gewisse Krankheitsmuster angeführt und nicht als exklusive Indikation. Neben Fülle und Spannungen im Epigastrium können über die *Jĭng*-Brunnenpunkte auch andere Fülle- oder Leere-Störungen der Meridiane behandelt werden. Die Symptome variieren je nach betroffenem Meridian.

Punkt	Behandlungsziel	Indikation
Dü1 *(Shào Zé)*	Blockaden eröffnen	Blockaden durch emotionale Fülle mit ungenügender Milchbildung
Ma45 *(Lì Duì)*	Fülle-Stase ableiten	Nächtliches Zähneknirschen oder Schlaflosigkeit durch *Yáng Míng*-Hitze
Di1 *(Shāng Yáng)*	Fülle-Stase ableiten	Schlaflosigkeit durch *Yáng Míng*-Hitze
Mi1 *(Yǐn Bái)*	Diffuse Hindernisse auflösen	Schmierblutungen zwischen den Monatsblutungen durch Milz-Leere
Le1 *(Dà dūn)*	Diffuse Hindernisse auflösen	Schwere Uterusblutungen durch Leber-Leere
Ni1 *(Yǒng Quán)*	Diffuse Hindernisse auflösen	Asthma durch Nieren-Leere

Tabelle 16.2
Anwendungsbeispiele für ausgewählte *Jǐng*-Brunnenpunkte

Die *Yíng*-Quellpunkte (荥穴, *yíng xué*)

Die Hauptwirkungen dieser Punkte sind:
- klären Leere-Hitze (清虛熱, *qīng xū rè*),
- unterstützen Yin-Blut (育陰血, *yù yīn xuè*).

Die meisten *Yíng*-Quellpunkte liegen im Bereich der distalen Mittelhand- und Mittelfußgelenke, an Stellen, an denen der Körper fleischiger wird, die Entwicklung des Meridian-Qi sich wandelt und die Zirkulation von Qi und Blut an Kraft gewinnt. Das Meridian-Qi bewegt sich ab hier zwar etwas schneller, tröpfelt aber immer noch mit einem nur schwachen Fluss. Im *Nèi Jīng* heißt es, dass das Qi an den *Yíng*-Quellpunkten „fließt" (流, *liú*): Das Meridian-Qi beginnt sich zu bewegen, genauer gesagt, kommt es hier zur ersten *zentripetalen* Bewegung. An den *Jǐng*-Brunnenpunkten tritt das Qi nämlich nur aus, nimmt aber erst an den *Yíng*-Quellpunkten eine Flussrichtung ein (Abb. 16.9).

Im 68. Kapitel des *Nán Jīng* heißt es, dass diese Punkte Hitze behandeln können, weshalb sie in vielen modernen Lehrbüchern bei Fieber gelistet werden. Die klinischen Einsatzmöglichkeiten sind aber bedeutend umfassender. In den Büchern *Zhēn jiǔ jù yīng* (針灸聚 英, Blütensammlung der Akupunktur, 1529), *Zhēn jiǔ zī shēng jīng* (針灸資生經, Klassiker, wie man das Leben mit Akupunktur und Moxa nähren kann, 1220) und *Zhēn jiǔ dà chéng* (針灸大成, Großes Kompendium der Akupunktur und Moxatherapie, 1601) werden einige Grundmuster erwähnt. Die folgenden Anwendungsmöglichkeiten entstammen diesen drei Quellen.

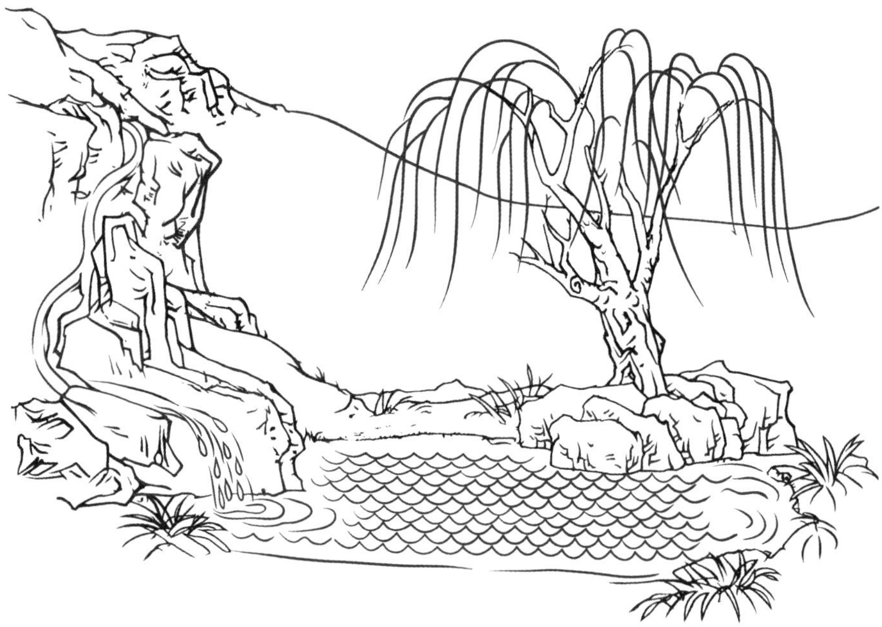

Abbildung 16.9
An den *Yíng*-Quellpunkten sammelt sich das Meridian-Qi und beginnt gerichtet zu fließen. Diese Punkte wirken ganz allgemein kühlend und Yin-nährend.

1. Sie klären Hitze (hauptsächlich aufgrund einer Yin- und/oder Blut-Leere)
Da sich das Meridian-Qi an den Ying-Punkten noch langsam bewegt, kann das Nadeln dieser Areale Yin-Flüssigkeiten generieren (die *Shū*-Bachpunkte haben im Gegensatz dazu einen Bezug zum *Yuan*-Qi (Yang)).

In der Praxis werden die *Yíng*-Quellpunkte häufig bei mildem Fieber eingesetzt. Im *Líng Shū,* Kapitel 44, wird folgende INDIKATION angeführt: „Krankheiten mit Veränderungen der Gesichtsfarbe". Das ist ein Hinweis auf Leere-Hitze, zum Beispiel eine Wangenrötung durch Yin-Blut-Leere. Für Fieber durch andere Ursachen sind die *Yíng*-Quellpunkte weniger geeignet.

Ein weiteres Beispiel ist die Anwendung von Lu10 *(Yú Jì)* bei Halsschmerzen durch Yin-Leere-Hitze der Lungen. Eine Hitze durch Yin-Blut-Leere kann auch zu Entzündungen im Beckenraum führen, welche man über Mi2 *(Dà Dū)*, Le2 *(Xíng Jiān)* oder Ni2 *(Rán Gŭ)* behandeln könnte. Le2 wird in manchen modernen Lehrbüchern bei Leber-Feuer gelistet, und obwohl man diesen Punkt auch bei Leber-Fülle-Mustern anwenden kann, ist er bei einer Leber-Leere (zum Beispiel Blut-Leere) am effektivsten. Bei einem echten Fülle-Feuer in der Leber sind *Shào Yáng*-Punkte wirksamer, welche Hitze nach oben und außen klären können.

2. Die *Yíng*-Punkte können chronische Entzündungen durch Leere behandeln (akute Entzündungen reagieren meist besser auf Blutenlassen der *Jǐng*-Brunnenpunkte)
Lu10 *(Yú Jì)* würde man demnach eher bei chronischen Halsentzündungen durch Leere einsetzen und Lu11 *(Shào Shāng)* bei akuter Tonsillitis. Ähnliches trifft auch auf die anderen Meridiane zu.

Eine Ausnahme zu dieser Regel ist Ma44 *(Nèi Tíng)*, der sehr effektiv *Yáng Míng*-Fülle-Hitze klären kann.

Behandlungstechniken an den *Yíng*-Quellpunkten

Bei der Behandlung der *Yíng*-Quellpunkte sollte man sich das Wesen des Meridian-Qi an diesen Stellen vor Augen halten. Im Gegensatz zum *Tröpfeln* an den *Jǐng*-Brunnenpunkten *fließt* das Meridian-Qi hier in einem sehr dünnen, unterbrochenen Strom:

- Die Patienten sollten die Qi-Ausstrahlung auch als eine *milde* Bewegung spüren.
- Man sollte nur oberflächlich stechen und sanft drehend manipulieren.
- Durch die *Yíng*-Quellpunkte lässt sich keine Riesenmenge an Yin-Blut erzeugen, sondern vielmehr ein allmähliches Wachstum (Tab. 16.3).

Punkte	Pathologie
Lu10 *(Yú Jì)*	Halsschmerzen durch Lungen-Yin-Leere
Mi2 (Dà Dū)	Die Kombination aus Flüssigkeitsmangel und äußere Krankheit; Unfähigkeit zu schwitzen
Le2 (Xíng Jiān)	Hitze durch Leber-Blut-Leere
Ma44 *(Nèi Tíng)*	Große Hitze in *Yáng Míng* (Meridian und/oder Organ), häufig mit Schädigung des Yin

Tabelle 16.3
Anwendungsbeispiele für ausgewählte *Yíng*-Quellpunkte

Die *Shū*-Bachpunkte (輸穴, *shū xué*)

Diese Punkte – mancherorts auch als „Transportpunkte" bezeichnet – besitzen folgende Hauptwirkungen:

- Vermehren das Qi und wärmen Yang (益氣溫陽, *yì qì wēn yáng*),
- Transformieren Feuchtigkeit (化濕, *huà shī*).

Die meisten *Shū*-Bachpunkte liegen an den Handgelenken und Knöcheln und somit an sehr beweglichen Arealen. Im *Nán Jīng* wird die Qi-Bewegung an diesen Punkten mit „gießen" (注 *zhù)* beschrieben: das Qi fließt gleichmäßig wie Wasser, das man aus einem Behälter gießt. An den Handgelenken und Knöcheln herrscht in den Meridianen eine sehr große Aktivität, und diese aktive Qi-Zirkulation bewirkt eine rasche Interaktion von Qi und Blut. In diesem Bereich liegen daher auch viele dünnwandige Blutgefäße, die aufgrund ihrer Flexibilität und Durchlässigkeit die Ernährung der lokalen Gelenke gewährleisten können. Diese Interaktion von Qi und Blut ist auch der Grund, warum diese Punkte an den Yin-Meridianen gleichzeitig die *Yuan*-Punkte sind (siehe Abb. 16.10; mehr dazu in Kapitel 17).

Am Anfang dieses Kapitels wurde erläutert, wie das *Yuan*-Qi an den *Jĭng*-Brunnenpunkten die Entwicklung des Meridian-Qi entzünden kann. Hier, an den *Shū*-

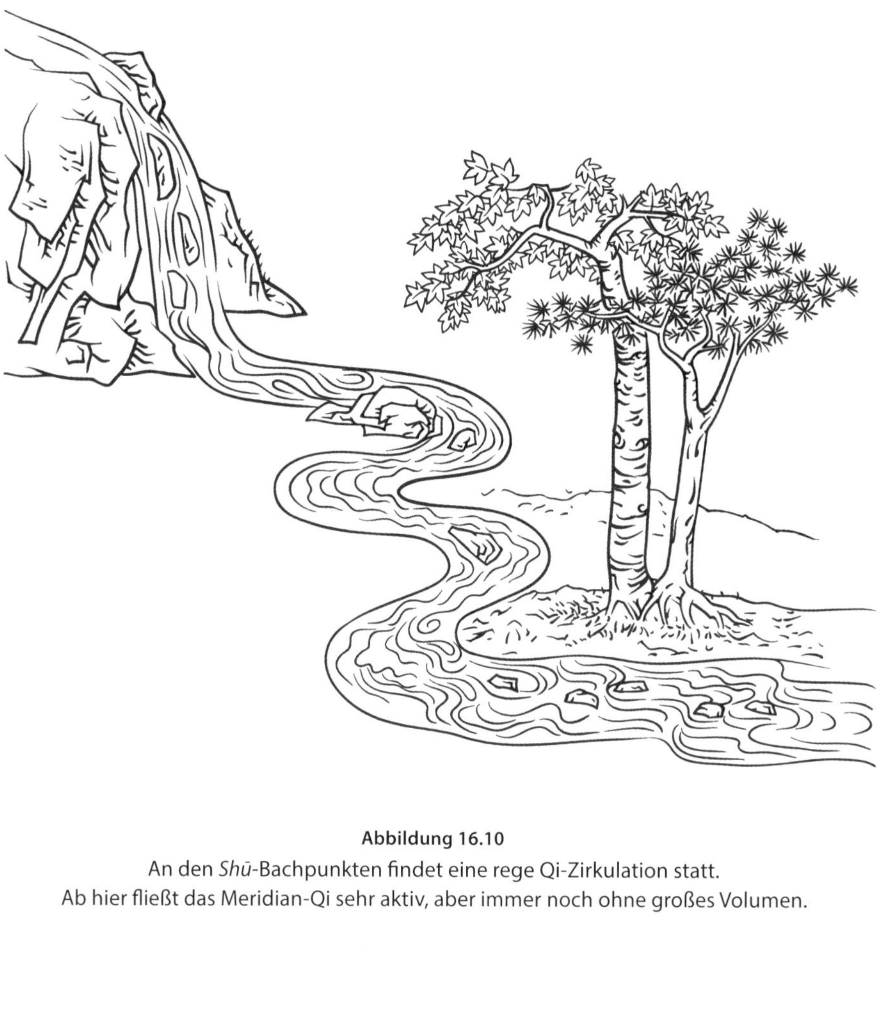

Abbildung 16.10
An den *Shū*-Bachpunkten findet eine rege Qi-Zirkulation statt.
Ab hier fließt das Meridian-Qi sehr aktiv, aber immer noch ohne großes Volumen.

Bachpunkten, tritt das *Yuan*-Qi nun sehr kraftvoll in die Meridiane ein. Dazu gibt es einige wichtige Konzepte, die für die Rolle des *Yuan*-Qi im System der Fünf Antiken *Shu*-Punkte von großer Bedeutung sind (für eine ausführliche Abhandlung über *Yuan*-Qi und *Yuan*-Punkte, siehe Kapitel 17).

Das *Yuan*-Qi spielt eine wichtige Rolle in der Entwicklung des Meridian-Qi

Das *Yuan*-Qi ist der primäre Stimulus im gesamten Meridianverlauf. Im vorderen Teil dieses Kapitels kam die Frage auf, wie an den *Jǐng*-Brunnenpunkten und den *Yíng*-Quellpunkten Transformation stattfinden kann, wenn das *Yuan*-Qi erst an den *Yuan*-Punkten in die Meridiane eintritt?

Die Pfade des *San Jiao* durchdringen den gesamten Körper, so dass das *Yuan*-Qi auch die Fingerspitzen und Zehenspitzen erreicht. Man findet das *Yuan*-Qi eben nicht nur an den *Yuan*-Punkten, sondern auch in den Flüssigkeiten um alle Akupunkturpunkte herum.

An den *Yuan*-Punkten (= *Shū*-Bachpunkten an den Yin-Meridianen) kräftigt das *Yuan*-Qi den Qi-Fluss, weil es wegen der hier zunehmenden Blut-Zirkulation und der ausgeprägten Gelenksbewegungen hier einströmt. Das bewirkt, dass der Qi-Fluss hier schneller und tiefer wird. An diesen Punkten kommt es durch den hohen Umsatz an Qi und Blut zum ersten bedeutsamen „Einsaugen“ von *Yuan*-Qi.

Dem *Nán Jīng* zufolge kann man über die *Shū*-Bachpunkte Schweregefühl im Körper und Gelenkschmerzen behandeln

Diese Indikation beruht ebenfalls darauf, dass die kräftige Zirkulation an diesen Punkten *Yuan*-Qi „einsaugt“ und man diese Punkte daher nützen kann, um eine Yang-Bewegung in den Meridianen aufzubauen. Yang-Leere mit sekundärer Feuchtigkeitsakkumulation ist die Wurzel vieler chronischer Beschwerden mit Schweregefühl oder Schmerzen im gesamten Körper (nicht nur in den Gelenken). Die *Shū*-Bachpunkte können derartige Beschwerden behandeln, weil sie die Yang-Transformation im gesamten Meridianverlauf stärken, und diese intensivierte *Yuan*-Qi-Zirkulation generiert Yang, das Feuchtigkeit und Kälte transformieren und dadurch Schmerzen lindern kann.

Der Hauptunterschied zwischen gesunden und krankhaften Flüssigkeiten liegt darin, ob sie Nährstoffe verteilen können oder nicht. Ohne *Yang*-Qi als Zündfunken verbleibt Feuchtigkeit in den Meridianen und die Körperflüssigkeiten können Muskeln und Gelenke nicht länger nähren. Die Folge ist ein Teufelskreis, in dem ein Mangel an Transformation zu ungenügender Ernährung führt und diese ungenügende Ernährung wiederum zu Schweregefühl und Schwäche und in der Folge zu Lethargie. Das hemmt Aktivität und Bewegung und damit die Entwicklung von Yang-Qi. Am Ende dieses Kreislaufes sind schließlich die Gelenke selbst betroffen. Die Gelenke benötigen nämlich sowohl Yang-Qi für ihre Bewegungen als auch Körperflüssigkeiten zur Befeuchtung und um Nährstoffe in die Knochenzwischenräume zu transportieren.

An dem Punkt, an dem dieser Kreislauf zu Gelenkschmerzen geführt hat, liegt meistens bereits eine ausgeprägte Feuchtigkeitsansammlung vor, die sich bei längerem Bestehen in Schleim wandeln kann.

Ein Schweregefühl und Gelenkschmerzen, die vordergründig durch Feuchtigkeit aufgrund stagnierender Flüssigkeiten entstehen, gehen tatsächlich auf eine zu schwache Yang-Transformation durch ungenügendes *Yuan*-Qi zurück.

Zusammenfassung: Die *Shū*-Bachpunkte stärken Qi, wärmen Yang und können dadurch Feuchtigkeit und Kälte transformieren.

Behandlungstechniken an den *Shū*-Bachpunkten

Man versucht, ähnlich wie an den *Yíng*-Quellpunkten, eine sanfte Qi-Ausstrahlung dem Meridian entlang auszulösen. Da die *Shu*-Punkte häufig in der Nähe großer Gefäße liegen, sollte man langsam einstechen, damit diese Gefäße ausweichen können. Manchmal wird geraten, diese Gefäße mit dem Daumen beiseite zu halten (zum Beispiel an Lu9 *(Tài Yuān)*), aber dies sollte man unterlassen. Ein langsamer, sorgfältiger Einstich genügt, der gleichzeitig auch für die beste Qi-Antwort sorgt. Sobald man die richtige Nadeltiefe erreicht hat, sollte man schnell hin und her drehen (Zwirbeln), um die passende Qi-Ausstrahlung auszulösen (Tab. 16.4)

Punkt	Wirkmechanismus und Indikationen
SJ3 *(Zhōng zhǔ)*	Bringt Wärme in die *Shào Yáng*-Meridiane. INDIKATION: Steifheit im seitlichen unteren Rücken/in der Hüfte durch Kälte-Stagnation.
Bl65 *(Shù Gǔ)*	Wärmt die *Tài Yáng*-Meridiane. INDIKATION: Schmerzen im unteren Rücken durch Kälte in den Meridianen.
Mi3 *(Taì Bái)*	Durch Stärken des Milz-Yang/-Qi lässt sich ein Schweregefühl im gesamten Körper behandeln.
Dü3 *(Hòu Xī)*	INDIKATION: Steifigkeit im Nacken und oberen Rücken durch Kälte in den *Tài Yáng*-Meridianen.
Ni3 *(Taì Xī)*	INDIKATION: Stärkt das Nieren-Yang-Qi und behandelt dadurch Schmerzen im unteren Rücken durch chronische Leere oder Kälte.

Tabelle 16.4
Anwendungsbeispiele ausgewählter *Shū*-Bachpunkte

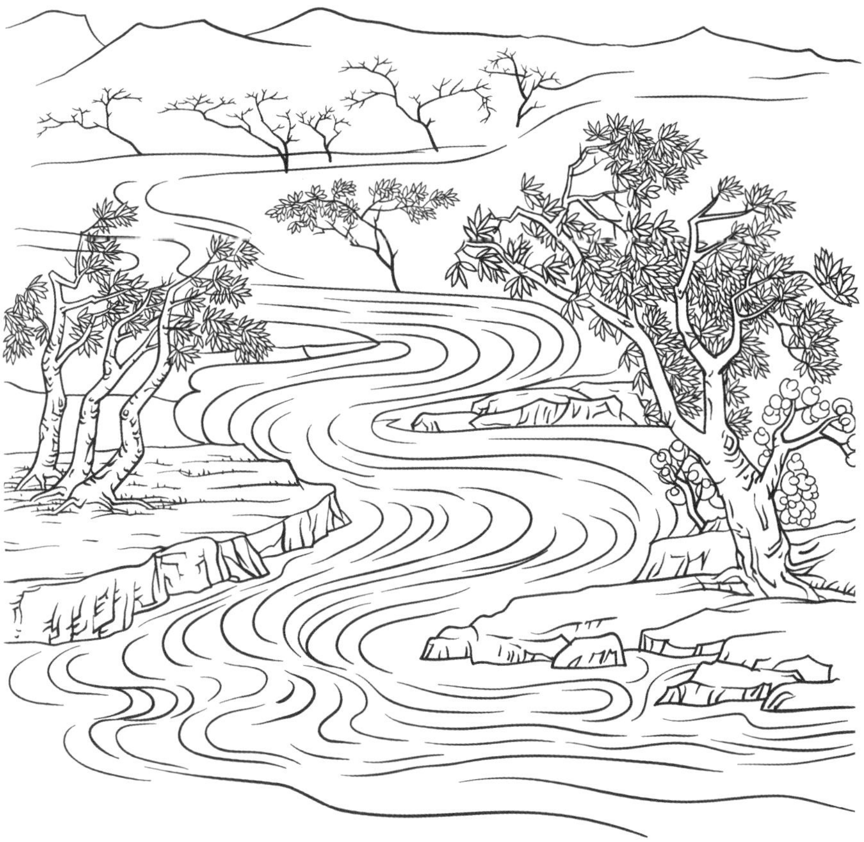

Abbildung 16.11
Dank des starken Meridianflusses an den *Jīng*-Flusspunkten kann man über diese die Oberfläche kraftvoll klären.

Die *Jīng*-Flusspunkte *(*經穴*, jīng xué)*

Diese auch als „Transportpunkte" bezeichneten Punkte haben folgende HAUPTWIRKUNG:

- Sie fördern die ordnungsgemäße Bewegung des Meridian-Qi (行經氣, *xíng jīng qì)*.

Sie liegen an fleischigeren Arealen als die ersten drei Punktgruppen, genau dort, wo es klare Abgrenzungen zwischen Sehnen und Muskeln gibt, die groß genug sind, um einem großen, breiten, tiefen (einem Fluss ähnlichen) Qi-Fluss Platz zu bieten. Die Bewegung an diesen Punkten wird in den Klassikern mit 行, *xíng,* beschrieben: eine starke, konstante Bewegung. Das Qi fließt hier gleichmäßig und kraftvoll, aber nicht mit demselben Tiefgang wie später an den *Hé*-Meerpunkten (Abb. 16.11).

Im Kapitel 68 des *Nán Jīng* werden diese Punkte bei Keuchen, Husten, Hitze und Kälte empfohlen, häufige Symptome bei einem Äußeren Pathogen. Dass die *Jīng*-Flusspunkte die Oberfläche von Äußeren Pathogenen befreien können, verdanken sie der hier stattfindenden kräftigen Qi-Bewegung, die in relativ oberflächlichen Muskelschichten fließt. Die klinischen Indikationen für die *Jīng*-Flusspunkte spiegeln diese Fähigkeit wider, eine ordnungsgemäße Bewegung zu fördern.

Ein Beispiel dafür, wie man die Oberfläche über die *Jīng*-Flusspunkte behandeln kann, ist Lu8:

Lu8 *(Jīng Qú)* kann eine Wind-Kälte-Krankheit (Äußere Fülle-Störung) mit Husten, Gliederschmerzen und Fieber ohne Schwitzen durch Unterstützen der Bewegung behandeln. Mi2 *(Dà Dū)* kann die Wirkung von Lu8 leicht modifizieren, und diese Punktekombination ähnelt der Rezeptur *Guì Zhī Má Huáng Gé Bàn Tāng* (Dekokt aus Zimtzweigen und Ephedra). Sie kann Äußere Pathogene bei gleichzeitiger *Tài Yīn*-Leere klären, einer klinisch häufig anzutreffenen Situation.

Analyse:
- Lu8 als *Jīng*-Flusspunkt bewegt das Meridian-Qi, um ein Äußeres Pathogen auszutreiben und befreit so die Lunge.
- Mi2 als *Yíng*-Quellpunkt klärt Leere-Hitze durch sanftes Kräftigen der Milz.

Beide Punkte klären verschiedene Arten von Hitze und können gemeinsam sehr effektiv bei chronischen Leere-Pathologien mit hartnäckigem Fieber angewendet werden.

Manchmal werden *Yíng*-Quellpunkte auch einzeln bei mildem Fieber durch Leere-Hitze herangezogen, die Kombination aus Lu8 und Mi2 hingegen hilft, wenn ein hohes Fieber nicht abfällt, wobei das wichtige diagnostische Kriterium dabei die „Unfähigkeit zu schwitzen“ ist. Die Effektivität dieser Kombination beruht darauf, dass sie Schwitzen induzieren und somit das Pathogen entfernen kann, wobei man stark drehend manipulieren sollte.

Manche *Jīng*-Flusspunkte behandeln jedoch nicht die im *Nán Jīng* erwähnten Indikationen „Keuchen, Husten, Hitze und Kälte“, zum Beispiel:

SJ6 *(Zhī Gōu)*: Dieser kann die Oberfläche nicht so effektiv befreien wie sein Nachbar SJ5 *(Wài Guān)*. Die Hauptwirkung von SJ6 ist das Klären von Meridianhitze, da er das Qi im Meridian kräftig bewegen kann. Eine seiner wichtigsten Indikationen ist Verstopfung, vor allem Verstopfung durch Qi-Stase mit Leber- und Gallenblasen-Hitze, da er als *Jīng*-Flusspunkt des *Shào Yáng* eingeschnürte Hitze aus allen Drei Erwärmern klären kann. In der Kombination mit Gb34 *(Yáng Líng Quán)* kann er den *Shào Yáng* durchkämmen und drainieren (regulierender *Hé*-Meerpunkt und bewegender *Jīng*-Flusspunkt).

Ni7 *(Fù Liū)*: Die Hauptwirkung dieses *Jīng*-Flusspunktes ist es, das Yin zu unterstützen, indem er die Meridianbewegung verbessert. Darin unterscheidet er sich von Ni3 *(Taì Xī)*, der die Qi-Dynamik der Niere durch eine Kräftigung des *Yuan*-Qi-Flusses stimuliert. Da die Niere ein Yin-/Wasser-Organ ist, benötigt man zum Stärken des Nieren-Yin manchmal eine „Extraschub Bewegung" über den *Jīng*-Flusspunkt. Ni7 wirkt auch wegen seiner Zuordnung als Mutter-Punkt stärker tonisierend als andere *Jīng*-Flusspunkte.

Zusammenfassung

Bei den *Jīng*-Flusspunkten muss man genau berücksichtigen, wie sich das Bewegen des Meridian-Qi auf die Qi-Dynamik des Organs und/oder Meridians auswirkt. Dies ist von Meridian zu Meridian unterschiedlich, und dementsprechend unterschiedlich sind auch die Indikationen der verschiedenen *Jīng*-Flusspunkte. Die im *Nán Jīng* gelisteten Punktfunktionen muss man daher, wie immer, im jeweiligen Zusammenhang betrachten (Tab. 16.5).

Punkt	Bewegt das Meridian-Qi, um …
Lu8 *(Jīng Qú)*	… ein Äußeres Pathogen durch Stärken der Bewegung im Lungen-Meridian zu klären; treibt Pathogene nach außen
Ni7 *(Fù Liū)*	… durch Bewegen des Meridian- und Organ-Qi das Nieren-Yin zu kräftigen
SJ6 *(Zhī Gōu)*	… bei Schmerzen durch Qi-Stase die Sehnen des *Shào Yáng* „auszuschütten"
Bl60 *(Kūn Lún)*	… durch eine abwärts gerichtete Bewegung eine Blasen-Meridian-Fülle kraftvoll zu klären; am deutlichsten wirkt sich das auf den oberen Meridianabschnitt (Kopf) aus

Tabelle 16.5
Anwendungsbeispiele für ausgewählte *Jīng*-Flusspunkte

Behandlungstechniken an den *Jīng*-Flusspunkten

Qi und Blut bewegen sich an diesen Punkten schneller als an den vorhergehenen Punkten, weshalb man gezielt etwas stärkere Techniken anwendet. Zum „Erreichen des Qi" *(Dé Qì)* wendet man das „Kratzen oder Fliegen" an (siehe Kapitel 19). Der Fokus liegt dabei darauf, im Meridian eine Bewegung anzustoßen. Im Unterschied dazu sucht man an den distaleren Punkten nur nach einer leichten Ausstrahlung.

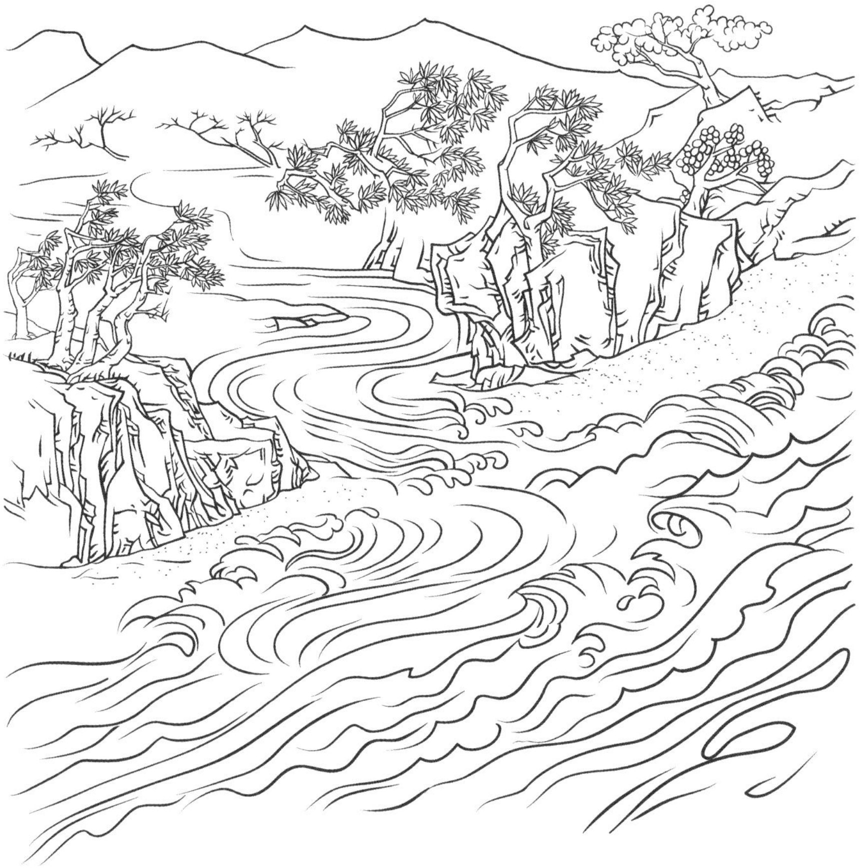

Abbildung 16.12
Die Regulationsfähigkeit der *Hé*-Meerpunkte geht auf ihre Lokalisation zurück: sie liegen dort, wo ein tiefes, starkes Meridian-Qi in das Meer der *Zàng Fŭ* eintritt. An diesen Einmündungsstellen lässt sich auch starke Gegenläufigkeit regulieren.

Wenn notwendig, kann man an den *Jīng*-Flusspunkten längere Nadeln verwenden und bei der Manipulation vermehrt „heben und senken" und weniger „hin und her drehen".

Die *Hé*-Meerpunkte (合穴, *hé xué*)

Diese Punkte werden manchmal auch als „Vereinigungspunkte" bezeichnet und haben folgende Hauptwirkungen:
- behandeln Gegenläufigkeit (治逆氣, *zhì nì qì*),
- regulieren die Organ-Qi-Transformation (調理臟腑氣化, *tiáo lĭ zàng fŭ qì huà*).

An den *Hé*-Meerpunkten fließt das Meridian-Qi nach innen in Richtung der Organe. An diesen Punkten im Bereich der Ellbogen und Knie ist der Fluss voll, breit und tief.

Dem *Nán Jīng* zufolge tritt das Qi an diesen Punkten in den Körper ein (入*, rù*). Da das Meridian-Qi hier sehr kräftig fließt und tiefer tritt, werden diese Punkte häufig benutzt. Auffällig ist, dass sie alle nicht nur um Ellbogen und Knie, sondern auch in der Nähe großer Blutgefäße liegen. In diesen Arealen findet nun keine Mikrozirkulationsinteraktion wie zuvor an den *Shū*-Bachpunkten statt, sondern das Meridian-Qi fließt hier in einem vereinten, kräftigen und schnellen Strom (Abb. 16.12).

Im *Nán Jīng* werden die *Hé*-Meerpunkte bei Qi-Gegenläufigkeit und Durchfall empfohlen. Heutzutage werden sie auch eingesetzt, um Organe zu regulieren und das Meridian-Qi zu unterstützen, besonders bei chaotischer oder ungeordneter Qi-Transformation (= „Gegenläufiges Qi"). Einige Beispiele:

- Gegenläufiges Magen-Qi: Erbrechen, da der Magen normalerweise absenkt.
- Gegenläufiges Lungen-Qi: Husten.
- Gegenläufiges Leber-Qi: starke Emotionen oder Hitzezeichen.
- Durchfall kann dem *Nán Jīng* zufolge durch Gegenläufigkeit verschiedener Organe verursacht sein (häufig der Milz).
- Störungen des Flüssigkeitsstoffwechsels können durch Gegenläufiges Qi in den Meridianen der Blase, Milz, Niere oder sogar Lunge bedingt sein.

Die Punktpaare für derartige Störungen inkludieren daher häufig *Hé*-Meerpunkte.

Der Begriff „Qi-Gegenläufigkeit" wird oft missverstanden. Vereinfacht ausgedrückt, bezieht sich Gegenläufigkeit auf eine Organstörung auf funktioneller Ebene, das heißt, dass die Qi-Bewegung in Unordnung ist. Derartige Beschwerden reagieren sehr schnell auf Akupunktur.

Lu5 *(Chǐ Zé)* – **Mi9** *(Yīn Líng Quán)*: Dieses Punktpaar reguliert die *Tài Yīn*-Qi-Dynamik und kann bei vielen Pathologien angewendet werden, zum Beispiel bei

- Husten, Infektanfälligkeit, Kurzatmigkeit,
- Durchfall, Appetitverlust,
- Müdigkeit, Ödeme,
- Hautkrankheiten,
- Traurigkeit,
- Konzentrationsstörungen.

Alle diese Symptome können in einer gestörten *Tài Yīn*-Qi-Dynamik wurzeln.

Der Einsatzbereich der *Hé*-Meerpunkte an anderen Meridianen ist ähnlich breit, eben weil diese Punktgruppe eine sehr umfassende Wirkung auf die Bewegung der Qi-Transformation hat.

Andere Störungen durch Qi-Gegenläufigkeit neben dieser „chaotischen Organ-Qi-Dynamik" sind Stase und Verklumpung (瘀結*, yū jié)* in den Meridianen, was meist eine Fülle-Pathologie ist. Beispiele dafür sind:

- Bl40 *(Wěi Zhōng)*: akute Schmerzen im unteren Rücken,
- Gb34 *(Yáng Líng Quán)*: Beinschmerzen am *Shào Yáng*-Meridian,
- Ma36 *(Zú Sān Lǐ)*: Magen-Fülle-Pathologien.

Bei derartigen Störungen können die *Hé*-Meerpunkte (insbesondere jene der Yang-Meridiane) dadurch Meridianstase auflösen, dass sie eine starken Bewegung stimulieren können. So betrachtet, haben sie gewisse Ähnlichkeiten mit den *Jīng*-Flusspunkten.

Die *Hé*-Meerpunkte regulieren durch Bewegen und können daher ähnlich den *Jīng*-Flusspunkten eingesetzt werden, um Qi in den Meridianen zu bewegen. Da sie aber ebenso die *Zàng Fǔ* regulieren können, sind ihre Wirkungen umfassender. Neben der Qi-Bewegung in den Meridianen regulieren sie, da der Meridianfluss an ihnen tief und kräftig ist, auch die Qi-Dynamik der Organe (Tab. 16.6).

Punkt	Das Auflösen von Gegenläufigkeit mithilfe der *Hé*-Meerpunkte, …
Lu5 *(Chǐ Zé)*	… sorgt für eine harmonische Qi-Bewegung im gesamten Körper, da die Lunge das Qi befehligt
Mi9 *(Yīn Líng Quán)*	… reguliert die Feuchtigkeitstransformation und den Transport von Nähr-Qi durch die Milz
Ma36 *(Zú Sān Lǐ)*	… unterstützt Qi und Blut des gesamten Körpers, da er die Verdauungsbewegungen (Yang-Aspekt, *Yáng Míng*) verbessern kann
Gb34 *(Yáng Líng Quán)*	… unterstützt Muskeln und Sehnen durch Harmonisieren der Bewegung an der *Shào Yáng*-Achse (eine harmonische Bewegung kann Hitze und Qi-Stagnation klären)
Bl40 *(Wěi Zhōng)*	… verbessert die Zirkulation im unteren Rücken durch Stimulation der Qi- und Blut-Bewegung im sehr breiten Verlauf des *Tài Yáng*

Tabelle 16.6
Einige Anwendungsbeispiele für ausgewählte *Hé*-Meerpunkte.

Behandlungstechniken an den *Hé*-Meerpunkten

An den *Hé*-Meerpunkten ist der Meridianfluss nicht nur kräftig, sondern auch tief, weshalb man das *Dé Qì* auf einer relativ tiefen Ebene suchen muss. Zusätzlich manipuliert man durch „Heben und Senken", um eine starke Ausstrahlung des gesamten Meridians entlang auszulösen. Ein Beispiel dafür sind die bekannten Qi-Empfindungen an Ma36 *(Zú Sān Lǐ)*, Gb34 *(Yáng Líng Quán)* und Di11 *(Qū Chí)*.

Beispiele für Punktpaarungen aus den Fünf Antiken *Shu*-Punkten

Es gibt drei Systeme, die Fünf Antiken *Shu*-Punkte zu Punktpaaren zu kombinieren:

1. Die Mutter stärken oder das Kind ableiten

Bei diesem System werden die Punkte nach ihrer Wandlungsphasenzugehörigkeit ausgewählt, häufig die Mutter- oder Kind-Punkte *auf dem erkrankten Meridian*. Die Mutter-Punkte liegen im Fütterungszyklus vor der erkrankten Wandlungsphase und wirken tonisierend; die Kind-Punkte kommen nach der erkrankten Wandlungsphase und wirken ableitend. Ein Beispiel:

- Milz tonisieren: Mi2 *(Dà Dū)* (Feuer-Punkt am Erde-Meridian).
- Milz ableiten: Mi5 (*Shāng Qiū*) (Metall-Punkt am Erde-Meridian).

Bei einer zweiten, sehr bekannten Methode, werden Fünf Wandlungsphasen-Punkte *auf einem anderen Meridian* ausgewählt.

- Bei einer Milz-Leere: He8 *(Shào Fŭ)* (Feuer-Punkt am Feuer-Meridian); Feuer ist die Mutter der Erde.
- Bei einer Milz-Fülle: Lu8 (*Jīng Qú*) (Metall-Punkt am Metall-Meridian); Metall ist das Kind der Erde.

Einige moderne „Fünf Elemente"-Stile setzen die komplexen Zusammenhänge der Fünf Wandlungsphasen noch weitaus detaillierter ein und wenden auch Punkte nach dem Kontrollzyklus an (Abb. 16.13).[79]

2. Behandlung über „offene Punkte"

Zu diesem Behandlungsansatz zählen die Chrono-Akupunktur und andere Traditionen, die „offene Punkte" entsprechend der Qi-Zirkulation im Tagesverlauf benutzen. Diese Systeme stützen sich auf die klassische Chinesische Astrologie, das *Yi Jing (I-Ching)* sowie daoistische Traditionen und sind bis in die heutige Zeit weit verbreitet. Sie folgen dem Konzept, dass im Tagesverlauf in gewissen Meridianen

79 Die meisten modernen Fünf Elemente-Schulen entwickelten sich aus der japanischen Meridiantherapie (經絡治療, *jīng luò zhì liáo,* auf Japanisch *keiraku chiryō*), welche in Japan in den 20er Jahren des letzten Jahrhunderts entstanden war. Eine exzellente Abhandlung der historischen Entwicklung dieser japanischen Fünf Elemente-Akupunktur finden Sie in *Japanese Classical Acupuncture: Introduction to Meridian Therapy* von *Shu*do Denmei (Seattle: Eastland Press, 1990). Eine Einführung über wesentliche Grundprinzipien einer modernen Fünf Elemente-Schule können Sie in *The Five Elements and the Officials (Classical Five-Element Acupuncture, Volume III)* von J. R. Worsley (Worsley Institute, 1998) nachlesen. Diese Akupunkturrichtung wurde von J.R. Worsley in den 60er Jahren begründet und ist die im Westen am weitesten verbreitete Fünf-Elemente-Schule.

Methode 1: Der Mutter-Punkt (Feuer) wird tonisiert, der Sohn-Punkt (Metall) sediert. Bei Milz-Leere würde man also Mi2 *(Dà Dū)* nadeln, bei Milz-Fülle Mi5 *(Shāng Qiū)*.

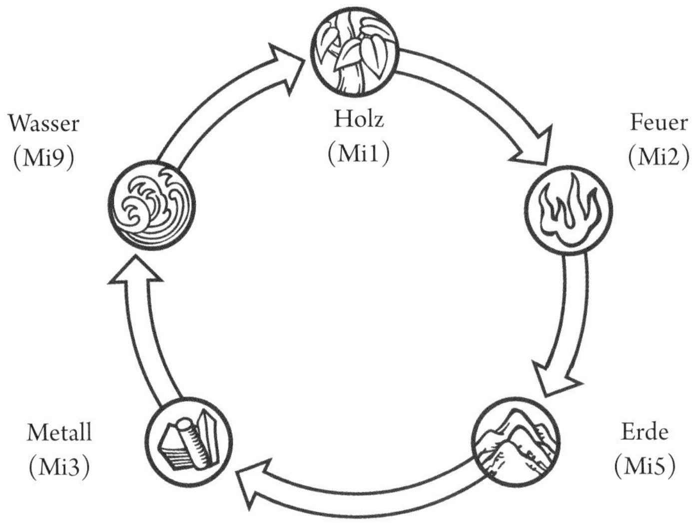

Methode 2: Um die Milz zu tonisieren, wählt man den Mutter-Punkt am Mutter-Meridian (He8, *Shào Fŭ*). Häufig wird dieser Punkt zusätzlich mit dem Pen-Punkt (Elementpunkt) des erkrankten Meridians kombiniert (in diesem Fall Mi3 *(Taì Bái)*). Um die Milz zu sedieren, würde man den Sohn-Punkt am Sohn-Meridian (Lu8, *Jīng Qú*) nadeln, eventuell kombiniert mit dem Sohn-Punkt am erkrankten Meridian (Mi5, *Shāng Qiū*).

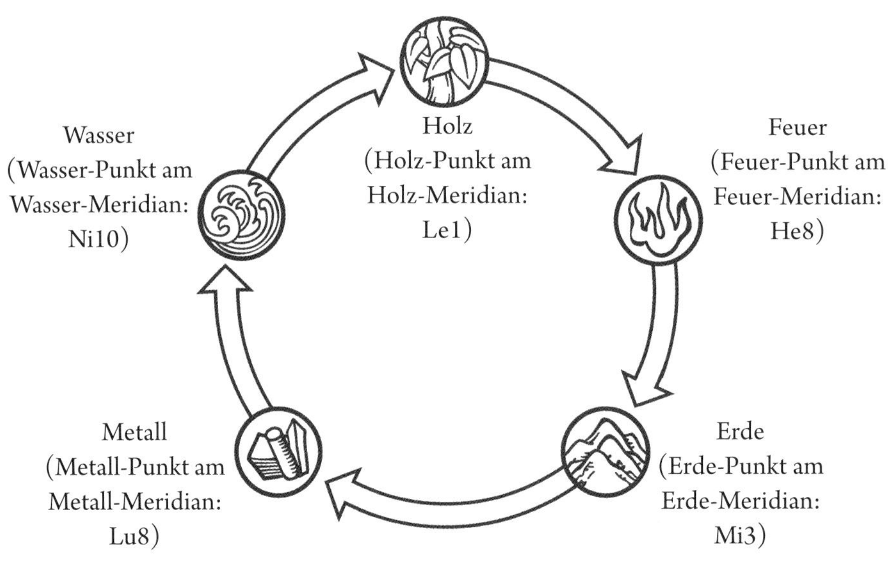

Abbildung 16.13
Zwei verschiedene Methoden der Mutter–Sohn-Behandlung mittels der Fünf Antiken *Shu*-Punkte am Beispiel der Milz.

zu einer bestimmten Zeit mehr Qi und Blut fließen. Dieses Thema bedarf weiterer Forschungsarbeit, würde jedoch den Rahmen dieses Buches sprengen.

3. Behandlung auf Basis der Physiologie der *Shu*-Punkte

Dieser Behandlungsansatz orientiert sich an der Qi-Entwicklung in den Meridianen und der Qi-Bewegung durch die Fünf Antiken *Shu*-Punkte aus Sicht des *Nán Jīng*. Das vorliegende Kapitel ist diesem dritten Behandlungsansatz gewidmet und die Punktfunktionen werden im Kontext der Entwicklung des Meridian-Qi betrachtet, von den „Wurzeln" an Fingern und Zehen hin zu den „Kreuzungen" in den Organen an Körperstamm.

In der Praxis folgt die Punktauswahl häufig dem ersten und diesem dritten System, manchmal in Kombination. Die Punkteigenschaften aus Sicht der Fünf Wandlungsphasen zeigen häufig Parallelen zur Entwicklung des Meridian-Qi an den Fünf Antiken *Shu*-Punkten. Aufgrund der unterschiedlichen Aufgaben der einzelnen Organe unterscheiden sich auch die *Shu*-Punkte je nach Meridian in ihren Funktionen (Hitze klären, Feuchtigkeit transformieren, Qi bewegen, tonisieren oder ableiten). Welche Punkte letztendlich Verwendung finden, bestimmt die klinische Effizienz, denn nur erfolgreiche Therapien setzen sich durch. Das System der Fünf Antiken *Shu*-Punkte und auch die Indikationen der Fünf Wandlungsphasen verleihen der Punktauswahl eine gewisse Struktur.

Die klassischen Bücher und die „Akupunkturlieder", die Studenten der Chinesischen Medizin seit Jahrtausenden als Merkhilfe dienen, zeigen, dass die meisten klassischen Akupunkturrezepte *Shu*-Punkte oder *Yuan*-Punkte beinhalten. Auch heutzutage wird meistens zumindest einer dieser wichtigen Punkte genadelt. Es ist hilfreich, Punkte in funktionelle Punktpaare zu ordnen, was die folgenden Beispiele illustrieren sollen (eine detaillierte Auflistung finden Sie in Kapitel 20).

Mi3 *(Taì Bái)* – Mi9 *(Yīn Líng Quán)*

Diese Kombination aus *Shū-Bach-Yuan*-Punkt und *Hé*-Meerpunkt wärmt das Yang und unterstützt das Milz-Qi in der Feuchtigkeitstransformation und ist sehr effektiv bei abdomineller Schwellung durch Qi-Leere, jedoch weniger bei Schwellungen durch Wasser-/Feuchtigkeits-Akkumulation (Fülle). Eine Qi-Leere führt zu einer diffusen, weichen Schwellung, die sich leicht eindrücken lässt. Bei Wasser-/Feuchtigkeits-Akkumulation hingegen fühlt sich der Bauch als Hinweis auf die beträchtliche Flüssigkeitsansammlung auf Druck hart an. Weitere Indikationen für dieses Punktpaar sind Durchfall und/oder Bauchspannung durch Milz-Leere.

Dem *Nán Jīng* zufolge können die *Shū*-Bachpunkte „Schweregefühl im Körper" behandeln und die *Hé*-Meerpunkte die Qi-Transformation der Milz regulieren. Mi3 als *Yuan*-Punkt leitet *Yuan*-Qi in den Meridian und stärkt dadurch die Milz. Diese Punktekombination unterstützt und reguliert das Milz-Qi, um Feuchtigkeit (durch Leere) zu transformieren. Weitere Indikationen für diese Punkte sind:

- Schwellungen durch Milz-Qi-Leere an anderen Körperstellen,
- Beinödeme während der Menstruation.

Manchmal wird dieses Punktpaar mit anderen, ähnlichen Punktpaaren kombiniert, zum Beispiel mit Ma36 *(Zú Sān Lǐ)* – Ren12 *(Zhōng Wǎn)*, um das Qi des Mittleren Erwärmers noch stärker zu kräftigen.

Lu11 *(Shào Shāng)* – Lu5 *(Chǐ Zé)*

Diese Kombination klärt Hitze, nährt Yin und unterstützt die Kehle und besitzt folgende Indikationen:

- Gewöhnliche Halsschmerzen,
- Tonsillitis und Laryngitis,
- Husten,
- Stimmverlust durch eine äußere Krankheit mit „Hitze" als primärem Pathogen.

Zum Zerstreuen wird Lu11 dabei oberflächlich mit sanftem Drehen genadelt und Lu5 meist mit „Heben und Senken" stimuliert.

Bei diesem Punktpaar „schüttelt" der *Jǐng*-Brunnenpunkt den Meridian aus, um Hitze zu klären, während der *Hé*-Meerpunkt kräftig bewegt. Das Ziel ist dabei, nicht nur das Organ, sondern auch den divergenten Lungen-Meridian, der durch die Kehle verläuft, zu klären und zu öffnen. Die Yin-tonisierende Wirkung entsteht dabei sekundär dadurch, dass Hitze durch Bewegen des Meridian-Qi geklärt wird (Hitze schädigt Yin).

Dieses Punktpaar unterscheidet sich von der weiter oben erwähnten Kombination Lu8 *(Jīng Qú)* – Mi2 *(Dà Dū)* folgendermaßen:

- **Lu5 – Lu11**: akute Fülle- und/oder Hitze mit Halsschmerzen als Hauptsymptom (nur selten Leere-Pathologien). Die scheinbare „Yin-Leere" entstand dabei als Nebeneffekt durch den inneren Verlauf des Lungen-Meridians. Lu5 – Lu11 unterstützen die Kehle durch Klären von Hitze.
- **Lu8 – Mi2**: Leere mit länger bestehendem Äußeren Pathogen. Befreien die Oberfläche durch Bewegen und schützen das Yin.

SJ6 *(Zhī Gōu)* – Gb34 *(Yáng Líng Quán)*

Hier wird ein *Shào Yáng Jīng*-Flusspunkt mit einem *Shào Yáng Hé*-Meerpunkt kombiniert. Diese Kombination wirkt stark Qi-bewegend und kann den *Shào Yáng* „durchkämmen und drainieren" (疏瀉, *shū xiè*). Da eine Yin-Meridian-Fülle häufig über die gekoppelten Yang-Meridiane geklärt wird, kann man diese Punkte auch bei *Jué Yīn*-Fülle einsetzen.

Mögliche Symptome sind:
- Bauchspannung,
- PMS,
- Dysmenorrhoe,
- Verstopfung,
- Schmerzen im Hypochondrium,
- Entzündungen der Gallenblase.

Die Wurzel all dieser Beschwerden muss eine Stase im *Shào Yáng* oder *Jué Yīn* sein. (Einen Vergleich zwischen dieser Kombination und dem Punktpaar SJ5 *(Wài Guān)* – Gb41 *(Zú Lín Qì)* finden Sie in Kapitel 20).

Ma36 *(Zú Sān Lǐ)* – Mi3 *(Taì Bái)*

Die bisherigen Punktpaare lagen entweder auf einem Meridian oder auf zwei gleichnamigen Meridianen. Dieses liegt nun auf zwei Innen–Außen-gekoppelten Meridianen. Der *Hé*-Meerpunkt des Yang-Meridians reguliert die Bewegung, der *Yuan*-Punkt (und gleichzeitig *Shū*-Bachpunkt) am Yin-Meridian tonisiert. Gemeinsam bewegen sie Yang-Qi. In diesem Fall wird durch den Yang-Punkt das Milz-Yang stimuliert, was die Mitte stärkt.

Mögliche Krankheitsbilder sind:
- Chronische Colitis,
- Chronische Gastritis,
- Anämie,
- Morbus Crohn.

In seiner Milz-stärkenden Wirkung ähnelt diese Kombination dem Punktpaar Mi3 – Mi9, wobei
- Ma36 – Mi3 eine stärker Milz-tonisierende Wirkung hat und in chronischen Fällen mit ausgeprägter Leere (häufig auch Yang-Leere) eingesetzt wird,
- Mi3 – Mi9 eine stärkere Wirkung auf Feuchtigkeit hat.

Ni7 *(Fù Liū)* – Le2 *(Xíng Jiān)*

Dies ist es eine Variation der „Behandlung von Mutter und Kind", wobei hier der Metall-Punkt (*Jīng*-Fluss) am Wasser-Meridian (= Mutter-Punkt) mit dem Feuer-Punkt (*Yíng*-Quell) am Holz-Meridian (= Kind-Punkt) kombiniert wird. Gemeinsam stärken sie das Wasser und beruhigen das Holz; es wird also die Mutter tonisiert und *gleichzeitig* das Kind abgeleitet. Wie beim Punktpaar Lu8 – Mi2 verbindet man dabei die bewegende (und dadurch Hitze-klärende) Eigenschaft eines *Jīng*-Flusspunktes mit der Leere-Hitze klärenden Wirkung eines *Yíng*-Quellpunktes. Im Unterschied zu Lu8 – Mi2 (beide auf *Tài Yīn*) liegen diese Punkte nun am Mutter- und Kind-Meridian, was die unterschiedlichen Wirkungen erklärt.

Ni7 – Le2 wirken gleichzeitig tonisierend und ableitend und können „Nieren-Leere, die zu übermäßig aufsteigendem Leber-Yang führt" behandeln, mit
- Schwindel,
- Reizbarkeit,
- Ohrgeräuschen,
- Hypertonie,
- Morbus Meniere.

Die Fünf-Wandlungsphasen-Theorie wird dabei mit dem Konzept der Fünf Antiken *Shu*-Punkte nach dem *Nán Jīng* verbunden. Diese Vernetzung beider Konzepte mit der *Zàng Fŭ*-Leere ermöglicht eine sehr innovative und flexible Arbeit (Abb. 16.14 und 16.15).

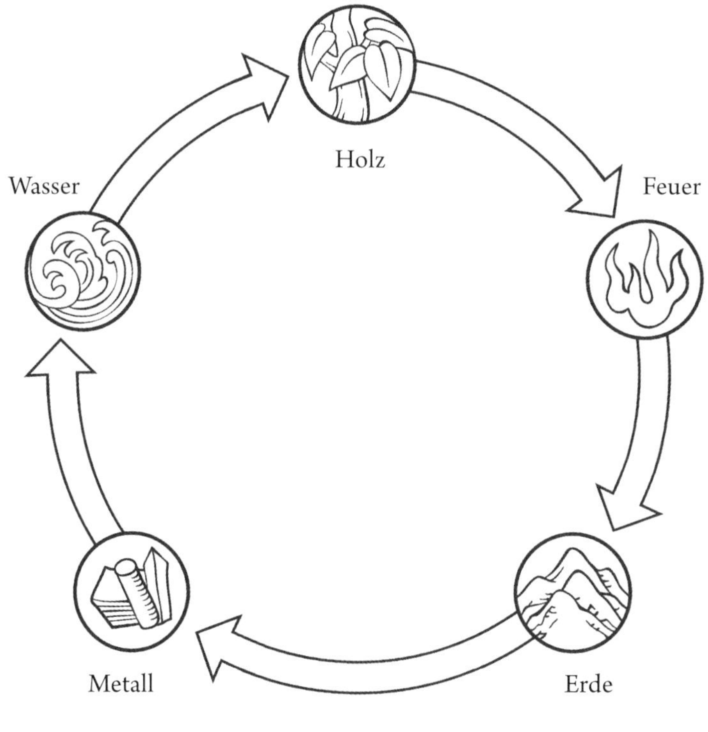

Abbildung 16.14
Das Punktpaar Ni7 und Le2 wirkt gleichzeitig klärend und unterstützend auf die Leber.

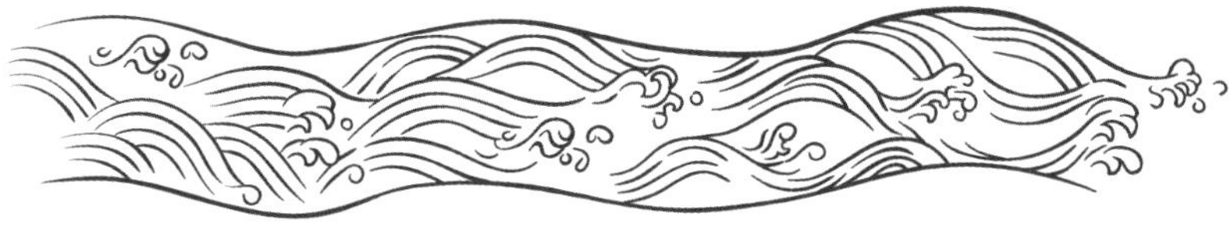

Lu8: als *Jīng*-Flusspunkt hat er eine stark bewegende Wirkung auf das Meridian-Qi und kann damit äußere pathogene Faktoren kraftvoll klären.

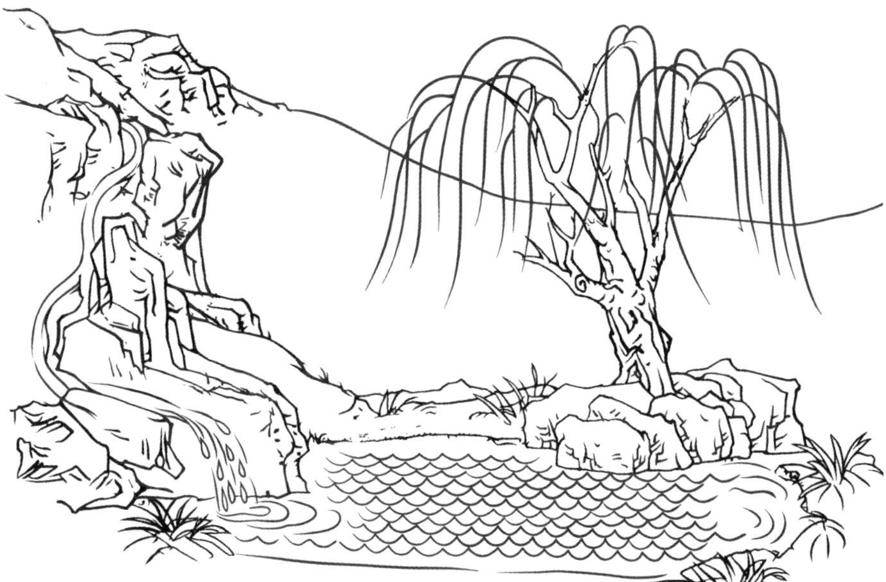

Mi2: als *Yíng*-Quellpunkt unterstützt er sanft das Yin und kann somit Leere-Hitze klären.

Abbildung 16.15

Die Unterschiede im Qi-Fluss an den *Yíng*-Quellpunkten und *Jīng*-Flusspunkten erklären die verschiedenen Wirkungen der Punkte Lu8 und Mi2. Die Fünf-Wandlungsphasentheorie wäre in diesem Fall als Erklärungsmodell weniger geeignet.

Klassische Physiologie und die Lehre der Fünf Antiken *Shu*-Punkte

Am Anfang dieses Kapitels wurde erwähnt, dass im *Nèi Jīng* zwei scheinbar verschiedene Modelle der Qi-Bewegung beschrieben werden.

- Im Kapitel 2 des *Líng Shū* wird eine Qi-Bewegung beschrieben, die an den Fingern und Zehen beginnt und nach innen Richtung Körperstamm verläuft. Dieses Modell wird im vorliegenden Buch als die „Fünf *Shu*-Punkte Zirkulation" bezeichnet und beschreibt das Meridian-Qi als einen allmählich anwachsenden Stimulus für die Organfunktionen. Diese Qi-Bewegung ist *funktionell*.

– Aus Kapitel 10 des *Líng Shū* stammt das andere Qi-Fluss-Modell einer geschlossenen Zirkulation in den Yin- und Yang-Meridianen, in der das Qi abwechselnd zu den Extremitäten und zum Körperstamm fließt. Es beschreibt die Zirkulation von *Yíng*-Qi und *Wèi*-Qi und eine Qi-Bewegung, die eine *Form* besitzt.

Beide Kreisläufe finden gleichzeitig statt und stellen zwei voneinander unabhängige physiologische Prozesse dar. Der folgende Abschnitt beschreibt, wie man mithilfe dieser beiden Theorien die an verschiedenen Körperarealen unterschiedlichen Punktewirkungen verstehen kann. Im Anschluss daran folgt eine Synthese aus Qi-Zirkulation und Organ-Funktion aus Sicht der Autoren des *Nèi Jīng*.

Die Lehre der Fünf Antiken *Shu*-Punkte und eine Gegenüberstellung von Fernpunkten und Punkten am Körperstamm

Bei der Beschreibung der Fünf Antiken *Shu*-Punkte-Zirkulation in den vorderen Kapiteln des *Líng Shū* werden die Extremitäten als „Wurzeln" (根, *gēn*) und die Meridianverbindungen zu den inneren Organen als „Akkumulationen" (結, *jié*) bezeichnet. In der heutigen Zeit mag dieses Zirkulationsmodell etwas seltsam wirken. Im Gesamtkonzept der Meridiantheorie nimmt die Theorie der Fünf Antiken *Shu*-Punkte nichtsdestotrotz eine sehr wichtige Stellung ein. In den Anfängen der Chinesischen Medizin dachte man, dass sich die Qi- und Blut-Bewegung in den Extremitäten von jener am Körperstamm unterscheide. Das heute gebräuchliche Konzept eines Meridian-Qi, das sich in den Extremitäten entwickelt, ist ein sehr junges Konzept in der Chinesischen Medizin. Aber auch auf Basis der alten Theorien konnte über viele Jahrhunderte vielen Patienten geholfen werden, weshalb ihnen Beachtung gebührt.

In den klassischen Metaphern wird ein allmählich anwachsender Wasserfluss im Verlauf der Fünf Antiken *Shu*-Punkte beschrieben, der im Menschen dem Qi-Fluss entspricht. Sobald das Meridian-Qi an den *Hé*-Meerpunkten tiefer „eintritt" (入, *rù*), interagieren die Meridiane miteinander anders als zuvor an den distalen Extremitäten. Was für konkrete Bedeutungen hat das?

Ab den *Hé*-Meerpunkten fließen die Meridiane nun schneller und breiter. Auf der einen Seite wächst das Meridianvolumen nach dem Tiefertreten an, andererseits kommt es auch zu einer Vermischung. Dadurch wird die Wirkung auf die Qi-Dynamik der Organe an den stammnahen Akupunkturpunkten paradoxerweise immer unspezifischer. Trotz dieser Interaktion der Meridiane findet das an den Fingern und Zehen entsprungene spezifische Meridian-Qi seinen Weg zu den entsprechenden Organen, und die Meridiane verlieren durch diese Durchmischung nicht ihre Organbeziehungen. Die Wirkung der einzelnen Punkte wird aber zunehmend lokaler. Dies ist ein sehr komplexes Konzept. Im Grunde genommen handelt es sich hier um einen Austausch durch „Diffusion". An distaleren *Shu*-Punkten kommt es zum

Zusammenspiel von Qi und Blut aus dem ganzen Körper. Aus dieser großen Vielfalt entspringt der Zündfunken für die Entwicklung des Meridian-Qi, welches wiederum die Organfunktionen stimuliert. Das Meridian-Qi verbraucht auf seinem Weg Richtung Körperstamm *Ying*-Qi (aus dem geschlossenen Meridiankreislauf) und nimmt dadurch an Volumen zu. Nach den Fünf Antiken *Shu*-Punkten verliert dieses Qi aber die im distalen Verlauf charakteristische Organspezifität.

Die Bedeutung dessen kann das Beispiel von Ma25 *(Tiān Shū)* und Ni16 *(Huāng Shū)* illustrieren: Obwohl diese beiden Punkte auf unterschiedlichen Meridianen liegen, überlappen sich ihre Funktionen und INDIKATIONEN:

- Magenschmerzen,
- Abdominelle Spannungen,
- Durchfall,
- Appetitverlust.

Diese eng beisammen liegenden Punkte behandeln neben dem Magen auch die Milz, die Niere oder sogar die Leber, sie sind also durch eher allgemeine Wirkungen gekennzeichnet. Sie werden selten als Hauptpunkte für ganz spezifische Organpathologien eingesetzt, sondern häufiger als sekundäre Punkte, um Qi in spezielle Areale zu lenken.

Die meisten Bauchpunkte können bei verschiedenen „Bauchschmerzen" eingesetzt werden, wobei einige Punkte dabei je nach Diagnose und Krankheitslokalisation effektiver sind als andere. Allen gemein ist aber, dass sie tendenziell bei Störungen hilfreich sind, die ihren Ursprung im Bauch haben.

Einen Punkt wie Ma25 wird man kaum als Hauptpunkt bei Zehenschmerzen wählen, aber es gibt zahlreiche klassische Punktrezepturen mit Mi3 *(Taì Bái)* für Milz-Störungen. Dieser Unterschied zwischen distalen Punkten und solchen am Köperstamm beruht auf dem Zusammenspiel der *Luo*-Gefäße am Körperstamm. Nichtsdestotrotz ist genauso am Bauch eine exakte Punktlokalisation durch Ausmessen und Palpieren notwendig, denn trotz aller Ähnlichkeiten unterscheiden sich die Bauchpunkte untereinander und von den umgebenden punktefreien Arealen.

Auch auf den Extremitäten gibt es bekanntermaßen Meridiankreuzungen wie zum Beispiel Mi6 *(Sān Yīn Jiāo)*. Da an den Extremitäten das Meridian-Qi anwächst, hat die Interaktion an diesen Punkten andere Auswirkungen als an Punkten am Körperstamm. Aber auch diese distalen Kreuzungspunkte wirken tendenziell breiter und weniger gezielt als die benachbarten Fünf Antiken *Shu*-Punkte. Dazu ein Beispiel:

- Mi3 ist ein großartiger Punkt, um das Milz-Qi zu unterstützen, und bei einer spezifischen Milz-Qi-Leere würde man selten Mi6 als Hauptpunkt wählen.
- Die gleichzeitige Stimulation von Leber, Milz und Nieren über Mi6 dient meistens dazu, das Blut zu unterstützen. Verglichen mit Mi3 ist Mi6 ein „Alleskönner" mit einer breiteren, unspezifischeren Wirkung.

Auch die Punkte an Bauch und Brustkorb haben einen ähnlich umfassenden, jedoch eher lokalen Einfluss auf die Qi- und Blutzirkulation.

Der Grund für die unterschiedlichen Wirkungen der *Shu*-Punkte ist klarerweise die jeweils unterschiedliche Qi-Dynamik der Organe. Die Meridianpunkte an den distalen Extremitäten wirken sehr spezifisch auf die jeweils assoziierten Organe. Auf dem Weg Richtung Körperstamm verlieren die Meridiane und Punkte an Spezifität, obwohl auch die Punkte am Körperstamm immer noch sehr kraftvoll sind. Im Endeffekt geht es darum, die besten Anwendungsmöglichkeiten für Punkte am Körperstamm zu definieren, was aber nicht bedeutet, dass die Meridiane hier trübe oder vage wären. Wie immer erhalten alle Theorien ihren Feinschliff letztendlich in der Praxis (Abb. 16.16).

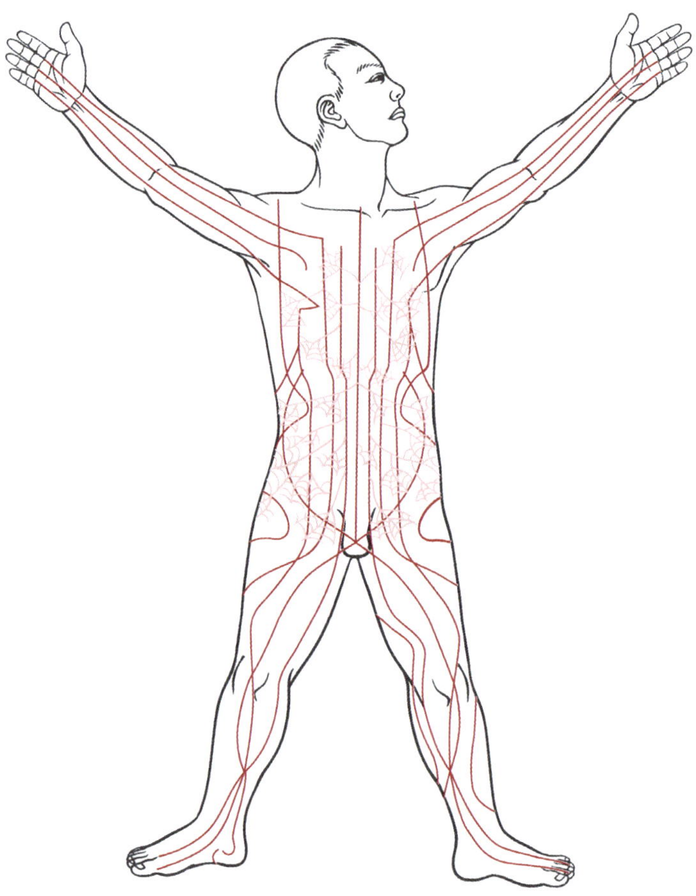

Abbildung 16.16
Die Meridianpunkte an den distalen Extremitäten sind durch sehr spezifische Wirkungen auf die jeweils assoziierten Organe gekennzeichnet.
In Richtung Körperstamm verlieren die Meridiane im Allgemeinen an Spezifität.

Anders verhält es sich mit den Kopfpunkten: Die Schädelakupunktur ist sehr effektiv bei muskuloskelettalen Störungen der Extremitäten. Genauso wie die Punkte an den Extremitäten eine sehr tief gehende Wirkung auf die inneren Organe besitzen, haben die Schädelpunkte eine große Bedeutung bei muskuloskelettalen Störungen der Beine. Für nähere Ausführungen zu diesem sehr interessanten Thema der Schädelakupunktur soll auf die weiterführende Literatur verwiesen werden.[80]

Eine Synthese unterschiedlicher Theorien zur Qi-Zirkulation

Das Konzept der Fünf Antiken *Shu*-Punkte ist ein wichtiges Bindeglied zwischen den unterschiedlichen grundlegenden Konzepten der Chinesischen Physiologie. Die *Zàng Fŭ*-Theorie beschreibt die Interaktion von vorgeburtlichem mit Nachgeburtlichem Qi in der Bildung von *Ying*-Qi, *Wèi*-Qi und *Yuan*-Qi. Sie liefert ebenfalls eine Beschreibung dafür, wie Fülle, Abfall, Pathogenes Qi und Flüssigkeiten aus dem Körper entfernt werden können, um eine Balance aufrecht zu halten. Der *Zàng Fŭ*-Theorie fehlt aber eine Erklärung dafür, wie die Organe selbst ihr Qi erhalten. Wie verstoffwechselt der Körper *Ying*-Qi, *Wèi*-Qi und *Yuan*-Qi? Eine Antwort darauf kann die Theorie der Fünf Antiken *Shu*-Punkte liefern. Im 9. Kapitel des *Líng Shū* („Über Endungen und Anfänge", 終始, *zhōng shĭ)* kann man nachlesen, wie die Ärzte damals den Stoffwechsel von *Ying*-Qi und *Yuan*-Qi verstanden haben könnten.

> „Das Yang erhält sein Qi in den vier Extremitäten, das Yin von den fünf Yin-Organen"

Yin-Substanz (*Ying*-Qi und *Wèi*-Qi) entsteht demnach *in den Organen* (für eine Erörterung zur Produktion von *Ying*-Qi und *Wèi*-Qi siehe Kapitel 5). Gleichzeitig findet, weit von Organen entfernt, eine Transformation zu Yang-Funktion auf der kleinsten Stufe der Zirkulation statt. *Ying*-Qi und *Wèi*-Qi fließen in den Meridianen von den Yin-Organen zu diesen Arealen der Mikrozirkulation. Die Zellen werden von den interstitiellen Flüssigkeiten ernährt, in den Nährstoffen aus dem Arterien gebadet und schlussendlich dadurch gereinigt, dass die Lymphe und das venöse System Abfall wieder aufnehmen. Yin fließt also von innen nach außen, Yang von außen nach innen.

Im Kapitel 62 des *Líng Shū* heißt es dazu:

> „Yin und Yang treffen sich an den vier Extremitäten; hier liegen die großen Qi-Verbindungen".

Dem *Nèi Jīng* zufolge findet an den Finger- und Zehenspitzen eine Transformation von Yin zu Yang statt, aus der Qi entsteht. Streng genommen findet diese Transfor-

80 Dr. Wang wendet bei muskuloskelettalen Störungen und Schmerzen häufig Schädelpunkte an, meistens am *Du Mai* oder am Blasen-Meridian – je nach Palpationsbefund. Nach starker Stimulation dieser Punkte behandelt er andere Punkte (z.B. Lokalpunkte). Ohrakupunktur scheint er nicht anzuwenden.

mation überall im Körper dort statt, wo die Mikrozirkulation das „Zellenbad" belebt. In den ersten beiden Kapiteln des *Líng Shū* wird den Finger- und Zehenspitzen, die von den Organen am weitesten entfernt sind, dabei eine besondere Bedeutung zugesprochen. Sie bieten offensichtlich das für die Entwicklung des Meridian-Qi passende Milieu. Bei seinem Verlauf in Richtung Körperstamm wächst Meridian-Qi an (= Yang) und verbraucht dabei *Yíng*-Qi und *Wèi*-Qi (= Yin).

Was sich im Grunde dabei entwickelt, ist das Organ-Qi. Da die Meridiane als Ausläufer der Organe gelten, beginnen die Organfunktionen, genau genommen, an den distalen Extremitäten: Hier entstehen „Lungen-Qi", „Herz-Qi" usw. Überraschenderweise (aus Sicht der westlichen Medizin) hängen die Funktionen der *Zàng Fŭ* („die Leber hält das Blut"; „die Milz transformiert Feuchtigkeit" usw.) von Bewegungen in den Bindegewebszwischenräumen distal der Ellbogen und Knie ab. Das ist die Sicht des *Nèi Jīng*.

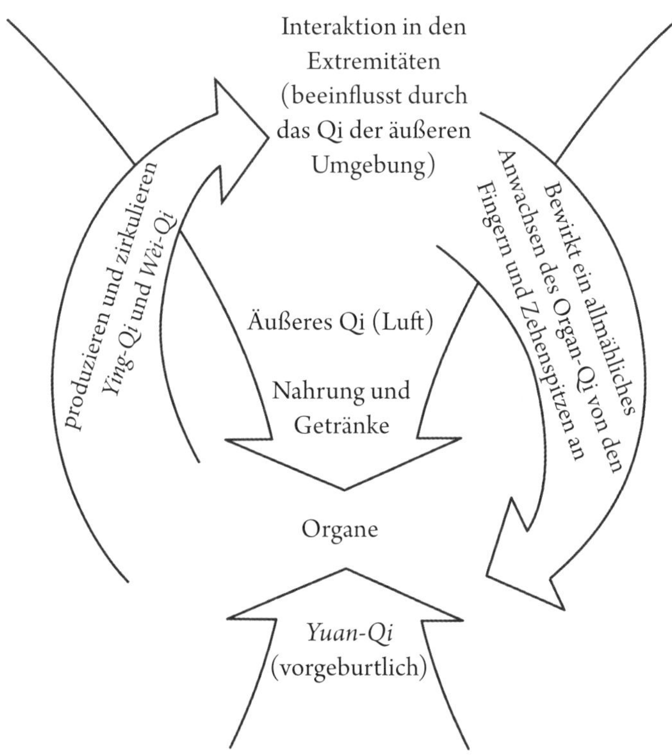

Abbildung 16.17

Diese Abbildung zeigt die Synthese der gleichzeitig stattfindenden Qi-Zirkulationssysteme aus den Abbildungen 16.1 und 16.2.

Etwas vereinfacht hängt das Anwachsen des Meridian-Qi im Verlauf der Fünf Antiken *Shu*-Punkte folglich ab von

- dem *Yuan*-Qi (Zündfunken),
- *Ying*-Qi und *Wèi*-Qi im geschlossenen Meridiankreislauf (Quelle der materiellen Basis des Meridian-Qi).

Auf der anderen Seite benötigen *Ying*-Qi und *Wèi*-Qi das Meridian-Qi, um die Qi-Dynamik der Organe (= Ursprung von *Ying*-Qi und *Wèi*-Qi) zu stimulieren (Abb. 16.17).

Warum läuft das Ganze auf genau diese Art ab? Warum wächst das Organ-Qi von außen in Richtung Innen an? Der modernen Medizin zufolge wird das Blut durch das Herz in die Extremitäten gepumpt und fließt über das venöse System wieder zurück. Diese Venen sind mit Klappen ausgestattetet und verdanken ihre Wirkung folgenden vier Grundkräften:

1. dem osmotischen Druck: Dieser bringt Flüssigkeiten in die Kapillaren,
2. einer Geschwindigkeitszunahme beim Zusammenfluss kleiner Venolen in größere Venen,
3. der Pumpwirkung der Muskelkontraktionen,
4. Druckveränderungen durch die Zwerchfellbewegung.

Schon in einigen alten chinesischen Büchern wurden Konzepte erwähnt, die diesem modernen westlichen Verständnis sehr ähnlich sind. Auch der Kreislauf von *Ying*-Qi und *Wèi*-Qi weist große Parallelen zur heutigen wissenschaftlichen Sichtweise des Blut-/Lymphkreislaufes auf.[81] Der klassischen Chinesischen Medizin zufolge gibt es im Körper noch einen weiteren wichtigen Kreislauf, den des Meridian-Qi. Auch da

81 William Harvey publizierte sein Modell des Blutkreislaufes erstmals 1628 in dem kleinen Büchlein „Über die Bewegung von Herz und Blut". Seine Forschungen bauten dabei auf der Arbeit vieler großartiger Wissenschaftler an der damals berühmten Universität von Padua auf. Sein Lehrer in Padua, Fabricius, hatte zuvor bei Sektionen die Venenklappen entdeckt. Aufgrund dieser Beobachtungen konnte Harvey ein System beschreiben, in dem das Blut vom Herzen zu den Extremitäten und wieder zurück fließt. Die damals vorherrschende Meinung war, dass das Blut vom Herz in die Extremitäten und den Körper gepumpt und dort für die Stoffwechselfunktionen absorbiert wird. Der Blutaufbau würde durch die Absorption von „Säften" aus der Nahrung geschehen. In vielen modernen Lehrbüchern der Chinesischen Medizin wird eine Einbahnbewegung des Blutes dargestellt, was aber grundlegenden Aussagen der chinesischen Klassiker widerspricht. In der Han-Dynastie wurde die Blutbewegung – ähnlich wie von Harvey – auch als ein Kreislauf gesehen: vom Herz in die Extremitäten von großen Gefäßen in kleine und beim Rückfluss aus den Extremitäten wieder in immer größere Gefäße.
In Kapitel 30 des *Nán Jīng* wird der Zusammenhang der kreisförmigen Bewegung des Blutes mit der Bewegung von *Ying-Qi* und *Wèi-Qi* wie folgt erklärt: *„[Sie] bewegen sich in einem endlosen Kreislauf. Nach 50 [Umläufen] kommt es zu einer großen Rückkehr. Yin und Yang sind miteinander verbunden und bewegen sich wie ein Kreis ohne Ende. Aus diesem Grund heißt es, dass sich Ying-Qi und Wèi-Qi gemeinsam bewegen."*
Ying-Qi und *Wèi-Qi* als wichtigste Komponenten des Blutsystems bewegen sich demzufolge in einem Kreislauf und mit einer messbaren Rückflussrate. Über die exakte Zeitspanne für diese „50 Umläufe" wurde jahrhundertelang viel debattiert. Der wichtige Punkt dabei ist, dass man schon damals der Meinung war, dass sich das Blut kreisförmig bewegt und mit Vorhersagbarkeit zum Herz zurückkehrt.

hängen Wachstum und Entwicklung von der Muskelbewegung in den Extremitäten ab. Durch aktive Bewegungen wird viel Qi und Blut in Arme und Beine gezogen, wo auch gleichzeitig eine ausgeprägte Mikrozirkulation herrscht und sich eine große Auswahl an Qi und Blut aus dem gesamten Körper miteinander vermengt. Gemeinsam ergibt das eine für die Transformation perfekte Umgebung. In diesen, von den Organen weit entfernten Arealen erreichen *Yíng*-Qi und *Wèi*-Qi ihr Maximum und Yin (Substanz) wird vollkommen in Yang (Funktion) transformiert. Der große Nährstoffbedarf der Arm- und Beinmuskeln stimuliert wiederum die inneren Organe.

Ähnlich wie der venöse Rückstrom wird auch die Entwicklung des Meridian-Qi (und letztendlich auch des Organ-Qi) durch Muskelbewegungen unterstützt. Deshalb nimmt der Fluss an den *Hé*-Meerpunkten an Kraft und Geschwindigkeit zu. „Geschwindigkeit" wurde in der klassischen Chinesischen Medizin natürlich anders verstanden als in der modernen Medizin. Es gibt auch in klassischen Texten klare Hinweise darauf, dass sich das Meridian-Qi immer schneller bewegt, je mehr es sich Ellbogen und Knien annähert. Das bekannteste Beispiel dafür ist die Aussage des *Nán Jīng*, dass sich das Qi an den *Yíng*-Quellpunkten „ergießt" (注, *zhù*) und an den *Jīng*-Flusspunkten „bewegt" (行, *bíng*). Ob die damaligen Ärzte dachten, dass Qi und Blut durch diese Geschwindigkeitszunahme aus Händen und Füßen regelrecht „abgesaugt" werden, lässt sich heutzutage nicht mehr beantworten.

Das folgende Kapitel (Kapitel 17) über die *Shu*-Punkte handelt unter anderem davon, wie es dazu kommt, dass das Qi in den Extremitäten dank der dortigen Mikrozirkulationsinteraktion ein „Durchschnitts-Qi" des gesamten Körper-Qi ist. Da sich Qi und Blut aus dem restlichen Körper an Händen und Füßen vermischen, gelangen auch „Informationen" über die inneren Organe in die Extremitäten, wo die Transformation von *Yíng*-Qi und *Wèi*-Qi (aus dem Blut) sowie *Yuan*-Qi (aus den Nieren) in das jeweils spezifische Meridian-Qi beginnt. Dieses ist in weiterer Folge für die spezifischen Funktionen der *Zàng Fǔ* verantwortlich. Zu diesem „Informationsmix" stoßen in den Extremitäten ebenso noch die Sechs Umwelt-Qi (Wind, Hitze, Kälte usw.) dazu.

Das Qi und die Organe stehen in einer gegenseitigen Abhängigkeit: Die Organe brauchen für ihre Funktion Qi und Qi braucht die Nährstoffe aus den Organen. Damit kommt es zur Synthese zweier scheinbar widersprüchlicher Zirkulationskonzepte aus den *Líng Shū*-Kapiteln 2 und 10. Auf diese Synthese bezieht sich auch der klassische Ausspruch, dass „Qi der Befehlshaber des Blutes, und Blut die Mutter des Qi" ist. Man sollte die Funktionen der Akupunkturpunkte immer im Kontext dieses Transformationsprozesses verstehen, der auch das Meridian-Qi mit einschließt, das

- an den *Jǐng*-Brunnenpunkten *entspringt*,
- danach *zu rinnen beginnt*,
- sich später *ergießt*,

– *ins Fließen* kommt, und schließlich
– In Richtung „Meer der Organe" *eintritt*.

Frage *Beim Nachdenken über die Fünf Antiken Shu-Punkte kam mir eine Frage: Wenn an den Hé-Meerpunkten mehr Qi und Blut fließen, warum wendet man bei Leere nicht immer diese Punkte, sondern häufig die Yuan-Punkte an?*

Dr. Wang

Ich kann deine Frage gut nachvollziehen. Die kurze Antwort auf deine Frage lautet, dass an den *Yuan*-Punkten ein „Austausch" stattfindet und an den *Hé*-Meerpunkten eine große „Konzentration" vorherrscht. Ein Beispiel: Um Lebensmittel für das Abendessen zu kaufen, geht man auf einen Markt, der so viele Zutaten wie möglich anbietet. Wenn man Brot, Gemüse, Obst und Fleisch braucht, geht man nicht in auf jedes dieser Lebensmittel spezialisierte Lagerhäuser, denn dort bekäme man die Karotten möglicherweise nur in 100 Kilo-Säcken!

Eher würde man in einen Supermarkt oder auf einen großen Markt gehen; die *Yuan*-Punkte ähneln solchen großen Märkten: An ihnen werden viele „Informationen" über den restlichen Körper ausgetauscht. Dies liegt an der hier benötigten starken Mikrozirkulation, um die sehr aktiven Gelenke mit ihren präzisen Bewegungen zu ernähren und auch daran, dass die *Yuan*-Punkte von den Organen weiter entfernt sind als die *Hé*-Meerpunkte.

Das Ganze am Beispiel Lu9 *(Tài Yuān)*: Dieser Punkt liegt am Handgelenk, wo eine rege Mikrozirkulation stattfindet; im Gegensatz dazu verlaufen bei Lu5 *(Chǐ Zé)* viele große Blutgefäße vorbei. Durch die Mikrozirkulation und große Distanz zu den *Zàng Fǔ* findet man an Lu9 eine ausgewogene Qi- und Blut-Mischung aus dem restlichen Körper vor; es findet ein lebhafter Austausch von Qi und Blut statt, und es interagieren die *Yuan*-Punkte aller Sechs Meridiane. Hier treten jene Informationen in den Meridian ein, die für die Modifikation des Lungen-Meridian-Stoffwechsels benötigt werden. Gleichzeitig fließen von hier auch Informationen über den Zustand der Lunge zu den anderen Meridianen und Organen. Es handelt sich um ein echtes „Austauschareal". Das Nadeln der *Yuan*-Punkte kann das Einströmen von *Yuan*-Qi bewirken oder die „Informationsaufnahme" in diesem Gebiet fördern (mehr dazu im Kapitel 17).

Das Stimulieren distaler Punkte zieht also genau das an, was der jeweilige Meridian braucht. An den *Hé*-Meerpunkten verlaufen die Meridiane stärker und tiefer und es gibt dort mehr Qi und Blut, aber gleichzeitig auch weniger Interaktion. Sie besitzen auch nicht jene einzigartige, spezifische Wirkung der *Yuan*-Punkte.

Im klinischen Alltag gibt es viele Situationen, in denen man das kraftvolle Qi- und Blutvolumen der *Hé*-Meerpunkte benötigt. Sie eignen sich bekanntlich auch

dafür, „Gegenläufiges Qi zu korrigieren", wie zum Beispiel:
- Gegenläufiges Magen-Qi: Rülpsen, Aufstoßen,
- Sinkendes Milz-Qi: Durchfall,
- Gegenläufiges Lungen-Qi: Husten,
- Andere Störungen, bei denen sich Qi in die falsche Richtung bewegt.

Bei all diesen Fällen muss man Punkte mit einer starken und breiten Wirkung auf die Qi-Bewegung anzapfen, und genau dafür sind die *Hé*-Meerpunkte gut geeignet. Deshalb werden sie häufiger zur Regulation als zur Tonisierung eingesetzt.

Zuordnungen der Fünf Antiken *Shu*-Punkte zu den Fünf Wandlungsphasen

Viele Indikationen der Fünf Antiken *Shu*-Punkte beruhen auf Zuordnungen zu den Fünf Wandlungsphasen. Im vorderen Teil dieses Kapitels wurden einige klinische Anwendungsmöglichkeiten erörtert; der nun folgende Abschnitt handelt von den Hintergründen der Fünf Wandlungsphasen-Zuordnungen. Viele klassische Punktrezepturen basieren auf diesem System, das am ausgeklügelsten bei den Fünf Elemente-Akupunkturstilen angewendet wird (Tab. 16.7).

In den meisten Akupunkturtexten heißt es, dass die Yin-Meridiane mit Holz, die Yang-Meridian hingegen mit Metall beginnen.

	Brunnen	Quelle	Bach	Fluss	Meer
Yin-Meridiane	Holz	Feuer	Erde	Metall	Wasser
Yang-Meridiane	Metall	Wasser	Holz	Feuer	Erde

Tabelle 16.7
Die Zuordnung der Fünf Antiken *Shu*-Punkte an den Yin- und Yang-Meridianen gemäß den Fünf Wandlungsphasen.

Es gibt auch Bücher mit ausführlichen Erklärungen (basierend auf komplexen Abhandlungen über Chinesische Nummerologie, Himmelsstämme/Erdenzweige oder das *Yi Jing*) dafür, warum die Yin-Meridiane mit Holz und die Yang-Meridiane mit Metall beginnen. Man könnte diese Zuordnung aber auch viel einfacher über die Beziehung von Yin–Yang erklären: Die „materielle Basis" (Yin) unterstützt die „Aktivität/Bewegung" (Yang).

Dieses sehr einfache Konzept kann viel Licht in die Zuordnungen zu den Yin- bzw. Yang-Meridianen bringen. Ein Beispiel: Die *Jǐng*-Brunnenpunkte der Yin-Meridiane werden dem Holz zugeordnet, das für „Anfang, Frühling und den Osten, in dem die Sonne aufgeht", steht. Der Lebenszyklus der Natur beginnt mit dem Holz und den Pflanzen (Fotosynthese). Ähnlich sind auch die Körperprozesse auf die Physiologie der Yin-Meridiane angewiesen und beginnen folglich mit Holz.

Im Gegensatz dazu beginnen die Yang-Meridiane mit Metall, der Wandlungsphase für Verbrauch und Ende (Herbst, Sonnenuntergang im Westen, ...). Äxte und Schwerter aus Metall können Menschen und Bäume fällen, und die Farbe des Holzes ist weiß (in China die Farbe der Trauer). Im System der Fünf Wandlungsphasen „kontrolliert" (克, *kè*) Metall das Holz. Wenn nötig, kann Metall das Holz auch „verbrauchen" oder „darauf übergreifen". Die materielle Grundlage für die Yang-Meridiane kommt aus den Yin-Meridianen, denn Yang bezieht seine Substanz aus dem Yin. Deshalb beginnen die Yang-Meridiane mit der konsumierenden Wandlungsphase „Metall".

Durch den Ablauf der Fünf Wandlungsphasen geschieht nun Folgendes: Jeder Wandlungsphasenpunkt am Yang-Meridian „greift auf den entsprechenden Punkt am Yin-Meridian über" (Abb. 16.18).

Die Zuordnung zu den Fünf Wandlungsphasen und die gegenseitigen Beziehungen der antiken *Shu*-Punkte an den Yin- und Yang-Meridianen liefern weitere interessante Hinweise darauf, wie genau sich das Meridian-Qi entwickelt. Auf ihrem Weg ins Innere des Körpers konsumieren die Yang-Meridiane ständig materielle Substanz der Yin-Meridiane. Die Bewegungs- und Transportfunktionen der Yang-Organe sind so gesehen auf die nährende Basis der Yin-Organe angewiesen. Aus diesem Grund verlaufen die Yang-Meridiane an den Extremitäten auch in unmittelbarer Nähe der Yin-Meridiane.

Die Theorie sollte sich hier jedoch an der Praxis orientieren, und nicht umgekehrt. Akupunkturpunkte richten sich nicht nach der Lehre der Fünf Wandlungsphasen. Vielmehr ist die Lehre der Fünf Wandlungsphasen ein Versuch, die Punkte gemäß ihrer natürlichen Funktion einzuordnen. Die antiken *Shu*-Punkte üben ganz charakteristische Wirkungen auf die Qi-Dynamik aus. Diese Wirkungen wurden im alten China zuerst beobachtet und später zu je einer Wandlungsphase zugeordnet. Aus diesem Grund passen einige Akupunkturpunkte nicht so ganz in ihre Kategorie.

Am Herz-Meridian müsste man streng nach dem System der Fünf Wandlungsphasen („tonisiere das Kind über die Mutter") He9 *(Shào Chōng)* als Tonisierungspunkt einsetzen. Die klinische Erfahrung lehrt uns aber, dass sich Qi- oder Blut-Leere des Herzens besser über He7 *(Shén Mén)* behandeln lässt. He7 ist gemäß der Fünf Wandlungsphasen zwar der Kind-Punkt, ebenso jedoch ist er auch der *Yuan*-Quellpunkt. Auch in anderen Fällen gibt es Widersprüche zwischen der klinischen Erfahrung und

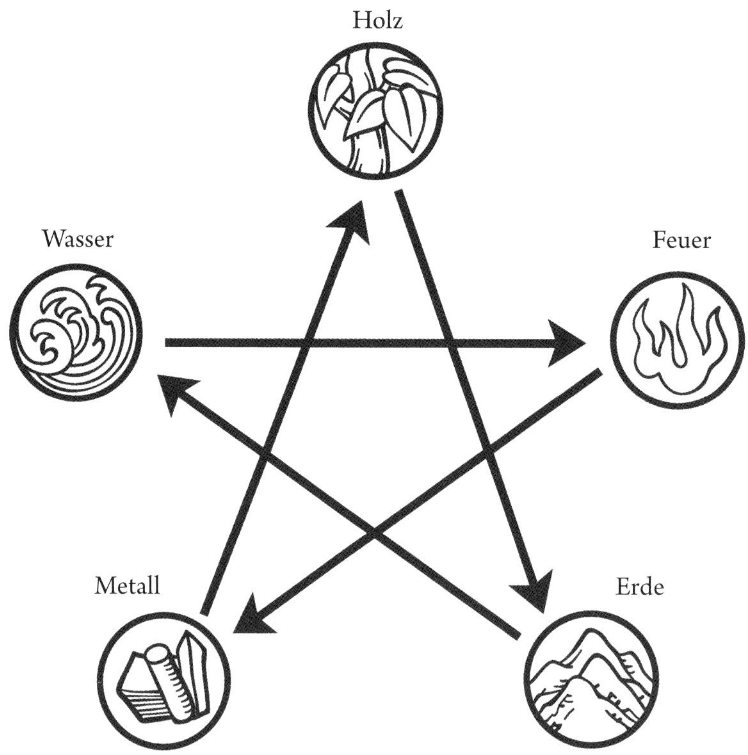

Yin-Meridian		**Yang-Meridian**
Holz	← *kontrolliert (verbraucht)* ←	Metall
Feuer	← *kontrolliert (verbraucht)* ←	Wasser
Erde	← *kontrolliert (verbraucht)* ←	Holz
Metall	← *kontrolliert (verbraucht)* ←	Feuer
Wasser	← *kontrolliert (verbraucht)* ←	Erde

Abbildung 16.18
Die Fünf Wandlungsphasenzuordnungen an den Yin- und Yang-Meridianen.

einer strengen Anwendung der Fünf Wandlungsphasen. Die Zuordnung zu den Fünf Wandlungsphasen ist also eher ein nützlicher Ausgangspunkt zur Zuordnung der den Punkten innewohnenden Funktionen. Sie sollte nicht starr und in Widerspruch zur klinischen Erfahrung eingesetzt werden.

Zusammenfassung: In diesem Kapitel wurden zwei unterschiedliche Qi-Fluss-Systeme erörtert. Die Fünf Wandlungsphasen-Punkte gehören zu einer Flussrichtung von den Fingern und Zehen in Richtung Körperstamm. Gleichzeitig findet eine kreisförmige Qi-Zirkulation durch die 12 Hauptmeridiane statt. Beide Qi-Fluss-Systeme finden dabei gleichzeitig und in denselben Körperarealen statt! Sie unterscheiden sich jedoch in Charakteristik und physiologischer Funktion. Aufgabe der Zirkulation durch die zwölf Hauptmeridiane ist es, für Nahrung und Schutz zu sorgen (= Bildung von *Yíng*-Qi und *Wèi*-Qi). Die Zirkulation durch die Fünf Wandlungsphasen-Punkte steht hingegen in engem Bezug zum Meridian-Qi: „Meridian-Qi" ist die Qi-Transformation oder Funktion der inneren Organe. An den *Jǐng*-Brunnen-, den *Yíng*-Quell- und den *Shū*-Bachpunkten besitzen die Meridiane jeweils sehr spezifische Wirkungen auf die ihnen zugeordneten *Zàng Fǔ*-Organe. Proximal der *Hé*-Meerpunkte kommt es über tausende kleine Kollaterale zu Interaktionen der Meridiane untereinander, wodurch die dortigen Punkte eher allgemeinere und breitere Wirkungen aufweisen. Am Körperstamm sind die Punktwirkungen schließlich eher lokal.

Kapitel 17

Die *Yuan*-Quell- (原), *Xi*-Spalten- (郄) und *Luo*-Durchgangs- (絡) punkte

Das vorliegende Kapitel ist diesen drei Punktkategorien gewidmet. Die Akupunkteure im alten China benutzten derartige Kategorien schon immer für die Einordnung der Punkte. Dank dieser Zuordnungen lässt sich begrifflich fassen, dass die Qi-Zirkulation an verschiedenen Stellen unterschiedlich abläuft.

Das vorangegangene Kapitel war den Fünf Antiken *Shu*-Punkten gewidmet, einem wichtigen Grundmodell für den Meridianfluss, aber wie es für die Chinesische Medizin typisch ist, existieren auch noch andere Sichtweisen. Die Theorie der Fünf Antiken *Shu*-Punkte beschreibt ein geregeltes Anwachsen des Meridian-Qi Richtung Ellbogen und Knie. Andere Punktkategorien hingegen beschreiben andersartige Veränderungen des Meridian-Qi, obwohl sie manchmal an denselben Stellen wie die *Shu*-Punkte liegen. Wichtig ist, mehrere Konzepte gleichzeitig betrachten zu können.

Es ist tatsächlich einer der Knackpunkte der Chinesischen Medizin, *mehrere* Theorien im Auge behalten zu können. So muss man auch die Akupunkturpunkte durch verschiedene Brillen betrachten. Die Chinesische Medizin ist über Jahrhunderte gewachsen, wobei neue Konzepte häufig in alte Strukturen eingebaut wurden. Ähnlich, wie bei den Fünf Antiken *Shu*-Punkten, wurden auch die Indikationen der *Yuan*-, *Xi*- und *Luo*-Punkte über Jahrtausende weiterentwickelt.

Die *Yuan*-Quellpunkte (原穴, *yuán xué*)

Die *Yuan*-Quellpunkte sind die ersten in *Nèi Jīng* erwähnten Akupunkturpunkte – in den ersten Zeilen des *Líng Shū*. Kapitel 66 des *Nán Jīng* besagt, dass man sie „bei allen Krankheiten der Yin- und Yang-Organe“ anwenden kann. Bis heute ist ihre Anwendung bei verschiedenen Krankheitsmustern weit verbreitet, obschon sich die Anwendungsmöglichkeiten seither verfeinert haben (Tab. 17.1).

Meridian	***Yuan*-Punkt**
Lunge	Lu9 *(Tài Yuān)*
Milz	Mi3 *(Taì Bái)*
Herz	He7 *(Shén Mén)*
Niere	Ni3 *(Taì Xī)*
Perikard	Pe7 *(Dà Líng)*
Leber	Le3 *(Taì Chōng)*
Dickdarm	Di4 *(Hé Gŭ)*
Magen	Ma42 *(Chōng Yáng)*
Dünndarm	Dü4 *(Wàn Gŭ)*
Blase	Bl64 *(Jīng Gŭ)*
San Jiao	SJ4 *(Yáng Chí)*
Gallenblase	Gb40 *(Qiū Xū)*

Tabelle 17.1
Die *Yuan*-Quellpunkte.

In anderen Kapiteln des *Nèi Jīng* wird die Verbindung des *San Jiao*-Organs zum „*Yuan-Qi*" beschrieben (siehe Kapitel 9 in diesem Buch), das bezeichnenderweise den gleichen Namen wie die *Yuan*-Quellpunkte trägt. Diese Gemeinsamkeit wird in Kapitel 66 des *Nán Jīng* hervorgehoben, in dem nach der Auflistung der 12 *Yuan*-Quellpunkte die Rolle des *San Jiao* beschrieben wird.[82] Es heißt dort, dass das *Yuan-Qi* des *San Jiao* aus dem *Ming Men* in den Nieren entsteht, und dass diese *Yuan*-Quellpunkte eine spezielle Verbindung zu diesem Qi besitzen. Die *Yuan*-Quellpunkte sind also mit der Funktion des *San Jiao* verwandt, die Meridiane mit *Ming Men*-Feuer zu durchspülen. In modernen Lehrbüchern heißt es daher oft, dass die *Yuan*-Quellpunkte „mit dem

82 Das 66. Kapitel des *Nán Jīng* gilt als älteste vollständige Auflistung der 12 *Yuan*-Punkte, denn im 1. Kapitel des *Líng Shū* fehlt He7, an dessen Stelle Pe7 als *Yuan*-Punkt des Herzens gelistet wird. Im *Ling Shu* sind zusätzlich zwei weitere *Yuan*-Punkte mit Bezug zum Konzept der *gāo* (膏) („fettige Substanzen") erwähnt: Ren15 *(Jiū Wĕ)* und Ren6 *(Qì Hăi)*.
Dr. Wang sieht eine Verwandtschaft zwischen *gāo* und dem Konzept der *huāng* (肓)-Räume. Beide Begriffe bilden bezeichnenderweise den Namen des Punktes Bl43 *(Gāo Huāng Shū)*. Dr. Wang betrachtet *gāo* als eine Art „Schutzpolsterung" für die schlechter durchbluteten Zwischenräumen (*huāng* 肓) um die *Zàng Fŭ* herum. Vermutlich kommt diese *gāo*- Substanz auch an den Punkten Bl51 *(Huāng Mén)*, Bl53 *(Bāo Huāng)* und Ni16 *(Huāng Shū)* vor. Genau genommen wird im 66. Kapitel des *Nán Jīng* (gleich wie im *Líng Shū*) ebenfalls Pe7 als *Yuan*-Punkt des Herzens gelistet. Danach aber heißt es im *Líng Shū* weiter, dass „die Quelle des *Shao Yīn*" *duì gŭ* (兌骨) ist, was vermutlich eine Referenz auf den Processus Styloideus Ulnae nahe He7 *(Shén Men)* ist. Dasselbe Schriftzeichen 兑 *(duì)* wird im *Yi Jing* für das Trigramm „See" (oder „Freude") als Anspielung auf die klassische Sichtweise des Herzens verwendet.

San Jiao in Verbindung stehen“ und die *Yuan*-Qi-Zirkulation in den 12 Hauptmeridianen fördern können. Aber wie genau läuft dies ab? Wie kann ein Beinpunkt wie Ni3 *(Taì Xī)* in einer Beziehung zum *San Jiao*-Meridian am Arm oder den „Drei Erwärmern“ am Körperstamm stehen?

Um diese Frage zu beantworten, muss man als erstes das Konzept des *San Jiao*-Organs betrachten: Im Kapitel 9 des vorliegenden Buches wird erklärt, dass der *San Jiao* die Flüssigkeitsbewegungen durch die „Leerräume“ außerhalb des Gefäßsystems (also jenseits der Kapillarzirkulation) regiert – am gesamten Körper um Muskeln, Gelenke und Knochen herum. Die *Yuan*-Quellpunkte erhalten das *Yuan*-Qi also nicht durch eine direkte Verbindung mit dem *San Jiao*-Meridian, sondern, weil der *San Jiao* als Organ in den Flüssigkeiten des gesamten Bindegewebes präsent ist.

Streng betrachtet haben alle Meridiane eine Verbindung zu den Flüssigkeiten des *San Jiao*, denn jeder Hauptmeridian steht für eine Flüssigkeitsbewegung entlang eines definierten Verlaufes von Muskeln, Nerven und Gefäßen. Der Milz-Meridian ist somit ein Teil des *San Jiao*-Systems mit einer speziellen Beziehung zur Milz (siehe auch die entsprechende Frage in Kapitel 9). Der *San Jiao* wird dort als „Umgebung“ um die Organe und Körpergewebe herum bezeichnet. Die Beziehung zwischen Akupunkturpunkten und dem *San Jiao* wird im 66. Kapitel des *Nán Jīng* wie folgt erklärt:

> „Die Punkte der fünf Yin-Organe sind Orte, an denen die Qi-Bewegungen des *San Jiao* pausieren“ (五藏俞者, 三焦之所行, 氣之所留止也, *Wŭ zàng shū zhě, sān jiāo zī suŏ xíng, qì zhī suŏ liú zhĭ yě*).

Wenn der *San Jiao* als Organ diese „Leerräume“ im gesamten Körper durchdringt und einen derart umfassenden Einfluss hat, warum sind es dann gerade die *Yuan*-Quellpunkte, die diesen Zugriff auf das *Yuan*-Qi haben?

Um auf diese Frage eine Antwort zu finden, muss man klassische Theorien, Anatomie und klinische Erfahrung kombinieren:

Klassische Theorien

Die Theorie der Fünf Antiken *Shu*-Punkte zeichnet das Bild eines Meridian-Qi, das auf seinem Weg zu Ellbogen und Knien allmählich anwächst. Wenngleich das Meridian-Qi bereits an den *Jĭng*-Brunnen- und *Yíng*-Quellpunkten zu wachsen beginnt, fließt es erst um die *Yuan*-Quellpunkte herum in einer gleichmäßigen Strömung und „beginnt sich in einen zusammenhängenden Fluss zu ergießen“ (注, *zhù*). Die *Yuan*-Quellpunkte liegen demnach an den Meridianen genau dort, wo das Qi ähnlich fließt wie an den *Shū*-Bachpunkten gemäß der Theorie der Fünf Antiken *Shu*-Punkte.[83]

83 Obschon ein Zusammenhang zwischen den *Yuan*-Punkten und der Meridian-Qi-Entwicklung (Fünf Antike *Shu*-Punkte) besteht, werden die *Yuan*-Punkte in den meisten modernen Lehrbüchern als eine eigene Punktkategorie dargestellt, an der das *Yuan*-Qi in die Meridiane einströmt.

Zusammenfassung

- Durch seine alles durchdringende Präsenz in den Körperflüssigkeiten und dem Bindegewebe besteht eine Beziehung zwischen dem *San Jiao* und den Akupunkturpunkten an den Extremitäten.
- Die klassische Chinesische Medizin besagt, dass das Meridian-Qi auf seinem Weg von den Fingern/Zehen zu den Ellbogen/Knien allmählich anwächst.

Nun stellt sich aber die Frage, warum genau diese und nicht andere Punkte das *Yuan*-Qi aus den Räumen des *San Jiao* in die Meridiane abziehen. Dies könnte doch genauso an den *Hé*-Meerpunkten mit dem dortigen starken, tiefen Qi-Fluss geschehen. Logisch wären auch Punkte am Körperstamm direkt im Bereich des *San Jiao*-Organs. Entsprechend dem Konzept, dass alle Meridianbewegungen letztendlich in den Räumen des *San Jiao* stattfinden, könnte man doch alle Akupunkturpunkte als „*Yuan*-Quellpunkte" bezeichnen?

Die Antwort auf diese Grundfrage liegt in den anatomischen Gegebenheiten.

Frage *Genauso gut könnte es doch auch an den Jĭng-Brunnen- oder Yíng-Quellpunkten geschehen?*

Dr. Wang

Erst an den *Shū*-Bachpunkten beginnt eine starke und gerichtete Qi-Bewegung. Auch wenn das Qi an den *Jĭng*-Brunnenpunkten austritt und an den *Yíng*-Quellpunkten eine Richtung annimmt, bekommt es eben erst an den *Shū*-Bachpunkten genügend Kraft, um *Yuan*-Qi abzuziehen, und das Qi beginnt sich hier zu „ergießen". Dieses Ergießen schafft den nötigen Zug, um *Yuan*-Qi anzuziehen.

Den Punkten distal der *Yuan- bzw. Shū*-Punkte fehlt es an Kraft, um als *Yuan*-Quellpunkte *Yuan*-Qi aus dem *San Jiao* abzuziehen. Man darf nicht außer Acht lassen, dass derartige Theorien immer aus klinischen Beobachtungen und Erfahrung hervorgehen. Vielleicht gab es einmal eine Zeit, in der man die *Jĭng*-Brunnenpunkte zum Tonisieren herangezogen hat, aber mit der Zeit kristallisierte sich heraus, dass die *Yuan*-Quellpunkte dafür besser geeignet sind. Später entwickelt sich in der Folge daraus eine Theorie, und das Ganze macht auch Sinn: Wenn der Qi-Fluss an den *Jĭng*-Brunnen- und *Yíng*-Quellpunkt langsamer und dünner ist, sind diese für ein kräftiges Tonisieren weniger gut geeignet.

Anatomie

Die antiken *Shu*-Punkte liegen im Bereich der Hand- und Fußgelenke, die beide einen großen Bewegungsumfang aufweisen und sehr viel bewegt werden: die Knöchel koordinieren das Gehen und Balancieren, die Handgelenke die feinen Bewegungen beim Greifen, Gestikulieren und Heben. Diese Tätigkeiten verbrauchen viel Qi und Blut, und auch der westlichen Medizin zufolge verfügen diese Körpergebiete über einen sehr regen Zellstoffwechsel. Aus diesem Grund sind die Hände und Füße normalerweise auch warm. Bei Qi- und Blut-Leere werden die Hände und Füße häufig als erstes kalt oder zeigen andere pathologische Veränderungen durch eine eingeschränkte Zirkulation. Alle *Yuan*-Quellpunkte liegen genau in diesen Bereichen mit hoher Qi-Transformation.

Ebenfalls auffällig ist, dass die *Yuan*-Quellpunkte nahe an den distalsten Pulsen liegen – das ist kein Zufall. Eben genau wegen ihrer erhöhten Qi- und Blut-Zirkulation haben diese Punkte einen vermehrten Bedarf an *Yuan*-Qi. Die großen Gelenke (Schulter, Hüfte, etc.) benötigen ein großes Qi- und Blut-Volumen, aber nur die rege Zirkulation an den Hand- und Fußgelenken schafft exakt das passende Milieu für die *Yuan*-Quellpunkte (Abb. 17.1 und 17.2).

Die *Yuan*-Quellpunkte ähneln einem großen Gemüsemarkt. Durch die dortige Aktivität findet ein reger Austausch von Informationen aus dem ganzen Körper statt. Wie in den Zweigen eines Baumgipfels oder den Handelsposten an den Grenzen eines Landes erreicht die Nährstoffzirkulation ihren Gipfel in den Extremitäten. Aufgrund der Fülle ihrer Aktivitäten ähneln sie auch einem Basar, einem kulturellen Treffpunkt. Für die Versorgung mit Qi und Blut braucht es aber nicht nur eine adäquate Kapillarversorgung, die Flüssigkeiten müssen auch wieder in ein Kreislaufsystem mit niedrigerem Blutdruck (die Venen) rückresorbiert werden. Das Blut strömt bekanntlich vom Herzen zu den Hand- und Fußgelenken, und ohne einen ordnungsgemäßen Abtransport des Blutes würde es dort zu Schwellungen kommen, welche die Beweglichkeit einschränken. Interessanterweise treten die ersten Flüssigkeitsstauungen bei Zirkulationsstörungen meist auch zuallererst an den Hand- und Fußgelenken auf.

Das alles hat zur Folge, dass es an den Extremitäten zu einem regen Austausch von Blut aus anderen Körperarealen kommt, sodass die um die *Yuan*-Quellpunkte herum liegenden Areale eng mit den inneren Organen kommunizieren. Trotz (oder aufgrund) ihrer Distanz zu den inneren Organen sind sie durch den dortigen Informationsaustausch klinisch sehr wichtig.

An dieser Stelle ein Hinweis auf das *San Jiao*-Modell aus Kapitel 9, in dem der *San Jiao* mit einem hohlen Yang-Organ mit Leerräumen zwischen den Muskeln und um die Bindegewebsstrukturen herum verglichen wird: Derartige „Räume" gibt es um alle Muskeln und Bauchorgane herum, je nach Körperbereich fließen darin jedoch verschiedene Substanzen. Die größte Diversifizierung findet man in den distalsten

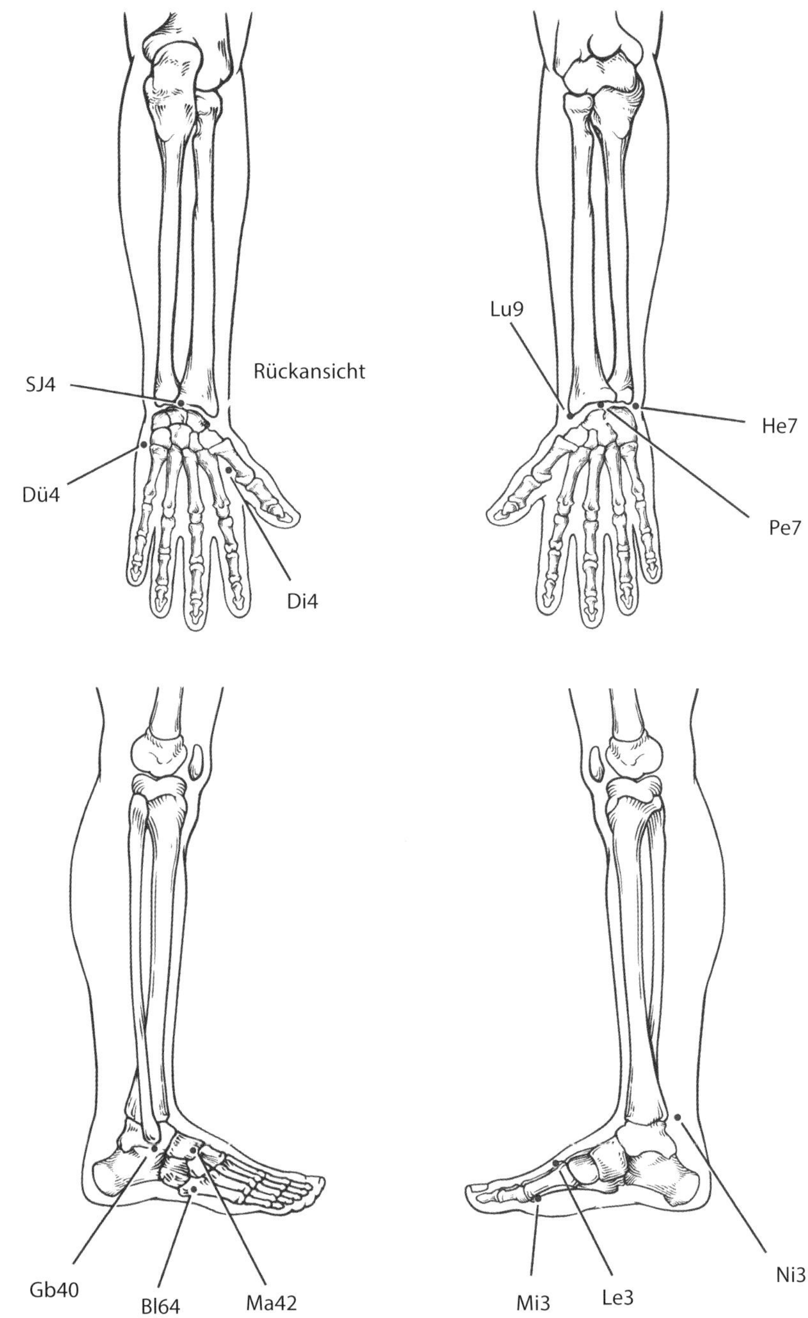

Abbildung 17.1

Die *Yuan*-Quellpunkte liegen in Arealen mit sehr präzisen Bewegungen und folglich einem hohen Umsatz an Qi und Blut.

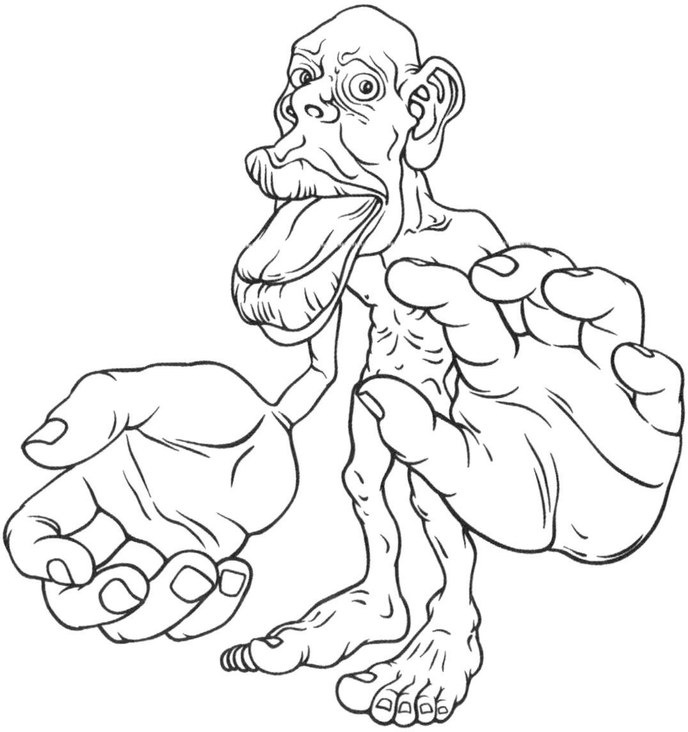

Abbildung 17.2
Der Homunculus zeigt die Körpergebiete mit der höchsten Nervendichte und der höchsten Blutkonzentration. Viele *Yuan*-Quellpunkte liegen genau an den Grenzen dieser Areale.

Körperbereichen, was auf den ersten Blick verwirren mag: Wie kann es sein, dass so weit von den inneren Organen (und den dortigen Stoffwechselvorgängen) entfernt eine derart große Vielfalt an Qi und Blut vorliegt? Viel eher würde man diese Vielfalt im Umkreis der Organe vermuten.

Areale in Nähe der Organe mögen zwar mehr Qi und/oder Blut aufweisen, aber dieses Qi und Blut hat eine hohe Spezifität. Zwei Beispiele dazu:

- Die Lunge hat viel Qi, es handelt sich dabei aber um „Lungen-Qi" (ein Teil des Ahnen-Qi).
- Die Leber hat viel Blut, aber dieses wird in der Chinesischen Medizin als „Leber-Blut" bezeichnet.

An den *Yuan*-Quellpunkten ist die Mischung an Qi und Blut aus dem gesamten Körper sehr ausgewogen. Verknüpft mit der Tatsache, dass die Gelenke einen großen Nährstoffbedarf haben, lässt sich erahnen, weshalb an den *Yuan*-Quellpunkten sowohl viel Bewegung stattfindet als auch eine große Qi-Vielfalt vorliegt (Abb. 17.3).

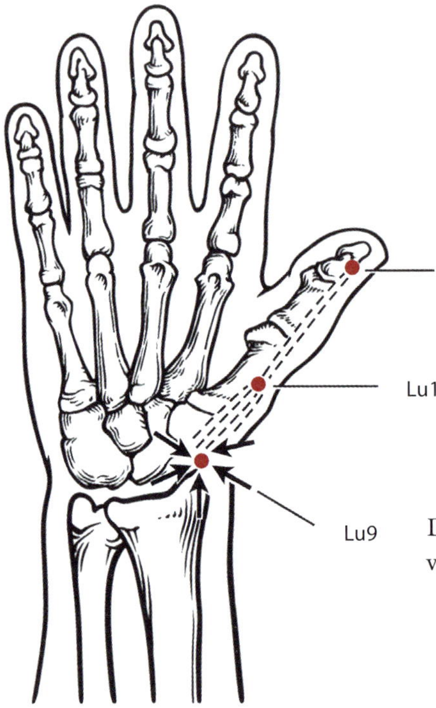

Abbildung 17.3
An *Yuan*-Quellpunkten wie Lu9 *(Tài Yuān)* kommt es durch den zunehmenden Fluss an Meridian-Qi zu einem lebendigen Austausch, wodurch *Yuan*-Qi aus den Flüssigkeiten des *San Jiao* in die Qi-Dynamik der Meridiane eingebracht werden kann.

Diese Mischung verschiedener Qi ist absolut lebensnotwendig. Wie in Kapitel 2 erläutert, ist eine der drei Grundfunktionen der Meridiane die eines Kommunikationssystems (途徑, *tú jìng*). Das Medium für diese Kommunikation sind die Flüssigkeiten.

Ein Beispiel: Bei Herz-Qi-Leere breitet sich diese Information „Herz-Qi-Leere" in den Räumen des *San Jiao* in der Brust aus und bewirkt Milieuveränderungen anderer Organe. Diese Milieuveränderungen werden über die Körperflüssigkeiten an die hochaktiven *Yuan*-Quellpunkte weitergegeben, wo diese Information über den Zustand des Herzens relativ leicht in andere Meridiane eintreten kann. Umgekehrt hat die klinische Erfahrung gelehrt, dass Punkte wie He7 (*Yuan*-Punkt) einen kräftigenden Effekt auf das Herz-Qi haben. Das Nadeln des Herz-*Yuan*-Quellpunktes schickt also ein Signal zum gesamten Meridiansystem und löst eine Kettenreaktion aus, die das Herz-Qi unterstützt.

Ein anderes Areal mit viel Zirkulation und Kommunikation ist das Gehirn, das in der klassischen Chinesischen Medizin sicher unterbetont wird. Möglicherweise wird die moderne Forschung eines Tages ergeben, dass die Informationsverarbeitung im

Gehirn bedeutend stärker durch Bindegewebs- und Flüssigkeitsveränderungen beeinflusst wird als bisher angenommen, und dass es eine „Körperintelligenz" gibt, die in einem ständigen Austausch mit dem Gehirn steht. Die westliche Medizin bemängelt (richtigerweise), dass die klassische Chinesische Medizin die Rolle des Gehirns zu wenig betont. Vielleicht ist aber ebenso wahr, dass die moderne Medizin die Bedeu-

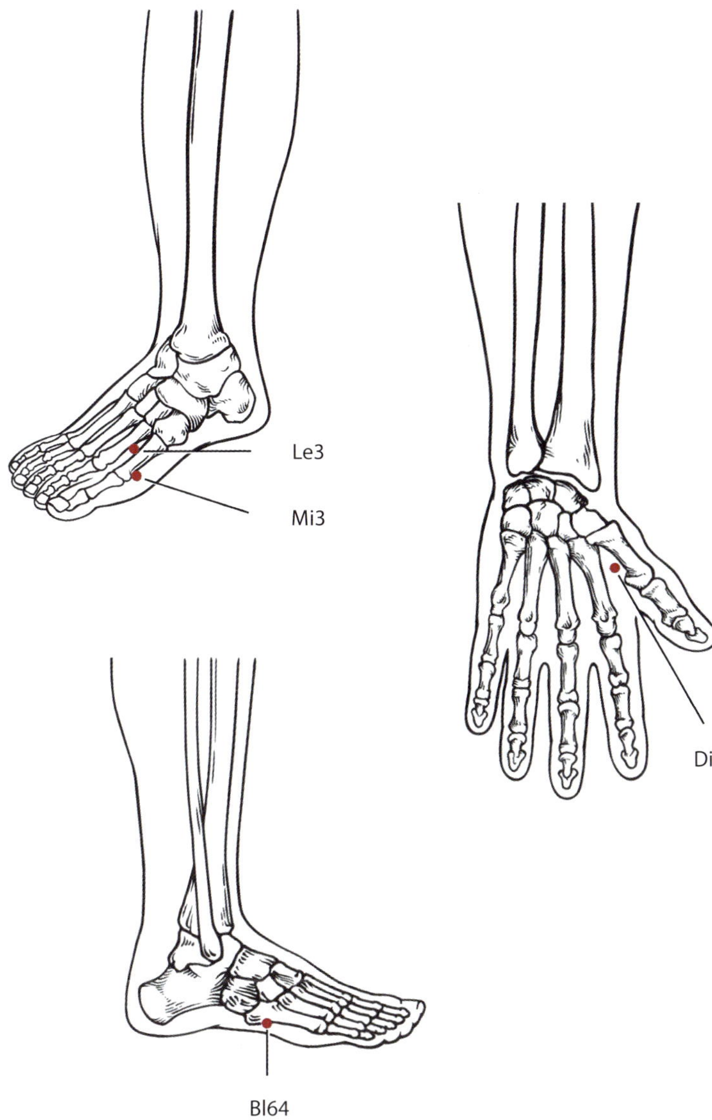

Abbildung 17.4

Diese vier *Yuan*-Quellpunkte liegen nicht auf den Hand- oder Fußgelenken, sondern weiter distal, wo noch mehr Bewegung stattfindet.

tung der „Nicht-Organ"-Gewebe für unseren Stoffwechsel und das Bewusstsein unterschätzt. Der Erfahrungsschatz der Chinesischen Medizin deutet genau darauf hin.[84]

Bei genauer Betrachtung erscheint die eben dargestellte Theorie inkonsistent: Warum liegen die *Yuan*-Quellpunkte von Leber, Milz, Dickdarm und Blase nicht, wie alle anderen *Yuan*-Quellpunkte, auch an den Hand- oder Fußgelenken?

Dazu muss man den Zusammenhang zwischen Form und Funktion bedenken: Die großen Zehen, die Daumen und die äußeren Fußkanten haben einen größeren Bedarf an Qi und Blut als die korrespondierenden Gebiete dieser Meridiane an den Hand- bzw. Fußgelenken. Weil also die Areale bei Le3 *(Taì Chōng)*, Mi3 *(Taì Bái)*, Di4 *(Hé Gŭ)* und Bl64 *(Jīng Gŭ)* mehr Qi und Blut verbrauchen als die entsprechenden Meridianzonen an den Hand- und Fußgelenken, sind diese vier *Yuan*-Quellpunkte „ausgewandert". Ähnlich wie sich durch die Evolution die Form des menschlichen Körpers verändert hat, hat sich vermutlich auch die Bewegung von Qi und Blut geändert. Wie immer in der Chinesischen Medizin gilt dabei: Die klinische Erfahrung beeinflusst die Theorie und nicht umgekehrt. Eine Theorie ohne therapeutische Vorteile sollte überdacht werden, aber die Tatsache, dass diese Punkte über viele Jahrhunderte angewendet wurden, ist ein Hinweis darauf, dass sie das *Yuan*-Qi an den jeweiligen Meridianen stimulieren können. Ein Erklärungsmodell für diese klinisch relevante Theorie liefert die Bedeutung der Zehen, Daumen und Fußaußenkanten für das Gehen und Greifen (Abb. 17.4).

Die Anwendung der *Yuan*-Quellpunkte

Die *Yuan*-Quellpunkte können das Qi vermehren und das Yang wärmen (益氣溫陽, *yì qì wēn yáng*) und werden fast ausschließlich zum Tonisieren eingesetzt, vor allem an den Yin-Meridianen. An den Yang-Meridianen können sie neben ihrer tonisierenden Wirkung auf die Yang-Organe auch die Zirkulation öffnen und Bewegung fördern. Nicht alle Yang-*Yuan*-Quellpunkte sind aber gleich nützlich: Ma42 *(Chōng Yáng)* ist zum Beispiel ein sehr schmerzhafter Punkt. Das Einsatzspektrum von SJ4 *(Yáng Chí)* ist hingegen viel umfassender als gedacht. In einigen japanischen Traditionen spielt er eine wichtige Rolle; vor allem in der Schule von Sawada Ken (澤田建)[85] wird bei starker Leere Moxa an SJ4 und Ren12 *(Zhōng Wăn)* empfohlen. SJ4 ist sehr effektiv bei Yang-Leere mit Symptomen wie Tinnitus oder Schulterschmerzen und oberen Rückenschmerzen durch Kälte. Als *Yuan*-Punkt des *San Jiao* besitzt er nämlich eine besonders starke Wirkung auf die gesamte Yang-Zirkulation.

84 Für eine faszinierende Debatte über die Rolle des Bindegewebes in der Meridiantheorie siehe J.L. Oschman, *Energy Medicine: The Scientific Basis* (Edinburgh: Churchill Livingstone, 2000).

85 Dr. Wang verwendet die chinesische Übersetzung 針灸精髓 (*Zhēn jiŭ jīng suĭ*) des japanischen Originaltextes „*Shinkyu Shinzui*", der ursprünglich von Shiroda Bunsh, einem Schüler Dr. Sawadas, geschrieben und 1977 bei Ido-no-Nippon veröffentlicht wurde.

Wie aber können einige *Yuan*-Quellpunkte, wie zum Beispiel Lu9 *(Tài Yuān)*, derart vielfältige und teilweise widersprüchliche Indikationen besitzen? Lu9 unterstützt einerseits das Lungen-Qi und kann andererseits auch das Yin bei akuter Halstrockenheit oder trockenem Husten tonisieren.

Wieso dieser Punkt sowohl Qi als auch Yin tonisieren kann, lässt sich am besten anhand der Qi-Dynamik der Lunge verstehen. *Tài Yīn* kann Feuchtigkeit transformieren und Nährstoffe erzeugen, wobei die Lunge dabei Qi aus der Außenwelt zu Verfügung stellt, um die Feuchtigkeitstransformation der Milz zu unterstützen und das von der Milz im Blut gebildete *Ying*-Qi zu beleben. Die Yin-unterstützende Funktion der Lunge kommt also von daher, dass sie (gemeinsam mit der Milz) das Yin-nährende *Ying*-Qi im Blut bildet. Mit dem *Yuan*-Punkt stärkt man das Lungen-Qi und löst dabei eine Kettenreaktion aus, wodurch indirekt auch das Yin unterstützt wird.

Ähnlich lassen sich auch die dynamischen Wirkungen anderer *Yuan*-Quellpunkte verstehen. So kann Ni3 *(Taì Xī)* das Nieren-Yin anreichern und das Ursprungs-Yang kräftigen. Um das wiederum zu verstehen, gilt es, die Qi-Dynamik des ganzen *Shào Yīn* und nicht nur der Niere zu berücksichtigen. *Shào Yīn* ist eine Achse zwischen *Jué Yīn* (Blutspeicher) und *Tài Yīn* (Öffnung nach außen). Über diese Achse erhält der Körper Impulse vom Ursprungs-Yin und Ursprungs-Yang. Über Ni3 kann man folglich kein neues Vorgeburtliches Qi produzieren,[86] sondern reguliert durch eine Stoffwechseloptimierung die vorgeburtlichen Substanzen. Ni3 kann die Nieren daher nur stärken, indem dieser Punkt für einen guten Fluss des Meridian-Qi zur Niere sorgt und dadurch die Qi-Dynamik normalisiert.

Das zeigt, dass es ein unendlich feines Verständnis der einzigartigen Qi-Dynamik jedes Meridians braucht, um die Wirkungen der Akupunkturpunkte zu erfassen. Die kraftvolle Wirkung der *Yuan*-Quellpunkte auf die Organe lässt sich dadurch erklären, dass das *Yuan*-Qi den Stoffwechsel der Organe „anstarten" kann, weshalb ihnen eine derart große Bedeutung bei Leere zukommt. Sollte die Qi-Dynamik der Organe zu stark gestört und ein normaler Stoffwechsel nicht mehr möglich sein, kann man an den anderen Meridianpunkten oft kaum ein *Dé Qì* („Qi Erzielen") auslösen. In diesen Fällen muss man zuerst den Stoffwechsel mittels der *Yuan*-Quellpunkte aufbauen und erst danach die Qi-Dynamik mit anderen Punkten regulieren.

Weiter hinten in diesem Kapitel werden alle *Luo*- und *Xi*-Punkte einzeln analysiert, nicht aber die *Yuan*-Quellpunkte. Diese können aufgrund ihrer umfassenden Indikationen bei jeglicher Qi-Leere-Pathologie als „Alleskönner" eingesetzt werden. Die *Xi*- und *Luo*-Punkte sind bedeutend spezifischer.

Die Manipulation an den *Yuan*-Quellpunkten sollte sehr sanft und die Qi-Ausstrahlung graduell sein, was Geschick und Praxis verlangt. Insbesondere an den *Yuan*-

86 Es ist eine alte Streitfrage, ob sich Essenz oder *Ming Men*-Feuer neu bilden lassen oder nicht. Ein Schwerpunkt der Gesundheitspflege in China ist seit über 2000 Jahren die Suche nach Wegen, diese fundamentalen Substanzen nicht unnötig zu vergeuden. Beide Substanzen entstehen bei der Erschaffung des Lebens, und wenn sie schwinden, schwindet auch die Lebenskraft.

Quellpunkten gilt, dass eine milde Stimulation und ein langsames Ankommen des Qi bei Leere-Pathologien zu besseren Ergebnissen führen. Wenn allerdings gleichzeitig Fülle- und/oder Hitze vorliegen, kann die Stimulation etwas kräftig ausfallen.

Die *Xi*-Spaltenpunkte (郄穴, *xī xué*)

Das Schriftzeichen 郄 *(xī)* bezeichnet eine kleine Öffnung, einen Durchgang, weshalb es in vielen modernen Lehrbüchern heißt, dass sich der Meridianverlauf an den *Xi*-Punkten verschmälert und zu Blockade und Ansammlung an Qi und Blut neigt. Klinisch hilfreicher ist jedoch, die *Xi*-Punkte als Stellen zu sehen, an denen das Qi gefiltert und der Qi-Fluss kontrolliert wird,[87] die die Durchflussrate und Fließeigenschaften der Meridiane wie Schleusen oder Mautstellen regulieren.

Erwartungsgemäß liegen diese Punkte dort, wo Öffnungen oder klare Trennlinien palpiert werden können, häufig zwischen Knochen und manchmal auch zwischen Muskelbäuchen. Insgesamt gibt es 16 *Xi*-Punkte: zwölf für die Hauptmeridiane und je zwei für *Yin* bzw. *Yang Qiao Mai* und *Yin* bzw. *Yang Wei Mai* (Tab. 17.2).

Meridian	Xi-Punkt
Lunge	Lu6 *(Kǒng Zuì)*
Milz	Mi8 *(Dì Jī)*
Herz	He6 *(Yīn Xī)*
Niere	Ni5 *(Shuǐ Quán)*
Perikard	Pe4 *(Xī Mén)*
Leber	Le6 *(Zhōng Dū)*
Dickdarm	Di7 *(Wēn Liū)*
Magen	Ma34 *(Liáng Qīu)*
Dünndarm	Dü6 *(Yǎng Lǎo)*
Blase	Bl63 *(Jīn Mén)*
San Jiao	SJ7 *(Huì Zhōng)*
Gallenblase	Gb36 *(Wài Qiū)*

Tabelle 17.2
Die *Xi*-Spaltenpunkte.

87 Aus diesem Grund wäre die Übersetzung „*Xi*-Filterpunkte" passender als „*Xi*-Spaltenpunkte" (Anm. d. dt. Ü.).

Die *Xi*-Punkte sind aber nicht die einzigen Akupunkturpunkte, um den Qi-Fluss zu regulieren. Die Art der Durchflussregulation variiert jedoch von Punktkategorie zu Punktkategorie.

- An den *Yuan*-Quellpunkten tritt Vorgeburtliches *Yuan*-Qi in die Meridiane ein, sie ähneln daher Tankstellen.
- Die *Xi*-Spaltenpunkte kann man als Ampeln an den Meridianautobahnen betrachten.
- Die *Luo*-Passagepunkte regulieren die kleinen Seitenstraßen.
- Die progrediente Qi-Transformation der Fünf Antiken *Shu*-Punkte entspricht den Geschwindigkeitsbegrenzungen: Je breiter die Autobahnen, desto schneller darf man fahren.

Zu einem gewissen Grad kann man an *allen* Akupunkturpunkten Einfluss auf Durchflussrate und Fließeigenschaften des Meridian-Qi nehmen. Die Punktkategorien dienen nur dazu, die Auswahl der wirksamsten Punkte zu erleichtern und die Kreativität bei der Punktauswahl zu erhöhen (Abb. 17.5).

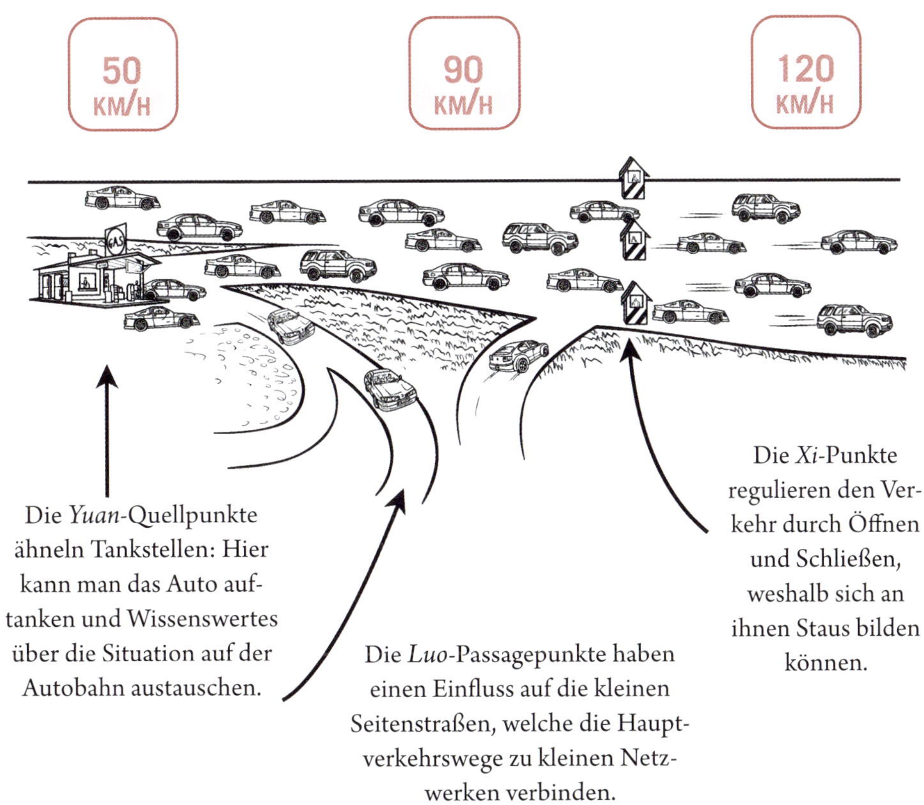

Abbildung 17.5
Die antiken Punkte sind eine Beschreibung für eine anwachsende, aber an jeder Stelle unterschiedliche Bewegung.

Die *Xi*-Spaltenpunkte besitzen im Grunde genommen zwei Funktionen, beide vor allem bei akuten Pathologien mit Schmerzen:

1. Sie unterstützen die Qi-Bewegung, um Schmerzen zu lindern und Schwellungen aufzulösen (利氣止痛消腫, *lì qì zhǐ tòng xiāo zhǒng*)

Die gebräuchlichste Anwendung der *Xi*-Punkte ist, die Meridianzirkulation bei Schmerzen durch eine ungenügend offene Zirkulation zu befreien (不通則痛, *bù tōng zé tòng*). Eine große Bedeutung hat dies besonders bei den Yang-Meridianen, da diese, wie auch die Yang-Organe, eine ständige Bewegung für ihre optimale Funktion benötigen.

2. Sie können Gegenläufigkeit umleiten, um Blutungen zu stoppen (降逆止血, *jiàng nì zhǐ xuè*)

Hier hat Gegenläufiges Qi zu einer Art Stagnation geführt, die sich später aufschaukelt und zu Blutungen oder blauen Flecken führt. Dies betrifft meistens die Yin-Meridiane, in denen bekanntlich Blut produziert, gelenkt und ernährt wird. Mit den *Xi*-Spaltenpunkten kann man
- die Zirkulation befreien,
- Stase reduzieren,
- Blutungen verringern.

Dadurch wird die Meridianzirkulation erhöht, was aber überraschenderweise in Wirklichkeit Blutungen oder blaue Flecken reduziert.

Im Abschnitt über die *Yuan*-Quellpunkte wurden zu den einzelnen Punkte keine spezifischen Indikationen gelistet, da sich diese im Großen und Ganzen aus der verbesserten Qi-Dynamik der jeweiligen Organe ableiten lassen. Die *Xi*-Punkte werden hingegen einzeln analysiert, da es bei ihnen teilweise sehr eigentümliche Indikationen gibt. Auch diese individuellen Wirkungen muss man jedoch vor dem Hintergrund der allgemeinen Wirkungsweise ihrer Punktkategorie verstehen: Sie könne den Meridianfluss in Körpergegenden mit zu geringer Zirkulation (den „Autobahntankstellen") regulieren.

Die einzelnen *Xi*-Spaltenpunkte im Detail

Lu6 (Kǒng Zuì)

HAUPTWIRKUNGEN:
- Klärt die Lungen und stoppt Blutungen.
- Entfernt Hitze und kann dadurch die Lungenflüssigkeiten unterstützen.

HAUPTINDIKATIONEN:
- Halsschwellung/Tonsillitis.

- Infektionen der Atemwege (Bronchitis, Lungenentzündung): eine traditionelle Anwendung ist blutiger Husten durch Lungen-Hitze.

NEBENINDIKATIONEN:
- Leere-Kopfschmerz durch eine Sauerstoffunterversorgung bei einer gestörten Lungenfunktion.
- Hämorrhoiden: Dickdarm-Hitze kann über das gepaarte Yin-Organ (Lunge) geklärt werden.

Di7 (Wēn Liū)

HAUPTWIRKUNG:
- Klärt Hitze und reguliert Magen und Darm.

HAUPTINDIKATIONEN:
- Schmerzen im Kopfbereich: Zahnschmerzen, Kopfschmerzen, Trigeminusneuralgie usw.
- Nasenbluten, Entzündungen in der Nase,
- Fazialisparese.

NEBENINDIKATIONEN:
- Bauchkrämpfe (meist bei einer Dickdarmpathologie),
- Akute Bauchschmerzen und Durchfall.

Ma34 (Liáng Qīu)

HAUPTINDIKATION:
- Magenschmerzen und Magenkrämpfe.

NEBENINDIKATIONEN:
- Akute Schwellung der Brust/Brustumgebung,
- Knieschwellung,

  Bei diesen beiden Nebenindikationen wirkt Ma34 vor allem symptomatisch. Um Krankheitsrückfälle zu verhindern, sollte man die Wurzel ausfindig machen und ebenfalls behandeln.

Mi8 (Dì Jī)

HAUPTINDIKATION:
- Unterbauchschmerz (zum Beispiel schmerzhafte Regelkrämpfe).

NEBENINDIKATIONEN:
- Blasenschmerzen,
- Wadenschwellung.

He6 (Yīn Xī)

HAUPTWIRKUNG:
- Klärt Leere-Hitze und stabilisiert *Shén*, denn durch seine zusammenziehende Wirkung wirkt er „zügelnd und beruhigend".

Hauptindikationen:
- Thorakaler Druck mit Erstickungsgefühl,
- Palpitationen,
- Leichte Unruhe,
- Unzusammenhängende Sprache aufgrund einer Leere-Pathologie.
  Nicht geeignet ist dieser Punkt für Manie oder Unruhe vom Fülle-Typ.

Nebenindikationen:
- *Wèi*-Qi-Störungen mit übermäßigem Schwitzen oder Unfähigkeit, zu schwitzen.

Dü6 (Yǎng Lǎo)

Hauptwirkung:
- Klärt den Kopf und erhellt die Augen.

Indikationen:
- Akute Schmerzen des Nackens oder der Lendenwirbelsäule,
- Altersweitsichtigkeit.

Bl63 (Jīn Mén)

Hauptwirkungen:
- Klärt die Sinnesöffnungen,
- Lindert Schmerzen durch Öffnen der Meridianzirkulation.

Hauptindikationen:
- Akute Lumbalgien,
- Hinterkopfschmerzen,
- Kann epileptische Anfälle abschwächen.

Moderne Indikationen:
- ADHS,
- Wichtiger Punkt für die Akupunkturanästhesie (vor allem bei Kopfoperationen),
- Kopfschmerzen mit dem Gefühl, als ob sie „tief in den Knochen“ sitzen würden.

Ni5 (Shuǐ Quán)

Hauptindikation:
- Unterbauchschmerzen (zum Beispiel schmerzhafte Miktion bei Harnwegsinfekten, Blasenkrämpfen oder Nierensteinen).

Nebenindikationen:
- Schmerzhafte oder verzögerte Menstruation (vor allem, wenn Ni5 druckempfindlich ist).

Pe4 (Xī Mén)

Hauptwirkungen:
- Klärt Hitze aus der Nährschicht *(Ying Fen)*,
- Stoppt Blutungen,

- Beruhigt den Geist,
- Pe4 kann auch den Blutfluss im Oberen Erwärmer befreien.

HAUPTINDIKATIONEN:
- Hitze in der Nährschicht *(Ying Fen)*:
  - Organpathologien im Oberbauch und Brustraum, vor allem Blutungen (zum Beispiel Husten, Blutspucken oder Nasenbluten),
  - Entzündungen des Mesenteriums im Oberen Erwärmer (zum Beispiel Pleuritis, Perikarditis oder Entzündungen der Brustdrüsen),
- Koronare Durchblutungsstörungen (vor allem bei Hitze).

Überblick: Die *Xi*-Spaltenpunkte an den Arm-Yin-Meridianen im Vergleich:
- Lu6: Brustschmerzen mit Bluthusten.
- Pe4: Durchblutungsstörungen der Herzkranzgefäße (eine eher „substantielle Störung" des Herzblutes).
- He6: Nachtschweiß durch eine Herz-Blut-Leere, die zu einer Blockade der Meridiane und folglich Störungen der Qi-Transformation des Herzens führt.

Das Perikard hat einen starken Bezug zum Herzmuskel und der substantiellen Blutversorgung des Herzens. Das Herz ist tendenziell stärker mit dem Herzschlag und der „Blutbewegung" verknüpft.

Le6 (Zhōng Dū)

HAUPTWIRKUNG:
- Klärt Hitze und reguliert das Qi.

HAUPTINDIKATIONEN:
- Hitze in der Qi-Schicht *(Qi Fen)* mit Symptomen wie:
  - Schmerzen im Hypochondrium und abdominellen Spannungen (häufig nach akuter Hepatitis),
  - Tonsillitis,
  - Bauchinfektionen,
  - Gelenksentzündungen.
- PMS und Dysmenorrhoe mit Schmerzen nach der Blutung.

Bei all diesen Symptomen kann die Leber den Blutfluss nicht richtig lenken, was zu Hitze führt. Mittels des *Xi*-Spaltenpunktes lässt sich das Meridian-Qi befreien und somit die Leber stimulieren.

Die *Xi*-Spaltenpunkte an den Bein-Yin-Meridianen im Vergleich:
Alle drei *Xi*-Punkte am Bein können Bauchschmerzen heilen, indem sie die Bewegung des Meridian-Qi fördern und dadurch Stagnation und Hitze klären. Mi8 und Ni5 sind zusätzlich bei Schmerzen im Unterbauch indiziert.

Mi8: Dysmenorrhoe durch Qi- und Blut-Stagnation vom Fülle-Typ.
Ni5: Stagnation in Niere oder Blase (häufig Steine) vom Fülle-Typ.
Le6: Allgemeine Wirkung auf den Mittleren Erwärmer und die Blutverteilung.

Die *Xi*-Spaltenpunkte der Außerordentlichen Gefäße

Bl59 (Fū Yáng) – Xi-Punkt des Yang Qiao Mai

Hauptwirkung:
- Klärt den Kopf (清頭, *qīng tóu*).

Indikationen:
- Kopfschmerzen, Schwindel,
- Trigeminusneuralgie,
- Bewegungsstörungen der Gesichtsmuskulatur (Fazialisparese), da der *Yang Qiao Mai* für die Koordination der Muskelbewegungen zuständig ist.

Gb35 (Yáng Jiāo) – Xi-Punkt des Yang Wei Mai

Hauptwirkung:
- Klärt das Bewusstsein (清神志, *qīng shén zhì*), wenn die Yang-Zirkulation den Kopf nicht erreichen kann.
- Unterstützt die Qi-Zirkulation in Leber und Gallenblase.

Indikationen:
- Manie und Rückzug (癲狂, *diān kuáng*),
- Schmerzen im Hypochondrium oder Brustraum.

Ni9 (Zhú Bīn) – Xi-Punkt des Yin Wei Mai

Der *Yin Wei Mai* koordiniert die Verteilung der Yin-Nährstoffe im inneren Milieu. Er kann, was interessanterweise in den meisten Lehrbüchern nicht angeführt wird, tief sitzenden toxischen Schleim klären (z.B. Tumore).

Durch starke, narbenbildende Moxabehandlungen an diesem Punkt scheint sich die körperliche Immunantwort gegen Tumore stimulieren zu lassen.

Ni8 (Jiāo Xìn) – Xi-Punkt des Yin Qiao Mai

Der *Yin Qiao Mai* koordiniert unter anderem die Bewegung der viszeralen Muskulatur.

Hauptwirkung:
- Reguliert die Muskulatur um die inneren Organe herum und wirkt dadurch beruhigend bei Unruhe durch organische Missempfindungen.

Indikationen:
- Emotionale Störungen mit Missempfindungen im Abdomen.

Die *Luo*-Durchgangspunkte (絡穴, *luò xué*)

Charakteristik der *Luo*-Gefäße

Zum ersten Mal erwähnt wurden die *Luo*-Gefäße im 10. Kapitel des *Líng Shū* („Über Gefäße und Meridiane", 經脈篇, *jīng mài piān*). Dieses Kapitel enthält neben einer Beschreibung der Hauptmeridianverläufe auch eine Beschreibung der *Luo*-Gefäße, welche die Innen–Außen-gekoppelten Hauptmeridiane miteinander und mit den *Luo*-Punkten, den Abzweigungsstellen der *Luo*-Gefäße von den Hauptmeridianen, verbinden. Seither ist jene Sicht der *Luo*-Gefäße weit verbreitet, dass sie dazu dienen, die Verbindung zwischen den Yin- und Yang-Meridianen zu stärken (Tab. 17.3).

Meridian	Luo-Punkt
Lunge	Lu7 *(Liè Quē)*
Milz	Mi4 *(Gōng Sūn)*
Herz	He5 *(Tōng Lǐ)*
Niere	Ni4 *(Dà Zhōng)*
Perikard	Pe6 *(Nèi Guān)*
Leber	Le5 *(Lǐ Gōu)*
Dickdarm	Di6 *(Piān Lì)*
Magen	Ma40 *(Fēng Lóng)*
Dünndarm	Dü7 *(Zhī Zhèng)*
Blase	Bl58 *(Fēi Yáng)*
San Jiao	SJ5 *(Wài Guān)*
Gallenblase	Gb37 *(Guāng Míng)*

Tabelle 17.3
Die *Luo*-Punkte.

Der Begriff *Luo* (絡) wird im *Nèi Jīng* an anderer Stelle für die kleinen, manchmal sichtbaren Gefäße unter der Hautoberfläche verwendet. In diesem 10. Kapitel des *Líng Shū* wird auch der Versuch unternommen, den Unterschied zwischen den *Luo*-Gefäßen und den Hauptmeridianen zu klären:

> Lei Gong fragt: „Wie kann man zwischen den Meridianen (經脈, *jīng mài*) und den *Luo*-Gefäßen(絡脈, *Luò mài*) unterscheiden?"

> Der Gelbe Kaiser antwortet: „Die Meridiane sind unsichtbar; ob sie voll oder leer sind, kann man über die Qi-Öffnung [den Radialispuls][einschätzen]; die sichtbaren Gefäße sind die *Luo*-Gefäße."

Die oberflächlichen Gefäße, die heutzutage häufig mit den sichtbaren kleinen Blutgefäßen an der Haut gleichgesetzt werden, wurden in der Geschichte der Chinesischen Medizin schon immer als „*Luo*-Gefäße" bezeichnet. Dem 10. Kapitel des *Nèi Jīng* zufolge sind die Hauptmeridiane miteinander tief im Körperinneren verbunden, andere Teile des Meridiansystems hingegen an der Oberfläche sichtbar. Diese sichtbaren Aspekte wurden „*Luo*-Gefäße" genannt. Das Entfernen einiger Blutstropfen an diesen oberflächlichen Gefäßen kann Stase lösen.

Nach traditioneller Auffassung verlaufen die *Luo*-Gefäße quer zu den Hauptmeridianen. Der chinesische Begriff für Meridiane, *jīng luò* (經絡), besteht aus zwei Schriftzeichen:
- 經, *Jīng*: Hauptmeridiane.
- 絡, *luò*: *Luo*-Gefäße, Kollaterale.

Manchmal werden die *jīng luò* auch als „Längs- und Querfäden eines Gewebes" bezeichnet: Die Hauptmeridiane verlaufen von Kopf und Stamm zu den Extremitäten, die kreuz und quer verlaufenden *Luo*-Gefäße sorgen für die Mikrozirkulation und verlaufen oberflächlicher als die Hauptmeridiane. Die *Luo*-Gefäße ähneln damit Ästen, die dem Stamm (=Hauptmeridian) entspringen. (Abb. 17.6).

Die *Luo*-Gefäße verzweigen sich weiter und weiter zu
- *zhī luò* (支絡), „Ast-*Luo*-Gefäßen",
- *sūn luò* (孙絡), „Kleine-*Luo*-Gefäße"*:* die immer kleiner werdenden Verzweigungen,
- *fú luò* (浮絡), „schwebende *Luo*-Gefäße"*:* Oberflächliche, unsichtbare *Luo*-Gefäße.
- *xuè luò* (血絡), „Blut-*Luo*-Gefäße": Oberflächliche, sichtbare *Luo*-Gefäße (Kapillaren).

Luo-Gefäße findet man demnach am gesamten Körper. Auch *Ashi*-Punkte abseits der definierten Akupunkturpunkte könnte man als Zweig der *Luo*-Gefäße auffassen.

In vielen klassischen Quellen ist von 15 Haupt-*Luo*-Gefäßen die Rede. Wenn es in modernen Lehrbüchern heißt, dass „die *Luo*-Gefäße die Verbindung der Yin- und Yang-Meridiane fördern", bezieht sich das ebenfalls auf diese Haupt-*Luo*-Gefäße. Das *Luo*-Gefäß des Lungen-Meridians zum Beispiel zweigt demnach von Lu7 *(Liè Quē)* ab und verläuft zum Dickdarm-Meridian. Neben den 12 Hauptmeridianen verfügen auch *Ren Mai* und *Du Mai* über eigene *Luo*-Gefäße. Das 15. *Luo*-Gefäß ist das „Große *Luo*-Gefäß der Milz" (脾大絡, *pí dà luò*; siehe Frage weiter unten).

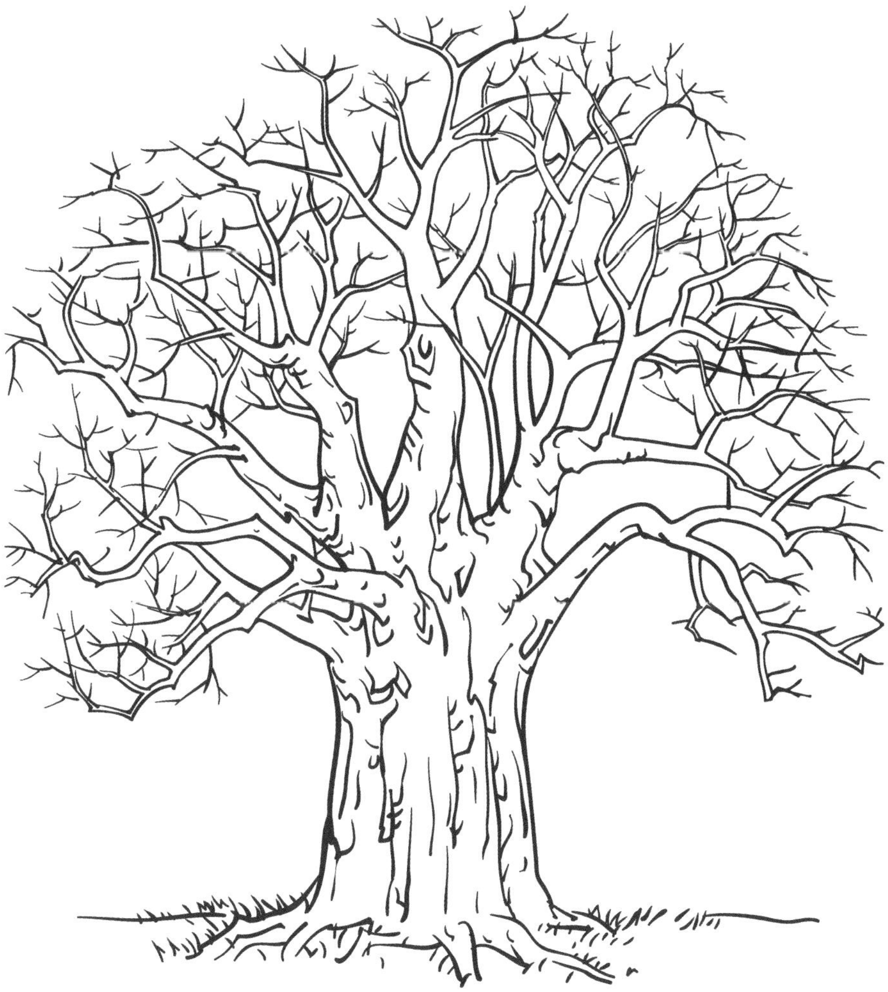

Abbildung 17.6
Die *Luo*-Gefäße zweigen von den Hauptmeridianen wie die sich verzweigenden Äste eines Baumes ab und verflechten sich dabei.

Das Verbinden der Innen–Außen-gekoppelten Meridiane ist zwar eine wichtige Funktion der *Luo*-Gefäße, aber nur ein Teil des Gesamtbildes. In der Praxis spielt auch die Zirkulation der bereits im chinesischen Schriftzeichen angedeuteten „kleinen Gefäße" eine Rolle, und die *Luo*-Gefäße beeinflussen somit auch die Mikrozirkulation. Selbst ihre Funktion, die Verbindung zwischen den Yin- und Yang-Meridianen zu fördern, beruht darauf, dass sie die Zirkulation an den Einmündungsstellen beeinflussen. Das sind Stellen, an denen die Mikrozirkulation des einen Meridians auf die Mikrozirkulation des gekoppelten Meridians trifft.

Man sollte bei diesen Vergleichen der Versuchung widerstehen, die *Luo*-Gefäße mit dem modernen Konzept der Kapillaren vollkommen gleichzusetzen. Trotz aller Ähnlichkeiten und Überlappungen sind die *Luo*-Gefäße Zweige der Hauptmeridiane, die sich ebenfalls nicht mit den Blutgefäßen gleichsetzen lassen. Das Konzept „Meridian“ ist viel weiter gefasst: Meridiane sind vernetzte Durchflussareale und liegen im Bindegewebe. Im Grunde vernetzen die Meridiane mehrere Blutgefäße, Nerven und Muskeln innerhalb ganzer Areale miteinander und haben dadurch einen sehr weitreichenden Einfluss auf die Physiologie wie auch Auswirkungen auf weit entfernte Organe oder ganz grundlegende Körperfunktionen. Umgekehrt üben auch die inneren Organe einen Einfluss auf die relativ weit entfernten Meridiane aus.

Die *Luo*-Gefäße nehmen in diesem System die Rolle der sich immer kleiner und kleiner verzweigenden Äste ein. Das Kapillarsystem der modernen Medizin deckt einen Teil dieses Konzeptes ab, ist aber eben nicht gleichwertig.

Die praktische Anwendung der *Luo*-Durchgangspunkte

Im Körper gibt es unzählige kleine Kollaterale, die größeren „Ast-*Luo*-Gefäße“ weisen hingegen eine enge Verknüpfung mit spezifischen Punkten, den „*Luo*-Punkten“, auf. Es ist aber nicht so, dass zwischen Lu7 und dem Dickdarm-Meridian ein dicker „*Luo*-Pfad“ verläuft, sondern eher so, dass die *Luo*-Gefäße vielmehr jene vielen kleinen Gefäße sind, die im Bereich der *Luo*-Punkte abzweigen und sich bis in die feine Mikrozirkulation hinein verzweigen. Dort interagieren sie in weiterer Folge mit der Mikrozirkulation des gekoppelten Meridians (Abb. 17.7).

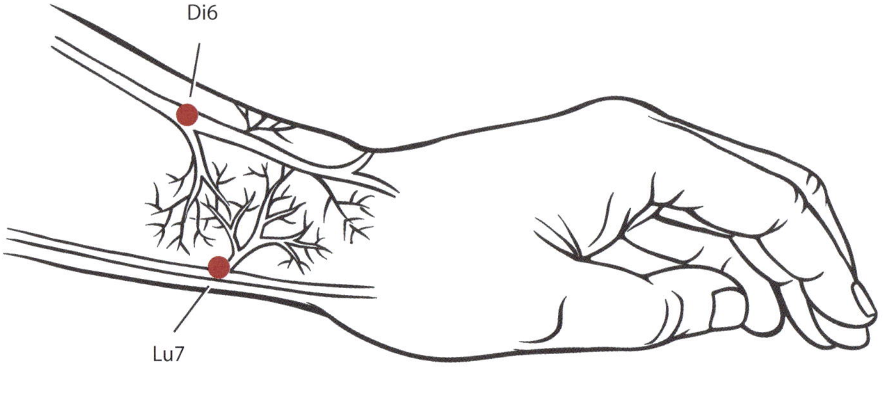

Abbildung 17.7
An den *Luo*-Punkten treffen sich die kleinen Gefäße der Innen–Außen gekoppelten Meridiane.

An den *Luo*-Punkten kann man demzufolge sehr schnell und tiefgreifend den Austausch zwischen Yin und Yang beeinflussen. Sie bewirken eine Regulation von Yin und Yang, ein Ausbalancieren der oft gegensätzlichen Funktionen zweier gekoppelter Organe. Das Ganze am Beispiel von Ma40 *(Fēng Lóng)*:

Ma40 wird heutzutage die Wirkung zugeschrieben, Schleim und stagnierende Flüssigkeiten zu transformieren. Diese Funktion erhält er, genau genommen, durch seine Fähigkeit, die Yin–Yang-Natur von Milz und Magen auszugleichen. Wenn Schleim oder eine Flüssigkeitsstagnation die Milz behindert, benötigt sie einen Schub an „Yang-Bewegung" vom Magen, wofür der *Luo*-Punkt gut geeignet ist.

Man könnte es auch so ausdrücken, dass die *Luo*-Punkte „Fülle und Leere ausgleichen können".

- Bei „Hochdruck" im Yin-Meridian lässt sich diese Fülle über den *Luo*-Punkt des Yang-Meridians reduzieren.
- Bei „Niederdruck" im Yang-Meridian kann der *Luo*-Punkt des Yin-Meridians das Auffüllen der Leere unterstützen.

An dieser Stelle soll jedoch ausdrücklich betont werden, dass die Wirkung der *Luo*-Punkte keineswegs auf die Verbindung der Innen–Außen-Meridiane beschränkt ist, sondern auch die Mikrozirkulation der kleinen Gefäße im gesamten Meridianverlauf regulieren kann. Diese beiden Funktionen erklären zwei Haupteinsatzgebiete der *Luo*-Punkte:

1. Die Behandlung von Störungen des gekoppelten Meridians

Hierbei wird bei einer Störung des Yin-Meridians der *Luo*-Punkt am Yang-Meridian genadelt – und umgekehrt.

2. Die Behandlung von Störungen der *Luo*-Gefäße

Hier wiederum dienen die *Luo*-Punkte dazu, die Mikrozirkulation in gesamten Meridianverlauf zu unterstützen. Ein Beispiel dafür ist die Anwendung von Di6 *(Piān Lì)* bei chronischer Fazialisparese, wenn der Dickdarm-Meridian nicht genügend nährendes Qi und Blut in die kleinen *Luo*-Gefäße im Gesicht bringen kann. Diese zweite Indikation umfasst ein sehr breites Anwendungsspektrum.[88]

Die Behandlungstechnik an den *Luo*-Punkten

In der Behandlungstechnik spiegelt sich die relativ oberflächliche Lage der *Luo*-Punkte wider: Man nadelt nur Oberflächliches und manipuliert entweder mit sanft „heben und senken" oder mit sehr schnell „hin- und herdrehen".

88 Die *Luo*-Gefäße haben dem Kapitel 10 des *Líng Shū* zufolge teilweise andere Verläufe als die Hauptmeridiane, und manche Körperregionen werden deshalb nur über *Luo*-Gefäße versorgt. Eine gute Abbildung dieser Regionen und der entsprechenden Symptome finden Sie in *Acupuncture: A Comprehensive Text* von John OConnor und Dan Bensky (Chicago: Eastland Press, 1981), Seite 83–89.

Die einzelnen *Luo*-Punkte im Detail

Die Indikationen der *Luo*-Meridiane wurden traditionell in „Fülle" und „Leere" unterteilt, bei *Tài Yīn*-Lunge ist dies:

- Fülle des *Luo*-Gefäßes: Rötung, Hitze und Entzündung am Unterarm.
- Leere des *Luo*-Gefäßes: Häufiges Gähnen und häufige Miktion.

Diese traditionellen Symptome bei Fülle und Leere werden im nun folgenden Abschnitt über die einzelnen *Luo*-Punkte nur dann erwähnt, wenn sie für ein Verständnis der klinischen Erfahrung Dr. Wangs hilfreich sind. Hier nicht angeführte traditionelle Symptome der *Luo*-Gefäße sollte man aber dennoch klinisch beachten.

Lu7 *(Liè Quē)*

Da die *Luo*-Gefäße des Lungen-Meridians den Hals und die oberen Atemwege versorgen, ist Lu7 für viele dortige Störungen indiziert. Die genaue Wirkung lässt sich anhand der Einstichtiefe steuern.

Oberflächlich (0,1–0,2 cun):

- Halsschmerzen und Husten,
- Engegefühl/Blockade in den oberen Atemwegen,
- Schluckschwierigkeiten durch Krämpfe der glatten Schlundmuskulatur.

Etwas tiefer: Kopfschmerzen (häufig bei äußeren Krankheitsmustern).

Tief (nahe dem Knochen): Halswirbelsäulenpathologien.[89]

Weitere Wirkungen von Lu7 sind:

Befreit die Oberfläche bei einem pathogenen Faktor, z.B. bei Husten. Diese Indikation hat auch eine Beziehung zur traditionellen Anwendung dieses Punktes bei Miktionstörungen: Da sich *Tài Yīn* zur Oberfläche des inneren Milieus öffnet, erreichen seine *Luo*-Gefäße die Hautgrenze. Indem man die Zirkulation an diesen sich nach außen öffnenden *Luo*-Gefäßen unterstützt, kann man Oberflächenpathologien lösen. Ähnlich öffnet sich *Tài Yáng* zur Außenwelt. Beide Meridiane sind also durch eine „Bewegung nach außen" gekennzeichnet, ihre Funktionen überlappen sich demnach. Sowohl Schwitzen als auch Urinieren dienen dem Ausscheiden von Flüssigkeiten und Abfall. Wenn das Ausscheiden nach oben durch eine Störung der *Tài Yīn-Luo*-Gefäße behindert ist, kann es zu häufigerer Miktion kommen. Neben häufigem Wasserlassen können auch andere Miktionsstörungen über diesen Punkt behandelt werden.

89 Dr. Wang lokalisiert Lu7 meistens leicht medial zur Lokalisation der modernen Lehrbücher und damit näher am Lungen-Meridian und nicht am Dickdarm-Meridian. Gelegentlich wählt er aber auch die gängige Lokalisation zwischen den Sehnen am Processus styloideus. Das Entscheidungskriterium dafür ist die Palpation (häufig kleine Knötchen oder Druckempfindlichkeit). Bei Beschwerden der Halswirbelsäule ist die mediale Lokalisation am Lungen-Meridian effektiver und muss tief genadelt werden.

- Eingeschränkte Dickdarm-*Luo*-Zirkulation im Gesicht: Fazialisparese, Lähmungen nach Schlaganfall oder Trigeminusneuralgie (Innen–Außen Kopplung zwischen Lunge und Dickdarm).
- Bluthochdruck durch eine Lungenpathologie oder Bluthochdruck mit auffälligen Palpationsveränderungen am Lungen-Meridian.

Di6 *(Piān Lì)*

Die Hauptwirkzone dieses Punktes ist der obere Körperbereich.
- Dickdarm-*Luo*-Leere: Dies ist eine häufige Ursache für Zahnschmerzen und/oder Kälteempfindlichkeit der Zähne.
- Leere der *Yáng Míng-Luo*-Gefäße: Kann Unwohlsein in der Brust oder Unbehagen in der Speiseröhre hervorrufen.
- Hitze in den *Yáng Míng-Luo*-Gefäßen: Häufiges Nasenbluten, rote Augen, Zahnschmerzen, Tinnitus, Halsschwellung, Gesichtsschwellung oder Fazialisparese.
- Einer der wichtigsten Punkte bei Trigeminusneuralgie oder Fazialisparese.

Ma40 *(Fēng Lóng)*

- Kann die Yin–Yang-Balance zwischen *Yáng Míng*-Magen und *Tài Yīn*-Milz sicherstellen: Er ist daher bei vielen Störungen mit Feuchtigkeit oder Schleimansammlung durch „Fülle, die die Milz behindert", indiziert, denn eine überforderte Milz braucht einen Yang-Anstoß durch den Magen-Meridian.
- Krankheiten im Gesicht: Bei Hitze im Gesicht können manchmal die Palpationsveränderungen an Ma40 deutlicher sein als an Di6; in diesen Fällen sollte dann auch Ma40 behandelt werden.

Mi4 *(Gōng Sūn)*

Luo-Punkt der Milz und Öffnungspunkt des *Chong Mai*: Er kann daher den kräftigen Blutfluss des *Chong Mai* regulieren.

Indikationen für Mi4:
- Viele Milz-/Magen-Störungen: Ähnlich wie bei Ma40 vor allem solche durch pathologische Feuchtigkeit.
- Schwellungen im Augenbereich: Dies ist häufig ein Anzeichen für eine Feuchtigkeitsakkumulation in den Milz-*Luo*-Gefäßen, denn ein wichtiges Einflussgebiet des Milz-*Luo*-Gefäßes ist das Gesicht, vor allem der Augenbereich.
- Pleuritis (Rippenfellentzündung) mit Druckempfindlichkeit an Mi4: Die Milz-*Luo*-Gefäße verlaufen ebenfalls durch den Brustraum.
- Viele Leere-Verdauungsstörungen: Abdominelle Spannungen oder Verdauungs-

schwäche, häufig durch einen Mangel an Magensäure (der *Chong Mai* ist für die Blutversorgung der Bauchorgane zuständig).

- Unregelmäßige Menstruation oder PID (pelvic inflamatory disease) Entzündungen im unteren Becken: Dies erklärt sich aus der Beziehung des *Chong Mai* zum Blut.
- Hitze in den Magen-*Luo*-Gefäßen: Übelkeit, Erbrechen, Magenschmerzen, Schlafstörungen oder Reizbarkeit. Eine in *Yáng Míng* eingeschlossene Hitze bewegt sich nach oben und bedrängt das Herz (ähnliche Wirkung wie *Bàn Xià Shú Mǐ Tāng* (Dekokt aus Pinellia und Hirse aus Kapitel 71 des *Líng Shū*).[90]

He5 *(Tōng Lǐ)*

Dem *Nèi Jīng* zufolge zieht das *Luo*-Gefäß des Herzens zur Zungenwurzel und weiter ins Gehirn und zur Augenhinterseite. He5 wird folglich bei vielen Störungen der Zunge/Sprache und des Gehirns eingesetzt, wobei nach Fülle und Leere unterschieden werden muss:

- Fülle in den Herz-*Luo*-Gefäßen: Spannungsgefühl im Brustkorb,
- Leere in den Herz-*Luo*-Gefäßen: Sprachstörungen.

Bei Herz-*Luo*-Sprachstörungen fehlt die geistige Klarheit, sodass die Patienten ihre Ideen nicht klar beschreiben können (Siehe auch Anhang 2). Zu diesen Sprachstörungen zählen:

- Geringes Stimmvolumen,
- Langsame Sprache,
- „Widerwilliges Sprechen",

He5 hat im Grunde folgende vier Hauptanwendungsgebiete:

Löst Blockaden der *Luo*-Gefäße des Herzens (通心絡, *tōng xīn luò*)
Er kann den Herzschlag (das Herzreizleitungssystem) regulieren sowie Brustschmerzen behandeln.

Löst Blockaden der *Luo*-Gefäße der Zunge *(通舌絡, tōng shé luò)*
Dies umfasst unter anderem akute Zungenlähmungen, akuten Stimmverlust durch schweren emotionalen Schock oder auch chronische Aphten an der Zunge.

Löst Blockaden der *Luo*-Gefäße des Gehirns *(通腦絡, tōng nǎo luò)*
Darunter fällt auch die Behandlung nach Schlaganfällen. Da das Herz-*Luo*-Gefäß durch das Gehirn verläuft, ist He5 häufig der Hauptpunkt bei den verschiedensten Schlaganfallfolgen.

90 Die Standarddosis dieser Rezeptur sind 15 g behandelte Rhizoma Pinelliae (*fǎ bàn xià*) und 50 g Hirse (oder Mohrenhirse), gemeinsam zu einem Brei gekocht. Diese Rezeptur harmonisiert den Magen bei Schlaflosigkeit durch Magen-Hitze, um so einen erholsamen Schlaf zu gewährleisten (和胃安眠, *hé wèi ān mián*).

Klärt Herz-Feuer *(清心火, qīng xīn huǒ)*
He5 klärt Herz-Feuer nicht direkt, sondern über das Lösen von Blockaden der Mikrozirkulation. Beispiele dafür sind starke Menstruationsblutungen und andere Symptome bei Hitze oder Entzündung im Uterus, vor allem, wenn die Musterdifferenzierung auf eine Herz-Beteiligung hindeutet (zum Beispiel Blut-Hitze oder Blut-Toxine).

„Hitze im Uterus durch eine Herz-Disharmonie" sollte man von anderen Hitze-Mustern im Uterus abgrenzen. Auch Mi4 könnte beispielsweise für Entzündungen im Bauchraum (auch Entzündungen der Gebärmutter) angewendet werden, wenn „Feuchte-Hitze die Milz bedrängt".

Dü7 *(Zhī Zhèng)*

Dieser Punkt wurde traditionell eingesetzt, um Blockaden der *Luo*-Gefäße zu lösen und Stase zu transformieren (通絡化瘀, *tōng luò huà yū)*. Da der Dünndarm einen starken Bezug zur Produktion der Yin-Flüssigkeiten (液, *yè*) aufweist, wird Dü7 zusätzlich die Fähigkeit zugeschrieben, diese dicken Flüssigkeiten zu generieren.
Hauptindikationen:
- Kopfschmerzen,
- Schwindel bei einer äußeren Hitze-Pathologie mit Fieber und einem „Blutschub" in den Kopf,
- Nackensteifigkeit,
- Gerstenkorn und andere kleine „Geschwulste" in und um die Augen herum.

All diese Symptome gehen oft auf ein Leber-Feuer zurück.

Im *Zhēn jiǔ dà chéng* (針灸大成, Großes Kompendium der Akupunktur und Moxatherapie) wird als weitere **Indikation** „Warzen durch Leere der Dünndarm-*Luo*-Gefäße" aufgeführt. Dr. Wang kann diese Indikation aus seiner klinischen Erfahrung nicht bestätigen.

Bl58 *(Fēi Yáng)*

Hauptwirkung:
- Löst Blockaden der *Luo*-Gefäße und erweckt das Gehirn (通絡醒腦, *tōng luò xǐng nǎo)*.

Hauptindikationen:
- Kopfschmerzen,
- Schwindel,
- Nasenbluten,
- Verstopfte Nase durch einen äußeren pathogenen Faktor,
- Hämorrhoiden und Blasenentzündung.

Zusätzlich kann Bl58 die Bewegung der befeuchtenden Yang-Flüssigkeiten (津, *jīn)* fördern und damit die Ernährung der Sehnen unterstützen. Dadurch ergeben sich zusätzliche INDIKATIONEN wie Störungen im unteren Rücken, den Oberschenkeln und Unterschenkeln mit Krämpfen und mangelnder „Befeuchtung der Sehnen".

Ni4 *(Dà Zhōng)*

WIRKUNGEN:
- Löst Blockaden der Nieren-*Luo*-Gefäße,
- Beruhigt den Geist,
- Klärt *Tài Yáng*-Hitze.

Von Ni4 aus gibt es zwei verschiedene *Luo*-Verläufe:
- Ein *Luo*-Gefäß verläuft zur Zunge und verbindet sich dann mit dem Blasen-Meridian.
- Ein weiteres *Luo*-Gefäß verläuft entlang des Nieren-Hauptmeridians oberflächlich zu Niere und Perikard und danach zu Brustkorb, Wirbelsäule und Rücken.

- Leere des Nieren-*Luo*-Gefäßes: Rückenschmerzen mit Reizbarkeit und/oder Engegefühl im Brustkorb.
- Fülle des Nieren-*Luo*-Gefäßes: Verstopfung und erschwerte Miktion in Kombination.

WEITERE INDIKATIONEN:
- Mundtrockenheit,
- Geschwüre im Mund,
- Erschwerte Miktion,
- Unregelmäßige Menstruation,
- Panik (驚恐, *jīng kǒng*),
- Kindliche Entwicklungsverzögerung,
- Demenz.

Bei der Manipulation lässt sich an diesem Punkt selten eine Qi-Ausstrahlung im Meridianverlauf auslösen; das Ziel sollte demnach eine Ausstrahlung von Ni4 in alle Richtungen sein.

Pe6 *(Nèi Guān)*

In Kapitel 11 wurde ausführlich die Verbindung von Pe6 zum *Yin Qiao Mai* erörtert. Von Pe6 verzweigen sich die *Jué Yīn-Luo*-Gefäße.[91] Aufgrund folgender drei Grundwirkungen hat er ein sehr breites Anwendungsspektrum:

91 Im Originaltext heißt es, dass die *Jué Yīn-Luo*-Gefäße von Le5 verzweigen. Im persönlichen Gespräch erklärte Jason Robertson jedoch, dass diese Aussage nur irrtümlich bei Le5 steht und eigentlich auf Pe6 zutrifft (Anm. d. dt. Ü.).

- Reguliert das Qi (理氣, *lǐ qì*),
- Beruhigt den Geist (安神, *ān shén*),
- Harmonisiert den Magen, indem er Gegenläufigkeit absenkt (和胃, *hé wèi*).

Hauptindikationen:

- Organschmerzen durch Leere oder eingeschnürtes Qi, da Pe6 das Qi regulieren kann,
- Gastritis oder Magenkrämpfe (ebenfalls durch Leere oder eingeschnürtes Qi),
- Übelkeit,
- Angina Pectoris,
- Endokarditis, Myokarditis, Pleuritis,
- Interkostalneuralgie.

Am stärksten zu tragen kommt die psychische Wirkung dieses Punktes bei Qi-Stagnation[92] oder Depression, die manchmal gemeinsam mit Arrhythmien oder anderen Symptomen durch ungenügende Yin-Ernährung des Herzens auftreten können.

- Leere des Perikard-*Luo*-Gefäßes: Schwäche oder Taubheit der Ellbogen,
- Fülle des Perikard-*Luo*-Gefäßes: Krämpfe im Ellbogenbereich.

Bei diesen Indikationen denkt man selten an Pe6, obwohl sie interessante Hinweise auf den Verlauf des *Luo*-Gefäßes liefern.

SJ5 *(Wài Guān)*

Wirkungen:

- Löst Blockaden der *Luo*-Gefäße (通絡, *tōng luò*),
- Klärt Hitze (清熱, *qīng rè*),
- Löst Toxine (解毒, *jiě dú*),
- Fördert die Qi-Bewegung und öffnet die Sinnesorgane (行氣開竅, *xíng qì k āi qiào*).

Indikationen:

- Angriff durch Äußere Pathogene (Kälte oder Hitze):
  - Fieber,
  - Husten,
  - Kopfschmerzen,
  - Bronchitis.
- Im Körper eingeschlossene Hitze:
  - Gerötete, schmerzhafte Augen, Konjunktivitis,
  - Tinnitus,

92 Im Originaltext heißt es „constraint or depression": „Constraint" ist die Standardübersetzung bei Nigel Wiseman für „*Yu*", was in der englischen Literatur auch als „Qi-Stagnation" übersetzt wird. Das Schriftzeichen für „*Yu*" bedeutet „nicht entfalten, dicht, nicht lebendig" und kann alle Organe, nicht nur die Leber, betreffen (Anm. d. dt. Ü.) und entspricht nicht der allseits bekannten „TCM-Fülle-Stagnation".

  - Schlafstörungen,
  - Bluthochdruck.
- Verdauungsbeschwerden durch *San Jiao*-Störungen:
  - Durchfall,
  - Bauchschmerzen,
  - Verstopfung.

SJ5, Pe6, Lu7 und Mi4 sind gleichzeitig Öffnungspunkte für ein Außerordentliches Gefäß, weshalb das Indikationsspektrum dieser vier *Luo*-Punkte über das der jeweiligen Hauptmeridiane hinausreicht. SJ5 wird dank seiner Beziehung zum *Yang Wei Mai* angewendet, um die Yang-Zirkulation in Arealen außerhalb der Haupt-Meridiane zu unterstützen, weshalb dieser Punkt sehr effektiv Hitze aus dem Körper ventilieren kann. Da SJ5 mehrere Yang-Meridiane miteinander verbindet, besitzt er eine deutliche Wirkung nach oben und außen.

Gb37 *(Guāng Míng)*

Guāng Míng (光明) bedeutet „Licht/Helligkeit", ein Hinweis darauf, dass er bei vielen Augenbeschwerden hilfreich ist, u.a.:
- Milder grauem Star,
- Leber-Gallenblasen-Hitze befällt die Augen: Rötung, Jucken oder Schwellung,
- Chronische Allergien oder Konjunktivitis lassen sich mit Gb37 besonders gut behandeln.

Le5 *(Lǐ Gōu)*

HAUPTWIRKUNG:
- Reguliert die Qi- und Blut-Zirkulation
- Die Leber ist bekanntlich dafür verantwortlich, die „Qi-Pfade" instand zu halten und den Nachschub von Qi und Blut zu gewährleisten.

INDIKATIONEN:
- Fülle-Menstruationsstörungen, häufig mit Qi-Stase.
- Pathologien im Unterbauch oder den Genitalien (Herpes Zoster, Hodenschmerz, Uterusentzündung, vaginaler Ausfluss, usw.).
- Lumbalgie, wenn Le5 druckempfindlich ist: Die Leistenmuskulatur hat eine Beziehung zu Schmerzen im unteren Rücken.
- Karpaltunnelsyndrom: Vor allem, wenn Le5 druckempfindlich ist.

Ren15 *(Jiū Wě)*

Obwohl vielen Quellen zufolge Akupunktur an diesem Punkt kontraindiziert ist, kann dieser Punkt oberflächlich gefahrlos genadelt werden (0,5 – 1 cun), wenn die Patienten dabei die Arme über den Kopf heben. Aufgrund der Nähe zum Herzen muss die Behandlungstechnik dabei jedoch vorsichtig, sanft und langsam sein.

HAUPTWIRKUNGEN:

- Transformiert Blut-Stase (化血瘀, *huà xuè yū*), insbesondere im Perikard: z.B. Angina Pectoris, Intercostalneuralgie,
- Transformiert Schleim (化痰, *huà tán*) (Moxa!): Perikarditis, Epilepsie bei Kindern oder Herz-Manie,
- Unterstützt den Magen, indem er Gegenläufiges Qi nach unten lenkt (降逆, *jiàng nì*): Rülpsen, Asthma.

Du1 *(Cháng Qiáng)*

Die günstigste Position, um diesen Punkt zu nadeln, ist die Yogaposition „Stellung des Kindes" (Fersensitz mit dem Kopf am Boden): Meistens müssen die Patienten in dieser Position die Unterhose nicht ganz ausziehen.

Der Punkt wird in der Regel 1 – 1,5 cun tief bis zu einer Qi-Ausstrahlung (vorzugsweise in den Rücken) gestochen.

HAUPTWIRKUNGEN:

- Löst Blockaden der *Luo*-Gefäße, um Feuchtigkeit aufzulösen (通絡利濕, *tōng luò lì shī*)
- Klärt Hitze, um Toxine aufzulösen (清熱解毒, *qīng rè jiě dú*)

INDIKATIONEN:

- Feuchte-Hitze im Genitalbereich (zum Beispiel juckende, schmerzhafte Geschwüre oder Herpes genitalis),
- Hämorrhoiden, Analprolaps,
- Sakrumschmerzen.

Frage *Was ist Ihre Sicht des großen Luo-Gefäßes der Milz?*

Dr. Wang

Über dieses Thema wird in der Chinesischen Medizin schon seit langem debattiert. In den Anfängen meiner Praxis hatte ich keine Ahnung, wofür dieses *Luo*-Gefäß gut sei. Es soll „Schmerzen im gesamten Körper" (一身之痛, *yī shēn zhī tòng*) oder „Weichheit und Schwäche" (鬆軟無力, *sōng ruăn wú lì*) behandeln können; die meisten Ärzte belassen es damit. Ich benutze den zugeordneten *Luo*-Punkt Mi21 *(Dà Bāo)* daher bei Arthritis, jedoch ohne großen Erfolg.

Eines Tages kam eine ältere, extrem dünne Frau zu mir und klagte über starke Schmerzen im Rippenbereich und am Oberkörper. Aufgrund seiner Lokalisierung kam mir Mi21 in den Sinn und die Behandlung war sehr effektiv. Vielleicht besitzt der Rippenbereich ein eigenes *Luo*-Gefäß, um die Interkostalmuskulatur zu versorgen? Da wir ständig atmen müssen, können sich diese Muskeln nie erholen. Sind sie aber geschwächt oder ist das Fettgewebe rundherum sehr dünn, kommt es zu Schmerzen.

Zurzeit enden mein Verständnis und meine Erfahrung mit dem großen *Luo*-Gefäß der Milz an diesem Punkt, vermutlich kann man Mi21 aber auch bei anderen Störungen der Atmung oder der Qi-Bewegung einsetzen, denn *Tài Yīn* ernährt die Muskulatur. Diese Idee müsste noch klinisch überprüft werden.

Frage *Welchen Stellenwert nehmen die Mu-Alarmpunkte in Ihrer Sicht der Meridiane ein?*

Dr. Wang

„*Mù*" (募) bedeutet „ansammeln, sammeln": An den *Mu*-Punkten kann sich also eine Fülle in den *Zàng Fǔ*-Organen ansammeln. Vereinfacht sind sie Reflexpunkte zur Überprüfung bei Verdacht auf eine Fülle in einem Yin- oder Yang-Organ. Bei Hinweisen auf Magen-Hitze kann man beispielsweise Ren12 *(Zhōng Wǎn)* auf Druckempfindlichkeit oder Spannung überprüfen.

Über die *Mu*-Punkte lässt sich also eine Fülle diagnostizieren (und manchmal auch behandeln), über die Rücken-*Shū*-Punkte hingegen überprüft und behandelt man eher bei Leere, vor allem Yang-Qi-Leere. Man verwendet die Rücken-*Shū*-Punkte gleich wie die *Mu*-Punkte als Lokalpunkte zur Behandlung der *Zàng Fǔ*. Beide Punktkategorien werden für weit entfernte Störungen nur selten eingesetzt.

Klarerweise kann man über die Leber-*Shu*-Punkte am Rücken die Unterschenkelsehnen unterstützen, aber dabei handelt es sich um ein komplett anderes Konzept, als wenn man distale Punkte zur Regulation der Qi-Dynamik der inneren Organe einsetzt.

Frage *Dank dieser Erklärung zu den Fünf Antiken Shu-Punkten und der Rolle des Yuan-Qi ist mein Verständnis der Wirkmechanismen der Akupunktur aus dem Blickwinkel der klassischen Physiologie sehr viel klarer geworden. Was sagen Sie zur modernen Behauptung, Akupunktur sei reine Nervenstimulation?*

Dr. Wang

Im Zusammenhang mit den Wirkmechanismen der Akupunktur spricht man nicht von Nerven, sondern von „Zwischenräumen", die ich persönlich mit den Meridianen assoziiere. Die Wirkung der Akupunktur auf Nerven fußt in ihrem Einfluss auf das nervenumgebende Milieu, nicht in einer direkten Nervenstimulation.

Die Wirkung der Akupunktur auf Nerven ist nur ein Teil des Gesamtbildes. Genauso beeinflusst sie nämlich Muskeltonus oder Gefäßpermeabilität. Aus meiner Sicht geht es letztendlich um Flüssigkeiten, nicht um Nerven. Eine Veränderung der Zirkulation der interstitiellen Flüssigkeiten kann aber klarerweise systemische Auswirkungen nach sich ziehen.

Dieses Thema gab es auch schon in den frühen 50er Jahren, als die ersten Studenten aus der damaligen Sowjetunion nach China kamen. Die allererste dieser Studentengruppen wohnte einer unserer Vorlesungen an der Beijing Universität für Chinesische Medizin bei. Die Russischen Ärzte waren älter als wir und wohnten in unseren Studentenheimen und aßen gemeinsam mit uns in der Mensa. Aufgrund ihrer Ausbildung in westlicher Medizin zogen sie sofort Parallelen zwischen dem Nervensystem und den Meridianverläufen. Da auch die Ausbildung vieler unserer Assistenten eine vornehmlich westlich medizinische war, bildete sich eine neue Untergruppierung der Akupunktur heraus. In den darauffolgenden Jahren kam es in Russland zur Entwicklung eines neuen Akupunkturstiles, der sich vornehmlich auf Nervenstimulation stützt. Vor allem in der Schmerztherapie entwickelten die Russen damals einige interessante Akupunkturstile. Sie unterschieden sich aber deutlich von der klassischen Chinesischen Akupunktur, da sie von vollkommen anderen Voraussetzungen ausgehen! In dieser sicherlich auch in anderen Ländern verbreiteten „Nervenakupunktur" spielt die klassische Theorie keine nennenswerte Rolle.

Frage *Mich würde interessieren, wie Sie die „Ghost Points" des Sun Si Miao (孫思邈, 7. Jahrhundert n. Chr.) sehen?*[93]

Dr. Wang

An diese Punkte denke ich vor allem bei psychischen Störungen: Depression, Hysterie oder Manie. Das sind Krankheiten, die sich die früheren Ärzte durch Besessenheit erklärt haben. Beim Nadeln dieser Punkte befolgte ich eine gewisse Reihenfolge, aber da es sehr viele Punkte sind (und einige davon sehr schmerzhaft), komme ich selten über den 6. oder 7. Punkt hinaus. Insgesamt gibt es neben den 13 bekannten „Ghost Points" noch zwei weitere, die manchmal ebenfalls als solche bezeichnet werden. Jeder der 13 Punkte hat einen Zweitnamen als Hinweis auf seine Zuordnung zu den Ghost Points (in dieser Reihenfolge):

- Du26 *(Rén Zhōng)*: „Palast des Geistes" (鬼宮, *guǐ gōng*)
- Lu11 *(Shào Shāng)*: „Kommunikation mit dem Geist" (鬼信, *guǐ xìn*)
  Die Lunge regiert bekanntlich das Qi des gesamten Körpers.

93 Diese Informationen über die „Ghost Points" stammen aus einer Diskussion mit Dr. Wang am 31. Oktober 2003; an diesem Tag war Halloween, und Dr. Wang schweifte zu diesen Punkten mit ihren Zweitnamen ab.

- Mi1 *(Yĭn Bái)*: „ Stall des Geistes" (鬼壘, *guĭ lĕi)*
  Wörtlich bedeutet *lĕi* „Steinhaufen".
- Pe7 *(Dà Líng)*: „Herz des Geistes" (鬼心, *guĭ xīn)*
  An diesem Punkt angelangt, hat man das Herz des Geistes gefunden.
- Bl62 *(Shēn Mài)*: „Straße des Geistes" (鬼路, *guĭ lù)*
  Dieser Punkt soll den Geist zum Gehen bewegen.
- Du16 *(Fēng Fŭ)*: „Polster des Geistes" (鬼枕, *guĭ zhĕn)*
  An dieser Stelle sollte der Kopf ruhen.
- Ma6 *(Jiá Chē)*: „Bild des Geistes" (鬼床, *guĭ chuáng)*
  Ein weiteres Bild für „Ausruhen".
- Ren24 *(Chéng Jiāng)*: „Marktplatz des Geistes" (鬼市, *guĭ shì)*
  Eine Referenz auf das oft chaotische Gerede auf geschäftigen Märkten.
- Pe8 *(Láo Gōng)*: „Höhle des Geistes" (鬼窟, *guĭ kū)*
  Eine weitere Versteckmöglichkeit für den Geist.
- Du23 *(Shàng Xīng)*: „Halle des Geistes" (鬼堂, *guĭ táng)*
  Dies ist (neben seinem „Palast") eine weitere Stelle am Kopf, an der der Geist wohnen kann.
- Ren1 *(Yín Jiāo)*: „Lagerhalle des Geistes" (鬼藏, *guĭ cáng)*
- Di11 *(Qū Chí)*: „Beine des Geistes" (鬼腿, *guĭ tuĭ)*
  Diesen Punkt verwendet man, wenn Besessenheit das Gehen beeinträchtigt.
- Ex-HN-38: „Siegel des Geistes" (鬼封, *guĭ fēng)*
  Dieser Punkt liegt am Kreuzungspunkt zwischen Zungenbändchen und der Falte an der Zungenunterseite; er unterstützt die Sprache.

Gelegentlich werden zu diesen 13 „Ghost Points" zusätzlich Pe5 *(Jiān Shĭ)* und Dü3 *(Hòu Xī)* gezählt.
Man kann diese „Ghost Points" entweder in besagter Reihenfolge nadeln oder sie nach ihren Zweitnamen auswählen, z.B.:

- Ren24 („Marktplatz des Geistes") bei manischem Sprechen.
- Di11 „Beine des Geistes" bei Gangstörungen oder ständigem Herumgehen.

Ich persönlich versuche, diese Punkte kreativ einzusetzen, dabei aber auch ihre Zweitnamen zu berücksichtigen. Innerhalb der ersten 6 Monate lassen sich derartige emotionale Störungen sehr gut mit Akupunktur behandeln, später verlagern sie sich in die *Luo*-Gefäße und bilden zusätzlich hartnäckige Schleim-Ansammlungen.

Kapitel 18

Eine kurze Darstellung klassischer Akupunkturtechniken

Dieser Abschnitt ist drei Kapiteln aus dem *Nán Jīng* über Akupunkturtechniken gewidmet, beschränkt sich aber auf die Konzepte „Tonisieren" und „Ableiten", um einen gewissen Tiefgang zu ermöglichen.

Diese drei *Nán Jīng*-Kapitel können klarerweise die klassische Sicht dieses Themas nicht vollständig darstellen, denn alleine im *Nán Jīng* werden Behandlungstechniken in mindestens 13 Kapiteln erwähnt.

Im Folgenden werden diese drei Kapitel einander vergleichend gegenübergestellt, um zu vermitteln, wie ein Gelehrtenarzt (Dr. Wang) sich den klassischen Werken annähert. Auf diese drei Kapitel fiel die Wahl deshalb, weil sie Konzepte zusammenfassen (und damit klären), die an anderen Stellen des *Nán Jīng* abweichend dargestellt werden.[94]

Nán Jīng, Kapitel 78

„Wie ist es zu erklären, dass man beim Nadeln tonisieren und ableiten kann?"
Kapitel 78 handelt von einem der meistdiskutierten Themen der Akupunktur: Tonisieren und Ableiten. Wie so häufig, versuchen die Autoren des *Nán Jīng* Konzepte aus dem *Nèi Jīng* zu klären.

> „[Tonisieren und Ableiten] ist nicht das Einstechen oder Zurückziehen der Nadel im Atemrhythmus des Patienten".

Diese Antwort regte eine Debatte an, die seit nunmehr fast 2000 Jahren anhält. In der ersten Zeile wird also festgestellt, was Tonisieren und Ableiten *nicht ist*; damit grenzt sich das *Nán Jīng* von den Aussagen des *Nèi Jīng* ab. Dort wird im Kapitel 27

94 Viele Theorien des *Nán Jīng* haben ihre Wurzeln im *Nèi Jīng*. Tonisieren und Ableiten sind Thema der Kapitel 1, 3, 9, 27 und 75 des *Líng Shū*, sowie der Kapitel 25, 54 und 62 des *Sù Wèn*.

des *Líng Shū* das Eindringen einer äußeren Krankheit besprochen. „Tonisieren“ wird darin als Einstechen synchron zum Einatmen des Patienten, „ableiten“ als Einstechen synchron zum Ausatmen des Patienten beschrieben.[95] Die Nadeln beim Einatmen (während sich das Qi in den Körper hineinbewegt) zu entfernen, wirkt demnach „tonisierend“, beim Ausatmen zu entfernen „ableitend“ (da es eine Bewegung gegen die physiologische Qi-Bewegung ist). Im *Nèi Jīng* bedeutet „ableiten“ also, die Nadel gegen die Atembewegung des Patienten zu bewegen (Einstich beim Heben des Brustkorbes).

Diese Technik ist besonders an den Bauchpunkten sehr wichtig. Auch wenn die Autoren des *Nán Jīng* die Bedeutung dieser Technik herunterspielen, ist sie dennoch klinisch relevant, denn sie hilft vor allem, die Aufmerksamkeit zu fokussieren (siehe Tab. 18.1).

Behandlungstechnik	Einatmen des Patienten	Ausatmen des Patienten
Tonisieren	die Nadel wird während der Qi-Ausdehnung entfernt; dies ist „mit dem Qi“	das Qi sinkt einwärts; die Nadel wird synchron mit dem Qi eingestochen
Ableiten	die Nadel wird während der Qi-Ausdehnung eingestochen; dies ist „gegen das Qi“	die Nadel wird gegen diese Einwärtsbewegung des Qi entfernt

Tabelle 18.1
Tonisieren und Ableiten in *Líng Shū*, Kapitel 27

Als Nächstes folgt in diesem Kapitel 78 eine häufig zitierte Debatte über die Bedeutung der linken Hand (unter der Annahme, dass alle Akupunkteure mit der rechten Hand stechen):

> „Wer sich auf das Nadeln versteht, vertraut der linken Hand; wer nicht, vertraut der rechten Hand“

Diese Aussage dreht sich um die Palpation der Punkte und die Vorbereitungen für den Einstich. Seit vielen Generationen messen Akupunkteure dieser Textzeile eine mehr oder weniger große Bedeutung zu, je nach persönlicher Neigung oder Schule. In einigen Traditionen legt man neben der Punktlokalisation auch großen Wert auf die Gewebebeschaffenheit an den Punkten und um diese herum. Dies wird mit der linken Hand ertastet und ist auch diagnostisch relevant. In anderen Traditionen liegt

95 Interessanterweise ist *Líng Shū*, Kapitel 27, eine der wichtigsten Referenzen zum *dé qì* (得氣, Ankommen des Qi).

der Schwerpunkt auf komplexen Manipulationstechniken (mit der rechten Hand). Dem *Nán Jīng* zufolge ist die linke Hand wichtiger, und die Palpation der Punkte ist demnach ebenso bedeutend wie die Nadelbewegungen nach dem Einstich (wenn nicht sogar bedeutender).

Als Nächstes wird in diesem Kapitel betont, wie wichtig bei der Punktlokalisation das feste Drücken ist. Erst nachdem man „das Ankommen des Qi ähnlich der Bewegung in den Gefäßen" gefühlt hat, kann man die Nadel einstechen. Diese „Bewegung in den Gefäßen" bezeichnet ein Pulsieren unter den Fingern oder andere Palpationsveränderungen und ist das Hauptthema dieses Buches. Die Grundidee dabei ist, Areale mit der linken Hand so lange abzutasten, bis eine Veränderung oder Unregelmäßigkeit gefunden werden kann: genau dort liegt der Punkt. Akupunkturpunkte können also mit den Händen ertastet werden!

Als Nächstes werden im *Nán Jīng* die Grundlagen des Tonisierens und Ableitens beschrieben:

> „Wenn man die Nadel nach dem Ankommen des Qi nach innen stößt, ist es Tonisieren. Wenn man sie nach dem Ankommen des Qi nach Oben zieht, ist es Ableiten".

„Die Nadel nach oben ziehen" gilt als Anleitung dafür, die Nadel von einer tieferen Schicht (*Yíng*-Qi) in eine oberflächlichere (*Wèi*-Qi) zu ziehen. Außerdem wird in diesem Kapitel betont, wie wichtig das *dé qì* (得氣, „Ankommen des Qi) für eine effektive Behandlung ist (Näheres dazu siehe Kapitel 19).

> „Ohne *Dé Qì* ähnelt das einer Situation, in der 10 von 10 Patienten nicht behandelt werden können und daher sterben".

Wenn man also kein „Qi bekommen kann", ist die Behandlung höchstwahrscheinlich nicht erfolgreich.

Kapitel 78 handelt also von zwei sehr bedeutungsvollen Themen:

1. *Es ist wichtig, die Punktareale vor dem Einstechen zu palpieren.* Dies hilft bei der Diagnose, bereitet das Gebiet für den Einstich vor (bringt Qi zum Punkt) und verhilft zu einer exakten Punktlokalisation. Im ersten Kapitel des *Nèi Jīng* wurde bekanntlich betont, dass die Punkte „weder Haut, Fleisch, Sehnen noch Knochen sind". Man sollte also mit den Fingern und mit geistigem Fokus immer nach „Lücken" suchen.
2. *Beim Tonisieren „drückt man nach innen"* und belässt die Nadel auf einer relativ tiefen Ebene; beim *Ableiten versucht man zuerst, das Qi auf einer tieferen Ebene „zu fassen"*, um dann die Nadel in eine oberflächlichere Schicht zurückzuziehen.

Nán Jīng, Kapitel 72

Die Konzepte „Tonisieren und Ableiten“ werden im *Nán Jīng* auch in Kapitel 72 erörtert, in dem das Nadeln in oder gegen die Flussrichtung des Meridian-Qi (im Kreislauf der zwölf Meridiane) vorgestellt wird. In Frage 72 soll dabei eine Passage aus dem ersten Kapitel des *Líng Shū* geklärt werden, in der die Konzepte „gegen das Qi oder mit dem Qi“ (迎隨, *yíng suí*) zum ersten Mal erwähnt wurden.[96] Im *Nán Jīng* wird nun versucht, ein im *Nèi Jīng* nur angedeutetes Konzept genauer zu beleuchten:

„‚Gegen den oder mit dem Meridianfluss‘ bedingt, dass man die Flussrichtung von Ying-Qi und Wèi-Qi und das Ankommen und Gehen [des Qi] kennen muss. Man kann auf das Qi zugreifen, indem man der Flussrichtung folgt oder ihr entgegen geht. Es heißt, dass das Regulieren des Qi im Yin oder Yang stattfinden muss.“

In diesem Kapitel 72 wird auch erstmals das Konzept der „Qi-Regulation“ (*tiáo qì*, 調氣) mit Akupunktur erwähnt, ein heutzutage unterschätzter Therapieansatz. Bei Akupunktur und chinesischer Kräutermedizin geht es häufig nicht darum, dem Körper etwas wegzunehmen oder hinzuzufügen. Was im Deutschen (und Englischen) meist mit „tonisieren und ableiten“ übersetzt wird, bedeutet eigentlich eine sehr subtile Bewegungsänderung, die in der Folge die Qi-Dynamik verändert. Durch diese Änderung der Qi-Bewegung in den Meridianen wird eine Kettenreaktion ausgelöst, die über die Qi-Dynamik schlussendlich zu deutlichen physiologischen Veränderungen führen kann.

Das ist ein schwer fassbares Konzept, was zum Teil durch die deutsche (und auch englische) Terminologie bedingt ist. „Tonisieren und Ableiten“ ist nur eine von vielen Übersetzungsmöglichkeiten der chinesischen Begriffe 補 (*bŭ*) und 瀉 (*xiè*). Diese deutschen (und englischen) Begriffe können zu der Annahme verleiten, hier würde den Meridianen tatsächlich etwas hinzugefügt oder weggenommen. Dies kann zwar eventuell auf Punkte wie die *Yuan*-Punkte zutreffen, häufig aber ist es ebenso wichtig, einfach zu „regulieren“.

Kapitel 78 ist also eine allgemeine Einführung in die Konzepte „Tonisieren“ und „Ableiten“, in Kapitel 72 wird hingegen darauf verwiesen, dass Akupunktur auch „regulieren“ kann. Damit führt Kapitel 72 die Konzepte aus Kapitel 78 näher aus und erklärt die tatsächlichen Auswirkungen von Tonisieren und Ableiten. Das Endresultat dieser Meridianflussänderungen kann man als „Regulation“ bezeichnen. Dies hat eine besondere Bedeutung für die physiologischen Effekte der Akupunktur.

96 *yíng* (迎, gegen den Fluss verlaufen) ist mit *nì* (逆, Gegenläufigkeit) verwandt. Dies hat mit einer altchinesischen Sichtweise zu tun, dass „jemanden besuchen zu gehen“ die Etikette verletzt, und daher „gegen“ ist.

Frage *An dieser Stelle möchte ich Sie kurz unterbrechen. Ich sehe, dass Sie selten gegen den oder mit dem Meridianfluss nadeln, sondern meistens senkrecht. Welchen Einfluss hat dieser Abschnitt des Nán Jīng auf Ihre klinische Arbeit?*

Dr. Wang

Meine eigene Behandlungstechnik werde ich später erklären, aber ich möchte hier ein paar Anmerkungen dazu machen, wie es zu meiner Sicht des Kapitels 72 kam. „Mit dem" oder „gegen den" Meridianfluss nadle ich manchmal schon, aber selten, und vor allem dann, wenn ich eine starke Qi-Ausstrahlung in eine spezielle Richtung auslösen will. Meistens gelingt mir dies aber mit senkrechter Nadelung.

Ich sehe keinen Widerspruch zwischen Kapitel 72 und dem Konzept der Fünf *Shu*-Punkte. Zumindest aus meiner Sicht findet der geschlossene Kreislauf der 12 Meridiane (zum ersten Mal im *Nèi Jīng* beschrieben) gleichzeitig mit dem Anwachsen des Meridian-Qi entlang der Fünf *Shu*-Punkte statt. Es sind dies zwei getrennte und komplementäre Kreisläufe (siehe Zusammenfassung am Ende von Kapitel 17).

Nán Jīng, Kapitel 76

Im Verlauf einer Debatte über andere technische Aspekte der Akupunktur wird hier eine der wichtigsten Fragen zum Tonisieren und Ableiten gestellt: Woher kommt beim Tonisieren das Qi, und wohin geht es beim Ableiten? Diese Frage könnte genauso gut von Patienten des 21. Jahrhunderts stammen:

> „Was bedeutet Tonisieren und Ableiten? Woher kommt das Qi für das Tonisieren? Wo wird das Qi beim Ableiten aufbewahrt?"

Die Antwort darauf löste eine weitere Debatte für fast 2000 Jahre aus:

> „Beim Tonisieren holt man Qi aus dem *Wèi-Qi*. Beim Ableiten wird Qi aus dem *Ying-Qi* beiseite gelegt. Bei einem Mangel an Yang und einem Überschuss an Yin sollte man zuerst Yang tonisieren, bevor man Yin ableitet. Bei Yin-Leere und Yang-Fülle sollte man Yin tonisieren, bevor man Yang ableitet. Das Hauptziel ist dabei immer, den Fluss von *Ying-Qi* und *Wèi-Qi* aufzuhalten."

Diese Aussage hat neben theoretischen auch praktische Konsequenzen:

Die praktische Konsequenz ist, dass das *Wèi*-Qi vermehrt an der Körperoberfläche und das *Ying*-Qi tiefer fließt. Die meisten tonisierenden Techniken beginnen daher an der oberflächlichen Ebene *(Wèi*-Qi*)* und enden in der Tiefe *(Ying*-Qi*)*. Man zieht dabei Qi aus der *Wei*-Ebene ab. Beim Ableiten ist es genau umgekehrt, und man zieht Qi aus der *Ying*-Ebene ab.

Dazu zwei Beispiele:
Bei der Behandlungstechnik „den Berg anzünden“(燒山火, *shāo shān huǒ*) zum Tonisieren von Himmel, Erde und Mensch beginnt man mit einer progressiven Stimulation an der äußersten Schicht *(Wei)* und endet in der Tiefe. Diese Technik beginnt also auf der *Wei*-Ebene.

Bei der dazu ähnlichen ableitenden Technik „den Himmel durchdringende Kühle“ (透天涼 *tòu tiān liáng*) ist es genau umgekehrt: Auf einen schnellem Einstich in die tiefste Ebene *(Ying)* folgt eine progressive Stimulation auf den oberflächlicheren Ebenen, diese Technik beginnt also auf der *Ying*-Ebene.

Auch andere ähnliche Behandlungstechniken haben ihren Ursprung in diesem *Nán Jīng*-Kapitel.

Welche theoretische Konsequenzen hat dieses Kapitel? Die klassischen Konzepte zum Wesen von *Ying*-Qi und *Wèi*-Qi können wertvolle Hinweise auf die damals vorherrschende Sicht der Akupunkturmechanismen liefern.

Wèi-Qi ist bekanntlich aktiv und abwehrend, *Ying*-Qi ruhig und unterstützend.

Wèi-Qi bewegt sich auch außerhalb der Gefäße, *Ying*-Qi ist ein Grundbestandteil des Blutes.

Man könnte daraus schließen, dass man zum Tonisieren einfach nur dort zu nadeln hat, wo *Ying*-Qi am üppigsten ist (in der Ying-Ebene in der Tiefe) und zum Ableiten dort, wo am meisten Bewegung herrscht (also die oberflächliche *Wei*-Ebene an der Haut klären muss).

Das Konzept der „gegenseitigen Abhängigkeit von Yin und Yang“ besagt aber, dass Yin und Yang einander brauchen: Bei einer Yin-Krankheit wähle man Yang, bei einer Yang-Störung wähle man Yin.

Bei Fülle, primär einer Yang-Störung, geht man als Akupunkteur zuerst für materielle Unterstützung auf die *Ying*-Ebene (Yin), was danach das Anheben und Herausziehen erleichtert. Die Nadeln werden auf einer sehr oberflächlichen Schicht (Yang) belassen, um die Wirkrichtung der Behandlung zu unterstreichen.

Da Leere bekanntlich Yin-Natur aufweist, setzt man einen Impuls im aktiven *Wèi*-Qi *(Yang)*, um das *Ying*-Qi in der Tiefe zu stimulieren. Nach dieser Stimulation der *Wei*-Ebene werden die Nadeln in der Tiefe *(Yin)* belassen. Das Belassen der Nadeln in der Tiefe bringt die Gefäße dazu, *Ying*-Qi in die Umgebung freizusetzen.

Die klassischen Ärzte integrierten also Yin und Yang in jede Behandlung. Viele auf den ersten Blick willkürliche Techniken ergeben mehr Sinn, wenn man sie aus dem Blickwinkel von Yin und Yang betrachtet oder ihre Auswirkung auf die Qi-Bewegung berücksichtigt (siehe Abb. 18.1).

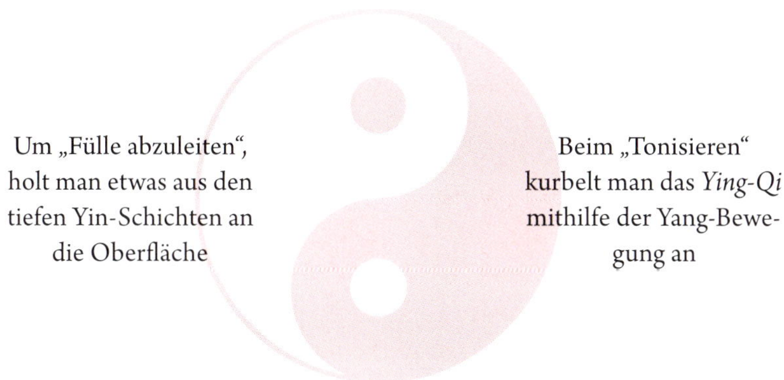

Abbildung 18.1
Yin und Yang und traditionelle Tonisierungs- und Ableitungstechniken

Zusammenfassung

***Nán Jīng*, Kapitel 78**

Vor dem Nadeln sollte man die Punkte palpieren (zur Vorbereitung und Diagnose).

- Tonisieren: die Nadel nach innen drücken.
- Ableiten: die Nadel nach dem *Dé Qì* an die Oberfläche zurückziehen.

***Nán Jīng*, Kapitel 72**

- Tonisieren und Ableiten führen im Endeffekt oft zu einer Regulation der Qi-Dynamik (ohne tatsächlich etwas „hinzuzufügen“ oder „wegzunehmen“).
- Nadeln „in Meridianflussrichtung“ wirkt tonisierend, „gegen die Flussrichtung“ ableitend. Diese Theorie ist Anlass für viele Debatten und Interpretationen.

***Nán Jīng*, Kapitel 76**

- *Tonisieren* bedeutet, die chaotische Bewegung des *Wèi*-Qi in die Tiefe des *Ying*-Qi zu bringen.
- *Ableiten* heißt, zuerst *Ying*-Qi zu stimulieren, um danach eine Akkumulation an der oberflächlicheren *Wei*-Schicht zu beseitigen.
- Viele Manipulationstechniken der letzten 2000 Jahre haben ihre Wurzel in eben diesem Kapitel 76.

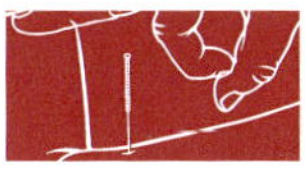

Kapitel 19

Akupunkturtechnik aus zeitgenössischer Sicht: Die Sieben Schritte

Wie relevant sind diese im vorhergehenden Kapitel erörterten klassischen Konzepte der Akupunkturtechnik für die heutige Praxis? Was versteht man überhaupt unter „Akupunkturtechnik"? Dazu muss man zwei Begriffe klären:
- Technik (針法, *zhēn fǎ*),
- Manipulation (手法, *shǒu fǎ*).

Die Manipulation ist nämlich nur *ein* Teil des großen Gebietes „Akupunkturtechnik", welches umfasst:
- Meridianauswahl,
- Punktkombination,
- Nadelauswahl,
- Einstichwinkel,
- Nadelanzahl,
- Manipulation.

Heutzutage wird in vielen Texten über Akupunkturtechniken die Manipulation zu Lasten der anderen fünf Aspekte überbetont. Die Themen Meridianauswahl und Punktauswahl wurden im vorliegenden Buch zwar aus didaktischen Gründen in eigenen Kapiteln erörtert, streng betrachtet fallen aber auch sie in das Gebiet der Akupunkturtechnik: Alles, was den Erfolg einer Akupunkturbehandlung beeinflussen kann, ist Teil der Akupunkturtechnik.

Während man sorgsam die Hände eines Meisterakupunkteurs beobachtet, übersieht man oft, dass ein Großteil seiner Technik in seinem Kopf schon vor Berührung der ersten Nadel stattgefunden hat. Im Grunde genommen ist dieses Buch also eine Analyse der viele Facetten der Akupunkturtechnik.

In den bisherigen 18 Kapiteln wurde ein Denkgebäude beschrieben mit
- Yin und Yang und den Sechs Schichten als prähistorische *Wurzeln,*
- Meridian- und Organtheorie als *Stamm* und
- Meridian- und Punktauswahl als *Zweige.*

Themen dieses 19. Kapitels sind nun: Nadeleinstich, Qi-Bewegen (行氣, *xíng qì*) und Qi-Erzielen (得氣, *dé qì*).[97] Ohne dem theoretischen Wissen der bisherigen Kapitel kann man mit der Nadelmanipulation keine herausragenden Ergebnisse erzielen. Auch wenn Spontaneität oder „Geheimpunkte" manchmal zauberhafte Wirkungen haben können, braucht ein beständiger Behandlungserfolg eine gewisse Struktur. Die nun folgenden Seiten ruhen nun auf der Struktur der bisherigen Kapitel.

In früher Zeit waren die Abhandlungen über Manipulationen oft unorganisiert, so zum Beispiel im *Nèi Jīng,* in dem die Manipulation sowohl im *Sù Wèn* als auch im *Líng Shū* sehr verstreut erläutert wird. Wie bedeutsam dieses Thema ist, lässt sich aber daran erkennen, wie viel im *Nèi Jīng* dazu geschrieben steht, aber es fehlte eine systematische Abhandlung. Vielleicht liegt das daran, dass einzelne Kapitel verloren gegangen sind oder daran, dass das *Nèi Jīng* während der Han-Dynastie (206 v. Chr. – 220 n. Chr.) sehr willkürlich reorganisiert wurde. Während im *Nán Jīng* viele wichtige Konzepte des *Nèi Jīng* neu geordnet wurden, blieb das Thema der Manipulation erneut über den gesamten Text zerstreut und wird im *Nán Jīng* in 13 (!) Kapiteln erwähnt – manchmal als Hauptthema, manchmal nur als Nebenaspekt. Viele wichtige Konzepte wurzeln in diesen etwa 2000 Jahre alten Schriftrollen und wurden seither geordnet und kommentiert.

Huang-Fu Mi lebte kaum 100 Jahre nach der Verfassung des *Nán Jīng* und erschuf in seinem berühmten Werk „Systematischer Klassiker der Akupunktur und Moxatherapie" (針灸甲乙經, *Zhēn jiŭ jiă yĭ jīng*) eine Neuordnung der verschiedensten Konzepte zur Akupunkturtechnik und Meridiantheorie. Sein Werk wurde zum grundlegenden Text der Tang-Dynastie und bewahrt seinen Einfluss bis in die heutige Zeit. Nach Huang Fu-Mi setzten viele Generationen an Ärzten seine Arbeit fort und versuchten, Punktlokalisierung, Stichtiefe und Indikationen der heute gebräuchlichen Akupunkturpunkte zu systematisieren. Erwähnenswert darunter ist der „Klassiker, wie man das Leben mit Akupunktur und Moxatherapie nähren kann" (針灸資生經, *Zhēn jiŭ zī shēng jīng*) von Wang Zhi-Zhong (王執中) in der Jin-Dynastie (1115–1234). Aufbauend auf der Arbeit von Huang-Fu Mi wird darin die Akupunkturtechnik (Punktauswahl, Lokalisierung und Stichtiefe) nach Pathologien eingeteilt. Viele Konzepte in diesem vorliegenden Buch von Wang/Robertson zu

97 *Dé qì* wird häufig als *Qi-Gefühl, Nadelsensation* oder auch, wenig exakt, als *„Ankommen des Qi"* übersetzt; seine genaue Bedeutung ist jedoch ein interessantes Diskussionsthema. Für Dr. Wang ist das *Dé Qì* eine merkliche Empfindung des Patienten, meistens eine Ausstrahlung im oder gegen den Meridianverlauf und steht in Gegensatz zum 氣至, *qì zhì* („Ankommen des Qi"), das man als Therapeut beim Ankommen des Qi an der Nadel spürt. Der etwas unübliche Begriff „Qi-Erzielen" soll verdeutlichen, dass es sich dabei um einen manchmal recht aktiven Prozess handelt.

verschiedensten Pathologien und über die Meridiane gehen auf diesen großen Arzt der Jin-Dynastie zurück. Jede zeitgenössische Abhandlung über Akupunkturtechnik sollte, wie Wang Zhi-Zhong dem *Nán Jīng* mit seinen Antworten auf die „schwierigen Fragen" des *Nèi Jīng*, Respekt zollen.

Akupunkturtechnik aus zeitgenössischer Sicht: Sieben Schritte

Schritt 1: Punkte öffnen, um das Qi zu lenken (導氣開穴, *dǎo qì kāi xué*)

Im *Nán Jīng* wird in Kapitel 78 erwähnt, wie wichtig es ist, die Punkte vor dem Einstieg zu palpieren. Die dabei angewandten Techniken werden als *yā àn* (壓按,„drücken") und *tán* (彈,„zupfen") bezeichnet. Man versucht, damit das Qi in das Einstichareal zu locken, um die Punkte aufzuwecken und für die Behandlung vorzubereiten. Viele Therapeuten übersehen diesen wichtigen Schritt und beginnen sofort mit dem Einstechen, aber es ist verblüffend, um wie viel leichter man das Qi erzielen kann (*Dé Qì*), wenn man die Punkte zuvor mit der linken Hand öffnet. Wenn man bei derart geöffneten Punkten vorsichtig in den „offenen Raum" nadelt, ist die Wahrscheinlichkeit viel größer, dass Patienten jenes Gefühl im Meridianverlauf verspüren, dass im *Nèi Jīng* mit einer „Bewegung in einer schmalen Gasse" (*Líng Shū,* Kapitel 4) verglichen wird (刺比者, 必中氣穴, 無中肉節, 中氣穴則針游於巷, *Cì bǐ zhě, bì zhòng qì xué, wú zhòng ròu jié, zhòng qì xué zé zhēn yoú yú xiàng*).

Diese vorbereitende Technik verfolgt zwei Ziele:

- *Den Punkt zu öffnen:* Dabei lokalisiert man die Akupunkturpunkte durch Drücken und Ertasten der Areale im Bereich der Lehrbuchlokalisationen mit der linken Hand. Man sucht nach Öffnungen zwischen den Muskeln, Sehnen, Knochen und Gefäßen.
- *Das Qi zu leiten:* Dabei klopft man am zu nadelnden Meridian oberhalb und unterhalb des Akupunkturpunktes (siehe Abb. 19.1)

Schritt 2: Die Nadel einstechen (進針 *jìn zhēn*)

In den klassischen Quellen herrscht Uneinigkeit, wie schnell das Einstechen erfolgen sollte. An manchen Punkten wie zum Beispiel Bl1 *(Jīng Míng)* ist ganz offensichtlich ein langsames Einstechen empfehlenswert, an anderen hingegen, wie zum Beispiel Ni1 *(Yǒng Quán),* ein schneller Einstich. Bei langsamem Einstichen können kleine Gefäße auf die Seite weichen, weshalb diese Technik bei den *Yuan*-Punkten aufgrund deren Nähe zu Venen zu empfehlen ist. Der wichtigste Aspekt des Einstichs ist aber das Vermeiden von Schmerzen. Man sticht die Nadel dabei durch die Epidermis

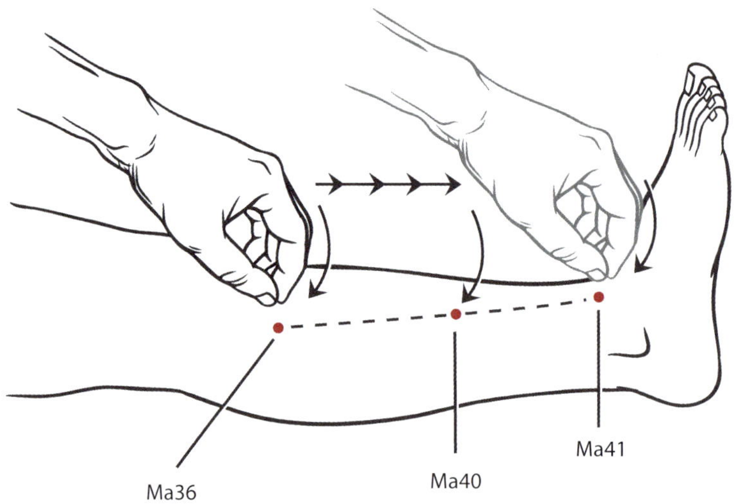

Abbildung 19.1
Das Qi durch Klopfen im Meridianverlauf „leiten".

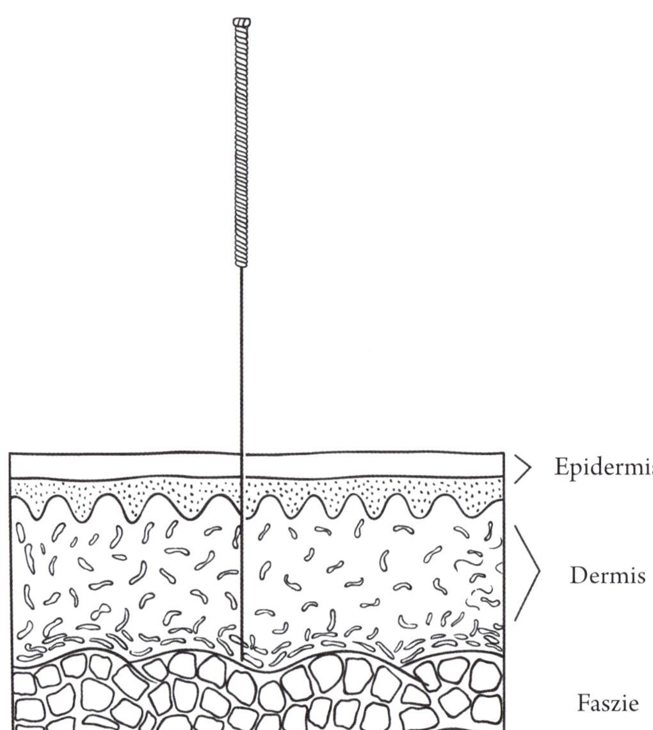

Abbildung 19.2
Bim Einstich sticht man durch die Haut, aber noch nicht in die Faszie.

C.

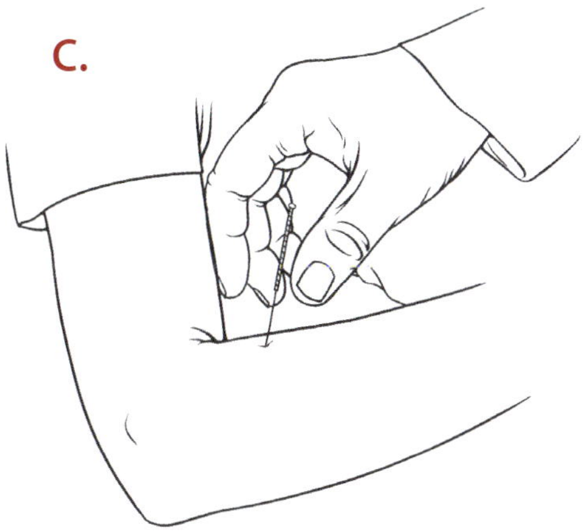

D.

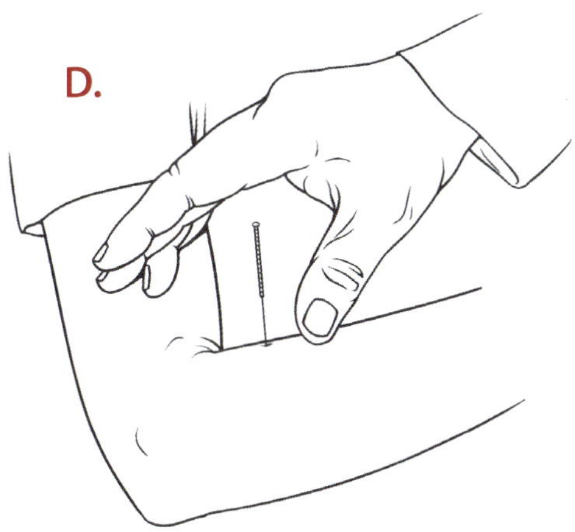

E.

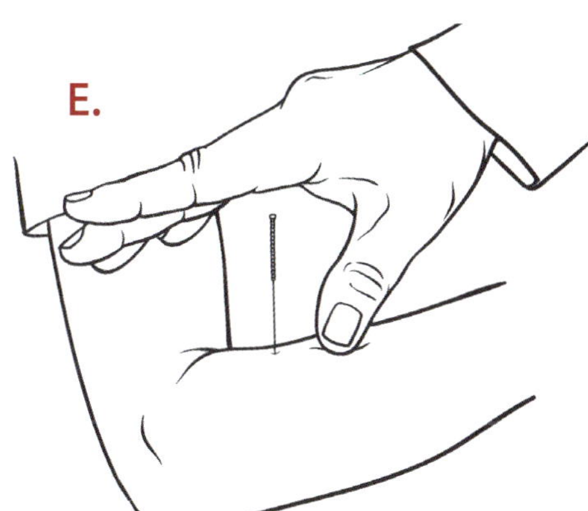

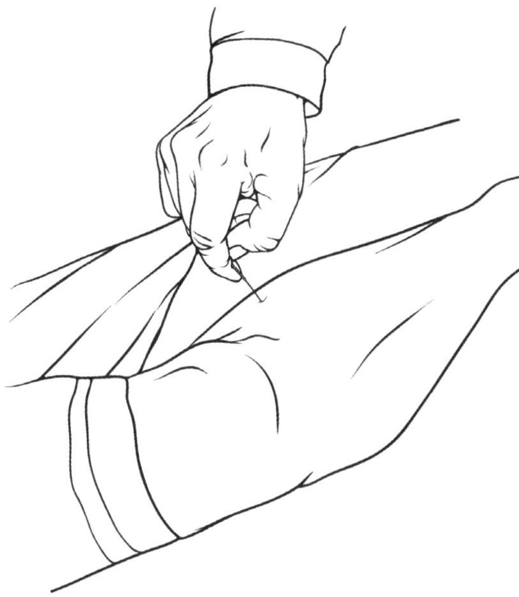

Abbildung 19.5
Das Kratzen des Nadelschaftes (sanft oder kräftig) kann das *Dé Qì* ebenfalls fördern.

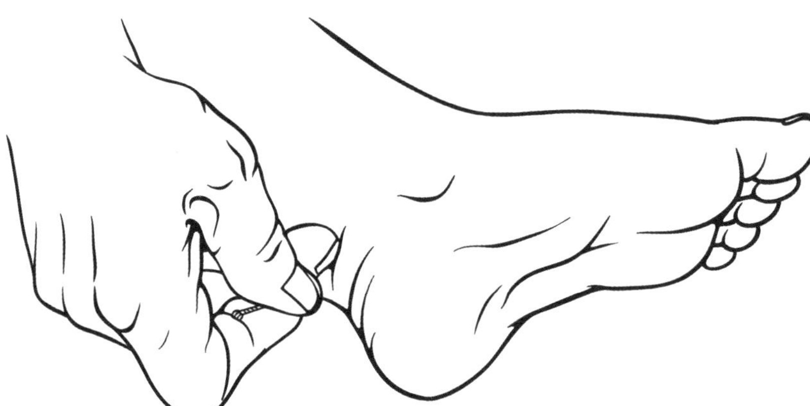

Abbildung 19.6
Das Festhalten und sanfte Drehen der Nadel ist häufig die beste Art, um das „Ankommen des Qi" (候氣, *hòu qì)* beim Tonisieren zu fördern.

Am besten ist es, beim Qi-Bewegen eine Empfindung auszulösen, wie wenn man einen Stein über die Wasseroberfläche hüpfen lässt: Man nimmt dazu einen flachen, runden und glatten Stein und erzeugt sanfte Wellen, bis weit vom ersten Aufprall entfernt. Das Gegenstück dazu wäre, einen großen Stein einfach ins Wasser zu werfen. (Abb. 19.7).

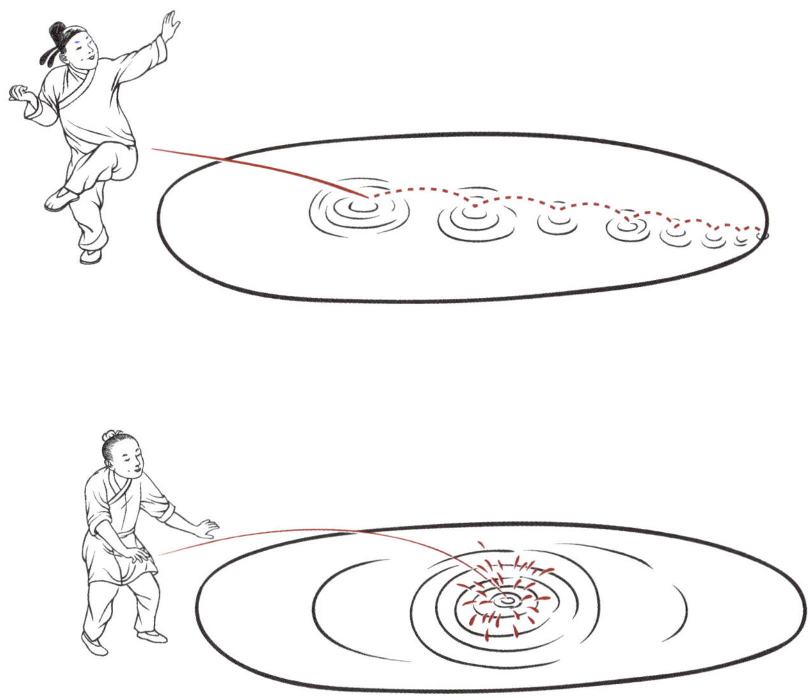

Abbildung 19.7
Die optimale Qi-Empfindung ähnelt dem Hüpfen eines kleinen Steines über die Wasseroberfläche (oberes Bild).

Die Techniken zum Qi-Bewegen ähneln den eben beschriebenen Techniken zum Qi-Erzielen (schnippen, kratzen, drücken oder die fliegende Technik). Da aber nun das Qi bereits angekommen ist, kann man, wenn nötig, etwas kräftig manipulieren oder den Nadelwinkel ändern. Die beim Qi-Erzielen hilfreiche Technik ist dann meistens auch beim Qi-Bewegen angebracht.

Zusätzlich kommen noch folgende zwei Techniken zum Einsatz:

- *Sehr schnelles Zwirbeln (Hin- und Herdrehen)* der Nadel mit Daumen und Zeigefinger: Diese Technik kommt vor allem an den *Yuan*-Punkten zum Einsatz, um eine sanfte Ausstrahlung im Meridianverlauf auszulösen (Abb. 19.8).
- *Sanftes Heben und Senken,* um die Qi-Ausstrahlung ausweiten.

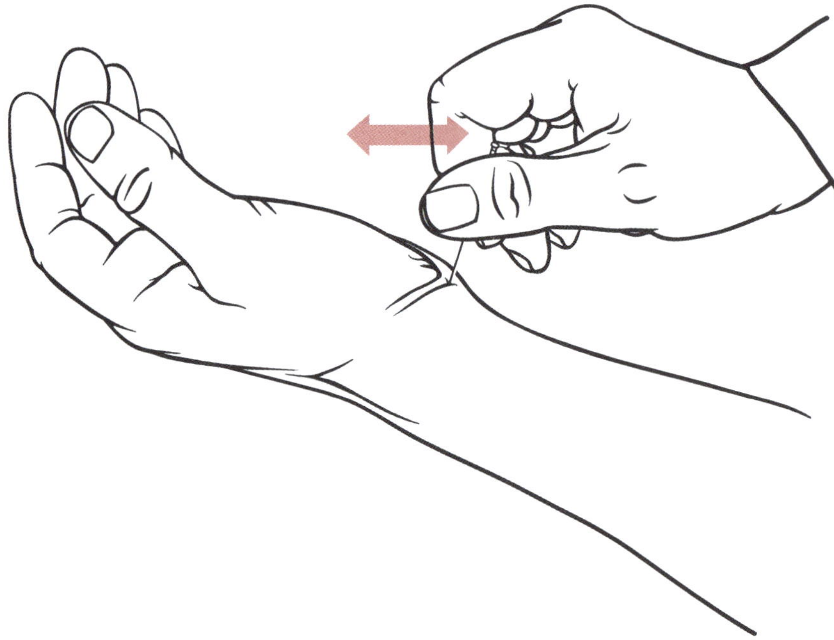

Abbildung 19.8
An den *Yuan*-Punkten erreicht man eine sanfte Qi-Ausstrahlung häufig durch „Zwirbeln" (schnell hin- und herdrehen). Dabei bewegt man nicht den Daumen, sondern nur den Zeigefinger schnell vor und zurück.

Frage *Wenden Sie dieses Qi-Bewegen bei allen Patienten an?*

Dr. Wang

Ja, für das beste Ergebnis halte ich es für sehr wichtig, dass der Patient die Empfindung einer Bewegung in den Meridianen hat. Nach meiner Erfahrung sind die Behandlungsergebnisse umso besser, je weiter die Ausstrahlung geht. Ich möchte aber nochmals betonen, dass ich damit keine starke, brutale Manipulation meine: Wenn man nach einigen Minuten sanfter Manipulation keine Qi-Bewegung erreicht, sollte man den Punkt in Ruhe lassen. Manchmal kann der Patient das Qi kurze Zeit später deutlicher fühlen, oder man kann dann erneut manipulieren. Ich habe Ärzte erlebt, die diese Ausstrahlung mit einer Verbissenheit und für den Patienten offensichtlich sehr unangenehmen, penetranten Manipulation gesucht haben. Mein Ansatz ist anders. Wenn man zu heftig manipuliert, kann es sein, dass die Patienten nur deshalb sagen, eine Qi-Ausstrahlung zu verspüren, damit man endlich aufhört!

Als sehr hilfreich hat sich das Bild der Bewegung von Wasser erwiesen. An den Akupunkturpunkten interagieren Flüssigkeiten, Qi und Blut auf ganz spezielle Weise. Durch das Nadeln ändert man die Bewegung dieser Flüssigkeiten und in der Folge auch die Interaktion von Qi und Blut in diesem Gebiet. Durch das Qi-Bewegen löst man eine Kettenreaktion der Flüssigkeitsbewegungen dem Meridian entlang aus, was sich deutlich vom Stimulieren von Nerven unterscheidet.

Manchmal braucht es einige Behandlungen, um Qi in den Meridianen aufzubauen. Mit etwas Vertrauen in die eigene Diagnose sollte man die Akupunkturpunkte daher nicht jedes Mal wechseln, sondern zuerst drei oder vier Behandlungen durchführen. Meistens werden sich Veränderungen einstellen, noch bevor man aufgibt und etwas Neues ausprobiert.[99]

Als Therapeut sollte man die folgenden drei Aspekte von Akupunkturpunkten kennen:

1. Die Wirkung auf die Qi-Transformation.
2. Die genaue Lokalisation und die Merkmale des umgebenden Areals: Bei Unsicherheit über die Lokalisierung sollte man die Augen schließen, „das Herz in die Fingerspitzen legen" und dabei nach einer Lücke oder Öffnung suchen: Genau dort befindet sich an diesem Patienten der Punkt.
3. Die für diesen speziellen Punkt *beste Technik zum „Qi-Erzielen"*.

Schritt 5: Tonisieren und ableiten (補瀉, *bŭ xiè*)

Dieses sehr komplexe Thema (siehe Kapitel 18) lässt sich laut Dr. Wang deutlich vereinfachen. Mit einer guten Punktlokalisation (durch Palpation), mit *Dé Qì* und mittels Qi-Bewegen lässt sich in 70 % der Fälle ein gutes Behandlungsergebnis erzielen. Wenn man also eine Qi-Ausstrahlung an richtig ausgesuchten Punkten auslösen kann, übernimmt der Körper das Tonisieren und Ableiten selbst. Auch dem *Nán Jīng* zufolge (Kapitel 72) lassen sich die Wirkungen der Akupunktur häufig durch „Regulation" erklären. Selbst wenn man tonisiert oder ableitet, wird im Endeffekt *Yíng*-Qi und *Wèi*-Qi im Meridian reguliert, was in weiterer Folge die Qi-Dynamik in den Organen reguliert.

99 Für gewöhnlich behandelt Dr. Wang seine Patienten einmal pro Woche, speziell am Anfang bei sehr komplexen Fällen. Wie in China üblich, behandelt er neue Patienten in den ersten 2–4 Wochen manchmal auch zwei- oder sogar dreimal wöchentlich, die Rahmenbedingungen sind in China jedoch gänzlich anders als im Westen. Im 20. Jahrhundert war in China Akupunktur in den staatlichen Krankenhäusern Jahrzehnte lang sehr günstig gewesen, und Ärzte und Patienten haben sich an diese Möglichkeit der häufigeren Behandlung gewöhnt. Auch hier im Westen sollte man Patienten bei chronischen oder sehr schweren Erkrankungen häufigere Behandlungen (zumindest einmal pro Woche) anraten.

Trotzdem finden sich immer Möglichkeiten, die eigenen klinischen Fähigkeiten zu verbessern, und in manchen Situationen kann Tonisieren oder Ableiten sehr wichtig sein. Im Kapitel 18 wurde nur die Sicht des *Nán Jīng* erörtert, in der Geschichte der Chinesischen Medizin wurden jedoch viele andere Bücher zum Thema „Tonisieren und Ableiten" verfasst. Die meisten Abhandlungen nach der Han-Dynastie waren zumindest Anspielungen auf die Konzepte des *Nèi Jīng* und *Nán Jīng*, es wurden aber auch viele unterschiedliche, häufig einander widersprechende Manipulationstechniken entwickelt. So kann es sein, dass in einer Dynastie das *Nèi Jīng* dahingehend interpretiert wurde, dass man zum Tonisieren die Nadel auf einer tiefen Ebene belassen sollte, 400 Jahre später könnte ein anderer Autor zum genau gegenteiligen Schluss gekommen sein.

Kurz gesagt, man hat als Therapeut selten die volle Kontrolle über Tonisieren oder Ableiten: Entscheidend sind der Patient und die vorliegende Pathodynamik, vor allem die Qualität von Qi und Blut in den Meridianen.

Ist ein Patient schwach und der Meridianfluss langsam, dann ist es sehr schwierig, „abzuleiten", und eine richtige Akupunkturbehandlung wird immer tendenziell „tonisieren". Bei einer ausgeprägten Fülle-Pathologie wird bei Auswahl der passenden Akupunkturpunkte automatisch ein „Ableiten" resultieren. Die Betonung liegt hier auf der passenden Methodologie: „Akupunkturtechnik" bezieht sich bekanntlich nicht nur auf die Manipulation, sondern auf ein klares Verständnis der klassischen Physiologie, Diagnose, Meridian- und Punktauswahl.

Wenn die Richtung stimmt, wird auch der Körper entsprechend reagieren.

Wie ist dann die Fülle an Literatur zum Thema „Tonisieren und Ableiten" zu verstehen? Dazu einige allgemeine Grundregeln:

- jede Behandlungstechnik, die die Bewegung in einem Meridian fördert, tonisiert diesen Meridian: Im Allgemeinen werden dazu sanfte, aufbauende Techniken angewandt.
- Jede Behandlungstechnik, die die Bewegung von Qi und Blut beruhigt und verlangsamt, wirkt ableitend: Obwohl hierbei häufig stark stimuliert wird, ist das Endergebnis eine Entspannung. Das lässt sich mit dem Zustand nach sehr starker körperlicher Betätigung vergleichen.

Mit diesen zwei einfachen Grundprinzipien vor Augen lassen sich die meisten klassischen Behandlungszugänge leichter verstehen und die tonisierenden und ableitenden Techniken in folgende drei Kategorien einteilen:

- Die Stimulationsintensität: Ein starker Stimulus beruhigt den Qi- und Blut-Fluss, ein richtig angewendeter leichter Stimulus hat einen allmählichen und eher anregenden Effekt. Das Ableiten entspricht dem Gefühl nach starker körperlicher Betätigung, das Tonisieren hingegen dem Gefühl nach einer erholsamen, meditativen Atemübung.

- Die spezifische Charakteristik des Stimulus: Die genaue Charakteristik der Manipulation kann die Wirkung der starken oder schwachen Stimulation weiter modifizieren. In vielen Akupunkturtraditionen wird großer Wert auf die Techniken nach dem Einstechen und dem *Dé Qì* gelegt. Im Grunde genommen sind diese Techniken Variationen von: Heben–Senken, Hin- und Herdrehen(Zwirbeln), Kratzen und „mit der Nadel wackeln". Es gibt auch *Qì Gōng*-Techniken, das Qi durch den Atem des Therapeuten zu beeinflussen. Der jeweils nötige Stimulus variiert von Punkt zu Punkt, und obwohl diese Techniken wichtig sind, sind sie nicht so entscheidend wie eine sorgsame Punktlokalisation und das „Qi-Erzielen".
- Der Rhythmus der gesamten Behandlung: Jede Akupunkturbehandlung hat einen gewissen Rhythmus: Manchmal werden die Nadeln schnell eingestochen, relativ stark stimuliert und für ein paar Minuten belassen, um dann erneut stark stimuliert zu werden. In anderen Fällen ist der Einstich langsam und auch die Manipulation erfolgt sanft und schrittweise und über eine größere Zeitspanne.

Im Großen und Ganzen erreicht man eine tonisierende oder ableitende Wirkung durch diese drei Parameter.

Tonisieren

Abbildung 19.9 zeigt das Grundkonzept für eine tonisierende Akupunktur. Die vertikale Linie zeigt die Stimulationsintensität aus Patientensicht, die durch viele Parameter (Länge oder Dicke der Nadel, Einstichwinkel, starkes Heben-Senken und/

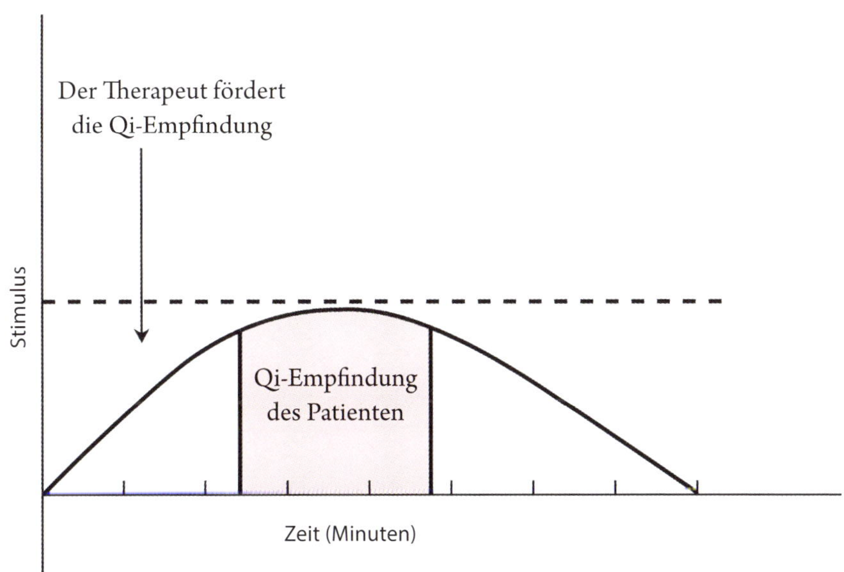

Abbildung 19.9

Beim Tonisieren kommt es zu einem langsamen Anstieg der Qi-Empfindung, einem Aufrechterhalten durch einen längeren Zeitraum und einer Abnahme gegen Ende hin.

oder Drehen) beeinflusst wird. Die horizontale Linie entspricht der Zeitachse. Diese Abbildung beschreibt also Anwachsen und Intensität der Qi-Empfindung aus Patientensicht. Beim Tonisieren nimmt die Qi-Empfindung kontinuierlich und langsam zu, das Intensitätsmaximum hält über eine relativ lange Zeitspanne an (rotes Areal) und ist nach den oben erwähnten drei Kategorien der Manipulation gekennzeichnet durch:

- Geringe Stimulationsintensität und meist dünne Nadeln.
- Gleichmäßige, konstante Stimulation mit sanfter Ausstrahlung vom Punkt aus: kontinuierliches Heben-Senken oder Drehen bis zu einem gleichmäßigen Ausstrahlungsgefühl.
- Rhythmus innerhalb der Akupunkturbehandlung: Das Ziel ist eine Empfindung mit folgenden Charakteristika: langsames Anwachsen, Maximum über eine längere Zeitspanne, langsames Abklingen und Andauern der Empfindung über die gesamte Behandlung.

Das Gesamtergebnis ist eine relativ ausgeglichene, tonisierende Reizung des Meridians.

Ableiten

Das Ziel des Ableitens ist eine beruhigende Wirkung auf die Meridiane. Wie in Abbildung 19.10 ersichtlich, verschwindet die Qi-Empfindung beim Ableiten nach wieder-

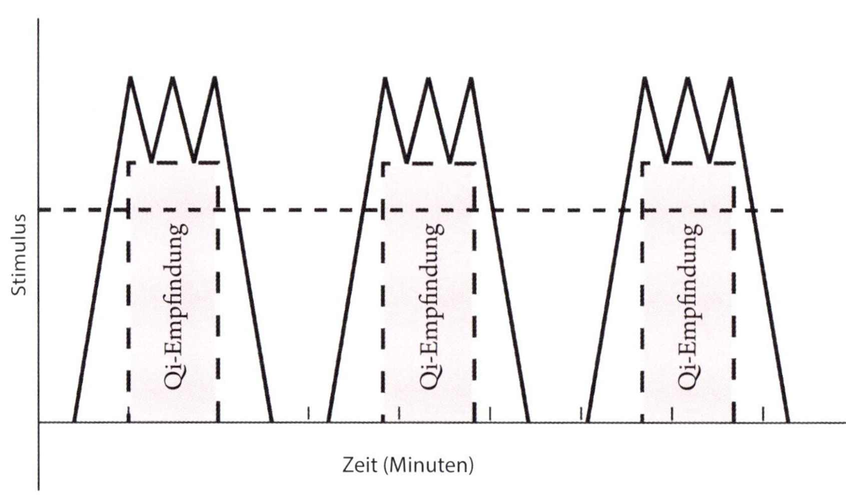

Abbildung 19.10
Beim Ableiten löst man mehrmals innerhalb einer Akupunktursitzung eine etwas stärkere Qi-Empfindung aus, die schnell ansteigt und wieder abfällt.

holter, starker Stimulationen fast vollständig. Diese „größere Intensität" ist relativ zur sanften Manipulation beim Tonisieren zu sehen: Beide Techniken sollten sich nicht so stark unterscheiden, als würden sie von zwei verschiedenen Therapeuten angewendet werden.

Eingeteilt nach den obigen drei Kategorien, ist Ableiten gekennzeichnet durch:

- *Eine relativ starke Stimulationsintensität:* Über eine relativ starke Behandlung erreicht man eine Entspannung.
- *Kurze und eher plötzliche Stimulationen:* Diese Stimulationen sind stärker und kurzzeitig gelegentlich auch intensiv, wobei häufig stärkeres Heben-Senken oder Drehen zur Anwendung kommt. Auch diese Behandlung sollte jedoch nicht unerträglich schmerzhaft sein.
- *Einen Rhythmus innerhalb der Behandlung:* Auf kurze Phasen mit starker Qi-Empfindung folgt ein steiler Abfall der Empfindung und eine fast empfindungsfreie Phase. Innerhalb einer Behandlung kann dieser Prozess auch öfters stattfinden.

Frage *Was denken Sie über das manchmal beschriebene Konzept, während einer einzelnen Akupunkturbehandlung „zuerst abzuleiten und dann zu tonisieren"?*[100]

Dr. Wang

Für mich ist die Behandlung eines Patienten ein Prozess über mehrere Sitzungen. Auch wenn ich manchmal in einer Behandlung sowohl tonisierende als auch ableitende Punkte wähle, gibt es für diesen speziellen Behandlungstag eine Tendenz in die eine oder andere Richtung. Im Verlauf mehrerer Behandlungen konzentriere ich mich meistens in den ersten Sitzungen darauf, Fülle zu beseitigen, um in späteren Behandlungen zu tonisieren. Ich halte es nicht für sehr effektiv, beides am selben Tag zu tun.

Zusammenfassung

Tonisierende und ableitende Manipulationen können die „passende Behandlungstechnik im übergeordneten Sinn" nicht ersetzen. Wenn Diagnose, Behandlungsprinzip, Meridian- und Punktauswahl nicht exakt sind, kann auch die eleganteste Manipulationstechnik zu keinen guten Resultaten führen.

100 Siehe: Robert Johns, The Art of Acupuncture Techniques (Berkeley: North Atlantic Books, 1996, S.167–168).

Schritt 6: Die Verweildauer der Nadeln (留針, *liú zhēn*)

Nach Ende der gesamten Manipulation sollte man die Nadeln liegen lassen. Der Patient sollte dabei friedvoll ruhen, während mithilfe der Nadeln Qi und Blut auf ganz natürliche Weise auf die Stimulation reagieren können. In den meisten Fällen sind dafür 20–30 min ausreichend, bei Behandlungen im Sitzen braucht es etwas länger.

Währenddessen sollte der Patient tief und regelmäßig atmen und der Behandlungsraum möglichst ruhig sein, eventuell mit friedvoller und nicht zu lauter Musik. Will man sich versichern, ob die Nadeln lange genug liegen gelassen wurden, überprüft man sanft, ob sie locker sind. Wenn der Körper noch immer etwas nach den Nadeln „greift", braucht die Behandlung noch etwas länger.

Schritt 7: Das Entfernen der Nadeln (起針, *qĭ zhēn*)

Das Entfernen sollte analog zum Einstechen ohne Schmerzen oder Überraschungen geschehen. Beim Tonisieren kann man den Punkt „verschließen/drücken", beim Ableiten offen lassen.

Frage *Welche Manipulationstechniken verwenden Sie persönlich am häufigsten?*

Dr. Wang

Das größte Augenmerk lege ich auf das Qi-Erzielen und Qi-Bewegen. Ebenso wichtig sind für mich der richtige Winkel und die richtige Tiefe für jeden einzelnen Punkt bei eine bestimmten Patienten und einer bestimmten Pathologie. Ich denke viel über die passende Nadeltiefe oder den passenden Nadelwinkel nach, um eine spezielle Ausstrahlung zu erzielen, und genau darum geht es im Grunde genommen bei allen klassischen Techniken. Mit der Zeit wurden die Bezeichnungen für verschiedene Technik zu festen Bestandteilen in den Lehrbüchern (zum Beispiel „den Bergwald anzünden" oder „den Schwanz des weißen Tigers schütteln"). Im Endeffekt führen alle klassischen Behandlungstechniken entweder zu einer Stimulation oder zu einer Beruhigung des Meridianflusses.

Ich möchte damit diese sehr komplexe und subtile Thematik nicht übermäßig vereinfachen, sondern einen Rahmen stecken, in dem man sich als Therapeut entwickeln kann. Oftmals ist die Komplexität der Manipulationstechniken so überwältigend, dass man lieber nichts riskiert und gar nichts davon anwendet. Einige Therapeuten belassen es dabei, einfach die Nadeln einzustechen. Insofern alles andere richtig gemacht wurde, hat man auch damit Erfolg, aber mit Qi-Erzielen, Qi-Bewegen und Tonisieren/Ableiten ist noch mehr möglich. Mein Vorschlag ist, sich am Anfang auf die ersten vier Schritte zu fokussieren:

1. den Punkt öffnen,
2. das Qi erzielen (*Dé Qì*),
3. das Qi nach dem Einstechen bewegen,
4. mit der Zeit kann man sich dem Tonisieren und Ableiten widmen, anfangs am besten an einigen sehr vertrauten Punkten wie zum Beispiel Ma36 (*Zú Sān Lǐ*).

Hat man sich mit diesen komplexen Manipulationstechniken an einem Akupunkturpunkt vertraut gemacht, kann man diese dann auf andere Punkte ausweiten. Vergessen Sie nicht, dass es für uns Akupunkteure immer etwas zu lernen und immer Raum für Verbesserung gibt.

In diesem Zusammenhang möchte ich ein bei chinesischen Ärzten manchmal relevantes Thema ansprechen: Schon immer hat es Ärzte gegeben, die sich mit einer mystischen Aura umgaben, um für ihre Studenten und Patienten „Wunder" zu wirken. Einige dieser Ärzte entwickelten „geheime" Punkte oder Techniken, ein Zugang, der mir missfällt. Ebenso habe ich Ärzte getroffen, die sich mit der extremen Intensität ihrer Behandlungen rühmten und ihren Patienten starke Schmerzen zufügten. Vor 30 Jahren musste ich erleben, wie ein berühmter Akupunkteur beim Entfernen seiner Nadeln an diesen gelegentlich kleine Fleischfetzen vorfand! Die Stärke der Akupunktur liegt aber in der Sensibilität und in ausgefeilten Behandlungstechniken.

Wirklich gute Behandlungen entstehen durch Techniken, die jenen professioneller Musiker ähneln: Stellen Sie sich die Handbewegungen während der Akupunktur wie ein Geigenspiel vor. Ein Geiger kann viele verschiedene Klänge erzeugen: Er kann den Bogen mit langsamer oder höherer Frequenz oder Kraft bewegen, kann eine harmonische Musik laut oder sanft spielen oder disharmonische Geräusche erzeugen. Gelegentlich muss er die Saiten für den gewünschten Klang auch mit den Fingern zupfen. Ganz ähnlich „spielt" ein Akupunkteur das Meridiansystem.

Die Meridiane sind jedoch viel komplexer als die Saiten einer Geige, da sie Teil eines größeren Ganzen sind. Im Grunde sind unsere Organe wie Instrumente eines Orchesters:

- das konstante, gleichmäßige Schlagen des Herzens,
- das langsame Bass-Klimpern der Lunge,
- das durchdringende Summen der Leber,
- das Zusammenziehen von Magen und Darm in einem eigenen Rhythmus.

Wenn man gesund ist, ist das Leben eine Sinfonie. Wenn man als Therapeut also die Meridiane eines Patienten behandeln, sollte man das sehr sorgsam und respektvoll tun, und nicht die Saiten „schlagen" oder „wahllos drauflos spielen".

Eine erfolgreiche Behandlung ist wie das Spielen eines wundervollen Musikstückes!

Die sieben Schritte	
1.	Den Punkt öffnen: Drücken, Massage oder den Meridian entlang klopfen.
2.	Die obere Hautschicht (noch oberhalb der Faszien) so schmerzarm wie möglich durchstechen.
3.	Das Ankommen des Qi *(qì zhì)* unterstützen, wofür es eine Vielzahl an Techniken gibt.
4.	Die Qi-Empfindung durch Qi-Bewegen verstärken.
5.	Die Behandlungseffekte durch tonisierende und ableitende Technik verfeinern.
6.	Die Nadeln „liegen lassen“.
7.	Das Entfernen der Nadeln.

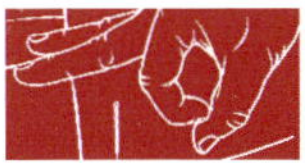

Kapitel 20

Punktpaare (配穴, *pèi xué*)

Mit „Punktpaare" werden zwei häufig gemeinsam benutzte Akupunkturpunkte bezeichnet. Jedes solches Paar besitzt ganz spezifische Wirkungen auf die Qi-Transformation und wirkt ähnlich wie ein Schlüssel in einem Schlüsselloch. Diese Punktpaare dienen nicht dazu, ein definiertes Symptom (z.B. Kopfschmerz) oder gar eine Krankheit zu behandeln, man sollte sie immer vor dem Hintergrund ihrer Wirkung auf die gesamte Physiologie (u.a. die Qi-Transformation des Meridiansystems) verstehen. Punktpaare zielen auch nicht direkt auf TCM-Wirkungen wie „Feuchtigkeit transformieren" ab. Jedes Punktpaar hat eine ganz spezifische Wirkung auf die Qi-Transformation eines oder mehrerer der Sechs Meridiane.

Die „Qi-Transformation"

… ist ein fundamentales Konzept der klassischen Physiologie (氣化, *qì huà*).[101] Der Begriff „Physiologie" birgt in diesem Zusammenhang natürlich ein gewisses Risiko, da er einem modernen wissenschaftlichen Verständnis entstammt, ist aber als hilfreicher Ausgangspunkt geeignet.

… bezeichnet sowohl die Bewegung in den Meridianen und Organen als auch deren Funktionen.

… ist damit das wichtigste Funktionsprinzip der klassischen chinesischen Physiologie.

Akupunktur und Kräutermedizin haben immer die eine oder andere Auswirkung auf die Qi-Transformation. Bei der Anwendung der im Folgenden beschriebenen Punktpaare sollte man sich daher die Meridiane und ihre physiologischen Aufgaben vor Augen halten. Viele der Punktpaare werden bereits in klassischen Texten erwähnt, die hier beschriebene Sichtweise fußt jedoch Großteils in der Erfahrung Dr. Wangs. Es handelt sich um von ihm sehr häufig angewendete Punkte.

---

101 *Qì Huà* bedeutet im modernen Chinesisch „vergasen" (= Transformationsprozess von fest zu gasförmig). Trotz aller Unterschiede zur traditionellen Bedeutung von *Qì Huà* bezieht sich auch das auf eine Transformation Hitze (Yang-Qi).

Vorzüge von Punktpaaren

Drei Gründe für die Einteilung in Punktpaare:

Überschaubare Punktrezepte

Die besten Behandlungen sind häufig jene mit wenigen Nadeln. Da ein Punktpaar für sich schon eine akzeptable Punktkombination darstellt, helfen diese Punktpaare, die Nadelanzahl zu reduzieren; häufig ist ein Punktpaar, beidseits genadelt, für die gesamte Behandlung ausreichend. Auch bei ein oder zwei zusätzlich gestochenen Punkten wird das Behandlungsprinzip primär durch das Punktpaar ausgeführt.

Klares Verständnis der Wirkungsunterschiede von Punkten

Die Anwendung von Punktpaaren fördert ein klares Verständnis der Auswirkungen einer Behandlung auf die Qi-Transformation, warum eine Behandlung erfolgreich ist – oder warum nicht. Dadurch lassen sich erfolgreiche Behandlungen leichter wiederholen und erfolglose Behandlungen besser modifizieren.

Synergie

Durch die Kombination von Punkten mit komplementärer oder synergistischer Wirkung lassen sich die Behandlungsergebnisse verbessern. Das steht im Gegensatz zum üblichen Vorgehen, Punkte aufgrund ihrer individuellen „Funktionen" auszuwählen. Die Wirkung eines Punktpaares geht über jene einzelner Punkte hinaus.

Einteilung der Punktpaare

Paare auf den gleichnamigen Meridianen

Hierbei werden Punkte auf beiden Anteilen der sechs Hauptmeridiane genadelt, bei *Tài Yīn* zum Beispiel am Lungen- und Milz-Meridian.

Innen–Außen-Paare

Hier werden Punkte auf jenen Meridianen gewählt, deren Organe traditionell eine Innen–Außen-Beziehung zugesprochen wird (zum Beispiel Lunge-Dickdarm).

Mutter–Sohn-Punktpaare

Hier werden Punkte an Meridianen nach dem Fütterungszyklus (生, *shēng*) ausgewählt, zum Beispiel Niere-*Shào Yīn* und Leber-*Jué Yīn*. Bei diesem Ansatz könnte man in manchen Fällen zusätzlich die Fünf Wandlungsphasenzuordnung beachten.

Punktpaare der Acht Außerordentlichen Gefäße

Diese Paarungen sind nicht auf die traditionellen Kombinationen (wie zum Beispiel

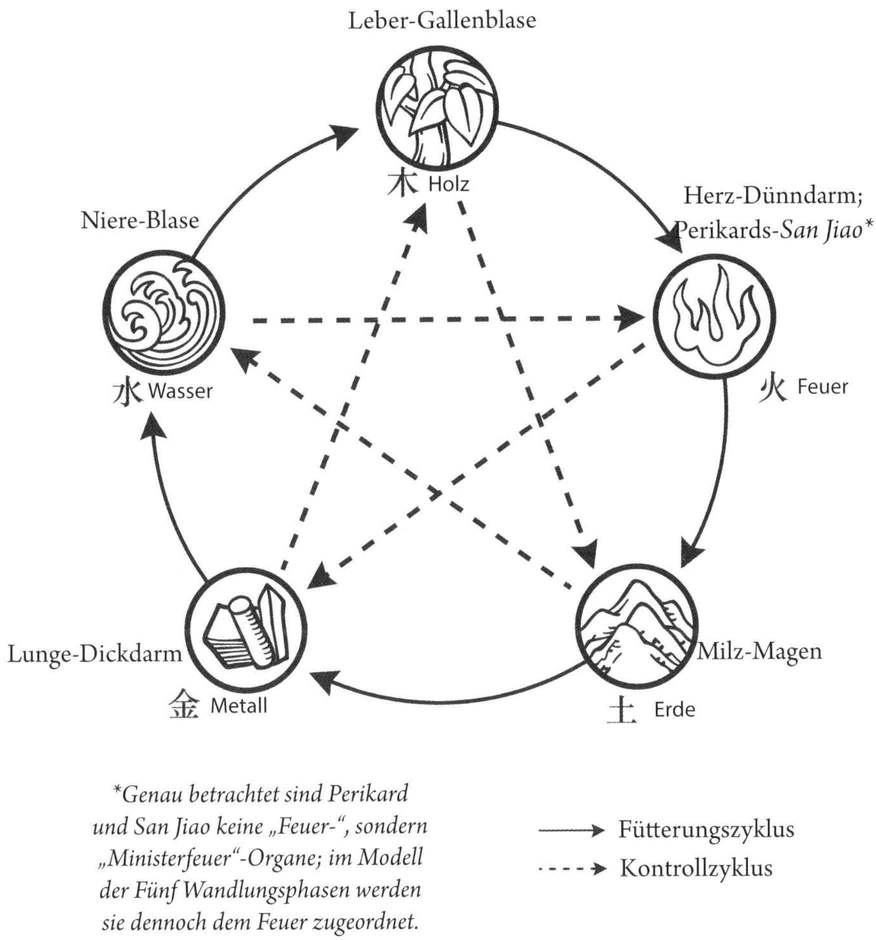

Abbildung 20.1
Schwere oder chronische Erkrankungen neigen zur Beeinträchtigung anderer Organe über den Kontroll- oder Fütterungszyklus.[102]

Mi4 *(Gōng Sūn)* – Pe6 *(Nèi Guān)*) beschränkt; die außerordentlichen Gefäße können miteinander auch anders (zum Beispiel *Ren Mai–Du Mai, Ren Mai–Chong Mai,…*) oder mit den Hauptmeridianen kombiniert werden.

Empirische Punktpaare

Manche klinisch sehr effektive Punktpaare sind schwer einzuordnen oder zu analysieren. In diese Gruppe fallen jedoch nur wenige Punktpaare.

102 Im Original ist der Text in der Graphik irrtümlich anders formuliert und widerspricht der Darstellung im Haupttext. Nach Rücksprache mit Jason Robertson ist der Haupttext gültig und, somit wurde der Text der Graphik in der dt. Übersetzung abgeändert (Anm. d. dt. Ü.).

An dieser Stelle soll ein wichtiges Konzept zur Auswahl der Punktpaare und zur Krankheitsentwicklung aus Sicht der Chinesischen Medizin erwähnt werden: die Veränderlichkeit von Pathologien entsprechend der Theorie der Fünf Wandlungsphasen. Dabei ist zu beachten:

- Akute Störungen oder Meridianpathologien tendieren dazu, sich entlang der gleichnamigen (*tóng míng,* 同名) Meridiane oder der Innen–Außen gekoppelten (表裡關係, *biāo lǐ guān xi)* Meridiane zu entwickeln.
- Chronische Störungen mit einer Auswirkung auf die inneren Organe neigen dazu, entsprechend des Fütterungs- (相生, *xiāng shēng)* oder Kontrollzyklus (相克, *xiāng kè)* weiterzuwandern (betrifft sowohl Organe als auch Meridiane).

Bei komplexen Erkrankungen mit Störungen von mehr als einem Sechs-Schichten-Meridian sollte man dieses umfassende Konzept wieder und wieder überdenken (Abb. 20.1).

Punktpaare

Punktpaare für *Jué Yīn*- und *Shào Yáng*-Störungen

Le5 *(Lǐ Gōu)* – Pe6 *(Nèi Guān)*

Kategorie: Punktpaare an gleichnamigen Meridianen

Wirkung:

- Durchkämmt die *Jué Yīn*-Meridiane und *Luo*-Gefäße und löst Blockaden (疏通厥陰經絡, *shū tōng jué yīn jīng luò).*
  Dies ist ähnlich, als würde man einen Stoff ausschütteln oder eine verdrehte Schnur strecken. An Symptomen zeigen sich häufig eine unregelmäßige Menstruation mit Qi-Stagnation und allgemeinem Motivationsmangel: es fehlt Bewegung im *Jué Yīn,* es liegt aber nur wenig Hitze vor. Als *Luo*-Punkte lösen sie Blockaden der *Jué Yīn-Luo*-Gefäße und fördern die Qi- und Blut-Zirkulation bis in die kleinsten *Jué Yīn*-Pfade hinein.

Pe7 *(Dà Líng)* – Le2 *(Xíng Jiān)*

Kategorie: Punktpaare an gleichnamigen Meridianen

Wirkungen:

- Klärt Hitze und transformiert Qi und/oder Blut-Stagnation im *Jué Yīn* (清化厥陰, *qīng huà jué yīn*) und wirkt dabei stärker hitzeklärend als die Kombination Le5 – Pe6. Meist handelt es sich um Qi-Einschnürung[103] in der Leber und Blut-Stagnation im Perikard.

103 „Constraint" wird häufig auch mit Qi-Stagnation übrsetzt (Anm. d. dt. Ü.).

Diese Wirkung entsteht durch Entspannen und Erweitern des *Jué Yīn*-Meridians, sodass Stagnation und Hitze aus den Meridianen und Organen sanft entweichen können.

In der Fünf-Wandlungsphasen-Akupunktur ist diese Kombination ein klassisches Beispiel dafür, mittels Sohn-Punkten den Mutter-Meridian abzuleiten (Pe7 ist der Erde-Punkt am Feuer-Meridian, Le2 ist der Feuer-Punkt am Holz-Meridian).

Diese Kombination ist angezeigt bei:
- Unregelmäßiger Menstruation und PMS mit Reizbarkeit, Ruhelosigkeit oder anderen Hitzezeichen.
- Äußerem Wind in den Yin-*Luo*-Gefäßen: Über eine Kräftigung der Blut-Zirkulation wirkt diese Kombination auch bis zu einer gewissen Grad Wind löschend.
- *Jué Yīn*-Hitze: Schlaflosigkeit, Kopfschmerzen durch eine Gefäßpathologie, Menopause, unregelmäßige Menstruation.
- Aufmerksamkeitsdefizitsyndrom bei Kindern (ADHS).
- Emotionalen Störungen bei jüngeren Patienten durch übermäßigen Stress, der über Stagnation zu Hitze im *Jué Yīn* führt.

SJ5 *(Wài Guān)* – Gb41 *(Zú Lín Qì)*

Kategorien: Punktpaare an gleichnamigen Meridianen, Außerordentliche-Gefäße-Paar.

Wirkung:
- Kann *Shào Yáng* klären und ableiten (清瀉少陽, *qīng xiè shào yáng*), vor allem bei Fülle-Hitze im Meridian (gegenläufiges Leber-Gallenblasen-Feuer) mit:
  - Erbrechen,
  - Kopfschmerzen, Schwindel, Bluthochdruck durch aufsteigende Hitze,
  - Roten Augen oder juckenden, trockenen Augen, Konjunctivitis,
  - Verstopfter Nase, Tinnitus, Zahnschmerzen,
  - Spannungsgefühl in der Kehle,
  - Schmerzen im Verlauf des *Shào Yáng*.

SJ5 ist der Öffnungspunkt des *Yang Wei Mai*, Gb41 der Öffnungspunkt des *Dai Mai*. Neben Hitze im Kopf kann diese Kombination auch Hitze aus der unteren Körperhälfte (*Dai Mai*-Pathologie) klären.

SJ6 *(Zhī Gōu)* – Gb34 *(Yáng Líng Quán)*

Kategorie: Punktpaare an gleichnamigen Meridianen

Wirkung:
- Durchkämmt und drainiert *Shào Yáng* (疏瀉少陽, *shū xiè shào yáng*), wenn dieser als Achse der drei Yang-Meridiane nicht mehr ordnungsgemäß durchkämmen und

drainieren kann.
- Bewegt kraftvoll *Shào Yáng*-Stagnationen, wirkt jedoch schwächer Hitze klärend als das Punktpaar SJ5 – Gb41.

INDIKATIONEN:
- Verstopfung oder abdominelle Spannung
- Schmerzen im Interkostalraum
- Ischias
- Manche Zosterformen (je nach Pathodynamik)
- PMS mit Brustspannung bzw. Reizbarkeit
- Dysmenorrhoe

In all diesen Fällen muss eine Stagnation der *Shào Yáng*-Bewegung vorliegen. Das Durchkämmen und Drainieren der *Shào Yáng*-Achse kann auch nach oben in Richtung *Tài Yáng* befreien, weshalb diese Punktkombination manchmal bei Äußerer Fülle-Hitze eingesetzt wird, wenn diese Hitze nach innen in *Shào Yáng* einzudringen droht. Dabei handelt es sich jedoch nicht um das bekannte *Shào Yáng*-Muster. Diagnostisch wichtige Symptome dafür sind Schmerzen und/oder Spannung im Abdomen, Hypochondrium oder Interkostalraum bei einer äußeren Pathologie.

Trotz aller Ähnlichkeit unterscheiden sich die Wirkungen dieser vier Punktpaare (zwei *Jué Yīn*-Paare, zwei *Shào Yáng*-Paare). Sowohl bei *Jué Yīn* als auch bei *Shào Yáng* wirkt jeweils ein Punktpaar stärker auf Hitze und das andere stärker auf Stagnation, und bekanntlich stehen *Jué Yīn* und *Shào Yáng* in einer Yin–Yang-Beziehung zueinander.
Jué Yīn: Le5 – Pe6 wirkt stark bewegend, Le2 – Pe7 wirkt stärker Hitze klärend. Da die Yin-Meridiane zu Leere tendieren, haben Yin-Punkte generell einen leicht tonisieren Effekt.
Shào Yáng: SJ6 – Gb34 wirkt stärker bewegend, SJ5 – Gb41 stärker Hitze klärend. Yang-Meridiane tendieren zu Fülle und haben generell einen stärker ableitenden Effekt.
Hitze in den Yin-Meridianen hat die Tendenz, auf die Yang-Meridiane überzugehen.

Die klinischen Anwendungsmöglichkeiten von Le2 – Pe7 und SJ5 – Gb41 im Vergleich:
Ein Mensch mit Hitze in *Jué Yīn* und *Shào Yáng* ähnelt einem durch die Sommersonne ausgetrockneten Baum. Die Yang-Punkte kühlen Hitze, als würde man den Baum mit kaltem Wasser bespritzen. Die Yin-Meridiane wirken so, als ob man den Baum durch Bewässern seiner Wurzeln von innen kühlt. Beide Herangehensweisen können – je nach Fülle–Leere-Muster – zum Klären von Fülle-Hitze eingesetzt werden (Abb. 20.2).

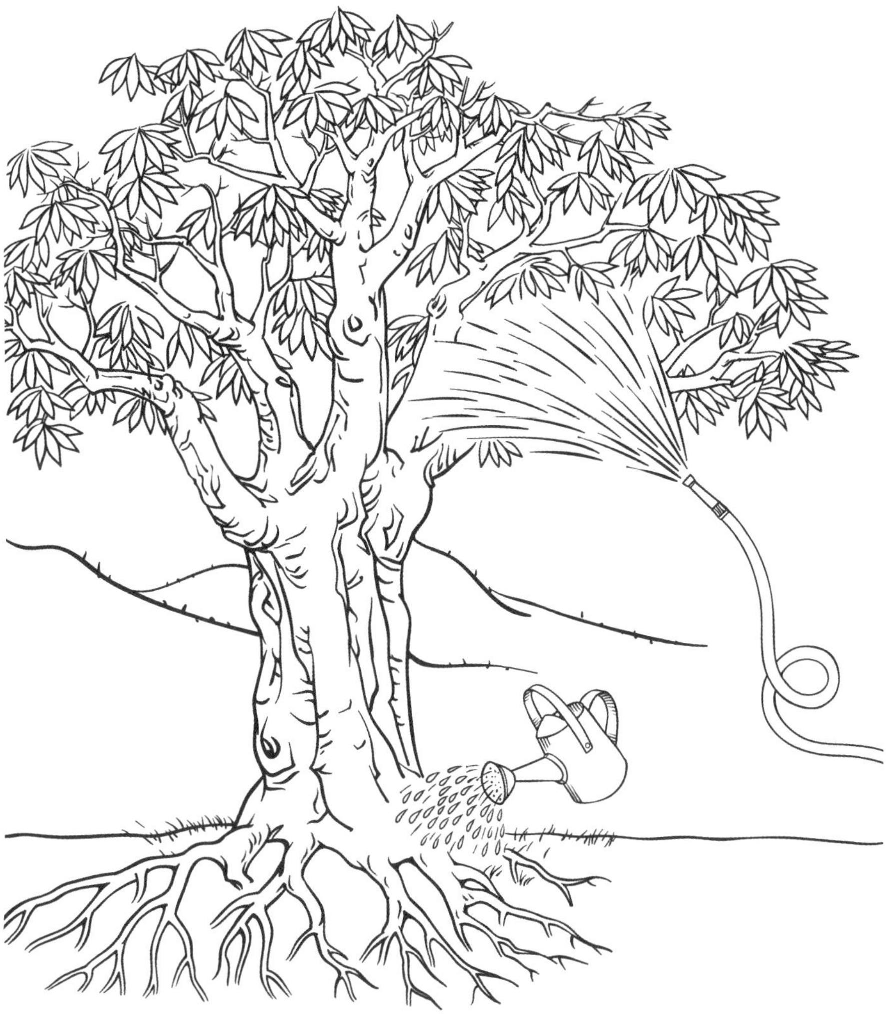

Abbildung 20.2

Die kühlende Wirkung von Le2 – Pe7 im *Jué Yīn* und/oder *Shào Yáng* entsteht durch Öffnen der tief gelegenen Blut-Zirkulation und ähnelt dem Gießen der Wurzeln. Das Punktpaar SJ5 – Gb41 kühlt wie das Besprühen der Blätter, aber indem es Hitze nach oben außen freisetzt.

Die Punktpaare Le2 – Pe7 und SJ6 – Gb34 kann man sich als die zwei Enden des *Jué Yīn-Shào Yáng*-Spektrums vorstellen: *Shào Yáng* klärt Hitze von der Spitze weg, *Jué Yīn* entspannt den Yin-Meridian, damit Qi- und Blut-Stagnation geklärt und transformiert werden können, sodass dieser wieder seine physiologische Nährfunktion erfüllen kann; beides entfernt Hitze.

Ein Vergleich von Pe6 – Le5 mit SJ6 – Gb34 bei „Stagnation ohne Hitze“: Die Wirkungen beider Punktpaare beginnen mit dem Schriftzeichen 疏 *shū (durchkämmen):* Beide können, ähnlich dem Säubern eines Grabens, die Zirkulation kraftvoll öffnen. Dr. Wang vergleicht ihre Wirkung mit dem Ausschütteln eines faltigen Stückes Stoff. SJ6 – Gb34 als Yang-Punkte wirken zusätzlich leicht ableitend, Pe6 – Le5 als Yin-Punkte regulieren zusätzlich Leber und Perikard. Die stark klärende Wirkung der Yang-Punkte kann für manche Patienten zu heftig sein. Bei gleichzeitigem Vorliegen von *Shào Yáng*-Hitze und *Shào Yáng*-Stagnation ist es besser, zuerst SJ5 – Gb41 bis zum Abklingen der Hitze-Symptome anzuwenden, und erst danach die stärker bewegenden Punkte SJ6 – Gb34 zu nadeln. Bei Hitze und Stase sowohl in *Shào Yáng* als auch in *Jué Yīn* ist es günstiger, zuerst den Yang-Meridian, und anschließend den Yin-Meridian zu klären.

Punktpaare für Krankheitsmuster mit Verdauungsbeschwerden

Pe7 *(Dà Líng)* – Lu5 *(Chǐ Zé)*

WIRKUNG:

– Kann eingeschlossene Hitze aus Perikard, Lunge und Magen klären und ableiten (清瀉瘀熱, *qīng xiè yū rè).*

  Pe7 (Erd-Punkt) kann Hitze aus dem Perikard (Feuer) klären und ableiten (Erde drainiert Feuer). „Hitze klären“ ist eine an sich ungewöhnliche Eigenschaft für einen Yin-*Yuan*-Punkt.

  Lu5 als Wasser-Punkt an einem Metall-Meridian hat ebenfalls eine ableitende Wirkung, er klärt Hitze aus der Lunge und befeuchtet sie. In dieser Kombination angewendet verstärken sich die hitzeklärenden Eigenschaften dieser beiden Punkte, sodass sie Feuer aus dem Oberen Erwärmer mit den folgenden Symptomen ableiten können:

  > Trockenheit von Mund, Kehle und Nase,
  > Stimmverlust/Heiserkeit,
  > Brustschmerz mit bitterem Mundgeschmack,
  > Rote Zunge, Aphten in Mund oder Nase,
  > Verstopfung und/oder dunkler Urin,
  > Husten mit eitrigem Auswurf.

– Jene Hitze, welche sich mit diesem Punktpaar aus dem Magen klären lässt, ist nicht die übliche Form der „Magen-Hitze“, sondern eine eingeschlossene (häufig Äußere) Hitze im Oberen Erwärmer (Lunge und Perikard), die zum Magen absteigt und Übelkeit und/oder Erbrechen verursacht.

Pe6 *(Nèi Guān)* – Mi4 *(Gōng Sūn)*

Kategorie: Punktpaar der Außerordentlichen Gefäße; *Luo*-Punkte
Wirkung: Lindert Schmerz und reguliert Qi (止痛理氣 *zhǐ tòng lǐ qì*). Eine Analyse dieser Wirkung bietet interessante Einblicke in die menschliche Physiologie, und im Grunde lässt sich diese Punktkombination aus drei Blickwinkeln betrachten:

1. Aus Sicht der Außerordentlichen Gefäße

Diese Sicht eignet sich am besten, um dieses Punktpaar zu verstehen. Der *Yin Wei Mai* verbindet alle Yin-Meridiane und reguliert deren Zusammenspiel (維系調理陰經, *wéi xì tiáo lǐ yīn jīng*). Da er die inneren Organe nährt, ähnelt er dem parasympathischen Nervensystem. Mi4 hat durch seine Beziehung zum *Chong Mai* (Meer des Blutes) eine zusätzliche Verbindung zum Ernähren der inneren Organe. Den Klassikern zufolge fließt der *Chong Mai* an der Bauchmittellinie nach oben, wobei in modernen Lehrbüchern über seine Beziehung zur Pulsation der Aorta spekuliert wird. Beiden Theoriemodellen zufolge kann der *Chong Mai* Blut zu den inneren Organen leiten.

2. Aus Sicht der Beziehung der Qi-Transformation zwischen *Jué Yīn*-Perikard und *Tài Yīn*-Milz (Meridiane und Organe)

Jué Yīn „schließt nach innen“, gilt als die innerste der Sechs Schichten und hält das Blut in den tiefsten Schichten, um es dort zu nähren.

Tài Yīn auf der anderen Seite „öffnet nach außen“ und ist die äußerste der drei Yin-Schichten und regiert das Blut.

Dass die Leber das Blut speichert, ist bekannt. Weniger bekannt ist hingegen, dass die Milz durch ihre Beziehung zu den Körperflüssigkeiten für die nährende Qualität der interstitiellen Flüssigkeiten sowie die Rückresorption der Blutkörperchen und anderer Stoffe auf Kapillarebene verantwortlich ist. Darauf bezieht sich unter anderem die Aussage, dass sich *Tài Yīn* „nach außen öffnet“: *Tài Yīn* öffnet sich zum „Außen des inneren Milieus“, wo das Blut in die Venen rückresorbiert wird. Das erklärt auch die Beziehung zwischen der Milz und blauen Flecken (siehe Kapitel 5).

3. Pe6 und Mi4 sind beides *Luo*-Punkte

Aufgrund dieser Tatsache stehen sie in enger Verbindung zur Mikrozirkulation im Verlauf des Milz- beziehungsweise Perikard-Meridians, weshalb sie sich als Öffnungspunkte der Außerordentlichen Gefäße eignen. Auch deren Einflussbereich geht bekanntlich über die Mikrozirkulation der *Luo*-Gefäße hinaus (siehe Kapitel 11).

Zusammenfassung

Pe6 und Mi4 üben aus mehrerlei Hinsicht einen großen Einfluss auf die Blut-Zirkulation und die Blutverteilung zu den Organen aus, was auch die Wirkung dieser Kombination auf Schmerz und die Qi-Regulation erklärt.

INDIKATIONEN:
- *Schmerz und Qi-Störungen durch einen Mangel an gesundem, fließenden Blut (häufig Blut-Stase):* Beispiele dafür sind Herz- Pathologien (z.B. Palpitationen), Magen-Pathologien (z.B. Magenatrophie) oder Darm-Pathologien (z.B. Verdauungsstörungen).
- *Störungen der Qi-Zirkulation:* Emotionale Beschwerden (Reizbarkeit, Erstickungsgefühl in der Brust), kombiniertes Spannungs-/Erstickungsgefühl sowohl in Bauch als auch Brust (胸腹痞悶, *xiōng fù pǐ mèn)* u.a.

Pe6 *(Nèi Guān)* – Ma44 *(Nèi Tíng)*

WIRKUNG: Dieses Punktpaar beendet Erbrechen und kann aufsteigende Gegenläufigkeit umkehren (止嘔降逆, *zhǐ ǒu jiàng nì).*

Pe6 (Öffnungspunkt des *Yin Wei Mai*) klärt in dieser Kombination mit dem *Yíng*-Quellpunkt des Magens eine akute *Yáng Míng*-Hitze mit Gegenläufigkeit. Gemeinsam können diese beiden Punkte Qi regulieren und Gegenläufigkeit nach unten lenken, zum Beispiel bei gestörter Peristaltik. Mögliche INDIKATIONEN sind
- akutes Erbrechen, Durchfall,
- akute Colitis,
- akutes Eindringen von Sommerhitze mit Übelkeit, Erbrechen, so dass weder Nahrung noch Flüssigkeiten behalten werden können. Ein Beispiel dafür sind Kinder, die durch Sommerhitze nichts essen oder keine Medikamente einnehmen können. Diese Punktkombination kann erfahrungsgemäß in diesen Fällen helfen, dass Flüssigkeiten oder Medikamente im Magen bleiben.

Di4 *(Hé Gǔ)* – Ma43 *(Xiàn Gǔ)*

KATEGORIE: Punktpaare an gleichnamigen Meridianen

Dieses Paar ähnelt in gewissem Sinne der vorherigen Punktkombination, eignet sich aber besser, wenn Magen-Leere zu Übelkeit führt.[104] Die Symptome ähneln jenen für Pe6 – Ma44:
- Rülpsen, Bauchspannung,
- Darmgeräusche.

104 Dr. *Wang* verwendet Ma43 oft als „Ersatz *Yuan*-Punkt", da es seiner Erfahrung nach sehr schwierig ist, an Ma42 *(Chōng Yáng)* eine ausreichende Qi-Empfindung auszulösen, und Ma42 auch sehr schmerzhaft ist.

Differenzialdiagnose: Es fehlt Erbrechen (keine Gegenläufigkeit), und die Krankheitsgeschichte liefert deutliche Hinweise auf chronische Magen-Qi-Leere.

Ren11 *(Jiàn Lǐ)* – Ma36 *(Zú Sān Lǐ)*

Diese empirische Kombination mit einer synergistischen Wirkung wird sehr häufig in den Klassikern erwähnt.
Wirkung: Wärmt und stärkt Milz und Magen (溫健脾胃, *wēn jiàn pí wèi)*.
Indikationen: Bauchschmerz, Durchfall, Appetitverlust und/oder Müdigkeit durch Magen-Milz-Leere.
Ren11: Stärkt die Mitte, hebt das Yang und kann Gegenläufigkeit beenden und die Qi-Transformation wieder herstellen.
Ma36: Wirkt tonisierend.

Manchmal wird zusätzlich Di10 *(Shǒu Sān Lǐ)* genadelt. Diese Kombination ist als die *„drei Lǐ"* bekannt und wirkt leicht ableitet. Einsatzgebiete dafür sind zum Beispiel Nahrungsstagnation, Feuchtigkeit und/oder Schleim.

Ren12 *(Zhōng Wǎn)* – Ma36 *(Zú Sān Lǐ)* (empirische Kombination)

Wirkung: Reguliert Milz und Magen (調理脾胃, *tiáo lǐ pí wèi)*.

Diese Kombination wirkt schwächer tonisierend als die vorhergehende, weshalb man sie auch bei Fülle-Pathologien einsetzen kann, wenn eine gesunde Bewegung der Qi-Transformation fehlt.

Ren12 *(Zhōng Wǎn)* – Ma40 *(Fēng Lóng)* (empirische Kombination)

Wirkung:

– Transformiert Schleim und unterstützt die Milz (化痰健脾, *huà tán jiàn pí)*.
  Diese Paarung wird sehr häufig bei „Feuchtigkeit, die den Mittleren Erwärmer blockiert" mit anderen Punkten kombiniert. Mögliche Symptome sind:
  - Gespanntes Abdomen,
  - Erstickungsgefühl in der Brust,
  - Erbrechen, Durchfall, Husten,
  - Müdigkeit.

Ren12 ist der Treffpunkt der Meridiane Dünndarm, *San Jiao* und Magen. Diese beiden Punkte werden häufig, je nach Differenzialdiagnose, mit Milz stärkenden, Wind vertreibenden oder Qi unterstützenden Punkten kombiniert.

Alle sieben Punktpaare haben einen Bezug zu Verdauungsstörungen, wobei man die INDIKATIONEN wie folgt differenzieren kann:

Pe7 – Lu5: Übelkeit, Erbrechen durch eine (durch einen pathogenen Faktor entstandene) im oberen Erwärmer eingeschlossene Hitze, die den Magen beeinträchtigt. Manchmal wird diese Punktkombination auch bei anderen Formen eines im *Yáng Míng* oder *Jué Yīn* eingeschlossenen Pathogens eingesetzt.

Pe6 – Mi4: Schmerzen oder Funktionsstörungen durch eine Unterversorgung der inneren Organe mit gesundem Blut.

Pe6 – Ma44: Übelkeit und Erbrechen durch Gegenläufiges Qi und/oder Sommerhitze.

Di4 – Ma43: Übelkeit durch Magen-Qi-Leere.

Ren11 – Ma36: Qi-Leere des mittleren Erwärmers. Wärmen und kräftigen Milz und Magen (diese Kombination wirkt stärker tonisierend).

Ren12 – Ma36: Störungen der Qi-Transformation im mittleren Erwärmer mit Stase (diese Kombination hat einen stärker regulierenden Effekt).

Ren12 – Ma40: Kann Schleim transformieren und die Milz bei ausgeprägter Feuchtigkeits- und Schleimproblematik unterstützen.

Bei jeder dieser Punktkombinationen kann entweder Ren11 oder Ren12 genadelt werden. Als Entscheidungshilfe kann der Palpationsbefund von Abdomen und *Ren Mai* dienen (Tab. 20.1).

Punktpaar	Wirkung auf die Qi-Transformation	häufig vorliegende Pathologie
Pe7 *(Dà Líng)* – Lu5 *(Chĭ Zé)*	Kann eingeschlossene Hitze klären und ableiten	Eingeschlossene (meistens Äußere) Hitze im Oberen und Mittleren Erwärmer
Pe6 *(Nèi Guān)* – Mi4 *(Gōng Sūn)*	Reguliert Qi und fördert die Blut-Zirkulation	Eine pathologische Blut-Zirkulation zu den inneren Organen mit Schmerzen und Funktionsstörungen
Pe6 *(Nèi Guān)* – Ma44 *(Nèi Tíng)*	Senkt Gegenläufigkeit nach unten ab	Erbrechen durch akute Gegenläufigkeit, meist aufgrund eines Äußeren Pathogens
Di4 *(Hé Gŭ)* – Ma43 *(Xiàn Gŭ)*	Reguliert Qi	Chronische Magen-Leere mit Übelkeit
Ren11 *(Jiàn Lĭ)* – Ma36 *(Zú Sān Lĭ)*	Wärmt und kräftigt Milz-Magen	Milz-Magen-Leere
Ren12 *(Zhōng Wăn)* – Ma36 *(Zú Sān Lĭ)*	Reguliert Milz-Magen	Störung/Unregelmäßigkeit der Qi-Transformation im Mittleren Erwärmer
Ren12 *(Zhōng Wăn)* – Ma40 *(Fēng Lóng)*	Transformiert Schleim und unterstützt die Milz	Fülle-Pathologie mit Schleim/Feuchtigkeit im Mittleren Erwärmer

Tabelle 20.1
Punktkombinationen bei Verdauungsbeschwerden.

Drei *Yáng Míng*-Paare mit einer großen Indikationsbreite

Ma36 *(Zú Sān Lǐ)* – Di11 *(Qū Chí)*

Kategorie: Punktpaare an gleichnamigen Meridianen
Bei Verdauungsstörungen mit ungenügender Absorption von Nährstoffen reguliert und stärkt dieses Punktpaar den *Yáng Míng*, kann aber ebenso bei vielen anderen Indikationen eingesetzt werden, zum Beispiel bei „Meridianerschöpfung" des *Yáng Míng* durch lange, erfolglose Behandlungen. In diesen Fällen ist der gesamte Meridian reaktionsstarr. Beispiele dafür:

- *Yáng Míng*-Fazialisparese ohne Besserung trotz langer Behandlungsserie.
- Chronische Schmerzen im *Yáng Míng*-Verlauf: Knie-, Bein-, Ellbogen- oder Schulterschmerzen.

Di1 *(Shāng Yáng)* – Ma45 *(Lì Duì)*

Kategorie: Punktpaare an gleichnamigen Meridianen
Wirkung:

- Können *Yáng Míng* klären und ableiten (清瀉陽明經, *qīng xiè yáng míng jīng)*.

Indikationen:

- Stagnation von Feuer-Toxinen im *Yáng Míng*: Zahnschmerzen, Hämorrhoiden, Schlafstörungen mit Ruhelosigkeit und Schwitzen.
- Schmerzhafte Ekzeme durch Blut-Hitze (blutig stechen).
- Nächtliches Zähneknirschen durch Magen-Feuer.

Di4 *(Hé Gǔ)* – Le3 *(Taì Chōng)*

Kategorie: Diese Kombination ist als die „Vier Tore" (四關, *sì guān)* bekannt. Diese „Vier Tore" sind die „Qi-Tore" des *Yáng Míng* und die „Blut-Tore" des *Jué Yīn*, die gemeinsam Qi und Blut bewegen können. Obwohl *Yuan*-Punkte, werden sie in dieser Kombination nicht zur Tonisierung eingesetzt, sondern aufgrund ihres engen Bezugs zum *San Jiao*. Dadurch können sie Qi und Blut im gesamten Körper bewegen.

Es heißt, dass *Yáng Míng* „mehr Qi als Blut" und *Jué Yīn* „mehr Blut als Qi" besitzt,[105] sodass die Kombination dieser beiden *Yuan*-Punkte sehr weitreichende Effekte auf die Blutzirkulation hat. *Yáng Míng* als die innerste der drei Yang-Schichten und *Jué Yīn* als die innerste der drei Yin-Schichten „schließen beide nach innen", weshalb sie die Qi-Transformation auf einer sehr tiefen Ebene beeinflussen können.

105 Im Kapitel 24 des *Sù Wèn* heißt es: „*Tài Yáng* hat normalerweise mehr Blut und weniger Qi, *Shào Yáng* weniger Blut und mehr Qi, *Yáng Míng* mehr Qi und mehr Blut, *Shao Yin* weniger Blut und mehr Qi, *Jué Yīn* mehr Blut und weniger Qi, und *Tài Yīn* weniger Blut und mehr Qi". Von allen Sechs Meridianen haben demnach nur *Tài Yīn* und *Yáng Míng* „mehr Blut als Qi" – ein weiterer Hinweis auf ihre enge Beziehung zueinander.

Diese Punktkombination besitzt vier GRUNDWIRKUNGEN:

1. **Zerstreut Äußeren Wind** (散外風, *sàn wài fēng*)
   Dank ihrer bewegenden Wirkung auf Qi und Blut können die Vier Tore Wind aus dem Körper ausleiten, vor allem bei Befall durch ein Äußeres Pathogen mit mildem Fieber ohne starkes Schwitzen. Da die Vier Tore aber keine Hitze klären, wird zusätzlich oft Du14 *(Dà Zhuī)* genadelt.
   Diese Wind zerstreuende Wirkung erklärt ihren Einsatz bei Schmerzen durch vor kurzem in die Gelenke eingedrungem Wind.

2. **Löscht Inneren Wind** (熄內風, *xī nèi fēng*)
   Durch Öffnen der Blut-Tore des *Jué Yīn* und der Qi-Tore (da Qi Blut bewegt) können mit Blut unterversorgte Körperbereiche mit Zuckungen, Spasmen oder anderer Windzeichen genährt und beruhigt werden (zum Beispiel Epilepsie). Häufig wird für diese Indikationen zusätzlich Mi6 *(Sān Yīn Jiāo)* genadelt.

3. **Kann Wind in den 100 Gelenken aufstöbern**
   (搜一身百節之風, *sōu yī shēn bǎi jié zhī fēng*)
   Diese Wirkung der Vier Tore wird meist unterschätzt. Wenn Schmerzen im Verlauf einer Behandlungsserie von einer Körperstelle zur anderen wandern, gilt dies als „Wind", den die Vier Tore „aufstöbern und stabilisieren" können.
   INDIKATIONEN: u.a. Chronische Gelenksbeschwerden, die „kommen und gehen" und manchmal hintereinander mehrere Gelenke betreffen.

4. **Reguliert die Meridiane und *Luo*-Gefäße** (調和經絡, *tiáo hé jīng luò*)
   Diese Wirkung ist gefragt, wenn Patienten auf die Akupunkturbehandlung nicht ansprechen. In derartigen Fällen waren zuvor häufig schon andere Therapeuten erfolglos. Häufige, erfolglose Behandlungen können zu „Meridianerschöpfung" oder „Meridianverwirrung" führen, so dass das Meridiansystem „falsch gestimmt" ist. Die „Vier Tore" können dann – häufig in Kombination mit Mi6 – die Meridian-Qi-Transformation wieder richtig einstellen. Ein anderer Behandlungszugang wäre über die *Hé*-Meerpunkte der befallenen Meridiane, besonders über die Kombination Di11 – Ma36, da *Yáng Míng* reich an Qi und Blut ist. Nach ein oder zwei Behandlungen mit ausschließlich diesen Punkten zur Regulation des Meridiansystems fährt man mit der üblichen Punktauswahl fort. Häufig erzielt man daraufhin viel bessere Resultate.

Die Nadeltechnik für die „Vier Tore": Nach sanftem Einstich mit 1 cun Nadeln versucht man, ein starkes *Dé Qì* auszulösen: Je weiter die Ausstrahlung für die Patienten spürbar ist, desto besser.

Zusammenfassung

Yáng Míng hat aufgrund seiner Qi- und Blut-Fülle sehr umfassende Wirkungen:

Ma36 – Di11: Verbessert die Resorption von Nährstoffen und kräftigt den *Yáng Míng* bei Meridianerschöpfung im Zuge chronischer Krankheiten. Viele Schlaganfallpatienten weisen eine derartige Meridianleere auf, die das Ansprechen auf eine übliche Akupunkturbehandlung verschlechtert.

Di1 – Ma45: Bei diesem Punktpaar wird mithilfe der Qi und Blut-Fülle des *Yáng Míng* Hitze geklärt, was sich bei vielen Störungen mit Fülle-Hitze im oberen Körperabschnitt als hilfreich erwiesen hat.

Di4 – Le3: Obwohl das, streng genommen, keine *Yáng Míng*-Kombination ist, können diese Punkte die Pfade des Qi und Blut „durchkämmen und freihalten"; folglich haben sie ebenfalls ein sehr breites Anwendungsspektrum.

Punktpaare für *Tài Yīn*-Störungen

Lu5 *(Chǐ Zé)* – Mi9 *(Yīn Líng Quán)*

Kategorie: Punktpaare an gleichnamigen Meridianen und Mutter–Kind-Beziehung.
Wirkung: Dieses Punktpaar kann Gegenläufiges Qi umkehren und klares Qi heben (降逆升清, *jiàng nì shēng qīng)*.
Am besten lassen sich diese Punkte aus Sicht ihrer Zuordnung zu den *Hé*-Meerpunkten verstehen, die bei Gegenläufigkeit eingesetzt werden. Sie werden vor allem bei Gegenläufigem Qi in *Tài Yīn* eingesetzt, können zusätzlich Qi bewegen und dadurch die Feuchtigkeitstransformation fördern. Ihre Wirkung entsteht also nicht aus einer Tonisierung, sondern durch Unterstützung der *Tài Yīn*-Qi-Transformation. Dadurch regulieren sie die aufsteigende–absteigende Bewegung innerhalb der Lunge und fördern die Aufwärtsbewegung von klarem Qi aus der Milz.

Die Auswirkung einer verbesserten *Tài Yīn*-Qi-Transformation geht weit über die Organe Lunge und Milz hinaus. Da die Lunge das Qi im gesamten Körper regiert (主一身之氣, *zhǔ yī shēn zhī qì)*, hat dieses Punktpaar eine allgemein Qi regulierende Wirkung. Indikationen aufgrund von *Tài Yīn*-Gegenläufigkeit wären:

- Bluthochdruck,
- Völlegefühl in der Brust, Asthma, Husten,
- Gespanntes Abdomen (durch Feuchtigkeitsansammlung),
- Ödeme,
- Verstopfung (durch übermäßige Feuchtigkeitsassimilation durch die Milz),
- Hautkrankheiten durch Feuchtigkeitsakkumulation (Ekzeme),
- Ausfluss,
- Verdauungsstörungen durch Qi-Stagnation oder Feuchtigkeit.

Dr. Wang wendet dieses Punktpaar sehr häufig und bei vielen verschiedenen Beschwerden an.

Lu9 *(Tài Yuān)* – Mi3 *(Taì Bái)*

Kategorie: Punkte an gleichnamigen Meridianen.

Beide Punkte sind sowohl *Yuan*-Punkte als auch Erd-Punkte.

Wirkung:

- Tonisiert *Tài Yīn* durch Wärmen und Kräftigen von Lunge und Milz (溫健肺脾, *wēn jiàn fèi pí)*.

  Dieses Punktpaar kann bei Lungen-Qi-Leere, Milz-Qi-Leere oder Lungen-Milz-Qi-Leere eingesetzt werden, da alle *Yuan*-Punkte bekanntlich in enger Beziehung zum wärmenden und tonisierenden Qi des *San Jiao* stehen.

Indikationen:

- Kurzatmigkeit, Asthma, Spannungsgefühl in der Brust, Husten.
- Durchfall, abdominelle Spannung.
- Uterusblutungen (leichte Schmierblutung zwischen den Monatsblutungen, 漏, *lòu*).
- Plötzliche Gesichtsödeme durch Kopfwind (頭風 *tóu fēng)*.
- Inkontinenz (vor allem tagsüber): Bei dieser Problematik liegt häufig eine Einschränkung der Qi-hebenden Funktion der Lunge vor, weshalb auch das Blasen-Qi den Urin nicht halten/anheben kann.

Bemerkung: Bei nächtlicher Inkontinenz oder Bettnässen wird zusätzlich häufig He7 *(Shén Mén)* gestochen.

Manipulationstechnik: An beiden Punkten sollte man mit leichtem Drehen (hin-und-her) sanft tonisieren (kein Heben–Senken). Dabei sollte man eine sanfte Qi-Ausstrahlung zum Daumen bzw. großen Zeh auslösen.

Viele Therapeuten drücken mit dem Daumen der linken Hand die Arteria radialis zur Seite – dies ist aber ungünstig, da man dadurch den Punkt verfehlen kann. Besser wäre ein sanfter, langsamer Einstich, um an der radialen Seite der Arterie vorbeizustechen.

Lu8 *(Jīng Qú)* – Mi2 *(Dà Dū)*

Kategorie: Punkte an gleichnamigen Meridianen.

Indikation: Angriff eines äußeren pathogenen Faktors bei zugrundeliegender Leere.

Dieses Muster ähnelt dem *Gui Zhi Tang* (Zimt-Dekokt)-Muster aus dem *Shang Han Lun* (傷寒論).

Lu8 kann dank seiner Zuordnung als *Jīng*-Flusspunkt die Qi-Zirkulation in Bewegung bringen und damit die Lunge öffnen.

Mi2 wärmt und tonisiert (Sohn-Punkt der Milz), kann aber andererseits Leere-Hitze klären (*Yíng*-Quellpunkt).

In dieser Kombination können sie die Außenschicht öffnen und gleichzeitig das Innere durch Tonisieren der Milz wärmen. Dies fördert eine Flüssigkeitsbewegung nach außen, befreit dadurch das Äußere und löst sanftes Schwitzen aus. Der Körper kann diesen äußeren pathogenen Faktor ähnlich wie bei *Gui Qi Tang* nicht selbst durch Schwitzen klären. Im Unterschied zur Kräuterrezeptur kann hier jedoch entweder Kälte oder Hitze als ursprüngliches Pathogen vorliegen.

Analog zu Lu9 versucht man auch an Lu8 ein sanftes *Dé Qì* in Richtung Daumen auszulösen, das für die Effektivität dieser Behandlung sehr wichtig ist.

Ein Vergleich dieser drei *Tài Yīn*-Punktpaare:

1. Lu9 – Mi3: Kann bei Leere wärmen und Tonisieren
2. Lu5 – Mi9: Reguliert und kann die Qi-Transformation in *Tài Yīn* wieder herstellen.

   Beide Punktpaare können eine Feuchtigkeitspathologie der Milz behandeln, entscheidend ist eine sehr exakte Differenzierung von Fülle und Leere. Wenn sowohl Fülle als auch Leere vorliegen, sollte man zuerst die Qi-Transformation regulieren, um eine Feuchtigkeitsstagnation zu entfernen (Lu5 – Mi9), und danach *Tài Yīn* kräftigen (Lu9 – Mi3).
   Wie immer versucht man hierbei zuerst Fülle zu klären, bevor man anschließend tonisiert.

3. Lu8 – Mi2: Dieses Punktpaar ist durch eine deutlich höhere Spezifität gekennzeichnet: Es kann die Verteilung des Lungen-Qi bei einer Blockade durch ein Äußeres Pathogen wieder herstellen.

Drei Lungen–Nieren-Paare

Lu7 *(Liè Quē)* – Ni6 *(Zhào Hǎi)*

Kategorie: Öffnungspunkte der Außerordentlichen Gefäße.

Hauptindikationen:

– Störungen im Halsbereich, insbesondere Halsschmerzen.
  Sowohl *Ren Mai* als auch *Yin Qiao Mai* verlaufen durch die Kehle, und gerade der *Yin Qiao Mai* ist sehr häufig an Funktionsstörungen oder Schmerzen durch ungenügende „Ernährung der Kehle““ beteiligt. Der *Ren Mai* („Meer des Yin“) stellt Nährstoffe, die Lunge Flüssigkeiten zur Verfügung, sodass dieses Punktpaar Flüssigkeiten im Halsbereich und oberen Respirationstrakt sehr gut nähren kann.

Weitere interessante Indikationen, die sich aus der Beziehung von Lunge und Niere zum Flüssigkeitsstoffwechsel erklären lassen, sind:

– Miktionsstörungen, schmerzhafte Miktion,
– Manche Arten von Lungen-Nieren-Ödemen.

Lu5 *(Chǐ Zé)* – Ni6 *(Zhào Hǎi)*

Kategorie: Mutter–Sohn-Punkte.

Indikation:

- Ungenügende Flüssigkeitsversorgung der Lunge bei akuten Störungen, zumeist durch Hitzeakkumulation, sowohl äußerer als auch innerer Pathogenese: Heiserkeit/Stimmverlust durch Äußere Wind-Hitze; Wind-Trockenheit oder extreme Erschöpfung u.a.

Erklärung: Ni6 ist der Öffnungspunkt des *Yin Qiao Mai,* der neben der bekannten Zuordnung zu den Muskeln der Beininnenseite, auch für die Bewegungskoordination in und um die inneren Organe (und damit auch für die Stimmbänder herum) zuständig ist. Bei der Behandlung von Heiserkeit bzw. Stimmverlust sollten die Patienten während der Stimulation von Ni6 sprechen.

Lu5 *(Chǐ Zé)* – Ni7 *(Fù Liū)*

Kategorie: Mutter–Sohn-Punkte.

Hauptwirkung:

- Unterstützt das Yin und reguliert die Lungen (育陰調肺, *yù yīn tiáo fèi).*
  Lu5 kann als *Hé*-Meerpunkt die hebende/absenkende Bewegung der Lunge regulieren, Ni7 als Mutter-Punkt hat einen tonisierenden Effekt, vor allem auf das Yin. Ein wichtiges Einsatzgebiet für diese Kombination sind chronische Beschwerden durch eine Lungenstörung mit gleichzeitig ungenügender Ernährung durch die Niere.

Indikationen:

- Chronische Allergien oder Asthma: Dieses Punktpaar ist sehr effektiv bei chronischem Heuschnupfen und nach Behandlung mit inhalativen Steroiden oder anderen Medikamenten, die eine Schädigung des Nieren-Yin nach sich ziehen.
- Chronische Heiserkeit.

Ein Vergleich dieser drei Punktkombinationen:

1. **Lu7 – Ni6:** Klassische Punktkombinationen für Krankheiten im Halsbereich durch innere oder äußere Pathologien (sowohl Fülle als auch Leere), wobei meistens sehr starke Halsschmerzen vorliegen.
2. **Lu5 – Ni6:** Akute Störungen von Kehle oder Stimme (meistens durch Hitze), da der Yin Qiao Mai die Muskulatur im Halsbereich entspannt und nährt.
2. **Lu5 – Ni7:** Chronische Störungen von Kehle oder Stimme mit Nieren-Leere. Ni7 wird in diesem Fall wegen seiner allgemein Yin-tonisierenden Wirkung gewählt.

Shào Yīn-Paare, um Yin und Blut zu unterstützen

Ni7 *(Fù Liū)* – Le2 *(Xíng Jiān)*

Kategorie: Mutter–Sohn-Punkte.

Die Mutter (Niere) wird eingesetzt, um das Kind (Leber) zu regulieren, hauptsächlich bei Nieren-Yin-Leere mit übermäßig aufsteigendem Leber-Yang. Mögliche Symptome sind:

- Schwindel mit Benommenheit,[106]
- Tinnitus,
- Rotes Gesicht, Mundtrockenheit, rote Zunge,
- Hypertonie (Leere-Typ),
- Diabetes,

Dieses Punktpaar ist bei einer klaren Leber-Fülle angezeigt und wird von Dr. Wang häufiger benutzt als das nachfolgende Paar (Ni3 – Le3).

Ni3 *(Taì Xī)* – Le3 *(Taì Chōng)*

Kategorie: Mutter–Kind-Meridiane.

Die Regulation des Kindes (Leber) unterstützt die Mutter (Niere). Für den Einsatz dieses Punktpaares muss die Nieren-Leere ausgeprägter sein als die Leber-Fülle. Wichtig ist hier auch, Ni3 zu tonisieren und Le3 zu harmonisieren.

Wirkungen:

- Sichert die Quelle (固原, *gù yuán)*,
- Beruhigt die Leber und löscht Wind.

Indikationen: ausgeprägte Nieren-Leere, eventuell mit aufsteigendem Leber-Yang

- Hypertonie,
- Schwindel mit Benommenheit,
- Schlaflosigkeit,
- Tinnitus,
- Samenausfluss,
- Erbrechen,
- Andere Störungen mit „Fülle oben – Leere unten".

Zusätzlich hat dieses Punktpaar eine beruhigende Wirkung auf den *Shén* (Geist).

He7 *(Shén Mén)* – Mi6 *(Sān Yīn Jiāo)*

Kategorie: Mutter–Kind-Meridiane.

106 Im Englischen wird zwischen „Dizzyness" (Schwindel mit Benommenenheit) und „vertigo" (Drehschwindel) unterschieden (Anm. d. dt. Ü.).

Wirkung:
- Tonisiert Herz und Milz, kräftigt das Blut und beruhigt den *Shén* (Geist).
  He7 ist der *Yuan*-Punkt des Herzens, Mi6 der Treffpunkt der drei Yin-Meridiane am Bein; gemeinsam können sie die Blutproduktion und -Bewegung unterstützen. Meist liegt eine gleichzeitige Herz-Milz-Leere vor, weshalb die Milz das Herz-Blut nicht ausreichend ernähren kann.

Mögliche Symptome:
- Palpitationen durch äußeren emotionalen Stress (驚悸, *jīng jì*). Dies ist meistens eine akute Pathologie, selten liegt eine schwere innere Disharmonie zugrunde.
- Palpitationen durch eine innere Disharmonie mit emotionaler Labilität („emotionales Herzklopfen" 怔忡, *zhēng chōng*). In diesem Fall ist die Herz-Milz-Leere stärker ausgeprägt.
- Der *Shén* (Geist) findet keine Ruhe in seiner Wohnstätte (神不寧捨, *shén bù níng shè*): Wenn die Patienten letztendlich Schlaf finden, wird dieser durch übermäßiges Träumen gestört.

  Für alle drei Symptomkomplexe kann He7 – Mi6 als Basis dienen.

He5 *(Tōng Lǐ)* – Ni6 *(Zhào Hǎi)*

Kategorie: Punkte an gleichnamigen Meridianen.

Hauptwirkungen:
- Stimuliert *Shào Yīn*, um die Yin-*Luo*-Gefäße zu öffnen.
- Kann *Shén* und Emotionen beruhigen (安神寧志, *ān shén níng zhì*), zum Beispiel, wenn ältere Menschen die Fähigkeit zur Kontrolle der Emotionen verlieren (unpassendes Weinen oder Lachen).
  Dem *Nèi Jīng* zufolge (*Líng Shū*, Kapitel 10) gibt es einen engen Bezug zwischen den Herz-*Luo*-Gefäßen und Sprachstörungen. In diese Kategorie fallen auch zerebrale Entwicklungsstörungen.

Indikationen:
- Durchblutungsstörungen von Gehirn und Herz mit Sprach- oder Gedächtnisstörungen.
- Kindliche Entwicklungsstörungen mit Wahrnehmungs- oder Sprachschwierigkeiten.
- Sprach-/Schluckstörungen nach Schlaganfällen: Die Behandlung sollte möglichst bald beginnen, da das Ansprechen auf die Akupunktur nach sechs Monaten deutlich reduziert ist.
- „Sprachschwierigkeiten" kann auch ein Hinweis auf Demenz oder Alzheimer im Frühstadium sein, die Behandlung ist in jedem Krankheitsstadium sinnvoll.
- Schlaflosigkeit/Reizbarkeit durch Leere des Nieren-Wassers mit aufsteigendem Herz-Feuer.

He5 (*Luo*-Punkt) kann die *Luo*-Zirkulation nicht nur in Herz und Gehirn, sondern im gesamten Körper öffnen. Ni6 verdankt seine Wirkung seinem Bezug zum *Yīn Qiao Mai*, der die unwillkürliche und innere Muskulatur (u.a. Zunge, Herz) harmonisiert.

Die Fähigkeit dieser Punktekombination, *Shén* und die Emotionen (安神寧志, *ān shén níng zhì*)) zu beruhigen, bezieht sich auf eine Nieren-Leere-Pathologie und ist insbesondere bei älteren Menschen anzutreffen. Dies muss von emotionalen Störungen durch Fülle unterschieden werden, welche tendenziell eher bei jüngeren Patienten anzutreffen sind und zumeist *Jué Yīn* betreffen (Siehe Pe7 – Le2).

Da Störungen der Yin-*Luo*-Gefäße sehr unterschiedliche Pathologien hervorrufen können, besitzt dieses Punktpaar ein sehr breites Einsatzspektrum.

He5 *(Tōng Lǐ)* – Ni4 *(Dà Zhōng)*

Dieses Punktpaar ähnelt dem vorangegangenen und wirkt ebenfalls auf die *Shào Yīn-Luo*-Gefäße. Da hier jedoch zwei *Luo*-Punkte verwendet werden, liegt die Hauptwirkung im Bereich des *Shào Yīn*-Meridianverlaufes und weniger in der zerebralen Mikrozirkulation. Es fehlt die Wirkung auf den *Yīn Qiao Mai*.

Zur Differenzierung zwischen diesen beiden Punktpaaren:

- Wahrnehmungs- oder Sprachstörungen: Tendenziell eher He5 – Ni6.
- Die sehr vielfältigen Störungen im *Shào Yīn*-Verlauf (eventuell Hörstörungen): Diese sprechen besser auf die Kombination He5 – Ni4 an.

Bemerkung: „*Dà Zhōng* „bedeutet „große Glocke“ und ist ein Hinweis auf die Ohren.

He6 *(Yīn Xī)* – Ni7 *(Fù Liū)*

Dies ist eine weitere *Shào Yīn*-Kombination. He6 (*Xi*-Punkt) bewegt und unterstützt das Herz-Qi, vor allem bei Leere. In Kombination mit dem Mutter-Punkt der Niere (Ni7) lässt sich das Nieren-Yin über das Herz-Qi beherrschen.

Indikationen:

- Herz-Nieren-Yin-Leere bei Kindern (z.B. ADHS): Diese Yin-Leere ist bei Kindern häufig nur sehr mild ausgeprägt. Diese scheinbaren Yin-Leere-Symptome beruhen meist eher auf einer Unausgewogenheit der *Shào Yīn*-Qi-Transformation. Anders als bei Erwachsenen können sich diese Yin-Leere-Zeichen bei Kindern sehr schnell zurückbilden, vor allem wenn es gelingt, das Herz-Qi in seiner balancierenden Funktion zu unterstützen.
- Schwitzen durch Herz-Qi-Leere: In vielen klassischen Quellen wird Ni7 bei verschiedenen Mustern mit abnormem Schwitzen (ungenügendes oder übermäßiges Schwitzen) aufgelistet.

Analyse dieser sechs Punktpaare mit einer Wirkung auf die *Shào Yīn*-Qi-Dynamik und den Yin-Blut-Stoffwechsel:

Ni7 – Le2: Beruhigt die Leber durch Unterstützung des Nieren-Yin.
Ni3 – Le3: Erreicht seine tonisierende Wirkung eher über Bewegung.
Ni7 – Le2 und Ni3 – Le3 werden bei Nieren-Leber-Yin-Leere eingesetzt.

He7 – Mi6: Dieses Punktpaar erreicht seine Wirkung auf den *Shén* (Geist) eher über die Blutproduktion durch Herz und Milz.
He5 – Ni6: Wirkt auf die *Shào Yīn-Luo*-Zirkulation, insbesondere die zerebrale Mikrozirkulation, und verbessert Wahrnehmung, Sprache und Gehirnfunktion bei Kindern oder älteren Menschen.
He5 – Mi4: Diese Kombination kann die Zirkulation der *Luo*-Gefäße im Verlauf des *Shào Yīn*-Meridians unterstützen, vor allem im Bereich der Ohren.
He6 – Ni7: Auch diese Kombination unterstützt das Yin, verbessert aber zusätzlich die Kommunikation zwischen Herz und Nieren.

Punktpaare für *Tài Yáng*-Störungen

He6 *(Yīn Xī)* – Dü3 *(Hòu Xī)*

Indikationen:
- Spontanes Schwitzen, meistens durch nicht verwurzeltes *Wèi*-Qi,
- Unfähigkeit zu schwitzen durch eine Yang-Qi-Leere im *Tài Yáng*.

Dü3 liegt am *Tài Yáng*, ist zusätzlich der Öffnungspunkt des *Du Mai* und kann somit die Zirkulation des wärmenden Yang-Qi an der Körperoberfläche fördern.
He6 als *Xi*-Punkt kann das Herz-Qi regulieren und dadurch Schwitzen stabilisieren.

Dü3 *(Hòu Xī)* – Bl62 *(Shēn Mài)*

Kategorie: Punktpaare der Außerordentlichen Gefäße.
Hauptwirkungen:
- Reguliert *Du Mai* und *Yang Qiao Mai*.
- Öffnet und reguliert den Nieren-Meridian und kann gleichzeitig das Herz klären und *Shén* beruhigen.

Im Hinblick auf letztere Wirkung ist die Tatsache interessant, dass beide Punkte auf den gekoppelten Yang-Meridianen von Niere und Herz liegen. Die Yang-Meridiane werden bekanntlich zum Klären von Fülle der Yin-Meridiane eingesetzt.

Indikationen:
- Akute/chronische Lumbalgie

- Taubheit der Extremitäten durch neurologische Störungen (häufig *Du Mai*-assoziiert),
- Hysterische Lähmungen: plötzliche Muskelschwäche und Lähmungen durch einen emotionalen Schock,
- Epilepsie, Manie,
- Wandernde Schmerzen,
- Wirbelsäulenerkrankungen mit neurologischen Symptomen, wie zum Beispiel Taubheit der Extremitäten,
- Motorische Störungen,
- Kindliche Entwicklungsstörungen mit primär Bewegungsstörungen: Gleichgewichtsstörungen (Gehen = *Yang Qiao Mai*) oder ungleicher Muskeltonus. In derartigen Fällen werden oft zusätzlich genadelt: Gb30 *(Huán Tiào)*, Gb34 *(Yáng Líng Quán)* und Gb39 *(Xuán Zhōng*, der *Hui*-Punkt des Markes).

Bl63 *(Jīn Mén)* – Dü5 *(Yáng Gŭ)*

Kategorie: Punkte an gleichnamigen Meridianen.

Diese Kombination aus dem *Xi*-Spaltenpunkt am Blasen-Meridian mit den *Jīng*-Flusspunkt am Dünndarm-Meridian kann Schmerzen im Verlauf des *Tài Yáng* lindern.

Indikationen:

- Sehr effektiv für akute Schmerzen im unteren Rücken: meist handelt es sich dabei um Fülle-Schmerzen (stechende Schmerzen, Verschlechterung frühmorgens, Abneigung gegen Druck).
- *Tài Yáng*-Nackenschmerzen, vor allem bei Degeneration oder Fehlstellungen der Halswirbelsäule mit akuten, stechenden Schmerzen.

Bl64 *(Jīng Gŭ)* – Dü4 *(Wàn Gŭ)*

Kategorie: *Yuan*-Punkte des *Tài Yáng.*

Diese beiden Punkte sind vor allem bei *Tài Yáng*-Nackenschmerzen vom Leere-Typ indiziert. Da bei Nackenschmerzen ebenso *Shào Yáng* oder (seltener) *Yáng Míng* betroffen sein können, ist eine exakte Meridiandifferenzierung wichtig.

Bei ausgeprägter Leere kann man Bl64 und Dü4 auch mit Moxa behandeln.

Ein Vergleich der Punktpaare Dü3 – Bl62 und He5 – Ni6 bei kindlichen Entwicklungsstörungen:

He5 – Ni6: Meist Störungen der zerebralen Mikrozirkulation: zum Beispiel Sprach- oder Wahrnehmungsstörungen, verzögerte Gehirnentwicklung.

Dü3 – Bl62: Die Pathologie liegt weiter distal des Gehirns, zum Beispiel Kommunikationsstörungen zwischen der Wirbelsäule und der peripheren Muskulatur.
In vielen Fällen ist die Differenzierung schwierig. Es können dann beide Punktkombinationen abwechselnd genadelt werden, wobei eine kurze Behandlungsserie mit dem einem Punktpaar auf eine kurze Behandlungsserie mit dem anderen folgt. Jedem dieser Punktpaare werden für gewöhnlich *Du Mai*-Punkte hinzugefügt.

Ein Vergleich der *Tài Yáng*-Punktpaare:
He6 – Dü3: Das *Wèi*-Qi kann die Körperoberfläche ungenügend erwärmen, meistens mit Spontanschweiß als Hauptsymptom.
Dü3 – Bl62: Schmerzen im Meridianverlauf. Dieses Punktpaar kann dank seiner Beziehung zum *Yang Qiao Mai* die Muskulatur mehrerer Tendinomuskulärer Yang-Meridiane harmonisieren.
Bl63 – Dü5: Auch dieses Paar behandelt Schmerzen im Meridianverlauf, meist akute Schmerzen im Nacken oder unteren Rücken.
Bl64 – Dü4: Vor allem chronische Schmerzen auf Basis einer Leere.

Vier *Ren Mai*-Punktpaare

Ren6 *(Qì Hǎi)* – Ni2 *(Rán Gǔ)*

Kategorie: Empirische Punktkombination.
Wirkungen:
- Öffnet und wärmt die *Luo*-Gefäße des Unteren Erwärmers bei Yang-Leere.
- Tonisiert das Nieren-Qi.

Indikationen:
- Leere der unteren Quelle (下原, *xià yuán*) mit Kälte und/oder Schmerzen im Unterbauch. Mögliche Symptome sind:
  - Harninkontinenz,
  - Impotenz,
  - Ausfluss,
  - Unfruchtbarkeit durch Kälte- oder Qi-Leere.

Erklärung: Ni2, der Feuer-Punkt, kann sowohl kühlen als auch wärmen.
Ren6 wird meistens gemoxt, Ni2 tonisierend genadelt.

Ren6 *(Qì Hǎi)* – Ni3 *(Taì Xī)*

Wirkung: stärkt die Nieren.

Indikationen:
- Generalisierte Nieren-Leere ohne klare Yin–Yang-Differenzierung,
- Kombinierte Nieren-Yin–Yang-Leere.

> Beide Punktkombinationen werden bei Nieren-Leere eingesetzt, wobei Dr. Wang zufolge eine Differenzierung schwierig ist. Wenn die Stagnation durch Kälte überwiegt, ist meistens die Kombination Ren6 – Ni2 effektiver. Zur Differenzialdiagnose sollte der Nieren-Meridian palpiert werden.

Ren21 *(Xuán Jī)* – Ren14 *(Jù Què)*

Wirkung:
- Verteilt und leitet das *Zong*-Qi (宣導宗氣, *xuān dăo zōng qì*).
  Das *Zong*-Qi („Ahnen-Qi") ist jenes Qi, das sich im Brustraum konzentriert. Seine Kraft zeigt sich in einer normalen, tiefen, gleichmäßigen Atmung sowie einer kräftige Stimme. Mithilfe dieser Punktkombination lässt sich seine Verteilung verbessern.
  Typische Symptome für eine *Zong*-Qi-Störung sind:
- Asthma,
- Schleimiger Husten,
- Schmerzen/Völlegefühl in der Brust,
- Erbrechen,
- Epilepsie,
- Verkrampfungen des Zwerchfells,
- Pyloruskrämpfe,
- Neurologische Störungen von Brustkorb/Zwerchfell auf Basis einer *Zong*-Qi-Disharmonie.

Du26 *(Rén Zhōng)* – Bl40 *(Wĕi Zhōng)*

Wirkung:
- Durchkämmt und öffnet den *Tài Yáng*, um Schmerzen zu kontrollieren.
  Tài Yáng-Stagnation oder lumbale Steifigkeit/Schmerzen entstehen entweder durch Zerrungen und Prellungen (閃挫, *shăn cuò*) oder durch Wind-Kälte, die die *Luo*-Gefäße schädigt. Diese Punktkombination wird daher unter anderem für akute Rückenschmerzen durch eine falsche Bewegung („Hexenschuss") eingesetzt. Dr. Wang nadelt in diesen Fällen zusätzlich zuerst Du19 *(Hòu Dĭng)* mit starker Stimulation im Sitzen und führt im Anschluss die Behandlung auf der Liege fort.

Alternative Punktkombinationen für die Acht Außerordentlichen Gefäße

Lu7 *(Liè Quē)* – Mi4 *(Gōng Sūn)*

Kategorie: Öffnungspunkte von *Ren Mai* und *Chong Mai.*
Indikation: Unregelmäßiger Menstruationszyklus.
Bei Zwischenblutung, Amenorrhoe oder Dysmenorrhoe ist diese Kombination weniger effektiv.

Pe6 *(Nèi Guān)* – Ni6 *(Zhào Hǎi)*

Kategorie: Öffnungspunkte von *Yin Wei Mai* und *Yin Qiao Mai*
Der *Yin Wei Mai* ist ein übergeordnetes Regulationssystem für den Stoffwechsel der inneren Organe und ähnelt dahingehend dem parasympathischen Nervensystem. Der *Yin Qiao Mai* hingegen koordiniert die unwillkürlichen Muskelbewegungen der inneren Organe.

Indikation: Neurologische Störungen mit Auswirkungen auf die inneren Organe, zum Beispiel:
- Palpitationen, funktionelle Arrhythmien ohne klare organische Ätiologie.
- Magenschmerzen oder Erbrechen ohne organische Ursache.
- Unwohlsein in der Kehle ohne organische Ursache (zum Beispiel „Pflaumenkern-Qi").

SJ5 *(Wài Guān)* – Bl62 *(Shēn Mài)*

Kategorie: *Yang Wei Mai* und *Yang Qiao Mai*
Diese Punktkombination hat eine sehr spezifische Indikation: Plötzliche Lähmungen (partiell oder total) durch eine schwere emotionale/psychische Belastung.
Dieses Muster trifft man zwar selten an, zwei Fälle der letzten 40 Jahre unterstreichen aber die Effektivität dieses Behandlungsansatzes (siehe Erzählung am Ende des Kapitels 11).

Dü3 *(Hòu Xī)* – Lu7 *(Liè Quē)*

Kategorie: Öffnungspunkte von *Ren Mai* und *Du Mai.*
Auch diese Punktkombination hat eine seltene, sehr spezifische Indikation: Störungen durch *Qì Gōng.*
Dr. Wang entwickelte diese Behandlungsstrategie aufgrund eines hartnäckigen

Falles mit schweren, behandlungsresistenten Hinterkopfschmerzen, die nach der Übung des „Kleinen Kreislaufes" aufgetaucht waren. Diese Behandlung hat sich seither bei mehreren *Qì Gōng*-Praktizierenden mit ähnlichen Beschwerden als sehr wirksam erwiesen. Sie kann aber auch bei ähnlichen Beschwerden mit einer Blockade entlang der *Ren-Du*-Achse (Kopfschmerzen, Rückenschmerzen, fixierte Unterbauchschmerzen) angewandt werden.

Zusammenfassung

Nach dieser Auflistung exemplarischer Punktkombinationen ist als nächster Schritt Innovation gefragt. Bei der Vielfalt an Möglichkeiten ist es sehr wichtig, die Auswirkungen von Punktkombinationen immer in Bezug auf das lebendige, dynamische System zu sehen. Dr. Wangs Behandlungssystem ist kein starres.

Punktpaare sind Momentaufnahmen der Interaktionen zwischen Therapeut und Patient. Die resultierenden Behandlungen sind nur Teil einer kurzen Interaktion, bevor der Körper wieder die Selbstregulation übernehmen kann. Es erscheint angebracht, dass der Therapeut einen Schritt zurücktritt und beobachtet, ob und wie sich nach einer kurzen Intervention bzw. einem Veränderungsvorschlag die Qi-Dynamik wieder selbst reguliert, was ja Ziel jeder Behandlung sein muss.

Limitiert werden die Punktkombinationsmöglichkeiten nur durch unsere Fähigkeit, den Körper als ein dynamisches System zu erfassen.

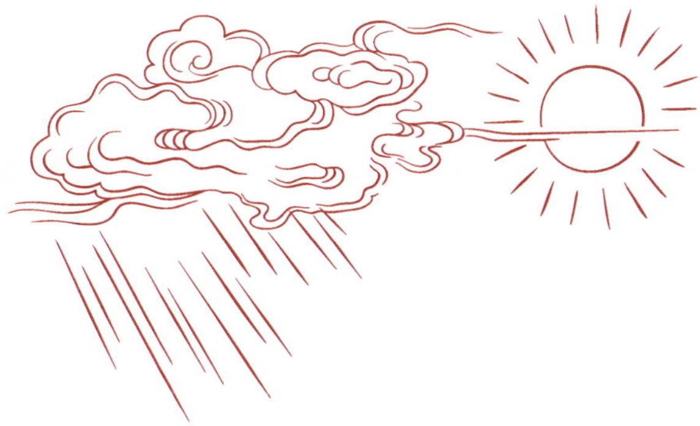

Nachwort – Die grösste Rundwanderung *Beijings*

Obwohl sich in Beijing für kurze Distanzen die zahlreichen Taxis und Busse und für längere Distanzen das stetig wachsende U-Bahn-System eignen, lässt sich die Stadt am besten zu Fuß erkunden. Auch heute noch schmücken viele Fahrräder die erste Fahrspur der großen Durchzugsstraßen, aber Fahrräder sind nicht für das langsame Tempo geeignet, das es zum Entdecken dieser Stadt braucht. Beijing ist tatsächlich viel besser für Fahrräder geeignet als die meisten anderen großen Städte in Asien, aber Zusammenstöße mit Bussen, Taxis, Autos oder anderen Fahrrädern sind in Beijing nur mit großer Achtsamkeit zu vermeiden. Zu Fuß hingegen kann man so langsam gehen wie die alten Bewohner Beijings, die mit am Rücken gefalteten Händen an den grünen Prachtstraßen entlangspazieren. Mit diesem langsamen Tempo lässt sich auch heutzutage noch das alte Beijing erfahren, mitten im großen Umbruch des modernen Beijing.

Beim Verfassen dieses Buches war ich stets bemüht, einen passenden Rahmen für die Lehre Dr. Wangs zu schaffen. Viele Beschreibungen scheinbar nebensächlicher Themen (seine Klinik, seine Lebenserfahrungen, die Abfolge seiner Gedanken und sogar die Beschreibung seiner Wohnung) dienen genau diesem Zweck. Es wird Ihnen als Leser sicher nicht entgangen sein, dass auch die Stadt Beijing einen stark prägenden Einfluss auf seine Person hatte. Daher erkundete ich an den Abenden und Wochenenden diese Stadt, die er mit so viel Liebe zu beschreiben pflegt. Für ihn ist Beijing sein einziges Zuhause. Eines Tages zeigte er mir auf einem Stadtplan alle Orte, an denen er gelebt hatte. Bis auf einige Auslandsreisen für Vorträge verbrachte er sein gesamtes Leben innerhalb des 20 km^2 großen Stadtzentrums von Beijing. Um so viel als möglich über diesen Ort in Erfahrung zu bringen, ging ich viel zu Fuß.

Viele meiner Spaziergänge machte ich gemeinsam mit meiner Frau Tracy, aber wenn sie beschäftigt war, ging ich alleine. So konnte ich große Distanzen ohne Unterbrechung und ohne zu Sprechen zurücklegen und mich ganz dem Beobachten hingeben. Mit der Zeit kristallisierte sich für mich eine Lieblingsroute heraus, unter meinen Freunden und Studenten als „die größte Rundwanderung Beijings“ bekannt. Eine solche Aussage würde überheblich klingen, würde sich Beijing nicht selbst als eine der größten Städte der Welt bezeichnen. Eine Stadt mit derart großen Ansprüchen sollte auch entsprechende Rundwanderungen bieten (Abb. A 1.1).

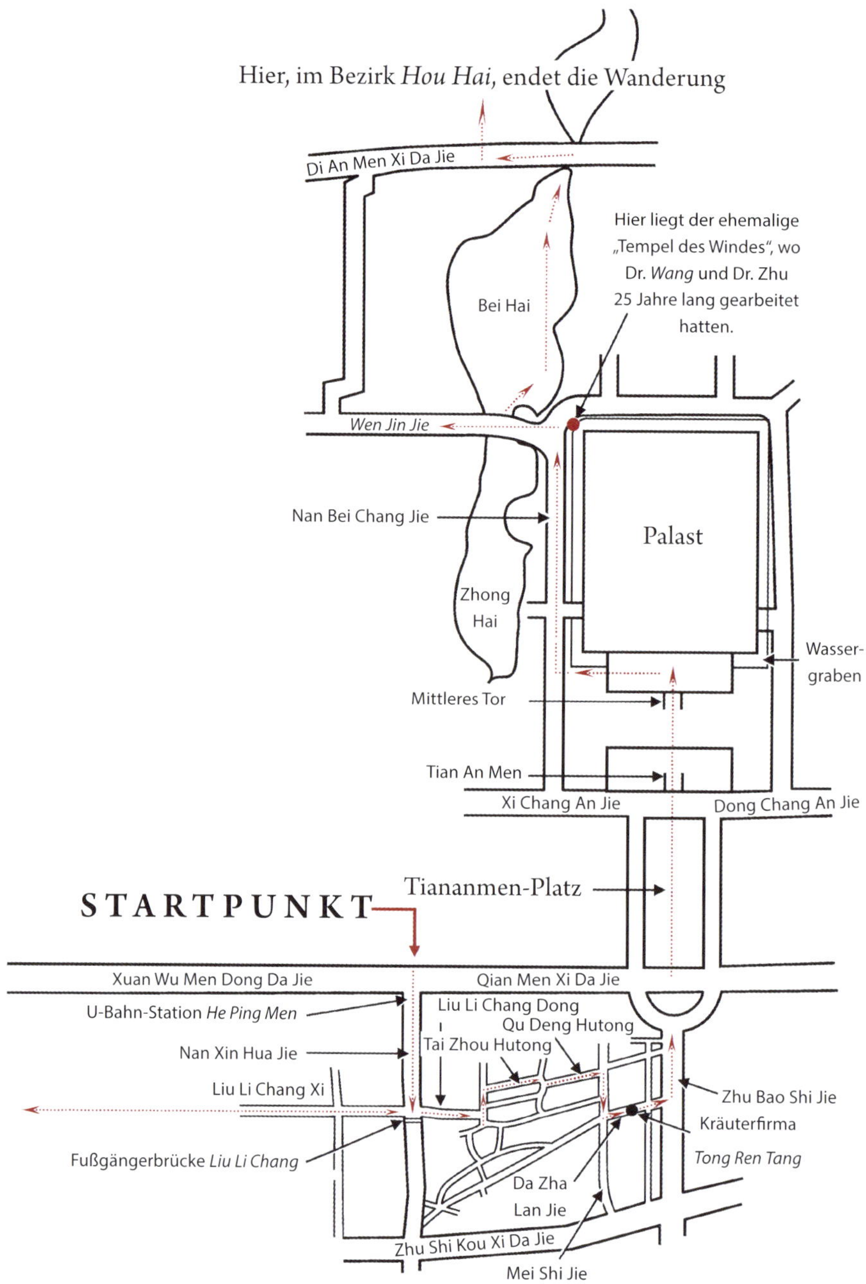

Abbildung A 1.1
Die größte Rundwanderung Beijings.

Für diese lange Rundwanderung braucht man gute Schuhe, die man aber nicht mitbringen muss, da sie in einem der unzähligen kleinen Schuhgeschäfte spottbillig zu erstehen sind. Auch Markenschuhe kann man am „Seidenmarkt" in der Nähe der U-Bahn-Station Yong An Li zu Tiefstpreisen erstehen – aber in diesem Nachwort soll es nicht um Shopping gehen. Ihre Füße sollten für eine 10 km lange Wanderung über 3–5 Stunden bereit sein. Nehmen wir an, es handelt sich um einen jener sonnigen Tage während des langen milden Frühlings in Beijing.

Die Rundwanderung startet in den kleinen Gässchen südlich des Tiananmen-Platzes. Hier, außerhalb des Südtores der ehemaligen Kaiserstadt, werden seit Jahrhunderten die Waren aus ganz China gehandelt. Oft fuhr ich mit der U-Bahn zur Station He Ping Men, um dann südlich am Liu Li Chang-Markt vorbei zu spazieren. Hier, vor dem Buchladen Nan Xing Hua Jie, ist auch der offizielle Ausgangspunkt dieser Rundwanderung. Wie viele andere ähnliche Läden ist dieses Geschäft ein Relikt aus den alten Gelehrtendynastien. Bis zum heutigen Tag sind die Schaufenster mit schwerem Schreibpapier, Pinseln, Tinte und tausenden Schriftrollen angefüllt. Zwar gibt es auch viele touristische Antiquitätenläden, aber die Erinnerung an vergangene Jahrhunderte ist spürbar. Von hier aus geht man Richtung Osten an Läden vorbei, in denen früher Konfuzianer und Taoisten um die Werkzeuge für ihre Zunft feilschten.

Als Leser sollte man sich die Schriftzeichen der Chinesischen Medizin als Vehikel vor Augen halten, mit denen die alten chinesischen Konzepte bis in die heutige Zeit transportiert werden konnten. Zum Niederschreiben diese Ideen wurden Pinsel, Tinte und lange Papierrollen benutzt: Zuerst muss man schwarzen Tintenstein fein vermahlen und mit der richtigen Menge Wasser vermischen. Ist diese Mischung nämlich zu flüssig, zerrinnt die Tinte; ist sie zu dick, verklumpt der Pinsel und es bleiben Pinselhaare an den Schriftzeichen kleben. In den Straßen von *Liu Li Chang* trifft man auch heute noch die größten Experten der Kalligraphie. Am Ende der Straße folgt ein leichter Linksknick, bevor man der Armut des 20. Jahrhunderts begegnet; die Straße wird jedoch in der Vorbereitung auf die Touristenströme stets schnell renoviert und gesäubert.

Diese nun folgende kleine Allee ist trotz der Armut kein gefährlicher Ort. Die dortigen Hutongs werden vermutlich länger bestehen bleiben als andere Hutongs, da sie zwischen dem bekannten Markt Liu Li Chang und der alten Einkaufsstraße Da Shi Lan liegen. Hutongs mögen ein netter Anblick für Touristen sein, für ihre Bewohner sind sie aber recht elend. Es fehlt an modernen sanitären Einrichtungen und man muss öffentliche Toilettenanlagen benutzen. Wenn man bedenkt, dass im Winter wegen fehlender Zentralheizungen über kleine Öfen geheizt werden muss, lässt sich nachvollziehen, warum viele Chinesen diesen Hutongs nicht nachweinen. Diese Bewohner der Hutongs stellten früher den Großteil von Dr. Wangs Patienten dar. Auch wenn er heutzutage viele „klimaanlagenverwöhnte" Menschen des „Neuen China" behandelt, hatte er früher in den staatlichen Spitälern jahrzehntelang eher arme Chinesen im Rahmen des öffentlichen Gesundheitssystems behandelt. Bei einem Spaziergang durch diese Alleen kann man das Braten der Speisen und Plaudereien über das Familienleben hören. Dadurch wird man daran erinnert, dass es auch heute noch große Unterschiede zwischen Patienten in China und im Westen gibt. Außerhalb Chinas muss man die Chinesische Medizin daher anpassen, bei all dieser Anpassung legt Dr. Wang jedoch großen Wert darauf, sich mit den Grundkonzepten der klassischen Texte vertraut zu machen. Am Ende läuft alles darauf hinaus, Zusammenhänge besser zu verstehen: die Muster von Gesundheit und Krankheit sowie die Bedeutung der Umwelt.

Nach etwa 10 Minuten werden die Straßen breiter und die Gebäude größer: man betritt die Einkaufsstraße Da Shi Lan. Diese Straße liegt fast direkt vor dem alten Stadttor, und wie schon damals wird hier reger Handel betrieben. Man findet moderne Kleidung zwischen den Relikten alter, stolzer Handelsfirmen. Wenn man aufblickt, erkennt man an den Handelshäusern der Qing-Dynastie eine Mischung aus chinesischer und europäischer Architektur. Zu den bis heute bestehenden alten Handelshäusern zählt auch die Kräuterfirma Tongren Tang. Diese konnte sich gut an das 20. Jahrhundert anpassen und vertreibt nun eine Vielzahl an patentierten Kräuterpillen, Tinkturen und Granulaten – auch für den Export. In ganz China gibt es Tong Ren Tang-Apotheken, und für einen Studenten der Chinesischen Medizin sind die vier Stockwerke dieses Tong Ren Tang-Gebäudes ein reiner Augenschmaus: im ersten Stock die patentierten Fertigrezepturen, in den obersten zwei Stockwerken hochwertige Rohkräuter und eine Rohkräuterverarbeitungsabteilung. Hierher kommen Patienten mit Kräuterrezepten auf dünnen, grünen Zettelchen, die in China anscheinend jeder Arzt für Kräuterrezepturen verwendet. Die Luft ist mit dem Geruch von Kräuterabkochungen angefüllt.

Von hier geht es weiter in Richtung Osten, bis man die Straße Qian Men Da Jie überquert und an den Tiananmen-Platz („Platz des himmlischen Friedens") gelangt. Es heißt, dass sich nach Mao Ze Dongs Tod 1976 eine Million Menschen auf diesem Platz versammelt hatten. Mao ruht nun, in Wachs einbalsamiert, in einem riesigen Marmormausoleum („Maosoleum") mitten im Zentrum des modernen China. Hier kann man in einer langen Schlange auf die unvorhersehbaren Öffnungszeiten warten, um dann, rasch und wohl bewacht, den ehemaligen Vorsitzenden zu betrachten. Als Student der Chinesischen Medizin sollte man Mao zugute halten, dass er in seiner Voraussicht die Chinesische Medizin vor der Wissenschaftsbewegung in China am Anfang des letzten Jahrhunderts bewahrt hat. Die Regierung der Republik China hatte nämlich versucht, die Chinesische Medizin auszulöschen. Die Kommunisten hingegen hatten versucht, nachweislich erfolgreiche Behandlungen für die Masse des Volkes zu bewahren. Die „Barfußärzte" in den Anfangsjahren der Volksrepublik hatten nur eine Kurzausbildung in Akupunktur und Kräutermedizin, konnten aber doch hunderttausenden Patienten helfen. Natürlich bekommt diese Wertschätzung einen Dämpfer durch die Kulturrevolution, in der in ganz China unzählige Gelehrte (auch der Chinesischen Medizin) verfolgt worden waren. Die Chinesische Medizin hat diese Phase jedoch überlebt und ist sogar aufgeblüht. Mit der Zeit entwickelte sich das System der „Traditionellen Chinesischen Medizin“ (TCM), das – ob gut oder schlecht, sei dahingestellt – eine zentrale Rolle in der Erhaltung dieser Medizin spielt. Innerhalb der TCM versucht man, mehr denn je, den besten Weg zu dieser Bewahrung zu finden.

Die Überquerung des Tiananmen-Platzes dauert eine ganze Weile, was je nach Wetter durch fehlende Bäume oder anderen Schutzmöglichkeiten sehr anstrengend sein kann. Im Norden dieses Platzes hängt über dem Tor der Verbotenen Stadt das weltbekannte Mao-Bildnis. Am Tiananmen-Platz bekommt man auch einen guten Eindruck von der Bevölkerungsvielfalt Chinas. Menschen aus ganz China kommen, um dem alten und neuen China Respekt zu zollen. Jeder anständige Besucher aus einer der 21 chinesischen Provinzen muss sowohl den Tiananmen-Platz als auch die Verbotene Stadt besuchen. Anders als in anderen Teilen Beijings, wo man hauptsächlich auf eine lokale Bevölkerung trifft, begegnet man hier fotografierenden Familien oder Besuchern vom Lande, die über die gewaltige Größe der kaiserlichen Architektur staunen. Selten trifft man klarerweise auf jene Millionen Chinesen, die auch heute noch mit weniger als 50 Cent pro Tag überleben müssen.

Am Ende des Tiananmen-Platzes kann man nun durch das „Tor des himmlischen Friedens“ hindurchtreten, das diesem Platz seinen Namen gab. Mehr als 400 Jahre lang war dieses Tor die letzte Grenze zwischen dem Kaiser und seinem Volk gewesen. Nur mit einer Erlaubnis durfte man hier hindurchtreten. Heutzutage strömen Scharen an Touristen aus der ganzen Welt in den ersten der großen Innenhöfe, die zur Kaiserzeit eine große rituelle Aufgabe hatten. Manchmal erwähnt Dr. Wang, wie in den 40er und 50er Jahren diese Tore und der gesamte Kaiserpalast für die Bewohner Beijings geöffnet waren. Als Kind hatten er und seine Freunde hier wie in einem riesigen Park gespielt – ein Paradies für ein Versteckspiel. Man muss sich vor Augen halten, dass die Verbotene Stadt sechs ganze Häuserblöcke umfasst! Aufgrund ständiger Renovierungsarbeiten ist heutzutage weniger als die Hälfte des Palastes der Öffentlichkeit zugänglich.

Die Verbotene Stadt ist ein Symbol für die Kontinuität der chinesischen Kultur, die ihre Heilkunst über 2000 Jahre bewahrt und sich dabei ständig der Entwicklung angepasst hatte. Für Dr. Wang ist die Praxis der Chinesischen Medizin kein starres Anwenden alter Techniken, sondern bedeutet, diese Medizin in die eigene Kultur zu integrieren. Das System der Chinesischen Medizin kann in andere Kulturkreise übernommen werden, was die Koreaner, Japaner, Vietnamesen und andere Völker unter Beweis gestellt haben. Am erfolgreichsten war diese Integration immer dort, wo Leute bereit waren, zuerst die Kultur zu studieren, aus der die Chinesische Medizin entstammt. Die Verbotene Stadt war für eine lange Zeit die Drehscheibe für eben diese Chinesische Kultur gewesen.

An dieser Stelle betritt man bei dieser Rundwanderung aber nicht die Verbotene Stadt. Man wendet sich nach Osten und geht auf einer kleinen Straße an den alten

Wassergräben außerhalb der 16 Meter hohen Mauer des inneren Heiligtums vorbei. Für jeden Besucher Beijings ist die Besichtigung der Verbotenen Stadt ein Muss. Für einen flotten Spaziergang ist sie aber nicht geeignet, dafür ist sie zu überwältigend. Die Faszination der inneren Gebäude würde das Gehtempo zu stark abbremsen. Aber sogar das Abwassersystem mit den gewaltigen Drachen und Tigerköpfen, die bei heftigen Regenfällen das Abwasser in gigantische große Kessel leiten, kann einen ablenken. Ich spaziere daher meistens an der Strasse Bei Chi Zi entlang in Richtung Norden, linker Hand die durch hohe Stahltore abgesicherten Häuser der Mitglieder des Politbüros.

Am nördlichen Ende der Straße Bei Chi Zi, auf der anderen Straßenseite des Wassergrabens, versperrt ein kleines Metalltor den Eingang zu einem alten Tempel. An einem Schild steht: „Der hochrangige Kader-Club des Beijinger Büros für Gesundheit". Mit einem Schritt zurück kann man das Dach des ehemaligen „Tempel des Windes" erblicken, wo Professor Zhu Zhong-Xiang bis zum Jahr 2003 seine Forschungen durchführte. Auch Dr. Wang arbeitete bekanntlich in seinen Anfangsjahren hier in diesem Tempelkomplex und behandelte damals bis zu 80 Patienten pro Tag. Er erzählte mir, wie er mit anderen Ärzten gemeinsam im Hof sein Mittagessen gekocht und dabei die Fälle des aktuellen Tages besprochen hatte. Der Kern dieser Ärzte bildete später die Säule des gigantischen „Xuan Wu-Krankenhauses für Chinesische Medizin", welches in den späten sechziger und frühen siebziger Jahren erbaut wurde. Gelegentlich besuchten Dr. Wang und ich diesen ehemaligen Tempel, wobei er immer mit humorvollen Erinnerungen an vergangene Jahre auf die bröckelnden Gebäude blickte. Mittlerweile ist auch Dr. Zhu mit 90 Jahren in Pension gegangen und der gesamte Tempelkomplex für Touristen renoviert worden; auch das Schild des Kaderclubs sollte in Bälde entfernt werden.

An dieser Stelle der Rundwanderung wendet man sich etwas nach Westen und geht durch zwei der eindrucksvollsten Parks Beijings. Nachdem man die geschäftige Straße Jing Shan Qian Jie überquert hat, betritt man durch das Südtor den Jing Shan Park. Wer sportlich ist, kann den großen Hügel im Parkzentrum besteigen, ein sehr lohnenswerter Abstecher. Dieser Hügel ist der höchste Punkt im Zentrum Beijings, von hier aus kann man an klaren Tagen einen großartigen Blick über die Stadt werfen: Im Süden die unzähligen Dächer der Verbotenen Stadt und der Tiananmen-Platz, Richtung Norden der gewaltige Rundturm des nördlichen Stadttores der ehemaligen Stadtmauer. Wo heute dieser Park und der Park Bei Hai liegen, waren früher die kaiserlichen Gärten gewesen. Die Ausmaße dieser kaiserlichen Residenz sind gewaltig. In der Qing-Dynastie waren diese Parks voll seltener Bäume und Tiere aus dem ganzen Land gewesen. Die Bäume stehen immer noch da, aber anstelle der Tiere trifft man heute auf lachende Kinder und ältere Menschen, die Tai Ji praktizieren.

An dieser Stelle verlässt man den Jing Shan-Park und betritt den Bei Hai-Park nebenan. In diesem Park befindet sich ein gewaltiger See, in dessen Mitte auf einer kleinen Insel ein Restaurant Speisen aus dem „Kaiserlichen Speiseplan" anbietet (zu kaiserlichen Preisen...). Das Westufer dieses Sees wird von einigen der schönsten historischen Gebäude Beijings geschmückt, unter anderem einem riesigen buddhistischen Tempel aus dunklem Zypressenholz aus der Ming-Dynastie, in dem man auch heute noch das Räucherwerk der letzten 400 Jahre riechen kann. Räucherwerk wird hier heutzutage nur noch wenig abgebrannt, man kann aber eine gewaltige, rotierende Pagode mit kleinen Lichtern bestaunen. Für uns Studenten der Chinesischen Medizin sind die Parks der beste Platz, um *Tai Ji Quan* und *Qì Gōng* zu erleben. Gelegentlich stand ich damals frühmorgens auf und ging die 15 Minuten von meinem Apartment zu diesem Park herüber, um Gruppen von mehr als 50 Pensionisten beim Üben zu beobachten. Ein Leiter dieser Gruppen sagte häufig die Namen der Bewegungen mit einem Megaphon an. In den ersten Reihen standen immer heitere Achtzigjährige mit gelenkigen Beinen und fliegenden Hosen. Die Parks erinnerten mich daran, dass die Chinesische Medizin mehr ist als Akupunktur und Kräutermedizin. Als Therapeuten müssen wir uns um unseren Körper kümmern, um auch Patienten für diese Bewegungskunst motivieren zu können. In diesen alten Parks werden nebeneinander *Tai Ji Quan* und moderne Gymnastik zu chinesischer Popmusik praktiziert. Ebenfalls anzutreffen sind viele Kalligraphen, die mit riesigen besengroßen Pinseln Gedichte auf den grauen Beton malen – nur mit Wasser! Mit flüssigen Bewegungen schreiben sie Schriftzeichen, die mit der ersten Morgensonne verdunsten...

Der letzte Abschnitt dieser „größten Rundwanderung von Beijing" beginnt am nördlichen Ende des Parkes Bei Hai. Man umkreist dabei den See Hou Hai und sieht dort bezeichnenderweise an dessen Anfang ein Starbucks-Cafe. Wie in vielen anderen Städten, nimmt auch in Beijing der Konsum an westlichen Lebensmitteln und Getränken zu. Dadurch verändern sich auch die alten Krankheitsmuster, sodass man die alten Rezepturen modifizieren muss. Den alten Ärzten der Ping Xin Tang-Klinik zufolge gehört dieses Modifizieren alter Rezepturen zu einem alten Muster der Chinesischen Medizin, denn diese hatte sich in ihrer Geschichte stets an unterschiedliche Dynastien anzupassen. Auch die heutigen Veränderungen der Ernährung und des Lebensstils sind nur eine Herausforderung für die Chinesische Medizin, aber kein Todesurteil.

Dieser Spaziergang um den See Hou Hai ist mein Lieblingsabschnitt dieser Rundwanderung. Von hier ist es nicht mehr weit zu meinem Apartment im nahe gelegenen Hutong. Am nordöstlichen Ende dieses Sees beschützt ein großes klassisches Tor das ehemalige Haus von Soong Qing Ling. „Madame Soong" wurde als Tochter eines der einflussreichsten Männer in Shanghai in der Zeit vor der kommunistischen Revolution geboren und war mit dem Begründer des modernen China, Dr. Sun Yat Sen, verheiratet gewesen. Obwohl sie 25 Jahre jünger als ihr Ehemann war, spielte sie bis zu ihrem Tod in hohem Alter 1982 eine wichtige Rolle in der modernen Geschichte Chinas. Immer noch besichtigen einige, meist chinesische, Touristen ihr Anwesen.

Vor dem Tor dieses Hauses, an einem kühlen Novembermorgen, hatte ich Dr. Wang zum ersten Mal angetroffen und ihn gebeten, bei ihm lernen zu dürfen. Wir gingen damals zu einem nahe gelegenen kleinen Restaurant, um zum ersten Mal gemeinsam Nudeln zu essen – Hunderte „Nudelessen“ sollten folgen. Auf seine Frage, warum ich in China lernen wolle, erzählte ich, dass ich ursprünglich mein zwei Jahre zuvor in Cheng Du vertieftes Wissen in der Kräutermedizin weiter ausbauen wolle. In den Wochen zuvor hatte ich jedoch mehr und mehr daran gedacht, diesmal nicht nach Cheng Du, sondern nach Beijing zu gehen. Seine Vorlesungen während meiner Studentenzeit in Kalifornien in den USA waren mir noch in guter Erinnerung geblieben, denn seine klaren physiologischen Beschreibungen hatten mich fasziniert (obwohl ich damals davon noch nicht viel verstanden hatte). Einer meiner Lehrer in San Francisco hatte mir daraufhin seine Nummer gegeben – und zu meinem großen Erstaunen war er gerade zuhause, als ich nach meiner Ankunft in Beijing seine Nummer wählte. Aus diesem Telefonanruf ging dieses Mittagessen im November 2002 hervor. Ich erklärte ihm, dass ich mehr über seine Sichtweise der Mechanismen der Akupunktur lernen wolle – mir war nicht bewusst, dass das die richtige Frage gewesen war.

„Die größte Rundwanderung Beijings“ endet also genau dort, wo meine Arbeit mit Dr. Wang begonnen hatte.

Ich möchte zum Abschluss noch ein Erlebnis erzählen, das sich an den Ufern des Sees Hou Hai abspielte. Etwa 3–4 Monate nach unserem ersten Treffen aßen Dr. Wang und ich in einem nahe gelegenen Entenrestaurant. Es war ein kalter Spätwinternachmittag, und aus irgendeinem Grund aßen wir draußen in der Sonne auf einer Parkbank. Ich erzählte ihm von meinem Versuch, meine Mitschriften niederzuschreiben und zu ordnen. Nach ein paar Fragen zu den Themen dieser Vorlesungen fragte ich Dr. Wang, was er davon halte, über diese Thematik ein Buch zu schreiben. Er machte eine seiner typischen kurzen Pausen, dachte nach und sagte: „Klingt nach einer guten Idee, aber das soll ganz sicher nicht ein weiteres langweiliges Lehrbuch werden!“ Ich hoffe, das ist uns gelungen.

ANHANG 1

DIE MERIDIANVERLÄUFE

Einführung

Auf den nachfolgenden Seiten sind die Verläufe der zwölf Hauptmeridiane sowie von *Du Mai* und *Ren Mai* abgebildet:

- Die dunkelroten Linien stellen die inneren Verläufe der Hauptmeridiane sowie die *Luo*-Gefäße (絡脈, *luò mài)* und die Divergenten Meridiane (經別, *jīng bíe)* dar.
- Die hellroten Linien entsprechen den Verläufen an der Hautoberfläche, an denen auch die Akupunkturpunkte liegen.

Bitte beachten Sie immer auch die kleinen Abbildungen rechts oder links unten. Diese zeigen die durch den jeweiligen Meridian „belebten" Organe und Strukturen. Die genaue Art und Weise, wie Meridiane gewisse Strukturen durchziehen oder daran vorbeiführen, wird in den Klassikern mit verschiedenen Begriffen beschrieben: Meridiane können

- Kollaterale bilden (絡 *luò),*
- entlang laufen (循 *xún),*
- eindringen (入 *rù),*
- bewegen (行 *xíng),*
- umkreisen (環 *huán),*
- sich an einer Struktur zerstreuen (散 *săn).*

Diese hier abgebildeten einfachen Grafiken können diese Unterscheidung nicht aufzeigen, aber klarerweise lässt sich das Verhältnis eines Meridians mit Körperstrukturen besser verstehen, wenn man die Art der gegenseitigen Interaktion bedenkt. „In den Magen eindringen" bedeutet zum Beispiel etwas ganz anderes als „an der Magenoberfläche vorbeilaufen". Die beste Nachschlagmöglichkeit für diese feinen Unterscheidungen bietet die chinesische Originalliteratur. Die Abbildungen in dem vorliegenden Buch basieren daher auf *Diagrams of the Channels and Collaterals* (經絡圖解, *Jīng luò tú jiě)*, herausgegeben von Lin Yun-Gui (藺雲桂) im Verlag Fuzhou: Fujian Science and Technology Publishing House, 1991.

Bei einigen Meridianen werden in den Klassikern keine von den *Luo*-Gefäßen versorgte Organe oder Strukturen erwähnt. In diesen Fällen sind die *Luo*-Gefäße eher Verbindungsäste im Gebiet der jeweiligen *Luo*-Punkte, und sind in den vorliegenden Abbildungen keine *Luo*-Gefäße eingezeichnet. Man sollte in diesem Zusammenhang aber das in Kapitel 17 erörterte Konzept bedenken, dass nämlich „*Luo*" neben den inneren *Luo*-Verläufen auch die vielen kleinen Gefäße für die Mikrozirkulation im gesamten Meridianverlauf umfasst.

Die ultimative Quelle für Informationen zu den Meridianverläufen ist das *Nèi Jīng*, wobei die meisten Informationen dort aus einem einzigen Kapitel entstammen: *Líng Shū*, Kapitel 10, „Meridiane und Gefäße" (經脈篇, *jīng mài piān*). Die Divergenten Meridiane hingegen werden im *Líng Shū* gesondert im Kapitel 11 erörtert. (Manchmal widersprüchliche) Details zu den Meridianverläufen werden im *Néi Jīng* auch in anderen Abschnitten hinzugefügt. Sehr wichtige Beiträge zu den klassischen Meridianverläufen findet man außerdem in anderen klassischen Texten, vor allem im „Systematischen Klassiker der Akupunktur und Moxatherapie" (針灸甲乙經, *Zhēn jiŭ jiă yĭ jīng*) von Huang-Fu Mi aus dem Jahre 282 n. Chr.

Die ebenfalls bereits im *Nèi Jīng* beschriebenen „Tendinomuskulären Meridiane" fehlen auf den folgenden Abbildungen. Im Großen und Ganzen entsprechen ihre Verläufe den äußeren Verläufen der Hauptmeridiane, wobei sie breiter sind und damit auch die Muskulatur mit einschließen. Abbildungen dazu finden Sie in den meisten modernen Akupunkturbüchern.

Ein wichtiges Ziel dieses Anhangs ist es, eine neue Sicht der Beziehung der Organe untereinander darzulegen. Es ist wichtig, sich vor Augen zu halten, dass es sowohl *Organe* als auch *Meridiane* gibt. Diese sind miteinander verbunden, als Hinweis auf ihre funktionellen Beziehungen. Bei der Meridianpalpation sollte man sowohl die Meridianverläufe als auch die Verbindungen (innerliche und jene an der Körperoberfläche) bedenken. Dadurch lässt sich die diagnostische Bedeutung der palpierten Veränderungen leichter einschätzen.

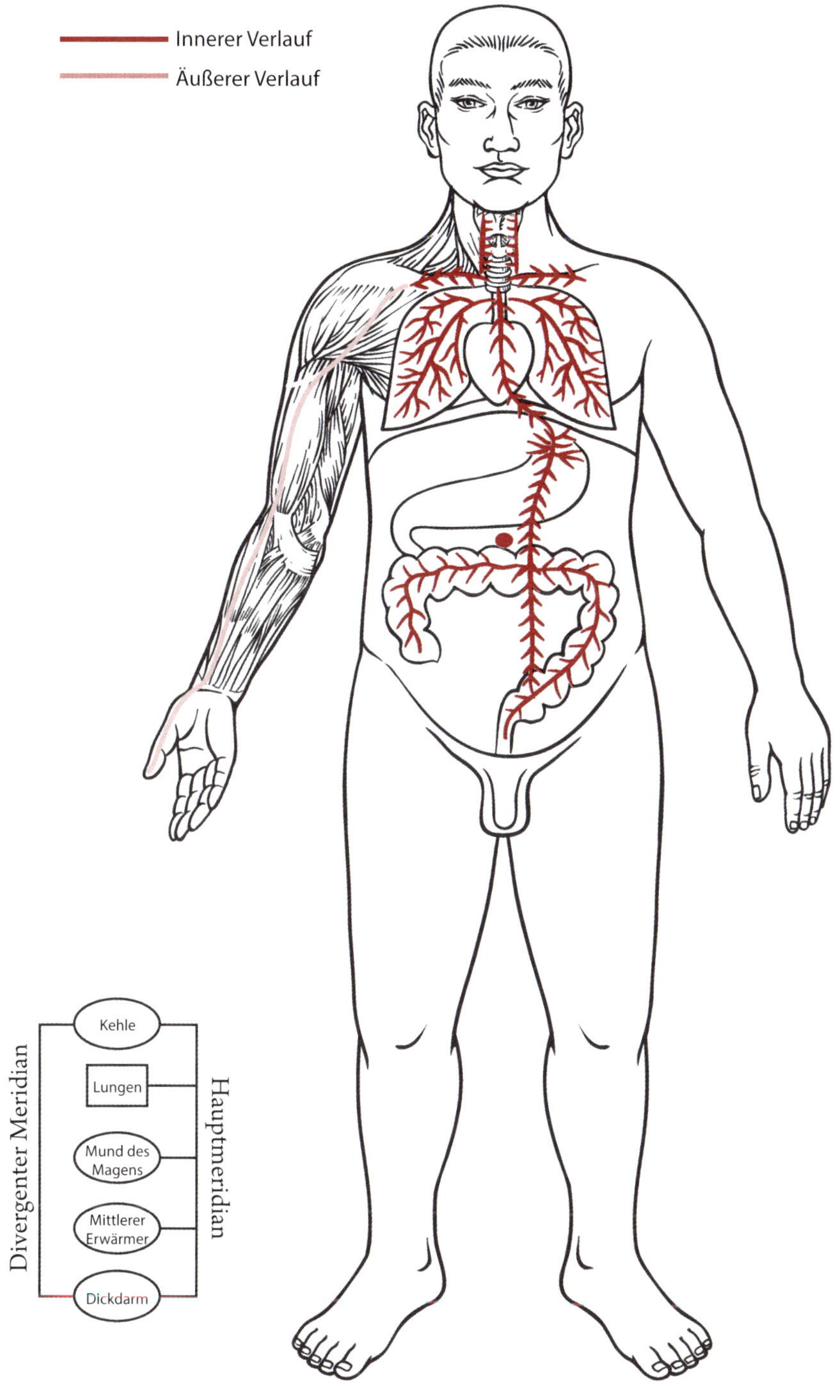

Der Arm–*Tài Yīn*–Lungen-Meridian (手太陰肺經, *shǒu tài yīn fèi jīng*).

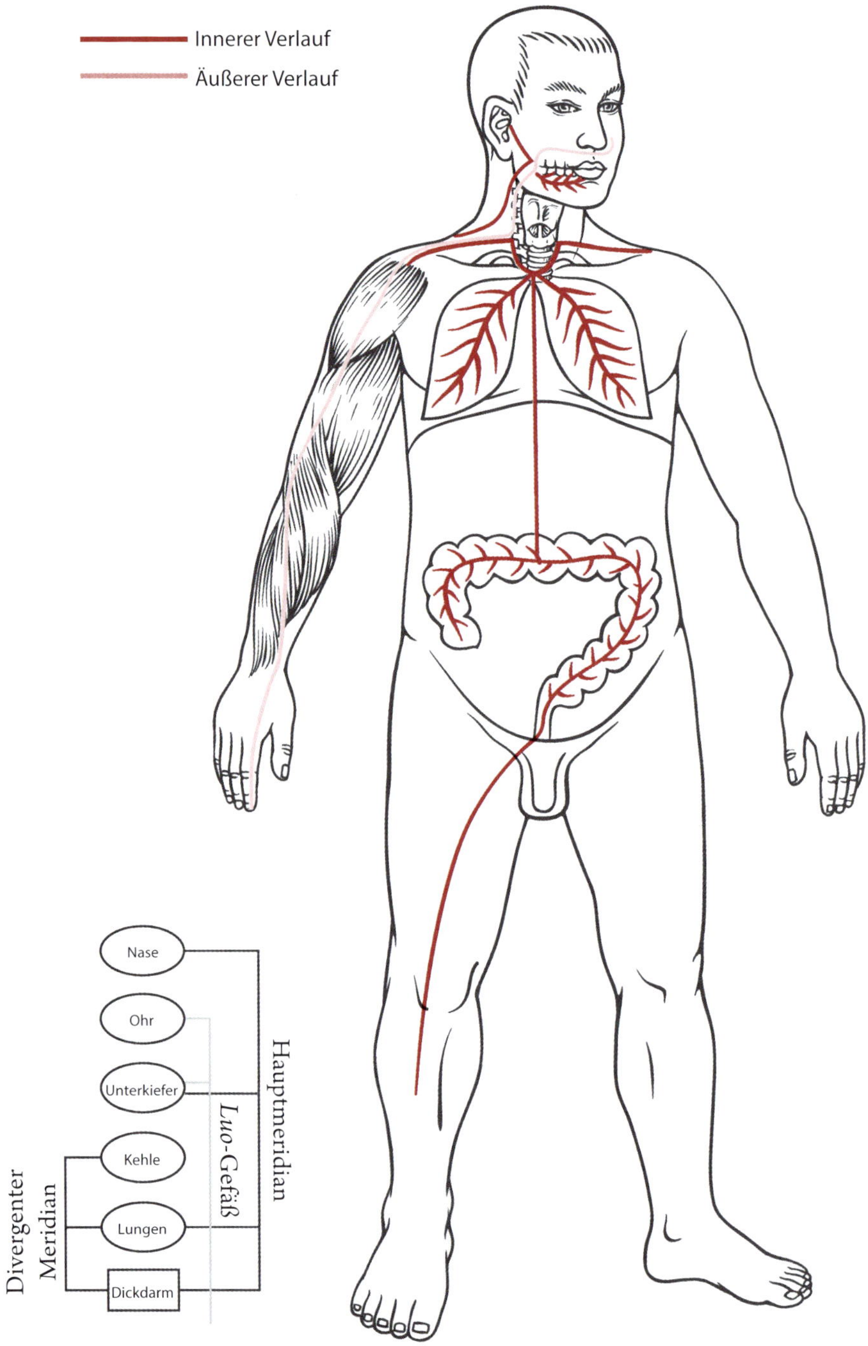

Der Arm–*Yáng Míng*–Dickdarm-Meridian (手陽明大腸經, *shǒu yáng míng dà cháng jīng*).

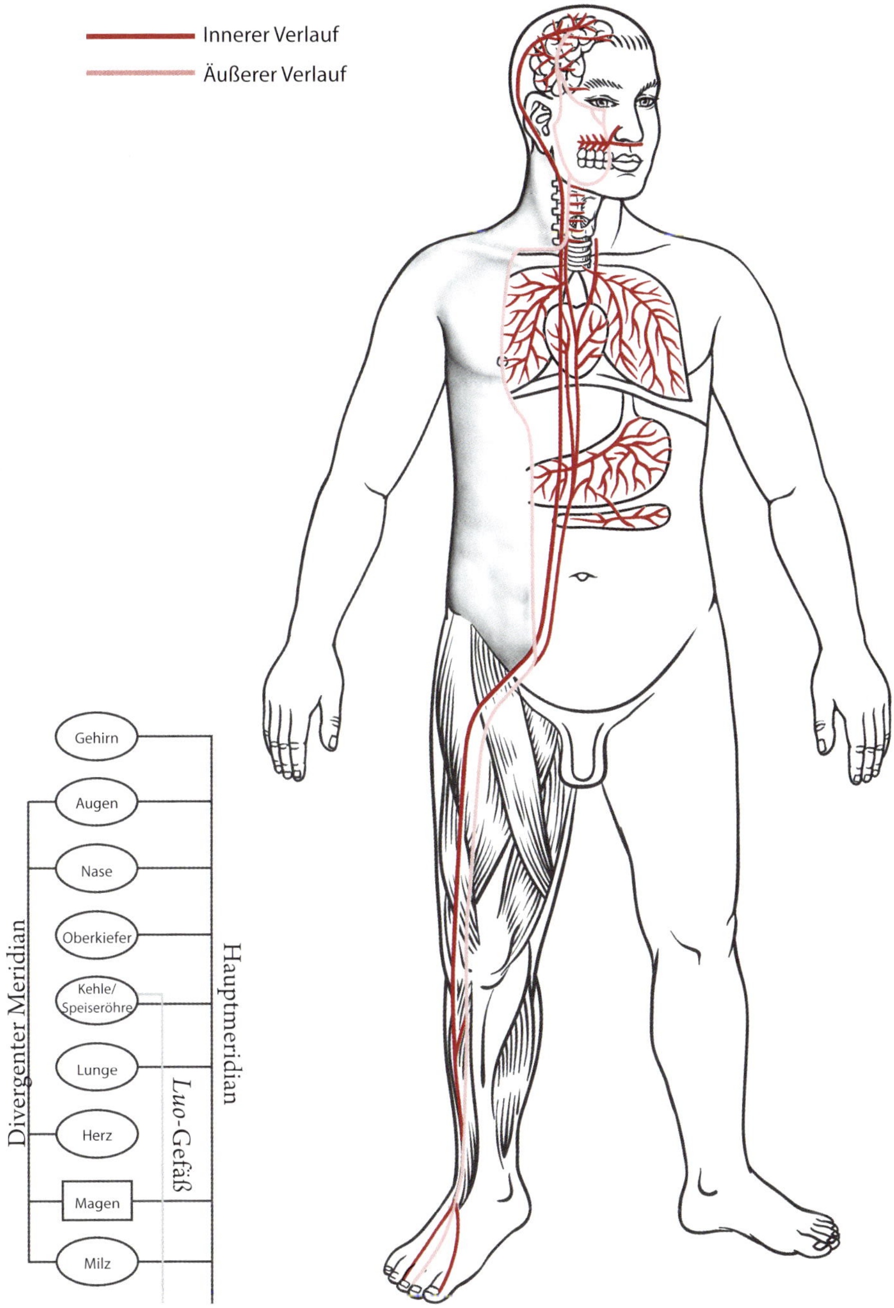

Der Bein-*Yáng Míng*-Magen-Meridian (足陽明胃經, *zú yáng míng wèi jīng*).

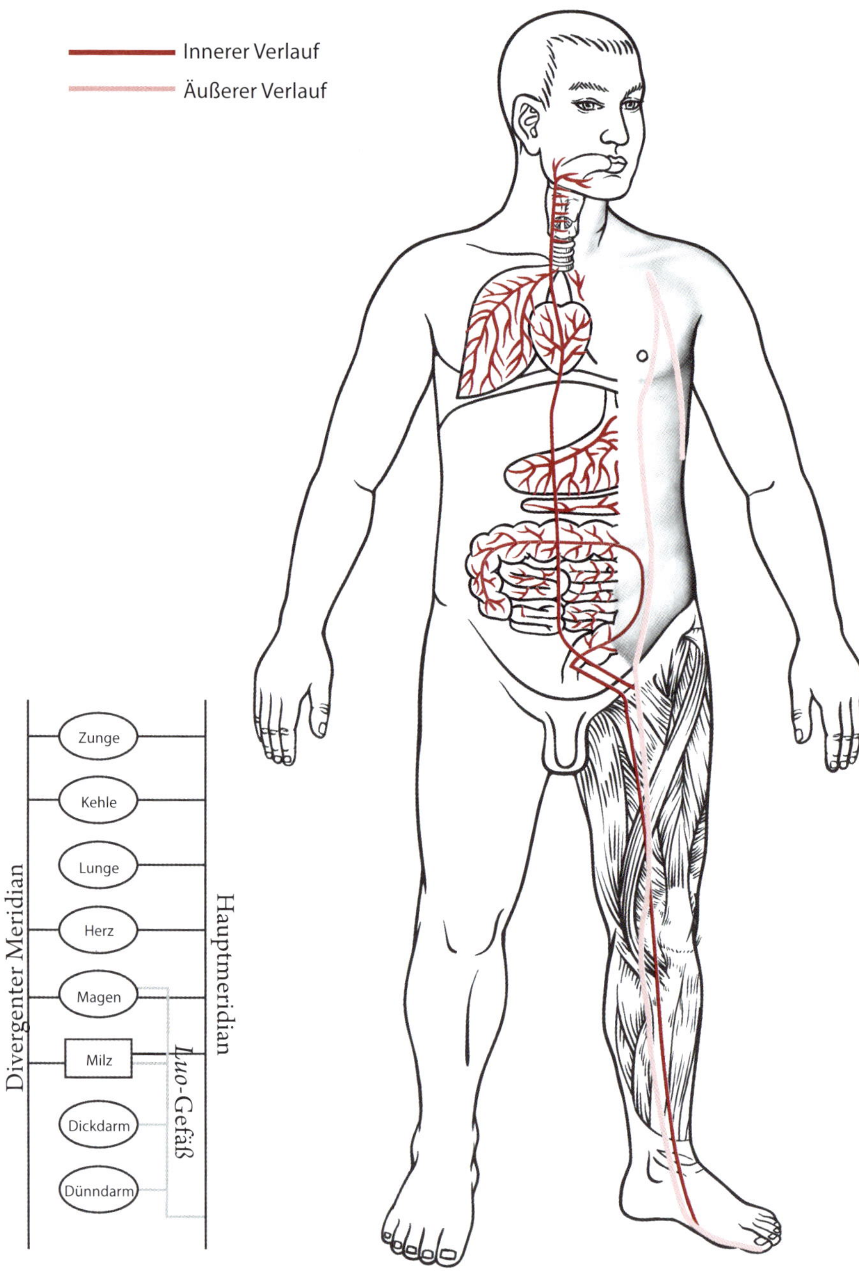

Der Bein–*Tài Yīn*–Milz-Meridian (足太陰脾經, *zú tài yīn pí jīng*).

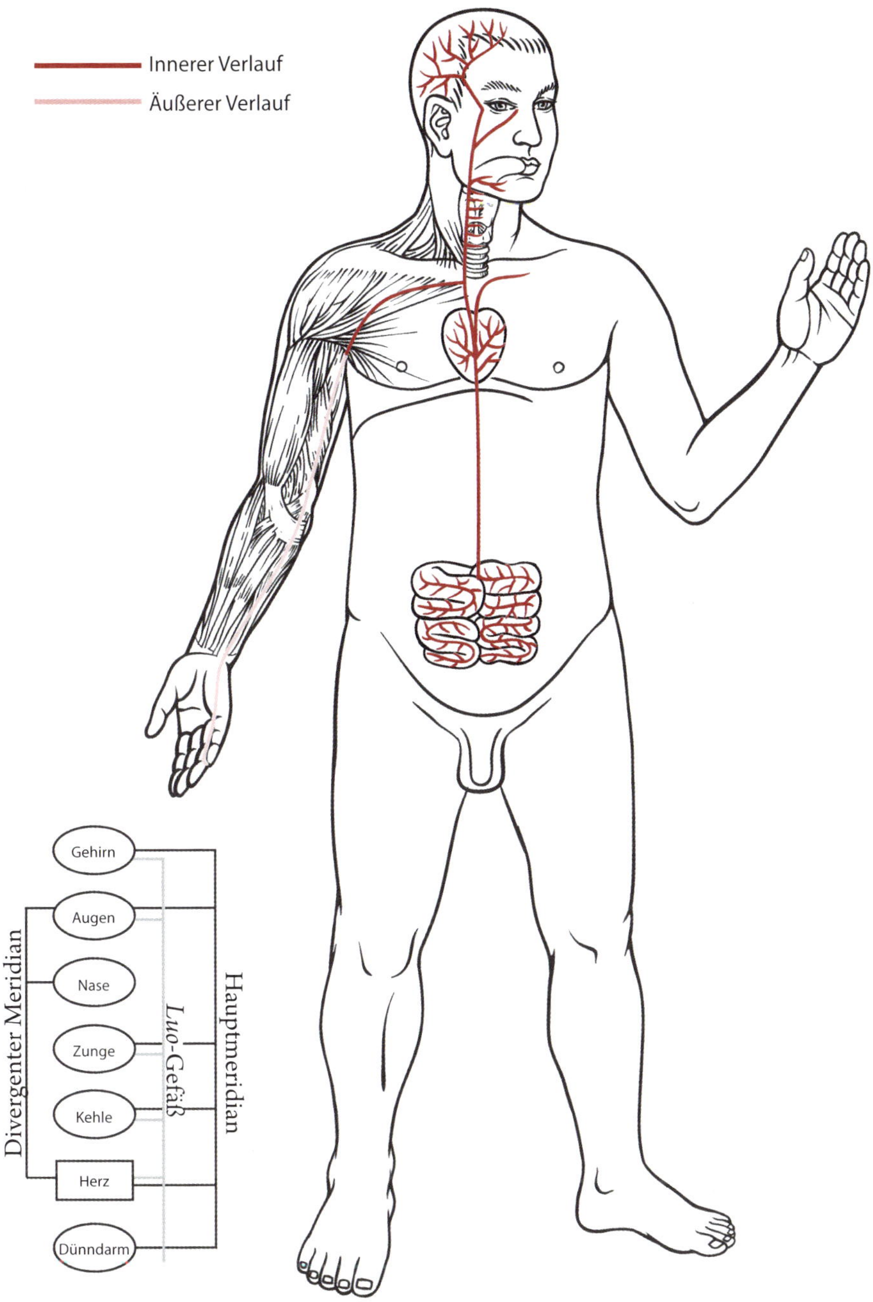

Der Arm–*Shào Yīn*–Herz-Meridian (手少陰心經, *shǒu shào yīn xīn jīng*).

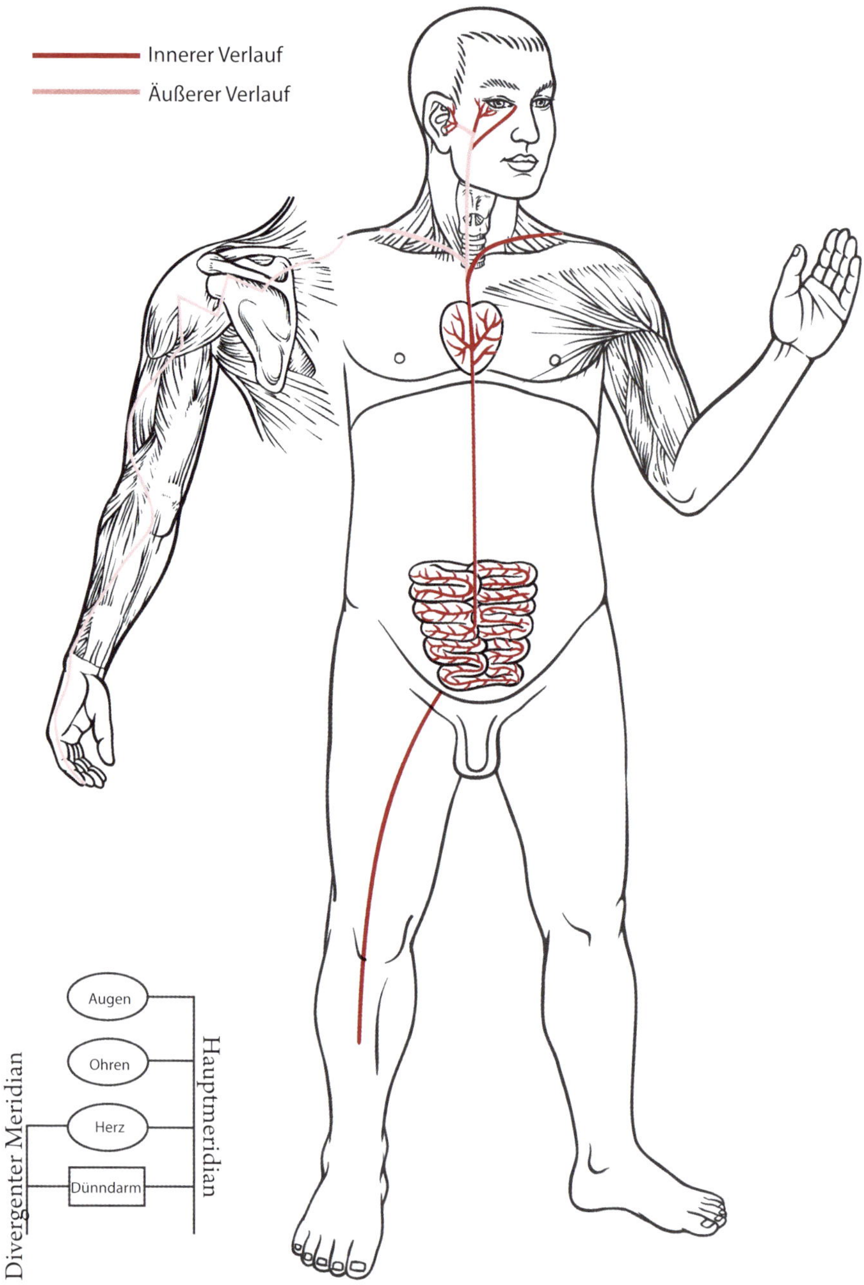

Der Arm–*Tài Yáng*–Dünndarm-Meridian (手太陽小腸經, *shǒu tài yáng xiăo cháng jīng*).

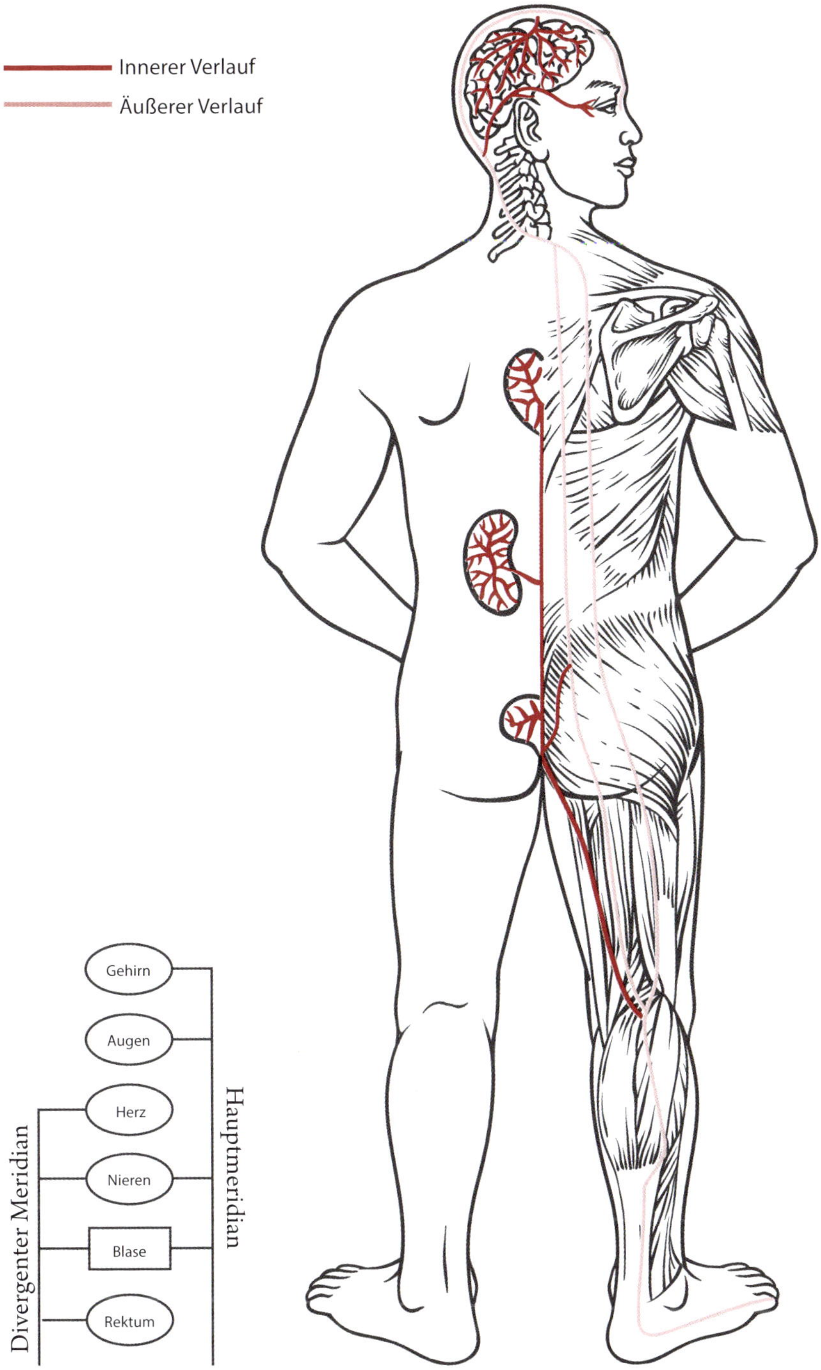

Der Bein–*Tài Yáng*–Blasen-Meridian (足太陽膀胱經, *zú tài yáng páng guāng jīng*).

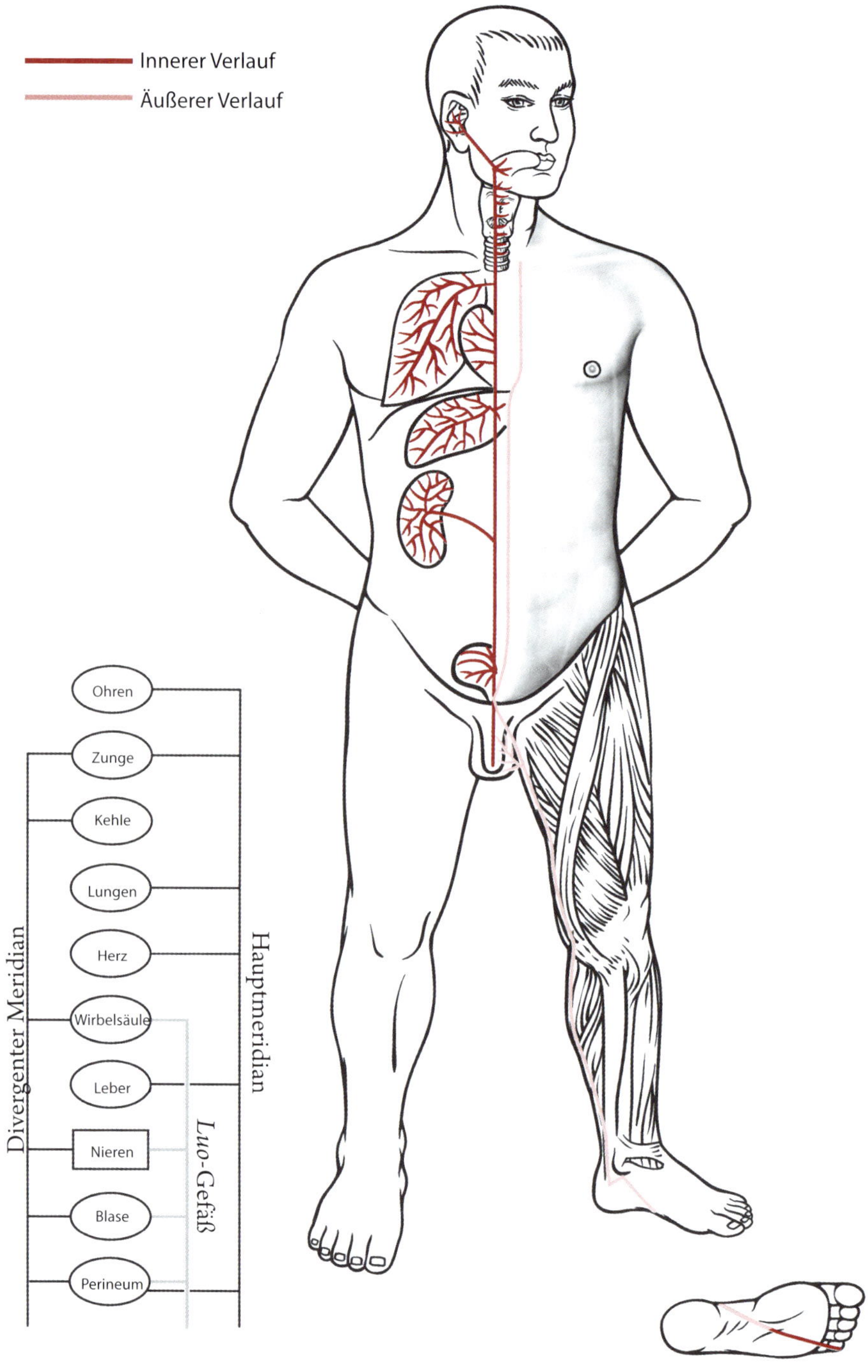

Der Bein-*Shào Yīn*-Nieren-Meridian (足少陰腎經, *zú shào yīn shèn jīng*).

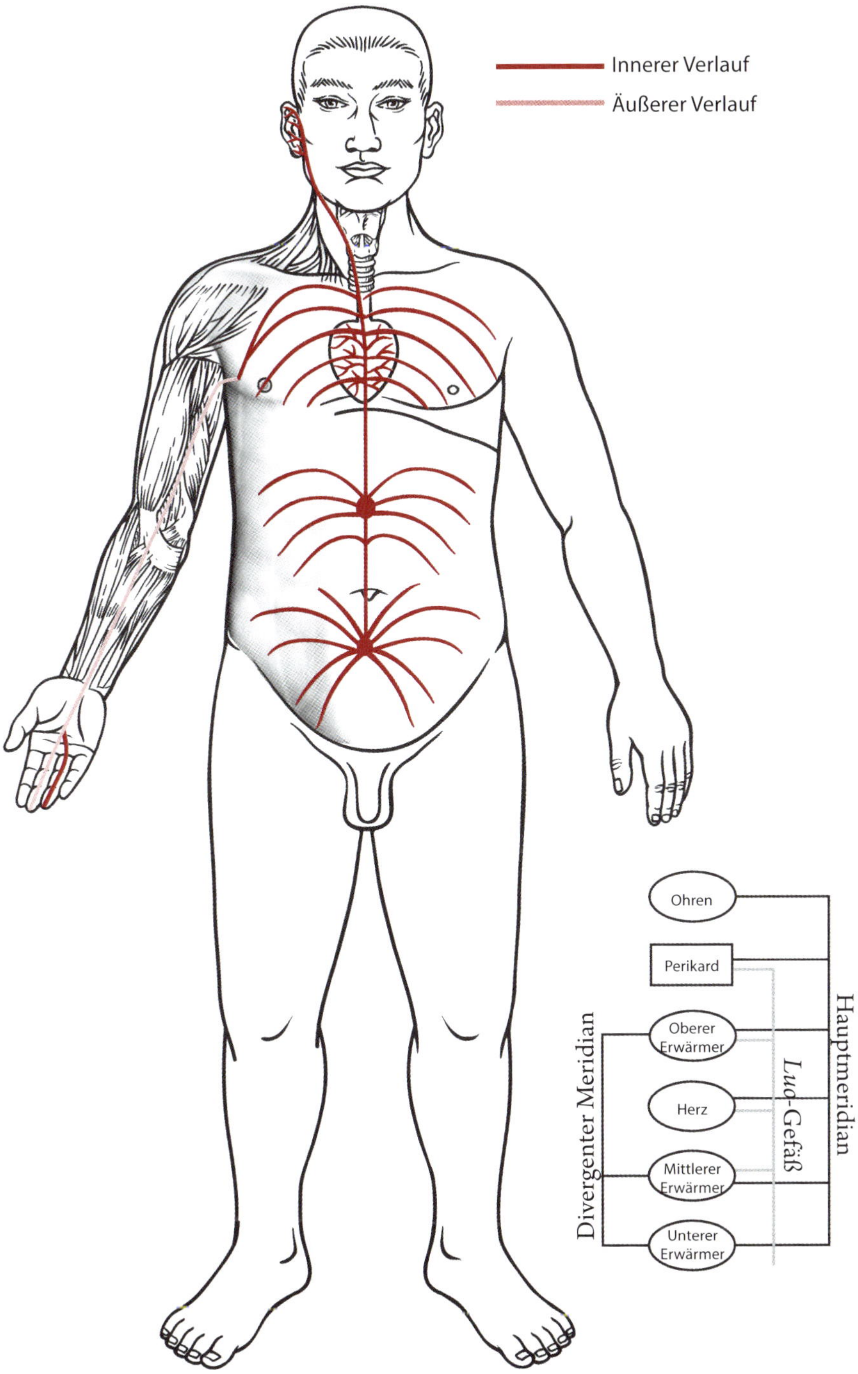

Der Arm-*Jué Yīn*-Perikard-Meridian (手厥陰心包經, *shǒu jué yīn xīn bāo jīng*).

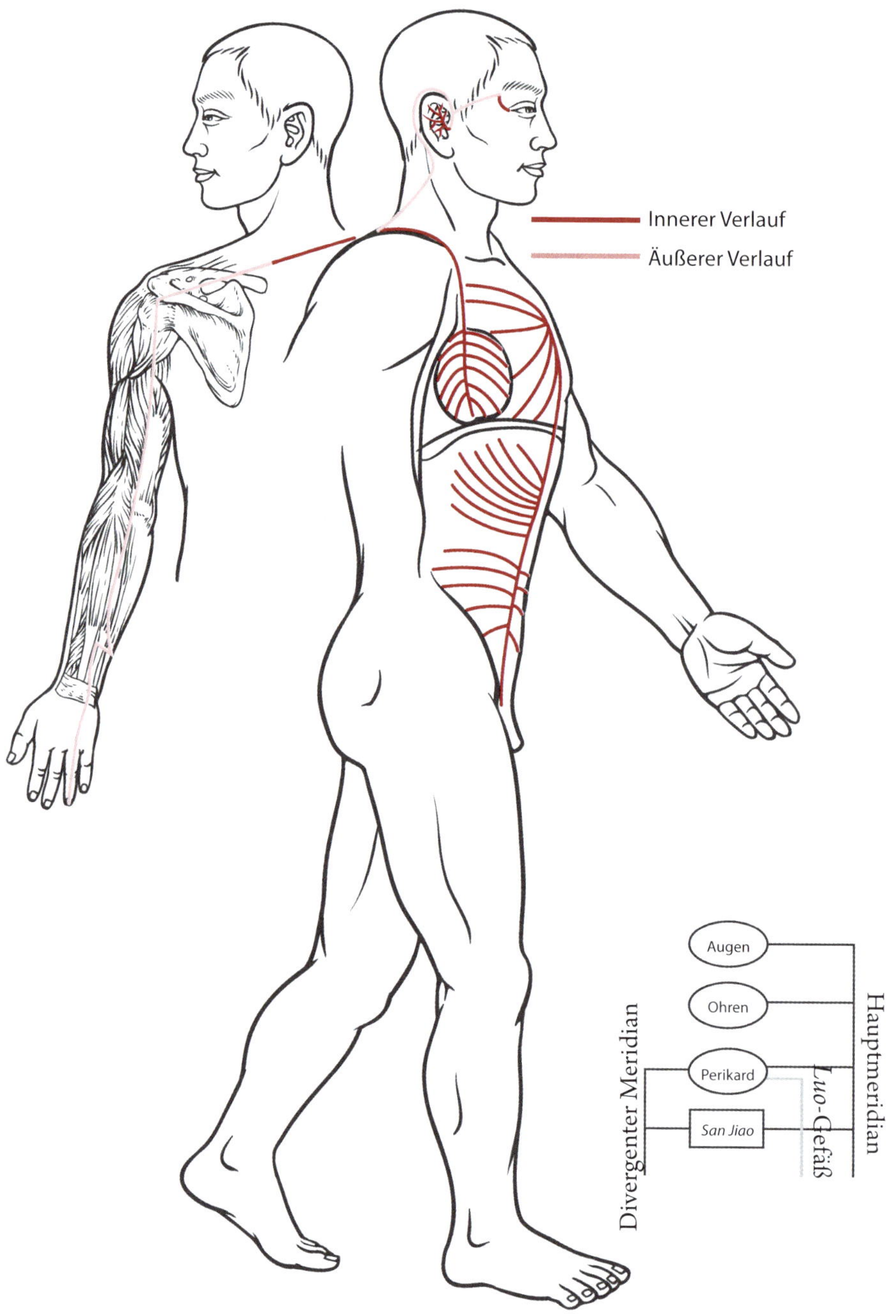

Der Arm–*Shào Yáng*–*San Jiao*-Meridian (手少陽三焦經, *shǒu shào yáng sān jiāo jīng*).

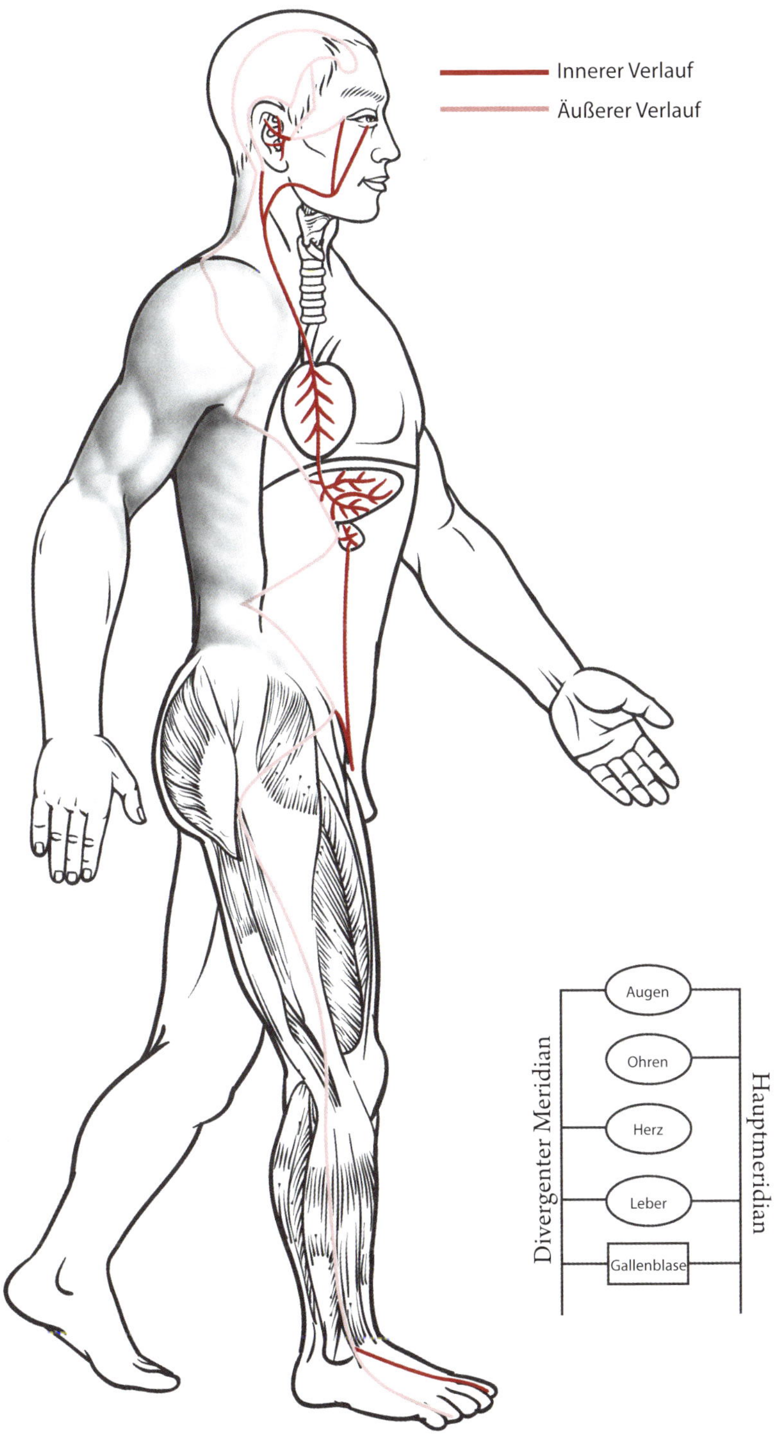

Der Bein-*Shào Yáng*-Gallenblasen-Meridian (足少陽膽經, *zú shào yáng dăn jīng*).

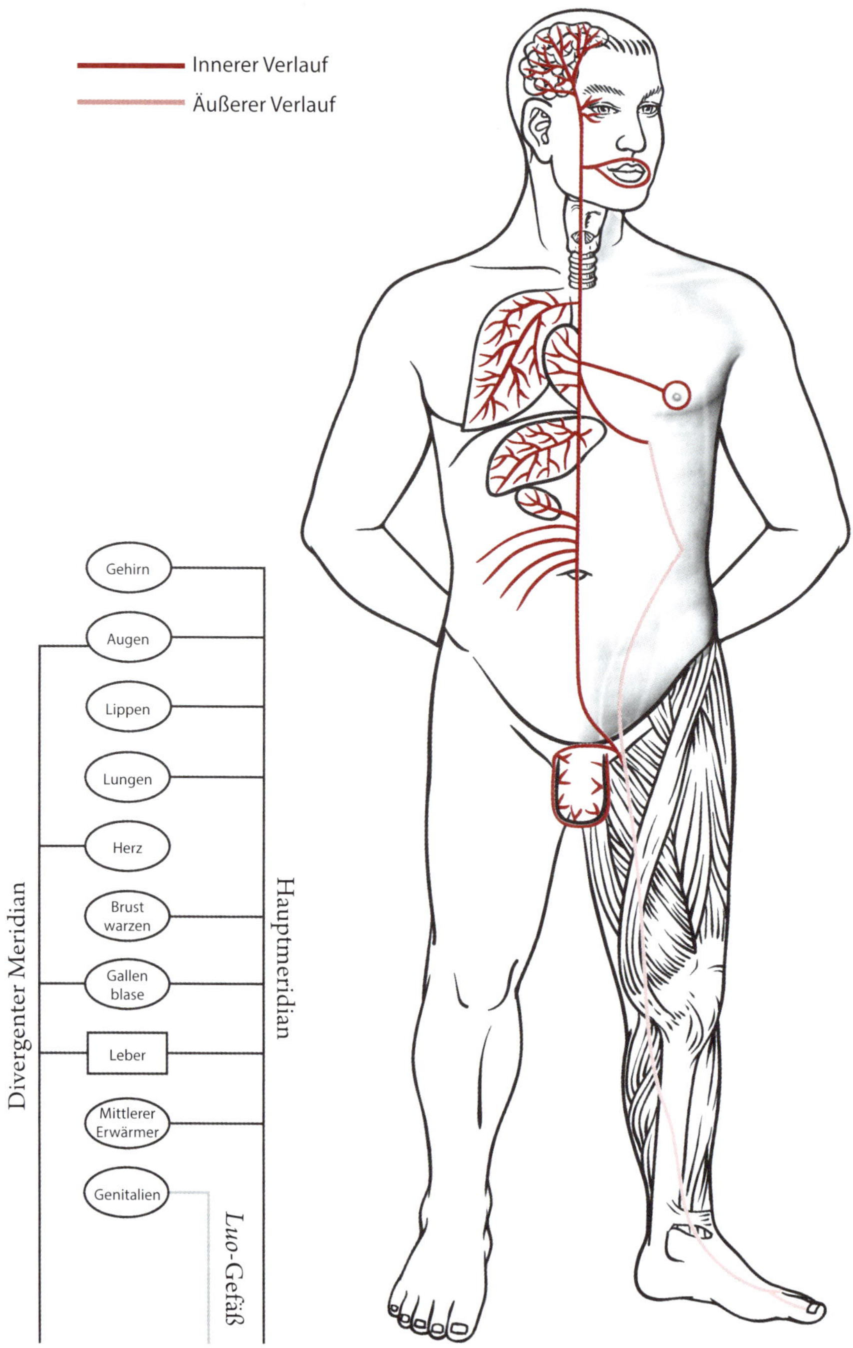

Der Bein-*Jué Yīn*-Leber-Meridian (足厥陰肝經, *zú jué yīn gān jīng*).

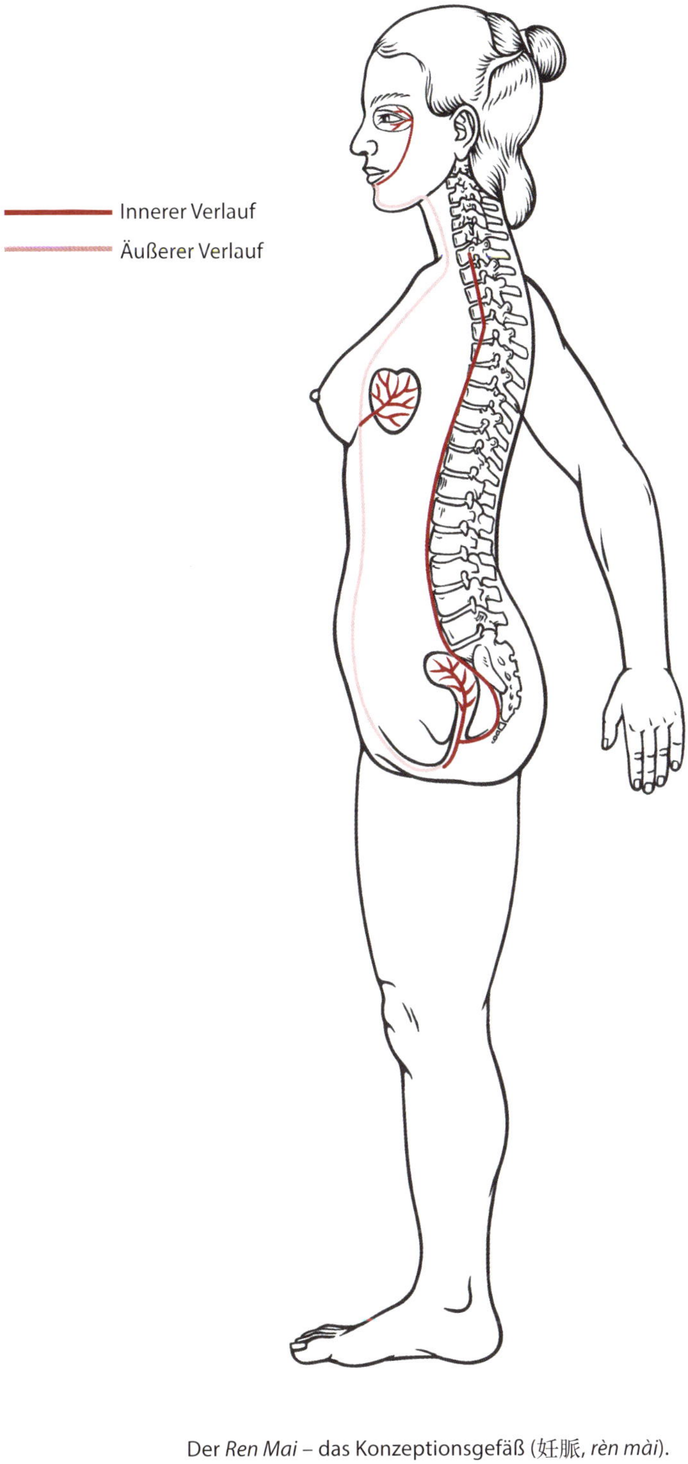

Der *Ren Mai* – das Konzeptionsgefäß (妊脈, *rèn mài*).

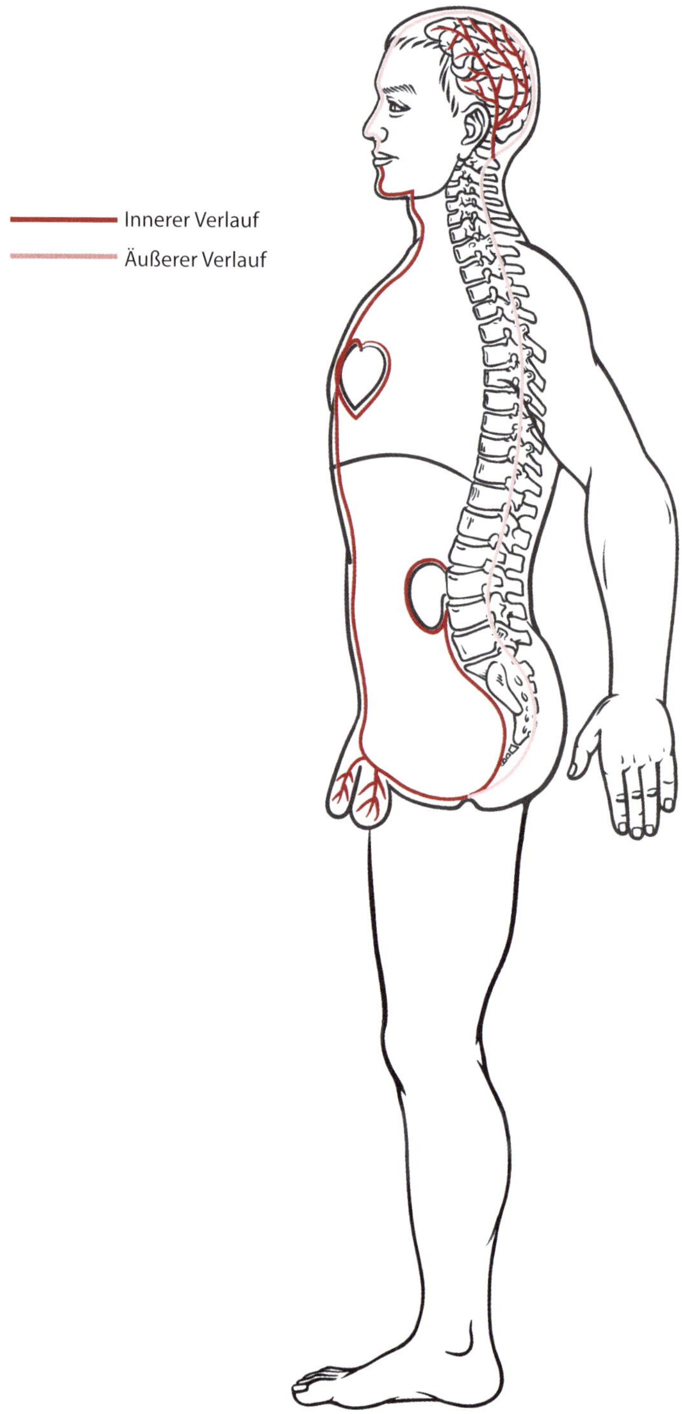

Der *Du Mai* – das Lenkergefäß (督脈, *dū mài)*.

Anhang 2

Die Sinnesorgane

In den klassischen Texten werden oft „Sieben Öffnungen" *(七竅, qī qiào)* am Kopf beschrieben: je zwei Nasenlöcher, zwei Augen, zwei Ohren und der Mund. Heutzutage wird dieses Konzept oft auf „fünf Sinnesorgane" (五官, *wŭ guān*) eingeschränkt – Nase, Ohr, Auge, Mund und Zunge. Schon in den Anfängen der Chinesischen Medizin war die Beziehung der inneren Organe zu den Sinnesorganen von Bedeutung gewesen. Verschiedene Sichtweisen über diese Beziehungen führen auch zu verschiedenen Anwendungen von Akupunkturpunkten oder Kräutern. Die Assoziation der *Zàng Fŭ* mit den Sinnesorganen hatte aber auch zu einer sehr starren Zuordnung zu den Fünf Wandlungsphasen geführt. Viele Therapeuten denken, dass bei den meisten Augenkrankheiten eine Leber-Störung vorliegen muss, da die „Leber mit den Augen assoziiert ist". In Wirklichkeit muss man die Rollen der Organe und die Zusammenhänge zwischen den Organfunktionen und den Sinnesorganen differenzierter betrachten.

Die folgenden Seiten sind ein Überblick über moderne klinische Erfahrungen im Konzept der fünf *Zàng* (Yin)-Organe. Als Startpunkt soll das 37. Kapitel des *Nán Jīng* dienen, in dem die Beziehung der fünf *Zàng*-Organe zu den Sinnesorganen wie folgt beschrieben wird:

- ***Das Qi der Lunge öffnet sich** (通, tōng) **durch die Nase:** Wenn die Nase harmonisch (funktioniert), kann man gute von schlechten Gerüchen unterscheiden.*
- ***Das Qi der Leber öffnet sich durch die Augen:** Wenn die Augen harmonisch (funktionieren), kann man hell von dunkel unterscheiden (wörtlich „weiß von schwarz").*
- ***Das Qi der Milz öffnet sich durch den Mund:** Wenn der Mund harmonisch (funktioniert), kann man den Geschmack der Getreide erkennen.*
- ***Das Herz öffnet sich durch die Zunge:** Wenn die Zunge harmonisch (funktioniert), kann man die fünf Geschmäcker unterscheiden.*
- ***Die Niere öffnet sich durch die Ohren:** Wenn die Ohren harmonisch (funktionieren), kann man die fünf Geräusche erkennen.*

- *Wenn die fünf Yin-Organe nicht in Harmonie sind, sind die „Neun Öffnungen" blockiert (不通, bù tōng): Wenn die fünf Yang-Organe nicht in Harmonie sind, ist der Qi-Fluss verknotet, was zu Abszessen (癰, yōng) führt.*

Diese Assoziationen der Fünf Sinnesorgane mit den Fünf Yin-Organen sind bekannt, es lohnt sich aber, über den letzten Absatz nachzudenken. Dem *Nán Jīng* zufolge sorgt das harmonische Funktionieren der Yin-Organe dafür, dass die Sinnesorgane offen bleiben. „Yin (Ernährung) ermöglicht Yang (Funktion)". Auf der anderen Seite kommt es zu Verknotung, Abszessen oder Geschwüren, wenn die Yang-Organe nicht harmonisch funktionieren: zu wenig Yang (Bewegung) kann eine Blockade der Sinnesorgane verursachen. Bei den nachfolgenden Betrachtungen ist es wichtig, sich die fundamentale Bedeutung von Yin (Ernährung) und Yang (Bewegung) für die Sinnesorgane vor Augen zu halten.

Die Leber öffnete sich durch die Augen

Während im *Nán Jīng* erwähnt wird, dass sich „die Leber durch die Augen öffnet", gibt es auch viele andere Organe und Meridiane mit einem Einfluss auf die Augen. Den klassischen Quellen zufolge haben 17 Meridiane, *Luo*-Gefäße oder andere „Gefäße" eine Verbindung zu den Augen,[107] darunter sieben Hauptleitbahnen und fünf *Luo*-Gefäße. Zusätzlich verlaufen auch die Außerordentlichen Gefäße *Yin Qiao Mai, Yang Qiao Mai, Ren Mai* und *Du Mai* zu den Augen. Neben der sehr speziellen Beziehung der Leber zu den Augen werden jene demnach auch von vielen andern Meridianen und Organen beeinflusst.

Bei den meisten Leber-Augenpathologien ist „Blut-Leere" oder „Hitze" mitbeteiligt. Die enge Assoziation der Qi-Transformation der Leber mit den Augen beruht primär auf drei Säulen:

- **Strukturell:** Sowohl der Haupt-Meridian als auch der Divergente Meridian der Leber „erreichen die Wurzel der Augen". Auch aus Sicht der westlichen Medizin gibt es eine Verbindung zwischen Leber-Erkrankungen und Sehnerv oder Retina.
- **Physiologisch:** Auch die Funktion der Leber, „das Blut zu speichern", steht in Beziehung zu den Augen, denn aufgrund ihrer Rolle in der Blutverteilung beeinflusst die Leber deren Blutzirkulation. Derartige Augenstörungen werden durch eine plötzliche Veränderung der lokalen Zirkulation verursacht und entstehen sehr

107 Dr. Wang verwendet gerne den Meridianatlas von *Lin Yun-Gui*, „Illustrated Channels and Collaterals, *Jing Luo Tu Jie*", Fuzhou: Fujian Science ans Technology Press, 1991. Professor *Lin* hat nach akribischen Studien der Klassiker eine Reihe klarer, textlich genauer Beschreibungen der Meridianverläufe aufgezeichnet. In diesem Buch findet man neben Darstellungen von Körperregionen mit ihren Meridianverläufen eine Sammlung klassischer Zitate zur Beschreibung der Darstellungen. Dr. Wang bezieht sich in diesem Anhang und auch sonst in diesem Buch oft auf Prof. *Lin* (so auch bei der Aussage: „Die klassischen Quellen geben 17 Meridiane, *Luo*-Gefäße oder „Gefäße" mit Verbindung zu den Augen an").

schnell. Moderne westliche Untersuchungsmethoden finden dabei oft geringe oder keine pathologischen Veränderungen im Auge selbst. Derartige Störungen können auch zu Problemen des Sehnervs führen.
- **Psychologisch:** Man sagt, dass die Leber die *Hún*-Seele (Wanderseele) beherberge. Daher werden Halluzinationen in der Chinesischen Medizin mit der Leber assoziiert.

Wichtige Leber-Punkte für Augenbehandlungen
- Le2 (*Xíng Jiān*) und Bl18 (*Gān Shū*): Häufig bei Leber-Augenpathologien mit Juckreiz, Rötung oder Nachtblindheit.
- Le1 (*Dà dūn*), Le3 (*Taì Chōng*) oder Le8 (*Qū Quán*): Diese Punkte werden auch, jedoch seltener angewendet. Bei ausgeprägter Fülle werden oft Gallenblasen-Punkte gewählt.

Diagnose und Therapie von Augenpathologien

Augenerkrankungen, die mit der Akupunktur sehr effektiv behandelt werden können, lassen sich im Groben in fünf Kategorien einteilen (siehe Abb. A2.1):

1. Retina und Sehnerv

Sowohl degenerative als auch akute Störungen von Retina und Sehnerv weisen oft einen *Jué Yīn*-Bezug auf. Das Einflussgebiet von *Jué Yīn* erstreckt sich weit hinter den Augapfel und betrifft auch die Blutzirkulation des gesamten Gebietes (z.B. bei Glaukom). Differenzialdiagnostisch muss man dabei *Shào Yīn* von *Jué Yīn* abgrenzen. Ein Beispiel dafür sind Nierenmuster mit Leere-Hitze, wie man sie im *Qi Ju Di Huang Wang Ju-Yi*-Muster (Pille aus Lycium, Chrysanthemen und Rhemannia) findet.

Typische Punkte bei *Jué Yīn*-Pathologien sind:
- Bl18 (*Gān Shū*) und Le3 (*Taì Chōng*).
- Gb20 (*Fēng Chí*), um die Zirkulation in der gekoppelten *Shào Yáng*-Leitbahn zu verbessern.
- Gb41 (*Zú Lín Qì*) bei deutlicher Fülle und/oder *Jué Yīn*-Hitze.

Typische Punkte bei *Shào Yīn*-Pathologien sind:
- Ni3 (*Taì Xī*) und
- Bl1 (*Jīng Míng*).

2. Pupille, Linse, Sklera und Glaskörper

Strukturelle Augapfelpathologien sind häufig mit folgenden Meridianen assoziiert:
- *Tài Yīn* (v. a. Milz)

- *Ren Mai*
- *Yang Qiao Mai,*
- *Yáng Míng* (v.a. Magen).

Diese Meridiane sind folglich bei Refraktionsfehlern oder Entzündungen indiziert.

Da Flüssigkeiten eine sehr wichtige Rolle für die Augen spielen, kommt vor allem dem Milz-Meridian eine große Bedeutung zu (zum Beispiel Mi9 *(Yīn Líng Quán)* oder Mi4 *(Gōng Sūn))*. Zur Punkteauswahl kann man, wie gewohnt, entlang des Milz-Meridians palpieren. Schwellungen unterhalb der Augen stehen ebenfalls in Beziehung zur Milz.

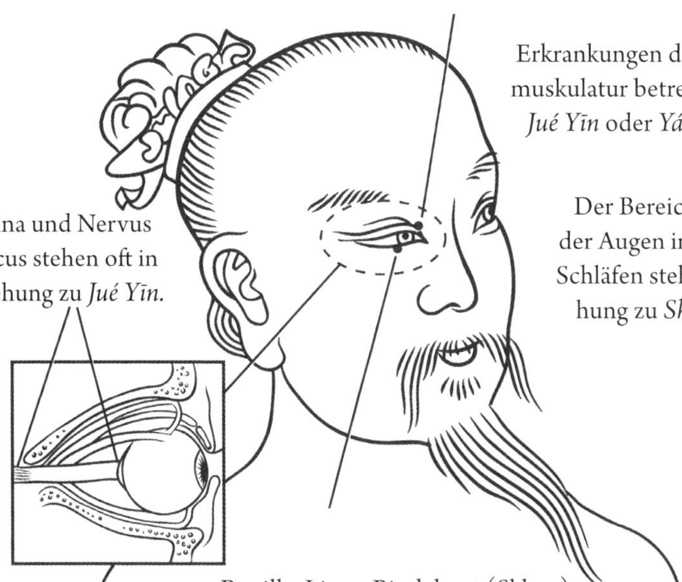

Abbildung A 2.1
Die Akupunktur ist eine sehr effektive Behandlungsmethode für Augenerkrankungen.

3. Die Augenbegrenzung

Dazu zählt man:

- Konjunktiva,
- Tränendrüsen,
- Augenlid.

Diese Bereiche weisen eine enge Verbindung zu *Yáng Míng, Yang Qiao, Tài Yáng* und *Tài Yīn* auf, wobei insbesondere die Bindehaut eine enge Beziehung zu *Yáng Míng* oder *Tài Yīn* aufweist. Bindehautentzündungen (Konjunktivitis) sprechen daher für gewöhnlich sehr gut auf eine Behandlung mit Di11 *(Qū Chí),* Mi4 *(Gōng Sūn)* und Mi9 *(Yīn Líng Quán)* an.

4. Die Augenmuskulatur

Störungen der Augenbewegungen betreffen meist entweder *Jué Yīn* oder *Yáng Míng*:

- *Jué Yīn* liefert das Blut, um die „Sehnen" zu nähren, und ist meist bei chronisch-degenerativen Erkrankungen mit Augenzucken (Wind) oder Mangel an Schnelligkeit und Reaktionsvermögen (Qi- und Blut-Leere) betroffen.
- *Yáng Míng,* dessen *Luo*-Gefäß durch das Auge verläuft, ist eher bei akuten Pathologien, zum Beispiel nach Schlaganfall, akutem Eindringen eines externen Pathogens (z.B. Fazialisparese, Anm. d. Ü.) oder Infektionen indiziert. Bei derartigen Pathologien benötigen die Augen einen kräftigen Nachschub an Qi und Blut. Sehr effektiv ist es dann, eine 3 cun Nadel von Di14 *(Bì Nào)* den Dickdarm-Meridian entlang subkutan nach oben zu stechen. Man kann auch Di4 *(Hé Gŭ)* hinzufügen.

Schließlich kann die Augenmuskulatur auch bei kindlichen Entwicklungsstörungen betroffen sein (zum Beispiel Amblyopie/Schwachsichtigkeit), wenn der Kopf nicht mit genügend klarem Yang-Qi versorgt werden kann. Derartige Pathologien reagieren am besten auf eine Behandlung mit Du20 *(Băi Huì),* Ren12 *(Zhōng Wăn),* Ren6 *(Qì Hăi)* und Ma36 *(Zú Sān Lĭ).*

5. Das Gebiet seitlich der Augen

Das Areal seitlich der Augen bis hin zu den Schläfen steht generell in Beziehung zu *Shào Yáng.* Kopfschmerzen in diesem Bereich mit Beeinträchtigung der Augen sind häufig durch eine *Shào Yáng*-Fülle bedingt und können über Gb37 *(Guāng Míng)* und Gb41 *(Zú Lín Qì)* behandelt werden.

Fallbesprechung

Frau, 52 Jahre

HAUPTBESCHWERDE: Verschwommenes Sehen links seit sechs Monaten.

ANAMNESE: Im Verlauf der letzten sechs Monate war es zu einem allmählichen Verlust der Sehschärfe auf 20/80 gekommen. In den letzten drei Wochen erfolgte jedoch eine plötzliche Verschlechterung auf 20/200. Außerdem kam es innerhalb der letzten Wochen zu einer Einschränkung des Gesichtsfeldes und die Patientin sieht seither Lichtstrahlen (Aura). Alle diese Zeichen deuten auf eine Erkrankung der Netzhaut hin. Bei der Augenspiegelung konnte man Einblutungen in die Netzhaut und deren Umgebung sowie Blutgerinnsel sehen. Weitere Symptome/Krankheiten sind:
- Schmerzen im linken Auge, Kopfschmerzen und vermehrter Tränenfluss,
- Appetitlosigkeit und Bauchspannung,
- Eine abgelaufene Hepatitis und eine chronische Nierenbeckenentzündung,
- Intensive Träume.

Puls: schnell und gespannt
Zunge: geschwollen mit trockenen Rissen an den gewellten Rändern.

MERIDIANPALPATION:
- Um die Augen herum: ausgeprägte Druckempfindlichkeit, jedoch keine Knötchen im Kopfverlauf des Gallenblasen-Meridians.
- *Shào Yīn*: ausgeprägte Schwäche und Weichheit an Ni3 *(Taì Xī)* und Ni16 *(Huāng Shū)* beidseits.
- *Jué Yīn*: Bl18 *(Gān Shū)* vor allem links druckempfindlich.

DIAGNOSE: *Nieren-Yin-Leere mit unkontrolliert aufsteigendem Leber-Yang.*

BEHANDLUNG: Das Behandlungsprinzip lautet: Hitze aus *Jué Yīn*-Leber klären und gleichzeitig die *Luo*-Gefäße von *Jué Yīn* und *Shào Yáng* öffnen. Im späteren Behandlungsverlauf ist geplant, das Nieren-Yin zu kräftigen. Die Behandlungen erfolgen zweimal wöchentlich und werden in drei Schritte eingeteilt:

SCHRITT 1:
Der Schwerpunkt in den ersten drei Behandlungen liegt darauf, Fülle aus den *Luo*-Gefäßen zu klären.
- Bl18 wird blutig gestochen und anschließend geschröpft.
- Gb20 *(Fēng Chí)* und SJ5 *(Wài Guān)* werden links genadelt.

Nach diesen drei Behandlungen sind die Schmerzen im Auge und die Kopfschmerzen verschwunden, das verschwommene Sehen ist jedoch unverändert.

Schritt 2:
Der Schwerpunkt der nächsten zehn Behandlungen liegt auf Bewegen und Ableiten und gleichzeitigem Unterstützen der Nieren-Leere.

- Ni3 *(Taì Xī)*: Dieser *Yuan*-Punkt wird durch milde Stimulation tonisiert.
- Ni7 *(Fù Liū)* – Le2 *(Xíng Jiān)*: Da der Behandlungsfokus weiterhin auf „bewegen und ableiten" liegt, wird *Jué Yīn* über dieses Punktpaar sanft abgeleitet.
- Di10 *(Shŏu Sān Lĭ)* – Ma36 *(Zú Sān Lĭ)*: Diese Punktkombination wirkt tonisierend und dadurch zusätzlich bewegungsfördernd.

Schritt 3:
Das Sehvermögen hat sich nach dem zweiten Behandlungsschritt auf 20/80 gebessert, das Gesichtsfeld ist jedoch weiterhin eingeschränkt. Die Behandlung wird daher nun abgeändert auf

- Bl1 *(Jīng Míng)*: Dieser Lokalpunkt kann die Zirkulation im Augenbereich verbessern.
- Gb37 *(Guāng Míng)*: Dieser Punkt wird sehr häufig bei Augenbeschwerden verwendet; er ist der *Luo*-Punkt des Gallenblasen-Meridians und kann daher Mikrozirkulationsstörungen im gesamten Meridianverlauf behandeln.

Nach zwei Behandlungswochen mit diesen Punkten beträgt der Visus auf dem linken Auge 20/50, beim (gesunden) rechten Auge 20/40.

Analyse: Dies ist ein typische Fall, wie eine Erkrankung der Netzhaut über *Jué Yīn* behandelt werden kann. Auch bei Netzhauterkrankungen muss man jedoch neben *Jué Yīn* auch alle anderen Meridiane mit einer Verbindung zu den Augen berücksichtigen, in diesem Fall waren das der gekoppelte *Shào Yáng*-Meridian und der „Mutter-Meridian" Niere.

Der Behandlungsbogen spannte sich von anfänglichem starkem Klären hin zu stärker bewegenden und harmonisierenden Behandlungen mit tonisierenden Elementen. Im Ganzen erstreckte sich die Behandlung über 18 Behandlungen im Zeitraum von 9 Wochen.

Bemerkung: Der Lokalpunkt Bl1 wurde erst *nach* dem Klären der Fülle genadelt.

Das Herz öffnet sich über die Zunge

In der Chinesischen Medizin hat die Zunge folgende drei Aufgaben:

1. Sprechen

Die Zunge ist gemeinsam mit Mund und Zähnen für die Lautbildung zuständig, wobei es, genau betrachtet, zwei Beziehungen der Zunge zur Sprache gibt:

I. Die Bewegung des Zungenmuskels.
II. Die Fähigkeit, Gedanken in Worte zu fassen. Nach der modernen Medizin ist für diese zweite Funktion das Gehirn zuständig, nach der klassischen Chinesischen Medizin aber das Herz.

2. Die Fünf Geschmäcker erkennen (知五味, *zhī wǔ wèi*)

Das Erkennen der Geschmäcker ist eine sehr wichtige Funktion der Zunge. Auch diese Funktion ist mit dem Herz assoziiert und ähnelt der Fähigkeit des *Shén*, die Umgebung klar zu erkennen (認, *rèn*): Ein gesunder *Shén* kann, unterstützt durch das Herz-Blut, die Qualitäten gewisser Situationen oder Umgebungen erkennen. Ebenso kann die Zunge über den Geschmack die Qualität der Nahrung erkennen. Störungen des Herzens können also auch jene Fähigkeit beeinträchtigen, zu erkennen, welche Nahrungsmittel für uns gut sind.

3. Schlucken

Der Chinesischen Medizin zufolge ist die Zunge dafür verantwortlich, Flüssigkeiten durch den Mund in die Kehle hinab zu bewegen. Schluckstörungen können auf mehrere Meridiane zurückgehen:
- *Shào Yīn* (Herz und Nieren),
- Milz-Meridian,
- *Yin Wei Mai.*

Der Herz-Meridian: Dieser ist durch sein *Luo*-Gefäß mit der Zunge verbunden, und bekanntlich kontrollieren die *Luo*-Gefäße die Mikrozirkulation.
Der Milz-Meridian: Sowohl der Haupt-Meridian als auch der Divergente Meridian versorgen die Zunge.
Der Nieren-Meridian: Sowohl der Haupt-Meridian als auch der Divergente Meridian „breiten sich in der Zungenwurzel aus".
Der *Yin Wei Mai:* Dieser verläuft mit dem Nieren-Meridian und breitet sich ebenfalls in der Zungenwurzel aus (舌本, *shé běn*), um Yin-Ernährung zur Verfügung zu stellen.

Alle diese Meridianverbindungen können therapeutisch eine wichtige Rolle spielen (siehe Abb. A 2.2).

Auf welche Art und Weise ist das Herz an den Funktionen der Zunge beteiligt? Seine Beziehung zur Zunge hat viel mit seiner Aufgabe zu tun, den *Shén* zu beherbergen. Eine der Funktionen des *Shén* ist es, die Außenwelt klar zu erkennen, was dem modernen westlichen Konzept des „Bewusstseins" ähnelt, aber noch darüber hinausgeht. Menschen können „bei Bewusstsein sein" (also „nicht bewusstlos" sein), ohne Dinge

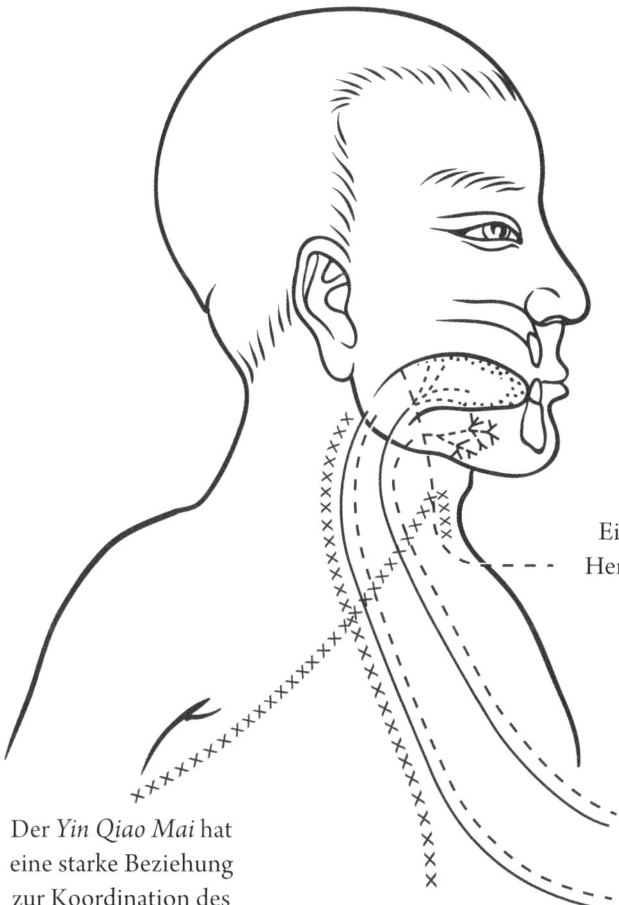

Abbildung A 2.2
Mehrere Meridiane und *Luo*-Gefäße verlaufen zur Zunge.

klar erkennen zu können. Eine gestörte *Shào Yīn*-Qi-Transformation kann beispielsweise dazu führen, dass Schlaganfallpatienten den Anschein erwecken, als wären sie vollkommen bei Bewusstsein, in Wahrheit die Umwelt aber nicht erkennen können. Meistens ist bei diesen Patienten auch die Fähigkeit der Sprache eingeschränkt. Zwar ist die Zungenbeweglichkeit in Ordnung, sie können jedoch die eigenen Gedanken aufgrund ihrer Gehirnpathologie nicht richtig in Worte fassen. Bei diesen Patienten sind die Mikrozirkulation und damit die *Luo*-Gefäße, vor allem des *Shào Yīn*-Meridians, gestört.

Die häufigsten über den Herz-Meridian behandelten „Zungenpathologien" betreffen kognitive Störungen, mit Beeinträchtigung der Sprache. Dank der Beziehung von *Shào Yīn* zu den *Yin-Luo*-Gefäßen steht jedoch auch die Blutversorgung der Zunge zu einem gewissen Grad in Beziehung zum Herzen. Bekanntlich wird das Punktpaar He5 *(Tōng Lǐ)* – Ni6 *(Zhào Hǎi)* häufig angewendet, um die Zirkulation der *Yin-Luo*-Gefäße zu verbessern, vor allem jener zur Ernährung der Zunge (siehe Kapitel 20). Ebenso ist der Herz-Meridian aufgrund seiner Eigenschaft als Feuer-Meridian häufig bei Hitze-Pathologien betroffen, insbesondere bei psychischen Ursachen. Aphten an der Zunge, welche gleichzeitig mit emotionalen Störungen auftreten, stehen daher mit sehr großer Wahrscheinlichkeit in Beziehung zum Herzen.

Das Unterscheiden der Geschmäcker (辨味, *biàn wèi)* ist Großteils eine Funktion des Herzens. Geschmacksstörungen können jedoch ebenso auf die Milz zurückgehen, die die Zunge befeuchtet und so für einen gesunden Appetit und das Verlangen nach gutem Geschmack sorgt, also den Drang nach nachgeburtlicher Ernährung. Eine Zungentrockenheit bei Milz-Magen-Yin-Leere beeinträchtigt selbstverständlich den Geschmack, und auch mangelndes Interesse an Essen durch eine Milz-Qi-Leere kann die Wahrnehmungsfähigkeit der Zunge benebeln.

Der Schluckakt steht in Bezug zum Herzen, benötigt aber ebenso die integrierte Muskelkoordination durch den *Yin Qiao Mai* (siehe Kapitel 11), der eine enge Verbindung zur Kehle aufweist. Ni6 *(Zhào Hǎi)* als sein Öffnungspunkt wird folglich häufig bei Sprach- und Halsstörungen eingesetzt, nur selten hingegen der Nieren-*Luo*-Punkt Ni4 *(Dà Zhōng)*.

Diagnostik und Therapie von Zungenpathologien

Die bei Zungenbeschwerden am häufigsten eingesetzten Herz-Punkte sind
He3 *(Shào Hǎi):* Bei Sprachstörungen durch eine Blockade der Zungen Luo-Gefäße.
He5 *(Tōng Lǐ):* Vor allem bei verminderter Zirkulation der *Yin-Luo*-Gefäße.
He7 *(Shén Mén):* Als *Yuan*-Punkt wird dieser vor allem bei Sprachstörungen durch Entwicklungsverzögerungen oder im Alter eingesetzt (zum Beispiel geistige Retardierung, kindliche Entwicklungsstörungen, Senilität oder Morbus Alzheimer).
He8 *(Shào Fǔ):* Dieser Feuer-Punkt wird häufig gemeinsam mit Du15 *(Yǎ Mén)* bei Verhärtungen bzw. Verdickung der Zunge angewendet. Er ist auch hilfreich, wenn Herz-Hitze nach oben schlägt und Aphten oder Schmerzen im Mund verursacht. Außerdem kann dieser Punkt bei Sprachstörungen durch Angstbezug (*Shào Yīn*-Niere) angewendet werden.

Punkt	Disharmoniemuster/Krankheit
He3 *(Shào Hăi)*	Blockade der Zungen *Luo*-Gefäße: Sprachstörungen
He5 *(Tōng Lĭ)*	Entwicklungsstörungen mit Auswirkungen auf das Sprechen
He7 *(Shén Mén)*	Verhärtung/Verdickung der Zunge durch Hitze
He8 *(Shào Fŭ)*	Schwache Stimme durch Qi-Leere
Ni1 *(Yŏng Quán)*	Weiche, schwache Zunge durch Qi-Leere
Ni2 *(Rán Gŭ)*	Unterstützt He5 in der Behandlung von kognitiven Störungen in der Geriatrie
Ni4 *(Dà Zhōng)*	Unterstützt He5 dabei, die Beweglichkeit von Zunge und Kehle zu verbessern
Ni6 *(Zhào Hăi)*	„Hyperaktive Zunge" durch Milz-Magen-Qi-Leere

Tabelle A2.1
Die Anwendung von *Shào Yīn*-Punkten bei Zungenpathologien

Wichtige Nieren-Punkte für Zungenbeschwerden sind:
Ni1 *(Yŏng Quán):* bei schwacher, kaum hörbarer Stimme.
Ni2 *(Rán Gŭ):* bei schwacher, weicher Zunge mit gestörter Beweglichkeit.
Ni4 *(Dà Zhōng):* dieser *Luo*-Punkt wird häufig mit He7 oder He5 kombiniert, um den Verlauf von Alzheimer zu stabilisieren.
Ni6 *(Zhào Hăi):* wenn Patienten aufgrund einer Depression nicht sprechen möchten.

Der *Tài Yīn*-Milz-Meridian zieht nicht nur zur Zunge, sondern „öffnet sich durch den Mund". Diese zwei Funktionen können sich manchmal überlagern. *Tai Yin*-Punkte werden folglich auch bei anderen Störungen der gesamten Mundschleimhaut eingesetzt, vor allem bei durch Verdauungsstörungen verursachten Geschwüren. Aphten müssen nicht immer auf ein Herz-Feuer zurückgehen.

Zusammenfassung

Der *Shào Yīn*-Herz-Meridian wird meistens dann eingesetzt (gemeinsam mit Nieren-Punkten), wenn Zungenstörungen durch eine gestörte Mikrozirkulation bedingt sind, zum Beispiel:

- Wahrnehmungsstörungen,
- Entwicklungsstörungen,
- in der Geriatrie,
- nach Schlaganfällen.

Bewegungsstörungen des Zungenmuskels können auch mit Meridianen in Verbindung stehen, welche nicht direkt zur Zunge verlaufen, vor allem mit *Ren Mai, Du Mai* und *Yáng Míng*. Man muss vor allem die primär betroffenen Meridiane bestimmen, denn ohne klare Meridian- und Organ-Diagnose sind derartige Krankheiten schwer zu behandeln.

Weitere Zungenstörungen mit Bezug zu *Shào Yīn* sind:
Zungenschwellung:
- durch Herz-Hitze: He8 *(Shào Fŭ)*.
- durch Herz-Qi-Leere: He5 *(Tōng Lĭ)* und Ni6 *(Zhào Hăi)*.

Taubheit der Zunge: Da diese durch eine Störung der Mikrozirkulation verursacht wird, wird am besten mit He5 *(Tōng Lĭ)* – Ni6 *(Zhào Hăi)* behandelt. Häufig wird zusätzlich Ma24 gestochen, der klassischerweise bei Zungenpathologien durch Leere verwendet wird (*Yáng Míng* ist reich an Qi und Blut).

Verwelkte Zunge: Diese geht meist auf ein im Oberen Erwärmer blockiertes Herz-Feuer zurück. SJ1 *(Guān Chōng)*, blutig gestochen, kann Hitze aus dem Oberen Erwärmer klären und damit die Ernährung der Zunge wieder herstellen.

Schlaffe Zunge: Hierbei hängt die Zunge schwach aus dem Mund heraus. Die Therapie kann über *Shào Yīn*-Niere, zum Beispiel Ni10, dem *Hé*-Meerpunkt, kombiniert mit Ren23 *(Lián Quán)* erfolgen.

Gestörte Zungenbeweglichkeit:
- Die Zunge ist zwar beweglich, jedoch ohne geschmeidige Bewegungen: He5-Ni6.
- Die Zunge fühlt sich hart und dick an: He8 *(Shào Fŭ)*.

Hyperaktive Zunge: Dies sieht man vor allem bei Kleinkindern, die ihre Zunge immer wieder heraus strecken. In vielen Fällen liegt eine Milz-Magen-Qi-Leere zu Grunde und die Behandlung kann über Ma24 – He3 *(Shào Hăi)* erfolgen.

Die Milz öffnet sich durch den Mund

In den klassischen Texten werden zum Mund folgende Strukturen gezählt: Wangeninnenseite, Zahnfleisch, Lippen und (teilweise) Zunge. Der Mund hat demnach drei Hauptaufgaben:

Geschmackserkennung

Beim Geschmackssinn überlappen sich die Funktionen von Herz (Zunge) und Milz (Mund). Im 37. Kapitel des *Nán Jīng* werden Mund und Zunge folgendermaßen differenziert:

- *Die Zunge „erkennt die Fünf Geschmäcker".*
- *Der Mund „erkennt den Geschmack des Getreides" (知穀味, zhī gŭ wèi).*

Beide Organe haben folgenden Bezug zum Geschmacksinn:

Milz und Mund: Diese beiden stehen in Zusammenhang mit sowohl Geschmack als auch Hunger: Bei Appetitverlust kann man auch den Geschmack der Nahrung weniger wertschätzen.

Herz und Zunge: Bei Geschmacksstörungen aufgrund einer Herz-Pathologie ist zwar der Appetit normal, man kann jedoch die Geschmäcker nicht unterscheiden oder nicht erkennen, welche Nahrung für den Körper gut ist.

Sprechen

Auch diese Funktion des Mundes überschneidet sich mit jener von Herz und Zunge. Die Milz kontrolliert dabei Gesundheit und Bewegung der Lippen, indem sie die Lippenmuskulatur ernährt.

Zurückhalten von Qi und Flüssigkeiten

Die Mundmuskulatur ist auch dafür zuständig, „Qi zu halten". Wenn sie unterernährt ist, können Luft oder Flüssigkeiten aus dem Mund entweichen, zum Beispiel Sabbern oder übermäßiger Speichelfluss.

Folgende Meridiane verlaufen zum Mund und zu seiner Umgebung:

- Milz: Haupt-Meridian und Divergenter Meridian,
- Magen: Haupt-Meridian,
- Leber: Haupt-Meridian,
- *Ren Mai,*
- *Chong Mai,*
- *Yin Wei Mai.*

Am wichtigsten ist davon die Beziehung zu Milz und Magen, da Mund und Lippen die Qualität der Qi-Transformation dieser Meridiane widerspiegeln. Der Zungenbelag wiederum zeigt bekanntlich die Gesundheit des Magen-Qi an, die Lippen hingegen können diagnostisch wichtige Informationen über den Zustand der Milz liefern. Sie sind auch leichter zu untersuchen und zu beobachten als das Zahnfleisch oder die Wangeninnenseite.

Die Aufgaben der Milz, „das Blut zu regieren und die Muskeln zu ernähren", beeinflussen auch ihre Beziehung zum Mund. *Yíng-Qì* und *Wèi-Qì* aus dem Blut ernähren Mund und Lippen. Manchmal zeigen die Lippen bei einer *Tài Yīn*-Leere als erstes pathologische Veränderungen, zum Beispiel:

- Hat es den Anschein, als ob die Lippen vom Mund weg hängen würden?
- Können sich die Lippen richtig schließen und dadurch Flüssigkeiten zurückhalten?
- Wirken sie trocken und unterernährt?

Diagnostik und Therapie von Mundpathologien

Der Mund kann die Gesundheit des Verdauungstraktes nur allgemein widerspiegeln, für die Punktauswahl braucht es daher eine klare Diagnose der *Tài Yīn*-Qi-Transformation. Alle Punkte am Milz-Meridian unterhalb der Knie haben eine Wirkung auf die Milz-Qi-Transformation und folglich auch auf den Mund. Einige häufige Mundpathologien sind:

Geschwüre/Aphten und Schwellungen

- Bei Aphten durch *Tài Yīn*-Feuchtigkeit und/oder *Tài Yīn*-Hitze: Mi5 *(Shāng Qiū)*
- Zahnfleischschwellung durch eine *Tài Yīn*-Störung: Druckempfindlichkeit im Bereich Mi5 *(Shāng Qiū)*.

In den meisten Fällen sind Zahnfleischschwellungen jedoch durch eine *Yáng Míng*-Störung bedingt und können dann effektiver über Di7 *(Wēn Liū)* behandelt werden.

Sabbern

Übermäßiges Sabbern, vor allem bei Kindern: Mi3 *(Taì Bái)*, Ma36 *(Zú Sān Lǐ)* und Ren24 *(Chéng Jiāng)*. In China war diese Störung, die sehr gut mit Akupunktur zu behandeln ist, früher durch Unterernährung sehr häufig.

Mundgeruch und bitterer Mundgeschmack

- Im Oberen Erwärmer eingeschlossene *Yáng Míng*-Hitze: Di3 *(Sān Jiān)* und Pe8 *(Láo Gōng)* können *Yáng Míng*-Hitze aus dem Oberen Erwärmer klären.
- Ein sehr ausgeprägter bitterer Geschmack spricht meistens für eingeschlossene *Shào Yáng*-Hitze: Gb34 *(Yáng Líng Quán)* kann *Shào Yáng* regulieren.

Punkt	Krankheitsmuster/Symptom
Mi5 *(Shāng Qiū)*	Milz-Feuchtigkeit: Mund-Aphten mit Hitze
Di7 *(Wēn Liū)*	Zahnfleischschwellung durch Hitze
Mi3 *(Taì Bái)*	Sabbern durch Leere (vor allem bei Kindern)
Di3 *(Sān Jiān)*	Mundgeruch durch *Yáng Míng*-Feuer
Pe8 *(Láo Gōng)*	Unterstützt andere Punkte beim Klären von Hitze aus dem Oberen Erwärmer
Gb34 *(Yáng Líng Quán)*	Bitterer Mundgeschmack durch eine *Shào Yáng*-Stagnation

Tabelle A2.2
Geläufige Punkte zur Behandlung von Mundpathologien

Die Lunge öffnet sich durch die Nase

Die Beziehung zwischen Lunge und Nase unterscheidet sich von den Beziehungen anderer Sinnesorgane und Organe wie zum Beispiel Milz (Mund) und Herz (Zunge). Nasenpathologien wie Polypen oder Geruchssinnstörungen werden selten über Lungen-Punkte behandelt. Das Verhältnis zwischen Lunge und Nase sollte man eher vor dem Hintergrund der Anatomie (Atmung und Immunsystem) betrachten.

Bei einem Äußeren Pathogen oder bei *Wèi-Qi*-Schwäche kann die verstopfte Nase beispielsweise Ausdruck der blockierten Lunge sein, therapeutisch würde man jedoch Lokalpunkte wie Du23 *(Shàng Xīng)*, Gb20 *(Fēng Chí)* oder Di20 *(Yíng Xiāng)* anwenden. Der Grund für diese klinische Besonderheit liegt im Verlauf des Lungen-Meridians. Weder der Haupt-Meridian noch einer seiner *Luo*-Gefäße oder Divergenten Meridiane verläuft zur Nase. Auf der anderen Seite erreichen folgende Meridiane die Nase oder die Nasenumgebung:

- *Yáng Míng*-Magen und *Yáng Míng*-Dickdarm,
- *Tài Yáng*-Blase und *Tài Yáng*-Dünndarm,
- *Du Mai* und *Yin Qiao Mai,*
- *Shào Yīn*-Niere (Divergenter Meridian).

Wichtig bei Nasenpathologien ist der Zustand des *Wèi-Qi*, und man muss dafür differenzialdiagnostisch neben dem Lungen-Meridian auch die Meridiane von Milz, Blase und sogar Niere beachten. Eine starre Assoziation Nase = Lunge wäre zu eng. Zusätzlich muss man auch die komplexe Physiologie des *Wèi-Qi* berücksichtigen, das zwar einen Bezug zur Lunge aufweist, aber an der Körperoberfläche auf der *Tài Yáng*-Ebene zirkuliert. Folgende Organe und Meridiane sind für die *Wèi-Qi*-Physiologie von Bedeutung (siehe auch Kapitel 5):

- *Tài Yīn* (Milz und Lunge): Für die *Wèi*-Qi-Produktion ist eine harmonische *Tài Yīn*-Qi-Transformation erforderlich.
- Herz: Das *Wèi-Qi* wird durch das Herz in die Gebiete außerhalb der Gefäße[108] transportiert.
- Niere: Der gesamte Prozess wird durch das *Yuan*-Qi der Niere stimuliert.
- *San Jiao:* Diese Stimulation erfolgt in den Pfaden des *San Jiao.*

Diagnostik und Therapie von Nasenpathologien

Ganz allgemein werden Störungen der Nase meistens über *Yáng Míng* oder *Du Mai* behandelt und können in folgende vier Kategorien eingeteilt werden:

1. Sinusitis, verstopfte Nase

- Verstopfte Nase durch Sinusitis: Du23 *(Shàng Xīng),* Di20 *(Yíng Xiāng),* Gb20 *(Fēng Chí),* Di4 *(Hé Gŭ),* Du16 *(Fēng Fŭ).*
- Chronische Sinusitis: Nadel oder Moxa an Du23 und/oder Ma36 *(Zú Sān Lĭ).*

2. Allergien, laufende Nase, Niesen

- Lu5 *(Chĭ Zé),* Ni7 *(Fù Liū)* zur Regulation von *Tài Yīn* (siehe Kapitel 20).
- Di20 *(Yíng Xiāng),* Gb20 *(Fēng Chí)* können die Nasenwege öffnen.
- Du24 *(Shén Tíng)* bis Du22 *(Xìn Huì)* und Bl5 *(Wŭ Chŭ)* bis Bl7 *(Tōng Tiān)*: In diesen Arealen sollte man nach reaktiven Punkten oder weichen Arealen suchen. Bei Erwachsenen kann man Du22 mit Moxa behandeln.

3. Polypen (die Nase ist dabei durch gutartige Tumore vollkommen blockiert)

Polypen sind häufig mit chronischer Sinusitis vergesellschaftet.
Therapie: starke Moxa-Anwendung an Du23, eventuell Bl4 *(Qŭ Chā)* oder Du25 *(Sù Liáo)*: Bei fortgeschrittenen Polypen kann die Akupunktur die Symptome lindern, die Polypen jedoch selten vollkommen heilen und es ist dann eine Operation anzuraten.

4. Trockene Nasenschleimhäute, Nasenbluten

- Trockene Nasenschleimhäute: Moxa auf Gb39 *(Xuán Zhōng).*
- Wenn trockene Nasenschleimhäute zu Nasenbluten führen, findet man bei Lu3 *(Tiān Fŭ)* häufig einen sehr schmerzhaften Punkt, den man zur Prävention nadeln oder bei akutem Nasenbluten akupressieren kann.

108 In den Grundlagen der TCM wird gelehrt, dass das *Wèi-Qi* „außerhalb der Gefäße zirkuliert" (Anm. d. dt. Ü.).

Punkt	Indikationen
Du22 *(Xìn Huì)*	Allergie bei Erwachsenen (Moxa)
Du23 *(Shàng Xīng)*	Chronische Allergie und/oder Polypen durch Leere
Du24 *(Shén Tíng)*	Bei Allergie durch Leere sollte man das Areal um diesen Punkt nach Weichheit absuchen und dort akupunktieren
Du25 *(Sù Liáo)*	Chronische Schleimansammlung in Nase oder Nebenhöhlen
Bl5 *(Wǔ Chù)* Bl7 *(Tōng Tiān)*	Bei *Wèi-Qi*-Schwäche sollte man das Gebiet zwischen diesen Punkten oder um sie herum nach weich-schwachen Stellen absuchen und gegebenenfalls dort akupunktieren
Di4 *(Hé Gǔ)*	Einflussreicher Punkt (*Hui*-Punkt) für Kopf und Gesicht
Di20 *(Yíng Xiāng)*	*Yáng Míng*-Hitze-Stagnation in der Nase
Gb20 *(Fēng Chí)*	Schleim-Hitze-Stagnation in *Shào Yáng*
Gb39 *(Xuán Zhōng)*	Trockene Nasenwege (Moxa)
Lu3 *(Tiān Fǔ)*	Akupressur bei Nasenbluten
Lu5 *(Chǐ Zé)*	Reguliert *Tài Yīn*, um die Produktion von *Ying-Qi* und *Wèi-Qi* anzukurbeln
Ni7 *(Fù Liū)*	Stärkt bei Allergien durch Leere gemeinsam mit Lu5 *(Chǐ Zé)* das Nieren-Yin

Tabelle A2.3
Häufig angewendete Punkte bei Nasenerkrankungen.

Die Niere öffnet sich durch die Ohren

Wie bei Lunge und Nase wird auch das Verhältnis zwischen Niere und Ohren häufig missverstanden, was zu ineffizienten Behandlungen führen kann. Die in den Klassikern erwähnte Beziehung zwischen der Niere und den Ohren bezieht sich darauf, dass die Niere Wachstum, Entwicklung und Verfall regiert. Ohrerkrankungen bei älteren Patienten werden häufig durch Schwinden der Nieren-Essenz verursacht.

Die Beziehung zwischen Niere und Ohren ist demnach systemisch zu betrachten: Genauso wie die Knochen können auch die Gehörknöchel im Alterungsprozess verwelken. Wie schon bei der Lunge gibt es auch keine direkte Meridianverbindung von den Nieren zu den Ohren. Es verlaufen alle Yang-Meridiane zum Ohr, da die Flüssigkeiten im Ohr einer ständigen Stimulation und Bewegung durch Yang bedürfen:

- *Tài Yáng*: Blasen- und Dünndarm-Meridian,
- *Shào Yáng:* Gallenblasen- und *San Jiao*-Meridian,
- *Yáng Míng*: Ein Dickdarm-*Luo*-Gefäß und der Haupt-Meridian des Magens .

Das Ohr lässt sich anatomisch in Außenohr, Mittelohr und Innenohr einteilen, die alle von anderen Aspekten der klassischen chinesischen Physiologie versorgt werden:

Außenohr: Dieses besteht aus Knorpeln, welche über Bänder am Schädelknochen angewachsenen sind und dient primär der Schallübertragung. Pathologien in diesem Bereich fallen meistens in das Fachgebiet der Dermatologie (sowohl in der westlichen als auch Chinesischen Medizin).
Mittelohr: Dieses ist ein Hohlraum. Die drei Knöchelchen (Amboss, Hammer und Steigbügel) übertragen den Schall auf das flüssigkeitsgefüllte Innenohr.
Innenohr: Hier, in den mit Membranen ausgekleideten Gängen der Schnecke, werden die Schallbewegungen in Nervenimpulse übersetzt.

Das Ohr besteht also aus:
- Membranen,
- Knochen,
- Flüssigkeiten,
- Haaren,
- Nerven.

Stark vereinfacht lässt sich jede dieser Strukturen in Verbindung zu den verschiedenen Organen der Chinesischen Medizin stellen (siehe Abb. A 2.3)

Wie immer in der Chinesischen Medizin muss man auch Ohrpathologien als *Fülle* oder *Leere* klassifizieren.

Fülle: meistens Feuchtigkeit oder Hitze der Ohrflüssigkeiten. Diese Störungen werden häufig über *Tài Yīn* oder *Shào Yáng* (Feuchtigkeit und Hitze) behandelt, manchmal auch über *Tài Yáng.*
Leere: hierunter fallen Bewegungsstörungen der Gehörknöchelchen oder ihrer kleinen Sehnen; meistens sind *Shào Yīn*-Niere oder *Jué Yīn* betroffen (Knochen, Blutverteilung, Sehnen).

Diagnostik und Therapie von Ohrpathologien

Ohrerkrankungen sind manchmal sehr schwierig zu behandeln, vor allem wenn sie durch Leere bedingt sind. Akute Fülle-Störungen (Feuchtigkeit und Hitze), zum Beispiel Gleichgewichtsstörungen durch eine Innenohrpathologie, lassen sich mit der Chinesischen Medizin viel einfacher behandeln. Bei Störungen durch Leere tritt die Verbesserung – wenn überhaupt – nur allmählich ein. Ohrpathologien lassen sich in folgende drei Kategorien einteilen:

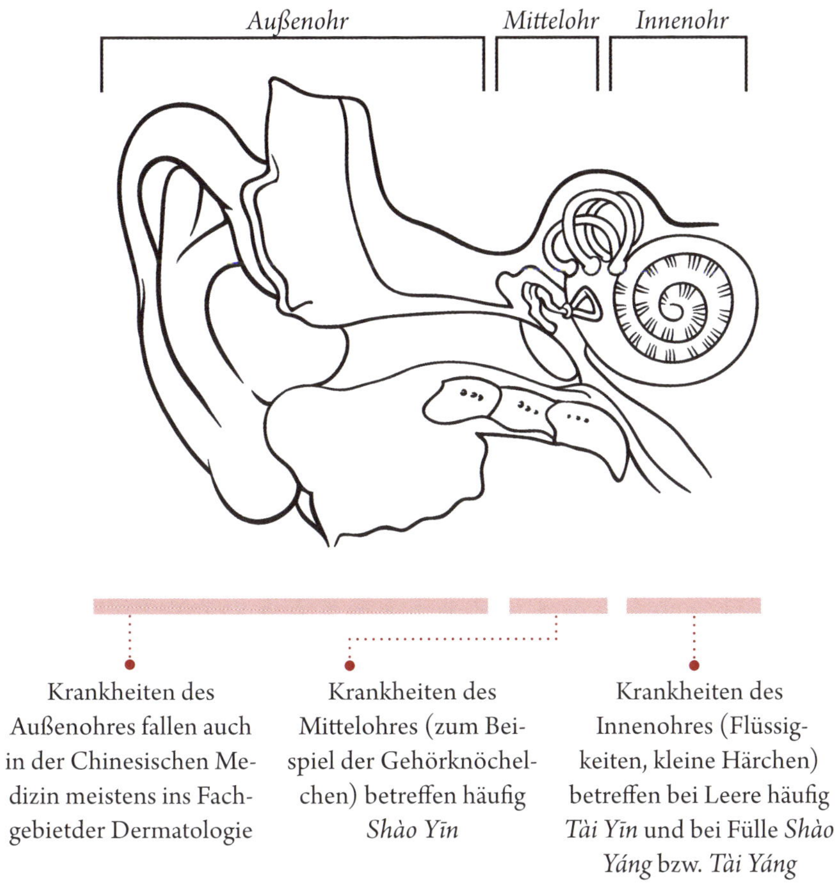

Abbildung A 2.3
Jeder Teil des Ohres steht in Bezug zu verschiedenen Aspekten der chinesischen Physiologie.

Tinnitus

Leere-Tinnitus: meistens ein tieferer Ton, der sich bei Müdigkeit oder nachmittags verschlechtert. Bei der Behandlung sollte man die Yang-Zirkulation mithilfe jener Meridiane stimulieren, welche zum Ohr ziehen. Mögliche Punkte:
- SJ21 *(Ěr Mén)*,
- Gb3 *(Shàng Guān)*,
- Dü4 *(Wàn Gŭ)*,
- Du20 *(Băi Huì)*.

Häufig liegt bei diesen Patienten gleichzeitig Feuchtigkeit vor, und man kann Mi9 *(Yīn Líng Quán)* nadeln sowie den Kräuterrezepturen feuchtigkeitstransformierende Kräuter zufügen.

Fülle-Tinnitus: Bei Fülle-Tinnitus ist der Ton heller und schriller und tritt tendenziell akut auf. Eine Therapiemöglichkeit wäre SJ5 *(Wài Guān)* – Gb41 *(Zú Lín Qì)*, um *Shào Yáng* zu drainieren und abzuleiten, kombiniert mit SJ2 *(Yè Mén)*. Palpatorisch sollte man die *Shào Yáng*-Punkte um das Ohr (SJ21 *(Ér Mén)*, Gb2 *(Tīng Huì)* untersuchen, um eine Lokale Qi- oder Blut-Stase abzuklären.

Taubheit

Die Behandlung von Taubheit ist sehr schwierig, und eine absolute Taubheit kann die Chinesische Medizin nicht heilen. In der Chinesischen Literatur bezieht sich „Taubheit" eher auf eine Hörminderung. Einige Arten von „Taubheit" sind wiederum einfacher zu behandeln als andere:

Hörminderung: Bei einer Hörminderung werden, im Gegensatz zur unten angeführten „Störung der Unterscheidungsfähigkeit", Geräusche leiser gehört als üblich. Diese echte Hörminderung wird häufig über folgende Punkte behandelt:
Dü3 *(Hòu Xī)* – Bl65 *(Shù Gŭ)*: Diese beiden *Shū*-Bachpunkte können das Meridian-Qi in den Meridianen Dünndarm und Blase kräftigen.
Bl23 *(Shèn Shū)*: Stärkt die Niere.
SJ7 *(Huì Zhōng)*: Dieser *Xi*-Spaltenpunkt des *San Jiao* kann bei Fülle-Stagnation eingesetzt werden.

	Häufige Pathologie	häufig betroffene Meridiane
Leere	Die Geschmeidigkeit der Bewegungen der Gehörknöchelchen oder die Blut-Zirkulation in den kleinen, diese Gehörknöchelchen fixierenden Bändern ist gestört.	*Shào Yīn* (vor allem Niere) und *Jué Yīn*
Fülle	Feuchtigkeit und Hitze beeinträchtigen die Flüssigkeiten im Ohr.	*Tài Yīn* und *Shào Yáng*

Tabelle A 2.4
Differenzierung von Fülle und Leere bei Ohrerkrankungen.

Tinnitus mit anschließend schrittweiser Hörminderung: Bei dieser Pathologie, die sich leider nur äußerst selten mit Akupunktur oder Kräutern behandeln lässt, hat sich eine anfängliche Fülle in eine Leere transformiert.

Plötzlicher Gehörverlust (Hörsturz): Diese „Taubheit" kommt plötzlich nach Invasion eines Äußeren Pathogens, nach hohem Fieber oder durch Stress.

Gb31 *(Fēng Shì)* wird sehr stark stimuliert, während der Patient bei zugehaltener Nase auszuatmen versucht (Druckausgleich). Das Ziel dabei ist, *Shào Yáng* kräftig zu bewegen.

Schwierigkeiten bei der Unterscheidung von Geräuschen („Schwerhörigkeit"): Diese in der Chinesischen Medizin wörtlich als „schweres Hören" (重聽, *zhòng tīng)* bezeichnete Pathologie ist am engsten mit der Niere assoziiert und daher häufig in der Geriatrie anzutreffen. Die Ursache ist ein Mangel an klarem Yang-Qi im Kopf aufgrund einer Abnahme des *Ming Men*-Feuers.

Ni3 *(Taì Xī)*, Ma36 *(Zú Sān Lǐ)*, Ren6 *(Qì Hǎi)* und Du4 *(Mìng Mén)*: Alle Punkte können auch mit Moxa behandelt werden.

Ohrschmerzen

Ohrschmerzen sollten von einem HNO-Arzt abgeklärt werden und können, bei Fehlen einer schulmedizinischen Ursache, mit Akupunktur gelindert werden.

Moxa auf Gb3 *(Shàng Guān)* und Akupunktur an Gb20 *(Fēng Chí)* und SJ21 *(Ér Mén)*.

Schlussfolgerung

Bei Krankheiten der Sinnesorgane muss man, wie immer in der Chinesischen Medizin, stets die gesamte Physiologie berücksichtigen. Ein Denken, wie „Ah, dieser Patient hat Augenprobleme – das muss eine Leber-Störung sein" sollte vermieden werden. Durch Berücksichtigung der Meridianverläufe und der Meridiantheorie erhält man ein Gesamtbild, wie die Probleme der Sinnesorgane ein Ungleichgewicht der inneren Organe widerspiegeln könnten.

Selbst wenn eine Sinnesorganpathologie nicht die Hauptbeschwerde ist, kann sie diagnostisch nützliche Informationen liefern. Man sollte also stets sehr sorgfältig nachfragen, wie ein Patient die Welt wahrnimmt, und ob diese Wahrnehmung durch mangelnde „Offenheit" (通, *tōng)* der Sinnesorgane beeinträchtigt ist.

Anhang 3

Fallbesprechungen

Diese Fallstudien stammen von C.T. Hohlman (Fälle 1–3) und Jason Robertson (Fälle 4–6), beides Schüler von Dr. Wang. Sie sollen den flexiblen Behandlungsansatz Dr. Wangs veranschaulichen.

Fall Nr. 1

Frau, 36 Jahre

Hauptbeschwerde: Ausgeprägter Verlust von Geruchs- und Geschmackssinn.

Anamnese: Die Beschwerden begannen vor drei Jahren, als die Patientin nach der Anwendung einer großen Menge Unkrautvertilgungsmittel einen Großteil ihres Geruchssinnes verlor. In der Folge hatte sich die Situation verschlechtert, bis letztendlich auch der Geschmackssinn betroffen war. Zum jetzigen Zeitpunkt kann sie nur den Geruch sehr starker Chemikalien (Reinigungsmittel oder Pestizide) wahrnehmen, nicht aber feinere Gerüche wie Blumen, Essen oder Parfüm. Untersuchungen bei Fachärzten führten bisher zu keiner schlüssigen Diagnose oder erfolgreichen Behandlung.

Nebenbeschwerden: Energielosigkeit, Verstopfung, Ein- und Durchschlafstörungen und Depression.

Puls: Dünn

Zunge: Blass-purpur mit einem dicken, weißen Belag

Meridianpalpation:

- Lungen-Meridian: Kleine, weiche Knötchen.
- Milz-Meridian: Mi9 *(Yīn Líng Quán)* ist druckschmerzhaft; kleine, feste Knötchen bei Mi4 *(Gōng Sūn).*

- *San Jiao*-Meridian: Rau, ähnlich einer unasphaltierten Straße.
- Leber-Meridian: Druckempfindlichkeit bei Le3 *(Taì Chōng)*.

Diagnose: *Blockade der Tài Yīn-Luo-Gefäße mit Qi-Stagnation im Shào Yáng.*

Behandlung: Lu5 *(Chǐ Zé)*, Ma36 *(Zú Sān Lǐ)*, Ma40 *(Fēng Lóng)*, und Gb41 *(Zú Lín Qì)* rechts; Di4 *(Hé Gŭ)*, Mi9 *(Yīn Líng Quán)* und Mi4 *(Gōng Sūn)* links. Zusätzlich wird Du20 *(Bǎi Huì)* genadelt.

Zuerst werden die *Luo*-Punkte Ma40 und Mi4 mit einer stark ableitenden Technik genadelt, um die Mikrozirkulation in den mit *Tài Yīn* assoziierten Arealen zu öffnen.

Um *Shào Yáng* zu klären, wird an Gb41 eine ableitende Technik angewendet.

An Lu5 und Mi9 wird eine harmonisierende Technik angewendet.

Ma36 wird wegen der zu Grunde liegenden leichten Leere tonisiert.

Ergebnis: Die Ergebnisse in diesem Fall fallen ziemlich drastisch aus: Geruchs- und Geschmackssinn bessern sich nach nur *einer* (!) Behandlung deutlich. Innerhalb von fünf Tagen erreichen Geruchs- und Geschmackssinn ein für die Patientin „normales" Niveau: Sie kann den Geruch von beispielsweise Sirup oder Blumen unterscheiden. Bei einer Kontrolle zwei Jahre später ist sie immer noch beschwerdefrei.

Analyse: Die Hauptbeschwerden scheinen auf einer Stagnation der *Luo*-Gefäße des *Tài Yīn* zu beruhen. Vor allem der Geruchssinn ist durch eine verminderte Mikrozirkulation in den *Luo*-Gefäßen der Nase beeinträchtigt. Das starke, aromatische, giftige externe Pathogen hat die *Luo*-Gefäße der Nase buchstäblich „verbrannt". Möglicherweise hatte schon zuvor eine Tendenz zu *Tài Yīn*-Leere mit Feuchtigkeitsansammlung bestanden (dünner Puls, dicker, weißer Zungenbelag).

Gleichzeitig liegt eine *Shào Yáng*-Qi-Stagnation vor: Sehr viel Stress vor und seit Beschwerdebeginn. Die Vermutung liegt nahe, dass der toxische, externe pathogene Faktor auch andere Körperteile befallen hat und in den Wegen des *Shào Yáng* eingeschlossen wurde. Die Meridianpalpation zeigt Unebenheiten am gesamten *San Jiao*-Meridian, wie man es oft bei chronischen, systemischen Entzündungen findet.

Der Fokus der Akupunkturbehandlung liegt darauf, den Gegenläufigen Qi-Fluss in den *Tài Yīn-Luo* Gefäßen zu regulieren und diese zu öffnen: Das Hauptpunktpaar ist Ma40 – Mi4, beides *Luo*-Punkte mit Einfluss auf *Tài Yīn* (Innen–Außen-Beziehung). Natürlich wäre auch Lu7 (Liè Quē), der *Luo*-Punkt des Lungen-Meridians, eine Option gewesen, aber in diesem Fall erschien Ma40 zum Schleimauflösen sinnvoller.

Daneben werden drei *Hé*-Punkte (Ma36, Lu5 und Mi9) verwendet, um Gegenläufiges Qi zu regulieren und die ordnungsgemäße Bewegung im *Tài Yīn* wieder herzustellen. Gb41 soll die *Shào Yáng*-Blockade klären, Di4 als Kommandopunkt von Gesicht und Kopf die Behandlung zur Nase leiten.

Dieses ist ein interessantes Beispiel für die Modifikation des beidseitigen Nadelns. Punkte der korrespondierenden Innen–Außen-Meridiane werden kontralateral verwendet und somit links und rechts verschiedene Punkte genadelt. Das ist eine gängige und effektive Praxis, um mehrere Meridiane mit wenigen Nadeln zu behandeln. Der Behandlungserfolg stellt sich in diesem Fall überraschend schnell und dauerhaft ein. Sobald Qi- und Blutfluss unterstützt worden waren, konnte der Körper seine normale Funktion sehr schnell wieder aufnehmen.

Fall Nr. 2

Frau, 55 Jahre

HAUPTBESCHWERDE: Schmerzen im linken Unterbauch

ANAMNESE: Es bestehen starke, scharfe Schmerzen seit drei Tagen im linken Unterbauch, mit variabler Intensität, welche bei Stress und Müdigkeit zunehmen. Bei ähnlichen Schmerzen ein Monat zuvor hatte eine CT-Abklärung kleine Zysten am oberen linken Nierenpol gezeigt, die laut Urologe als Verursacher in Frage kommen. Gynäkologische Gründe können wegen einer Totaloperation ausgeschlossen werden. In der Vergangenheit war die Patientin schon einmal mit starken, epigastrischen Schmerzen sehr erfolgreich mit Akupunktur, Kräutern und milden Säureblockern (bei Bedarf) behandelt worden.

Weitere Symptome sind Müdigkeit, Stress und Verstopfung. Die Patientin verneint untere Rückenschmerzen oder Fieber.

Puls: Fadenförmig und ausgeprägt schwach in den proximalen Positionen beidseits.

Zunge: Etwas blass und geschwollen, im Großen und Ganzen jedoch normal.

MERIDIANPALPATION:
Die auffälligsten Veränderungen zeigen Nieren-Meridian und *Ren Mai.*
- Ni3 *(Taì Xī)* bis Ni7 *(Fù Liū)*: weich mit vermindertem Muskeltonus.
- Der Bereich Ni10 *(Yīn Gǔ)* ist sehr schmerzhaft.
- Am Bauch findet sich eine starke Pulsation bei Ren6 *(Qì Hǎi)* und Ren9 *(Shuǐ Fēn)*.
- Ni16 *(Huāng Shū)* ist beidseits extrem schmerzhaft.

In der Vergangenheit waren die Palpationsveränderungen am Milz-Meridian deutlicher ausgeprägt gewesen. Dieser ist zwar auch aktuell empfindlich und weist einige Knötchen auf, diese sind jedoch bedeutend unauffälliger als jene am Nieren-Meridian. Der Milz-Meridian hat sich über die Jahre verbessert, die Veränderungen am Nieren-Meridian hingegen verschlechtert.

Diagnose: *Shào Yīn-Disharmonie; gestörter Wassermetabolismus.*

Behandlung: Wie im vorhergehenden Fall werden rechts und links unterschiedliche Meridiane behandelt: Auf der rechten Seite He7 *(Shén Mén)*, Bl39 *(Wěi Yáng)* und Ma36 *(Zú Sān Lǐ)*, auf der linken Seite Dü3 *(Hòu Xī)*, Ni10 *(Yīn Gǔ)* und Ni3 *(Taì Xī)*. Zusätzlich werden Du21 *(Qián Dǐng)* sowie Ni16 *(Huāng Shū)* und Ma28 *(Shuǐ Dào)* beidseits und ein *Ashi*-Punkt links von Ma28 genadelt. Am rechten Ohr werden Niere und *Shén Men* gewählt.

Manipulation:
- He7, Ni3, Ma36: tonisierend.
- Mi10, Ni16: harmonisierend.
- Die Punkte an den Yang-Meridianen (Magen und Blase): ableitend.
- Der *Ashi*-Punkt wird sehr sanft genadelt

Ergebnis: Die Patientin berichtet über eine deutliche Schmerzreduktion bereits in der Nacht nach der ersten Behandlung. Die zweite Behandlung findet drei Tage später statt, danach verschwindet der Schmerz vollständig. Zwei weitere Behandlungen folgen in den Wochen danach, bei denen die Punkte Ni10 *(Yīn Gǔ)* und Ni16 *(Huāng Shū)* beibehalten und zusätzlich Ren9 *(Shuǐ Fēn)* und *Tài Yīn*-Punkte (wegen ihrer früheren epigastrischen Schmerzen und Auffälligkeiten am Milz-Meridian) genadelt werden. Bei einem kleinen Rückfall der Bauchschmerzen Monate später spricht die Patientin gut auf eine ähnliche Behandlung an.

In den zwei Wochen nach der ersten Behandlung bessern sich der Bauch und die Pulsation bei Ren9 und Ren6 deutlich. Zur großen Zufriedenheit der Patientin verschwindet die extreme Schmerzhaftigkeit bei Ni16 ebenfalls, es bleibt nur ein leichtes Unbehagen auf Druck.

Analyse: Dieser Fall ist ein weiteres interessantes Beispiel dafür, wie die Meridianpalpation Diagnose und Behandlung verfeinern kann. Neben der in diesem Fall naheliegenden Palpation des Bauches unterstützte die Untersuchung der Meridiane die Meridianauswahl. Aufgrund der Vorgeschichte mit Bauchschmerzen und Störungen im Flüssigkeitsmetabolismus wären an sich Milz- und Magen-Punkte naheliegend gewesen. Aufgrund der deutlichen und neuen Veränderungen am Nieren-Meridian und der Tatsache, dass der Milz-Meridian unverändert blieb, wurde der Behandlungsfokus auf *Shào Yīn* gelegt. Gewiss wären auch Milz-Punkte eine Option gewesen, aber vielleicht mit langsamerem oder weniger durchschlagendem Erfolg.

Interessanterweise war schon zwei Monate vor Auftreten der epigastrischen Schmerzen eine Schwäche bei Ni3 und Ni7aufgefallen, Nierensymptome (unterer Rückenschmerz oder unregelmäßiges Wasserlassen) waren aber verneint worden. Deshalb lag damals der Behandlungsfokus damals auf *Tài Yīn*. Rückblickend gesehen, hätte man vermutlich die Meridianveränderungen als Vorboten einer zugrundeliegenden Disharmonie sehen und behandeln müssen.

Ebenfalls interessant ist die Punkteauswahl: Das Hauptpunktpaar beinhaltet die beiden *Shao Yin Yuan*-Punkte He7 und Ni3 sowie die *Hé*-Punkte Bl39 und Ni10. Die *Shào Yīn Yuan*-Punkte wärmen und stimulieren das *Yuan*-Qi und damit die Basis der Flüssigkeitstransformation. Über Dü3, den *Yuan*-Punkt am gekoppelten *Tài Yáng*-Meridian, wird die *Shào Yīn*-Bewegung zur Schmerzreduktion noch stärker unterstützt. Angesichts der durch die Flüssigkeitsakkumulation beeinträchtigten Qi-Dynamik ist gleichzeitig die starke Regulationswirkung der *Hé*-Punkte gefragt:

Bl39 (unterer *Hé*-Punkt des *San Jiao*) kann die Flüssigkeitsbewegung im gesamten Körper harmonisieren.

Ni10 als *Hé*-Punkt der Niere stimuliert die Nieren.

Aufmerksamkeit verdient auch die Verwendung von Du21: Dr. Wang benutzt diesen Punkt oft, um das Aufsteigen des klaren Yang-Qi zum Kopf zu erleichtern, wenn Nässe/Schleim nebelartig aufsteigt und die Wahrnehmung beeinträchtigt. Im vorliegenden Fall dient dieser Punkt auch als oberer Ausgleichspunkt.

Ma36 stimuliert allgemein die Qi- und Blut-Fülle des *Yáng Míng*.

Lokale Bauchpunkte (Ni16, Ma28 und ein linker *Ashi*-Punkt) sollen die Behandlung in die Krankheitslokalisation lenken.

Eine chronische Flüssigkeitsansammlung vermindert die Qi-Dynamik im Unterbauch. Bei Leere und Flüssigkeitsakkumulation im Unterbauch müssen immer auch die Blase und der Blasen-Meridian berücksichtigt werden. Eine langfristige Kräuter- oder Akupunkturbehandlung würde sich auf *Shào Yīn* und *Tài Yáng* konzentrieren, um der Niere bei der Auflösung der Zysten zu helfen.

Fall Nr. 3

Frau, 58 Jahre

HAUPTBESCHWERDE: Herzklopfen

ANAMNESE: Seit ungefähr einem Monat kann die Patientin „den Herzschlag und eine Arrhythmie spüren", ihr Blutdruck ist jedoch normal (120/75). Die Beschwerden treten vor allem nachts auf, meist zusammen mit einem akuten Angstgefühl. In der Vergangenheit war sie schon einmal wegen Zahnschmerzen und Wechselbeschwerden in der Praxis gewesen.

Weitere SYMPTOME: Erhöhtes Wärmegefühl, gelegentlich Nachtschweiß, häufiges Urinieren abends und trockene Haut; diese Symptome waren schon vor der Hauptbeschwerde aufgetreten.

Bei der Patientin besteht eine Tendenz zu Ängstlichkeit und sie focussiert sich übermäßig auf ihre Gesundheitsbeschwerden. Deshalb ist der „unregelmäßige Herzschlag" ein großes Thema für sie.

Zunge: Klein, rot mit einem dünnen, weißen Belag. In der Vergangenheit neigte sie zu einem dickeren, gelben Belag mit schwarzer Färbung in der Mitte.

Puls: Drahtig und schnell (*cù mài*).

Meridianpalpation: Aufgrund der scheinbar klaren Diagnose (Symptome, Puls- und Zungenbefunde und des prämenopausalen Status) wird in der ersten Behandlung keine Meridianpalpation durchgeführt.

Diagnose: *Herz-Nieren-Yin-Leere mit Hitze.*

Behandlung: Es werden Punkte gewählt, um die Verbindung von Herz und Niere zu fördern. Für die ersten drei wöchentlichen Behandlungen werden *Shào Yīn*-Punkte mit *Yáng Míng*-Punkten kombiniert, um die gleichzeitigen *Yáng Míng*-Meridian-Zahnschmerzen zu behandeln:

- Di4 *(Hé Gŭ)* und Di11 *(Qū Chí)* rechts seitengleich zu den Zahnschmerzen.
- Entweder He7 *(Shén Mén)* oder He5 *(Tōng Li)* links sowie entweder Ni7 *(Fù Liū)* oder Ni6 *(Zhào Hai)* rechts.

Kräutertherapie: Eine Variation von *Zhi Gan Zao Tang* (Dekokt mit präpariertem Süßholz) wird mit folgender Dosierung verschrieben:

12g *Shēng dì huáng* (Rehmanniae Radix)
9g *Zhì gān căo* (Glycyrrhizae Radix preparata)
6g *Rén shēn* (Ginseng Radix)
7g *Guì zhī* (Cinnamomi Ramulus)
7g *Mài mén dōng* (Ophiopogonis Radix)
5g *Ē jiāo* (Asini Corii Colla)
6g *Huŏ má ren* (Cannabis Semen)
5g *Zhī zĭ* (Gardeniae Fructus)
7g *Yè jiāo téng* (Polygoni Multiflori Caulis)
5g *Chén pí* (Citri Reticulatae Pericarpium)
3g *Shēng jiāng* (Zingiberis Rhizoma recens)
3g *Dà zăo* (Jujubae Fructus)

Ergebnis: Nach der dritten Behandlung berichtet die Patientin zwar über eine Besserung der Palpationen, konnte aber immer noch einen unregelmäßigen Herzschlag spüren, weshalb sie einen Kardiologen aufsuchte. Das EKG zeigte eine leichte, milde, nicht therapiebedürftige Unregelmäßigkeit, worauf die Patientin zur vierten Behandlung kommt.

Reevaluierung: Angesichts der offensichtlichen Sorgen der Patientin wird eine ausführliche Meridianpalpation durchgeführt, um die Ursprungsdiagnose abzuklären. Interessanterweise zeigen Herz-, Perikard- und Nierenmeridian kaum Auffälligkeiten. Andererseits weist der Lungenmeridian diffuse Knötchen im Unterarmbereich auf, und der Milz-Meridian ist mit einem erhöhten Muskeltonus und Spannung sehr schmerzhaft, insbesondere an Mi9 *(Yīn Líng Quán)*. Am *Ren Mai* sind die Areale um Ren9 *(Shui Fēn)* und Ren12 *(Zhōng Wan)* sehr angespannt und drucksensibel.

Auf Basis dieser neuen Informationen durch die Meridianpalpation werden die Krankheitssymptome neu evaluiert. In den letzten Jahren fiel der Patientin das Abnehmen zunehmend schwerer und die Finger schwollen an. Trotz normaler Verdauung (Appetit, Stuhlgang) wird als neue Diagnose „*Tài Yīn*-Disharmonie mit Flüssigkeitsansammlung" festgelegt.

Zweite Behandlungsserie: *Tài Yīn* und *Yáng Míng*: Lu5 *(Chǐ Zé)* und Ma36 *(Zú Sān Li)* links, Di11 (Qū Chí) und Mi9 *(Yīn Líng Quán)* rechts.

Angesichts der Zahnschmerzen rechts wird Di4 *(Hé Gŭ)* ebenfalls rechts genadelt. Etwas später wird ein Zahnabszess festgestellt und entfernt.

Kräuter: Die Rezepturen bleiben unverändert.

Ergebnis: Nach drei Behandlungen einmal wöchentlich bessern sich die Herzbeschwerden deutlich. Die Unregelmäßigkeit des Herzschlags verschwindet nach einigen Monaten, sodass nur noch zwei Behandlungen pro Monat nötig sind. Zwei Jahre nach der Erstvorstellung bleibt sie über sechs Monate beschwerdefrei.

Analyse: Dieser Fall zeigt, wie sich die Meridianpalpation manchmal von der Ursprungsdiagnose nach *Ba Gang* und radialer Pulsdiagnose unterscheiden kann. In derartigen Fällen sollte man zur Überprüfung der Ursprungshypothese eine erneute Anamnese durchführen.

Frauen in den Wechseljahren zeigen oft komplexe Muster, welche über die typischen Nieren-Yin- oder Yang-Symptome hinausgehen. Durch einen Rückgang der Aktivität des „Tor des Lebens" *(Ming Men)* kommt es bei Frauen dieses Alters sehr oft zu einer Milz-Schwäche. Im Zweifelsfall kann dann die Meridianpalpation hilfreiche Schlüsse für eine Kräuterdiagnose liefern.

Alle Studenten von Dr. Wang kennen Situationen, bei denen im Praxisalltag keine Zeit für eine ausführliche Palpation bleibt, insbesondere, wenn die Symptome eine scheinbar klare Diagnose vorgeben. Manchmal lässt sich mittels einer schnellen Meridianpalpation die Ursprungshypothese bestätigen oder widerlegen. Oft aber sieht man in der Eile nur das, was man erwartet, und übersieht andere Zeichen. Dieser Fall zeigt beispielhaft, wie ein ursprünglich schlechtes Ansprechen auf Akupunktur eine Kehrtwende erfahren kann.

Fall Nr. 4

Frau, 48 Jahre

HAUPTBESCHWERDE: Starke Unterbauchschmerzen und leichte Schmerzen beim Harnlassen (interstitielle Zystitis).

ANAMNESE: Seit sechs Monaten bestehen stechende, oft heimtückische Schmerzen im Unterbauch (scharfer Schmerz rechts des Nabels bei Ma28 (*Shuǐ Dào*) mit Ausstrahlung in Richtung Leiste), die kommen und gehen. Der Schmerz tritt mit Miktionsstörungen auf: Gefühl einer inkompletten Harnblasenentleerung, Schwierigkeiten/Schmerzen am Miktionsbeginn und Stressinkontinenz. Anfangs traten die Schmerzen und Miktionsbeschwerden eher selten auf, in letzter Zeit jedoch täglich. An Tagen mit geringeren Schmerzen bessert sich auch das Wasserlassen. Alle Symptome verschlechtern sich deutlich bei Müdigkeit oder körperlicher Erschöpfung, besonders Heben bereitet der Patientin große Schwierigkeiten. In Phasen der Verschlechterung wird ihr ganzer Körper extrem kalt und sie ist akut erschöpft, was sich durch Ruhe bessert, wobei sich alle Symptome mit Ruhe und basischer Ernährung bessern. Die schulmedizinische Diagnose lautete „interstitielle Zystitis".

In der Vorgeschichte finden sich häufige Harnwegsinfekte, Dysmenorrhoe und Herzschlagunregelmäßigkeiten. Zehn Jahre zuvor war die Gebärmutter entfernt worden, ohne Entfernung der Eierstöcke. In letzter Zeit war es zu perimenopausaler Depression und Nachtschweiß gekommen. Ihr Temperaturempfinden schwankt von sehr warm (früh und abends) bis hin zu einem plötzlichen Kältegefühl bei Symptomverschlechterung. Zusätzlich neigt sie zu Laryngitis und heiserer Stimme.

Schlaf: Ruhelos. Einschlafen unauffällig, in der Nacht wacht sie aber „aus heiterem Himmel" auf.

Appetit, Verdauung und Stuhlgang: Normal, in der Vorgeschichte findet sich gelegentliche Verstopfung.

Puls: Fadenförmig und gespannt, an den proximalen Positionen *(chi)* tief und schwach.

Zunge: Klein und blass mit trockenem, weißem Belag und rötlicher Spitze.

Die Patientin wirkt recht gesund: Robuster Körperbau, gute Gesichtsfarbe und normales Gangbild.

MERIDIANPALPATION:
- *Tài Yīn*: Ein kleines, festes, bewegliches Knötchen unterhalb von Lu5 *(Chǐ Zé)*. Die Haut um Mi9 *(Yīn Líng Quan)* ist sehr angespannt und schmerzt auf Berührung.
- *Shào Yīn*: Generell leer. Um He6 *(Yīn Xī)* zeigt sich eine Reihe sehr kleiner, weicher Knötchen, der Nieren-Meridian ist leicht geschwollen, bei Ni7 *(Fù Liū)* weich und kalt auf Berührung.

– *Shào Yáng:* Entlang des *San Jiao*-Meridians lässt sich eine klare, breite Linie diffuser, weicher Knötchen, ähnlich einer „unasphaltierten Straße" palpieren; der Gallenblasen-Meridian ist bei Gb34 *(Yáng Líng Quán)* druckempfindlich.
– Der Unterbauch fühlte sich auf Berührung kalt an.

DIAGNOSE: *Shào Yáng Yuan Qi-Leere mit Kälteakkumulation, welche die Wege des San Jiao beeinträchtigt.*

BEHANDLUNG: Es kommt eine Kombination von kontralateralem Nadeln gepaarter Meridiane und beidseitigem Nadeln zum Einsatz. So wird Lu5 rechts mit Mi9 links und SJ5 *(Wài Guān)* links mit Gb34 rechts kombiniert. Ni7 *(Fù Liū)* wird beidseits genadelt und eine Wärmlampe über Ren6 *(Qì Hǎi)* platziert.

ERGEBNIS: Beim zweiten Behandlungstermin sind die Symptome unverändert. Die Patientin ist nun zusätzlich ziemlich schwer erkältet (Nebenhöhlenentzündung). Die Behandlung wird, wie oben fortgesetzt, ergänzt mit Du14 *(Dà Zhuī)* und Bl13 *(Fèi Shū)* beidseits, um die Oberfläche zu befreien.
Beim dritten Behandlungstermin sind Bauchschmerzen und Miktionsbeschwerden gebessert. Ma28 *(Shuǐ Dào)*, Ren9 *(Shuǐ Fēn)* und Bl7 *(Tōng Tiān)* werden hinzugefügt, was eine weitere Verbesserung zur Folge hat. Bei jeder Behandlung wird eine Wärmelampe über dem Unterbauch platziert. Insgesamt werden zwölf Behandlungen innerhalb von zehn Wochen mit im Großen und Ganzen den oben beschriebenen Punkten durchgeführt.

Drei Monate nach Behandlungsbeginn sind die Bauchschmerzen und Miktionsprobleme ausgeheilt. Die Patientin kann wieder einige säurebildenden Nahrungsmittel in kontrollierten Mengen zu sich nehmen und mehr körperliche Aktivität aufnehmen – ohne Schmerzrückfälle, Müdigkeit oder Kältegefühl.

ANALYSE: Dies ist ein Beispiel, wie mittels Integration von *Ba Gang* und Meridianpalpation ein auf den ersten Blick sehr komplexer Fall auf eine einfache Behandlung gut anspricht.

Vor der Meridianpalpation lautete die diagnostische Hypothese „Nieren Yang-Leere". Diese Diagnose wurde durch die Palpationsbefunde aber modifiziert. Die schwammige Weichheit am Nieren-Meridian bestätigte die Nieren-Leere, die Palpation deutet aber auf eine gleichzeitig vorliegende Flüssigkeitsakkumulation hin. Die Knötchen und Schmerzen entlang des *Tai Yin*-Meridians machten eine Beteiligung der Milz (Flüssigkeitstransformation) wahrscheinlich.

Zugleich fielen diffuse Unebenheiten im Verlauf des *San Jiao*-Meridians auf. Wie lassen sich diese Befunde verwerten?

Hier sind bei einer primären *Shào Yīn*-Leere-Pathologie letztendlich mehrere Meridiane involviert. Durch die komplexen Wechselbeziehungen des Flüssigkeitsstoffwechsels (siehe Abb. 8.6 in Kapitel 8) kann eine Nieren Yang-Leere sehr leicht die Physiologie anderer Organe beeinträchtigen. Im vorliegenden Fall wurden durch die Nieren-Leere die Milz (Transformation) und der *San Jiao* (ordnungsgemäße *Yuan*-Qi-Verteilung) zu wenig unterstützt. Auslöser des aktuellen Beschwerdebildes war letztendlich die allgemeine *Yuan*-Qi-Leere. Die Miktionsbeschwerden waren durch die Leere bedingt, die Neigung zu Yang-Kollaps (Kälte; plötzlich einsetzende, ausgeprägte Müdigkeit) wies auf eine fehlende Verbindung von Vor- und Nachhimmlischem Qi hin.

Ausschlaggebend für die Verfeinerung der Ursprungsdiagnose waren die Palpationsveränderungen am *San Jiao*-Meridian. Aufgrund dieser Befunde wurden neben *Shào Yáng*-Punkten auch die *Tài Yīn*-Punkte Lu5 und Mi9 wegen ihrer breiten Qi- und flüssigkeitsregulierenden Wirkungen gewählt. Andere *Tai Yin*-Punkte wie Lu9 *(Tài Yuān)* und Mi3 *(Taì Bái)* wirken im Gegensatz dazu stärker Qi-tonisierend.

Das *Shào Yáng*-Paar SJ5 – Gb34 wurde in den ersten Behandlungen wegen seiner stark bewegenden Wirkung eingesetzt, um die Wasserwege des *San Jiao* zu klären und wurde in späteren Behandlungen im Wechsel mit den eher tonisierenden *Yuan*-Punkten SJ4 *(Yáng Chí)* und Gb40 *(Qiū Xū)* genadelt.

Sehr bemerkenswert ist auch die Anwendung von Bl7 *(Tōng Tiān)*. Dr. Wang bezeichnet das Areal um diesen Punkt herum entweder als „Lungenpalast" *(Fèi Diàn)* oder als „Ming Men-Punkt" *(Mìng Mén Xué)*. Sein Verständnis dieses Punktes hat sich in den letzten Jahren weiter entwickelt. Er wendet ihn oft bei chronischem, schwer heilendem Husten an, oder wenn aus dem Ming Men ungenügend *Yuan*-Qi zur Verfügung gestellt wird.

Dr. Wang ist der Meinung, dass dieser Punkt zumeist auf der rechten Seite zu finden ist, wählt ihn aber gelegentlich auch links, wenn sich dieses Gebiet auf der linken Seite schmerzhaft oder „matschig" anfühlt.

Der Punkt wird mit einer 1,5 cun Nadel subkutan gestochen. Nach dem Einstich hält man die Nadel mit der rechten Hand und stimuliert die Haut über der Nadel mit der linken. Nach Dr. Wang ähnelt der Effekt der elektrostatischen Aufladung beim Reiben zweier Kleidungsstücke. Nach dieser Manipulationstechnik belässt man die Nadel für den Rest der Behandlung.

Fall Nr. 5

Mann, 40 Jahre

Hauptbeschwerde: Seit drei Monaten bestehende starke Schulterschmerzen (Sehnenscheidenentzündung).

Anamnese: Es bestehen linksseitige Schulterschmerzen seit einer Rauferei vor drei Monaten, bei der bei einem Sturz das ganze Körpergewicht auf dem ausgestreckten linken Arm lastete. Der gesamte Aufprall wurde von der Schulter abgefangen. Bei mehrfachen Arztkonsultationen konnten Knochenbrüche oder Muskel- oder Sehnenverletzungen ausgeschlossen werden, woraufhin eine „starke Tendinitis" diagnostiziert worden war. Ein Chiropraktiker stellte als Ursache eine deplatzierte Rotatorenmanschettensehne fest. Mehrmalige Repositionen besserten die Beschwerden zwar kurzfristig, die Sehne sprang jedoch wiederholt heraus und verursachte starke Schmerzen mit Bewegungseinschränkung.

Der Schmerz strahlt von der Schulter (v.a. Dickdarm-Meridian) in Richtung lateralem Unterarm (Lungen-Meridian) aus.

Andere Symptome:

- Seit acht Wochen zunehmend Übelkeit und Nahrungsmittelunverträglichkeiten. Seit zwei Tagen aß der Patient daher nur Erdnussbutter und Schokolade.
- Verschwommenes Gefühl im Kopf, „Gedankendurcheinander".

Puls: Schlüpfrig, aber in der mittleren Position beidseits sehr drahtig.

Zunge: Form und Farbe sind normal; deutlich erkennbarer, dünner, gelber Belag.

Meridianpalpation:

- Di15 (*Jiān Yú*) und Di14 (*Bì Nào*): Beidseits schmerzhaft.
- Di10 *(Shǒu Sān Lǐ):* Ein weiches, schmerzhaftes Knötchen.
- Ma40 *(Fēng Lóng)* rechts: Deutliche, kleine, purpurne Gefäße.
- Der gesamte rechte Magenmeridian ist schmerzhaft und geschwollen.

Diagnose: *Qi- und Blut-Stase in den Yáng Míng-Luo-Gefäßen.*

Behandlung: Di6 (*Piān Lì*) und Ma40 (Fēng Lóng) bilden das Hauptbehandlungspaar, zusätzlich kommen Mi9 *(Yīn Líng Quán)*, Lu5 *(Chǐ Zé)* und Di11 *(Qū Chí)* zum Einsatz (alle Punkte beidseits). Bei den ersten beiden Behandlungen werden die sichtbaren *Luo*-Gefäße um Ma40 rechts vor der Akupunkturbehandlung blutig gestochen (15 bis 20 Tropfen Blut).

Zusätzlich werden Di14 und Di15 rechts mit einer 2 cun Nadel verbunden.

Ergebnis: Nach der ersten Behandlung bessern sich die Schmerzen für etwa 24

Stunden. Die gleiche Punktekombination wird für drei weitere Sitzungen gewählt, worauf der Schmerz für längere Phasen ausbleibt. Bei der 5. Behandlung werden Di14 und Di15 auf der betroffenen (linken) Seite genadelt.

Nach acht Behandlungen hat sich der Schulterschmerz aufgelöst, und auch die Sehne bleibt nach Reponierung durch den Chiropraktiker stabil.

Interessanterweise werden die Venen um Ma40 zunehmend undeutlicher, die Übelkeit bessert sich, und der Patient kann wieder normal essen.

Analyse: In diesem Fall liegt eine Yin–Yang-Meridianpaar-Pathologie vor: Die ursprüngliche Schädigung der Dickdarm *Yáng Míng*-Leitbahn an der Schulter befiel später – möglicherweise aufgrund einer konstitutionellen Schwäche – die gekoppelte Milz *Tài Yīn*-Leitbahn. Als Folge beeinträchtigte die ursprünglich relativ kleine Verletzung nach und nach die Qi-Transformation der inneren Organe und v.a. die Verdauung. Nach Besserung der Meridiane normalisierten sich auch die Organfunktionen.

Neben den auffälligen *Luo*-Gefäßen im Bereich von Ma40 wiesen auch andere Symptome und Zeichen auf eine Beteiligung der *Luo*-Gefäße hin: Die Schmerzen am Dickdarm-Meridian lagen tendenziell in Richtung Yin-Meridian (Lunge) als Hinweis auf eine Beteiligung des gekoppelten Meridians. Derartige Pathologien werden oft durch *Luo*-Punkte behandelt.

Luo-Punkte wie Di6 können Beschwerden der Mikrozirkulation im Meridianverlauf behandeln. Das rezidivierende Zurückspringen der Sehne aus der reponierten Stellung könnte durch eine Blut-Leere des Tendinomuskulären Dickdarm-Meridians (筋經, *Jīn Jīng*) bedingt gewesen sein. Der schlüpfrige Puls und die Beinschwellung rechts sind Hinweise auf eine zunehmende Feuchtigkeitsakkumulation durch die Beeinträchtigung der *Tài Yīn*-Qi-Transformation.

Die Verbindung von Di14 und Di15 mit einer 2 cun Nadel auf der kontralateralen Seite ist ein Beispiel für die „kontralaterale Nadelungstechnik“ (奇刺, *qí cì*). Bei Verletzungen wird im Anfangsstadium sehr häufig die Gegenseite behandelt, besonders bei stärkeren Entzündungen oder bei Leere könnte es bei einer direkten Behandlung der Schmerzstelle zu negativen Reaktionen kommen. Kontralaterale Punkte hingegen können die Qi- und Blutbewegung schrittweise verbessern.

Fall Nr. 6

Frau, 48 Jahre

Hauptbeschwerde: Starke rechtsseitige Schulter-Arm-Beschwerden, begleitet von einem extremen Hitzegefühl in den Handflächen.

Anamnese: Begonnen hatten die Schmerzen vor vier Monaten während eines Segelwettkampfes, wo sich die Patientin durch Überanstrengung am mittleren Rücken verletzte. Die starken Schmerzen in Arm und Hand mit Ausstrahlung in den Mittelfinger hatten sich nach einer anfänglichen konstanten Phase im Laufe der Monate verschlechtert.

Vorgeschichte: Seit einem Skiunfall mit 16 Jahren leidet die Patientin unter rezidivierenden Schmerzen im mittleren und unteren Rücken. Radiologisch wurde weiters eine Einengung der Cervicalforamina C5 bis C7 festgestellt. Zusätzlich wurde fünf Jahre zuvor ein Sjögren-Syndrom diagnostiziert, wobei sie zweimal Kortison für die rheumaähnlichen Symptome erhalten hatte. In den letzen zwei Jahren war das Sjögren-Syndrom in Remission geblieben. Sie fürchtet nun ein Wiederaufflammen durch die akute Erkrankung, denn rechts sind die Finger 3, 4 und 5 geschwollen und etwas gerötet.

Die Patientin leidet unter Blähungen und Verstopfung, und viele Nahrungsmittel wie Wein, Gewürze oder fettige Speisen verursachen saures Aufstoßen. Trotz Reizbarkeit und einer kürzlich zurückliegenden Depression ist ihr Auftreten ruhig und freundlich. Ihre Hautfarbe ist normal. Am ausgeprägtesten ist die Schwellung bei Dü4 *(Wàn Gŭ)* und Dü5 *(Yáng Gŭ)*.

Zunge: Blass mit trockenem, gelbem Belag.

Puls: Fadenförmig; vermehrt schlüpfrig in den Positionen Milz- und Leber.

Meridianpalpation: *Tài Yáng, Shào Yáng und Yáng Míng* zeigen die größten Auffälligkeiten:

- *Tài Yáng:* Sandartige, körnige Veränderungen im Bereich Dü4/Dü5 beidseits sowie ein ähnlicher Befund bei Bl63 *(Jīn Mén)* und Bl64 *(Jīng Gŭ)*.
- *Yáng Míng:* Der Dickdarm-Meridian ist insbesondere bei Di10 *(Shŏu Sān Lĭ)* schwammig und schmerzhaft. Die Faszie ist im gesamten Magen-Meridian-Verlauf am Bein gespannt.
- *Shào Yáng:* Der *San Jiao* ähnelt einer „unasphaltierten Straße".

Diagnose: *Yin-Meridian-Fülle (Tài Yīn und Jué Yīn), welche die Yang-Meridiane angreift.*

Behandlung: Die Behandlung erstreckt sich über einen längeren Zeitraum. Anfangs wird *Shào Yáng-* und *Yáng Míng*-Hitze mit den Punktpaarungen SJ5 *(Wài Guān)* – Gb41 *(Zú Lín Qì)* sowie Di11 *(Qū Chí)* – Ma44 *(Nèi Tíng)* geklärt (Hauptpunkte). Nach 25-minütiger Behandlung dieser Punkte werden Lokalpunkte wie Dü4, Dü10 *(Nāo Shū)* oder Gb21 *(Jīan Jĭng)* mit einer Nadelverweildauer von zwanzig Minuten behandelt.

Mit der Zeit verlagert sich die Behandlung zu den stärker bewegenden und weniger Hitze klärenden Paarungen SJ6 *(Zhī Gōu)* – Gb34 *(Yáng Líng Quán)* und Di10 – Ma36 *(Zú Sān Lĭ)*. Danach werden die zu Grunde liegenden Pathologien einer Yin-Meridian-Fülle und -Stagnation behandelt: Pe7 *(Dà Líng)* – Le2 *(Xíng Jiān)* sowie Lu5 *(Chĭ Zé)* – Mi9 *(Yīn Líng Quan)*.

In jeder der insgesamt fünfzehn Behandlungen werden zuerst die Hauptpunktpaare genadelt, dort die Nadeln für 25 Minuten belassen und danach Lokalpunkte gewählt.

Kräuter: In der Anfangsphase wird eine Modifikation von *Chai Hu Shu Gan San* (Bupleurum-Pulver zum Klären der Leber) gegeben und als Folgerezeptur zwei Monate später eine Modifikation von *Xiang Sha Liu Jun Zi Tang* (Dekokt der sechs Edlen mit Aucklandia und Kardamom) für insgesamt zwei Monate verschrieben. Gegen Ende des Behandlungszyklus werden die Kräuter in diesem zweiten Rezept auf 2g pro Kraut und Tag reduziert.

Modifikation von Chai Hu *Shu* Gan San
(Bupleurum-Pulver zum Klären der Leber)

8g *Chái hú* (Radix Bupleuri)
6g *Chén pí* (Pericarpium Citri reticulatae)
6g *Zhǐ ké* (Fructus Aurantii)
7g *Bái sháo* (Radix Paeoniae alba)
6g *Chuān xiōng* (Rhizoma Chuanxiong)
7g *Xiang fù* (Cyperi Rhizoma)
9g *Huáng qín* (Scutellariae Radix)
7g *Shā shēn* (Radix Glehniae/Adenophorae)
7g *Mài mén dōng* (Radix Ophiopogonis)
63g/Woche = 9g/Tag, verteilt auf 3 Einnahmedosen täglich.

Modifikation von Xiang Sha Liu Jun Zi Tang
(Dekokt der sechs Edlen mit Aucklandia und Kardamom)

6g *Mù Xiāng* (Radix Aucklandiae)
6g *Cǎo guǒ* (Fructus Tsaoko)
6g *Hòu pò* (Cortex Magnoliae officinalis)
7g *Zhì Bàn xià* (Rhizoma Pinelliae preparatum)
9g *Dǎng shēn* (Radix Codonopsis)
6g *Bái zhú* (Rhizoma Atractylodis macrocephalae)
6g *Fú líng* (Poria)
4g *Gān cǎo* (Radix Glycyrrhizae)
6g *Huáng jīng* (Rhizoma Polygonati)
7g *Huáng lián* (Rhizoma Coptidis)
63g/Woche = 9g/Tag, verteilt auf 3 Einnahmedosen täglich

Ergebnis: Nach den ersten zwei Behandlungswochen verschiebt sich der Schmerz mit derselben Intensität auf die gegenüberliegende Seite (linke Schulter) und nach zwei weiteren Wochen wechselt der Schmerz wieder auf die rechte Seite. Mit der Zeit kommt es zu einer langsamen Besserung der Beschwerden, die weiterhin zwischen rechts oder links wechseln und schließlich nach drei Behandlungsmonaten vollkommen verschwinden.

Auch das Hitzegefühl in den Handflächen und die Verdauung bessern sich deutlich, die Verdauung sogar schneller als die Schulterschmerzen. Als nach *Chai Hu Shu Gan San* die Folgerezeptur *Xiang Sha Liu Jun Zi Tang* verschrieben wird, flammt das Hitzegefühl in den Händen kurz auf. Das kann durch eine Dosisreduktion auf 6g/Tag korrigiert werden.

Vier Monate nach Behandlungsbeginn kommt die Patientin für die Kräuternachbestellung. Während der letzten vier Wochen ohne Akupunktur (weiterhin je 2g der Kräuter pro Tag) sind Schulter, Handflächen und Verdauung unauffällig gewesen. Ohne diese Kräuter bekäme sie nach fettem Essen leichte Verdauungsstörungen.

Analyse: Dieser Fall zeigt die Bedeutung der Palpation nicht nur für die Akupunktur, sondern auch für die Kräuterstrategie. Die Palpationsbefunde im Bereich des *San Jiao*-Meridians („unasphaltierte Straße") hatten einen starken Einfluss auf die Behandlung. Nach unseren Erfahrungen ist dieses Symptom in den USA häufiger, als von Dr. Wang in China bemerkt. Unebenheiten des *San Jiao*, kombiniert mit einer teigigen Druckempfindlichkeit beider *Yáng Míng*-Meridiane, sind ein Hinweis auf Fülle mehrerer Yang Meridiane.

Vor dem Hintergrund der Beschwerden (Blähungen, Depression, Gereiztheit) und den schlüpfrigen Milz- und Leberpulsen erkennt man die gleichzeitige Yin-Meridian-Fülle. Die Körnigkeit um die *Tài Yáng-Yuan*-Punkte herum weist zusätzlich auf eine chronische Leere dieser Meridiane hin und kommt sehr häufig bei degenerativen Wirbelsäulenbeschwerden vor.

Zusammenfassung der Behandlungsstrategie:

- Zuerst Hitze aus *Shào Yáng* und *Yáng Míng* klären und bewegen.
- Danach die *Tài Yīn*- und *Jué Yīn*-Meridiane harmonieren und klären.

Tài Yáng wurde im gesamten Behandlungsverlauf als „Zweig" des zugrundeliegenden Musters betrachtet. Die Lokalisierung des Grundmusters der Patientin lässt sich leichter anhand der Beschreibung des *San Jiao*-Organs aus dem vorliegenden Buch verstehen.

Der *San Jiao* als Organ füllt nicht nur die „Zwischenräume" um die inneren Organe herum, sondern auch die „Räume" aller Meridiane aus (siehe Kapitel 9). Chronische Hitze führt manchmal zu einer „Flüssigkeitsgerinnung" im *San Jiao*, was häufig bei Autoimmunerkrankungen der Fall ist. Im Kapitel 9 wurde auch die Kräuterformel *Da Yuan Yin* (Dekokt, das die Membranquelle erreicht) erläutert, die auf warmen, aromatischen und bewegenden Kräutern *Cǎo guǒ* (Fructus Traoko), *Hòu pò* (Cortex Magnoliae) und *Bīng láng* (Semen Arecae) beruht. Diese

Rezeptur kann bei Verdacht auf eine das gesamte System betreffende Stagnation die *San Jiao*-Zirkulation aktivieren. Auf diesem Konzept basiert die Abwandlung der Rezeptur *Xiang Sha Liù Jun Zi Tang* im vorliegenden Fall.

Zusammenfassung

Die Meridianpalpation liefert in Kombination mit anderen diagnostischen Mitteln ein sehr klares Bild der vorliegenden Pathodynamik. Daraus ergibt sich ein ganzheitlicherer Behandlungsansatz als durch eine eine reine *San Jiao*- und Dünndarm-Behandlung auf Basis der Hauptbeschwerde.

Aus dieser ganzheitlichen Sicht sind die Schulterbeschwerden der Patientin nur ein kleiner Teil eines großen Entzündungsgeschehens in den *Yáng Míng*- und *Shào Yáng*-Meridianen, das in den gepaarten Yin Meridianen *Tài Yīn* und *Jué Yīn* fußt.

In einem ersten Schritt wurde Hitze aus den Yang Meridianen geklärt, um danach die Yin Meridiane zu klären und regulieren. Parallel dazu änderten sich auch die Kräuterformeln: Von einem anfänglichem Klären der Oberfläche hin zu einem Tonisieren und Regulieren.

Man könnte diesen Fall aber auch anders betrachten: Stagnierende Hitze in den tieferen Yang-Meridianen (*Shào Yáng* und *Yáng Míng*) verhinderte die Wärmeabstrahlung an die *Tài Yáng*-Oberfläche. Das verschlechterte die chronischen HWS-Beschwerden und verursachte Schmerzen im oberen Körperbereich.

Anhang 4

Weitere diagnostische Werkzeuge: Beobachtung und die Palpation alternativer Pulsstellen

Dieser Anhang ist ein Auszug aus jenen Vorlesungen, die auch die Basis für das Kapitel 12 bildeten. Er ist somit eine grobe Zusammenfassung von Dr. Wangs Erfahrung mit der Beobachtung der Körperoberfläche und der Palpation alternativer Pulse. Der Abschnitt über die Pulse am Ende dieses Anhangs befasst sich nicht mit dem bekannten Radialispuls.

Beobachtung (審, *shěn*)

Diese Form der „Beobachtung" bezieht sich auf das Betrachten der Hautfarbe, der Körperformen und der oberflächlichen Gefäße und ähnelt der Untersuchungstechnik „Beobachtung" (望, *wàng*) aus den bekannten „Vier Untersuchungsmethoden" (四診, *sì zhěn*). In den modernen Lehrbüchern findet man einige Variationen dieser Diagnosetechniken. „Beobachtung" im Sinne Dr. Wangs ist die Beobachtung der Meridianverläufe. Grundsätzlich geht es darum, Veränderungen der Gefäße oder der Hautqualität entlang der Meridiane zu beobachten. Das Meridiansystem ist bei jedem Menschen einzigartig, und seine Beobachtung vermittelt häufig einen guten Gesamteindruck über einen Meridian oder eine Meridiangruppe. Es ist daher von großer Bedeutung, die Lokalisation der Veränderungen zu beachten. „Beobachtung" lässt sich allgemein in zwei Kategorien einteilen:

- Beobachtung der *Luo*-Gefäße: *„Luo"* bezieht sich hier auf die an der Körperoberfläche sichtbaren Venen.
- Beobachtung der Hautveränderungen.

Das Beobachten der *Luo*-Gefäße

Prinzipiell lassen sich am gesamten Körper Veränderungen der *Luo*-Gefäße beobachten, in den Klassikern werden jedoch einige Areale wiederholt erwähnt, die dafür besonders geeignete erscheinen:

Die zwei großen Gefäße an der Zungenunterseite: Diese sind deshalb besonders wichtig, weil man sie bei fast jedem Patienten beobachten kann. Die Zunge hat Verbindungen zu folgenden *Luo*-Gefäßen:
- Herz,
- Perikard,
- Milz,
- Magen,
- Niere.

Veränderungen der Unterzungenvenen haben folgende klinische Bedeutungen:
- Erweitert, purpur oder tiefrot: Meist Hitze, Feuer oder Toxine im Herz-, Perikard- oder Magen-Meridian.
- Erweitert und leicht purpur: Sommerhitze, Feuer-Toxine. Feuer-Toxine in Herz oder Perikard können auch zu schmerzvollen Geschwüren (mit Hitzegefühl) am restlichen Körper führen, wobei die Unterzungenvenen zur Differenzialdiagnose dienen.
- Erweitert und matt tief-purpur: Blut-Stase (differenzialdiagnostisch von Hitze-Toxinen zu unterscheiden).
- Dünn, trocken, blass oder hell-purpur: Blut-Stase mit Kälte, meistens Niere- und/ oder Milz-Yang-Leere.

In der Praxis werden bei Feuer-Toxinen in Herz und Perikard häufig die Extrapunkte (金津, *jīn jīn* and 玉液, *yù yè*) unterhalb der Zunge blutig gestochen.

Andere wichtige Körperstellen für die Untersuchung der *Luo*-Gefäße sind die Ellbogen und Knie. Vor allem bei Schmerzen im unteren Rücken kann man hier Veränderungen wie geschwollene, purpurne Venen um Bl40 *(Wěi Zhōng)* herum beobachten. Diese lassen sich von normalen Venen durch Palpieren unterscheiden, dennpathologische Venen sind meist verhärtet und angespannt. Das Blutenlassen dieser Gefäße ist ein wichtiger Teil der Behandlung, wobei man auf den hohen Druck durch Rückstau im unteren Rücken achten und beim Einstechen sein Gesicht außerhalb der „Spritzlinie" halten sollte.

Wichtig: *Luo*-Gefäße darf man nicht mit Krampfadern gleichsetzen! Viele Patienten mit Krampfadern haben keine Meridian-Pathologie, und man sollte die Krampfadern dann auch nicht bluten lassen.

Das Beobachten von Hautveränderungen

Diese zweite große Gruppe an Meridianveränderungen umfasst sichtbare Hautveränderungen, zum Beispiel:
- **Rote, erhabene Areale (= Papeln) (*丘疹, qiū zhěn*):** Wenn diese auf Druck verblassen, sind sie ein Hinweis auf starke Hitze bzw. Toxine im Meridian.
- **Flüssigkeitsgefüllte Bläschen (*濕疹, shī zhěn*):** Hitze oder Feuchtigkeit.
- **Farbveränderungen unterhalb der Hautoberfläche (*癮疹, yǐn zhěn*):** Blut-Stase im entsprechenden Meridian.

Für die Meridiandiagnose relevante Hautveränderungen müssen mindestens zwei der folgenden Kriterien erfüllen:
- Sie müssen klar entlang eines Meridian liegen.
- Sie müssen eine zeitliche Korrelation mit den Krankheitssymptomen aufweisen: Verschlimmerung oder Verbesserung der Hautveränderungen analog zu den Beschwerden.
- Sie müssen beidseitig auftreten.

Treffen weniger als zwei dieser Punkte zu, ist die Beschwerde der Dermatologie zuzuordnen.

Relevante Veränderungen können überall am Körper auftreten, wobei das Gebiet beidseits der Wirbelsäule besonders aufschlussreich ist. Bekanntlich korrespondieren die Rücken-*Shū*-Punkte mit den inneren Organen. Zusätzlich lässt sich folgende Zuordnung treffen:
- **Th3 bis Th7:** *Tài Yīn*-Lunge, gelegentlich *Shào Yīn*-Herz.
- **Th7 bis Th9:** *Tài Yīn*-Milz und *Yáng Míng*-Magen.
- **Unterhalb von Th11:** *Shào Yīn*-Niere oder *Jué Yīn*-Leber.
- **Sakrum-Steißbein:** *Yáng Míng*-Dickdarm (Hämorrhoiden), gynäkologische Pathologien oder manche Epilepsieformen: Papeln in diesem Areal sollte man bluten lassen (wenige Tropfen).

Fall Nr. 1

Frau, 33 Jahre

HAUPTBESCHWERDE: Schmerzhafte Geschwüre im Gesicht.

ANAMNESE: Seit einem Monat bestehen rezidivierende, schmerzhafte Geschwüre im

Gesicht, vor allem an Kiefer und Wangen. Den Beschwerden waren große emotionale Belastungen vorausgegangen. Im Bereich der Rücken-*Shū*-Punkte von Lunge, Perikard, Herz und Leber (Bl13 bis Bl18) zeigen sich tiefrote, druckempfindliche Papeln. Die Punkte unterhalb des fünften und sechsten Brustwirbels (Du11 *(Shén Dào)* und *Du10 (Líng Tái)*) sind sehr druckempfindlich.

Diagnose: *Hitze in Perikard und Brust durch emotionale Fülle.*

Behandlung: Pflaumenblütenhämmerchen, Blutenlassen und Schröpfen an Du10.

Manipulationstechnik: Das beim Schröpfen entfernte Blut ist tiefrot.

Ergebnis: Nach der ersten Behandlung kommt es vorerst zu keinen Veränderungen. Die gleiche Behandlung wird drei Tage später wiederholt, worauf innerhalb der nächsten vier Tage eine deutliche Besserung eintritt. Schlussendlich heilen die Geschwüre vollkommen und dauerhaft ab.

Analyse: Bei Blut-Hitze wird das Areal um Du10 sehr häufig blutig gestochen, da man Fülle-Hitze gut über den *Du Mai* (Meer des Yang) ableiten kann (vergleichen Sie dazu die Anwendung von Du14 bei Äußerer Fülle).

Fall Nr. 2

Frau, 36 Jahre

Hauptbeschwerde: Kreuzbeinschmerzen nach einem Sturz.

Anamnese: Die Patientin hatte vor kurzem auf einer Beijing-Reise an einem sehr kalten, verschneiten Tag die Verbotene Stadt besucht und war dabei auf das Kreuzbein gestürzt. Eine Fraktur konnte radiologisch ausgeschlossen werden. Bei ihrer Rückkehr in die Vereinigten Staaten zwei Wochen später war das Steißbein immer noch sehr empfindlich und sie litt unter Wadenkrämpfen und Schmerzen, die in die Unterschenkel ausstrahlten. Bei der Meridianbetrachtung zeigen sich Papeln über ein 5 cm langes und 2 cm breites Gebiet bei Bl57 *(Chéng Shān)* und Bl58 *(Fēi Yáng)*. In diesem Bereich bestehen auch brennende Schmerzen.

Diagnose: *Kälte-Stagnation im Blasen-Meridian, die sich in Hitze verwandelt hat.*

Behandlung: Bl40 *(Wěi Zhōng)* und Bl7 *(Tōng Tiān)*.

Manipulation: Bl40 wird blutig gestochen, Bl7 wird mit einer 1,5 cun Nadel kräftig stimuliert.

Ergebnis: Die brennenden Schmerzen verringern sich schon während der ersten Behandlung. Bei der Kontrolle zwei Tage später sind die Ruheschmerzen vollkommen ausgeheilt und es bestehen nur noch milde Schmerzen bei Belastung. Nach drei weiteren Behandlungen mit denselben Punkten ist sie beschwerdefrei.
Auch dieser Fall unterstreicht die große Bedeutung einer sorgfältigen Meridianinspektion.

Die Pulstastung (切, *qiē*)

Die Pulsdiagnostik wurde schon in den ältesten Aufzeichnungen der Chinesischen Medizin erwähnt. Seither sind viele unterschiedliche Zugänge zu diesem sehr komplexen Thema entstanden. Aufgrund kultureller, klinischer und intellektueller Gegebenheiten hat sich die radiale Pulsmessung am weitesten verbreitet. Der Puls kann jedoch genauso in vielen anderen Körperarealen getastet oder sogar beobachtet werden. Die meisten großen Gefäße sind bei Menschen durch Muskulatur oder Fettgewebe geschützt, und nur an einigen Arealen tritt das Gefäßsystem an die Körperoberfläche.

An diesen Stellen interagiert das Blutsystem mit der Umwelt und „nimmt deren Puls". Schon seit vielen Jahrhunderten nutzen Ärzte diese Stellen, um einen Einblick in den Zustand der inneren Organe zu erlangen. Diese Pulse an der Körperoberfläche sind nicht nur ein Spiegelbild des Blutdrucks, sondern auch der Spannung der lokalen Muskeln und Faszien. Besonders oberflächliche oder kraftvolle Pulse lassen auf eine erhöhte Muskelspannung in diesem Areal schließen. Schwache oder schwer auffindbare Pulse auf der anderen Seite sind ein Hinweis auf eine lokale Qi- und Blut-Leere.

Zusammenfassung

Die chinesische Pulstastung ist ein Diagnosesystem zur Beurteilung von Blutfluss und Tonus von Muskulatur und Bindegewebe. Die in den Lehrbüchern beschriebenen „28 Pulse" sind nur die bekanntesten. Mit fortgeschrittener Palpation werden Sie mehr Pulsbilder über diese Grundmuster hinaus erkennen können. Analog dazu können auch die Pulse an anderen Körperstellen nützliche Informationen liefern.

In den Klassikern wurden die Pulse in drei Grundzonen eingeteilt:
- Himmel (天, *tiān*),
- Mensch (人, *rén*),
- Erde (地, *dì*).

Insgesamt gibt es neun Pulse, in jeder dieser drei Zonen drei. Die älteste Beschreibung dieser neun Pulse findet sich im Kapitel 20 des *Líng Shū*. In den letzten zwei Jahrtausenden nahm die diagnostische Bedeutung der Körperpulse (mit Ausnahme des Radialispulses) mehr und mehr ab, und auch heutzutage wird fast ausschließlich der Radialispuls untersucht. Nichtsdestotrotz ist es immer noch sinnvoll, sich mit diesen anderen Pulsen vertraut zu machen.

Die Himmelspulse

In der chinesischen Kosmologie wird der Kopf dem Himmel zugeordnet. Die drei Pulsstellen am Kopf sind:

Etwas unterhalb und anterior zu Ma8 (Tóu Wéi) sammelt sich das „Qi des Kopfes" *(頭氣, tóu qì)*.

Dieser Bereich hat eine enge Beziehung zu *Yáng Míng* und *Shào Yáng*, obschon auch der divergente *Tài Yáng*-Meridian dieses Areal durchzieht. Auch wenn es keine direkte anatomische Verbindung zwischen der Schläfenarterie und der intrakraniellen Zirkulation gibt, lässt die klinische Erfahrung eine gewisse diagnostische Verbindung erwarten. Menschen mit unregelmäßigem Blutdruck, gestörtem Blutzucker oder auch abnormalem intrakraniellen Druck können an dieser Stelle Veränderungen aufweisen. Bei erhöhten Werten ist dieser Puls häufig überfließend, und die Blutgefäße an dieser Stelle erscheinen erweitert oder zeigen eine vermehrte Vaskularisation (Gefäßverzweigungen).

Bei niederem Blutdruck, Blutzuckerschwankungen oder Veränderungen des intrakraniellen Drucks sind diese Gefäße häufig blass oder „verwelkt": Der Puls ist tief, fadenförmig und schwach.

Klinische Anzeichen für ein „schwaches Qi im Kopf" sind unter anderem:
- Benommenheit,
- verschwommenes Sehen,
- Übelkeit.

Alle diese drei Symptome können bekanntlich mit niedrigem Blutdruck oder Blutzucker zusammenhängen.

An Ma7 *(Xià Guān)* sammelt sich das „Qi des Gesichtes" *(面氣, miàn qì)*:

„Qi des Gesichtes" ist ein Hinweis auf die Zirkulation in den Augen, der Nase und dem Kiefer. In der Praxis kann Ma7 ein sehr breites Spektrum an Gesichtspathologien behandeln. Da unter dem Os zygomaticum (Jochbein) wichtige Lymph- und Blutgefäße verlaufen, verbessert er die Qi- und Blut-Zirkulation im gesamten Gesichtsbereich.
- Oberflächlicher, großer und/oder gespannter Puls: Das „Qi des Gesichtes" steigt auf oder ist sogar blockiert.

– Ein dünner, kleiner Puls: Hinweis auf eine Qi-Leere im Gesicht.

Dieser Puls hat eine große Bedeutung in der Differenzialdiagnose von Fülle und Leere bei Fazialisparese oder Trigeminusneuralgie.

An Ma5 *(Dà Yíng)* sammelt sich das „Qi der Zähne“ (齒氣, *chǐ qì*)

Dieser Puls kann helfen, den Schweregrad bei Zahn- oder Mundpathologien einzuschätzen.

Die Menschenpulse

Die „Mensch-Ebene“ erstreckt sich vom Nacken bis zum Abdomen.

Ma9 *(Rén Yíng)*, (Arteria carotis)

An dieser Stelle liegen Barorezeptoren, um Blutdruckänderungen ans Gehirn weiterzuleiten. Der Chinesischen Medizin zufolge spiegelt dieser Puls den Zustand des Nachgeburtlichen Qi wider. Eine besondere Bedeutung kommt dieser Pulsstelle am Lebensende zu, kurz vor dem Tod („Trennung von Yin und Yang“, 陰陽分解, *yīn yáng fēn jiě*). In dieser terminalen Phase ist hier sehr häufig eine Pulsation sichtbar, wobei der Puls dabei „ohne Wurzel“ ist: kräftigem Druck kann er nur wenig Kraft entgegensetzen. Über diesen Puls lässt sich demzufolge eine allgemeine Prognose bei schwer kranken Patienten stellen. Bei noch ausreichendem Nachgeburtlichen Qi muss er eine gewisse Kraft und Wurzel haben.

Ren12 *(Zhōng Wǎn)*, (Aorta descendens)

Dieser Puls sollte nur schwer tastbar sein. Eine starke Pulsation wird als „Pulsation unter dem Herzen“ (心下動脈, *xīn xià dòng mài)* bezeichnet und ist ein Hinweis auf eine Fülle-Pathologie von Milz und Magen.

In manchen klassischen Texten wird Lu9 *(Tài Yuān)* als zweiter Puls der Mensch-Ebene angeführt. Der Radialispuls erhält seine große Bedeutung unter anderem daher, da die Lunge der „Kommandant über die 100 Gefäße“ ist und deshalb den Gesamtzustand aller inneren Organe oder der 100 Gefäße widerspiegeln kann. Anderen klassischen Quellen zufolge bildet der Puls an Lu9 eine eigene Kategorie.

Ren6 *(Qì Hǎi)*

Dieser Puls sollte keinesfalls an der Oberfläche tastbar sein, in der mittleren und tiefen Ebene zwar tastbar, aber flexibel sein.

– Harter, kräftiger Puls: Kälte oder Stagnation im Unteren Erwärmer.
– Weicher Puls: Häufig Nieren-Leere.

Die Erdpulse

Mi12 *(Chōng Mén)*

An dieser Stelle wurde klassischerweise des Zustand von Qi und Blut im Unterbauch beurteilt, was jedoch heutzutage kaum mehr angewendet wird.

Ma42 *(Chōng Yáng)*

Dieser Puls spiegelt die Stärke des Magen-Qi wider und muss dabei vom Puls an Ma9 unterschieden werden:

- Ma9 reflektiert die Stärke des Nachgeburtlichen Qi (*Ying*-Qi = Endresultat der Verdauung/*Yáng Míng*-Meridian). Dieser Puls ist also ein grober Indikator für den Zustand des Nachgeburtlichen Qi.
- Ma12 reflektiert die Stärke des Magens selbst.

Ni3 *(Taì Xī)*

Dieser Puls spiegelt die Stärke des *Yuan*-Qi der Niere und damit die Gesundheit des *Vorgeburtlichen Qi* wider. Bei Zahnschmerzen oder schmerzendem Zahnfleisch durch eine Nieren-Leere ist er häufig schwach. Derartige Schmerzen verstärken sich meist durch kaltes Essen/Trinken oder kalte Luft an den Zähnen/Zahnfleisch und können durch Moxa knapp unterhalb von Ni3 behandelt werden (Moxa sollte nie direkt auf der Vene angewendet werden).

Im vorliegenden Buch wird das Thema der radialen Pulsdiagnose nicht erörtert, da bereits eine große Fülle an Literatur existiert. Bekanntlich gibt es große Unterschiede in der Art, wie Ärzte den Puls beschreiben. Es ist daher nützlich, auch andere Methoden zu beherrschen, um die Pulsdiagnose zu verifizieren oder zu verfeinern. Die in diesem Buch vorgestellte Methode der Meridianpalpation ist für viele einfacher zu lernen und zu vermitteln als die radiale Pulsdiagnose und ist eine Synthese aus verschiedenen klassischen Quellen. Auf diesem Gebiet gibt es jedoch noch viel zu erforschen und zu tun.

Anhang 5

ADHS (Aufmerksamkeitsdefizit-Hyperaktivitätsstörung)

Bitte beachten Sie einige Grundzüge des hier angeführten diagnostischen Zugangs: Das ADHS wird primär nach *Zàng Fŭ*-Diagnose und Symptommuster eingeteilt, zusätzlich werden die bei gewissen *Zàng Fŭ*-Diagnosen häufigen Palpationsveränderungen erörtert. In allen Fallbesprechungen dieses Buches werden Palpationsveränderungen zur Verfeinerung der Diagnose angeführt, und auch in diesem Anhang über ADHS spielt die Meridianpalpation (und damit die Meridiantheorie) eine differenzialdiagnostisch wichtige Rolle. Es soll damit angedeutet werden, wie die Meridianphysiologie (inklusive der *Zàng Fŭ*-Theorie) beim Verständnis eines heute sehr weit verbreiteten Problems helfen kann.

ADHS tritt meist bei Kindern im Alter zwischen 5 und 15 Jahren auf und ist durch folgende Symptome gekennzeichnet:
- Ablenkbarkeit,
- verkürzte Aufmerksamkeitsspanne,
- impulsives Verhalten,
- Hyperaktivität,
- Lern- und Verhaltensstörungen.

In der westlichen Medizin wird als mögliche Ursache eine Neurotransmitterstörung diskutiert, therapeutisch werden Amphetamine, Dextroamphetamine, Methamphetamine oder Methylphenidate (Ritalin®) eingesetzt. Diese Medikamente sollen die Konzentrationsfähigkeit fördern und gleichzeitig die Hyperaktivität beruhigen, eine echte Heilung können sie aber nicht bewirken.

ADHS aus Sicht der Chinesischen Medizin

Aus Sicht der Chinesischen Medizin liegt die Wurzel in einer generellen Störung der gegenseitigen Regulation der *Zàng Fŭ*. Obschon sich Muster wie „übermäßig aufsteigendes Leber-Yang", „Leber-Nieren-Yin-Leere" und „Milz-Qi-Leere" definieren lassen, ändern sich diese Muster im Behandlungsverlauf häufig sehr schnell. Bei Kindern sind die inneren Organe noch sehr zart und daher durch unregelmäßiges Essen, Umwelteinflüsse oder emotionale Belastungen leicht zu stören. Auch ist die Krankheitsursache bei Kindern grundsätzlich eine Dysbalance und keine reine Leere, und folglich können sich die Manifestationen schnell ändern. Bei Erwachsenen hingegen sind Pathologien (z.B. Milz-Qi Leere) über den gesamten Behandlungsverlauf relativ stabil.

Bei ADHS wurzeln alle Pathologien grundlegend in einer Leere des Vorgeburtlichen Qi und nicht in einem Fülle-Zustand der Sechs Äußeren Qi (Wind, Kälte, Sommerhitze, Feuchtigkeit, Trockenheit, Feuer).

Ätiologie

Nicht alle Kinder mit einer angeborenen Leere an Vorgeburtlichem Qi entwickeln ADHS. Dafür müssen sie zusätzlich einer der folgenden Belastungen ausgesetzt sein:
- Emotionale Stressfaktoren: hoher schulischer oder sozialer, auch familiärer Druck,
- Extreme Angst oder Traumata,
- Unregelmäßige, einseitige Ernährung (zum Beispiel ein Übermaß an Süßigkeiten).

Symptome

Kinder mit ADHS können einige oder alle der folgenden fünf Grundsymptome aufweisen:

1. Konzentrationsstörungen:
- Leichte Ablenkbarkeit,
- Schulische Probleme,
- Übermäßiger Bewegungsdrang,
- Sie versuchen zu viele Dinge auf einmal zu verrichten,
- Gedächtnisstörungen.

2. Emotionale Probleme:
- Reizbarkeit; oft sind diese Kinder schwer zu kontrollieren,
- Sie achten nicht auf die möglichen Folgen ihrer Handlungen,
- Zorn im Übermaß.

3. *Schlafstörungen:*
- Oberflächlicher Schlaf,
- Schlafwandeln,
- Sprechen während des Schlafes.

4. *Muskuläre Auffälligkeiten:*
- Zucken oder erhöhte Muskelspannung (meist im Nacken oder Gesicht).

5. *Gleichgewichtsstörungen:*
- Ungeschicklichkeit, häufiges Stürzen,
- Ungewöhnliches Gangbild.

Meridiandiagnose

Differenzialdiagnostisch ist vor allem auf Auffälligkeiten an folgenden Meridianen zu achten:
- *Jué Yīn*-Leber,
- *Jué Yīn*-Perikard,
- *Tài Yīn*-Ming,
- *Tài Yīn*-Lunge,
- *Shào Yīn*-Herz und Niere,
- *Du Mai.*

Differenzialdiagnose

1. Überschießendes Leber-Feuer / Leber-Feuer stört und reizt (肝火擾動, *gān huǒ rǎo dòng)*

Auffällig bei diesem Muster sind:
- Reizbarkeit (sehr auffällig),
- permanenter Bewegungsdrang (sehr auffällig),
- übermäßiges Reden, Einschlafstörungen (Yin-Leere).

Palpation: häufig kleine Knötchen am *Jué Yīn*-Perikard-Meridian (vor allem zwischen Pe3 *(Qū Zé)* und Pe4 (*Xī Mén)*).

Behandlungsprinzip: Hitze klären, Schleim-Stase transformieren, die Leber beruhigen und Wind löschen.

Akupunktur (Punktbeispiele):
- Pe7 *(Dà Líng)*-Le2 *(Xíng Jiān)*: Klärt und transformiert *Jué Yīn*-Hitze.
- Ni7 *(Fù Liū)*: Dieser Punkt kann zusätzlich genadelt werden, um das Yin zu stützen (Mutter-Punkt am Mutter-Meridian).

Kräuter:

Tiān má gōu téng yǐn modifiziert:

Tiān má	Gastrodiae Rhizoma
Gōu téng	Uncariae Ramulus cum Uncis
Bái sháo	Paeoniae Radix alba (höher dosiert bis 30g)
Zǐ sū yè	Perillae Folium
Jīn yín huā	Lonicerae Flos
Suān zǎo rén	Ziziphi spinosae Semen
Zhī mǔ	Anemarrhenae Rhizoma
Dāng guī	Angelicae sinensis Radix
Shēng dì huáng	Rehmanniae Radix
Lóng chǐ	Fossilia Dentis Mastodi (bei ausgeprägten Schlafstörungen)
Gé gēn	Puerariae Radix (bei ausgeprägter Nackensteifigkeit)

Dieser Rezeptur können auch Teile von *Wēn Dǎn Tāng* (Dekokt, das die Gallenblase wärmt) zugefügt werden, um Schleim zu transformieren und die *Luo*-Gefäße zu öffnen.

2. Leber-Nieren-Yin-Leere

Bei diesem Muster steht die Aufmerksamkeitsstörung im Vordergrund.
Weitere Symptome können sein:

- trockene Augen,
- warme Handflächen und/oder warmer Bauch (Hitze in den fünf Herzen),
- oberflächlicher Schlaf.

Zunge: rot

Puls: dünn-schnell oder schwach

Palpation: Häufig findet man Auffälligkeiten am *Shào Yīn*-Meridian (vor allem im Bereich He5 *(Tōng Lǐ)* bis He7 *(Shén Mén)* sowie um Ni6 *(Zhào Hǎi)* herum, die sich wie sehr kleine, knusprige Verdickungen im Meridianverlauf anfühlen.
Da die Palpationsbefunde bei Kindern häufig sehr klein sind, braucht die Differenzierung hier viel Praxis und Erfahrung.

Behandlungsprinzip: Nieren- und Leber-Yin unterstützen.

Akupunktur:

He6 *(Yīn Xī)* – Ni7 *(Fù Liū)*: Dieses Punktpaar unterstützt das Nieren-Yin (He6 als *Xi*-Punkt stellt Herz-Qi zur Verfügung, um die Yin-stützende Wirkung von Ni7 zu verstärken), und diese *Shào Yīn*-Punkte werden meistens in Kombination mit Le3 *(Taì Chōng)* genadelt, um das Leber-Yin ebenfalls zu stärken.

Kräuter:

Lìu wèi dì huáng wán (Sechs-Zutaten-Pille mit Rehmanniae),
mit einem oder mehreren der folgenden Kräuter modifiziert:

Zhī mŭ	Anemarrhenae Rhizoma
Lián zĭ	Nelumbinis Semen
Băi zĭ rén	Platycladi Semen *und/oder*
Guī băn	Testudinis Plastrum

3. Herz- und Milz-Leere:
Bei diesem Muster sind die Kinder allgemein leer und schwach (Herz- und Milz-Qi-Leere).

Zusätzlich liegt auch eine „Milz-Yin-Leere" vor, was einer *Yáng Míng*-Yin-Leere mit Auswirkungen auf die Milz (Verstopfung) entspricht. Weitere Symptome sind:
- Müdigkeit,
- Appetitlosigkeit,[109]
- übermäßiges Träumen,
- Schreckhaftigkeit.

Puls: häufig langsam
Zunge: blass, trockener Belag
Palpation: Knötchen oder verminderter Muskeltonus an beiden *Tài Yīn*-Meridianen (Lunge und Milz), gelegentlich auch an den *Shào Yīn*-Meridianen.
Behandlungsprinzip: das Qi unterstützen.

Akupunktur:
- Lu9 *(Tài Yuān)* – Mi3 *(Taì Bái)* gemeinsam mit Ren11 *(Jiàn Lĭ)* – Ma36 *(Zú Sān Lĭ)*: Beide Punktpaare kräftigen das gesamte Körper-Qi.
- Lu9, Mi3: Diese beiden *Yuan*-Punkte fördern die Produktion von Nachgeburtlichem Qi.
- Ren11, Ma36: Diese Kombination kräftigt Milz und Magen primär über eine Stimulation der Yang-Bewegung.

Kräuter:
Tiān wáng bŭ xīn dān (die Pille des Himmlischen Kaisers, um das Herz zu kräftigen), modifiziert:

Suān zăo rén	Ziziphi spinosae Semen *(höher dosiert als in der Originalrezeptur)*
Băi zĭ rén	Platycladi Semen *(höher dosiert als in der Originalrezeptur)*
Tiān mén dōng	Asparagi Radix
Mài mén dōng	Ophiopogonis Radix
Shēng dì huáng	Rehmanniae Radix
Yuăn zhì	Polygalae Radix

Mit *Sì jūn zĭ tāng* zugesetzt, um die Milz zu kräftigen.

109 Von „Appetitlosigkeit" spricht man bei Kindern auch, wenn sie sehr wählerisch sind und zum Beispiel nur Süßes mögen (Anm. d. dt. Ü.).

Schlussfolgerung

Bei allen Patienten mit ADHS/ADS sollte man an folgende Pathologien denken:
- Wind,
- Schleim,
- Feuer,
- Qi-Stase.

Wegen der bei Kindern großen Veränderungstendenz muss man die Diagnose im Behandlungsverlauf mehrmals reevaluieren. Die Grundpathologie ist hingegen immer ein Verlust der gegenseitigen Regulation der *Zàng Fŭ*.

Andere, manchmal indizierte Akupunkturpunkte sind:
- Gb20 *(Fēng Chí)*, SJ18 *(Qì Mài)*, Bl10 *(Tiān Zhù)*: bei Nackenbeschwerden.
- Du21 *(Qián Dĭng)*, Du24 (*Shén Tíng*): um klares Qi in den Kopf zu bringen.
- Die Rücken-*Shū*-Punkte von Milz, Leber und Herz (Bl20, Bl18 und Bl15) sowie das Punktpaar Ren12 *(Zhōng Wăn)* – Ma40 *(Fēng Lóng)*: um Schleim zu transformieren.

Kräutermedizin:
Aufgrund der häufigen Schleimneigung (manchmal auch „formloser" oder unsichtbarer Schleim) sollten die Kräuterrezepturen Variationen von *Wēn dăn tāng* (Dekokt, das die Gallenblase wärmt) oder *Er chén tāng* (Dekokt aus zwei lang gelagerten Zutaten) enthalten: Diese beiden Rezepturen können *Shào Yáng* und *Jué Yīn* öffnen, Schleim transformieren und Blockaden der *Luo*-Gefäße im Gehirn lösen.

Bei älteren Patienten oder bei sehr lange bestehenden Störungen können stark Wind beruhigende und Schleim transformierende Kräuter wie *Bái jiāng cán (Bombyx batryticatus)*, *Wú gong* (Scolopendra) oder aber stark Blut bewegende Kräuter wie *Hóng huā* (Carthami Flos) notwendig sein.

Ganz generell spielt die Leber bei ADHS in den meisten Fällen eine wichtige Rolle (Einschränkung der gegenseitigen Regulation der *Zàng Fŭ*), und viele der hier angeführten Therapien wirken „klärend und regulierend" und unterstützen damit *Jué Yīn*. Dies geschieht nicht nur über *Jué Yīn*-Punkte, sondern auch über *Tài Yīn* und *Shào Yīn*, um zu klären und zu stimulieren.

Das einzige Muster, bei dem die Leber eine untergeordnete Rolle spielt, ist eine reine „Leere des Nachgeburtlichen Qi". Meistens jedoch steht die Leber mit ihrer Funktion „zu durchkämmen und freizuhalten" im Zentrum der Pathogenese (Abb. A 5.1).

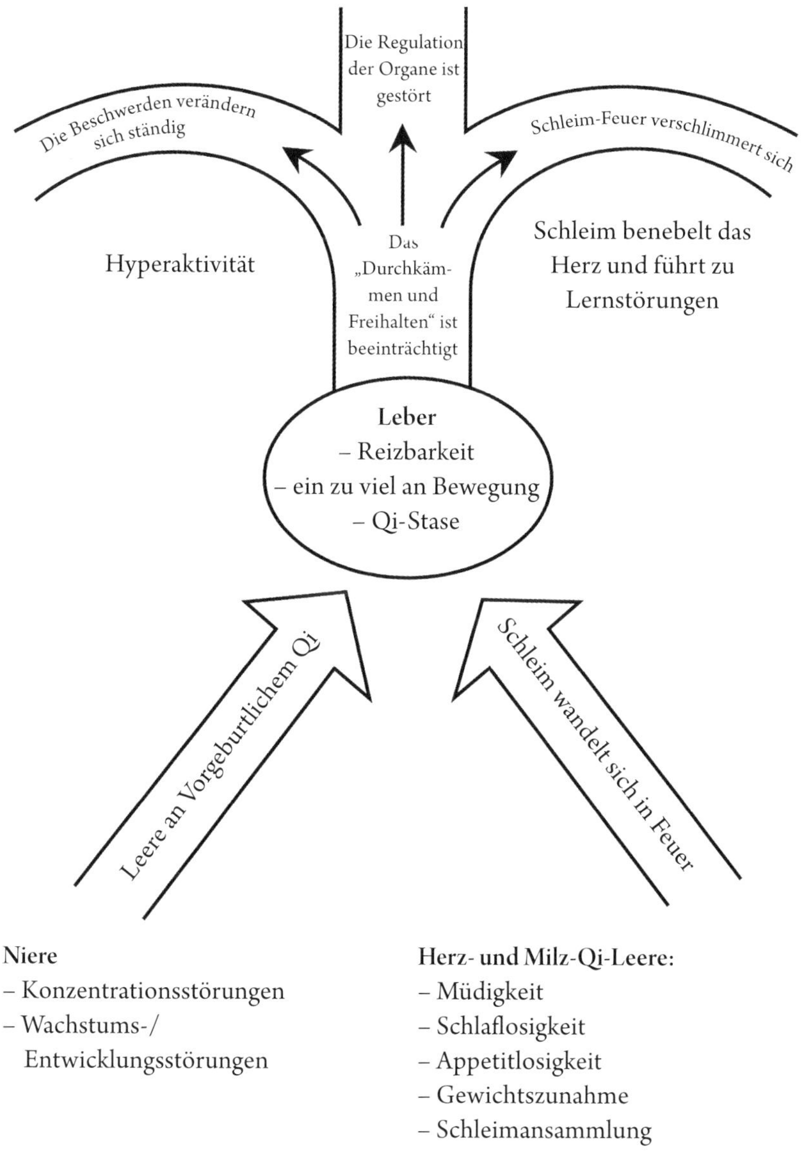

Abbildung A 5.1
Die Rolle der Leber bei ADHS (Syndrom der übermäßigen Bewegung).

Anhang 6

Punktlokalisation

Dieser Anhang entstand aus Seminarmitschriften bei Dr. Wang und Jason Robertson und ist in der englischen Ausgabe nicht enthalten. Dr. Wang benutzt jedoch an einigen Punkten eine andere Lokalisation als jene der gängigen Lehrbücher. Um seinen therapeutischen Ansatz effektiv in der Praxis umzusetzen, muss man diese Lokalisationsunterschiede, die er in seinen Seminaren hervorhebt, berücksichtigen. Dieser kurze Anhang entstand in Rücksprache mit Jason Robertson aus dem Wunsch heraus, auch jenen Lesern die praktische Umsetzung zu erleichtern, die keine Kurse bei Dr. Wang oder einem seiner Schüler besuchen können.

Die bekannten anatomischen Maße und die bekannten cun-Maße entstanden im alten China als eine grobe Orientierungshilfe und sind Dr. Wang zufolge für eine präzise Punktlokalisation nicht ausreichend. Wie wichtig eine exakte Punktlokalisierung jedoch ist, zeigt sich darin, dass bis zum heutigen Tag unter Akupunkteuren in China großer Wert auf die Frage gelegt wird, bei wem man Punktelokalisierung studiert hat?

In den chinesischen Punktenamen findet man oft geographische Metaphern, wie:

Xī Strom (z.B. in Dü3: *Hòu Xī,* Ni3: *Taì Xī*)
Gŭ Tal (z.B. in Di4: *Hé Gŭ*)
Hăi See (z.B. in Ren6: *Qì Hăi*)

Diese Bilder sollte man in der Palpation berücksichtigen.

Dé Qì: Für Dr. Wang stellt ein starkes elektrisches Gefühl kein passendes *Dé Qì* dar! Er sucht eher nach einem *allmählichen* Gefühl, das meist nach distal ausstrahlt.

Bei manchen Krankheitsmustern strahlen Punkte aber mehr nach proximal aus, v.a., wenn auch die Beschwerden proximal liegen. In diesen Fällen ist eine Ausstrahlung nach proximal ein gutes Zeichen, obschon sich diese Ausstrahlungsrichtung nicht bewusst erzeugen lässt.

Wichtig: Es sollte immer ein „zur Heilung passendes *Dé Qì*“ ausgelöst werden; d.h. bei Hitze in einem Meridian sollte dieses kühl sein, bei Leere sollte es sich warm anfühlen etc. Die Manipulationstechnik soll demnach in Harmonie mit den Meridianen der Patienten stehen.

Punkte, an denen Dr. Wangs Lokalisierung von der Lehrbuchlokalisierung signifikant abweicht.

Punkte am Lungen-*Tài Yīn*-Meridian

Lu5 *(Chǐ Zé)*

Diesen Punkt lokalisiert Dr. Wang etwas weiter lateral als in den Lehrbüchern angegeben (lateral des Musculus brachioradialis und nicht lateral des Musculus bizeps brachii): Beim Palpieren des Lungen-Meridians „fällt" man in den richtigen Punkt.
Nadeltechnik: Bei der Nadelung sollten die Patienten die Hand auf den Bauch (Ren6-Areal) legen und während der Behandlung in diesen Bereich atmen. Dadurch kann sich das Zwerchfell weiten und alle Drei Erwärmer können sich miteinander verbinden (die Lunge wird dabei über die Milz mit der Niere verbunden)

Lu7 *(Liè Quē)*

Diesen Punkt lokalisiert Dr. Wang am Lungen-Meridian, auf der Yin-Seite des Armes und damit direkt neben der Arteria radialis (nicht am Processus styloideus, wie beispielsweise im „Handbuch der Akupunktur" von P. Deadman et alii angegeben).

Lu7 liegt demzufolge bei Dr. Wang im Zwischenraum zwischen einer kleinen Einkerbung im Radius und der Arteria radialis, meist etwas mehr als 1,5cun proximal von Lu9 *(Tài Yuān)*.
Wirkung: Öffnet die *Luo*-Gefäße des Lungen-Meridians, öffnet die Wasserwege und bewegt Qi; hilft der Kehle und öffnet die Körperoberfläche.
Nadeltechnik: senkrecht.

Beispielhafte Punktkombinationen:

- Lu7 – Ni6: Halsschwellungen, Stimmverlust/Heiserkeit, Krankheiten durch Äußere Pathogene (Wind-Hitze, Wind-Kälte). Stimmverlust bzw. Heiserkeit entstehen häufig durch ein eingesperrtes Pathogen.
- Lu7 – Mi4: Dieses Punktepaar kann einen unregelmäßigen Menstruationszyklus sowie Ovulationsstörungen regulieren.
  Technik: Beidseits nadeln, oder Moxa an Mi4.
- Lu7 – Du13: hartnäckiger Husten, Keuchhusten.

Lu8 *(Jīng Qú)*

Dieser Punkt liegt unmittelbar proximal des Processus styloideus radii zwischen Radius und Arteria radialis.

Lu9 *(Tài Yuān)*

Dieser Punkt liegt im Gelenksspalt, in der Hautfalte und unmittelbar radial der Arteria radialis. Man sollte direkt neben der Arteria radialis einstechen, dabei aber diese nicht zur Seite drücken. Stattdessen ist es günstiger, sehr vorsichtig einzustechen und die Nadel so in eine Lücke radial der Arteria Radialis stechen. Ein leichtes Pulsieren ist ein gutes Zeichen.
Stichtiefe: 2–3 fen (Dr. Wang nadelt alle *Yuan*-Punkte sehr oberflächlich).
Dé Qì: Meistens erfolgt die Ausstrahlung in den Daumen, bei etwa 5% der Patienten kommt es jedoch zu einer Ausstrahlung in den Brustkorb.
Indikationen: Palpitationen, Husten, häufige Miktion, Ödeme

Beispielhafte Punktkombinationen:
- Lu9 und Mi3: stärkt die Milz und hilft der Lunge.
- Lu9 und Lu7: bei hartnäckigem Husten durch ein Äußeres Pathogen.
- Lu9 und Ma36: Bei Patienten, die trotz ausreichendem Essen nicht zunehmen können, also durch das Essen nicht ausreichend „genährt“ werden; chronischer Husten.
- Lu9 und Ma36: Qi-Leere-Husten.

Punkte am Dickdarm-*Yáng Míng*-Meridian

Di4 *(Hé Gŭ)*

Dieser Punkt liegt in der Mitte des II. Mittelhandknoches an dessen Radialseite und wird nahe am Knochen gestochen, in dem Tal zwischen Knochen und Muskelwulst. „*Gŭ*“ bedeutet „Tal“, insofern ist es Jason Roberston zufolge unlogisch, Di4 am „höchsten Punkt“ zu suchen.

Punkte am Magen-*Yáng Míng*-Meridian

Ma36 *(Zú Sān Lĭ)*

Weiter lateral als üblich lokalisiert. Zur Lokalisation sollten die Patienten den Musculus tibialis anterior anspannen, sodass sich eine kleine Grube bildet, in der Ma36 liegt (etwa auf Höhe des Unterrandes der Tuberositas tibiae). Dr. Wangs Ma36 liegt damit einen dicken Bindegewebsstrang weiter lateral als die übliche Lehrbuchlokalisierung. *Anmerkung:* An Ma36 zweigt bekanntlich ein Ast des Divergenten Magen-Meridians ab und verläuft weiter zur 3. Zehe. Jason Roberston zufolge könnte man aus dieser Sichtweise schließen, dass Dr. Wang diesen Divergenten Meridian nadelt. Wichtig ist, ein *Dé Qì* auszulösen, dass den Magen-Meridian, und nicht den Gallenblasen-Meridian entlang verläuft.

Pe6 *(Nèi Guān)*

Dieser Punkt liegt etwas weiter radial (Richtung *Shào Yīn)* und somit nicht genau in der Mitte der beiden Beugesehnen, sowie unmittelbar proximal der dort häufig verlaufenden Vene. Wenn sich diese Vene sehr weit distal befindet, ist sie zu für die Lokalisierung zu ignorieren. Eine genaue Palpation ist erforderlich, denn Pe6 liegt in einer ganz feinen Senke.
Stichtiefe: 0,2 cun.
Wichtig: Bei Pe6 kommt bei richtiger Lokalisierung ein ganz einzigartiges, sehr sanftes Qi-Gefühl zustande. Bei Ausbleiben dieses *Dé Qì* soll man eine neue Lokalisation versuchen.

Pe7 *(Dà Líng)*

Im Gelenkspalt, in der Mitte der beiden dortigen Sehnen. Tatsächlich liegt der Punkt jedoch häufig in einer kleinen Mulde weiter proximal und damit nicht direkt im anatomischen Gelenkspalt.
Nadeltechnik: Sehr vorsichtig nadeln!

Punkte am Herz-*Shào Yīn*-Meridian

He5 *(Tōng Lǐ)*

Von He6 ausgehend fällt man bei der Palpation nach proximal in eine Mulde, in deren tiefster Stelle He5 liegt. Diese Stelle liegt manchmal deutlich weiter medial als in den Lehrbüchern angegeben und auch weiter proximal, manchmal beinahe auf Höhe von Pe6 *(Nèi Guān)*. He5 liegt jedoch immer ulnar der Sehne des Musculus palmaris longus!

He6 *(Yīn Xī)*

Wenn man von He7 ausgehend in Richtung Ellbogen palpiert, fährt man über eine Erhebung. Genau in dieser Erhebung befindet sich eine kleine Lücke, in der He6 liegt.

He7 *(Shén Mén)*

Im „Gelenkspalt", zwischen Os pisiforme und Ulna, weiter radial als in den Lehrbüchern beschrieben. Auch hier gilt es, den „Gelenkspalt" nicht anatomisch zu eng zu verstehen. He7 liegt nach Dr. Wang immer im „am besten tastbaren offenen Raum". Dieser kann gelegentlich weiter proximal des Gelenkspaltes liegen.
Stichtiefe: 0,2 cun.
Wirkung: Kann unter anderem bei Anämie die Blutbildung stärken und den Hämatokrit messbar verbessern.

Beispielhafte Punktkombinationen:

- He7 und Ni7: harmonisiert *Shào Yīn*, kann die Kommunikation zwischen Herz und Niere wieder herstellen.
- He7 und Ren13: Gute Wirkung bei Kindern nach Erschrecken oder Schock, z.B. bei Neugeborenen (Geburtsschock), Schreckkrämpfen, nächtlichem Aufschrecken oder Tics.

Punkte am Nieren-Fuß-*Shào Yīn*-Meridian

Ni6 *(Zhào Hăi)*

Dr. Wang zufolge ist die klassische Position für die Nadelung von Ni6 der Schneidersitz, wenn man Ni6 1cun distal des lateralen Malleolus lokalisiert. Bei ausgestrecktem Sprunggelenk entspricht dies etwa 1,5 cun. Der Punkt liegt in einer Vertiefung zwischen den beiden Sehnen, wie es auch in den meisten modernen Lehrbüchern beschrieben wird.
Nadeltechnik: Man verwendet 1,5 cun Nadeln und sticht in einem Winkel von 20° Richtung distal entlang des Knochenunterrandes.
Achtung: Hier kann man einen sehr unangenehmen „Nervenschmerz" auslösen, der *nicht* das richtige *Dé Qì* darstellt. Langsam stechen!

Punkte am Blasen-*Tài Yáng*-Meridian

Bl10 *(Tiān Zhù)*

Dieser Punkt liegt medial zu Gb20, deutlich unterhalb der in den Lehrbüchern angegebenen Lokalisation, in einer sehr kleinen „Öffnung" am höchsten Punkt der dortigen Sehne.
Nadeltechnik: senkrecht.

Indikationen: Blutmangel im Kopf (z.B. Schwindel), Zustand nach Apoplex, beginnende Demenz.

Bl62 *(Shēn Mài)*

Bl62 wird weiter distal als in den modernen Lehrbüchern beschrieben lokalisiert. Wenn man vom Malleolus lateralis in Richtung Fußsohle fährt, kann man im Calcaneus deutlich eine kleine Einkerbung ertasten. Meist liegt diese nicht direkt unterhalb des Knöchels, sondern etwas in Richtung Zehen.
Nadeltechnik: Man verwendet 1,5 cun Nadeln und sticht in einem Winkel von 20° Richtung distal entlang des Knochenunterrandes.

Bl63 *(Jīn Mén)*

Liegt in einer Spalte, etwas weiter proximal als im „Handbuch der Akupunktur" von P. Deadman et alii angegeben, in der dortigen „Spalte" (Bl63 ist bekanntlich ein *Xi*-Spaltenpunkt). In älteren Büchern wie zum Beispiel in „Traditionelle chinesische Medizin. Pathogenese und Pathologie der Energetik in der chinesischen Medizin. Bd.2" von Ngyen Van Nghi ist ebenfalls diese von Dr. Wang benutze proximale Lokaliation angegeben.
Bemerkung: Wichtig ist bei diesem Punkt, in der Palpation nach einer „Spalte"/ „Lücke" zu suchen.

Punkte am Gallenblasen-*Shào Yáng*-Meridian

Gb20 *(Fēng Chí)*

Dr. Wang zufolge liegt dieser Punkt unter dem Prozessus transversus an der Insertionsstelle der Muskulatur und weiter caudal, als in den Lehrbüchern dargestellt. Man sollte dabei nach einem „großen, leeren Raum" suchen, wobei sich an dieser Stelle bei vielen Patienten ein Muskelknoten befindet. In diesen Fällen sollte man nicht direkt in den Knoten, sondern knapp unterhalb nadeln.
Nadeltechnik: Für diese Lokalisierung nach Dr. Wang sollte man 1,5cun Nadeln benutzen, denn mit 1cun Nadeln lässt sich der Punkt nicht erreichen.
Wirkung: Exzellent für *jedes externes Pathogen, das den Kopf befällt.*

Nadeltechnik: Es gibt drei mögliche Nadelwinkel:

1. Augenpathologien: senkrecht und ipsilateral nadeln.
2. Erkrankungen der Retina: schräg in Richtung zum kontralateralen Auge nadeln.
3. Hinterkopfschmerzen: Zum kontralateralen Gb20 nadeln.

Indices

Punkte

Punktpaare

Kräuter

Index